本书由
　　大连市人民政府资助出版
The Published book is sponsored
by the Dalian Municipal Government

U0318658

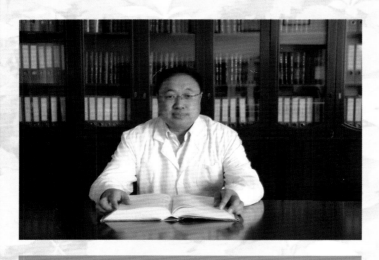

作者简介

　　窦德强，教授，博士生导师。中国药理学会补益药专业委员会副主任委员，世中联中药化学分会常务理事。在沈阳药科大学药物化学专业取得硕士和博士学位，曾留学于日本名城大学和美国新泽西州立大学进行博士后研究工作。师从我国著名人参专家——陈英杰教授进行人参的研究，多次应邀参加有关人参方面的国际会议，在人参皂苷的构效关系、人参和西洋参特征成分及林下山参研究方面取得一定的成绩。承担和完成国家"973"分课题、国家自然科学基金等国家和省市级课题30余项，发表论文200余篇（其中SCI收录90余篇），获国家及省部级科技进步奖5项，入选辽宁省"百千万人才工程"百人层次及辽宁省特聘教授。

中国石柱参及相关中药研究

窦德强　王谷强　主编

辽宁科学技术出版社

沈　阳

主　审　匡海学
主　编　窦德强　王谷强
副主编　许　亮　张建逵　王丽娜
编　委　（按姓名首字笔画为序）
　　　　王　巍　王丽娜　王谷强　冉小库　曲　扬
　　　　许　亮　张建逵　项　峥　郭　娜　窦德强

图书在版编目（CIP）数据

中国石柱参及相关中药研究／窦德强，王谷强主编. —沈
阳：辽宁科学技术出版社，2016.8
ISBN 978-7-5381-9790-7

Ⅰ. ①中… Ⅱ. ①窦… ②王… Ⅲ. ①人参—中药学
—研究 Ⅳ. ① R282.71

中国版本图书馆 CIP 数据核字（2016）第 085194 号

出版发行：辽宁科学技术出版社
　　　　　（地址：沈阳市和平区十一纬路 25 号 邮编：110003）
印 刷 者：鞍山市春阳美日印刷有限公司
幅面尺寸：185 mm × 260 mm
印　　张：38.75
插　　页：4
字　　数：1150 千字
印　　数：1~1 000
出版时间：2016 年 8 月第 1 版
印刷时间：2016 年 8 月第 1 次印刷
责任编辑：李伟民　乔志雄　王大勇
特邀编辑：王奉安
封面设计：嵘　嵘
责任校对：周　文

书　　号：ISBN 978-7-5381-9790-7
定　　价：300.00 元

联系电话：024-23284526
邮购热线：024-23284502
http://www.lnkj.com.cn

前　言

　　石柱参，也称柱参，是指地处辽宁东部宽甸县石柱村及周边地区所生产的人参，因其独特的生长环境和栽培方式，使得当地出产的人参芦头较长，参形与野山参类似，深受人们青睐。民间素有"柱参不到不开行"的说法，过去也常用石柱参冒充野山参。2013 年 5 月 21 日农业部批准 "辽宁宽甸柱参传统栽培体系"为"中国重要农业文化遗产"。近年来，我们对石柱参的栽培、鉴定、化学成分特征和药效进行了探索，并且对石柱参 （园参与林下山参）与其他产地的林下山参进行比较。本书的第一章专门对石柱参的发现与品系的形成进行综述，以期为挖掘和保留柱参文化做出贡献。

　　人参、西洋参和三七是人参属的常用中药。人参在我国应用较早，是世界著名的中药之一。我国是最早发现并利用人参的国家， 对人参的药用积累了大量宝贵的临床应用经验， 为人参的合理使用做出了巨大贡献。我国是人参的故乡，是世界上人参产量最高的国家。 西洋参和三七在我国应用较晚，西洋参原产于北美，近年来我国大量引种。三七是我国少数民族较早发掘使用的一种药用植物， 三七的最早使用记载是元末明初的 《仙传外科秘方集》。人参、西洋参和三七的功效和临床应用不同，但人们日常保健消费量较大。

　　目前，我国的人参资源主要以园参和林下山参为主。2005 版《中国药典》将栽培的人参称为"园参"，将播种在山林野生状态下自然生长的称为"林下参"。后在 2006 年《中国药典增补本中药材增修订品种、项目》中将"林下参"改成"林下山参"，之后在 2010 版《中国药典》中正式称"林下山参"。由于野生人参资源的耗竭，400 多年前我国就已经开始尝试园参的种植。园参的种植确实解决了人参资源不足的问题，但园参的毁林栽种的方式，严重破坏生态平衡。尤其是国家实施"天保工程"以来，新增园参用地受到较大限制。林下山参的种植几乎和园参同时产生，但直到 20 世纪 80 年代，才有大规模种植。林下山参的生长环境与野山参类似， 并且生长年限较长，其外形也酷似野山参。在人参的传统认识中，素有"生长年限越长越好"的经验，我国传统中医使用的人参大都采用野山参。因此林下山参的价格较高，发展较快，已成为一项新兴的人参产业。近年来， 由于我国批准人工种植人参可作为食品原料，人参的消费量在我国将会大增。我国已开发了大量以人参、西洋参和三七为原料的保健食品，人参、西洋参和三七作为农产品也走进百姓生活保健中。

为了满足人们对人参、西洋参及三七相关知识了解的需求，本书以人参作为主线，通过其与西洋参、三七对比，对人参的研究与应用进行了系统介绍。

研究组曾对人参和西洋参的特征成分、人参的化学和皂苷类成分的多种生物活性构效关系及新的生物活性进行探索研究，近年来对林下山参的化学、药理、质量标准进行了研究。在此基础上，结合前人成就，通过应用历史、植物学、生药学及化学药理、质量评价及食用等几个方面系统介绍了人参、西洋参及三七的研究进展，同时也进一步指导人们对 3 种参的合理使用。

本书的编写原则是在体现研究进展的同时，力求实用性和完整性。在内容方面，为了更好地体现人参的研究，把园参、移山参和野山参等部分内容编写进来，同时把石柱参（或柱参）这一人参近代史上较为重要的人参农家品种给予专门介绍。本书同时也收录了 3 种中药食用的传统中医理论和方法，以指导人们在日常生活中正确使用。本书的另一个特点是将传统与现代相结合，既继承祖国医学宝贵经验，又把人参现代研究进行系统论述。因此，本书可为从事中医药的研究人员、人参爱好者以及应用人参、西洋参和三七的读者提供参考。

本书在大连市政府资助下得以出版面世。课题组对人参的研究，得到了国家自然科学基金、辽宁省教育厅创新团队和辽宁特聘教授支持计划的资助。本书在编写过程中，还得到了王冰、教富柏及侯玉冰等工作在人参生产一线、对人参具有多年生产经验的专家协助，他们不仅提供了很多具有代表性的样品，而且也提供多年的实际生产和经营的经验。因篇幅有限，此处不能一一列举对本研究提供帮助的所有专家、同人、朋友和厂家。谨在此表示深深的谢意。

目前，具有 20 年以上参龄的林下山参资源仍较少，其研究还比较少，本书中的有关林下山参的一些结论还有待于进一步验证。另外由于编者能力有限，在探索研究和编写过程中难免有不当或错漏之处，诚望各位专家、学者和同人批评指正。

作　者

2015 年 5 月于大连

目　录

【第一章】

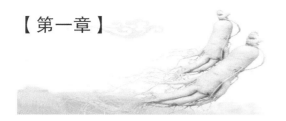

『人参的研究概况』

　　人参为五加科（Araliaceae）人参属植物人参的干燥根及根茎，其植物学名为 *Panax ginseng* C. A. Meyer，为植物学家 Carl Anton Von Meyer（1795—1855 年）于 1843 年定名，种名 *ginseng* 来源于中文人参的音译。属名 *Panax* 是一个希腊语的复合词，由 Pan（all，一切，所有之意）及 axos（medicine，药物）复合而成，意指治疗百病的药物，英语的 panacea（万灵药）也来源于这个词根。人参是世界著名的中药，我国是最早发现并利用人参的国家，也是人参产量最大的国家，人参在我国具有几千年的应用历史，对人参研究及应用积累了丰富的临床经验。因此我国是对于人参研究与应用及人参文化的形成贡献最大的国家。在人参的现代研究中，日本、美国、苏联和朝鲜的科学家对人参的研究也做出了突出的贡献。尽管目前我国已有几部有关人参的专著出版，本书作者也于 2013 年编写了《中国林下山参》。但随着林下山参产业化发展和 2012 年我国新批准了人参（人工种植）可作为新资源食品等原因，近年来人参的研究与开发又掀起新的浪潮。另外人参属常用中药西洋参和三七也大量地应用于人们的日常保健，人们也希望了解这三种中药的研究与应用的差别。本章主要对这 3 种人参属常用中药的应用历史与研究进展作一概述。

一、人参属常用中药的研究概况

　　除人参外，人参属植物还有西洋参（*P. quinquefolium* L.）、三七（*P. notoginseng* (Burk) F. H. Chen）、珠子参（*P. japonicus* var. *major* (Burkill) C. Y. Wu et K. M. Feng）、竹节参（*P. japonicus* C. A. Meyer）、假人参（*P. pseudo-ginseng* Wall.）、狭叶假人参（*P. pseudo-ginseng* Wall. var. *angustifolius* (Burkill) Li）、秀丽假人参（*P. pseudo-ginseng* Wall. var. *elegantior* (Burkill) Hoo et Tseng）、大叶三七（*P. pseudo-ginseng* Wall. var. *bipinnatifidus* (C. A. Mey.) Hoo et Tseng）、羽叶三七（*P. pseudo-ginseng* Wall. var. *angustifolius* (Seem) Li）、姜状三七（*P. zingiberensis* C. Y. Wu et K. M. Feng）、屏边三七（*P. stipuleantus* H. T. Tsai et K. M. Feng）、疙瘩七（*P. japonicus* (Seem) C. A. Meyer var. *bipinnatifidus* L. Y. Wu et K. M. Feng）、三叶人参（矮人参）（*P. trifolius* L.）和越南人参（*P. vietnamensis* Ha et Grushv）等多种植物。其中人参、西洋参、三七、珠子参和竹节参已被 2010 版《中国药典》收载。人参、西洋参和三七是人参属植物中最为常用的中药，不仅作为药物的原料，也作为保健食品和食品的原料，应用较广。本章首先对人参、西洋参和三七的应用历史做一简单介绍。

（一）中国人参的应用与资源开发简史

1. 人参的应用简史

我国是最早发现并使用人参的国家。据考证，在仰韶文化中后期，人参已经作为药物加以应用。据考古资料，我国的仰韶文化形成于公元前 5000 年—前 3000 年（距今有 5 000~7 000 a 的历史）的新石器时代，因其分布广大，延续长久，内涵丰富，而影响深远，我国新石器文化中的中医药主流传说中的"神农尝百草"时代，也大体处于这个时期。在古籍《白虎通·号》（班固撰，32—92 年）中记载："古之人皆食兽肉，至于神农，人民众多，禽兽不足，于是神农因天之时，分地之利，制末耜，教民农作，神而化之，使民宜之，故谓之神农也。"由于野兽资源不足，难以满足原始人类的基本生活需要，则必须采集天然植物充饥。在此过程中，因食用某种植物而愈疾或因食用某种植物而中毒，便积累了经验，形成了原始的药物知识。因为没有文字，只能口传身授，世袭相沿。在《淮南子·脩务》（淮南王刘安著，公元前 179—前 122 年）记载了神农尝百草的传说，谓神农"尝百草之滋味，水泉之甘苦，令民之所避就。当此之时，一日而遇七十毒"。仰韶文化是中华民族原始文化的核心部分，伴随着中华民族的文明起源和发展，人参在仰韶文化中后期就以作为药物加以利用。因此古人类发现和使用人参的历史，即使在仰韶文化后期开始计算，至今在我国也有5 000 a 以上的应用历史。

我国不但是世界上最早应用人参，还是最早用文字记载人参的国家。甲骨文是我国文字史上最古老的文字。在商周时代，把文字刻在龟甲或兽骨上，特称为甲骨文，又称契文、卜辞、殷墟文字。在始于殷商时代的甲骨文（公元前 16 世纪—前 11 世纪）和周代（约公元前 11 世纪—前 256 年）的金文（即铸造或雕刻在青铜器上的铭文，又称"钟鼎文"）中均发现有"参"字的记载，而且具有人参植物形态的"茎直立，伞形花序，根肉质，状似人形"的地上和地下的典型特征。据考证甲骨文与金文中的"参"字就是来源于人参的象形文字，此后经过不断演变，到汉代为"糸"，然后演变为"参"，最后简化为现代的"参"字。西汉以前药用的"参"字系指人参。汉元帝（公元前 48 年—前 33 年）黄门令史游撰的《急就篇》是启蒙的速成读物，在其记事 22 载，有药名"参"和桔梗等，注云：释糸作参，亦读作人参。春秋战国越王宰相范蠡（公元前 770 年—前 221 年）的《范子计然》收载药物 90 种，曰："人参生上党，状如人者善；玄参出三辅，青色者善；沙参……"因此，尽管公元前还无植物科、属、种分类方法，但我国就可以清楚区分五加科人参和桔梗科的沙参等中药，不仅能指出各自性状和产地，而且在临床上得到广泛应用。

仰韶文化中，将符号刻在陶器上初步形成我国文字雏形，而以文字记事、叙事，是以甲骨文为开始，到秦始皇（公元前 259 年—前 210 年）时代统一汉字，至汉代（公元前 202 年—220 年，分为"西汉"与"东汉"）有各类著作问世。如《汉书·郊祀志》（成书约 80 年）中有"本草待诏"的称谓，此处"本草"泛指中药，因诸药中以草为本之意。随着人们对本草知识的积累，经过不断整理和总结，形成了我国第一部药学专著

《神农本草经》。它是我国现存最早的药物学专著。起源于神农氏，代代口耳相传，于东汉时集结整理成书，成书作者不详。但并非出自一时一人之手，而是上古、先秦、秦汉时期众多医学家搜集、总结、整理当时药物学经验成果的专著，是对我国中医药的第一次系统总结。书中记载药味 365 种，其中植物药 252 种，动物药 67 种，矿物药 46 种。根据药物的性能和使用目的的不同分为上、中、下三品，称为"三品分类法"，以应"天、地、人"三才。上品 120 种，无毒，大多属于滋补强壮之品，如人参、甘草、地黄、大枣等，可以久服。中品 120 种，无毒或有毒，其中有的能补虚扶弱，如百合、当归、龙眼、鹿茸等；有的能祛邪抗病，如黄连、麻黄、白芷、黄芩等。下品 125 种，有毒者多，能祛邪破积，如大黄、乌头、甘遂、巴豆等，不可久服。这是我国药物学最早分类法，为历代沿用。中药经过长期临床实践和现代科学研究，证明当时所载药物的药效绝大部分是正确的。

《神农本草经》将人参列为上品，谓"人参，味甘微寒。主补五脏，安精神，定魂魄，止惊悸，除邪气，明目，开心益智。久服，轻身延年"。经现代研究确认书中记载的功效是正确的。

东汉献帝时期（196—220 年），有"医圣""医方之祖"之称的名医张仲景，总结东汉以前的医学理论和实践经验，于东汉末年著成《伤寒杂病论》，创立了辨证论治的原则和方法，奠定了中医学理论基础。由于《伤寒杂病论》在辗转传抄中失真分散，至晋代（265—420 年），经王叔和等编辑整理，伤寒部分形成《伤寒论》，杂病部分形成《金匮要略》。它是我国传世最古的医方书，《伤寒论》书中收载 113 方（实为 112 首），其中含有人参者有 21 首，占总方数的 18.58%。如白虎加人参汤，对正虚邪盛的高热患者，在白虎汤的基础上，加人参补虚，起到扶正祛邪，攻补兼施的作用。对含有人参的方剂按照现代分类法加以整理可以归纳为：①清热剂。②和解剂。③理气剂。④温理剂。⑤补益剂。⑥驱虫剂。《伤寒杂病论》是张仲景把各医家经验汇集在一起著成的。因此孙思邈张仲景时代，人们已经开始灵活地运用人参，并且把人参主要用于疾病的治疗，而不是只作为补益药。由此也可以证明汉代已把人参作为治疗各种疾病的重要药物之一。另外，甘肃省武威县出土的《武威汉代医简》记载了东汉早期的医疗水平，在治大风方及治久泄肠辟方中，都把人参列为主要药物之一。

梁代陶弘景（456—536 年）著《名医别录》中记载了"人参，微温，无毒。主治肠胃中冷，心腹鼓疼，胸肋逆满，霍乱吐逆调中，止消渴，通血脉，破坚积，令人不忘"。书中对人参功效的记载较《神农本草经》有所扩大。

唐代杰出医药家孙思邈（581—682 年）系统总结唐以前的医药学丰富经验，结合个人临床实践，写出两部医学著作：《备急千金要方》和《千金翼方》。孙氏在组方潜药中非常重视人参的地位和作用，在人参组方方面创造历史新纪录。经统计，前者所收方剂，含人参者达 445 首，后者有 310 首。因此孙思邈被后人尊称为"药王"。但前者没有本草学的内容，后者虽对人参有专条记载，但其内容基本上是《神农本草经》和《名医别录》的融合。此外唐太宗（627—649 年）时唐甄权《药性本草》对人参的功效进行了进一步的总结，云："人参主五劳七伤，虚损痰多，并能止呕哕补五脏六腑，保中守神，消胸中痰，治肺痿痫疾，冷气逆上，伤寒不下食，凡虚而多梦纷纭者加之。"唐代是中国历史上政治、经济、文化的全盛时期，除各医家著作，唐王朝还"普颁天下，营求药物"，组织权威医药学家和官员于659年编撰成世界第一部药典《新修本草》，详细记述了唐代我国人参的产区。日本汉方医药始祖鉴真大师，历经12年时间，先后6次东渡，于754年到达日本。鉴真大师把佛学、医药学、数学及书法知识等带到日本。特别是鉴真大师把中药辨认鉴定、加工炮制、配伍等知识亲自传授给日本弟子，因而日本医学史称其为日本本草学创始人，是日本之"神农"。同时鉴真大师把我国的人参应用成果也带到日本。据考证，现保存在日本奈良东大寺正仓院中的人参即为唐代中国产的野生人参，这是世界上仅存的产自中国的历史最为久远的人参实物。唐代在应用人参方面超过了既往的历史水平，而且还把我国人参的成果传播到日本，因而唐代是我国生产和应用人参的高峰期。

宋代个人独立编著本草书籍很多，其中突出的代表作是唐慎微（1056—1136年）编著的《经史证类备急本草》（约1082年，简称《证类本草》），全书32卷，载药1 748种，附图933幅，且编写体例严谨。《证类本草》在人参项下，对《神农本草经》《名医别录》收载的内容条理分明地加以叙述，对陶弘景的注释和《新修本草》的内容也有收录，并以"今注"的方式说明："人参见多用高丽、百济者。潞州太行山所出，谓之紫团参，亦用焉。"特别值得珍视的是，《证类本草》中所绘的最典型的"潞州人参"（即上党人参）插图，是最早见于文献的人参图谱，具有极为重要的学术价值，所描绘的人参特征，更无可辩驳地证明我国自古以来使用的人参即为五加科人参。苏颂（1020—1101年）等编撰《本草图经》是《经史证类备急本草》的蓝本之一，成书于嘉祐六年（1061年），收载人参的内容也十分详尽。宋代是我国医药学著作的繁荣时代，人参主产区也扩大了。按照这个时代的本草著作记载，这个时期人参的应用情况大体与唐代相当，因而是继唐代应用人参达到高峰期后的持续发展期。

元朝的疆域虽然空前扩大，但经济和医药文化却处于停顿状态。对人参的应用情况，以较有影响的1345年刊行的危亦林编著《世医得效方》为例，仅有306个方剂使用人参，较历史水平为低。

明代人参的临床理论和实践方面达到历史的顶峰，对人参的需求量也随之增大，人参资源受到严重破坏，使人参在供需之间产生了突出的矛盾。明代医药论著大批问世，与人参关系最为密切的是李时珍（1518—1593年，《本草纲目》编者）之父李言闻所著的《人参传》。该书以中医药基础理论为根据，对人参的应用进行深入而全面的论述，进而指导临床用药。李时珍在《人参传》的基础上，对各家本草学的人参精华都做了细致的收集和整理，在《本草纲目》（撰成于约1578年，1596年在南京正式刊行）中对人参的叙述更为详尽，人参项下所载超出了《本草纲目》中任何一味中药所能达到的水平。李时珍总结式地强调：人参"治男妇一切虚证，发汗自汗，眩晕头痛，反胃吐食，疾虐，滑泻久痢，小便频数淋沥，劳倦内伤，中风中暑，痿痹，吐血嗽血下血，血淋血时又设置辽东郡，辖境相当于今辽宁省西部。因此，在南北朝以前，中国人参主产区在山西省南部和辽宁省西部地区。

有关辽东出产人参的记载还可见于宋李昉著的《太平御览》（983 年完成）："慕容皝与顾和书曰：今致人参十斤。"《晋书》（420 年）列传记载，慕容皝（297—348 年）是前燕国的国王，顾和（288—351 年）是晋朝的官员。燕国是我国北方的民族鲜卑于 384 年在现在的辽宁省境内建立的部落国家。前燕与晋朝关系良好，慕容皝曾向晋朝尚书令顾和赠送人参。因此，从《太平御览》《名医别录》等资料来看，从公元 3 世纪起，辽东人参即被发现、利用。

唐代许多外域出产的药物大量引入，新发现和应用的中药大增。苏敬（即苏恭）主持重新编修本草，历经两年，于显庆四年完成《新修本草》（659 年完成，又名《唐本草》）对于我国人参的主产区有极为准确的记载，除历代记述的人参"出上党及辽东"以外，还明确指出："今潞州、平州、泽州、易州、檀州、箕州、幽州、妫州并出，盖以其山连亘相接，故皆有之也。"将唐朝行政区划、地名与现代地图相对照，各州相当于现代的辖区如下：

潞州：相当于今山西省长治县。

平州：相当于今河北省长城以南地区。

泽州：相当于今山西省东南部沁水、阳城、晋城、高平、陵川等县。

易州：相当于今河北酉内长城以南，安新、满城以北，南拒马河以西。

檀州：相当于今北京市密云县一带。

箕州：相当于今山西省左权、和顺、榆社等县。

幽州：相当于今北京市及所辖的通县、房山、大兴和天津市武清，河北省永清、廊坊等地。

妫州：相当于今河北省张家口市、宣化、怀来、怀安、涿鹿及北京市延庆等县。

唐时期，东北长白山一带所产人参已成为向中原进贡的珍品。唐玄宗天宝七年（748 年），居住黑龙江流域的靺鞨族各部落，先后向玄宗进献人参。在唐庄宗同光三年（925—926 年），渤海国王曾两次向庄宗进献人参。唐时期渤海国所辖即包括今人参之乡抚松和通化地区大部。靺鞨族是女真族的前身，在辽后的《契丹国志》和《大金国志》中，都有"女真地饶山林土产人参，宁江州榷场以人参为市"或"地饶山林，田宜麻谷，土产人参"的记载。由此，唐代人参产区大幅扩大。

宋建国之初，疆域很大，但随着北部辽的兴起和扩张渐形萎缩，北部燕山山脉、辽东、辽西等历史上的人参主产区被辽所占。根据《本草图经》（即《图经本草》，1061 年完成）、《经史证类备急本草》（1082 年）等名著记载，宋代我国人参主产区较唐代向东扩大，伸展到黄河以东地带，一直绵延至泰山山区，即相当于现代的山西、河北和山东地区。1226 年金灭北宋，退到南方的宋代势力继续维持其统治地位，史称南宋。此时的人参主产区已全部丢失，所需人参主要依靠海路，由当时的高丽进口。但从宋代本草典籍来看，宋时上党人参产量开始减少。宋《开宝本草》（973—974 年）谓："人参见用多高丽、百济者；潞州太行山所出，谓之紫团参，亦用焉。"《图经本草》记载："人参，俱不及上党者佳。"《本草衍义》（1116 年）记载："上党者，根颇纤长，根下垂有及一尺余者，或十歧者，其价与银等，稍为难得。"可见宋代上党人参已少见。

明代中国人参的主产区明显北移，越过燕山而进入东北地区。明代初年，上党参民要承受繁重的苛捐杂税，加上官吏的巧取豪夺，使参业发展较慢。参民把人参作为地方害，不但不敢上山采挖，甚至将自家的参园都毁掉了。李时珍（1518—1593 年）在《本草纲目》（1590 年）对于上党人参资源被破坏作了细致记载："上党，今潞州也。民以人参为地方害，不复采取。今所用者，皆为辽参。其高丽、百济、新罗三国，今皆属于朝鲜矣，其参犹来中国互市。"粟应宏《游紫团山记》（紫团山在上党地区）说："由东峰入，屏山遮地，即为参园，已垦为田久矣。"说明参园已被垦为田园。可见这个时期上党人参甚少，而以辽参为主，其次为进口人参。另外也推测导致上党人参绝迹的主要原因很可能是被当地百姓自己毁掉了，之后随着生态环境发生变化，中断太久，连变种或者退化品种都没有留下，想栽也栽不回去，因此退出了历史舞台。

清朝统治者将长白山及其支脉视为"龙兴之地"，为保证长白山区野生人参能长期供应皇族享用，以防人参资源枯竭，对长白山区采取"封禁"政策，至乾隆十五年（1750 年）设立了人参垄断专营机构"官参局"，实行各种管理、专营人参的政策和制度。在官参局的文献中，对人参主产区记载得十分具体，如额尔敏河（今通化县二密河）、哈尔敏河（今通化县哈泥河）、刚山岭（通化县境内）、佟佳江（今通化头道江段之浑江）、三屯河（今柳河县境内三统河）、辉发河（今辉南县、桦甸市境内）区域，均为人参主产区。这些史实充分反映清代人参主产区是在长白山区。及至清代中期，长白山及其支脉人参资源明显减少，主产区渐次北移，继张广才岭、完达山等人参新产区之后，乌苏里江以东的锡赫特山区及广大的三姓副都统辖区（首府在今黑龙江省依兰县，所辖疆域包括黑龙江下游、松花江中下游等地）成为人参主产区。但是，咸丰八年（1858 年），俄国趁英、法侵华联军进攻天津、威胁北京的时机，用武力迫使清政府签订了《中俄瑷珲条约》，咸丰十年（1860 年）俄国又迫使清政府签订了《中俄北京条约》，将乌苏里江以东约四十万平方千米的中国领土强行划归俄国。在此之前世界上只有中国和朝鲜两个国家生产野生人参，签订条约之后，使中国新开辟的人参主产区——乌苏里江以东、锡赫特山区丧失殆尽。在清代后期，中国人参的产量及使用情况，也随着丧权辱国条约的签订而进入空前低落时期。

综上，明代以前，山西的太行山脉是人参的主产区，明以后，我国东北长白山脉为人参的主产区。另外，因上党地区目前不生产人参，而有党参产出，所以有人认为古籍中"上党人参"应为党参。经过多位学者本草考证均证明"上党人参"即为目前使用的人参而非党参。

3. 栽培人参资源发展简史

我国传统中医最初应用的人参皆采集于深山密林之中，即所说的野生人参。随着人参的需求量日益增加，野生人参资源供不应求。为满足人参药用需求，人们开始尝试野生人参的家植。

我国是世界上人参栽培最早的国家。我国的人参栽培始于西晋，盛行唐、宋、元，成熟于明、清。目前尚未发现栽培人参的系统历史资料，但散见于文学作品、历史和农业书籍以及本草文献中。

据《晋书石勒载记》（646—648年）记载："勒居武乡北原山下，草木皆有铁骑之象。家园中生人参，花叶甚茂，悉成人状。"石勒贩卖野山参时，因幼小的山参支头小，重量不足，将其植于家园中，待其长大后挖出卖之，以获其利。查石勒（274—333年）是西晋时后赵主，羯族人，少时住上党武乡（今山西省襄垣县西北）。石勒在历史上较有地位，这种在自家园中栽培人参是可信的。此为我国最早的家植人参的文字资料，距今至少有1 600余年的历史。

到了唐、宋、元时期，中国人参移栽范围较为广泛。宋朝苏轼（1037—1101年）《小圃人参》云：

上党天下脊，辽东真井底。

天泉倾海腴，白露洒天醴。

灵苗此孕育，肩股或具体。

移根到罗浮，越水灌青池。

地殊风雨隔，臭味终祖称。

青丫缀紫萼，园实堕红米。

穷年生意足，黄土手自启。

诗中指出人参原产地是太行山的上党和辽东。这与我国文献记载的人参产地一致。栽参的地点是广东的罗浮山（今广东省增城市与博罗县界）。罗浮山虽然位于南方亚热带，但其地势高而凉爽，自然地理环境还是能满足人参生长的要求。近年来，在我国的广东、广西、云南、四川等地区的山区移栽人参都获得成功，这说明当时栽培人参是可行的。

元朝王祯（1271—1330年）《农书》（约1313年）的"农桑通诀"中，在《授时》里载有"授时图"，图中列有"耕参地"一项，指明耕参地应在农历五月中旬至六月上旬进行，可知此书把"耕参地"视为栽培人参的一项重要技术环节。北方栽参必须在雨季之前整地栽参，适宜人参生长，而且病虫害较少，与现今的经验一致。

明朝李时珍（1518—1593年）的《本草纲目》论人参栽培有"人参亦可收籽，于十月下种，如种菜语"的记载。明代用人参种子繁殖来进行人参栽培，是人参栽培史上的一大进步。

清代，中国人参产区主要集中在东北地区，清朝统治者视长白山地区为其祖居宝地，对产于长白山的人参视为奇珍。我国人参的栽培技术在清代已经成熟。清朝吴其浚（1789—1847年）编《植物名实图考》曰："以苗移植者秧参，种子者为子参。"清朝唐秉钧的《人参考》（约1778年）记录"秧参"的栽培方法，曰："掘成大沟，上搭天棚，使不日，以避阳光，将参移种于沟内，二三年内始生苗，将苗挖出倒栽地下，以其生殖力向下，故灌溉芦头，使其肥大，以壮美观，七八年间长成。""种参之圃名曰参营，凡三种：一为苗圃，发参苗用一为第一本圃，发苗后移种用；一为第二本圃，移栽三年后再行移栽用。地址选择向阳斜地面，每圃垒土为畦，高二尺，宽五尺，用质软、色黑的腐殖土，施以牛马粪，揽周布细，每畦距三尺，以资排水，而便人行。每畦周围树木架，盖上木板，前高后低，以便流水，称板子营，每年可在春秋两季揭板向阳 3~5 次，放雨 1~2 次，皆有程期。"人参施肥可用"人粪尿、木灰、堆肥。每亩地用木灰五六百两，堆肥三四百斤，人粪尿四五百斤，用 1/3 做基肥，另 2/3 做补肥分三四次施之，以助其生长"。可见，到清朝已形成较为完整而系统的一套人参栽培技术，其中一些技术环节与现在相似，如造地、垒土做畦、施肥、追肥、移栽等，但清政府视栽培人参为伪品，极力打击，野生人参均为皇家所用。由于野生资源的减少和需求的增加，栽培人参势在必行。

由于栽培技术的成熟和野山参资源的耗竭，清代我国人参已开始有大面积种植。据《抚松县人参志》（1989 年出版）推算，长白山人参栽培始于公元 1567 年，即明代隆庆元年，距今 448 年。另据考证在人参的主产地——集安，其园参栽培历史，起源于清朝部落时期，至今最少有 400 余年。由此我国大面积栽培园参的历史为 400 余年。

综上，中国人参栽培史大致可分为 3 个历史阶段：第一阶段是从西晋到元朝，称为"移参"阶段。主要是采挖野生小山参，因其年限不足，移栽于山野林下或家园附近背阴处。"移参"的栽植只是野生参苗人工培养，只能增加个体重量，不能增加个体数目，是人参栽培业的初级阶段。但在这个阶段中，人们对人参的生长环境以及种植方法积累了大量的经验。第二阶段是从明到清，称为"籽参"阶段。人参栽培大规模的兴起也在第二阶段，也就是"籽参"的种植。当籽参出现以后，在一定时间内，与秧参并行栽植。由于当时野生人参苗还有一定来源，秧参质量比籽参好，后来野生人参资源逐渐枯竭，野生参苗的来源断绝，籽参大量发展，秧参才逐渐消失。在这一时期人们已经掌握了人参的生态习性和栽培方法。第三个阶段是新中国成立以后，也就是人参的现代栽培阶段。新中国成立后我国建立了多个人参的科学研究机构，进行人参的育种、人参的高产栽培技术和老参地的再利用等多方面研究。人参的栽培是以企业化的方式进行大面积种植，与前两个阶段的重要区别是在这一时期发展和建立了纯人工大规模繁殖种子的"棒槌园子"，而在第二阶段主要还是收集山参种子。

林下种植人参几乎与大规模"籽参"方式种植园参同时产生，距今也有 400 多年历史，但当时的种植面积比较小。20 世纪 80 年代初在农村的土地承包改革中，把集体山林承包给个人，使得林下山参的种植面积不断扩大。1982 年在辽宁本溪桓仁县开始进行林下山参的大面积试种，当时只有 20 多亩地，之后各地纷纷进行大面积推广，尤其近 10 年来林下山参的种植增长迅速。其主要原因是：①林下山参的生长条件类似野山参，在形态上也酷似野山参，价格非常昂贵。②我国部分地区已不再批准新增园参用地。园参的大面积种植确实解决了我国人参药用资源不足的问题，但传统的毁林栽参会严重破坏生态平衡，让园参"返籍"也就势在必行了。③林下山参的种植会充分利用林地，不破坏资源，提高生态效益。同时利于林地的立体经营，以林养参，以参护林。④林下山参的种植也利于生产绿色人参药材。因此近年来林下山参种植的发展速度非常快。据不完全统计到目前为止辽宁省已发展林下山参 50 万亩，吉林省已发展到 60 万亩，黑龙江省已发展到 9 万亩左右，并且辽、吉两省的种植面积都在迅猛增长。单以上根据林下山参种植面积统计的数据还不能较精确地对其储藏量进行预测。由于各地林下山参有多种栽种方式，并不完全是"籽海"形式，数据出入很大，并且由于生长环境的差异，成活率各地差异较大，产量差异也较大。尽管各地提供大致的面积，但很难准确估计实际产量。而无论何种栽种方法，各地均把长相好的人参作为野山参来出售。

现阶段的林下山参基本是采用园参的种子，以农家二马牙、长脖等类型为主。目前将幼苗移植于林下的移山参方式栽种的也较多。我们的研究结果表明，二者在皂苷活性成分含量方面差别较小，一些学者认为也应把这种栽培方式的人参划归为林下山参，但其移栽后生长年限与有效成分的累积尚缺乏系统研究。目前《中国药典》（2010 版）只将"籽海"栽种方式的人参，即用参籽直接播种于林下的人参称为林下山参。

（二）西洋参和三七的应用历史

1. 西洋参的应用历史

1714 年，法国传教士雅图斯（1688—1720 年）受清廷之命绘制中国地图，在东北考察期间，对我国根似人形的神草——人参产生浓厚兴趣，详细考察了我国人参的形态、特征及应用，并附图以鞑靼植物为题在英国皇家协会上发表，人参产地位于 39~47°N，10~20°E。这使人们想到，加拿大一些地区的气候环境与此相似。1716 年加拿大蒙特利尔地区的法国传教士法郎士·拉费多在印第安人的帮助下，按图索骥，在加拿大原始森林中找到了与我国人参形态相似的植物。虽然北美地区印第安部落很早就已把它作为药用，但主要用于头痛、创伤等。后来植物学家林耐把它定名为 *Panax quinquefolium* L. 传入我国后，与本土出产的人参和日本产的东洋参相区别，定名为西洋参或洋参，香港人取美国国旗之意，称为花旗参或美国参。17 世纪末，康熙皇帝为了表示对人参发祥地的崇敬，曾诏令禁止长白山开发森林，造成人参供应紧张，从而大批高丽参、东洋参和西洋参得以相继流入我国。1718 年，一家法国皮货公司试着把西洋参出口到中国，大受欢迎，换取大量黄金。早期的西洋参先从北美运到法国或英国，然后转运到中国，以致当时中医误以为西洋参出自法兰西（法国），称作法兰参。因巨额财富的获得驱使人们对西洋参进行掠夺性采挖，导致资源急剧减少濒临灭绝，使野生西洋参寥寥无几，人们开始探索种植之路。19 世纪 20 年代初，纽约、威州等地农民开始试种西洋参。至 20 世纪 80 年代大面积种植成功。由于威斯康星州参农的坚持不懈的努力，其产量占全美的90%。20 世纪 90 年代达到栽培历史上最高峰。西洋参主要分布在北美洲的加拿大南部的蒙特利尔山区和美国北部、东北部的山区。

1948 年，我国在庐山植物园引种成功，但未予推广。1975 年，在我国北方多省大面积试种获得成功，至今已发展到 10 余个省，基本可以满足国内需要。西洋参的种植期为

4~6 a，近年对西洋参的需求量日益增加，一般种植采收在第 4 年的 9 月下旬或 10 月上旬为宜。

西洋参在我国引入较晚，所以清代以前的我国医药文献没有西洋参的记载。我国应用西洋参从清代以后，据考证，1694 年（清康熙三十三年）医药家汪昂所著《补图本草备要》增补项中首次收载了西洋参，至今 300 余年。后在清赵学敏著的《本草纲目拾遗》（原书于乾隆三十年，1765 年刊行）中有较详细记载，其主要记述，云："《药性考》：洋参似辽参之白皮泡丁，味类人参，惟性寒，宜糯米饭上蒸用，甘苦，补阴退热。姜制，益元扶正气。《从新》云：苦寒微甘，味厚气薄，补肺降火，生津液，除烦倦，虚而有火者相宜。《类聚要方》：用西洋参蒸桂圆服之，神效。《本草分经》：苦、寒、微甘。补肺降火，虚而有火者宜之。"另在张锡纯（1860—1933 年）《医学衷中参西录》载："味甘微苦，性凉。能补助气分，兼能补益血分，为其性凉而补，凡欲用人参而不受人参之温补者，皆可以此代之。惟白虎加人参汤中之人参，仍宜用党参而不可代以西洋参，以其不若党参具有升发之力，能助石膏逐邪外出也。且《神农本草经》调人参味甘，未尝言苦，适与党参之味相符，是以古之人参，即今之党参，若西洋参与高丽参，其味皆甘而兼苦，故用于古方不宜也。西洋参产于法兰西国（因由法国转口经广州输入我国，以致出现原产法国之误），外带粗皮则色黄，去粗皮则色白，无论或黄或白，以多有横纹者为真。愚用此参，皆用黄皮多横纹者，因伪造者能造白皮西洋参，不能造黄皮西洋参也。"

2. 三七的应用历史

三七又名山漆、金不换、田三七、田七、盘龙七、参三七、三七参、人参三七、滇三七，为五加科人参属植物三七（*Panax notoginseng*（Burk）F. H. Chen）的根和根茎。历版《中国药典》称"三七"，因而本书以此为名。三七是一味常用的名贵中药，其主要功用在于活血化瘀、消肿止痛、滋补强壮，为化瘀止血之要药，是驰名中外的"云南白药"的主要原料。

三七是我国少数民族较早发掘使用的一种药用植物，自古以来就是我国治疗金疮的要药。三七的最早使用记载是元末明初的《仙传外科秘方集》（1382—1378 年刊，杨清叟编，赵宜真集），其"飞龙夺命丹"一方中的配伍药材就有三七。《跌损妙方》（明代僧人异远真人，1523 年著，原系抄本，经清代孙应科重加校订，刊于 1836 年）一书中也有关于三七药用的早期记载，该书共用方 152 条中，含有三七的方就有 40 条。但这些都属于方书类文献，没有可供考证品种特征的详细记述。因此，尚不能认定为五加科三七入药的起点。

对三七首次有较全面记载的著作是明代李时珍（1518—1593 年）编撰的《本草纲目》（1590 年刊），云："生广西南丹诸州番峒深山中，采根暴干，黄黑色。团结者，壮略似白及；长者如老干地黄，有节。味甘而苦，颇似人参之味。或云：试法，以末掺猪血中，血化为水者乃真。近传一种草，春生苗，夏高三四尺。叶似菊艾而劲厚，有歧尖。茎有刺棱，夏秋开黄花，蕊如金丝，盘纽可爱，而气不香，花干则吐絮。根叶味甘，治金疮折伤出血，及上下血病甚效。云是三七，而根大如牛蒡根，与南中来者不类，恐是刘寄奴之属，甚易繁衍。"另外对三七的性味、功效和主治概述为"根，甘、微苦、温，无毒。止血散血定痛，金刀箭伤跌仆杖疮血出不止者，嚼烂涂，或为末掺之，其血即止。亦主吐血衄血，下血血痢，崩中经水不止，产后恶血不下，血运血痛，赤目痈肿，虎咬蛇伤诸病"。在其"发明"项下云："此药（三七）近时始出，南人军中用为金疮要药，云有奇功。又云：凡杖仆伤损，瘀血淋漓者，随即嚼烂，罨之即止，青肿者即消散。若受杖时，先服一二钱，则血不充心，杖后尤宜服之，产后服亦良。大抵此药气温，味甘微苦，乃阳明、厥阴血分之药，故能治一切血病，与骐骥竭、紫矿通用。"此外对其复方也进行总结。书中系统地表述了三七本草特征、性味和功效。

上述资料表明，"三七"一词虽然在距今600多年前就已被载入著作，但真正发现五加科人参属三七，并对其品种鉴别特征及功效进行系统全面描述的应该是李时珍的《本草纲目》。所以目前普遍认为三七首载于《本草纲目》。

有关三七原产地的记载首见于《本草纲目》，云："生广西南丹诸州番峒深山中。"当时的南丹诸州即今广西南丹县一带，当时属庆远府。又据谢启昆主修的《广西通志》（清嘉庆五年，1800年）载："三七南丹田州出，而田州为妙。"清《镇安府志》（1756年刊）亦载："三七……小镇安土司出（今广西靖西县南坡乡及安德乡一带）。"清吴仪洛于清乾隆二十二年，即1757年成书的《本草从新》载："三七：从广西山洞来者……"据赵学敏编著的《本草纲目拾遗》（公元1765年，清乾隆三十年）载："人参三七，出右江土司边境，形如荸荠，尖圆不等，色青黄，有皮，味甘苦，绝类人参故名。"文中右江在广西境内。曾任镇安知府的赵翼在其所著《簷曝杂记》（1766年）中，对当地野生三七的生境及驯化方法作了较为详细的描述："皆生大箐中不见天日之处，所有人采其子，种于天宝（今广西德保县）之陇筒、暮筒，以树蔽之，不使见天日。"至清《开化府志》（1757年）载："开化三七，在市出售，畅销全国。"开化为云南文山的旧称。另道光年间，吴其濬才在其《植物名实图考》（1848年）卷八，山草类三七项下记载："滇志：土富州产三七，其地近粤西，应是一类。"粤西即广西，说明广西早已产三七，云南土富州（今富宁县）近广西，所产三七应是一类。因此，笔者推测三七可能确实原产于广西百色等地，由于云南文山和广西百色两地交界，气候、土壤及地质背景等生态环境条件相似，因此三七较早传入云南文山引种并获得成功，然后逐渐在文山当地成规模种植，文山的三七生产才逐渐被世人认可，知名度也才渐渐扩大，直至后来者居上。目前，三七的主产区位于我国云南省的文山州，包括文山、砚山、马关和广南等县，广西百色的靖西、德保、那坡等县也只有零星分布，目前已种植较少。

三七的性味、归经，《中国药典》2010年版三七条目是这样描述的："甘，微苦，温。归肝、胃经。"本草有关记载基本相同。如《本草纲目》中曰"甘、微苦，温"；《本草汇言》（1624年）曰"三七味苦微甘，性平，无毒"；《本草便读》（1887年）中记载"三七入胃行肝"。关于三七的功效主治，《中国药典》2010年版是这样叙述的：散瘀止血，消肿定痛。用于咯血、吐血、衄血、便血、崩漏、外伤出血、胸腹刺痛、跌仆肿痛。历代本草记载的三七功效主治也主要是：化瘀止血，活血定痛。如前述《本草纲目》中记载。另外，《本草备要》（1683 年）、《本经逢原》、《本草从新》等亦一致强调其止血、散血、定痛的功效，并用大量文字介绍其为金疮要药之功效。此外，《得配本草》（1761 年）中也提到"血虚、吐衄、血热妄行，能损新血，无瘀者禁用"。《本草纲目求真》（清，作者不详）、《本草再新》（1841 年）及《本草原始》（明代李中立撰，刊于 1612 年）等书籍记载的三七主要功效与《本草纲目》中所记载的十分一致，如《本草纲目求真》曰"三七，世人仅知功能止血止痛。殊不知痛因血瘀而疼作，血因敷散而血止。三七气味苦温，能于血分化其血瘀"。以上是三七的"化瘀止血"的记载。

但也有部分本草著作记载三七还有较好的滋补强壮作用。如张仁锡的《药性蒙求》（1882 年）中关于三七有如下记载："味甘苦同人参，故人并称曰参三七，去疲损，止吐衄，补而不峻……"吴其浚在《植物名实图考》（清代吴其浚著，1848 年刊）中除记载三七止血、散血、定痛之功效外，还提到"闻田州甚多，采以煨肉"。这种情景现在当地仍然可以得到验证，当地居民至今还流传着三七炖肉、炖鸡、泡酒和生食的习俗，"三七汽锅鸡"更是因成为"云南三绝"之一而广负盛名。《本草新编》（1687 年）对三七的滋补作用多了一些论述，曰："加入补血补气之药中更神。盖止血药得补药而无沸腾之患；补药得止血药而有宁静之休也"，"故止血而又兼补"。另据《本草纲目拾遗》（公元 1765 年，清乾隆三十年）中记载："人参补气第一，三七补血第一。味同而功亦等，故人并称曰人参三七，为药品中之最珍贵者。" 1912 年版《中国医药大辞典》中对三七滋补强壮作用的论述最为详尽，曰："三七功用补血，去瘀损，止血衄，能通能补，功效最良，是方药中之最珍贵者。三七生吃，去瘀生新，消肿定痛，并有止血不留瘀血，行血不伤新的优点；熟服可补益健体。"

在人参属的药用植物中，人参、西洋参和三七的亲缘关系较近，并且都含有达玛烷型人参皂苷为主要有效成分，但它们的药理作用不完全相同。人参在我国应用时间较长，在补药的古方中多以人参为主。而三七属于理血药中的止血药（含有大量三七素），在应用方面不会与人参混淆。西洋参与人参在滋补强壮、补血养血、祛痰等作用确有不同之处，但在作用强度有差别，而且在性味和归经方面又有明显差别。人参性平，以补阳虚为主，适应症状为四肢冰凉、怕冷、性功能减退、面色不好等；西洋参性凉补阴虚，适应症状是咽干口渴、失眠、头痛、手心脚心热等。二者虽含有类似的人参皂苷，但单体皂苷的比例不同，导致其药理作用不同。有关三者应用方面区别见表 1-1。

表 1-1　人参、西洋参及三七在应用方面区别

项目	性味归经	功能主治	分类
人参	甘、微苦、微温。归脾、肺、心、肾经	大补元气，复脉固脱，补脾益肺，生精养血，安神益智。用于体虚欲脱，肢冷脉微，脾虚食少，肺虚喘咳，津伤口渴，内热消耗，气血亏虚，久病虚羸，惊悸失眠，阳痿宫冷	补益药
西洋参	甘、微苦，凉。归心、肺、肾经	补气养阴，清热生津。用于气虚阴亏，虚热烦倦，咳喘痰血，内热消渴，口燥咽干	补益药
三七	甘、微苦，温。归肝、胃经	散瘀止痛，消肿定痛。用于咯血，衄血，吐血，便血，崩漏，外伤出血，胸腹刺痛，跌仆肿痛	止血药

（三）人参、西洋参和三七的现代研究概况

1. 资源概况

人参种植虽已有 400 余年历史，但人参的大面积种植还是新中国成立以后，主要分布在东北三省的长白山脉。近年来有报道云南和河北也有种植，但其质量未有系统评价。园参的种植以吉林省面积最大，业已形成栽培基地。辽宁次之，黑龙江较少。人参目前基本形成是两个品系，即马牙和长脖品系。各地已形成较有特色的农家品种和品牌，如吉林的靖宇形成了"黄封参"品牌，参的外形俊美；抚松形成"蛤蟆参"或"鸡爪子参"，主要是大马牙品种，身体大，产量高；集安形成"边条参"，须根多，体长。辽宁有一著名品牌人参——"石柱参"，主产于辽宁宽甸石柱乡，其脖长，类似野山参，过去曾有"柱参不到不开行"之说。自 20 世纪 80 年代以来，尤其是 1998 年国家实施"天然林保护工程"以来，采用砍伐山林方式种植园参已受限制，近年来人们开始尝试田地栽参和林下栽参方式生产人参。目前《中国药典》将"籽海"方式种植的人参，称为林下山参，将其归属为山参范畴。辽宁省和吉林省是较早进行林下山参大规模种植的地区。目前各地林下山参的种植方法较乱，多数地方采取将园参的幼苗移植到山林的种植方式，这样人参的成活率高，但实际上应该称为"趴货"，而非真正意义上的林下山参。由于栽种方式及产地环境等多方面的差异，即便是同一产地，林下山参的质量差异也较大。另外林下山参还有"歇年"或"休年"现象，即由于一些偶然因素导致人参刚吐的春芽被破坏，而蛰伏一年。一般林下山参以 10~15 a 开始做货，其市场价格基本是既参照年限，也参照外观性状。野山参外观性状一般按照"五形六体"划分，与野山参性状类似的林下山参价格较高。目前一般形体较好的林下山参做成单支礼品参，而形体不好的按照大小分等买卖。一般 25 a 以上的林下山参表皮的"老干层"基本形成，大都作为野山参出售。目前我国山参市场上也常有假货出现，由于山参一般去芦食用，一些不法商人，把一些园参的芦去掉，把较好的山参芦粘上，冒充山参（民间称为工艺参），也有采用高锰酸钾等化学试剂浸泡人参，将其外皮老化，来冒充野山参。近年来，人们也开始推崇食用鲜林下山参，一方面鲜人参的抗氧化能力较强，营养成分破坏较少，同时鲜参的"温燥"之性较低，更利于食用保健。在后续章节中对于人参应用于保健有单独的叙述。我们对林下山参和园参的化学成分进行比较，发现林下山参中的皂苷、果胶及氨基酸等含量较园参高，而淀粉含量低，其药用价值强于园参。

西洋参目前主要在我国东北和华北地区有大量的栽培，东北多处山区也在试种林下西洋参。三七主产于我国云南省，因其一般三到七年采收而得名。目前只有人参崇尚生长年限越长，认为品质越好，而西洋参和三七尚无此方面的中医药临床用药经验的认识。

2. 化学和药理作用研究

自 20 世纪 60 年代人参中主要皂苷成分确定后，目前已从这 3 种人参属常用中药中发现皂苷类成分 50 余种。人参皂苷的结构属于四环三萜达玛烷型，为人参中主要活性成

分之一。3 种药用植物中的皂苷种类、单体皂苷含量和比例不同，可借助指纹图谱区分。我们曾对人参和西洋参中特征成分进行研究，发现人参特征成分为人参皂苷-Rf，而西洋参特征成分为伪人参皂苷-F_{11}，借此可区分人参及西洋参制品。所建立的 TLC 区分鉴别方法也被《中国药典》和《美国草药典》所采用，至今已成为一种普遍使用的方法。三七中含有较高的三七参苷-R_1，也可借此为主要指标与人参、西洋参进行区分。目前高效液相色谱指纹图谱已广泛用于 3 种中药的鉴别。另外 3 种中药的不同部位人参单体皂苷的含量和种类也有差别，药理作用也不尽相同。如《中国药典》中，有关人参叶的表述是"苦、甘、寒。归肺、胃经。补气，益肺，祛暑，生津。用于气虚咳嗽，暑热，烦躁，津伤口渴，头目不清，四肢倦乏"。人参根大补元气，其性温，对寒证病较适合，而人参叶性寒，其功用与人参有差别。

由于 3 种中药的临床应用不同，其药理作用研究侧重方向也不同。但由于所含人参皂苷的结构相似，都具有滋补强壮作用。目前人参中各类成分的药理作用都进行了较为系统的研究。对人参皂苷的药理作用研究表明各单体皂苷的药理作用不完全相同。原人参三醇型皂苷——人参皂苷-Rg_1具有兴奋中枢神经的作用，而原人参二醇型皂苷——人参皂苷-Rb_1具有抑制中枢神经兴奋作用。我们曾对人参皂苷多种生物活性的构效关系进行研究，发现在一些活性方面如抑制酪氨酸激酶（Protein Tyrosine kinase），原人参二醇型皂苷具有较好的作用，但原人参三醇型皂苷不显示作用，但也没有抑制作用。这两种类型人参皂苷的相互抑制或促进或单独发挥作用，构成人参"适应原性"的物质基础。人参蒸制成红参后，原级苷发生水解和氧化反应生产一些次级苷和苷元，而这些次级苷多种生物活性方面表现出较强的活性。如人们发现人参皂苷-Rg_3和-Rh_2具有较强的生物活性，前者目前已经开发成新药。韩国一些人参产品，采用 100 ℃以上加工红参，得到更多的水解和氧化产物，据报道其抗癌活性增强。有关人参皂苷在动物和人体内代谢研究也取得较大研究进展。人参皂苷在体内通过胃肠吸收和代谢，也同样发生水解和氧化反应，原级苷变为次级苷和一些支链变化的人参皂苷。研究表明人参中次级皂苷在抗癌方面的作用较强，但一般次级苷的生物利用度较低。

传统应用上，西洋参与人参都作为补气药，但偏于养阴。其原人参二醇型皂苷及人参皂苷-Rb_1的含量较高，与人参有类似药理作用。人参药性偏温，西洋参药性偏凉，后者燥性较低。二者在临床使用上有一定的差别。

三七所含皂苷结构类型与人参皂苷类似，也具有滋补强壮作用。三七中的止血成分为三七素，是一种氨基酸。三七中的三七素含量最高，人参次之，西洋参最低。蒸制后的三七，三七素的含量降低 50%，而发挥其滋补作用。

人参中除皂苷外，还有较高含量的人参多糖、蛋白等，都具有较好的免疫增强作用，人参糖肽据报道还具有降糖作用。另外人参中微量元素的含量也较高，采用富含锗的肥料栽培，培育出富锗人参，在免疫增强及改善记忆方面具有独特作用。

3. 人参的产品开发

2012 年，中国卫生部发布了《关于批准人参（人工种植）为新资源食品》的公告，标志着人参可以作为新资源进入食品领域，近年来，人参食品的开发迅速增加，销量和产值逐步提高。实际上，日本、韩国和美国等一些经济发达国家，一直把人参作为食品原料使用，其人参产业的产值远远高于我国。虽然目前林下山参尚未批准允许作为食品原料，但已有一些企业开发出林下山参保健食品。

我国人参的深加工产品也比较多，像人参精、人参提取物胶囊和片剂等，目前人参皂苷-Rg_3已开发成新药，人参中其他单体皂苷也在进行开发中，人参多糖已做成注射剂供肿瘤患者使用。另外市场上也有大量的以人参作为主要原料的复方保健食品。我国每年也有大量的人参标准提取物出口创汇。总之，我国不仅传统中医对人参的使用方法积累了丰富的经验，而且开发的人参产品种类也非常多，对人参事业和人们的身体健康做出较大的贡献。但我国大多生产人参制品的企业规模较小，销量也小，基本以原材料出口为主，在国际上有影响力的品牌产品几乎没有。

这方面可能产生的原因如下：

（1）目前我国对于人参的现代医药学基础研究尚薄弱。我国是最早发现并利用人参的国家，在长期使用过程中积累了宝贵的经验，但有关人参的现代医药学研究尚薄弱，尤其是与产品相关的基础研究尚少，多数人参产品仍以人参的功效来标识，尚无独特药效或机制研究。实际上经过提取和纯化，人参产品的药理作用及作用机制均会发生改变。

（2）我国对于人参食用的临床经验及基础研究也比较薄弱。我国传统中医对人参的药用积累了丰富的经验，但多集中于"药用"，而非食用。受此影响，在我国形成的人参文化也以人参药用为主，崇尚人参药用保健，而非食用保健。有关人参食用保健剂量等还缺乏临床经验和理论基础，而目前上市的保健食品或食品在基础研究方面均较薄弱，只是一个"产品"，而对其应用特点及注意事项很少涉及，另外其产品保健作用机制均缺乏系统研究。另外，人们多以药的要求开发食品，以"快速药效"为主要指标，而忽视长期使用安全性方面的评价。总体看来，由于人参生产厂商大多规模较小，即便开发一些产品，但很少再对产品进行进一步研究，使得众多人参产品成为"同样功能"的人参产品。

（3）人参产品尚缺乏严格的质量监测。一些企业的人参食品的质量标准制定的较低，有的产品几乎检测不到人参的成分，产品的批次间差别较大。以人参茎叶皂苷代替人参根皂苷，以人参代替西洋参的洋参制品在我国市场上也存在。即便是以原料直接出售的产品，如礼盒人参，由于保存及环境问题，发霉现象也较多。另外产品的农残超标也是我国人参产品的大问题。这些问题使得我国很难有自主品牌的人参走入欧美主流市场。

在我国，人参的基础研究与开发得到广泛重视也是从改革开放以后，从20世纪80年代开始，至今已有30余年时间，前期多进行药物化学研究，之后在基础研究方面有所创新。在产品开发方面，也开发出一些较有特点的新产品，但由于多方面的原因，产品影响力和规模都不大。近年来，也开始仿制一些国外产品。

4. 人参研究与开发的展望

（1）人参的生产。自国家实行"天保"工程以来，对园参用地具有一定的限制，大力发展林下山参产业既符合人参文化，也不破坏生态平衡。林下山参是一项很有前景的栽种方式，而为了保证原料的质量，林下山参的 GAP 栽培基地建设，也将是大趋势。

（2）人参的化学研究。人参皂苷是人参中主要活性成分，目前它的全合成尚未成功，仍需从人参根、茎、叶等部位提取以满足医疗需要。因此，对于某些含量较低、活性较强的单体皂苷的直接提取进行新产品开发还比较困难。如前述人参皂苷-Rh_2有较强抗癌活性，目前以采用水解的方法开发含有人参皂苷-Rh_2的保健食品。另外目前已半合成人参皂苷-Rh_1及其类似物，其药理活性正在进行研究。半合成工作的另一方面意义在于对已阐明活性的化合物进行结构修饰与改造以寻找活性更强的化合物，而且也能改善某些人参皂苷的性质，增加其生物利用度，对于人参皂苷的代谢化学进行研究也应给予高度重视，目前已发现某些代谢产物具有较强的生物活性。人参单体皂苷的研究仍将是今后研究的重点内容。

（3）药理作用研究。单体的生物活性至关重要，因可排除其他成分的存在，易于阐明它的确切药理作用和机制分析。如人参皂苷-Rb_1具有中枢抑制作用，而-Rg_1具有中枢兴奋作用。另一方面，通过多种单体皂苷成分的构效关系研究也易于发现活性较强化合物，如前述我们对人参皂苷抗肿瘤活性构效关系进行研究，发现人参皂苷-Rh_2具有较强活性。目前单体化合物多集中于-Rg_1，-Rb_1，-Re，-Rb_2等含量较高成分，其他成分及非皂苷成分有待深入研究和反复验证，值得提及的是人参在胃和肠道中代谢产物以及红参与白参中特有成分的药理活性研究应给予重视。总之，单体化合物研究对于发现人参新的生物活性和评价人参药用价值是很有益处的。随着高内涵和高通量活性筛选体系的建立，人参药理作用机制将不断阐明，进一步揭示人参传统药用的物质基础将促进人参的开发与利用。我们研究发现人参皂苷抑制醋酸泼尼松所致的血清总酯、甘油三酯、胆固醇升高与人参皂苷抗高脂血症有关，人参皂苷抑制小鼠的体重下降、血清皮质醇降低进一步揭示人参皂苷有助阳作用，反映人参大补元气功效。

（4）人参产品的发展趋势。人参及其制品目前在世界上已达数百种之多，随着人们保健需要，人参及其制品将有一个更大发展，其发展趋势概述如下：①开发人参食品。我国批准园参可作为食品原料以后，近年来人参食品开发品种增加较快，为适应人们日常保健的需要，具有营养保健功能的食品开发在我国非常迫切。目前我国人参食品的种类和消费量与韩国和日本相比还有较大差距，如韩国的人参饮料在韩国消费量非常高，而我国符合人们日常保健的大众人参食品尚缺乏。②发展标准化的人参标准提取物。前述人参单体成分某些药理作用截然相反，这些成分在制剂中差别较大，势必会影响疗效。目前有些药理活性研究结果相互矛盾，如有些人认为人参总皂苷有溶血活性，而有人却报道无溶血活性。我们研究表明原三醇型皂苷溶血较强，原人参二醇型较弱，但多数人参皂苷表现出低浓度具有抑制溶血作用，而高浓度才发生溶血。如果采用的原料及提取方法不同，药理实验结果会有差异。另外人参制品虽多，但质量差异较大。因此为确保疗效，要发展标准化人参提取物。③发展低农药残留、低重金属残留的人参制品。世界卫生组织明文限制植物药的农药和重金属残留限量，我国为与世界接轨，在 2010 年版药典中对部分药材增加了重金属及农药残留量限量的规定。林下山参在近年来发展较快，其种植方式也符合有机产品的要求。随着人们生活水平提高，高质量有机或绿色人参原料的需求量会增加，未来围绕林下山参进行产品开发将是一个重要方向。④几个成分的组合或单体化合物制剂也是一个发展趋势。如现在已证明抗心律失常以-Re 和-Rg$_2$ 较强，抗肿瘤-Rh$_2$ 和-Rg$_3$ 较强。正由于单体皂苷作用不同，有必要制成单体皂苷制剂。另外人参皂苷中主要为原人参二醇型和原人参三醇型皂苷，苷元相同的皂苷往往具有类似的药理作用。所以由于成本低等因素，分组皂苷的开发也是一种趋势。由于人参、西洋参及三七不同部位的皂苷种类不同，由此也为不同单体皂苷的开发提供有效的原料来源。

二、商品人参简介

（一）栽培人参的品系

由于野山参资源较少，目前人参的栽培主要以园参种植方式。对于园参的栽培品种，目前研究也较多。按照人参的产区栽培特点人参品种可分为普通参、边条参和石柱参。普通参主产于吉林省抚松参区。产品主要特征为：根茎短，主体短粗，支根短，须根多。边条参主产于吉林省的集安参区。产品的主要特征为：根茎长，主体长，支根长，须根少。石柱参主产于辽宁省宽甸地区。产品的主要特征为：根茎长，主体小，两条支根，须根少。这 3 种人参是由于栽培条件和栽培技术不同而形成的，商品人参也有类似叫法。目前人参品种主要是根据人参根的形态不同而进行分类的。大体上可分为马牙品系和长脖品系。

1. 马牙品系

（1）大马牙。根茎（芦头、脖）短粗，芦碗（茎痕）大，主根粗而短，侧根多，植株高大，根产量高，多加工成普通红参。

（2）二马牙。与大马牙相比，主根比较长，根茎稍长且较细，茎痕较小，越冬芽也小些，须根少，产量略低，适合加工边条红参。

2. 长脖品系

（1）圆膀圆芦。与二马牙相比，根茎较长，膀头圆，根形美观。也有学者把这个品种单独算作一个品系。主要特点为参芦下端，紧接主根，不显芦碗；圆芦相对细长体滑，有竹节痕或碗点痕。参芦上端，生有若干交错的马牙芦碗。主根顶部多成圆膀头，体形灵气大方，婀娜多姿。

（2）线芦。参芦细长如线，芦体平滑光洁。参芦上端堆集若干开花芦碗，芦碗较大。参体小巧玲珑、别具一格。总体上茎痕不明显或只顶部明显，通过移栽常冒充山参。

（3）草芦。芦碗从下而上呈大马牙蒜瓣状排列，芦较粗大，芦碗多而密。总体特征节间较短，上部茎痕显著，主根头部略尖削。

（4）竹节芦。芦碗从下而上呈竹节状，芦细碗密俗称小竹节芦为上品。总体特征节间长，节部突出呈竹节状。

我国参业长期以来按照上述方法把栽培人参分为以上农家类型，但这些类型仍共存于一个混合体中，不具有真正的植物学意义上的种的概念。从地上部分看人参栽培品与野生品差别不大，但由于生长条件优越，植株由小变大，叶由薄变厚。但地下部分差别较大，根茎由细长变短粗，根头由窄削变宽大，皮紧纹细而深变为皮嫩纹粗而浅，须根由坚韧、带明显疣状突起变为须根短脆、突起不明显。根茎由圆柱形变为稍呈扁柱形。这在后续章节中有详细论述。

（二）商品人参的种类

商品人参种类很多，其种类和名称可根据其生长环境、加工方法和药用部位的不同而有所不同。按照生长环境可分为野山参、林下山参、移山参和园参等类型。按照《移山参鉴定及分等质量》（GB /T22532—2008），野山参是指自然生长于深山密林的人参（不包括野生人参）；野生山参是指自然传播，生长于深山密林下的原生态人参；移山参是指移栽在山林中，具有野山参部分特征的人参；野山参移栽是指野山参苗移植于林下自然生长若干年后，有野山参部分特征。园趴是指人参的幼苗移植于林下自然生长若干年后，有野山参的部分特征。池底是指园参收获后，遗留在参地中自然生长若干年后，有野山参部分特征。有关移山参种类，目前在人参行业中叫法较乱，一种情况是指把在野生环境发现的幼小的纯野山参小苗移植到另一地方，让其仍然在该环境下自然生长，或者是移植到园参畦内，在人工管理下而成的山参；另一种是指将幼小的园参苗或形似山参的园参移植于另一处人为创造山参生长小环境的参畦内，或者是移植于山林野生环境中，经多年自然生长而成的山参。因此按照上述定义山趴、老栽子上山都应属移山参类。林下山参是把人参种子播种在山林野生状态下自然生长而成的山参，习称"籽海"，2005 版《中国药典》称为"林下参"，2010 版《中国药典》改称为"林下山参"。习惯上人们把栽培的称为"园参"。园参的栽培需先进行人参育种。然后在选好的山地中，砍伐树木，做好人参畦，再在整理好的人参畦中栽培人参，每 2 年或 3 年进行倒栽，栽种在重新松土整理好的地块中，4~6 年采收。各地的栽种方法有所不同。

传统方法加工的人参药材主要有生晒参、红参和糖参。目前由于加工方法不同而衍生多种人参药材。根据加工方法的不同，商品人参可分为生晒参、红参、糖参、掐皮参、大力参、冻干参、鲜参等。生晒参是由鲜人参（水子）直接晒干而成，生晒参又分为全须生晒参、光生晒参、原皮生晒参、白参等。目前人参市场上的生晒参主要是不带须根的，通称"生晒参"或"光生晒参"。一般认为，生晒参以重量大、质硬、颜色白为好。通常的生晒参，为了使商品颜色白，在鲜参加工时使用刷子或用压力水把鲜参的外皮除去，也称白参。由于白参加工过程中，含有许多有效成分的皮被除去，多数人更喜欢那些"原皮生晒参"。即保持原来鲜参的外皮，外观呈黄褐色而不呈现白色。这些"原皮生晒参"需要用质量好的人参加工而成的。红参是蒸熟后晒干的人参炮制品。加工工艺很有讲究，同样的人参加工出来的红参色泽和质地常常不同。红参的色泽主要是外皮的色泽，以色泽红润，呈半透明的为好。大力参是选优质的鲜人参去掉苄、腿经水烫后再干燥而成，外皮黄白色，内部略粉红透明，质优价高。活性人参是上等鲜参，采用冷冻真空干燥精制而成。"活性参"基本保持了鲜参的形状、颜色、风味及所含有效成分不变。据有关研究部门测定，人参在"活性"加工过程中，其组织细胞内含物质保留完整，多彩塑料薄膜和抽气技术的应用，使商品的保存期明显延长。为了延长鲜参的保质期，常采用加入保鲜液方法。把鲜人参用保鲜液浸泡，用消毒过的塑料密封保存。这种商品多数选用质量较好的新鲜人参加工，每袋装 1 支或 2 支。糖参顾名思义即用糖汁浸透的人参。其原料大多以浆不足、体形欠佳的鲜参为主。其加工过程如下：将新鲜参洗刷干净，放置于沸水中浸泡 10 min，捞出以后，再投入凉水中浸 10 min 左右，取出晒干。然后，用特制的针沿参体平行或者垂直的方向扎上小孔，再把它浸泡于已熬制好的糖浆中浸泡 2~3 d。取出后曝晒 1 天，再将毛巾打湿，包住晒干的人参，使其软化，进行第二次扎孔，再浸入浓糖水中 24 h。取出，冲去浮糖，晒干或者烤干，即成为糖参（也有三次灌糖法）。按照浸入白糖的多少，糖参又分为重糖或轻糖 2 种。糖参在加工过程中会损失许多人参的有效成分，而且糖参在南方湿热的天气条件下很难保存，因此，近年来糖参已经不常见。

人参主要产于我国的东北三省，目前吉林省的产量较大。人们按照人参产地不同，用产地冠以命名，如抚松人参，特指抚松地区所生产的人参，多为大马牙品种，产量高，俗名"蛤蟆参"或"鸡爪子参"；集安人参是指产于集安地区人参，以二马牙为主，须根较长，也叫"边条参"；石柱参特指产于辽宁省丹东市宽甸县振江镇石柱子村的人参，因其栽培方式和独特的地理气候，其形芦长、体灵、参形类似野山参，有"园参之冠"的美誉。高丽参是产于朝鲜和韩国的人参，多为人工栽培，加工品种也多为红参，并且多为盒装人参，质量与我国红参相差不大，但价格较高。

按照药用部位，商品人参的品种和名称如下：在加工过程中保留全部人参须根的人参称"全须生晒参"或"全须红参"，去掉须根的称"生晒参"或"红参"。一般认为全须生晒参或红参的质量优于去须根的生晒参或红参，主要是人参皂苷的含量较高。人参较大的支根按不同的加工方法称皮尾参、红直须、白直须；人参较小的须根按不同的加工方法称红弯须或白弯须。

总之，商品人参的种类较多，从传统中医使用来看，鲜参、生晒参和红参在应用方面有一定的差别，有关它们药性的差别，在后续的章节中将有介绍。人们经过几千年对人参应用的探索和研究，不仅发现了人参多方面的补益作用，而且也形成了中华民族特有的人参文化，并且这种文化也在影响世界对人参的认识和消费。当今人们在应用人参时，也不仅仅只注意人参的预防疾病的价值，如一棵百年人参，其价格远远超过人参本身治疗价值所应有的价格。传统中医临床上所使用的人参都是野山参，但资源目前均已耗竭，林下山参生长环境和野山参接近。目前我国 20 年以上的林下山参已具有一定的规模，经过几代野生繁衍和育种，我国的林下山参品质将逐渐接近真正的野山参。因此林下山参是一项很有前景的人参产业。

三、中国人参文化

人参的外形具有人体的形态特征，且具有较强的生命力，能长达几百年，且人参具有多方面的药理作用。人参对生长环境的要求也较苛刻，在世界范围内分布狭窄，因而显得异常珍贵。古人不能解释这种珍贵药材的奇特生命现象及神奇的治疗作用，便产生许多美丽传说、诗篇及文学作品。我国中医药学对人参的多种功效均有大量的翔实记载。这些传说及应用，不断被人们传颂，逐步形成人参特有的传统文化，称之为人参文化。这种传统文化是以当时的政治和经济条件为基础，既包含人们对人参这一神药的崇敬，也包含人们扬善除恶，追求美好生活等道德观念的标准，同时对人参的多种神奇功效也赋予了生命。现今，人们基于现代科学，对人参的传统治疗作用进行不断的诠释，为其正确应用赋予新的生命。

（一）人参传说及诗篇

由于人参的神奇功效，人们对其怀有一种特殊的浪漫主义的幻想，产生了许多美妙的民间传说。人参，这一神奇的草根，可以变成人参娃娃，变成棒槌姑娘，变成白胡子爷爷，还可以变成小毛驴，给放山的好心人带路，把坏人领进深山老林让他们冻死饿死在森林里。它是救命的草，穷苦人有病喝了用人参熬的水，病立刻就会好。

关于人参神话传说，历史上也有很多记载。《春秋运斗枢》云："摇光星散为人参，废江淮山渎之利，则摇光不明，人参不生。""摇光"，也称"瑶光"北斗七星之一。意思是北斗的瑶光星的光辉照到大地，才有人参的生长，故事把人参生长环境神秘化。

三国时期魏人张揖著的《广雅》普遍搜集古代的词汇和训诂资料，谓"参，地精，人参也"。当时把人参当作是地之精灵。

唐代史学家姚思廉编著的《梁书》中，记录了南朝时期的隐士阮孝绪在深山中为母采参治病的故事："阮孝绪母王氏，急有疾，合药需得生人参。旧传钟山所出，孝绪躬历幽险，累日不逢。忽见一鹿前行，孝绪感而随后。至一所，忽灭。就视，果获此草。母得服之，遂愈。"这是能见到的古代最生动的人参故事。鹿与参，都是人们心目中吉祥之物，二者关联在一起，使阮孝绪的孝心得到了回报，终于采到了生长在幽险环境中的鲜人参，因而使阮母的病很快康复。人参的奇妙疗效及其重要作用，在故事里也得到完好的展现。

《太平御览》中有两则神话。其一为《异苑》，曰："人参一名土精，生上党者佳。人形皆具，能作儿啼。昔有人掘之，始下数铧，便闻土中有呻声，寻音而取，果得一头长二尺许，四体毕备，而发有损缺。将是掘伤，所以呻也。"其二为《广五行记》，曰："隋文帝时，上党有人宅后每夜闻人呼声，求之不得。去宅一里许，见人参枝叶异常，掘之入地五尺，得人参，一如人体，四肢毕备，呼声遂绝。"两则故事都把人参同有血、有肉、有知觉的人体联系在一起，能呻、能呼、能啼，生长在深深的土壤里，可以通过挖掘获得，但切勿致伤，即使是弄伤头发，人参也会发出痛苦的反应。

到了清代，人参的神话传说竟然同满族祖先，同当政的帝王联系在一起。在《大清一统志》关于吉林地方风物的内容中，有段满族祖先及其统治者诞生的神话："长白山东有布里津山，其下有池，曰布勒瑚哩。相传，有三天女浴于池。神鹊衔朱果置季女衣，季女含口中，忽已入腹，遂有身。寻产一男，生而能言，体貌奇异。及长，母告以吞朱果之故，因赐之姓爱新觉罗，名之曰布库哩雍顺。"这个男孩顺流漂至有"三姓"争雄之地，他对战乱中众民曰："我天女所生，天生我以定汝等之乱者。"且告以姓名。众曰："此天生圣人也，不可使之徒行。"乃交乎为舁，迎至家，三姓者议推为主，以女妻之，奉为贝勒，其乱乃定。遂居长白东鄂多里城，号曰满洲，是为开基之始。这则离奇的故事描述：满洲之祖先是天帝最小的仙女所生，其姓爱新觉罗（满语"爱新"为金，"觉罗"为姓之意）为天女所授，满族及其统治者，直至肇祖（最初的皇帝）都是天神的后代。这个故事在人参文化中最有意义之处是：神鹊衔来，天女吞下而使之怀孕的"朱果"，这种神奇而鲜艳的果实被认为就是"人参果"。可见人参的传说与当时政体、民族有着紧密的联系。

人参以它神奇的功效，不仅在临床应用和百姓心中具有重要地位，同时赢得了历代文人墨客、帝王将相的赞誉，为其挥毫泼墨，创作出脍炙人口的诗词歌赋。人参诗篇从梁代即有记载，本章仅列举几篇供读者欣赏。

梁代陶弘景《名医别录》中就有《人参赞》诗：

三丫五叶，背阳向阴。

欲来求我，椴树相寻。

诗中描述了人参形态特征和生物学习性。

唐代皮日休《友人以人参见惠因以诗谢之》云：

神草延年出道家，是谁披露记三丫。

开时的定涵云液，断后还应带石花。

名士寄来消酒渴，野人煎处撇泉华。

从今汤剂如相续，不用金山焙上茶。

诗中不仅称赞人参为神草，还指出人参可以解酒止渴。

在《全唐诗》载有诗人韩翃的《送客至潞府》一诗中写道：

官柳青青匹马嘶，回风暮雨入铜鞮。

佳期别在春山里，应是人参五叶齐。

其中潞府就是潞安府，诗中铜鞮即是当时潞安府所属的一个县名，"人参五叶齐"正是今天的五加科人参，这也是唐代太行山区出产人参的一例佐证。

宋代苏轼载《小圃五咏人参》：

上党天下脊，辽东真井底。

玄泉倾海腴，白露洒天醴。

灵苗此孕毓，肩股或具体。

移根到罗浮，越水灌清沘。

地殊风雨隔，臭味终祖祢。

青桠缀紫萼，圆实堕红米。

穷年生意足，黄土手自启。

上药无炮炙，虮啮尽根柢。

开心定魂魄，忧恚何足洗。

糜身辅吾躯，既食首重稽。

清朝乾隆皇帝爱新觉罗·弘历《咏人参诗》（之一）：

性温生处偏喜寒，一德垂如天竺丹。

五叶三桠云吉拥，玉茎朱实露甘溥。

地灵物产资阴骘，功著医经注大端。

善补补人常受误，名言子产悟宽难。

《吉林外记》载清朝乾隆皇帝爱新觉罗·弘历《咏人参诗》（之二）：

奥壤灵区产神草，三桠五叶迈常伦。

即今上党成凡卉，自惜天公保异珍。

气补那分邪与正，口含可别伪和真。

文殊曰能活能杀，冷笑迷而不悟人。

（二）人参民俗

有关人参的故事和民俗目前已有专著出版，其间必然有虚幻的内容，不乏夹杂有迷信色彩，但体现当时生产力水平条件下人们美好憧憬和对人参的认识，不同地区有关人参的民俗，也并不相同。但随着人们对自然的认识和发展，大多数人参民俗没有传播下来。本文只介绍两个较为完整的民俗及其现代认识。

1."放山"民俗

长白山地区有组织地采挖野山参活动，称为"放山"，是一整套的采参实践过程，少则要几十天，多则达几个月。一些人参博物馆都有关于"放山"的照片与工具展示。一般放山人数要求三、六、七、九人，讲究"去单回双"，这样回来加上人参的数量，就能成双数，寓意吉利。忌讳二、四、五。因二人出现纠纷不易解决，四与"死"、五和"无"字音相近，领头人称为"把头"，一般采挖人参经验丰富，威信较高。首先要准备工具和一些生活用品。每人手持一个索拨（宝）棍，用于拨草找人参时发出响声，便于惊走小动物。同时身配一条一头系着大钱的红线绳（"快当绳"），"一见参苗特出，则疾趋向前，大声呼之曰'棒槌'，以红线系之，青铜钱镇之，并伏地叩头以谢山神"。

进山后的第一件事是祭拜"老把头"，祈求保佑。"老把头"相传叫孙良，同好友从山东莱阳闯关东，到长白山挖参。二人同甘共苦，孙良为了寻找失散的朋友，经过七天七夜劳累寻找，最后在卧牛石上刻诗一首记录寻找之辛苦，而后死去，使人们看到了当年在采挖人参过程中的艰苦、团结的拼搏精神。

进山后，选择背风向阳的山坡搭窝棚，俗称"地炝子"，每天从这里出发去不同的山林挖参；晚上由把头在窝棚前点火堆，用于驱赶蚊虫、防止野兽、取暖去潮并为迷路的人指明方向。

寻找人参也称"压山"。把头先要观察山的形势和树木的分布，判断并选择会生长人参的山林，有时也会根据晚上做的梦来决定，众人只管跟随，不得点破或争执。到达地点，在把头的指挥下排成横排，称为"排棍"，把头在前称为"头棍"，多数人在中间称为"腰棍"，把边的称为"边棍"，两人间距 3m 左右，索宝棍的尖搭在一起，拨草缓行，寻找人参，讲究"宁落一座山，不落一块砖"。"压山"时不准乱说话或大声叫喊，怕有人会分心或迷路，发现东西而下意识喊出来就得拿着，即使是蛇也不能例外。"头棍"和"边棍"边走边"打拐子"，是在树林中做记号，避免重复搜寻。林子密了，用索宝棍敲击树干来联系，称为"叫棍儿"。敲一下树干，每人依次回敲一声，示意自己的位置、继续压山。把头敲树干两次，是要求向把头靠拢，休息、抽烟；把头敲树干三次，是下山回窝棚。休息时索宝棍要立着搂在怀里，怕参宝跑了；休息称"拿蹲儿"，不准坐树墩，传说树墩是老把头的座位；抽烟称"拿火"，没烟不能说"没有"，怕不吉利，拍烟口袋，别人会送烟；不准打瞌睡，容易"麻达"；做饭的人称"端锅的"，吃饭称"拿饭"，睡觉称"拿觉"，改变住处称"拿房子"。不准随意大小便，怕冲撞老把头。遇到老虎，叫"山神"，是吉利的意思；遇到蛇，叫"钱串子"，要表示高兴，预示着要发现人参。走过的地方没找到人参，如果返回再找，叫"翻趟子"。遇到干鹿角、干狍子角叫"干找"，不吉利。

挖参称为"抬参"。放山人见到人参，发现者如获至宝，把索宝棍立在地上，高喊"棒槌"。把头应声询问"几品叶?"或"什么货?"。发现者要立即大声报告实情，然后大家齐声高呼："快当!"同时围拢过来，由把头拿出拴有铜钱的红绒绳，两端分别拴在人参主茎和索宝棍上，锁住人参。大伙跪在人参前，磕头拜谢"老把头"。挖参时，在 $1 m^2$ 左右的范围内，用手扒去人参周围的乱草树叶，慢慢剥离土层，一旦到达须根或主根附近，必须用鹿骨扦子清除土壤，保证不损坏人参的任何部分。挖出之后，锯断人参周边的树根、剪断细树根；用快当扦子仔细拨除周围的泥土，直到全部根须露出，任何细小的根须都不能挖断。清理出每根须子都要随时用原来的土掩埋以防掉水分。这个过程要非常细心，由清理每一条细根开始，逐渐向人参主根部挖去。

与挖参相对应，人参传说也都有捉参时喊山扎红线的说法。一个故事说，一个小和尚常常和一个只穿红肚兜的小男孩儿玩儿，却被老和尚看出了门道，就让小和尚偷偷用穿了红线的针穿在小孩儿的肚兜上，顺着红线找到了一棵千年宝参。喊山与其说是为了吓住人参，不如说是表达喜悦的一种方式；扎红线是为了防止人参倒伏，便于挖掘，同时也有利于在杂草中标志人参位置。红线的作用有二，一是醒目，二是为了表示喜庆。挖参忌用铁，是因为铁器很容易伤到参须，而且人参中的一些酚类成分如麦芽酚等遇铁易氧化。至于用鹿骨扦，据说是因为鹿在挖参过程中经常出现，传说中的鹿常常会把好心人带到生长人参的地方。其实长白山是鹿的故乡，将二者相附会也很自然，当然这只是一种习俗罢了，表示人参的珍贵。

下山时，搭的窝棚不拆，留给别人用，还要留下米、盐和火柴，以备救助他人。在挖到人参直至下山到家的整个过程中，任何人不准估计挖到人参的重量和价值。下山后，还要到老把头庙还愿答谢老把头，还进山前许的愿，以免再上山时放空山。

"放山"这一古老的生产活动，具有地域性特征、科学性特征、传奇性特征、传承性特征、民族文化相融的多源性特征。不仅是当地参农实践的总结，而且也体现了人参文化的传奇色彩，与当时人们的思想观念、道德规范、价值认同、环境意识密不可分。进一步发掘、抢救和保护"放山"习俗，完善和研究其基本特征、丰富内涵和历史传承，是对中华民族的传统文化，乃至世界文化遗产做出的保护和贡献。可喜的是"长白山采参习俗"在 2008 年被列入中国非物质文化遗产名录。

2. 人参药用去芦民俗

人参芦头在我国历代一些医药书籍中，有记载其做涌吐药使用。素有人参"芦与参相反，吐药中有用芦者""去芦，不令人吐""不去者吐人"的主张。所以一般人参使用时需要去芦。实际上这是一种错误的认识。现对人参涌吐作用的来源及人们的认知过程说明如下。

人参始载于《神农本草经》："味甘微寒。主补五脏，安精神，定魂魄，止惊悸，除邪气，明目，开心益智。久服，轻身延年。一名人衔，一名鬼盖，生山谷。"《本草经集注》（480—498 年前，梁代陶弘景所编著）："人参茯苓为之使，恶溲疏，反藜芦。均未提出去芦使用以及具催吐作用。"《华氏中藏经》（东汉，25—220 年）首次提出人参去芦使用，后一直沿用此说，并把参芦归为涌吐药物。《雷公炮炙论》（成书约公元 5 世纪）："凡使，要肥大，块如鸡腿并似人形者。凡采得，阴干，去四边芦头并黑者，锉入药中。"只是说去芦，未确切其涌吐之意。《本经逢源》："参芦能耗气，专入吐剂，涌虚人膈上清饮宜之，盐哮用参芦涌吐最妙。"元代名医朱丹溪《丹溪心法》对参芦的催吐作用和减低人参根疗效的作用有翔实的记录："人参入手太阴、补阳中之阴。芦反泻太阴之阳，亦如麻黄，苗能发汗，根则止汗；谷属金，而糠之性热，麦属阳而数之性凉。先儒谓物物具一太极，学者可不触类而长之乎？一女子性躁味厚，暑月因怒而病，每作则举身跳动，昏瞀不知人。其形气俱实，乃痰因怒郁，气不得降，非吐不可。遂以人参芦半两，逆流水一盏半，煎一大碗饮之，大吐顽痰数碗，大汗昏睡一日而安。"此外，还告诫："若服人参一两，参芦一钱，则一两之参徒费。"这表明了朱丹溪认为人参芦头不但有涌吐之用，而且尚可消除人参的功效。《本草备要》："人参芦能涌吐痰涎，体虚人用之，以代瓜蒂。"《本草纲目》也将参芦列为催吐药且用量较大。

然而也有与上述不同的学说。如《儒门事亲》卷二将参芦列为吐药之一，但在卷十二之吐剂项下瓜蒂散使用人参时，却又注明"去芦"，使人感到无所适从，也自然难以成为参芦能催吐的依据。《本草逢源》：一边承袭"参芦能耗气，专人吐剂"，而又据临床所见称"涌虚人膈上清饮宜之。江右人称为竹节参，其治泻痢脓血，崩带滑精等证俱无妨碍。昔人用以涌吐者，取其性升，而于补中寓泻也"，对参芦涌吐也不无疑义。而另有一些医药学家，在自己的医疗实践中，没有见到参芦的涌吐作用，而是根据自身实践，观察并提出了一些新的见解。如：《本草逢源》："盐哮用参芦涌吐最妙。"《医宗粹言》："能上涌吐痰。"《本草蒙筌》："发吐痰沫，善呕。"《本草概要》："参芦主吐虚劳痰饮"，而"催吐效不著"等。可见，随着年代的递近，我国医药学家对参芦涌吐的认识，大致有"涌吐"到"发吐痰吐"到"参芦催吐效不著"这样一个过程，这表明对参芦涌吐说，古来也有修正。况且上述典籍中"吐"字并非为严格的概念词，呕吐之吐，吐痰之吐，均可纳涵为涌吐。这一点和现代医学中的恶心期长的催吐药，如吐根，酒石酸锑钾等均可兴奋呕吐中枢，通过迷走神经使支气管腺体分泌增加而出现的祛痰作用相近。据此，有学者们指出，古之关于参芦涌吐，原意很可能即为祛痰作用，"吐人"恐系误解，致使后人袭传。凡此种种，均可说明自古以来人参涌吐说，尚缺乏足够的临床依据。也有医家大多认为参芦没有补益作用，无人参主根大补元气，回阳救逆，补脾益肺，生津养血，安神益智之功。《本草发挥》："若服参一两，于内入芦一钱，则一两之参徒虚费矣。"

现代有的学者认为参芦中含大量草酸钙簇晶，能与胃酸中合生成草酸、甲酸，使人恶心呕吐。有学者用显微定量法测定了人参各部位（参芦、主根、支须根）草酸钙簇晶数目，结果显示参芦草酸钙簇晶数目显著多于主根、支须根。参芦每毫克草酸钙簇晶数目为 618.1 ± 10.2；主根每毫克草酸钙簇晶数目为 58.1 ± 2.4；支须根每毫克草酸钙簇晶数目为 44.1 ± 2.6。表明人参各部位尤其参芦与主根、支须根之间草酸钙差别极大。然参芦所含草酸钙在甘草、大黄、牡丹皮、山药、黄柏等常用中药的含量也相当高，甚至超过参芦中的含量，也很少有呕吐者。所以参芦所含草酸钙不足以引起呕吐。涌吐之说可能如张璐《本经逢源》所说："昔人用以涌吐者，取其性升，而于补中寓泻也。"现代研究表明参芦有明显祛痰作用，明显加速气管纤毛运动，但也不能阐明参芦催吐的机理。然从临床使用上可见，对虚证的治疗，参芦无论是单独使用还是配伍使用，无论是小剂量还是大剂量的运用，均未见有催吐及耗气的现象，而其补益作用甚至高于人参主根的此种功效。正如张山雷《本草正义》曰："凡泄泻日久，阳气下陷，参芦加入应用药中，颇有功效。"

现代药学研究表明人参芦头中皂苷种类与根类似，但总皂苷含量为根中的 2～3 倍，并且均含有降糖作用的人参多肽。参芦具有与人参根一样的补益作用。再有参芦的重量为主根质量的 8%～15%，带芦头入药既减少了药源的损失，又创造了经济价值。我国1977 年和 1985 年版《中国药典》均有药用人参去芦的规定，自 2005 年版《中国药典》开始将人参芦头收载为人参药用部位。

但目前民间食用山参时，基本还是去芦食用，究其原因笔者认为一些人一方面仍然坚信传统习惯，另一方面参芦中残留一些土或残留变黑的茎基，认为不干净所致。但弃掉的芦头也为不法奸商提供制作"工艺参"的土壤。

四、石柱参品系形成与柱参史话

石柱参，也称柱参，原是指产于辽宁省宽甸满族自治县下露河乡（现为振江镇）石柱子村的人参，并由此而得名，现泛指宽甸境内的人参。因其外形与野山参类似，民间素有"柱参不到不开行"的说法，在我国栽培人参中占有重要地位。从地理位置上看辽宁宽甸与桓仁都处于长白山余脉，并与集安接壤，而宽甸和集安都与朝鲜接壤，其地理气候独特，均是理想的人参栽培地区。2013 年 5 月 21 日我国农业部批准"辽宁宽甸柱参传统栽培体系"为"中国重要农业文化遗产"，近年来宽甸县又开发了石柱参地理标志产品。石柱参在我国人参产业中具有一定的地位，其品系的形成及栽培方法也越来越受到人们的重视。为此本部分将石柱参单列介绍。王谷强高级农艺师对柱参颇爱，栽种和经营柱参 30 余年，对柱参的品系形成和文化积累了丰富的材料，本部分为王谷强先生根据当地资料和自己实际工作经验编辑整理而成。

（一）石柱参的发现与品系的形成

1. 品系形成简史

石柱参的栽培历史可追溯到 16 世纪中叶。据《宽甸县志》记载，明朝万历年间山东七翁来到鸭绿江畔大山深处挖采野生山参，收获山参珍品颇丰。他们把大批山货带走，将幼参和参籽就地栽培，并立石柱、种榆树，作为日后寻找此地的标志。虽经数百年风雨洗礼，现今在石柱村小山脚下仍屹立约 1.5m 高的石柱，成为 400 多年来保存的我国人参历史见证。

清朝顺治元年（1644 年），明亡清一统天下。为神话统治，将宽甸地区划为清王朝的"龙兴重地"封禁。二百年的封禁，无疑保护了宽甸地区，包括石柱子的自然生态，促使石柱参种群回归林下的野山化。

清朝同治元年（1862 年），封禁政策开放。同治二年，边内旗人，山东大批逃荒者，朝鲜难民纷纷涌入边外禁地。石柱子山中除了放山采参的，就属山东闯关东来的孙家、孟家、毛家等三姓家族最早仿先人种植柱参。他们已经开始区分石柱参品系内的"竹节芦""线芦""园芦"3 种不同的品类。据传三家之间，选择石柱参不同的品类，家与家隔绝，货与货不串，对栽培人参的技术相互保守，互不相传。在每年上市的人参中石柱参别具一格，独树一帜。他们对石柱参的人工栽培技术积累了丰富的经验，给子孙后代留下了极为宝贵的财富。

从清同治元年（1862 年）到光绪十八年（1892 年）的 30 a 间，前 20 a 有孙、孟、毛三家带头，柱参发展形成第一个高潮，后 10 a，地方贪官污吏巧立名目乱税收，柱参事业遭重创，光绪十八年以后，有"奭公"行"德政"，柱参业又得以恢复和发展。

民国时期，1911—1931 年的 20 a 间，柱参四大品系优良品种已经形成，即草芦、线芦、竹节芦、圆膀圆芦，4 个品系重要区别在芦上。草芦：一节节拔起，一年一节，芦较粗，芦较大，从芦的颈部左右排列直到顶端，体顺而笨，产量高；线芦：芦长而细，如线，15年芦长可达8 cm以上。参体千姿百态，小巧玲珑，15年参体仅重5~10 g；竹节芦：很像竹节，芦较长，15年生可达7 cm以上，膀头不圆，纹明显，体态娇美；圆膀圆芦：随着参龄增长，芦碗逐年脱落，只有上端生有四五个交错的芦碗，15年生芦长可达6 cm以上，体重可达15~30 g，形态自然，美观大方。4个品系，形态有别，成分、药用功效还是一样的，都是经长期栽培选育出来的最佳品种。柱参从播种到出园要长达15年的时间，不施肥，不打药，人称"靠货"，靠出好身形，靠出好品质。这时也出现一些养参技术能手，被人们尊称为把头。如给马家打长工的刁林庆，给郑家干活的于正龙都是出名的行家，栽培技术已达较高的水平。

抗日战争和解放战争时期，1931年日寇入侵，全县生灵涂炭，柱参栽培陷入低谷。解放战争期间，社会动乱，柱参又遭重创。

新中国成立初期，柱参园收归集体所有，经营管理水平低，品种质量明显下降。"文化大革命"期间，农村"以粮为纲""割资本主义尾巴"，限制了柱参产业发展。为片面追求产量。以马牙参品种取代长脖类柱参，柱参濒临灭绝。改革开放以来，农村实行"家庭联产承包责任制"，使石柱参产业起死回生，出现了集体养参、联产养参、个体养参的新局面，并建立了"柱参协会""惠农柱参专业合作社"。并探索了品种不纯，参林矛盾，栽培管理、参园防盗等一系列的具体问题。在石柱参生产恢复发展的过程中，退休教师王奎荣在石柱参传人郑殿清的"人工造型"、马伯卿的"籽趴"、华芳芸的"秧趴"等传统技术的基础上，进一步创造了"池床改进""播种定型""不使用化学农药治病虫害"等新技术，成为石柱地区扎根种植一线的石柱参专家；原振江乡人大主席王贵仁，在石柱参品类的提纯复制和栽培管理做出了贡献。1995年，时任宽甸满族自治县农经局长的县老科协主席赵世三全力支持创建中国石柱参基地。2003年，中国国家发改委将基地列为"石柱参种苗繁育及种植高技术产业化示范工程"。2007年10月国务院研究室亲临基地调研，在递交中央高层615号决策参考《我国人参产业存在的问题和出路》中明确指出："要及时抢救和发展野山参的替代品。"辽宁省宽甸县石柱子村的柱参是中国野生变家种的极优品种，有极高的类山参药用价值，将"柱参"导归林下培植后不但保护了生态，而且提高了人参的质量，使石柱参成为野山参最理想的替代品，在东南亚市场享有很高的声誉。"柱参"在种植过程中，不打药、不上化肥。出货都在15年以上，自古参市有"柱参不到不开行"之说，柱参将成为我国抢占国际市场的独优领先品种。国家有关部门应加大力度重点扶持，加快科研投入，建立重点产地保护区和种子基因库，扩大发展种苗繁育基地。2008年4月中国科学院药用植物研究所在公司联合建立"石柱参实验基地"；2008年5月"石柱山参种质资源标准化整理"列入国家科技部基础条件共享平台项目；2008年10月基地通过人参（林下石柱参）国家GAP现场认证，同时获得农业部中绿华夏有机食品认证；2012年基地被国家中药管理局和中药行业协会遴选为全国道地药材（林下野山参）示范基地；中国医学泰斗，第九届全国人大副委员长，中国科学院和中国工程院双院士吴阶平先生亲笔题词"中国石柱山参基地——国之瑰宝"。

基地现拥有树龄 60~100 a 的天然林地万余亩，在育林下石柱参优质种苗和商品12 000多帘（12 万 m²）。并拥有强有力的专家级科研队伍，推行基地+科研+产业联盟农户的运行模式，在聚集野山参优质种源的基础上，实行了规模化、规范化的林下野生抚育。

2. 石柱参生态环境及品系分类

石柱参原产于我国长白山余脉、辽宁东部宽甸地区沿鸭绿江低山丘陵带。产地属温热带湿润季风气候，与东北其他产参区相比，具有降水量大（1 100 mm）、雾多、空气相对湿度较大（75%）、光照时数少（2 400 h）和无霜期较长（150 天以上）等特点。生长地的土壤为沙性棕壤土类。土层较薄，质地较粗，通透性较强。表层土壤较肥沃。石柱参与乔灌丛生、郁闭度很大的针阔混交林、灌木、杂草、低等植物共生。山上林中日照较少，散射光丰富，经常出现适合石柱参生长的"露水阳"气象，是中国目前东北地区最南端的产参县。历经 400 余年的选育石柱参的形态特征和药用价值均与野生人参相似，成为栽培人参之冠。

石柱村地处辽宁省丹东地区宽甸县振江镇。表 1-2、表 1-3 为该镇土壤的调查情况。

表 1-2　振江镇土壤有害元素测试结果（2008 年）　（mg·kg⁻¹ 表示为 $mg \cdot kg^{-1}$）

村名	土壤耕作类型	pH	镉	汞	砷	铅	铬	铜
万宝	旱田	5.9	0.120	未检出	8.5	9.6	79.3	25.4
大清	旱田	6.3	0.124	0.091	13.5	17.6	54.2	23.1
韩家沟	旱田	6.1	0.125	0.081	16.1	15.7	47.3	25.4
韩家沟	旱田	6.2	0.165	0.119	16.3	14.8	40.4	28.6
韩家沟	旱田	5.6	0.112	0.116	16.6	12.6	44.5	26.1
振江	旱田	6.5	0.020	0.115	9.0	25.3	34.5	26.4
石柱子	旱田	5.9	0.124	未检出	8.4	22.5	43.6	21.1

表 1-3　振江镇土壤有机质及一些元素测定结果（2002 年）　（$mg \cdot kg^{-1}$）

村名	土壤耕作类型	有机质	全氮	速效磷	速效钾	有效铜	有效锌	有效铁	pH
西江	林地	15.7	0.4	2	98	0.52	0.11	12.38	6.2
振江	林地	90.4	3.8	9	375	1.11	1.23	55.12	6.8
石柱子	林地	40.5	1.7	3	158	0.59	0.41	32.08	5.1
鸭江	林地	35.7	1.6	2	145	1.19	0.42	28.75	5.8
西江	林地	31.2	1.5	3	96	0.74	0.33	28.65	6.1

我国栽培人参依据根和根茎的形态可分为 3 个品系或 2 个品系（将马牙类合并成一个品系）：①大马牙（根形粗短，须多，产量高）。②二马牙（根形较长，须少，产量略低）。③长脖类（根形美观类山参，根茎细长，须长，生长缓慢，产量低。品系内又细分竹节芦、线芦、草芦、圆膀圆芦 4 个品类），石柱参即属于长脖品系。

3. 柱参栽培方法

（1）石柱林下山参规范化生产标准操作规程。石柱参因产于辽宁宽甸县振江镇的石柱子村而得名，是由于其独特的地理气候所形成的农家栽培品种。它是祖国医药宝贵的历史文化遗产，曾以"国之瑰宝、中国一绝"而驰名中外，特别是在东南亚华裔地区。鉴于目前尚未有石柱林下参规范化生产的报道，同时本单位正在积极进行石柱林下山参GAP栽培基地建设，研究组根据多年石柱林下山参的种植经验，在参考多项类似标准后，制定本规程，以利于推进石柱林下山参在本地区乃至其他地区的推广。

①主要内容及适用范围。本规程以我国《中药材生产质量管理规范（试行）》（GAP）为指导，制定了辽宁省宽甸石柱地区林下山参规范化生产的技术标准操作规程。本规程适用于石柱林下山参从选地、整地、播种、育种、田间管理、病虫鼠害防治到采收、加工、质检、包装、贮运等全过程各个环节。

②引用标准。

a.《中华人民共和国药典》2005年版和2010年版。

b.《中药材生产质量管理规范（试行）》（200213）。

c.《中华人民共和国农业行业标准绿色食品产地环境技术条件》（NY/T391—2000）。

d.《中华人民共和国农业行业标准绿色食品农药使用规则》（NY/T393—2000）。

e.《野山参分等质量标准》（GB/T18765—2002）。

f.《人参种子标准》（GB6941—1986）。

g.《人参种苗标准》（GB6942—1986）。

③石柱林下山参GAP产品定义。石柱林下山参又名石柱山参，是原产辽宁宽甸石柱子的石柱参（长脖类）的种子、种苗播栽在长白山余脉宽甸天然山林中，模拟野生状态下自然生长15~20 a或更长，能完全体现野山参特征的石柱参。石柱山参为五加科植物人参 *Panax ginseng* C. A. Mey 的干燥根及根茎。石柱山参GAP产品系指长脖类种质（种子、种苗）在辽东宽甸石柱地区特殊的生态环境中，该生境符合GAP规定标准；生产过程中又不使用任何有害化学物质或允许最低限量使用限定的化学合成物质；按GAP要求制订生产、质量管理规程和操作规程进行种植、采收、加工，经检测、检查符合GAP和国家标准《野山参分等质量标准》（GB/T18765—2002），并经国家专门机构认定的中药材GAP标志的产品。

④石柱林下参鉴别。

a. 石柱林下山参原植物形态特征。石柱山参具备中国人参（*Panax ginseng* C. A. Mey）的一般植物学特征，但与一般园参（大马牙、二马牙）相比，又具备特殊的原植物形态特征。近年人参种质资源及其DNA指纹的研究认为，人参种内有较丰富的遗传多样性。检测5个人参农家类型的AFLP指纹，各类型均有各自的特征多态位点，长脖类型（石柱参的基原植物）的AFLP指纹有相对较高的多态性，说明长脖类型（石柱参）内部有更多的"杂合态"个体，可能更接近山参。石柱山参源于野生人参，至今已有400多年历史，经历代选育，现在仍然保留的具备长脖类特征的4个品系，即圆芦（圆膀圆芦）、竹节芦（芦头竹节状）、线芦（芦细长呈线形）、草芦（上堆花芦，下似草刺）。但近年来线芦的数量有所减少，草芦的数量有所增加。石柱山参所选用的品种类型多为长脖类，采用特殊的栽培方式且经过约 15 a 以上的培育，其形体特征与其他类型园参完全不同。如芦头较长，15 年生以上芦头达 6~8 cm；体形多为横灵体或顺灵体，膀头处有较多的细纹；参须数少而清晰，有明显的珍珠疙瘩；体重较轻，15 年左右生单支重为 12~15 g，最高可达 30 g。可见，石柱山参形体特征与野山参基本相同。

b. 石柱林下山参药材性状鉴定。石柱山参主根呈圆柱形或纺锤形，长 2.3~5.0 cm，直径 1.1~2.3 cm，表面灰黄色，上部有排列较紧密较浅的连续横环纹，下部有支根 2~3 条，少数为 4~6 条，着生多数细长的须根，有明显的疣状突起。根茎（芦头）较长（几乎与主根等长）2~5 cm，直径 0.3~0.9 cm，其中线芦较细，直径 0.3 cm 左右，圆芦直径 0.4~0.5 cm，竹节芦直径 0.5 cm 左右，草芦最粗，直径 0.7~0.9 cm，具细长的不定根，上部凹窝状茎痕（芦碗）清晰，下部一段根茎较光滑，而无茎痕。质坚硬，断面淡黄白色，显粉性，形成层环纹棕黄色，皮部黄棕色的点状树脂道及放射性裂隙较明显，气微香而特异，味微苦甘。

石柱山参原药材的性状与园参的差别较大，与野山参较为相似但也有差别，石柱山参和普通园参相比主根较短粗，芦头较长，参芦的形状与野山参芦头形状相近。石柱山参的不定根较野山参的要小而细长，不呈枣核状。石柱山参的横环纹与野山参的较为相似但没有野山参的纹理深，颜色也较浅，石柱山参一般没有明显的纵皱纹。所以可以较简单地与普通园参相区分开。石柱山参的主根短粗，支根较少，与野山参非常相似。石柱山参的参须较长，"珍珠疙瘩"明显，与野山参也很相似，但参须的数量要较野山参的多，长度也比野山参的参须要短一些。从以上的比较中可以看出，石柱山参单从原药材的外形上来看与野山参较为相似，其药材性状之所以与野山参如此相似与石柱山参不施肥、不打药的管理方法有很大关系。

c. 石柱林下山参药材的显微鉴定。

（a）石柱山参根横切面：@木栓层为数列扁平的木栓细胞。ⓑ韧皮部主要由充满淀粉粒的薄壁细胞组成，并含有较多的草酸钙簇晶，初生韧皮部常现不规则大型裂隙，并有树脂道散在。次生韧皮部细胞排列致密，近形成层处有较多树脂道环列。树脂道系由多个扁小肾形细胞组成，呈圆形或长椭圆形，长径 25~70 μm，内含黄色分泌物。韧皮射线由 3~5 列径向延长的薄壁细胞组成。ⓒ形成层由 3~5 列扁平细胞组成完整的环层。ⓓ木质部的射线宽广，初生木质部导管散列于根中央，次生木质部导管单个或数个相聚，径向排列成行，导管旁偶有非木化的纤维存在，木薄壁细胞中具有少数草酸钙簇晶，无髓部。

从石柱山参组织的横切片来看与普通园参没有明显差别，但树脂道直径较普通人参要小一些。

（b）石柱山参药材粉末的显微特征：粉末淡黄白色，草酸钙簇晶直径 15~65 μm，棱角大多锐利，稀有钝角的。树脂道纵断面或横断面的碎片易见。直径（内径）25~70 μm，稀有更大的，腔道中含金黄色或棕黄色滴状或块状分泌物，周围分泌细胞中含颗粒物或油滴。导管主要为网纹导管和梯纹导管，稀有螺纹导管，直径 20~55 μm。网纹导管的纹孔较大，宽至 6.5 μm。木栓细胞较稀少，无色或淡黄色，表面观呈类方形、类长方形或多角形，壁薄略波状弯曲，非木化或微木化。淀粉粒极多。单粒类圆形，直径 2~12 μm，脐点点状、人字状、裂隙状或三叉状，层纹不明显；复粒大小不一，由 2~6 分粒组成，直径 4~20 μm。木薄壁细胞呈长方形或类方形，壁薄，表面可见微细的斜向交错的纹理。

从表 1-4 数据可见，石柱山参的粉末与普通园参的粉末较为相似，但从对石柱山参粉末的显微观察中我们发现，其各个特征除导管直径外均较普通园参的要小。

表 1-4　石柱山参与普通园参药材粉末数据　　　　　　　　　　　μm

项目	普通园参	石柱山参
簇晶直径	20~86	15~65
树脂道直径	34~110	25~70
导管直径	17~51	20~55
淀粉粒直径	2~19	2~12

d. 结果与讨论。无论从石柱山参的原植物，原药材的性状还是粉末的显微观察中都发现，石柱山参几乎所有的数据都要较普通园参的小。这可能与石柱山参的生长环境有关，普通园参在一个非常适宜生长的环境中生长，所以它的原植物比石柱山参长得更加高大，根也要比石柱山参长得大。粉末中的各细胞也会比石柱山参相应的大一些。另外石柱山参粉末中木薄壁细胞表面有微细斜向交错的纹理，园参木薄壁细胞表面无这一特征，可作为鉴定石柱山参和园参的重要依据。

⑤石柱林下山参生物学特征。

a. 石柱林下山参生态环境具有特殊性，石柱林下山参产区位于 125°25′E，40°47′N，生态环境条件较特殊。首先，其土壤为发育幼年的粗骨土，多为酸性岩棕壤土，层次不明显，仅有 A，C 层或 A，D 层；母岩为酸性岩类的花岗岩和片麻岩等；土壤表层下即为松散的风化母质，多为直径约 0.5 cm 的石砾（俗称"马牙沙"），物理性沙粒 70% 以上。土壤肥力较低，表层有机含量 30~35 g/kg，而多数森林棕壤土腐殖质含量在 50~130 g/kg。其次，从气候特征来看，与东北其他参区相比，具有年降水量大、雾多、空气湿度大、光照时数少和无霜期较长等特点。一般年降水量 1 100 mm，无霜期 135 d，平均空气相对湿度 75% 左右，年均气温 6.5 ℃，年均日照时数 2 400 h，阴雾天多达 150 d 以上。森林植被也与东北其他参区略有不同，为长白植物区系辽东半岛低山丘陵赤松栎林区，主要树种有赤松、油松、蒙古栎、辽东栎、花曲柳、枫杨、椴树等，灌木有胡枝子、毛榛子、鼠李等，藤本植物有五味子等。

b. 石柱林下山参生物学特征。

（a）石柱山参地上部生长速度十分缓慢，叶部形态特征变化较园参慢。2 年生有 14.1% 为单枚三出复叶（三花）；4 年生为 3 枚掌状复叶（灯台子）仅占 17.4%，其余均为 2 枚掌状复叶（二甲子）和单枚掌状复叶（巴掌）；6 年生以上叶部形态特征基本一致，叶形多数保持为 3 枚掌状复叶和 4 枚掌状复叶（四批叶）；6~12 年生各年龄中，3

枚掌状复叶占 25.6%~33.3%，4 枚掌状复叶占 45.5%~56.1%，5 枚掌状复叶（五批叶）数量较少，不足 10%（表 1-5）。

表 1-5 不同参龄石柱参的叶部形态特征变化 %

参龄/a	2	4	6	8	10	12
单枚品状复叶	14.1	0	3.3	0	0	1.8
单枚掌状复叶	85.9	38.6	6.8	8.3	2.2	3.5
2 枚掌状复叶	0	43.9	0	11.1	8.9	5.5
3 枚掌状复叶	0	17.4	32.6	31.9	25.6	33.3
4 枚掌状复叶	0	0	54.0	45.8	54.4	56.1
5 枚掌状复叶	0	0	3.3	2.8	8.9	0

石柱山参茎高生长量和叶面积随年龄的增加而增加，见表 1-6。

表 1-6 不同参龄石柱山参地上部茎高及叶面积

参龄/a	1	2	3	4	6	8	10	12
参茎长/cm	9.0	14.2	14.0	17.3	27.8	26.8	31.6	32.9
地上茎高/cm	4.5	10.5	10.9	7.9	16.2	15.2	15.3	16.3
叶面积/cm²	7	58	59	102	202	205	206	229
叶宽/叶长	0.60	0.48	0.46	0.38	0.36	0.39	0.38	0.38

12 年生时，参茎长 32.9 cm，而一般园参 6 年生以上茎长可达 60 cm。参茎的地上部高在 6 年生以后稳定为 15.2~16.3 cm。叶面积与叶形的变化极其相似，6 年生以后叶面积基本稳定为 202~229 cm²；而一般园参 6 年生以后单株叶面积高达 1 000 cm² 以上，可见石柱山参的叶面积较小。石柱山参单枚复叶外观上较瘦长，从叶宽/叶长值看，随着参龄的增加其值变小，4 年生以后为 0.36~0.39。石柱山参叶面尖端骤窄，而一般园参呈卵圆状。

（b）根部生长特征。石柱山参所使用的长脖类品种产量一般较低，加之土壤肥力不高以及山林下光照偏弱等原因，其根一般增重较慢，见表 1-7。

表 1-7 不同参龄石柱山参根部生长特征

参龄/a	2	4	6	8	10	12
根重/g	0.60	0.78	2.35	4.10	9.50	8.15
根平均年增重/g	0.20	0.20	0.39	0.51	0.95	0.68
根长度/cm	14.60	15.90	22.10	24.70	34.90	29.00
膀头粗/cm	0.52	0.53	0.89	1.10	1.38	1.36
膀头粗年均增长/cm	0.26	0.13	0.22	0.14	0.14	0.11
芦头长/cm	0.26	1.10	2.33	2.73	3.51	4.33
芦头长年均增长/cm	0.13	0.28	0.39	0.34	0.35	0.36
芦头基部粗/cm	0.21	0.23	0.25	0.35	0.39	0.48
芦头粗年均增长/cm	0.11	0.06	0.04	0.04	0.04	0.04
粗度 1 mm 以上须根数/条	1.0	3.0	8.0	8.5	12.0	12.5
膀头横纹数/（条·cm⁻¹）	—	3.0	4.5	9.2	9.5	13.0
须根珍珠疙瘩数/（个·cm⁻¹）	—	—	1.4	2.7	2.4	2.4

注：12 年生参为苗趴，其余一律为直生根。

12 年生根重不足 10.0 g，6 年生以上平均年增重 0.39~0.95 g。根粗度生长速度也较慢，膀头粗年均增长仅 0.11~0.26 cm。芦头生长较快，6 年生以上芦头年均增长速度较稳定，为 0.34~0.39 cm；12 年生芦头平均为 4.33 cm。芦头基部粗生长也较均衡，6 年生以上粗度年均增长均为 0.04 cm。粗度 1 mm 以上须根数随参龄的增加而增加，一般年均生长 1 条左右。膀头横纹的数量也随参龄的增加而增加，4 年生时开始具有纹的雏形，8 年生以上较明显，12 年生时纹数最多，为 13 条/cm。整个石柱山参须根上的珍珠疙瘩总数随参龄的增加而增加，但不同龄参单位须根长度内珍珠疙瘩数基本不变，6 年生时开始具有痕迹，8 年生以上逐渐明显，调查 8 年生以上每 1 cm 长须根珍珠疙瘩数为 2.4~2.7 个。由于珍珠疙瘩是须根上的吸收根（俗称"水须"）逐年生长和死亡后，其根痕维管束周围细胞不断增生所形成，所以参龄越长珍珠疙瘩越大，但单位长度须根内其数量一般变化不大。

由此可见，随着参龄的增加和石柱山参重量及根粗度缓慢增长，根部逐渐形成了芦长、须清、膀头横纹多以及珍珠疙瘩明显等特征。

（c）结论和讨论。通过对石柱山参生长的生态环境条件及其综合特征分析，可以认为，中国石柱山参是在特定的生态环境条件下，采用长脖类品种类型以及又完全有别于园参的栽培方式，经 15 a 以上培育出来的具有野生人参基本形体特征和相应价值的一种特殊类型的高档商品人参，无任何污染和农药残毒，是人参中的极品。石柱山参的生长速度较缓慢，参茎高度及叶面积都较小，叶片瘦长，叶宽/叶长值为 0.36~0.39。6 年生以上各龄参叶部形态大多数为 3 枚掌状复叶和 4 枚掌状复叶。根部增重较慢，6 年生以上年均增重 0.39~0.95 g。膀头粗年增长也较慢，为 0.1~0.26 cm。芦头生长较快，6 年生以上芦头年均增长 0.34~0.39 cm，芦粗年均增长 0.04 cm 左右。1 mm 以上须根数随参龄的增加而增加，人参每增 1 龄，须根数量相应增加约 1 条。膀头横纹随参龄的增加而增加，12 年生根膀头 1 cm 长以内有横纹 13 条。单位长度内珍珠疙瘩数量较稳定，一般 2~3 个/cm；因珍珠疙瘩是须根上吸收根退化后逐年形成的，所以珍珠疙瘩逐年增大，一般 8 年生以上则明显看出珍珠疙瘩。野山参在 1~50 a 生长极为缓慢，平均年增重仅为 0.5~0.7 g；林内播种的 7 年生石柱山参的参根重为 1.0~3.4 g，年平均增重 0.2~0.5 g，与野生人参基本相近。石柱山参的根系年增重与野山参相近。

由于培育石柱山参不施用任何化肥，也不施用其他任何促进生长的物质，因而其生长的土壤与野山参基本一致，经 15 a 以上的培育，不仅形体特征与野山参相媲美，其药用价值也与野山参相近。在目前野山参资源濒危的前提下，石柱山参完全可以替代野山参使用，这对于保护我国东北地区濒危的野山参资源以及促进我国传统医学的发展等都有非常重要的意义。

⑥适宜生态条件。

a. 气温。石柱山参耐寒喜阴凉。当日平均气温稳定在 5~7 ℃，参根开始萌动；稳定在 10~12 ℃时，开始出苗；气温达到 12~14 ℃时，开始展叶；在 18~21 ℃时开花，接着进入红果期。石柱山参增重最适宜的温度（20 ℃），平均气温 15~20 ℃。从结果到接近枯萎期，地温从 18 ℃逐渐降到 10 ℃。气温高于 30 ℃石柱山参生长就要受到抑制。参根能在-40 ℃越冬，但次年早春一化一冻突变温度的"缓阳冻"会造成参根表皮细胞破坏，染病腐烂致死。野生天然林中有较厚的枯枝落叶可防止"缓阳冻"，是石柱山参度过严冬的外在因素之一。

b. 光照。石柱山参是典型的半阴半阳植物，喜阴怕晒，适宜林下郁闭度为 0.6～0.8。喜斜射光、散射光，忌强直射光，避免 10 时以后，14 时以前的太阳直射。

c. 水分。石柱山参适宜在潮湿环境中生长，怕旱怕涝。年平均相对湿度大于 60% 为宜。土壤湿润而且要通透性强。地下水位低，不内涝。在 5～15 cm 的表层土壤中湿度 35%～60% 对参根生长有利。种子发芽期土壤含水量宜在 30%～40%；展叶后期到开花结果期，宜在 40%～60%；结果末期到封冻前，宜在 40%～50%。

d. 土壤。石柱山参适宜在山林地生长。表层有 10 cm 左右的腐殖土层，含沙量 30% 以上的黄油沙土或黑油沙土。底层最好是黄土或沙壤、石头多的地块，其保苗率高，参形发育好。土壤 pH 宜在 5.5～7.0，属中性偏酸。磷、钾肥含量较多的土壤为佳。

e. 坡向。坡向不同，接受太阳的辐射量亦不同，南坡太阳辐射多，温度高，湿度小，气温日差较大，小气候变化剧烈。北坡太阳辐射少，温度低，湿度大，气温日差较小，小气候变化较平稳。从坡向小气候效应看东坡和东北坡最佳，东南坡次之，适当选择南坡，不宜选择西坡和西北坡。

f. 地势。山林地要有一定坡度，排水良好。坡地比平地保苗率高，地势平坦容易积水发生锈腐病。一般冈地、山地选择坡度 30° 为好，5° 以上 40° 以下均可。地势多为东西沟南北坡。

g. 植物共生环境。石柱山参生长在属于长白山和华北植物区系的生物群落之中，形成乔（针阔叶混合林）、灌木两层遮阴，杂草共生的生境。以柞、椴树为主的阔叶混交或针阔混交。间生胡枝子、榛柴等小灌木的林地为好。树龄在 20 a 以上，树高 10～15 m，林向比较整齐，郁闭度为 0.6～0.8。

h. 石柱山参种植基地的生态环境质量。空气、土壤、灌溉水应符合大气环境质量、土壤质量、灌溉水质量二级标准。距离生产区域 1 000 m 的范围内无对大气、土壤和灌溉水有污染的工厂，无"三废"污染；在距离生产区域 500 m 的范围内无垃圾堆放；生产区域须距离公路主干道、农舍 50 m 以上，同时能避开生活污水对生产区域的污染。

i. 石柱山参种植基地的生态特征。石柱山参原产于宽甸县振江镇石柱子地区（125°25′E，40°50′N）沿鸭绿江山坡上。该地区是长白山余脉低山丘陵带，针阔混交林下的棕壤土，肥力较低，但通透性较强，以及温带湿润季风气候。四季分明而昼夜温差小。夏季高温多雨，最高气温 35 ℃，平均气温 21 ℃。年平均降水量为 1 000～1 100 mm，夏季为 650 mm，平均相对湿度为 75%。冬季寒冷干燥，最低气温-30 ℃，年平均气温 6.5 ℃。全年无霜期 135 d，年平均日照数为 2 400 h；阴雾天气较多，长达 150 多天。从气候特征看，与东北其他产参区相比，具有降水量大、雾多、空气湿度较大，光照时数少和无霜期较长等特点。山上林下日照较少，散射光丰富，经常出现适合石柱山参生长的"露水阳"气象。是中国目前东北地区最南端的产参县,是联合国环境开发署卫星测定的世界六大无污染区之一。

j. 石柱山参种植基地生态环境保护:(a)监控生态环境不受污染。(b)病虫害采取"预防为主、绿色防治"。(c)基地环卫和生活废弃物的科学管理。

⑦石柱林下山参生产及关键技术。

a. 因地制宜选地块。林下种植,选地是关键。要因地制宜,结合坡向坡度、土壤植被、旱涝通风、树冠郁闭等因素综合调控,不断优化石柱山参生境。

(a)宜直播。半阴坡松树柞树混交,伴生椴树、色树、曲柳等,灌木有胡枝子、毛榛等,林下草本多为苔草。林内较湿润,林地排水良好,土壤层深厚、肥沃,郁闭度0.6~0.8。宜采用穴块或条状直播。(油松边不宜播栽)

(b)宜移栽。阴坡杂木林,胡桃秋、水曲柳、黄波椤,伴生色树、柞树、椴树、柳树、榆树等多种阔叶树,灌木有刺五加、刺嫩芽等,林下草本有玉竹、淫羊藿等。林分郁闭度0.8~1.0,林内湿度大,甚至没有直射光,多为散射光,林地土壤腐殖质层厚、肥沃。宜适度间伐清场,穴块或条状高床(20 cm)移栽。

(c)宜苗床:林中空地,系指带状或岛状人为采伐迹地,基本属于森林环境,宜采用传统石柱参做畦育苗。

b. 选种和育苗。

(a)备种。

①选种。石柱山参种子于7月25日前后成熟,参果采收后要及时水洗脱皮,搓去果肉。净水淘净漂去瘪粒。

②种子质量标准。选用成熟饱满、无病菌、无虫蚀的优质种子。种子质量应符合GB6941—1986二级以上和公司内控规定标准,履行种子法定的检验检疫程序,不符合规定的不准使用。

③种子消毒。洗好的参籽用大蒜汁10倍液浸泡消毒10~15 min,亦可用5%多菌灵800倍液或代森锰锌200倍液浸泡,再用清水冲洗2~3次,晾至表皮无水,即可贮藏催芽。

(b)种子催芽。

①催芽方法。采用室外催芽。

②催芽场地。选择地势高燥、背风向阳、排水良好的场地,按东西方向,挖长方形的贮籽坑窖,踏实底土,四周挖好排水沟,在西北两面夹好防风障,南面留出晒种场。

③做框:在整理好的场地上,用木板镶上四框或用砖、石等砌框,框高40 cm,宽90~100 cm,长度视种子量而定。在框外再镶上一层框,内外框间距15 cm,中间用沙子填实,然后将过筛的细沙铺在内框中,厚度5 cm左右,再装入混拌好的参籽与细沙体积1:2,上盖5~10 cm的细沙。

(c)催芽管理。

①架棚。要架设大小适宜的东西走向、北高南低的阴棚,周围挖好排水沟,防止场

地积水。

ⓑ倒种。前期每 7 d 倒种 1 次，后期 10 d 左右倒种 1 次，每次将种子筛出晾晒 20~30 min 后，往细沙里喷适量水湿润，再拌种子入窖，种子炸口 90% 以上，可筛出阴干装入袋内（口袋要透气），放在通风干燥冷库（0~5 ℃）待播。

ⓒ调水。一般在倒种前一天浇水，以浇到种层 1/3 处为度。若用纯沙催芽，沙子含水量保持在 10%~15% 为宜。

ⓓ控温。温度控制在 10~20 ℃，一般前期 18~20 ℃，后期为 10~15 ℃，催芽后期温度不足时，可扣上塑料薄膜保湿增温。

ⓔ防范。在催芽槽上扣放 1 层铁纱网，以防止鸟禽和鼠害。

ⓕ第二年春时，播前将炸口催芽的种子胚根稍进行风干，促使参体形成"疙瘩体"。

c. 林中育苗。

（a）整地做畦。

ⓐ整地栽培。作业程序：割、烧场子—定橙—刨头遍地—打、搂根子—刨、搂二遍地—做畦。

ⓑ割场子。割场子时要选在晴天，躲过露水，集中 2~3 d 割完。可先割底柴，大树尽量保留。割底柴要求用镰刀将灌木、杂草等贴地割净并铺放均匀，同时挑起地面的枯枝叶层。

ⓒ烧、搂场子。在割场子 3~4 d 后待场地上的灌木、杂草、枯枝、落叶等晒干后，按林业部门的防火规定，选择无风天气烧场子，烧场子后必须立即搂场子，对于未烧好的要重新搂成堆，进行补烧，把灰堆散开，起走浮石，搂烧清理一切杂物。火势不宜过旺，时间不宜过长。

ⓓ定橙，留死橙。陡坡地每隔 25~30 m，缓坡地每隔 40~50 m 设一橙，橙的宽度在 2 m 左右，橙与山坡有一定的夹角，重点是要让水能够缓慢流出即可。

ⓔ刨头遍地。刨地深度为 30 cm，并将 30 cm 深的土层中的树根、草根、石头等杂物全部刨出，必须做到深浅一致，甩开档子、不漏格子、抄平底子、刨净树茬子。

ⓕ打、搂根子。刨完头遍地后，在打根子前先捡净石头，将树茬子运到橙上，在土壤不黏重时用三齿钩将土中的根子倒出，并将根子上附着的土彻底打干净后连同石头搂出地外，放在上下橙上，要求打根子时必须倒开茬，甩开档子，不漏格子，把整个刨土层（30 cm）中的根子、石头等杂物全部倒出，打净泥土，树根坑用土填平、踩实。

ⓖ刨二遍地。要求深 20 cm 做到深浅一致，甩开档子、不漏格子、抄平底子、把枝根、石头全部甩在土表，刨完二遍地时土层必须达到 15~20 cm。

ⓗ搂二遍地。刨二遍地后，将土表上的根子、石头等杂物彻底搂干净，放在上下橙上，禁止下雨后，土壤黏重时作业。

ⓘ整地质量标准。刨完二遍地后土层必须达到 15~20 cm 深，刨地净度要求每平方米树根等杂物不超过 0.1 kg，直径 5 cm 的碎石块要全部搂净。

ⓙ做床程序。先撮作业道土 1/2 上到池面，留下 1/3 覆盖种子。移栽地 2/3 土上床

面，最好揻底土拍好池帮。使床面宽 145 cm，床底宽 165 cm，床中间高出池帮 5 cm，呈凸形。做床后进行质量检查和床土化验。

ⓚ床土质量标准。床宽窄一致，床土厚度 20~25 cm，床土净度达 98% 左右，床面呈凸形；床土容重 0.8~0.9，总孔隙度 60%~80%，床土松软适度；>0.01 颗粒组分为60%~70%，黏粒不超过 20%；土壤 pH 5.5~6.0。

（b）苗床播种。

ⓐ播种时间。春播，4 月上中旬；夏播，干子 7 月上旬，水子 8 月上旬；秋播，参地封冻前。

ⓑ播种方法。见表 1-8。

表 1-8　石柱参播种方法

播种方法	培育方向	行距/cm	株距/cm	播种量	覆土/cm
穴播	直生根	20	4	2 粒/穴	3~4
条播	直生根	20	1	200 g/帘	3~4
漫播	移栽苗	20		300 g/帘	3~4

（c）苗床移栽。

ⓐ移栽程序。确定移栽面积—选定移栽地块—确定移栽时间—确定移栽密度—计算移栽总量—起参苗—做体下须—移苗定植—覆土—秋栽防寒（春栽消毒）。种苗消毒用10 倍大蒜汁或用 5% 多菌灵 500 倍液浸泡参体（防止浸到芦脖）15 min，淋干后移栽。

ⓑ苗床移栽标准。

ⓐ合理确定栽培体制，严格挑选种苗，确定移栽密度（表 1-9）。

表 1-9　石柱山参参苗分级及栽培密度

年限/a	等级	行距/cm	株距/cm	覆土厚度/cm
3	大	19~20（头顶须）	9~10	5~6
	小	19~20（头顶须）	7~8	
5~6	大	20~23（头顶须）	13~14	6~8
	小	20~23（头顶须）	11~12	
>10	大	25~30（头顶须）	15~16	6~8
	小	25~30（头顶须）	14~15	

ⓐ起参栽。选择起参苗的地块后，用镐从参床下头开始起参，一行一行地刨挖，必须深刨，不能刨伤或是刨断参苗，起出后及时装入保温箱，随起随装，及时运走，起参时要防止风吹日晒。

ⓐ做体下须。要顺应参根的自然形状，加以人工造型。体形最接近野山参的是"跨海""菱角""疙瘩体"等，均称之为"横体"，即主根短，膀头宽，留 2 个腿（侧根），但必须是在粗细上，左右位置上有配合的，称之为"灵腿"或"阴阳腿"。留 3 个腿的很少，4~5 个腿的就更少了。芦头上的芋，即不定根都去掉，并不要留芋荟子。高龄参有形美的芋也可留下，以变成枣核芋。

ⓐ移苗定植。见表 1-10。

表1-10 石柱参的移苗定植

移苗方式	移苗方向	移苗形态	利弊	适宜参龄	定植
上搭芦	上坡向下栽	上行须顶下行芦	省工、长顺芽、芦直、膀大	高龄参	拉体：克服须根扇形而成立体
下搭芦	下坡向上栽	上行芦顶下行须	省工	中低龄参	威参：顺自然造型

　　d. 苗床管理。

　　（a）播种的第一、第二年，由于苗小，杂草易欺苗，超过小参苗的杂草用刀剪割掉。

　　（b）每年将作业道土盖在床面1层，以便拔脖（芦）。

　　（c）"趴货"上土。趴货区分为秧趴（种苗）和籽趴（直生根）。播种5~6 a后，由于参苗在苗床生长过密而需要进行1次间苗移栽，称为秧趴。在趴的过程中，每经过3~4 a需要换1次表土。籽趴即直播的方法，要适当稀播，约比一般播种量减少1/3，出苗后过3 a换1次土。畦床面乏土下6 cm，新上腐殖土8~10 cm。

　　（d）除草松土。一般年松土除草2~3次，雨后松土最为适宜，但石柱子的土质砂性很大，含砂量多达60%~70%，在春秋两季一般不松土，只在伏雨季节松土1~2次，松土深度4~5 cm，不伤参根须为度。

　　（e）覆盖树叶：春秋两季对床面均匀覆盖数次枯叶，同时清理作业道及周边环境。

　　（f）搭棚遮阴。

　　ⓐ谷雨前后，林中空地的苗床，要根据郁闭度和参苗、参龄，搭棚上帘遮阴。

　　ⓑ棚前檐高100~130 cm，后檐高66~100 cm，其差度称为张口，在26~33 cm。

　　ⓒ棚上覆盖河苇帘或草苇帘；还可覆农膜、网膜。

　　ⓓ帘宽200~250 cm，透光度30%。

　　ⓔ可视林中郁闭度、参株大小，调整棚架张口，定夺透光透雨的双透帘以及塑膜网。

　　ⓕ插花。石柱山参展叶后，为避免夏季阳光强烈照射和暴雨侵袭，使参叶被晒焦枯而早期落叶死亡，也可用青稞子、柞树枝叶等按一定距离插在参棚的前后檐头上，或在畦面盖树叶3~5 cm，俗称插花。

　　e. 良种繁育。

　　（a）良种繁育的基本目标。针对石柱地区长脖类品种混杂、退化的现状，以圆膀圆芦、竹节芦、线（草）芦的"提纯复壮"为繁育的基本目标。

　　（b）繁育的基本方法。集团混合选择法。

　　ⓐ从品种群体中，按原植物植株特征（植株高度、叶面形状、大小、花梗长短、花蕾果实大小疏密等）区别长脖类和大、小马牙类。

　　ⓑ种苗倒栽时，按根茎特征区别石柱山参的圆膀圆芦、竹节芦、线（草）芦三大品类。

　　（c）按"因地制宜、适当集中"的原则，建立良种田。选择典型特征明显，生育整齐，无病害的植株（参苗）移栽在选定的地块，避免与原品类地相邻种植，防止生物混杂。良种田在每个生育阶段及时淘汰可疑杂株，保证品质洁净。

（d）适时采收。

ⓐ采种时期。7月下旬至8月中旬，人参果实由绿色变成鲜红色时，为采种适期。

ⓑ采种方法。用剪刀从花梗1/3上剪断，如花序的果实未完全成熟，则应分2次采收。采种时要区别好果和病果，做到分别采收、分别处理。

ⓒ脱粒。将参果装入布袋用手搓至果肉与种子完全分离时，投入清水中漂洗，漂去果肉和瘪粒，再用清水洗净后，晾干或阴干，不得在强光下暴晒。

ⓓ种子的储藏。脱粒后的种子阴干3~4 d，进行催芽处理，于10—11月播种或将种子和沙子（1∶3）混合，埋在不受雨水侵袭的室外阴凉处，于第二年春播。

f. 林下播栽。

（a）清场整地。

ⓐ时间：9月下旬至10月上旬，播栽。

ⓑ用镐和镰刀割除林下灌木杂草，清除杂柴、石块，清理枯枝落叶。

ⓒ不起草皮，不刨土，不伤树根，被割根茬要与地面一平。

ⓓ阴坡要适当间伐，调节郁闭度；就地势湿涝，挖壕叠坝，堆土作床，以利排水或防止水土流失。

ⓔ按自然地形确定播栽区域，种植条块间留有30~50 cm的隔离带、作业道和排水道。

（b）林下直播。

ⓐ播种时间。

ⓐ春播。4月下旬至5月上旬（土壤解冻后），春播宜催芽籽，不宜播干籽。

ⓑ秋播。8月上旬至9月上旬播水籽。10月中旬至结冻前播催芽籽。

ⓑ播种方式。

ⓐ点播。用镐随机刨坑，4 cm见方，深7~8 cm，每坑播1~2粒子，覆籽轻轻一压，并盖碎树叶。

ⓑ条播。拨开地面杂草树叶，用镐头横坡开沟，沟深5~8 cm。行距30 cm，株距20 cm，均匀撒上种子，再开上坡沟覆盖下边沟的种子，盖严整平即可。

ⓒ穴播子。在郁闭度合适的林下，用木棍扎眼，深6~8 cm，株行距20 cm×20 cm，每穴播籽1~2粒，然后用脚推土盖严，踏平。如果是秋播，应适当覆盖5 cm左右厚树叶，用来防冻，春天适当移除覆盖枝叶防止憋芽。

ⓓ畦播。林地选好之后，首先要清除落叶，而后刨地10~15 cm深。刨时，小树根、草根和石块等杂物除净，大树根不刨。整完地后，即可做畦。畦床无须有规格，大小皆可，畦床做成后，即可播种或栽参。播种可撒播或点播，撒播每帘300 g，点播可按

4 cm×4 cm 或 4 cm×5 cm 株行距。

（c）林下栽参。

ⓐ自然栽参。在粗放条件下，不整地栽参。将参根按株行距 30 cm 左右栽 1 株，栽在落叶层下疏松的腐殖土里，覆细土或落叶，恢复地表植被即可。任其自然生长，但生长表现异常缓慢。

ⓑ做畦栽参。在山势较缓，坡度在 20° 左右的阴坡林内，宜用做畦的移栽方式。即将选好的地块，清除枯枝杂物后，耕刨土地（10~12 cm 深），按等高线顺山做畦，畦宽 1.0~1.2 m，畦高可根据坡度及土壤干湿情况而定。一般坡度大，土壤较干燥，畦面宜低些，高 10~15 cm，畦上下挖壕排水。在栽培时，宜顺山栽培，芦头向上。株行距 20~25 cm，覆细土 5~8 cm，并覆盖少许半腐熟落叶即可。（此法为"上搭芦"，亦可"下搭芦"）。

ⓒ堆土栽培。在树木稀少，荫蔽不足的林内，可采取以树荫为中心的堆栽方式，即在耕刨以后，做成一个个高达 30~50 cm 的土堆，从土堆边自下而上一层层地移栽参苗，可栽 2~3 层。在疏林内，郁闭度在 0.4~0.5 或以下时，采取树荫为中心的移栽方式，有加速增长的作用。

ⓓ刨穴栽培：在选定的林地内，小心刨挖（不要伤断树根）直径 20~30 cm，深 15~20 cm 的坑穴，每穴栽 5~7 株，穴面覆盖落叶，任其自然生长。这种方法，在较好的林地条件下，土层较厚，水分适宜，树根伤损程度小。

ⓔ搂小沟移栽：用尖镐或特制的移植铲，小心开沟（尽量不伤损其他树木根系），将参苗平栽或斜植于沟内，覆细土 5~8 cm，上盖落叶，任其自然生长。这种方法，由于没有破坏林地植被，石柱山参分散栽植，栽参土层内树木根系较少，病害轻，有利于石柱山参生育，能够培育出高质量的石柱山参。

综上所述，根据石柱山参的生长环境，选择阔叶混交林，坡度 25° 左右，森林郁闭度在 0.7~0.8。在参株的生长发育期间，畦面覆盖枯枝落叶等，对控制畦面泾流，减少病害蔓延等效果显著。林下高畦（畦高 20 cm）栽参效果好，平畦（10~12 cm）次之，穴栽最差，但不同坡向的效果不一样。东坡、北坡的高畦出苗早、出苗率高，南坡、西坡虽然也以高畦出苗早，其保苗率低，南坡以平畦出苗率高，西坡以穴栽出苗率高。林下移栽的栽培方式多种多样。但无论是哪一种栽培方式，都应遵循大自然规律，结合区域生态环境，因地制宜选择栽培方式。

g. 林下抚育。

（a）封山看护。结合天然林的保护，铁丝网围封山看护，严禁人畜进入。严防野猪野禽侵害，加强防火防盗。

（b）春季出苗。5 月上中旬，对未出土的参苗要及时检查覆盖物和松土。进行畦面帮覆盖落叶，以防畦面冲刷和土壤板结。

（c）清杂搂树叶。随时检查，清除妨碍参苗生长的下木、下草。参苗第三年后开春要搂去堆积的树叶，以利出齐苗。每年 7 月用镰刀、剪子清除高于参叶以上的杂草。

（d）排水。雨季注意排水，挖好排水沟，疏通水道；防止畦头、畦帮被冲。

（e）郁闭度调整。参苗 5 a 后，需要足够的光照。夏秋两季全面踏查，及时局部疏伐，以保证通风透光。冬季清理树冠，调整郁闭度在 0.6~0.7。

（f）摘花摘蕾。参苗 8 a 后，每年 5 月中下旬，除留种外，及时摘花摘蕾，以促进参根生长。摘时一手扶住参茎，一手在花梗 1/3 处掐断。

h. 病害防治。

（a）播种或移栽前用大蒜汁或 5% 多菌灵液处理种子或种苗。

（b）参株生长期间，植株出现病斑时，用手掐去有斑病叶，防止蔓延。发现黑斑病、锈腐病、疫病、根腐病等根部病株时，应及时挖除（病株另行深埋），并用石灰粉打围消毒，填充无污染新土。

i. 虫鼠害防治。

（a）石柱地区金针虫是主要虫害。成虫 4 月上旬出现，5 月下旬至 6 月下旬产卵，13~17 d 孵化成幼虫，春秋在 3 cm 左右深的表土中活动，夏冬季潜入 8 cm 深处避暑和越冬。有效的人工防治方法：

ⓐ松树（尤其是油松）以及杨树等周边容易滋生金针虫。

ⓑ浸酒玉米团或土豆块埋入金针虫密集地块进行诱捕：早春参苗出土前把浸酒玉米团或土豆块埋在参地、林地等处。几天后取出，杀死诱入的金针虫。

ⓒ清理田园，将参地场边的杂草、枯叶等清除烧毁，减少害虫寄生地。

（b）鼠害。石柱地区主要是花鼠和鼢鼠（瞎耗子）。

ⓐ花鼠：栖息于山林树洞、石缝之中。半冬眠性。早春、晚秋有少量活动。全年以 7 月中旬数量最多，与幼鼠出窝参与有关。食性杂，对豆谷类、瓜果和人参地下部等都有食害。尤其对人参结果期，因其贮粮习性，对人参果子食害极大，防治方法：

ⓐ人工弹弓射杀。

ⓑ利用昼行习性，7 月中旬人参结果期白天鸣炮，敲锣恐吓。

ⓒ沟趟、林边用麻花、花生、水果块拌药诱杀。

ⓑ鼢鼠（瞎耗子）。栖息于地下洞穴，早晚或阴天出洞。5—9 月危害盛期，咬参根，吃参子，打洞拉沟破坏畦床。防治方法：在鼠的出没处设地箭、鼠夹；林边、沟趟下鼠药。亦可人工挖洞捕杀。

j. 参根采收。

（a）采收年限：种植年限 15 a 以上（其中林中参龄 5 a 以上）。

（b）采收时期：7 月下旬至 8 月上旬进山采挖。采收时间为秋季参叶变黄、越冬芽长大之前。

（c）采收工具：镐、锹、整枝剪、竹片、软质小棍棒（如树枝）等。

（d）采收方法。

ⓐ以植株大小确定开挖位置，然后用板镐四面扩展，再由外向内散土，以不伤参根为度。

ⓑ用树棍先从植株基部破土，整枝剪剪断其他植物杂根，用竹片沿石柱山参主根、支根、须根，一根根小心剥土挖取，将参根小心取出，不要损伤根系任何部位。

ⓒ挖得的石柱山参俗称"鲜石柱山参"或"石柱山参水子"，要及时"封包子"，一般用青苔、草皮或适量松软的腐殖土，埋在藤筐等容器内或将石柱山参包好，保护参体不受损害。

k. 产地加工。

（a）加工程序。鲜参—洗刷—烘干—绑须。

（b）洗刷。调取饮用水，采用手工方法，用软毛刷刷去参体表面的泥土，洗净，不要碰伤表皮。

（c）烘干。将洗刷完的鲜参控干水分，用回形针钩住参芦头 1.5 cm 处，将之吊在干燥箱内，用 200 度灯泡烘烤，温度控制在 50~60 ℃。先 50 ℃干燥 0.5 h 左右，打开排气孔排潮，升温至 55 ℃干燥 1 h，再排潮。继续升温至 60 ℃至半干时再排 1 次潮，直至完全干燥。

（d）绑须：将参体打潮，顺应参体自然形态用细线固定板上，尽量美观。

l. 质量检验：国家质检总局批准的专门机构按 GB/T18765—2002《野山参分等质量标准》检验合格品，再进入包装程序。

m. 包装储运。

（a）包装。包装前检查并及时消除劣质品及异物。包装器材（袋、盒、箱等）应干燥、无污染、无破损，所有包装应符合药用包装标准。包装应有批包装记录，内容有：名称、批号、规格、产地、执行标准、生产单位、生产日期等，并附有质量合格的标志。

（b）储藏。仓库应通风、干燥、避光，有空调及防湿设备，地面为混凝土，并具有防虫措施。

（c）运输。运输工具或容器应具有良好的通气性以保持干燥，并应有防潮措施，尽可能地缩短运输时间；同时不应与其他有毒、有害及易串味的物质混装。

（2）石柱参传统栽培方法。20 世纪 60 年代崔德森曾撰写了《石柱子人参栽培技术考察报告》，同时结合本人对石柱参多年了解和栽培经验，对石柱参栽培的技术特点总结如下：

①场地的选择。一般用柞树等杂木林地，多为东西沟的南北坡，排水好的地点。土质为黄油砂土或黑油砂土，表层有 2 寸（1 寸＝3.3 cm）左右的腐殖土层，含砂量 30%以上，不烂根子保质量。据参农谈有 60%~70%的马牙砂。下层是酥石片的地点栽参，长出的参根须条长，芦和皮特别好看，支头也并不太小，可达到 30~35 g 重。其他烧场子、开荒与各种的传统做法无大差别。

②整地做畦。刨地深度，播种床 5 寸深，畦高 4~5 寸。移植床刨地 6~7 寸深，畦高 6~8 寸。畦高多少还要看参龄，如 10 a 以上则畦高可 8 寸，7~8 a 则可 6 寸，4~5 a 生亦可 4~5 寸。要考虑土质情况，尤其排水欠佳的地方，做畦可以高些。据参农讲：培植"充参"地刨深些靠年头，能长出体灵、芦长、皮细、纹深的高级产品，但生长较为缓

慢。做好畦随即播种或栽苗。

③播种育苗。春播或秋播均可。一般是经过催芽炸口的种子。播种量每平方米约30 g，参苗长的健壮，密播的有每平方米 50 g，产量上无大的差别。在苗床内经过 3 a 每平方米约产 250 g；如果放到 5~6 a 再起秧，则每平方米可出产 300~350 g。据称培植"充参"最好使用 5~6 a 参秧，因为这时参体已经成熟，人工辅助造型即通称的做下体须，要什么样可做什么样，按货做体是非常合适的。3 a 秧因参体还不成熟，无法摆弄。

④做下体须。是人工造型的一种技术，一般最喜欢的体形是："跨海""菱角""疙瘩体"等，均为之"横体"，即主根短、膀头宽留 2 个腿（侧根），但必须是在粗细上，左右位置上有配合的，他们称之为"灵腿"或"阴阳腿"。留 3 个根的很少，4~5 个根的就更少了。芦头上的芋，即不定根都去掉，并不要留芋茬子。做好了的体形，还须栽得适当，栽时还要进行细致的"威参""拉体"等技巧，按照栽培者的要求把参根的形状固定下来，日后如此生长下去。做下体须也不能完全主观从事，要顺应参根的自然形状，加以人工造型的技巧。据参农的经验，春播经过催芽炸口并已稍出幼根的种子，生长的参根出现"疙瘩体"者就多。

⑤移苗定植。柱参从播种到出苗第一次移栽 3~4 a 是少数，多数是 5~6 a 才进行第一次移栽。按 1.2 m 宽畦面，4~5 a 生秧子每行栽 12~13 株苗；8~9 a 生栽子每行栽 9~10 株苗，10 a 以上大参则每行栽 8 株苗左右。行距是不一样的，随参苗长短而异，大体上的标准是上行的参芦顶，下行的参尾须子，简称"头顶须"。一般是"下搭芦"即参芦朝下山坡。覆土深度：一般四年秧约 6 cm，6 a 栽 6.5~8.0 cm，8 a 栽约 10 cm。也有实行"上搭芦"栽法的。据说"上搭芦，长顺芋"，并且芦直、膀头大。不过栽时费工多，要从上坡向下栽，多用在出售商品参前最后一次移栽，为了使参形更好。

⑥"趴货"上土。如果定植的是 6 a 的生栽子，经过 4 a 就成为一般的"趴货"了。10 年生再进行 1 次移栽，即通称的翻茬帘子，修整体形，再经过 3 a 即可出卖。如果不打算出卖，还可以再趴 5~6 a 甚至 10 a。此法称之为下土，随之换上一层新的肥土，称之为上土。一般是下土 6.5 cm，则上土要 8.0~10.0 cm。上土是在秋季，由新林地取来的肥沃腐殖土。趴货的特点是在一地生长的时间很长，但如果病害发生较多，靠不住货时（即烂参），就要立即换地，参农的经验是"以参选地"，能趴就叫它一直趴下去，由于病害严重不能再趴时，就要更换新地重新栽植（翻帘子）。趴货还区分秧趴与籽趴两种，秧趴即播种后经过 7~8 a 或 9~10 a 后，由于在苗床生长过密而进行 1 次移栽，再经过 5~10 a 出卖商品。在趴的过程中，每经过 3~4 a 换 1 次表土。籽趴即直播的方法，要适当稀播，约比一般播种量减少 1/3。出苗后过 3 a 换 1 次土，以后再过 4 a 换第二次土，17~18 a 甚至 20 a 采收。如果能趴到 30 a 则与山参质量无差别。

⑦田间管理。

a. 谷雨前后上帘遮阴，对 2 年生的播种床，雨季还要上双层帘子。

b. 除草松土，一般年松土除草 2~3 次，雨后松土最为适宜。但石柱子的土质沙性很大，含沙量多达 60%~70%，在春秋两季一般不松土，只在伏雨季节松土 1~2 次。松土深度 1.0~1.5 寸，务使不伤参的根须。

c. 为避免夏季阳光强烈照射和暴雨侵袭，在夏季用青稞子、柞树枝叶等按一定距离播在参棚的前后檐头上，通称之为播花。伏过后天气凉爽即撤去。

d. 防止病害，主要靠选好地、上好帘子、严选种苗等栽培技术措施。地上部茎叶病害以喷洒波尔多液等杀菌药剂防治。对地下害虫，一般采取毒饵诱杀的方法。

4. 石柱参本草考

石柱参属于辽东参，研究辽东参的历史，首先要考察辽东。岁月沧桑，历朝历代的行政区划是不同的。历史的辽东，曾经斜跨现在的东北三省。《钦定盛京通志·沿革》曰："秦发燕，王喜走保辽东，辽东之名始于此。""辽东"在燕国之东，与古朝鲜毗邻。据"辽东"之前，燕国东部疆域，应大致以努鲁儿虎山（今辽宁凌源市北）和滦河一线为界，而这也大致是"辽东"得名之初的西面界线。最初之东界应是清川江一带。"辽东"是地理方位名，包括郡、国、道、都司、省、城等名称。洪武十三年（1380 年），明朝已经招抚了图们江南、北之女真诸部落，直达日本海海岸。此时，辽东都司控制区，北边已达长白山北系，所辖范围以辽阳为中心扩展，东为鸭绿江流域和辽东山地。这些地区都是女真人时代繁衍的祖地，是辽东参主产区。所出产的人参，以产地命名，称为"辽东人参"或"辽东参"，简称"辽参"。

梁代陶弘景《名医别录》曰："人参生上党山谷及辽东。二月、四月、八月上旬采根，竹刀刮，暴干，无令见风。根如人形者有神。"《名医别录》是药物学著作，简称别录，原书早佚名（一说是陶弘景），根据学者研究，是秦汉医家在《神农本草经》一书的基础上补记药性、功用及新增药用品种而成。约成书于汉末，足见辽参历史的悠久。

（1）古代辽参三大品系：凤凰城、船厂和宁古塔

从唐秉钧的《人参考》（1778 年）和郑轩哉的《人参图说》（1799 年）可以推出古代辽东人参有三大品系——凤凰城、船厂和宁古塔三地所出人参，均称辽参。在不同时期，辽参的地位不同。上党人参最早，春秋时期《范子计然》曰："人参出上党，状如人者善。"到了清代"上党人参成凡品"（乾隆诗）了，太不值钱了。清代学者陆烜《人参谱》曰："自紫团参所出有限，不能应天下之求，于是辽参始贵重于世。自辽东既贵，人遂不知有上党，则不考古之过也。"

《本草纲目拾遗》曰："参须宁古塔来着色黄粗壮，船厂货次之，凤凰城货色带白为劣，煎之亦无厚味。"

辽东参的真伪特征，《本草纲目》一书叙述得最清楚，曰："上党，今潞州也。民以人参为地方害，不复采取。今所用也，皆是辽参……辽参连皮者黄润，色如防风；去皮者，坚白如粉；伪者皆以沙参、荠苨、桔梗采根造作乱之。沙参，体虚无心而味淡，荠苨，体虚无心。桔梗，体坚有心而味苦。人参，体实有心，而味甘微带苦，自有余味，俗名金井玉阑也。"《本草纲目拾遗》曰："凡参皆随地运为升降，故各地皆产参，而性亦各异，功能总不及辽参。"

古人把人参的生长描述得很神秘，清代梁章钜的《浪迹丛谈》卷八曰："古参出上

党，秉中央之气，故其性温厚，先入中宫，今上党气竭，惟用辽参，秉东方王气故其性发生，先升上部。"《浪迹丛谈、续谈、三谈》讲得更神秘，说："人参随王气转移，而东方尤为王气所托始，故历代人参多产于东南、东北，而西方无闻焉。……惟唐人林宽的《送人归日东诗》曰："门外人参径，到时花儿开。日东即辽东。则在唐时已为参之区。迨入我朝，而东参遂甲天下，王气所钟，非一朝一夕之故矣。"这里的"东参"即辽东参，"甲天下"即天下第一，如同刘建封所说，"辽东人参，全球称最"。

辽参名贵价昂，古书也有记载。《五杂俎》曰："人参在本地，价不甚高，过山海关纳税，加以内监高准檄取，动以数百金计，故近日佳者绝不至京师。其中上者，亦几与白镪同价矣。"

《人参谱》按：寇宗奭所谓"其价与银等"者，乃上党参也。"杂俎"所谓"与白镪同价者"，则已为辽参矣。顾近日参价10倍黄金，156倍白金，而上党参每斤仅值银四五钱，乃世人非辽参不服。清梁章钜编《浪迹丛谈、续谈、三谈》曰：考《查悔余》壬辰、甲午两岁具有《谢揆恺功惠参诗》，一云"一两黄参直五千"，一云"十金易一两"，皆康熙五十年后事也。乾隆十五年，应京兆试，恐精力不支，以白金六两易参一钱，二十八年，因病服参，高者三十二换，次亦仅二十五换，时以苦难买，今更增十余倍矣。诗中所云：'中人十家产，不满一杯味。'又云：'乃因价不訾，翻若天势利。但许活富人，贫者莫可冀。'良可慨也。"

人参既是治疗药又是补品。主要是补男女一切虚证。《本草求真》曰："夫参之所以能益人者，以其力能补虚耳。果其虚而短气，虚而泄泻，虚而惊恐，虚而倦怠，虚而自汗，虚而眩晕，虚而饱闷、食滞等症，固当用参填补。即使虚而咳嗽，虚而淋闭，虚而下血失血，与夫虚而喘满烦躁、口渴、便结等症，又何可不以虚治而不用以参乎?"人参属于上药。《本草新诠》曰："上药几乎全部为强壮性补药，就是道家的所谓仙药；以预防疾病，加强身体的抵抗力为主。"

（2）石柱参的特征及其悠久历史

辽东参在历史上包括凤凰城、船厂和宁古塔人参。按照今人行政区划，凤凰城属于辽宁省，船厂（今吉林市）属于吉林省，宁古塔（今宁安）属于黑龙江省。三处人参产地，各具自己的特点。《人参谱》一书记叙明确："辽参出宁古台者，光红结实。船厂出者，空送铅塞，并有糙有熟。"抛开宁古塔和船厂人参不说，单说凤凰城人参。从历史沿革可以看出宽甸与凤凰城的隶属关系。辽灭渤海国后，于今凤城设开州开远县，宽甸属其辖地。《宽甸史话》：明嘉靖四十三年（1564年）设险山堡（今宽甸杨木川乡土城子村），辖瑷阳、汤站、凤凰城、草河、江沿台等十三堡。由此可见，宽甸（险山堡）辖凤凰城。《中国古今地名大辞典》："清顺治元年置凤凰城守官。乾隆四十一年，以岫岩理事通判兼辖凤凰城。道光七年，改为岫岩凤凰城海防通判。光绪二年，改置凤凰直隶厅。"光绪三年成立宽甸县，隶属凤凰直隶厅。

自古以来，人参品牌都是以地域命名，上党人参涵盖上党郡人参，吉林人参涵盖吉林省人参（今改为长白山人参），凤凰城人参涵盖宽甸石柱人参。唐秉钧《人参考》曰：

"凤凰城货虽地道，所处不一，大略早出白秀体松而瘦长"；船厂人参"较凤城稍坚实，且红润可观"；宁古塔人参"坚实圆湛，熟多糙少"。对凤凰城的人参也有不好的说法，《本草从新》曰："人参内有一种，白皮细长，名凤凰城。"《本草纲目拾遗》："凤凰城货色带白为劣，煎之亦无厚味。"《一统志》曰："今医家俱以白色为贵，大谬。"《人参谱》曰："凤凰城者，芦或稍轻，然色白条寡。"其实，生长在黑色腐殖土的人参皮色发白，或者曰"去皮者，坚白如粉"。

辽参究竟产于何地最好？明代李日华《紫桃轩杂缀》曰："今人参惟产辽东东北者世最贵重。"这里指明了方向，在"辽东东北"。此话虽然模糊，方向大体明确。"辽东东北者"，其范围虽然比较大，无疑宽甸石柱子村应该包括在内。

石柱山参，历史地看，属于辽东参。对此我们不能以辽河为界，以为辽河以东为辽东之地，那是望文生义，不足为训，必须按照史书提供的线索去查找。石柱山参，产于辽宁宽甸满族自治县振江镇石柱子村的山山岭岭。既然有文献记载，就应该尊重历史。宽甸县振江镇石柱子村、青山沟、八河川，都有悠久的历史。

《石柱参的历史考证》和《石柱参考证》出于同一作者，都在考证石柱参的栽培史是300多年，是值得商榷的。根据文献记载，石柱参的历史可以分为两个时期，不可混为一谈。一个是清代明治十三年。《宽甸县志》载："自前清同治十三年奏准开垦"，开垦，是指伐林开荒，栽培人参。从《柱参史话》一书看，现在石柱子村的参民，没有说自己家的祖辈是从明朝万历年间来到此地的。"众参户"都承认是从清朝来的。同治十三年是公元1874年，距今仅有140余年。一个是明代万历末年。《宽甸史话》载：相传系万历末年，山东七翁到此采参，获山参、参种颇多，将成参出卖，幼参和参种就地做池栽培、播种，为久后寻此故地，而立石、栽榆。这里的记载，既有山参也有园参，换言之，既是采挖史，又是栽培史。如果把"末年"理解为最后1 a，是公元1619年，石柱参历史定位是396 a。这396 a比300多年多96 a，不是个小数目，切切不可忽略不计。为什么一刀砍掉了呢？它给竞争者找到了口实。但是，末年并不等于最后一年，《现代汉语词典》称：末年是"历史上最后一个朝代或最后一个君王在位时期"。最后一段时期，时间概念比较模糊，加上"相传"，更佳模糊，因此把"最后一段时期"，起码可以理解三年五载。据此，宽甸石柱人参栽培史拥有400余年。

中国人参的栽培史，最早起于《晋书·石勒载记》，距今有1 660余年。《石勒载记》曰："勒居武乡北原山下，草木皆有铁骑之象。家园中生人参，花叶甚茂，悉成人状。"石勒当年做生意卖过人参，他把一时卖不出去的人参栽在家园中，算不上有意栽培，不成规模。虽然只是石勒一个人的行为，但在人参界公认是最早的栽培。宽甸石柱子村的早期栽培，是其个人的行为，我们也应该给以承认。

我们从陈嘉谟《本草蒙筌》可以进一步推算出石柱参的历史。陈嘉谟《本草蒙筌》曰："辽东参，黄润、纤长、有须，俗名黄参。"怎样理解"黄润、纤长"？《唐·新修本草》提供了最佳答案：人参"形长而黄，状如防风，多润实而甘"。这里的"润实"可解作"黄润、坚实"。古书没有"五行六体"之说。对"纤长、形长、瘦长、细长"，应该理解包括五形芦、芋、体、纹、须。《本草品汇精要》曰："根滋润坚实者为好。"《本草求真》曰："参以黄润紧实似人者佳。""紧实"与"坚实"同义，一书称好，一书称佳，也是同义。"黄参"是辽参，辽参包括石柱参也。石柱参的特征与黄参的特征可以对号入座。参民说，石柱参是"两长一短"，两长是芦长、须长，一短是指主体短，皮色润黄，是生长在黄油沙土形成的，一句话由沙性棕壤土类造成的。业内人士皆知，生长在黑色腐殖土的人参皮色发白，生长在棕壤的土里皮色黄润，形似锦绣，属于锦皮，是最美的皮色。土壤学家认为，人参一般都长在黄沙土中。黄沙土即蚂蚁蛋土，颗粒状的，土头比较硬。这样的土相，含沙性较强，土壤渗透力较强，人参能靠住。

陈嘉谟（1486-1570年），明代医家，字廷采，祁门（今安徽祁门）人。陈嘉谟长于本草，晚年曾以7年工夫，5次易稿，编成《本草蒙筌》一书，用对语体裁对药物产地、性味、采集、储藏、辨别、使用方法等方面，作了简明介绍，便于初学。陈嘉谟生活年代是明代，主要在隆庆以前的嘉靖年间。据此推断，石柱参的历史，距今有450余年。

古代的媒体少，对一种事物不成规模、不成气候是不能入书的。石柱地区"山高土薄，在中五谷不收，故栽养草参以备糊口之需"。山东灾民顺着鸭绿江往上走，不可能一步走到长白山腹地。事实如此，从各县成立的年代，足以证明，长白山区的开发，确实是由辽东半岛开始，逐步向长白山麓推进的。

辽东参，宏观地看，应该包括凤凰城人参和石柱参，但是凤凰城人参的特征，与陈嘉谟《本草蒙筌》的描述黄参不同；凤凰城参"白秀、体松而瘦长"，石柱参"黄润、纤长、有须"，微观地看，因此不能作为同一品种。

（3）当代人参三大品系：抚松、集安、宽甸

客观地讲，今日之长白山人参，可分三大品系：抚松、集安、宽甸。在古代4部人参专著里都没有记载。但是民国年间出版的《中国新本草图志》却明确告诉我们："今日之人参，大抵产于东三省之东部，而以长白山为其主脉，故以广义名之，可概称之曰长白山人参……辽宁、吉林省中长白山所过之处颇多，产参之县非一，查产额之多而名之著者，辽宁则为抚松、新开河、宽甸、通化、临江、兴京及牛庄、旅顺等处。在吉林省中，则以依兰（即三姓）、宁安（即宁古塔）、敦化、一面坡、兴凯湖、驿马河、汪清河及乌苏里江一带。至黑龙江则为海拉尔、海参崴等地……"在这里的记载，长白山人参历史排列在前三名的"抚松（马牙芦）、新开河（集安边条）、宽甸（石柱参）"都是属于后来的名牌人参中的三大品系：抚松大马牙普通参，集安二马牙边条参，宽甸长脖类石柱参。尤其是宽甸石柱参品种，其类山参的长脖类种资源，特殊的生态环境和400余年的栽培历史，凝聚了极高的类山参的药用价值，堪称"园参之冠"，其林下参誉为"山参之冠"，而享誉中外，尤其是在东南亚华裔地区，被誉为国之瑰宝、中国一绝，系中国人参之奇葩。石柱参是中国名牌人参，其种子离开石柱子村即发生"裂变"，变成普通参，真是移地变形，独具特色，娇美多姿，贵压群芳。此话并非虚言，具有以下证据。经科学测定：石柱参的总皂苷含量远高于其他两大栽培园参而接近于野山参。经现代分子生物学研究：石柱参仍然聚集了较多的野山参的遗传基因。根茎细长、生长缓

慢、耐年限的长脖类山参品种是石柱参的基原植物。

宽甸是联合国卫星测定的世界六大无污染区之一，森林覆盖率高达80%，是我国长白山地区幸免"六六六"浩劫的少数林区之一。纯净的石柱山参种源根植于得天独厚的生态净土，马牙砂多，通透好，将无疑成为中国林下参之冠，成为珍稀濒危的中国野山参的最理想的替代品。此话有权威文章为证。2007年12月5日国务院决策办公室参考文件《我国人参产业存在的问题和出路》一文明确指出：及时抢救和发展野山参替代品。辽宁省宽甸县石柱子的"柱参"是中国人参野生变家种的极优品种，有极高的类似山参药用价值，将柱参导归林下培植后是野山参最理想的替代品，在东南亚市场享有很高的声誉。柱参在种植过程中，不打药、不上化肥，出货都是在15 a以上，自古参市有"柱参不到不开行"之说，柱参将成为我国抢占国际人参市场的独特领先品种。国家有关部门应加大力度重点扶持，加快科研投入，建立重点产地保护区和种子基因库，扩大发展种苗繁育基地。这是对石柱参最高端的评价。

通过石柱山参人的不懈努力，中国石柱山参基地已拥有天然林下石柱山参数百万枚和石柱山参栽培先进技术，并以收购天然山林数千亩，启动二期规划建设，石柱山参丛地将引领我国林下参产业打造世界顶级山参品牌，振兴我国人参产业，打造中国在国际市场的强国地位。

（4）关于冒充石柱参的历史问题

昔年，东北最大的人参集散地在辽宁营口。《中国新本草图志》："东三省各地产参运输至地点及其市况之调查——东三省人参市场，以营口为中心，凡南北参商均聚汇于此，而参之运至营口，大都各产区，用火车装运至南满车站装运营口，先寄存货栈，再由经纪人撮合，交易成功。由卖方提百分之三，酬劳栈主，栈主再由酬劳金中提若干，馈赠经纪人，称行用，平银以两计，每银合金银四角五分，参栈以增兴顺、公兴顺、天德祥、永顺昌、宏利昌为最著名，交易期间为旧历七八九三个月云。"

有人说，今日有不法商贩仍然把普通参冒充石柱参出售，本书作者在抚松、集安清河人参市场考察时，没有听说过。石柱参为名参，当年集安人参有的冒充石柱参出售是历史，而不是现实。1988年出版的《中国吉林人参源流》一书也追溯了这个问题。

1979年，全国参业工作座谈会在集安召开。与会专家、学者围绕集安园参来源发表了不同意见，有的认为：宽甸石柱参的引扩，原因是清朝、民国年间，辽宁省宽甸县石柱沟所产人参，声望高，在营口深受客商信赖，见到贴有石柱商标，不用开包检查，即用车船启运。那时，集安参主为畅销多售，将新开河参冒称石柱参，改贴石柱商标。对此，到会专家学者以史为依据，广开言路，各抒己见，展开论证：①宽甸县石柱沟当时仅有十几户人家，栽参之始只有华家两兄弟，其余户陆续植参，所产甚微，但在营口，石柱参上市量远远超出石柱沟总产量，由此可见，当时新开河参冒名石柱参。②石柱沟上市之参多是水参，而营口参商收购之石柱参多为红参、糖参，实非全是石柱沟参。③营口出口石柱参，其包装箱上注有2：5：1：6标记，乃集安新开河参的代号，此可证明出口石柱参中，确有集安新开河参。④集安市早期营参者曲武南曾说："他们（指石柱）摆弄人参那时候，我们新开河上游的东升和东西葫芦沟就有人参了。"踏查该地，其早年园参遗迹仍可辨别。⑤集安市台上乡刘家村园参种苗来源于西葫芦，而不是来源于横路村。相传距今百余年前，山东来一姓王的壮年人，由辽宁省宽甸县石柱沟带来一小包参籽，落户于横路村，住在大荒沟里，在西山坡砍树伐林，点火燎地，播种了宽甸石柱沟带来的第一包人参籽。但在他播种之前，辑安县（今集安市）腰营村已经有了王家园子，是辑安县出现的第三批参园。而横路村王姓的第一包石柱参籽播种与第三批集安市参园相比，已晚了 220 余年。

全国人参座谈会据以上史实论证，最后确认新开河参原生于辑安县，否定了石柱沟参引进的说法。

以上结论只能否定后 2 条，不能否定前 3 条。石柱参是名牌人参是否定不了的，在历史上，新开河人参确实冒充过石柱参。

古代人参有三大品系，即凤凰城、船厂、宁古塔，当代人参也有三大品系，即抚松、集安、宽甸。古代人参专著共 4 部，都不是国家组织编写的专著，而是个人编撰的，由于个人知识结构的局限性，交通不发达，不能做实地考察，因此不能全面反映历史的实况，肯定有遗珠之憾。此文依据的古籍，也有不足之处，诚请专家学者批评指正。

（二）柱参史话

1. 引言

《春秋运斗枢》云："摇光星散为人参"，摇光是北斗七星中的第七星，摇光星的光散落大地，成为人参。人参，山里人叫"棒槌"，古人叫它"神草"。生长在亚洲东北区域的深山密林中，聚天地之灵气，纳日月之精华稀有而珍贵。道家认为，人参可调气血，滋阴阳，补不足，不但能淬炼肉体，更能振奋人的精神，是千金难求的仙道极品，成百草之王。经化验分析证明，人参皂苷含量极高，有滋养修复基因的功能，补五脏，安精神，止惊悸，除邪气，明目、开心、益智、养颜生肌，延年益寿。古代皇帝常以人参保养龙体，清朝乾隆皇帝就得益于人参，享年八十九岁，成为历代皇帝寿命之最。唐诗中也有"名参鬼盖须难见，材似人形不可寻，品第已闻生碧简，携持应合重黄金"之句。言其稀有、高雅，身价重于黄金，是天地阴阳和谐的产物，为世间一珍宝。吕福成著《宽甸史话》，其中对柱参史话进行编辑，本部分是在此基础上撰写而成的。

石柱参，简称"柱参"，被公认为园参之冠，药中之王；辽宁一绝，国之瑰宝。产于辽宁省丹东市宽甸满族自治县振江镇石柱子村，"非石柱子之土之水之气而不可得"，移植异地，其形态品质都发生劣变，失去柱参的特征，就不是柱参了。这是由石柱子村特有的土壤、水质及依山傍水春秋多雾的小气候决定的。宽甸是联合国卫星测定的世界六大无污染区之一，森林覆盖率高达 80%，是我国长白山地区幸免"六六六"浩劫的少数林区之一。石柱子村位于 40°43′00″N，125°29′30″E，年平均气温 6.5 ℃，年日照 2 400 h，年降水量 1 100 mm 以上，无霜期 140 d，有雾天气达 150 d 以上。四季分明，冷热适度，雨量充沛。土壤为酸性棕壤土，其母岩为酸性岩类的花岗岩和片麻岩。为低山丘陵赤栎林区，天阳地阴，风调雨顺，是柱参生长发育的唯一佳境。明朝以前，这里已经成为采参人的首选之地。随着人口的迁入，人的认识水平的提高，社会的发展进步，人们逐渐地变"采参"为"养参"，柱参就是由石柱子的野山参经过长期的人工培育而形成的，发展壮大，成为产业。

今天，石柱子村几乎家家养参，成为村民脱贫致富的支柱产业。柱参之体共同的特点是芦高体灵、皮老纹深、须长须清、珍珠疙瘩多、形态优美、酷似人体，皂苷含量远高于其他园参，接近于野山参，具有抗疲劳、抗缺氧、耐高低温的药理作用，使人在不良的环境下有较强的抗逆性，是多种中成药不可缺少的成分。另有宽甸长白山石柱子野山参发展有限公司 2 500 亩，育柱参 6 000 余帘，播林下参 300 余亩，年销售额达千万。如今柱参品牌，叫响神州，饮誉海外，为国之瑰宝，是石柱子参民的骄傲。那么，柱参如何诞生，又经历了哪些坎坷风波发展到今天呢?

正是：星光落地生神草，根似人体谓人参。天精地液凝奇效，人工再造成柱参。

2. 明万历，立石栽榆，柱参始

石柱子位于鸭绿江中游右岸的大山里，隋唐前属高句丽王国割据之地，宋朝时归辽金，元朝时为婆速府辖区，明朝时成为建州女真领地。那时这里是山林莽莽，江河滔滔，人烟稀少，自然环境处于原始状态，偶尔有狩猎者、捕鱼者、采集者活动其间，也就是公元 1610 年前后，距今 400 多年，山东莱阳七翁跨海经营口进鸭绿江一带深山里采参，说是翁，也就是 50 岁上下，领头的叫孙良。石柱子扎营，搜寻采集，收获颇丰。他们把大山货用青苔包好装到楸树皮筒里拿到山外去卖，把幼参和参籽就地刨土作池栽种，待参长大再来采收。为记住这块宝地，就在山脚下小河边立起一花岗岩石柱，并在石柱旁栽榆树一棵，作为日后寻找此地的标记。后来的人们就把这地方叫"石柱子"，人们又效仿七翁的做法，把放山的来的幼参、参籽作池栽种在山坡上，数年后便长成大山货。栽参卖钱，养家糊口，栽种人参成为人们赖以生存的生产项目。经几代人的实践，山参就成了园参，很自然地被称作石柱参，简称柱参。一石一榆，一石奠基业，一榆扬旗帜，从此，地方得名，柱参诞生。七翁的头领孙良，成为柱参事业的祖师，被尊为"山神老把头"。据说孙良后来辗转到夹皮沟（今日宽甸硼海镇）病倒在一个山洞里，死前在石壁上留下一绝命诗："家住莱阳本性孙，隔山片海来挖参，三天吃了个蝲蝲蛄，你说寒心不寒心，若是有人来找我，沿着古河往上寻。"农历三月十六，是山神老把头的生日，直到今天，每到这个日子，石柱子的参民们都在参园里立庙、摆供、烧香、磕头、祈祷，表达对山神老把头的尊敬之情。

正是：先人远去有留痕，石柱老榆岁月深。石柱村名由此得，育下柱参富后人。

3. 清顺治，"龙兴重地"封禁 200 年

明崇祯十七年，清顺治元年，即 1644 年，明灭亡，清一统天下。出于对清王朝统治者爱新觉罗家族的神化，朝廷将宽甸地区都化为清王朝的发祥地，称"开国之本""龙兴重地"，加以封禁保护。整修边墙，堆土筑坝，坝上插柳，坝外挖壕，称"柳边条"，分边里边外，边外为禁区，禁区之内所有住户全部迁出，颁布禁令，不准在禁区里耕种

采参、伐木渔猎。康熙十一年又下令，"禁止边外垦地，严禁越渡，不许窥探"，致使"宽甸等地城垣颓废，田野荒芜，人迹稀少"。昔日的马市繁荣之区，民族经济交流之所，变成了荒莽无人、野兽出没之地了，经雍正、乾隆、嘉庆直到道光，历时近200 a。道光皇帝还下令，"即将越边垦地各犯，按名拿获，严刑究办，并将私盖房舍、偷垦田土、全行焚毁，毋许留寸椽尺地，已净根株……"并强行设立18处监视哨卡，派兵严加监视。严禁再发生私垦者越边潜入封地。禁区内只是供王公贵族狩猎游乐之地。200 a 的封禁，并未保住清王朝的江山，对于宽甸地区的自然生态和野山参的生长繁殖无疑起了保护作用，石柱子当然也在其中。当年的石柱已布满风痕雨迹，当年的榆树也皮老根深，树与石已是根相盘，身相依，像一对老夫妻，守候在深山老林中，迎风雨，送日月。园参，又成了野山参……

正是：朝廷封禁龙兴地，意在皇家永兴隆。无奈满清气数尽，却留青山给辽东。

4. 清同治，东边开禁柱参再兴起

鸦片战争后，清王朝的"圣旨"也不像以前那样神圣不可侵犯了，"君命不可违"成为口头空话。道光后期，就封不住了。同治元年，也就是1862年，朝廷决定"凡自种黑地业户，但各查明段落四至，勘丈属实，照例生科，由户部发给执照，准其永远为业。其从前盗种黑地之罪地方失察处分，均与宽免"。这说明200 a 的封禁政策已经放开。到同治二年，边内旗人、山东大批逃荒者、朝鲜难民纷纷涌进，他们在浑江到叆河之间广大区域里垦田、建房、栽参、伐木，各种生产事业蓬勃兴起，并且有建庙、演戏、立会、团练、通传……出现了许多完整的村落，这时的石柱子，江边平地，小河两岸，沟沟岔岔，也都住上了人家，石柱子沟里一些小地名也自然形成。这里山头赤榆多，就叫赤榆顶子，那里沟中椴树多，就叫椴树沟子，边内辽阳人来占据的沟叫辽阳沟，山东昌邑人来落脚的沟就叫昌邑沟，朝鲜难民居住的沟就叫高丽沟……石柱子山中野山参多，采参的人也多，尤其是当年山神老把头将山参变园参的创举深深地影响着这些后来人，一些有心机的人，就继承了先人的事业，开始养参。据振江镇原人大主席王贵仁先生说，清同治初年，即1862年起，有山东闯关东的孙家、孟家、毛家三家最早带头养参，后来三家联手办场。园子起名"广兴园"，人称"三人把"。他们养参持续了两代人，五十多年。直到清朝末年，起"胡子"，不太平，参园关闭。继孙、孟、毛三家之后，又有栾家、矫家等养参大户出现，这时大大小小养参户达几十家，星罗棋布于沟沟岔岔，养参技术也大大提高。参地选择，参种处理，刨地作池，参帘架设，撒子栽秧，造型倒帘，防病除害，等等，已经形成整套的操作程序，一些人成为养参的行家里手，柱参事业迅速发展。到光绪三年，也就是1877年，宽甸正式建县，次年又在太平哨建二龙渡分防巡检署，此时，凡开地耕种栽参者，无论旗人、民人，一律编入户口册籍，照章纳税。地方走上了正常的社会发展轨道，柱参业也随之兴旺了。

正是：东边开禁人如潮，石柱挺立榆正茂。"三人把"起承祖业，柱参兴起根基牢。

5. 清光绪年间，反苛税得胜，众参户议立德政碑

石柱子屯堡西，山脚下，小河边，石柱老榆旁，有一青石古碑，肃穆静立。碑高

1.5 m，宽 0.6 m，厚 0.2 m，碑头刻二龙戏珠图，碑正面刻"奭公德政"四个大字。右上方写"光绪十八年六月吉日"，左下落款为"众参户等公议立"，背面上方刻"万古流芳"4 字，下刻碑文 10 行 347 字，记载了在贪官污吏苛捐杂税盘剥下的参民"枵腹肠鸣，嗷嗷待哺"的苦难，记载了"受其酷烈无奈，赴道宪辕下"据理抗争的壮举以及最后道宪"派陶公切实查禁参税，仍照山货总局章程完纳，其余杂费一律免去"的胜利。这是 120 a 前参民反抗苛捐杂税斗争的记录，表达了他们对为民做主的道宪的感激之情。此是参民的斗争史，是祖先的正气篇。据宽甸县原政协副主席王崇政先生考证，奭公姓奭名良，字召南，满族镶黄旗人。清光绪十六年三月任奉天分巡东边兵备道道员，他在任职期，妥善处理了石柱子参民请愿告状一事，废除了地方贪官污吏设立的苛捐杂税，也算是"为官一任，造福一方"，得参民拥戴，为他树碑立传。碑文中提到的陶公，是当时任宽甸知县的陶守愚，他是受奭道员指派主持办案者。奭公德政碑原立于石柱与鹰嘴砬子之间河边平地上，"文化大革命"时被"红卫兵"推倒，"文化大革命"后王崇政先生在石柱子工作时发现了，派人将其抬到山脚下石柱旁重立，并用钢管铁皮造的亭子保护起来。1982 年 3 月 15 日被定为县级文物保护单位。石柱子、老榆树、奭公德政碑，三者成一组合，为石柱子村山河增色，为石柱子村参民增光。是石柱子村的村徽，是柱参的商标。与此隔河相望的山头叫"鹰嘴砬子"，似雄鹰傲立，高百丈，走近仰望，悬崖峭壁，触目惊心。早年岩下是河，有深潭，崖上奇石怪岩倒映潭中，龙姿蛇影，神神秘秘。石崖根部有一岩洞，深莫测，无人敢深入，洞中有蝙蝠飞舞，虫蛇出入……据说悬崖上有大山货一株，籽熟时倒映潭中，红星点点，灿烂耀眼，但没人能上去挖取，大山货百年无恙，聚精蓄华，便有了灵性。有一年四月十八唱大戏，百年老参变成参着红衫的女娃混入看戏的人群里，一位老放山人发现，跟踪到鹰嘴砬子便不见了。仰望石崖，有 7 批叶老参一株，亭亭玉立，潇潇洒洒，可惜可望而不可即……访石柱子车道岭沟里的 96 岁老太太陈时玉，她说她 20 岁嫁到石柱子，也就是 1935 年，那时老榆树下石柱旁还有一庙，叫石柱子大庙，在一位姓纪的老道，"土改"时还有残垣断壁，"文化大革命"时彻底拆除……石柱子、老榆树、奭公德政碑、鹰嘴砬子、记忆中的石柱子大庙，加上山坡上一条条一片片参帘，构成石柱子村一幅奇丽而深邃的风景。

从清同治元年（1862 年）到光绪十八年（1892 年）的 30 a 间，前 20 a，孙、孟、毛三家带头，柱参发展形成第一个高潮，后 10 年，地方贪官污吏巧立名目乱收税，柱参事业遭重创，光绪十八年以后，有"奭公"，行"德政"，柱参业又得以恢复和发展。

正是：历来苛政猛于虎，参民怒斥无耻徒。幸逢奭公行德政，众立石碑留千古。

6. 民国初年，柱参生产又起新高潮

1911 年，辛亥革命推翻清王朝的统治建立中华民国，石柱子的人口也在急剧增加，养参户也随之多起来，其中参园最大的有 3 户。一户是郑东海，参园子在夹板沟里，参帘在 1 000 帘以上，到他的孙子郑殿清时候，转移到刘家沟，发了大财，在刘家沟建深宅大院修炮台。伪满归屯，归到江口石柱子街。水丰水库蓄水，又在滚子沟门建起郑家四合大院，"土改"前郑家去了沈阳，郑家大院改作学校，现在旧址上已建起振江镇政府办公楼。另一大户是马宝清，参园子在鹰嘴砬子沟，1 000帘以上，发家之后去了天津。还有一大户是华启潭，是今83岁老人华泽福的爷爷，民国初年老两口领四儿二女从山东即墨讨饭来石柱子，学习养参，很快成了大户，参园子在东北沟，也在1 000帘以上，到伪满时衰落下去。

　　1911—1931年的20 a间，柱参四大品类优良品种已经形成，即草芦、线芦、竹节芦、园膀园芦，4个品类主要区别在芦上。草芦一节节拔起，一年一节，芦较粗，芦碗大，从芦的茎部左右排列直到顶端，体顺，产量高。线芦，芦长而细，如线，15 a芦长可达8 cm以上，参体千姿百态，小巧玲珑，15 a体重仅达5~10 g。竹节芦，很像竹节，芦较长，15 a可达7 cm以上，膀头不圆，纹明显，体态娇美。园膀园芦随着参龄的增长，芦碗逐年脱落，只有上端生有四五个交错的芦碗，15 a芦长可达6 cm以上，体重可达15~30 g，形自然美观大方。4个品种，形态有别，成分、药用功效还是一样的，都是经过长期选择培育的最佳品种。柱参从播种到出园要长达15 a的时间。不施肥，不打药，人称"靠货"，靠出好身形，靠出好品质。这时也出现一些养参技术能手，被人们尊为把头。如给马家干活的刁林庆，给郑家干活的于正龙都是出名的行家，已达到很高的水平。这期间，营口是东北三省人参的集散地，到人参收获时节，黑龙江、吉林、辽宁，各路商贾，纷纭而至，那时便有了"柱参不到不开行"之说。人参品种繁多，什么大马牙、二马牙、长脖参、边条参、高丽参………唯有柱参形体美、质量高，别具一格，压倒群芳。柱参不到，其他人参不好定价，柱参一到，定了价格，其他人参方可在柱参价格之下议定价格。柱参是当时营口参市定价的标准。可见柱参品牌在人参市场的权威。一个时期，柱参价格赛黄金。据养参大户王培坤后代人王钧桥说，那时1尺花达呢7分钱，而1斤柱参竟值70元小洋钱。一些养参户因此发财，买土地，建庄园，成为地主。养参大户王培坤，在人参落价时，他把参埋林下，2 a后人参起行，他挖出去卖，发了大财，在魏聋子沟买地建起了庄园。郑殿清去营口卖参，是赶着小毛驴往回驮小洋钱的。柱参，真的成为"国之瑰宝"。

　　柱参体形之美，也是一绝。柱参本是纳天气、接灵气而生的，加之在倒帘移栽时下须整形，经15年的精心培养，身形更加完美。4个品系，各具千秋，芦奇妙，体秀灵，须悠长，像龙飞，像凤舞，像悟空驾云，像哪吒闹海，像嫦娥奔月，像天女散花，为天地人三者合作而成。自然和谐，美轮美奂，将鲜参泡于酒瓶，或将生晒装入精美盒中，陈列于客厅和书斋，室内就会弥漫郁香之气，荡漾高雅之风……

　　这个时期，柱参超过3 000帘，年出园高达2 000 kg，产量、质量、市场价格都达前所未有的高度。柱参品牌上升到一个新境界，成为东北地区的园参之冠，名扬四海……

　　正是：民国初立百业兴，四大品系已形成。压倒群芳独为冠，营口市场柱参名。

　　7.1931年日寇入侵、柱参陷低谷

　　1931年，即民国二十一年，九一八事变，东北沦陷。日寇烧杀抢掠，赤县生灵涂炭。国家破灭，民不聊生，谈何事业发展，柱参业顿遭灭顶之灾，年产量已降到500 kg以下。1945年，日本鬼子被赶跑了，但蒋介石又挑起内战，社会环境动荡不安。1948年又赶走了国民党反动派，斗地主，分田地，搞土地改革运动，没收了养参大户的全部人参。因为农会的人不懂人参，更不知行情，于 1949 年春将 18 年生的趴货全部挖出来运往营口，因社会动乱，没有客商，无人收购，一批珍贵的柱参全部烂掉。新中国成立后，参园全归集体所有，总帘数不超 1 000 帘，因经营管理水平低，品种质量明显下降，甚至为了多收参籽卖钱，使用农药和植物生长素，使参体变形、溃烂。到了"文化大革命"时期，农村"以粮为纲"，"割资本主义尾巴"，限制柱参业发展，为片面追求质量，以新品种马牙参取代老品种柱参。到 1976 年，纯柱参仅剩 100 多帘，柱参价格甚至降到每千克 24 元，柱参濒临灭绝。对此，当时石柱子村老村长赵文富，看在眼里，急在心上。在祖先留下的瑰宝处在生死存亡的关键时刻，他冒风险，顶逆流，秘密保留了 200 帘柱参。老村长的这一举措，非同小可，他保住了了品牌，保住了柱参事业，对后来柱参的发展起到了承上启下的关键性作用。老村长当位，仅此一事，就足以名流千古。

正是：东北沦陷日寇侵，烧杀抢掠灾难深。国破家亡人不保，何况草木一柱参。

8. 1978 年，改革开放，柱参生产再掀新高潮

"野火烧不尽，春风吹又生"。1978 年党的十一届三中全会确定党的工作重点由"阶级斗争为纲"转移到"以经济建设为中心"上来，在农村实行"家庭联产承包，产业结构调整"，改革春风吹遍大地，柱参生产起死回生再掀新高潮。

柱参产业的恢复发展困难重重。经历了"土改""合作社""大跃进""文化大革命"，人们的思想认识禁锢在一个狭窄的空间里，对党的农村政策半信半疑，不相信它的稳定性和长期性，不敢放开手脚干事业。对此，中央连续几年发了关于农村工作的一号文件，强调"家庭联产承包责任制" 60 a 不变，并在土地承包的基础上，划分了自留山，继而实行了林权改革，给农民吃下了"定心丸"。宽甸县政府也连续发了加快发展柱参产业的文件，号召集体、联户、家庭一起上。当资金不足成为发展阻力时，国家又及时发放无息贷款予以支持。石柱子一村就贷款 300 多万元，后来又免征农林特产税。有政策保护，有资金扶持，又解除了纳税的负担，给柱参生产恢复发展创造了极其有利的外部环境。太平盛世，"大德"之政，促使柱参生产朝气蓬勃发展起来，出现了集体养参，联户养参，个户养参的大好局面，并建立了"柱参协会"，在发展过程中，又研究解决了品种不纯、与林业矛盾、不懂栽培管理技术、参园被盗等一系列的具体问题。改革开放 30 a，使柱参生产发展到历史上从来未有过的新高度。

在柱参生产恢复发展的过程中，退休教师王奎荣走在了最前头。当别人还在左顾右盼四下张望的时候，他就与李文希贷款 4 000 元办起了石柱子第一个联户参场，2 a 时间，还上了贷款，还剩 750 多帘柱参，价值 15 万元。接着又与杜洪臣、杜洪福、杜洪录四家贷款 7 200 元建参场，点播人参 74 帘，几年后还清贷款，参园发展到 2 000 帘。点起一盏灯，照亮一大片，有典型引路，村民们都动起来，并取得好效益，技术方面，在柱参传人郑殿清的"人工造型"、马伯卿的"籽趴"、华芳芸的"秧趴"等传统技术的基础上，去上海、北京请教专家教授，结合个人的多年经验，进一步创造了"播种定型""不使用药物防治病虫害""池床改进""遮盖物的使用"等新技术，对柱参四大品系的"提

纯扶壮"，对柱参的栽培管理，对柱参的市场销售都做出了很大的贡献，撰写了《浅谈柱参培养》《试论柱参的发展与保护》等论文，荣获国家旅游局、轻工部、商业部授予的"天马银奖"，成为历史上柱参行家郑殿清、马宝清、华风芸、刁林庆、于正龙之后的又一柱参专家。原振江乡人大代表主席王贵仁，也与柱参有缘，在任职期间和退休之后，致力于柱参事业，在柱参品种的提纯扶壮，栽培管理及如何发展林下参方面，都有独特见解和方法。石柱子村原支部书记周春胜在任职期间，忠心耿耿，任劳任怨，对柱参的销售和品牌保护，都做了许多深入细致的工作。

天地合，万物生，人和谐，事业兴。有党领导，改革开放，德政如山，柱参产业得以恢复和发展，成蓬勃态势，现石柱子村养参户达450多家，面积达1 000多亩，2万多帘，年产量1 000多千克，收入达400多万元，人均收入增加4 000元，占人均收入的30%。品种纯，质量好，石柱子村参场取样经中国科学院沈阳应用生态研究所农产品与环境质量检测中心化验，皂苷含量达1.68%，远远超过其他园参，接近野山参。柱参是石柱子人赖以生存和脱贫致富奔小康的传家宝。

正是：终于盼得东方红，改革开放更德政。贷款免税加补助，柱参事业又振兴。

9. 认识新情况，解决新问题

柱参业呈现一派欣欣向荣的新景象，令人欢欣鼓舞，但抬眼展望未来，又感到任重道远，发展的路上还有新阻力，新困难，需要我们去认识新情况，解决新问题。

一是保林养参。石柱子的山林面积是有限的，而柱参产业发展是无限的，要千秋万代传下去，毁林养参，破坏生态环境，破坏水土保持，继续下去，必定走向反面，后果不堪设想，必须另开新路。保林养参，发展林下参，搞籽趴、秧趴，吉林人参研究院的庞立杰、于淑莲写了《林下繁育石柱参研究》的论文，石柱子村的王奎荣先生、王贵仁先生对籽趴、秧趴也有研究，而且有了一定实践经验。从2000年开始，一些养参户就开始搞林下参，用林下参取代毁林刨地作池的帘参，这是一条柱参可持续发展的新路。随着林下参的推广，柱参的栽培管理技术就要有新创造，认识新情况，解决新问题，加大科技含量，形成一整套新的管理模式，这是一条柱参科学发展的新路。坚持可持续发展，坚持科学发展，把柱参生产引入一个新境界，新高度。

二是提纯扶壮保品种。四大品类是柱参的特点，体形美，质量高。现在市场上以次充好，以假乱真的现象很普遍，常常是以吉林的长脖参、边条参当柱参，而将柱参拿出去当野山参，搞得真假难辨，良莠不分。所以要加强对柱参种苗管理，建立柱参种苗基地，认真抓好提纯扶壮，向广大养参户提供正宗的种籽和秧苗。据说四大品类中的线芦已濒临灭绝。失去了柱参的特点，也就失去了柱参，拨乱返正，正本清源，保护柱参，更好地承上启下，继往开来。

三是弘扬柱参文化保品牌。一要保护好有关柱参的文物古迹。柱参产于辽宁省丹东市宽甸满族自治县振江镇石柱子村，这是铁的事实。石柱子、老榆树，根深蒂固，证实了柱参的起源；爽公德政碑，血泪斑驳，刻下了柱参经过漫长而曲折的历史；"柱参不到不开行"7个字，说明了柱参在市场上的地位和权威。石柱子已经成为柱参的商标，华盖如云的老榆树，正是象征着柱参的一杆大旗。振江镇政府正在策划重修柱参亭，开辟柱参主题公园，建柱参博物馆，给宏扬柱参文化打基础、设平台，是正确之举。二要收集整理关于发展柱参生产及柱参管理的政府文件、科技论文、经验总结等资料，编写柱参史。据查，宽甸科学技术委员会、宽甸农业局编写的《谈柱参的历史与栽培》，辽宁省中药研究所崔德深写的《石柱子人参栽培技术考察报告》，闫宽珍、于国龙、范真、陈锡奎、王合平写的《石柱参研究》，辽宁省林业科学院王贺新、王占伟、范俊岗与黑龙江农垦北尖农场赵福芳合写的《中国石柱参的生态条件栽培特点及其生长特征》，辽宁省林业科学院王贺新写的《中国石柱参生长特征研究》，吉林人参研究所庞立杰、于淑莲写的《林下繁育石柱参研究》等，都是有很高科学价值的文献，须认真整理保存。三要收集整理关于柱参的文学艺术作品：名家绘画、书法、题词，作家创作的有关柱参的散文、故事、诗歌等作品以及关于柱参的摄影作品，为柱参文化增添色彩，使柱参文化代代相传。

正是：持续发展困难重，毁林栽参行不通。科学环保辟新径，和谐才有好前程。

10. *新人涌现，柱参更上一层楼，长江后浪推前浪，一代更比一代强*

1966 年，在哈尔滨国际人参会议上，王奎荣、王运庆认识了王谷强。从此，王谷强先生便走进了柱参领域，与柱参结下了不解之缘。经 20 多年孜孜不倦求索，终于成为著名柱参专家。

在理论上，他与一些志同道合的科技工作者一道深入石柱子，总结柱参栽培 400 多年的传统经验，用现代科学手段分析柱参一系列新的栽培管理方法，写出《中国石柱参》《石柱参产地适应性研究》等学术论文达 11 篇之多，发表在国家权威刊物上，并在国内许多研讨会上演讲，使人们对柱参有了更深刻、更全面的认识。

在实践上，1988—2012 年，先后在上海、香港、四川、温州等地引进资金 8 000 多万元，最终组建起辽宁林下柱参有限公司，建立起柱参种苗繁育基地，建起柱参博物馆。尤其在国家出台禁止毁林养参的政策后，石柱园参无路可走的时候，王谷强及一些科技工作者站在可持续发展的高度上，提出了"柱参回归林下"的新路子，写出了《柱参林下规范化生产标准操作规程》的论文，并建起示范基地 1 000 亩，带动了所有养参户将园参向林下参转移，迈开了"柱参回归林下"新步伐。到目前，林下柱参基地总面积达1 万亩，2013 年实现销售额 2 050 万元，利税 607 万元，通过柱参专业合作社的桥梁，带动参户 1 500 多户，使柱参生产达到前所未有的新高度。400 a 前，石柱野山参从林下移到参棚里，400 a 后柱参又从参棚回归到林下，这是一次重大的转折，不是回归原点，而是旋上一个更高的层面，是一次升华。他还提出柱参"鲜活生用"的观点，诠释了中国人参"养生、补气、不上火"的医学难题。

正是：孙良创业开新宇，爽公正气促业兴。今有后生敢引领，科学持续攀高峰。

11. *尾声*

石柱子深山老林中有一种鸟，夜里鸣叫，学名叫长尾林鸮，是猫头鹰的一种，因是夜间活动，人们很少看到它的模样。山里人却给它起了一个很美的名字，叫棒槌鸟。春夏时候，入夜时分，林里就传出"王刚哥——王刚哥——"的叫声，声音委婉、深沉、凄凉，像盲人阿炳的二胡，空灵而忧伤。这里有个故事，当然是参民编的，说是很早以前，青年王刚携妻来深山采参，一日夫采参未归，妻十分焦急，四处寻找。其实夫已遇难身亡，妻子仍在寻找，过坡翻梁，千呼万唤"王刚哥"，最后化为棒槌鸟，世世代代呼唤下去。这鸟叫声动人，人们总是把这鸟叫声与人参联系在一起。听着听着，就想起王刚，想起山神老把头，想起石柱子、老榆树，想起蔎公德政碑，想起柱参400多年起起落落的艰难的发展过程。"王刚哥——"三个音一支曲，三个字一首歌，字血声泪，动人心弦。这是一首精练生动的柱参之歌……

正是：忽闻夜鸟声声悠，日月相催风雨稠。柱参明日向何方，还须学习老把头。

参考文献

[1] 宋承吉，赵凤玉. 论仰韶文化与中国人参 [J]. 人参研究，1996，1：43-44.

[2] 宋承吉，张秀娟. 中国人参药用史纲 [J]. 人参研究，1993，1：41-44.

[3] 王铁生. 中国人参 [M]. 沈阳：辽宁科学技术出版社，2001.

[4] 李向高，孙桂芳，王丽娟. 古代人参基原考辨 [J]. 中药材，2002，25（11）：818-823.

[5] 宿武林，王利群，宿延英，等. 论中国人参史考证 [J]. 人参研究，1996（2）：11-15.

[6] 王筠默. 人参史的研究 [J]. 中成药，2002，24（3）：225-226.

[7] 张波，田春健，孙文采. 中国人参药用史的再考证 [J]. 人参研究，2005（3）：46-48.

[8] 王利群. 中国人参栽培史考 [J]. 人参研究，2001，13（4）：46-48.

[9] 陈福顺. 长白山人参栽培史考证初探 [J]. 人参研究，2003（2）：45-47.

[10] 李学军，路政民. 集安人参栽培史考证 [J]. 人参研究，2006（1）：35.

[11] 王林娣. 西洋参的历史溯源以及种类特征 [J]. 中成药，1999，21（2）：95-96.

[12] 袁孝斐，方彝文，朱晓明，等. 西洋参应用的商榷 [J]. 人参研究，1998（2）：10-12.

[13] 黄荣韶，杨海菊，贺紫荆，等. 三七原产地的再考证 [J]. 时珍国医国药，2007，18（7）：1610-1611.

[14] 张子龙，王文全. 三七本草研究概述 [J]. 世界科学技术——中医药现代化，2010，12（2）：271-276.

[15] 国家药典委员会. 中国药典 [M]. 北京：中国医药科技出版社，2010.

[16] 潘嘉，王家葵. 三七功效本草考证 [J]. 中国中药杂志，2003，28（6）：520-521.

[17] 徐冬英. 三七补益功效考 [J]. 中药材，2002，25（12）：905-906.

[18] 宿武林，吕学明，宿艳霞. 论长白山人参主要品种类型栽种方式及商品分类 [J]. 中国现代中药，2008，10（8）：35-36.

[19] 康雪莱，吴建国，张玉芬，等. 人参的商品分类和质量鉴别 [J]. 人参研究，2002，14（2）：35-37.

[20] 穆彰啊，潘锡恩. 大清一统志 [M]. 上海：上海古籍出版社，2008.

[21] 尚志钧. 历代中药文献精华 [M]. 北京：科学文献出版社，1989.

[22] 刘宇，郑立夫. 人参文化在人参产业作用的研究 [M]. 长春：中医药大学，2014.

[23] 刘秀丽. 近代我国东北有关人参的民俗 [J]. 华夏文化，2006（3）：50-51.

[24] 王春来. 对人参芦头入药原因的探讨 [J]. 光明中医，2013，28（7）：1494-1495.

[25] 张大伟，张树巨. 对人参芦头涌吐作用及其药用价值的再评价 [J]. 人参研究，1990（2）：16-20.

[26] 顽德辛. 人参芦头药用问题讨论 [J]. 中药通报，1988，13（1）：52-55.

[27] 王谷强，吴海峰，窦德强，等. 石柱林下山参规范化生产操作规程 [J]. 中国现代中药，2011，13

（2）：13-19.

[28] 马小军，汪小全，肖培根．国产人参种质源研究进展［J］．中国药学杂志，2000，35（5）：289-290.

[29] 王荣祥，许亮，任百林，等．石柱参的性状与显微鉴别［J］．中药材，2007，30（9）：1076-1078.

[30] 王贺新．中国石柱参生长特征研究［J］．辽宁林业科技，2001，5：6-7.

[31] 王贺新，王占伟，范俊岗．中国石柱参的生态条件栽培特点及生长特征［J］．特产研究，1995（1）：15-16.

[32] 宋承吉．明代辽参辨［J］．人参研究，2013（1）：1-5.

[33] 赵焐黄．中国新本草图志［M］．福州：福建科学技术出版社，2006.

[34] 赵焐黄．本草新诠［M］．哈尔滨：黑龙江科学技术出版社，1988.

[35] 王荣祥，赵建东，许亮．石柱参的历史考证［J］．辽宁中医学院学报，2005，7（3）：269.

[36] 吕福成．宽甸史话［M］．北京：作家出版社，2009.

【第二章】

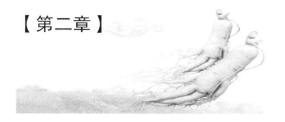

『人参植物学研究』

一、人参的地域分布

（一）人参产地的分布

人参为五加科人参属植物人参 *Panax ginseng* C. A. mey 的干燥根及根茎，人工栽培于园地者，习称"园参"，野生者为"山参"，播种在山林野生状态下自然生长的称"林下山参"，习称"籽海"。人参产区主要分布在中国东北的小兴安岭、长白山、张广才岭等地，朝鲜北部，韩国中部，日本中部和北部及俄罗斯远东地区南部与中国相邻的山区地带，为 30~48 °N，110~130 °E。主要产区在东北的东部和南部广大山林地带，南起辽宁省岫岩，北至黑龙江省伊春市的山区、半山区。吉林省是园参的主要产区，多集中在东部长白山区的各市县，其中以长白朝鲜族自治县、抚松县、集安市、靖宇县栽培面积最大，素有"人参故乡"之称。其次是通化县、敦化市、白山市、桦甸市、辉南县、柳河县、梅河口市、磐石市、舒兰县、蛟河县、东丰县、安图县、汪清县、珲春市、延吉市、龙井市、和龙市、图们市等地区。辽宁省主要栽培地区是宽甸满族自治县、凤城市、桓仁满族自治县、本溪满族自治县、新宾满族自治县、清原满族自治县、岫岩满族自治县、绥中县、辽阳市等地区。黑龙江省栽培地区是东宁县、海林市、伊春市、宝清县、五常市、方正县、依兰县、桦川县、延寿县、鸡西市、北安市、通河县、虎林市、佳木斯市、穆棱市、勃利县等地区。

1. 普通参

主产于吉林省抚松参区（俗称抚松路）。靖宇、长白、桦甸、敦化、辉南及黑龙江、辽宁部分地区亦产，为"大马牙"（农家类型）。采用一次移栽（俗称一倒制），育苗 2 a 或 3 a，再移栽 4 a 或 3 a，6 a 收获。多在有机质含量较高，土壤疏松肥沃的腐殖土中培育而成。产品主要特征为：根茎短，主体短粗，支根短，须根多。

2. 边条参

主产于吉林省集安参区（俗称集安路）。通化、柳河及辽宁省桓仁、新宾等地亦产，多为"二马牙"（农家类型）。采用两次移栽（俗称两倒制）。育苗 2 a 或 3 a。移栽时，挑选长体形参苗，经下须整形后移栽，生长 2 a 或 3 a 再移栽 1 次，6~8 a 收获。多在山地，有机质含量较少，肥力较差，沙性较大的壤土中培育而成。产品主要特征为：根茎长，主体长，支根长，须根少。

3. 石柱参

主产于辽宁省丹东市宽甸满族自治县振江镇石柱子村。采用直接播种（俗称籽趴）或育苗移栽（俗称苗趴），培育 15 a 左右收获，多在沙性较大的山地土壤中培育而成。产品主要特征为：根茎长，主体小，两条支根，须根少。

（二）西洋参和三七的产地分布

1. 西洋参产地分布

西洋参 *Panax quinquefolius* L. 原产于加拿大和美国，中国北京怀柔与长白山等地亦有栽培；以秋季采挖的生长 3~6 a 的根入药，切片生用。

西洋参适宜产地主要分布在吉林、辽宁、黑龙江东北三省及华北地区，辽宁的宽甸、新宾、清原等地，黑龙江的东宁、穆棱、宁安，吉林的集安、通化、抚松等县适宜区面积较大，华北地区如北京的密云、怀柔、延庆等，山东的莱芜、诸城等地有部分次适宜地（表 2-1）。

表 2-1　部分西洋参适宜区

地名	所在地	县面积 /km²	适宜区面积 /km²	县内适宜区比例 /（%）	相似度 /（%）
通化	吉林	3 150.9	1 966.7	62.4	>90
集安	吉林	3 522.4	1 851.9	52.6	>90
抚松	吉林	6 737.1	1 672.6	24.8	>90
宽甸	辽宁	6 546.0	3 835.1	58.6	>90
新宾	辽宁	4 779.0	3 631.5	76.0	>90
清原	辽宁	4 275.6	3 366.4	78.7	>90
东宁	黑龙江	8 312.6	2 869.4	34.5	>90
密云	北京	2 337.6	221.6	9.5	80~90
怀柔	北京	2 264.7	128.8	5.7	80~90
穆棱	黑龙江	7 161.9	6 260.3	87.4	80~90
宁安	黑龙江	8 018.5	5 482.7	68.4	80~90
东宁	黑龙江	8 312.6	3 458.4	41.6	80~90
永吉	吉林	5 713.6	3 668.4	64.2	80~90
敦化	吉林	13 125.2	3 520.6	26.8	80~90
莱芜	山东	2 092.1	564.9	27.0	80~90
沂源	山东	1 724.3	522.8	30.3	80~90
延庆	北京	2 128.7	412.9	19.4	70~80

2. 三七产地分布

三七为五加科人参属植物三七 *Panax notoginseng*（Burk.）F. H. Chen 的干燥根和根茎。其味甘、微苦，性温，归肝、胃经。三七是我国特有的名贵中药材，主要分布于云南、广西等省（区），主产于云南省文山、岵山、广南、马关、丘北及广西壮族自治区靖西、睦边、百色等县（市）。昆明、曲靖、红河、玉溪等为三七的新产地。一般栽培于山脚斜坡或丘陵缓坡上。

二、人参与西洋参和三七的植物学特征比较

（一）人参的植物学特征

人参 *Panax ginseng* C. A. mey. 为五加科（Araliaceae）人参属植物。人工栽培于园地者，习称"园参"，野生者为"山参"，播种在山林野生状态下自然生长的称"林下山参"，习称"籽海"。

1. 园参

多年生草本，高 30~70 cm。主根肉质，圆柱形或纺锤形，常分枝，顶端有明显的根茎。茎单一，直立，无毛，具棱。掌状复叶轮生茎端。复叶有长柄，小叶片多为 5 枚，偶见 3 枚、卵形、倒卵形、长卵形、披针形或长椭圆形，长 5~12 cm，宽 3~5 cm，先端渐尖或骤凸，基部楔形、歪斜或渐狭，边缘有锯齿，上面沿脉有稀疏刚毛。伞形花序单个顶生；总花梗长 7~20 cm，每花序有 4~40 花，小花梗长约 5 mm。苞片小，条状披针形；萼钟形，与子房愈合，萼边缘有 5 齿，绿色；花小，花瓣 5 枚，卵形，全缘，淡黄绿色；雄蕊 5 枚，花丝短；雌蕊 1 个，花柱上部 2 裂，子房下位，2 室。核果浆果状，扁球形，熟时鲜红色。内有 2 粒半圆形种子。花期 6—7 月，果期 7—9 月。有马牙类（大马牙、二马牙）、长脖类（线芦、圆膀圆芦、竹节芦、草芦）等农家类型。

一年生园参通常植株茎顶只生 1 枚三出复叶，俗称"三花"；二年生者茎顶具 1 枚五出复叶，俗称"巴掌"；三年生者茎顶具 2 枚对生的五出复叶，俗称"二甲子"；4 年生者具 3 枚轮生的复叶，俗称"灯台子"；5 年生者生 4 枚轮生的复叶，俗称"四匹叶"；6 年生者生 5 枚轮生的复叶，俗称"五匹叶"，7 年生以上者最多可达 6 个轮生复叶，称"六匹叶"，较少见，以后叶数不再增加。

2. 林下山参

经实地调查，林下山参的生长年限和植株形态变化规律与野生山参类似，与园参有所不同，因此不能通过复叶的数目及形态较准确地确定其生长年限。

刘晓坤等在林下山参红果期，使用钢卷尺、游标卡尺等工具对 7 年生和 15 年生林下山参地上植株的形态变异情况进行调查测定。测量指标有株高（茎高、花轴长），茎特征（茎粗、茎色），叶特征（叶长、叶宽、叶色、叶柄长、小叶柄长、叶柄颜色）。按国家标准 GB6493—1986 规定对植株特征等进行测量分析。结果表明，由于遗传、环境、生长年限等因素的影响，林下山参的地上植株同一年生变异幅度较大。15 年生林下参与 7 年生相比较，变异幅度更大。说明生长年限增加，环境对林下山参植株生长速度的影响较大，从而导致生长的不一致。15 年生林下山参茎高最小值比 7 年生还小，是由于林下山参生长年限长，随生长年限的增加，出现"老少同代生长"的现象，这是与园参的一

大差别。

经实地调查，不同农家类型的多年生林下山参植物形态与不同农家类型园参的植物形态特征大体相同，说明各农家类型的人参植物形态特征较为稳定，与其生长环境无关。

3. 野山参

刘兴权等通过对 75 株生长 15~20 a 的野生山参的试验和实地调查发现：野生山参生长年限和植株形态变化无园参那样的形态变化规律。生长 1~5 a 的山参幼苗，地上部植株多数是三花，个别者为巴掌；生长 5~10 a 的山参，多数是巴掌、三花，个别为二甲子；生长 10~15 a 的山参多数是二甲子、巴掌、少数为三匹叶。在林下正常生长情况下，山参植株同一形态生长发育需 5~10 a 才能转为另一种形态生长，甚至在不良条件影响下反而由灯台子转为二甲子或巴掌。调查结果见表 2-2。

表 2-2　15~20 a 山参叶的形态变化

调查点	不同叶形态株数					总数
	三花	巴掌	二甲子	灯台子	四匹叶	
1	2	4	5	2	1	14
2	1	2	4	2	0	9
3	2	3	4	3	0	12
4	1	11	3	0	0	15
5	9	0	0	3	1	13
6	2	8	2	0	0	12
平均	2.83±3.06	4.67±4.08	3.00±1.79	1.67±1.37	0.33±0.52	12.5
占总数率/（%）	22.67	37.33	24	13.33	2.67	100

（二）西洋参的植物学特征

西洋参 *Panax quinquefolius* L. 为外来药用植物，分布于北美洲加拿大的蒙特利尔、魁北克、多伦多和美国的芝加哥、密苏里州、纽约州和威斯康星州。我国从 20 世纪 40 年代开始引种，经多年科学研究，70 年代西洋参在北京、东北三省获得人工栽培成功。在黑龙江五常、尚志、方正、铁力等县市安家落户，基本解决了越冬的难题，现在种植面积逐年增加，质量与美国产品基本相同。由于西洋参经济效益比人参高几倍，中药应用亦显著增加，药价逐年上升，国产西洋参供不应求，大部分依赖进口，亟待大面积人工栽培，以满足市场需求。西洋参种植年限为 4 a，产量亦很高，每平方米产量 1.5 kg 以上，人工栽培西洋参前景可观。但锈腐病较重，今后应加强病害的防治研究，尤其是生物防治，以菌治菌，大面积规范化种植，国产西洋参才能与国际接轨。目前我国成为第三大西洋参生产国。现均为栽培品，主要分布于吉林、辽宁、黑龙江、北京、河北、河南、陕西等地。

多年生直立草本，株高 60 cm 左右，全株无毛。根状茎较人参短，根肉质呈纺锤形，下部有分歧。茎圆柱形，长约 25 cm，有纵条纹，或略具棱，掌状 5 出复叶，通常 3~4 枚，轮生于茎顶；小叶片膜质，广卵至倒卵形，先端突尖，基部楔形，边缘具粗锯齿。

总花梗由茎端叶柄中央抽出，较叶柄稍长，或近于等长。伞形花序，花多数，萼片绿色，钟状；花瓣 5，绿白色，雄蕊 5，雌蕊 1，柱头 2 裂。浆果，扁圆形，成对状，熟时鲜红色。种子 2 粒、半圆形。花期 6—7 月，果期 7—8 月，千粒重 24 g。

西洋参植物形态与人参很相似，但本种的总花梗与叶柄近等长或稍长，小叶片上面脉上几无刚毛，边缘的锯齿不规则且较粗大而容易区分。

（三）三七的植物学特征

三七 *Panax notoginseng*（Burk.）F. H. Chen 为亚热带多年生高山草本，喜冬暖夏凉、四季温差变化幅度不大的气候，怕寒冷和酷热。喜阴，喜散射光，忌烈日直射。土壤以疏松、排水良好、富含腐殖质、微酸性或中性的砂质壤土为宜。

三七的根分为块根、支根、须根和不定根，块根是肉质根，纺锤状为主要药用部位。由于三七生长的土壤结构、质地不同，其块根通常有圆锥形（俗称团七、疙瘩七）和萝卜形（俗称萝卜七）两种，其大小随三七生长年限而增大。三七根茎俗语称羊肠头，加工后俗称剪口，位于主根和地上茎之间。三七根茎每年长一节，节上留一凹窝，即"茎痕"，似鹦鹉嘴状，可据此判断三七的生长年限。

三七的茎直立，呈圆柱形，表面光滑，有纵行条纹或呈棱状，绿色或紫色；其高度和直径随生长年限的增加而增大，1 年生茎高 10~13 cm，2 年生茎高 13~16 cm，3 年生、4 年生茎高 20~25 cm。

三七的叶为掌状复叶，1 年生一般仅具 1 片掌状复叶，具 5 片小叶；2 年生以上则随着三七生长年限的增加而增多、增大。2 年生一般有 2~3 枚掌状复叶，少数更多，每枚有 7 片小叶。掌状复叶通常轮生于茎顶，少数有二级轮生，羽状脉。三七花为伞形花序，单生在茎秆的顶端。花一般 6—7 月现蕾，8—10 月开花结实。三七花为两性花，略呈三角形。

三七果实为核状浆果，未成熟的果实为绿色，逐渐变为紫色、朱红色，最后变为鲜红色、黄色。种子呈黄白色，卵形或卵圆形渐尖。种皮厚而硬，故果实采收后，需脱去果皮，将种子进行沙藏处理，经 70~100 d 的休眠期，胚才逐渐发育成熟。

三七以根及根茎入药，呈类圆锥形或圆柱形，长 1~6 cm，直径 1~4 cm，表面灰褐色或灰黄色，有断续的纵皱纹及支根痕。顶端有茎痕，周围有瘤状突起。体重，质坚实，断面灰绿色、黄绿色或灰白色，木部可见细微放射状纹理。气微，味苦回甜。

三、人参与西洋参和三七的适宜生态条件比较

（一）人参的适宜生长条件

1. 野山参的生长条件研究

（1）地形地势。野山参多生长在海拔 400~1 000 m 的岗地或各种类型的山地上半部。

坡度为 5~44°，地表起伏不平，既能保水，又能排水的地势最有利于野山参生长。低洼渍水的地方，绝对不能生长野山参，平原地区则完全没有野山参。

（2）光照。有学者对抚松县大顶子村西北岩及浑江市大榆树沟两处野山参生长地的光照度实测结果表明，林下日平均光照度为 2~5 lx，相对照度为 3%~9%。可见野山参生长地的光照很弱。研究表明，在野山参生长期的 5—9 月，长白山自然保护区南坡、西坡和平岗地月平均光照度为 1 913~2 060 lx，北坡和东坡为 1 432~15 801 lx，前者比后者高 30% 左右；除东坡 5—6 月外，其余者每日 14 时的光照度平均高于 8 时的光照度；各坡向均以 8 月最高，可达 2 200~3 200 lx。其次是 9 月>7 月>6 月，5 月最低，低至 950~1 600 lx；日光照度最高值为 11 600 lx，一般出现在 8 月中旬，日光照度最低值为 50~80 lx，一般多出现在阴雨天。

（3）温度。野山参生长地 5—9 月林间气温为 10~30 ℃；5 月上中旬开始，林间昼温10 ℃ 左右，夜间温度 5 ℃ 以上，7—8 月林间最高昼温 30 ℃ 左右，夜间 16~20 ℃；9 月中旬气温开始下降，为 14~20 ℃；昼夜温差 5—6 月为 5 ℃ 左右，7—8 月为 10 ℃ 左右。山参根系在地温高于 5 ℃ 开始萌发，高于 10 ℃ 时出土，地温随着气温升高而增高。5 月上旬各坡向地温均高于 5 ℃；7—8 月野山参生长旺盛期地温达最高值，5 cm 土层地温可达 17~20 ℃，9 月开始下降到 14~19 ℃；平岗地、南坡、西坡地温比北坡、东坡高；5—6 月各坡向均以 5 cm 地温最高，向下层依次下降；7—8 月后，5 cm 和 10 cm 地温接近；0~10 cm 地温变化较大，温差可达 2 ℃ 左右，10~20 cm 地温昼夜变化不大。

（4）湿度。野山参生长地林间空气相对湿度，5—6 月为 50% 左右，7—8 月达 80%以上，9 月随雨量的减少而下降至 50% 左右；昼夜空气相对湿度变化较大，夜间可达80%~90%，昼间 50%~60%。野山参生长地土壤常年处于湿润状态。5 月前后冰雪融化，土壤上层含水量较高；6 月下旬至 7 月上旬，气温增高，降水少，土壤水分略有下降。土壤湿度因地形而异，0~10 cm 土层含水量均高于 10~20 cm 土层；土壤含水量沟地>平地>坡地。土壤含水量 30%~50% 的坡地，比较适于山参的生长。

（5）土壤及营养。野山参生长地的土壤为棕色森林土或山地灰化棕色森林土，富含有机质，排水透气良好，呈微酸性（pH 5.5~6.5）。土壤表层富集枯枝落叶，并且分解较快。枯枝落叶分解强度的 A_{00}/A_0 值为 0.66，表土层 3~11 cm，有机质含量为 6.66%~27.55%，腐殖质含量（总碳）为 3.86%~15.99%。野山参生长地土壤物理性状，土壤比重为 2.36~2.55；容重为 0.49~0.71；总孔度为 72%~79%；固、液、气三相比协调，固相 20.70%~27.62%；液相为 23.62%~25.73%；气相为 48.86%~55.70%。吉林大山参生长地土壤中无机元素有 23 种，其中含量较高的有 Al、Na、Fe、Ca、K、Mg、Ti、B；其次是 Zn、Mn、Ba、P、As、Sr、Cu、V、Cr、Co、Ni、Li、La、Hg、Cd，含量较少。各种元素在不同土壤层次中的含量大体均衡，唯 Cu 元素集中分布于 28~37 cm 层，Hg 元素集中分布在 8~17 cm 层和 18~27 cm 层。

（6）植被。野山参主要生长在针阔叶混交林或杂木林下，由乔木、灌木、草本植物构成天然屏障，为其遮阴创造良好的条件。野山参通常不生长在柳树林、杨桦林和纯针

叶林中。主要乔木有：红松、白桦、枫桦、蒙古栎、春榆、黄波椤、糠椴、紫椴、色木
槭、水曲柳、山榆、杨树、辽东栎等，树干高大，枝叶繁茂，构成山参生长的第一层遮
阴，郁闭度为 0.6~0.8。中层灌木：毛榛、刺五加、丁香、五味子、山葡萄、龙牙楤木
等，构成山参第二层遮阴。下层草本植物：蕨类、山艾蒿、宽叶苔草、芍药、野豌豆等
（表 2-3）。

表 2-3 野山参生长条件

地势	光照	温度	湿度	土壤及营养	植被
海拔 400~1 000 m，坡度 5~44°	平均光照度 2~5 lx，相对照度为 3%~9%	5—9 月林间气温 10~30 ℃	5—6 月 50% 左右，昼夜空气相对湿度变化较大，夜间可达 80%~90%，昼间 50%~60%	棕色森林土或山地灰化棕色森林土，富含有机质，排水透气良好，呈微酸性（pH5.5~6.5）	针阔叶混交林或杂木林下

野山参的适宜环境为温带大陆性季风区。年均温度 4.2 ℃，降水量 700~900 mm，无
霜期 110~120 d，年均日照 2 350 h 左右。生长期林间气温 11~30 ℃，昼夜温差 5~10 ℃，
地温 5~19 ℃，空气相对湿度 50%~80%，土壤自然含水量 30%~50%，地形为起伏不平
的"鸡爪地"或排水良好的坡地，坡度一般在 5~25°，植被以针阔混交林为主，乔、灌、
草 3 层遮阴，郁闭度 0.6~0.8，叶面平均光照强度 1 400~2 800 lx，土壤以棕色森林土和
白浆土为主，0~10 cm 为枯枝落叶层和腐殖质层。

适宜的土壤理化生化性状为土壤团粒结构，透水通气，水、气、热适宜，湿而不
涝，旱而不干，暖而不燥，凉而不冷。微酸性，表层富含有机质，养分丰富，速效养分
适量，上下层差异明显，既能满足山参生长需要，又不使其徒长。土壤理化性状好，营
养元素含量高，生理微生物活跃，酶活性较强。

通过物种多样性指数、生态优势度、群落均匀度、重要值等指标，研究者综合分析
了野生人参自然分布的典型椴树阔叶红松林的群落特征，结果认为椴树阔叶红松林内物
种数及其个体数量较多，多样性指数及群落的均匀度都较高，物种分布均匀并具有明显
的层次，生态优势度较低，具有较稳定的群落结构。各层次中光照及营养空间分配均衡，
适宜人参不同年龄阶段的生长发育。同时由于在这种群落中，木本植物层次明显，分布
均匀，给林下植被创造了一个透光而不强，透雨又不大的特殊环境，适宜野生人参的繁
衍生长。这种群落特征给人参的生活和生长创造了适宜的生态条件，是人参这一古老植
物在这种群落中得以长期保存和生长繁衍的主要因素。

2. 园参的生态环境研究

我国地域辽阔，生态环境、地理环境的多样性，形成了特有的中药材多地道、多产
地现象。我国人参的地道产区是辽宁、吉林、黑龙江等省，研究地道药材的气候因子、
化学成分之间的相关性是地道药材品质评价的重要思路。人参皂苷是人参内在品质评价
的标准。人参皂苷是人参在长期进化中与环境相互作用的结果，温度、日照时数、降水
等气候因子直接或间接影响其含量积累。通过人参样品化学成分含量的测定，探讨不同
产地人参样品化学品质的差异，再结合不同产地的气候因子，从而找到影响药材品质的

主要因子。研究结果为人参引种栽培奠定基础。影响药材品质的主要因素有遗传因素和环境因素，两个因素共同作用决定其品质的优劣。药用植物的生长发育、器官形成、有效成分的积累与环境因子关系密切。温度、光照、水分等气候因子作为主要的环境因子通过单一或者相互作用影响着药用植物的质量。

采用的 28 份人参栽培样品分别来源于黑龙江、吉林、辽宁 3 个省份，经 UPLC 法测定其化学含量，样品地理位置信息见表 2-4、表 2-5。

表 2-4　人参样品

样品编号	来源	采集时间	生长年限/a	栽培方式
H-NA	黑龙江省牡丹江市宁安市卧龙乡西岗子村	2012-09-21	6	栽培
H-HZ	黑龙江省绥化市海伦市庄河村	2012-09-23	6	栽培
H-H	黑龙江省绥化市海伦市	2012-09-23	6	栽培
H-HB1	黑龙江省黑河市北安县 1	2012-09-24	6	栽培
H-HB2	黑龙江省黑河市北安县 2	2012-09-24	6	栽培
H-HX1	黑龙江省黑河市逊克县 1	2012-09-25	6	栽培
H-HX2	黑龙江省黑河市逊克县 2	2012-09-25	6	栽培
H-HX3	黑龙江省黑河市逊克县 3	2013-09-25	6	栽培
J-BFW	吉林省白山市抚松县万良村	2012-09-26	6	栽培
J-BFX	吉林省白山市抚松县新屯子镇大东村	2012-09-26	6	栽培
J-BFF	吉林省白山市抚松县枫林村	2012-09-26	6	栽培
J-BFD	吉林省白山市抚松县东岗镇西山村	2012-09-26	6	栽培
J-TJ	吉林省通化市集安	2012-09-27	6	栽培
J-TJQ	吉林省通化市集安清河	2012-09-27	6	栽培
J-YH1	吉林省延边朝鲜族自治州珲春市 1	2012-09-25	6	栽培
J-YH2	吉林省延边朝鲜族自治州珲春市 2	2012-09-25	6	栽培
J-YH3	吉林省延边朝鲜族自治州珲春市 3	2012-09-25	6	栽培
J-BC1	吉林省白山市长白二道岗村 1	2012-09-26	6	栽培
J-BC2	吉林省白山市长白二道岗村 2	2012-09-26	6	栽培
J-BX	吉林省白山市新房子镇大顶子村	2012-09-26	6	栽培
J-JS	吉林省吉林蛟河市松江镇	2012-09-28	6	栽培
J-SL	吉林省松原市潞水镇拉河子村	2012-09-28	6	栽培
J-BJ	吉林省白山市靖宇县燕平乡	2012-09-29	6	栽培
L-BH	辽宁省本溪桓仁	2012-09-30	6	栽培
L-BHJ	辽宁省本溪桓仁巨户村	2012-09-30	6	栽培
L-DKX	辽宁省丹东市宽甸下露河乡	2012-09-29	6	栽培
L-DK	辽宁省丹东市宽甸	2012-09-29	6	栽培
L-FQ	辽宁省抚顺清原大河村	2012-09-30	6	栽培
K-JS	韩国金山	2012-11-21	5	栽培
K-FY	韩国扶余	2012-11-21	5	栽培

表 2-5　采样点人参地理坐标

样品编号	经度/°E	纬度/°N
H-NA	129. 43	44. 17
H-HZ	124. 77	45. 21
H-H	124. 77	45. 21
H-HB1	126. 49	48. 26
H-HB2	126. 49	48. 26
H-HX1	128. 46	49. 59
H-HX2	128. 46	49. 59
H-HX3	128. 46	49. 59
J-BFW	127. 30	42. 45
J-BFX	127. 31	42. 55
J-BFF	127. 42	41. 99
J-BFD	127. 50	42. 12
J-TJ	125. 93	41. 44
J-TJQ	125. 93	41. 44
J-YH1	130. 39	42. 86
J-YH2	130. 39	42. 86
J-YH3	130. 39	42. 86
J-BC1	128. 04	41. 59
J-BC2	128. 04	41. 59
J-BX	127. 31	42. 55
J-JS	127. 20	43. 55
J-SL	124. 77	45. 21
J-BJ	126. 81	42. 40
L-BH	125. 37	41. 23
L-BHJ	125. 37	41. 23
L-DKX	125. 51	40. 89
L-DK	125. 51	40. 89
L-FQ	124. 92	42. 11

　　图 2-1 系人参采样点空间地理分布。气候因子的获取，基于数字高程模型（DEM）的多元线性回归插值方法，将中国 600 多个气象站台 30 a 的气候数据，应用 ArcGIS 软件包进行空间插值计算。并根据人参产地的经纬度获取人参的气候因子。将经纬度数据输入"中药材产地适应性地理信息系统（TCMGIS）"获取采样点的气候因子数据，包括相对湿度（x_1），活动积温（x_2），日照（x_3），年降水量（x_4），年均温（x_5），7 月最高温（x_6），7 月平均温（x_7），1 月最低温（x_8），1 月平均温（x_9），见表 2-6。

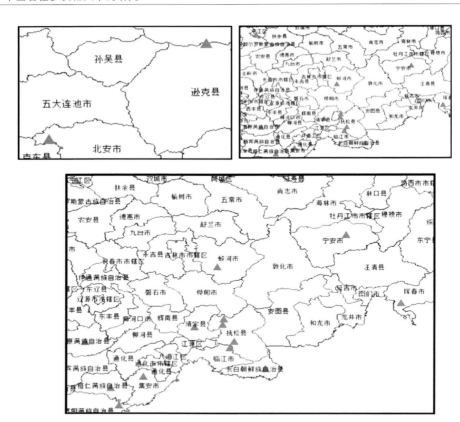

图 2-1　人参采样点空间地理分布

表 2-6　人参产地气候因子

样品编号	湿度 /（%）	活动积温 /℃	日照 /h	年降水量 /mm	年平均气温 /℃	7月最高气温 /℃	7月平均气温 /℃	1月最低气温 /℃	1月平均气温 /℃
H-NA	68.5	25 032	2 365	619	102	26.1	20.9	-22.7	-17.5
H-HZ	61.9	28 883	2 739	492	109	27.7	23.2	-22.2	-17.4
H-H	61.9	28 883	2 739	492	109	27.7	23.2	-22.2	-17.4
H-HB1	69.5	2 4416	2 565	519	73	26.2	20.9	-28.3	-23.5
H-HB2	69.5	24 416	2 565	519	73	26.2	20.9	-28.3	-23.5
H-HX1	68.4	25 178	2 564	506	72	26.4	20.9	-28.6	-23.6
H-HX2	68.4	25 178	2 564	506	72	26.4	20.9	-28.6	-23.6
H-HX3	68.4	25 178	2 564	506	72	26.4	20.9	-28.6	-23.6
J-BFW	69	26 256	2 358	762	104	25.6	20.5	-24.0	-17.4
J-BFX	69.3	26 134	2 346	752	103	25.6	20.4	-24.3	-17.6
J-BFF	67.9	22 491	2 385	808	96	24.3	19.1	-24.1	-17.3
J-BFD	67.6	22 735	2 423	798	93	24.1	18.8	-24.5	-17.5

续表

样品编号	湿度 /%	活动积温 /℃	日照 /h	年降水量 /mm	年平均气温 /℃	7月最高气温 /℃	7月平均气温 /℃	1月最低气温 /℃	1月平均气温 /℃
J–TJ	68.8	26 471	2 310	839	122	26.7	21.9	−20.9	−15.0
J–TJQ	68.8	26 471	2 310	839	122	26.7	21.9	−20.9	−15.0
J–YH1	70.8	26 313	2 106	693	119	27.2	22.1	−19.0	−13.9
J–YH2	70.8	26 313	2 106	693	119	27.2	22.1	−19.0	−13.9
J–YH3	70.8	26 313	2 106	693	119	27.2	22.1	−19.0	−13.9
J–BC1	73.2	18 474	2 355	845	83	22.5	17.1	−24.8	−18.0
J–BC2	73.2	18 474	2 355	845	83	22.5	17.1	−24.8	−18.0
J–BX	69.3	26 134	2 346	752	103	25.6	20.4	−24.3	−17.6
J–JS	70.1	25 703	2 342	668	108	26.8	21.8	−24.5	−18.1
J–SL	61.9	28 883	2 739	492	109	27.7	23.2	−22.2	−17.4
J–BJ	70.9	24 666	2 375	767	107	25.8	20.8	−24.4	−17.9
L–BH	66.1	26 927	2 325	844	121	26.1	21.5	−20.6	−14.4
L–BHJ	66.1	26 927	2 325	844	121	26.1	21.5	−20.6	−14.4
L–DKX	69.4	29 528	2 274	864	132	27.4	22.8	−18.6	−12.9
L–DK	69.4	29 528	2 274	864	132	27.4	22.8	−18.6	−12.9
L–FQ	69.2	26 440	2 404	741	123	26.7	22.2	−21.5	−15.5

数据处理，采用 simca-p 软件中的偏最小二乘回归分析（PLS）对不同产地人参样品中人参皂苷含量和气候因子进行分析，研究不同产地间人参品质和气候环境特点。对人参有效成分（人参皂苷 Rg_1，Re，Rb_1，Rf，Rg_2，Rc，Rb_3，Rb_2，Rd）与气候因子进行偏最小二乘回归（PLS）分析，研究气候因子与人参皂苷之间的相关性，并建立回归模型。

偏最小二乘回归标准化数据的回归系数为正，说明该回归系数代表的自变量对因变量起正向促进作用，否则为负向促进作用。采用偏最小二乘回归方法建立 9 种人参皂苷（Rg_1，Re，Rb_1，Rf，Rg_2，Rc，Rb_3，Rb_2，Rd）与 9 个气候因子的回归方程，并提取 9 种皂苷与气候因子的回归系数（图 2-2）。基于偏最小二乘回归（PLS）分析方法，来评估人参有效成分与生态因子的相关性。

在偏最小二乘回归方法中，变量投影重要性指标值 VIP 值用来度量自变量集合对解释因变量集合的重要性作用。9 个气候因子对人参皂苷的解释可通过 VIP 值大小来反映，由 VIP 值的大小，计算每个气候因子的 VIP 权重。气候因子的权重系数越大，说明对皂苷的积累有较大影响（图 2-3）。

对不同产地人参皂苷 Rg_1 进行 PLS 分析，可以得出 Rg_1 与气候因子间的 PLS 型。

Rg1：$Y = -0.096x_1 - 0.139x_2 - 0.001x_3 + 0.08x_4 + 0.07x_5 - 0.2x_6 - 0.145x_7 + 0.125x_8 + 0.171x_9$。

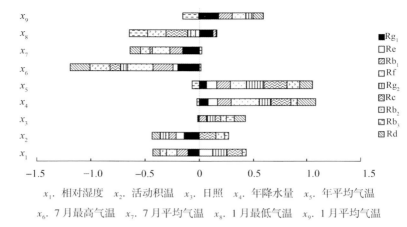

x_1. 相对湿度 x_2. 活动积温 x_3. 日照 x_4. 年降水量 x_5. 年平均气温
x_6. 7月最高气温 x_7. 7月平均气温 x_8. 1月最低气温 x_9. 1月平均气温

图2-2 9种人参皂苷与气候因子的回归系数

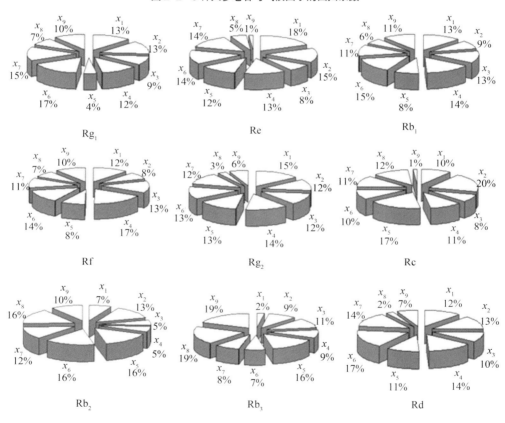

图2-3 气候因子的 VIP 权重

1月最低气温与 Rg_1 含量呈最大正相关，其次为1月平均气温，其余正相关度强弱排序为年降水量>年平均气温。7月最高气温与 Rg_1 含量呈最大负相关，其次为7月平均气温，其余负相关度强弱排序为活动积温>相对湿度>日照时数。说明 Rg_1 含量随温度升高而降低。

7月最高气温（1.412）、7月平均气温（1.219）、活动积温（1.149）的权重系数与其他变量相比较大，其次是相对湿度（1.098）>年降水量（1.034）>1月平均气温（0.89）>日照时数（0.782）>1月最低气温（0.628）>年平均气温（0.358）。7月温度因子与活动积温权重系数与回归系数均排在前面，说明温度过高不适宜 Rg_1 含量积累。

对不同产地人参皂苷 Re 进行 PLS 分析，可以得出 Re 与生态因子间的 PLS 模型。

Re：$Y = 0.128x_1 - 0.072x_2 - 0.015x_3 + 0.093x_4 + 0.097x_5 - 0.039x_6 - 0.01x_7 - 0.039x_8 + 0.012x_9$。

相对湿度与 Re 含量呈最大正相关，其次为年平均气温，其余正相关度强弱排序为年降水量>1月平均气温。活动积温与 Re 含量呈最大负相关，其次为1月最低温，其余负相关度强弱排序为7月最高气温>日照时数>7月平均气温。说明湿度大、年降水量高，有利于 Re 含量的聚集。

相对湿度（1.478）、活动积温（1.229）、7月最高气温（1.153）、7月平均温（1.137）的权重系数与其他变量相比较大，其次是年降水量（1.067）>年平均气温（0.98）>日照时数（0.628）>1月最低气温（0.417）>1月平均气温（0.115）。相对湿度回归系数及权重系数均排在前面，说明湿度是影响 Re 的重要因素，即湿度越大越有利于 Re 含量的聚集。活动积温、7月最高气温权重系数及回归系数较大，即温度越高不利于 Re 含量累积。

对不同产地人参皂苷 Rb_1 进行 PLS 分析，可以得出 Rb_1 与生态因子间的 PLS 模型。

Rb_1：$Y = -0.106x_1 - 0.065x_2 + 0.071x_3 + 0.129x_4 + 0.119x_5 - 0.192x_6 - 0.116x_7 + 0.032x_8 + 0.125x_9$。

年降水量与 Rb1 含量呈最大正相关，其次为1月平均气温，其余正相关度强弱排序为年平均气温>日照时数>1月最低气温。7月最高气温与 Rb_1 含量呈最大负相关，其次为7月平均气温，其余负相关度强弱排序为相对湿度>活动积温。

年降水量（1.326）、7月最高气温（1.297）、日照时数（1.109）、相对湿度（1.101）的权重系数与其他变量相比较大，其次是7月平均气温（0.952）>1月平均气温（0.939）>活动积温（0.744）>年平均气温（0.725）>1月最低气温（0.504）。年降水量、7月最高气温回归系数及权重系数排在前面。年降水量高、低温、适当的日照有利于 Rb_1 含量的累积。

对不同产地人参皂苷 Rf 进行 PLS 分析，可以得出 Rf 与生态因子间的 PLS 模型。

Rf：$Y = -0.099x_1 - 0.028x_2 + 0.005x_3 + 0.249x_4 + 0.147x_5 - 0.226x_6 - 0.161x_7 - 0.034x_8 + 0.123x_9$。

年降水量与 Rf 含量呈最大正相关，其次为年平均气温，其余正相关度强弱排序为1月平均气温>日照时数。7月最高气温与 Rf 含量呈最大负相关，其次为7月平均气温，其余负相关度强弱排序为相对湿度>1月最低气温>活动积温。

年降水量（1.542）、7月最高气温（1.167）、日照时数（1.104）、相对湿度（1.031）的权重系数与其他变量相比较大，其次是7月平均气温（0.94）>1月平均气温（0.897）>活动积温（0.703）>年平均气温（0.666）>1月最低气温（0.591）。年降水量、7 月最高气温回归系数及权重系数排在前面，即年降水量越大越有利于 Rf 含量累积，温度越高越不利于 Rf 含量累积。

对不同产地人参皂苷 Rg_2 进行 PLS 分析，可以得出 Rg_2 与生态因子间的 PLS 模型。

Rg_2：$Y = 0.133x_1 - 0.05x_2 + 0.073x_3 + 0.116x_4 + 0.163x_5 - 0.068x_6 + 0.004x_7 - 0.037x_8 + 0.068x_9$。

年平均气温与 Rg_2 含量呈最大正相关，其次为相对湿度，其余正相关度强弱排序为年降水量>日照时数>1 月平均气温>7 月平均气温。7 月最高气温与 Rg_2 含量呈最大负相关，其次为活动积温，1 月最低气温排在最后。

相对湿度（1.289）、年降水量（1.177）、年平均气温（1.138）、7 月最高气温（1.101）的权重系数与其他变量相比较大，其次是 7 月平均气温（1.036）>日照时数（1.024）>活动积温（0.994）>1 月平均气温（0.513）>1 月最低气温（0.267）。相对湿度、年降水量、年平均气温、7 月最高气温回归系数及权重系数排在前面，即相对湿度、年降水量越高越有利于 Rg_2 含量累积，而温度越高越不利于 Rg_2 含量累积。

对不同产地人参皂苷 Rc 进行 PLS 分析，可以得出 Rc 与生态因子间的 PLS 模型。

Rc：$Y = 0.142x_1 + 0.161x_2 + 0.049x_3 + 0.18x_4 + 0.218x_5 - 0.101x_6 - 0.021x_7 - 0.201x_8 - 0.001x_9$

年平均气温与 Rc 含量呈最大正相关，其次为年降水量，其余正相关度强弱排序为活动积温>相对湿度>日照时数。1 月最低气温与 Rc 含量呈最大负相关，其次为 7 月最高气温>7 月平均气温>1 月平均气温。

活动积温（1.588）、年平均气温（1.433）的权重系数与其他变量相比较大，其次是 1 月最低气温（0.993）>7 月平均气温（0.938）>年降水量（0.869）>7 月最高气温（0.852）>相对湿度（0.816）>日照时数（0.632）>1 月平均气温（0.105）。活动积温、年平均气温、7 月平均气温、7 月最高气温的回归系数及权重系数均排在前面，说明低温或高温均不适合 Rc 含量积累。

对不同产地人参皂苷 Rb_2 进行 PLS 分析，可以得出 Rb_2 与生态因子间的 PLS 模型。

Rb_2：$Y = -0.059x_1 + 0.075x_2 + 0.051x_3 + 0.063x_4 + 0.113x_5 - 0.183x_6 - 0.093x_7 - 0.169x_8 - 0.002x_9$

年平均气温与 Rb_2 含量呈最大正相关，其次为活动积温，其余正相关度强弱排序为年降水量>日照时数。7 月最高气温与 Rb_2 含量呈最大负相关，其次为 1 月最低气温>7 月平均气温>相对湿度>1 月平均气温。

7 月最高气温（1.336）、年平均气温（1.319）、1 月最低气温（1.314）的权重系数与其他变量相比较大，其次是活动积温（1.12）>7 月平均气温（1.027）>1 月平均气温（0.838）>相对湿度（0.588）>年降水量（0.462）>日照时数（0.422）。7 月最高气温、年平均气温、1 月最低气温回归系数及权重系数排在前面，说明低温或高温均不适合 Rb_2 含量积累。

对不同产地人参皂苷 Rb_3 进行 PLS 分析，可以得出 Rb_3 与生态因子间的 PLS 模型。

Rb_3：$Y = 0.029x_1 + 0.043x_2 + 0.078x_3 - 0.019x_4 - 0.064x_5 + 0.016x_6 + 0.019x_7 - 0.169x_8 - 0.152x_9$

日照时数与 Rb_3 含量呈最大正相关，其次是活动积温，其余正相关度强弱排序为相对湿度>7月平均气温>7月最高气温。1月最低气温与Rb$_3$含量呈最大负相关，其次为1月平均气温，其余负相关度强弱排序为年平均气温>年降水量。

1月最低气温（1.59）、1月平均气温（1.506）、年平均气温（1.256）的权重系数与其他变量相比较大，其次是日照时数（0.889）>活动积温（0.756）>年降水量（0.698）>7月平均气温（0.663）>7月最高气温（0.545）>相对湿度（0.197）。1月最低气温、1月平均气温回归系数及权重系数排在前面，说明高温、适当日照有利于Rb$_3$含量的积累。但高温增加Rb$_3$含量的同时，抑制了其他皂苷含量的富集。

对不同产地人参皂苷Rd进行PLS分析，可以得出Rd与生态因子间的PLS模型。

Rd：$Y=-0.061x_1-0.083x_2+0.1x_3+0.167x_4+0.126x_5-0.18x_6-0.091x_7+0.009x_8+0.09x_9$。

年降水量与Rd含量呈最大正相关，其次是年平均气温，其余正相关度强弱排序为日照时数>1月平均气温>1月最低气温。7月最高气温与Rd含量呈最大负相关，其次为7月平均气温，其余负相关度强弱排序为活动积温>相对湿度。

7月最高气温（1.464）、年降水量（1.19）、7月平均气温（1.172）的权重系数与其他变量相比较大，其次是活动积温（1.099）>相对湿度（0.976）>年平均气温（0.893）>日照时数（0.869）>1月平均气温（0.559）>1月最低气温（0.209）。7月最高气温、7月平均气温、年降水量的回归系数及权重系数均排在前面，即Rd含量随年降水量增加而增加，随温度降低而增加。

综上所述，气候因子与9种皂苷呈现一定的相关性。7月温度因子（7月最高气温、7月平均气温）与8种皂苷（Rg$_1$、Re、Rb$_1$、Rf、Rg$_2$、Rc、Rb$_2$、Rd）均呈负相关，1月最低温与6种皂苷（Re、Rf、Rg$_2$、Rc、Rb$_2$、Rb$_3$）也均呈负相关，年降水量与8种皂苷（Rg$_1$、Re、Rb$_1$、Rf、Rg$_2$、Rc、Rb$_2$、Rd）均呈正相关，日照与7种皂苷（Rg$_1$、Rf、Rg$_2$、Rc、Rb$_2$、Rb$_3$、Rd）均呈正相关。

x_4、x_6、x_7的权重均较大，即年降水量、7月最高气温、7月平均气温对人参皂苷的积累影响较大。由此可见，温度是影响人参皂苷含量的主要因素，温度与人参皂苷呈负相关关系，降水与人参皂苷呈正相关关系，即适当的低温和增加降水、适当的日照均有利于人参皂苷含量累积。

环境因子对生物个体发育过程的影响极为重要，其变异可体现在性状、化学成分含量等不同方面。气候因子影响着中药材分布与品质，中药的有效成分受到气候因子的影响，药用植物的有效成分含量等品质指标和气候因子关系密切。经PLS分析9种人参皂苷和气候因子的相关性，气温与人参皂苷多呈负相关关系，降水与人参皂苷呈正相关关系，日照多与人参皂苷呈正相关关系。即适当地降低温度、增加降水及适当的日照均有利于多数人参皂苷含量的累积。

应用偏最小二乘回归分析方法研究不同省份间人参皂苷与气候因子的相关性，寻找影响人参皂苷富集的主要气候因子。温度因子、气候因子的回归系数及权重系数均较大，说明温度因子、降水因子是影响人参皂苷积累的主要因素。因此，在选择栽培人参时要充分考虑人参基地的气候条件，通过对影响化学成分的气候因子进行相应的改善，可以促进相应化学成分的积累，对确定中药的适宜生长区域具有重要的指导意义。

3. 人参的生长与生态因子的关系研究

人参栽培区呈北西走向，宽为 4~6 km，长约 18 km 的燕山晚期第一阶段侵入的中粗粒花岗闪长岩体内。它侵入于辽河群盖县组变粒岩、大理岩和片麻岩等变质岩石中，围岩发育有不同程度的矽卡岩化、角岩化等围岩蚀变现象。花岗闪长岩主要矿物有斜长石、钾长石、石英、黑云母、普通角闪石；富矿物有磁铁矿、榍石、锐钛矿、褐帘石、黄铁矿、方铅矿、锆石、磷灰石等。该岩体富含 Cu（$80.5×10^{-6}$）和 Mo（$0.8×10^{-6}$），岩体附近发育有 Cu，Pb，Zn 和 Au 矿化。本区属辽东山地龙岗山西南延伸部分，海拔 500 m 左右，相对高度 100~300 m，多呈剥蚀圆顶状。低丘陵区。据二次土壤普查资料该区土壤属棕壤类的中层酸性岩暗棕壤。其中有机质为 7.42%，含氮量为 0.315%，速效磷平均为 $3.5×10^{-6}$，土壤 pH 平均为 5.5。

4. 人参的产区区划

（1）吉林省人参的适宜生态条件及产区区划。以海拔为 700~800 m，年降水量为 700~800 mm，年空气相对湿度为 70%，最热月气温为 20~21 ℃，无霜期为 155 d 以上，作为鉴定人参生态气候环境的指标，应用 Fuzzy（模糊）集理论对上述 5 个因子建立函数模型，求出综合评价指数。把吉林省分成 5 个人参生态气候适宜程度不同的区域。

①人参生态气候最适宜区。包括抚松、靖宇、长白、敦化和松江的一部分。此区位于长白山脉中麓的西、南侧，地势较高，大部在海拔 400 m 以上。气候湿润、冷凉、水分充足。植被为针阔混交林带。土壤以山地暗棕色森林土与暗棕色森林土为主。

②人参生态气候适宜区。包括临江、集安、通化（县）、柳河、辉南、桦甸、蛟河等县。位于长白山脉的浅山地带，地势在 300~400 m，气候湿润、温凉、降水适中。植被以阔叶林为主，土壤为暗棕色森林土。此区以农耕地为主，可发展农、参轮作，适当地发展参业。

③人参生态气候适宜区。包括长春地区的东部、吉林地区、延边地区和集安的岭南。此区地势较低，海拔 200~300 m，多丘陵，植被森林向草原过渡带，最热月气温较高、降水不足。土壤为暗棕色森林土，草甸白浆土。此区面积较大，种参有一定潜力。为弥补水分的不足可采用透光透雨的双透棚式。

④人参生态气候较不适宜区和不适宜区。此两区包括四平、长春地区的西部与白城地区。地势平坦，海拔 100 多米，土壤以黑钙土与盐碱土为主，气候干燥，夏季酷热，不适人参种植。主要缺水与夏季高温影响人参生育。位于Ⅳ区的农安三盛玉参场采用人工灌溉，取得一些在此区种参的经验。属于Ⅴ区的白城也有人参种植。中国的长白山地带及其三江（松花江、图们江和鸭绿江）、一河（新开河）流域是世界盛产优质人参的最佳产区。关于人参产地环境空气质量见表 2-7。

表2-7　人参产地环境空气质量

项目	限值	
二氧化硫（SO_2），mg/m^3（标准状态）≤	日平均	0.15
	1h平均	0.50
氟化物（F），mg/m^3（标准状态）≤	日平均	7
	1h平均	20

注：日平均指任何一日的平均浓度；1 h平均指任何1 h的平均浓度。

（2）辽宁省人参的适宜生态条件及产区区划。通过多点人参物候及气象要素观测资料，探讨适宜人参生长发育的气候生态环境及各种地形的小气候效应，提出辽东山地适宜人参栽培的地形条件。结果表明：

①人参生长发育适宜的气象指标即：生长季≥12 ℃、积温2 500 ℃、最热月（7月）平均气温21 ℃左右、年平均相对湿度>70%以上，光照强度3 000~4 000 lx。

②为获得人参高产，要充分利用地形小气候条件。辽东山地适宜人参栽培的地形条件初步归纳以下4种类型，即沿江一级支流低山坡地，滨湖（水库）边缘坡地；小马蹄形围谷边缘坡地和V形谷坡地。

③在人参栽培坡向选择上应充分利用北坡或东坡的小气候效应栽培人参有利创高产、获优质，少在西坡栽参。

④利用坡地中上坡位栽参冻害轻、产量高。

⑤人参适宜栽培海拔大约与最热月（7月）平均气温21 ℃等值线分布相一致，海拔高度500 m左右。

近年来，中国医学科学院药用植物研究所、中国测绘科学院和中国药材集团公司共同研究开发了中药材产地适宜性分析地理信息系统（TCMGIS），对中药材的适宜生态条件及产区区划进行研究。该系统是我国首次开发的以基础地理信息、气候、土壤数据库及第3次全国中药资源普查数据库为后台支撑的快速分析系统，将GIS的空间聚类分析与空间分析应用于中药材产地适宜性分析，能够科学、快速、准确地分析出与中药材道地产区生态条件最为相近的地区，能够给中药材种植和推广提供依据，为规范和指导我国道地药材引种提供创新的思路和科学的方法。

（二）西洋参和三七的适宜生长条件

1. 西洋参生长发育的环境条件

（1）温度。西洋参喜温和湿润的气候，有较强的抗寒性，但温度过低容易发生冻害，因此，在西洋参越冬前应及时做好防寒防冻准备，在早春天气异常变化时应及时做好防寒防冻工作。

（2）湿度。田间土壤持水量60%最适宜西洋参生长。

（3）光照。西洋参生长不耐强光、直射光，喜散射光和漫射光，生产上采用苇帘、竹帘、遮阳网等搭成参棚，起到遮阴的作用。文登区农田种植的西洋参，一般1年生的透光率为10%~15%，2~4年生的透光率为20%~30%。

（4）土壤。西洋参生长喜土质疏松、土层深厚、肥沃、富含腐殖质的通透性强的砂质壤土或森林棕壤，pH 5.5~7.0。

2. 三七的适宜生长条件

生长条件要求冬暖夏凉、无严寒与酷暑、潮湿的特定环境中，即低纬、高海拔区域。魏建和等采用《中药材产地适宜性分析地理信息系统》（TCMGIS-S）进行三七的产地适宜性分析，确定三七适宜产地分析的生态因子目标值如下：月平均气温最低不低于0 ℃，最高不高于33 ℃，年降水量1 000 ~1 500 mm，海拔1 000~1 600 m，年平均湿度75% ~85%，土壤为红壤和棕红壤。

（1）温度。温度是三七生命活动的必需因子之一，三七体内的一切生理、生化活动及变化，都必须在一定的温度条件下进行，并有其最高、最低、最适三基点，生产中应选择适宜区进行栽培。崔秀明研究表明，生长期间温度适宜，变化平稳，年温差较小的区域有利于三七皂苷的累积，年温差11 ℃左右是优质三七产出的适宜气温条件。

（2）湿度。三七生长发育期要求比较湿润的环境，植株的正常生长要求保持25% ~40%的土壤水分，并要求相对湿度达到70%~80%。

（3）光照。2 a以上的三七在一个生长周期内有两个生长高峰，4—6月的营养生长高峰和8—10月的生殖高峰。长日照而低光强有利优质三七的形成。三七1 a对光照的要求通常为自然光照的8%~12%；三七2 a对光照的要求通常为自然光照的12% ~15%；三七3 a对光照的要求通常为自然光照的15%~20%。

（4）土壤。除酸白泥土和黏重土之外，其他土壤均可种植三七。但以土质疏松、排灌方便的壤土为好。

四、人参的栽培

（一）园参的栽培

园参的栽培与林下山参的种植在育种、播种、病虫害防治、收获等方面有诸多相似之处。

1. 选地、整地

（1）伐林栽参选地与整地。选择柞树、椴树、桦树等阔叶林或长有阔叶树的混交林、灌木林种植人参，土壤应排水良好、富含腐殖质和磷、钾肥，以森林灰化土、活黄土及花岗岩风化土为佳，而灰泡土、碱性土不宜种参。山地宜向阳，坡度在10~35°。山地选好之后，进行场地处理。砍倒小杂树，刨出树根，然后把灌木、草贴地皮割下，均匀铺在地面上晒干，四周围打火道，用火烧掉，这样既增加了磷钾肥，又杀死了地下害虫。还增高了地温和加快腐熟。用土填实树坑，按畦的方向把腐殖质层翻起扣放。随后打细土块、拣出石块、树根及金针虫等害虫，再进行第2次翻地。树根一定要清理干净。当年翻地整地，当年便可播种。播前每平方米用75%硝基苯和50%敌菌灵各7 g进行土壤消毒。坡地多为顺山做畦。应根据地势选择适宜的"窗口"（参棚高的一面所面向的方向）。高 15~33 cm、宽 1.0~1.3 m 的畦，长度随地势而定，为 20~30 m，畦间留 1~2.7 m作业道，以便作业和通风透光。畦中间略高，两边稍低。同时，要挖排水沟和出水口。沟深与畦底平，宽度视雨量多少而定。

（2）农田栽参的选地与整地。农田栽参前茬不宜为根茎作物，而以禾本科、豆科作物为好。pH5.5~6.5 的沙质壤土或壤土适于种参。栽种前，翻耕 2~3 次，深 20 cm。促使土壤风化，并将草木灰和充分腐熟的畜粪肥砸碎，用粗筛筛一遍，施入土中，混匀耙细，每平方米用肥 20~30 kg。黏性土质应适量掺入细沙，改良土壤透气性。土壤消毒、整地、做畦等与伐林栽参相同。

2. 移栽

林下山参不移栽，园参多移栽。秋天至上冻前移栽，可在春季解冻后，芽苞尚未萌冻时移栽，移栽前半个月浇灌参床。移栽时期秋天春天皆可，具体时间根据当地区气候条件灵活掌握，使之既可避过高温，又可躲过寒流。秋栽在 10 月中旬至土壤上冻前进行，春天土壤化冻人参即出苗。但春季气温较高、风大、土壤干燥，越冬芽易受损伤，故多不采用。一般 3 年生移栽，4 年生收获；2 年生移栽，6 年生收获。移栽时，小心地刨起参苗，装入木箱，防止风吹日晒。选无病虫害的、无伤口病斑的健壮参苗，分为大、中、小 3 种移栽，否则参苗参差不齐影响生长。

3. 田间管理

林下山参一般不进行田间管理，而园参需进行田间管理。

（1）撤出防寒土。解冻后，越冬芽萌动时，搂去防寒草和上面的盖土，再用耙或二齿搂松表土，平推平拖，不要碰伤根部和芽苞。

（2）架设阴棚。出苗前要搭好阴棚，阴棚高度应根据气候条件、植株大小，灵活掌握。1~3 年生的小苗，前檐立柱地上部分为 80~100 cm，后檐立柱为 70~80 cm；4~6 年生的，前檐立柱为 100~110 cm，后檐立柱为 80~90 cm。立柱入土深度约为 50 cm，前后檐相差 30 cm 左右，使棚顶形成一定的坡度，参棚要牢固，风刮不倒，出苗达 2/3 时，要盖好房顶，一般架设双透棚。

（3）摘蕾。为减少养分消耗，促使参根积累更多的有效的成分，要及时摘去全部花蕾。将花蕾运回加工。

（4）松土除草。在人参出苗前，若土壤板结，土壤湿度过大，畦面杂草较多时，应及时进行除草松土，以保持土壤疏松，减少杂草为害，但宜浅松，次数不宜太多。

（5）培土。参根松动时，要及时培土。人参向阳性强，畦边植株向外生长，伸出阴棚，被日晒雨淋，易引起病害，甚至死亡。故应将其推回阴棚里，培土压实。

（6）防旱排涝。人参怕旱，也怕涝。因此，播种或移栽后，若遇干旱，适时喷灌或渗灌，并进行保墒。雨水过多，应挖好排水沟，及时排出积水。防止雨水冲积参畦，造成土壤过湿，通气不良。

（7）施肥。5 月上旬苗出齐后，结合松土开沟施入充分腐熟的粪肥、炕洞土等，每平方米施 2.5~4.0 kg，覆土盖平。如遇干旱要及时浇水，以防烧须根。在生长期可于 6—8 月间用 2%的过磷酸钙溶液或 1%磷酸二氢钾溶液进行根外追肥。

（8）补苗。秋天补上缺苗。因病害而缺苗的，经土壤消毒后再补。

（9）越冬防寒。上冻前，畦面要盖草、压土；入春突遇降温，而参苗尚未出土，也应盖草防寒。参地周围，特别是挡风地块，还应架设防风障。此外，要及时排除雪水，以免侵害参根，导致烂根死亡。

（二）林下参的栽培

人参的种植主要有伐林栽参、农田栽参和林下种植 3 种方式。前二者栽培方式生产的人参称"园参"，后者栽培方式生产的人参即"林下山参"。传统的利用伐林后的腐殖土进行栽参的方法对生态环境造成严重破坏，使森林面积大大减少，加剧了参林间的矛盾。从保护人类生存环境、保护森林资源，人与大自然和谐共存的角度出发，自 1998 年起，国务院明令禁止砍伐森林，25°以上坡地必须退耕还林，废止伐林栽参，不允许继续再走毁林栽参的发展道路。由于国家天然林保护工程的限制和生态建设的需求，使人参种植业的发展方向为林下山参和农田栽参。

1. 育种

（1）人参品种选育目标。人参品种选育的目标以优质、高产、多抗为目标。

①因为人参是药用植物，对人体多种疾病的治疗作用主要是其内部有效成分所致，有效成分和营养成分的高低是衡量人参优劣的主要依据。人参育种应以提高质量作为重要的目标。

②高产是优良品种最基本的条件，在保证质量的前提下，选育具有高产、稳产的品种。选择单株根重大，根形美观、株形合理等优良形态和生理特性的类型，同时注意选择产量因素的合理组合，培育高光效、低呼吸消耗的高产、稳产品种。

③人参病害、虫害、冻害、旱涝等自然灾害严重，是造成人参产量不高的重要因素，在选育新品种时，注意选择抗病虫害性强以及抗寒、抗旱、耐涝的品种。

（2）人参品种选育的特点。人参有许多独特的生物学特性，这些特性限制了人参育种的进程，与农作物相比，人参育种具有周期长，不易繁殖、推广等特殊之处。

①品种资源贫乏：与农作物相比，人参栽培历史较短，遗传育种工作开始于 20 世纪 30 年代，目前仅有日本和我国有报道育成人参品种。

②繁殖系数低、育种周期长：人参为多年生植物，一般 5 年生正常留种，系统选育需年限长，选择 4 代至少要 20 a 时间。人参虽具有连续结实特性，但结实数量少。栽培人参 5 年生株均产籽 70~80 粒。在人参育种过程中，即使获得了优良遗传变异类型，因种子繁殖量不够，短时间内也不能推广应用。所以，人参育成一个品种，从选择、育成到推广应用，需要 30 a 以上的时间。

③遗传保守性强：由于人参在野生条件下完成个体发育需要十几年的时间，且野生人参多分散生长，极少构成群落，世代间隔期十几年或几十年，其突变重组率远远低于

1 年生作物。人参的多年生长发育习性，影响了它的进化速度，增加了它的遗传保守性。

④种子寿命短：人参种子在自然条件下保存 2 a 完全失去生活力。且人参种胚具形态后熟和生理后熟特征，需要适宜的环境条件下，才能完成这两个后熟过程。也就是说，没有完成这两个后熟过程的种子，落在适宜的生态环境中，也不能发芽出苗。两年不出苗，种子就失去生活力。由于野生人参的种子靠自然传播，得不到适宜的生态环境的概率很多，失去长成植株的机会也多，容易使产生的突变、重组个体丢失掉，抑制了群体基因频率的改变。产生的变异个体，因生长期长，病害严重，也常常失去生存的机会。在育种过程中也会因种子处理失误等原因导致宝贵的遗传材料丢失。特别是人参种子自然条件下容易丧失生活力，种质资源主要靠连续种植来保存，在种植过程中很容易因上述原因以及病害发生而死亡。

（3）人参育种方法。

①选择育种：在现有人参群体中，根据育种目标，通过单株选择或混合选择等方法，选择优良的自然变异个体，经过后裔鉴定，汰劣留优而育成品种的方法。采用单株选择法时，因所育成的品种是由自然变异中的一个个体发展而来的，故又称系统育种。采用混合选择法育成品种称混合选择育种。选择育种方法简单易行，见效较快，便于开展群众性的育种工作，是选育人参新品种的有效方法。人参集团选育是混合选择育种的一种形式，就是先从混杂群体中按不同性状分别选择属于各种类型的单株，并将同一类型植株的种子混合组成若干个集团，将这些集团分别播种在不同的小区上加以比较，选育优良集团育成新品种的方法。人参系统选育的年限长，育成新品种需经过长期不懈的努力。但系统育种作为最基本的育种手段，仍是人参育种行之有效的方法之一，适合我国人参育种的现状，中国农业科学院特产研究所，于 20 世纪 50 年代末在吉林省抚松地区单株选入的黄果人参，经系统培育成为新品种，经比较和测定分析，证明黄果人参是一个有效成分含量较高的中高产人参新品种。审定后定名为"吉林黄果人参"。

②杂交育种：杂交育种是国内外育种方法中成效最大，应用最普遍的一种方法。杂交育种，是有目的地把两个亲本的优点结合在杂种后代里，从而选出符合要求的、兼有亲本优良特性的新品种。

在没有品种育成之前，人参杂交主要是在种间进行的，属于远缘杂交，但杂交不育现象严重，后代一般结实率很低，甚至完全不结实。主要是父母双方遗传差异过大，造成杂交种生理上不协调，生长发育受阻，特别是生殖器官，不能形成正常的花粉和胚囊，造成雌雄配子的败育、不能授粉的结果。

③诱变育种：诱变育种是利用物理、化学等因素诱发人参遗传性变异，然后，根据育种目标，对变异的后代进行选择，育成新的品种或获得有价值的新类型。

2. 选地

林下山参，即利用阔叶林或针阔叶混交林下的肥沃土壤及温、光、水资源来栽培人参。与传统的伐林栽参方式相比，具有很多优点。

（1）林下山参的优点。

①林下山参不必伐树，或只间伐少量的林木。在栽参时也不像伐林栽参那样将树根刨出，土壤完全翻倒，因此保护了森林资源，防止了水土流失。

②林下山参可以利用树木进行遮阴，节省人力和遮阴材料，降低了生产成本。

③人参忌连作，在我国人参主产区有许多地区由于长期伐林栽参，不但森林资源破坏严重，而且宜参林地越来越少，参、林争地矛盾突出，而实行林下山参，边育林边养参，则可缓解参、林争地的矛盾，为人参栽培提供大量林地。

④可综合开发林地的生态资源，林、参双收，增加经济收入。

（2）选地与整地。从树种上看，以柞树、椴树等阔叶树为佳，郁闭度在 0.5~0.9，针阔混交林亦可。坡向以南偏西或南偏东为佳，阴坡郁闭度不宜过大。坡度不宜超过 25°，pH5.5~6.5，土壤疏松、肥沃，土层在 10 cm 以上。林地选好后，首先割除林下的灌木杂草，清理枯枝落叶，并间伐过密的树木，使之分布均匀。清林后规划土地，按自然地形确定栽参区域，留出排水道，必要时挖壕叠坝，以利排水或防止水土流失。

3. 播种

（1）播种时期。一般有春播、夏播和秋播 3 个播期。

①春播：4 月下旬至 5 月上旬，当土壤解冻后即可进行。一般春天播催芽籽，当年可出苗。不提倡春季播干籽。

②夏播：也称伏播，多播种上年的干种子或新采收的新鲜种子。无霜期短的地区，在 6 月底播完；无霜期较长的地区，在 8 月上旬以前播完，否则影响翌年出苗率。

③秋播：8 月上旬至 9 月上旬播水子，10 月中旬至结冻前播催芽籽。春、夏季人工催芽的种子多采用秋播。

（2）播种方法。采用人工播种，主要方法有：点播、穴播和条播。

①点播。用镐随机在林地内刨坑，4 cm 见方，深 7~8 cm，每坑播 1~2 粒种子，覆土后轻轻压一下，使种子和土壤能紧密结合，并覆些碎树叶。

②穴播。用木棍扎穴，将种子播入穴中，20 cm 见方，每穴播 1~2 粒种子，覆土后轻轻压一下，使种子和土壤能紧密结合，并覆些碎树叶。

③条播。划出长 10~20 m，宽 4~6 m 种植区，区间留 50~100 cm 作业道，将种植区内落叶、草根搂至作业道待作覆盖物，横山勾沟，深 7~8 cm，间隔 50 cm，将催芽种子撒播于沟内，覆土遮盖轻压。

4. 田间管理

林下山参一般不进行田间管理，尽量减少人为因素对林下山参生长的影响。

（1）光照。林下山参生长到 5 a 后，需要足够的光照，要及时调整林木郁闭度，在每年夏、秋两季进行全园踏查，注意观察，发现郁闭度过大的地方，要在冬季清理树冠，调整郁闭度在 0.6~0.7，同时要将干枝树杈清除，避免夏天落下伤参。

（2）摘蕾。在不以采种为目的时，为减少养分消耗，在 5 月中下旬人参未开花前将花蕾摘掉，使养分集中供给参根生长，可提高人参产量和质量。当花梗生长 5 cm 时，从花梗上 1/3 处将整个花序掐掉，摘蕾时用一只手扶住参茎，另一只手掐断花梗，注意勿拉伤植株。

（3）排水。雨季应注意田间检查，防止水土流失，并修好排水系统；对地面裸露地方，应随时补足覆盖物。

（4）施肥、打药。为保证林下山参生长环境接近野山参，一般情况下不打药、不施肥。但在大面积发生病虫害时也要进行药剂防治，防治方法同园参，但不准使用国家明令禁止使用的农药。

（5）林下山参容易出现的问题及解决方法。

①林下山参容易使树根窜入参地，与人参争水争肥。防止方法是在距树周围 30~60 cm 远的地方，把 15~20 cm 土层内的树根全部切断，视情况每 2~3 a 切 1 次。

②林下山参一般不设阴棚，不松土，但如果土壤比较瘠薄，易板结，则要适当松土，以保持土壤的通透性，并可防止红皮病发生。

5. 收获

（1）林下山参种子采收。

①选种。选茎秆生长粗壮、种子结实多而饱满、无病虫害的 5~6 年生健壮植株留种，用疏花、疏果成熟期较一致的种子。

②育种田。建立育种田，用于选育优良品种。种子在母株上生长发育过程中，采取疏花措施，一般当每个人参花序有 1/3 小花开放时，用尖嘴镊子将花序中央的小花蕾疏掉 1/3~1/2，同时将花序外缘的病弱花及花茎上的散生花全部摘掉，以保证留下来的小花正常生育。留中间生长健壮而整齐的花朵结果作种。一般单株留果 20~25 粒。

③种子采收。7 月下旬至 8 月中旬，在人参果实充分红熟时进行采收。用手将果实一次撸下来或从花梗 1/3 处剪断，采回脱粒。如花序的果实未完全红熟时，则应分 2 次采收。对落地果，应及时收拣起来。采种时注意区别好果和病果，分别处理，以免种子带菌互相感染。

④脱粒与贮藏。将人参果装入搓籽机脱去果肉或装入布袋里用手揉搓至果肉与种子完全分离时，投入清水中淘洗，漂去果肉和瘪粒，再用清水洗净后，捞出置于席上晾干或阴干，不得在强光下暴晒。

脱粒后的种子阴干 3~4 d，进行催芽处理，于 10 月播种或者在种子失去浮水后拌入细沙进行低温沙藏，于第 2 年春播。做好调水控温工作，贮藏期间勤检查，防止霉烂，贮藏时间不得超过 1 a。

（2）林下山参药材采收。

①收获年限。12~13 a 或以上。

②采收时期。7 月下旬或至 8 月上旬进山采挖，采收时间为秋季参叶变黄、越冬芽长大之前。

③采收工具。镐、锹、软质小棍棒（如树枝）等。

④采收方法。以植株大小定开盘位置，然后用板镐四面扩开，再由外向内散土，以不伤参根为度。用树棍先从植株基部破土，然后沿主根、支根、须根，一根根小心剥土

挖取，将参根小心取出，不要损伤根系任何部位。挖得的林下山参俗称"鲜山参"或"山参水子"，要及时"封包子"，一般用青苔、草皮或适量松软的腐殖土，埋在藤筐等容器内或将林下山参包好，保护参体不受损害。

（三）西洋参与三七的栽培

1. 西洋参的栽培

（1）选地整地。

①选地。在利用农田种植西洋参时，需要对地块进行选择性的种植。种植西洋参的地块需要排水灌溉方便，并且土壤质量高、保水保肥能力好；因为改良后的西洋参田地可以继续种植其他经济农作物，需要选择较为平整和广阔的地块。

②整地。对于选好的农田地，在种植西洋参之前需要在地表覆盖一层乱树杈或者草根植物，点燃烧成灰烬堆成土畦，并经过一个冬天和一个夏天的冻晒腐熟的过程再进行使用。在播种之前进行翻耕，需要将农田的土表翻耕 15~20 cm，整完后待 1 d 再翻耕，并将田中石块杂物等进行清理，切忌现整现用。

（2）种子处理。

①选种消毒。选择种子要经过采收和反复筛选，挑出饱满的种粒进行积沙埋法的处理，在种植西洋参之前要用多菌灵和种子以 0.3 的百分比搅拌，或者将多菌灵药物以 500 倍浓度浸泡 30 min 种子，将种子捞出并晾干，再进行播种或者催芽。

②播种时间。做床的准备需要在 10 月中旬完成，即进行播种前的 10 d。播种时间最好选择上冻之前的秋季，春播也是可行的。选择饱满成熟的优良种子进行播种，深度选择为 3 cm，保持深浅一致，覆盖土表。

③冬季覆盖。越冬进行覆盖是提高西洋参保苗率和产量的重要环节。在初冻之前，用玉米秸秆或者稻草等植被均匀覆盖在西洋参作物上，再将完整的参膜盖在上面，将四周压好，防止水分和温度在冬季对西洋参造成伤害。在清明前后将覆盖物全部除去，并在后期苗齐之后进行覆盖，保证生长期的温度和湿度。

（3）田间管理。

①保证棚温和湿度、注意遮阴。西洋参属于喜阴植物，喜欢斜射光，怕强光。西洋参怕旱，喜弱光，要避免阳光直射，因此注意遮阴，要求参棚的高度在 2 m 左右，并且保持通风性良好。

②适当的施肥追肥、满足生长需要。在种植过程中，需要适时的进行追肥，以保证西洋参的正常生长需要。肥料一般选用过磷酸钙复合肥或者腐熟厩肥等。在 6—8 月每月进行浓度为 0.02 的过磷酸钙以及 0.3 的尿素肥料施用。

③定期浇水排水、及时摘蕾疏花。西洋参生长期间需要足够的水分，一般要求含水量为 40%~50% 的土壤为生长期的标准，在生长前期和后期要求 20%~30%，一般采用喷灌或者浇灌的形式进行灌溉，防止土壤缺水影响作物的生长，在雨季的时候要注意适时进行排水，保证参床的水分含量。当生长到 3 a 以上的西洋参开始进行开花结果，不留

种的田地避免养分流失，需要及时进行花蕾的摘除工作。

（4）病虫害防治。在种植西洋参的过程中坚持预防为主的病虫防治，选用多抗霉素或者农用链霉素等生物性的农药进行防治，注意地下害虫的防治，将各种措施提前进行，保证西洋参的健康成长。

（5）收获。栽培的西洋参以 4 a 收获为好。一般在 9 月中旬至 10 月中旬为宜，具体时间应视参苗生长状况而定，在参株叶片有一半以上枯黄时即可收获。多用人工采挖，采挖时力求根形完整，抖掉泥土，洗净晾干分级待加工。

2. 三七的栽培

三七主产于云南省文山州的文山县、丘北县、马关县、砚山县，其面积和产量均占到了全国的 90% 以上，种植地区相对集中。

（1）栽培种质。三七栽培方式多为育苗移栽。一年生三七的根通常用来做种苗，传统上认为文山三七的种质较好，栽培三年期三七的种苗大多是购自云南文山的自种自繁种质。

（2）选地整地。选地对三七生长非常重要，三七生长喜欢土层深厚、肥沃、疏松的土壤，调查发现，三七园的土壤土层深厚，有的三七园土层厚度在 1 m 以上。三七可在红壤和黄壤土中生长，也可以在的黑色沙壤土中生长。如果土壤含水量过多，通气不良，可能引起各种病害和导致烂根而死亡，因此，好的排水措施可以防止积水烂根。整地对三七生长同样重要，调查测量，三七的畦宽一般在 1.5 m，畦间距 30~50 cm，畦高在 20~35 cm，三七畦做成板瓦形，畦的长度依地形而定，畦面上用草或松针覆盖；三七长势好的样地，畦沟积水现象较轻或无积水，而长势差的样地畦沟中多有积水现象。

（3）田间管理。三七为浅根植物，适时施肥、浇水、及时拔除各种杂草等田间管理，对三七的生长至关重要。施肥以少量多次为宜，以复合肥为主，一般情况每年施肥 4~6 次。由于栽培三七的生长年限较长，又生长于荫蔽高湿的环境中，因此，病害较多且蔓延迅速。三七病害主要有黑斑病、根腐病及疫病。黑斑病表现为叶片、茎上出现浅褐色椭圆形病斑，或黑色霉状物，严重时出现扭折。根腐病症状主要为叶片垂萎发黄，拔出植株后会发现块根或根茎已腐烂。三七疫病表现为先于叶尖或叶缘开始出现水浸状病斑，随后病部迅速扩大，病斑颜色变深，病部变软，叶片呈半透明状干枯或下垂，茎秆发病后亦呈暗绿色水渍状，植株变软倒伏死亡。

（4）采收。三七在栽培 3 a 后采收才能保证药材的质量。调查发现，个别留种的三七为 4 年生三七，采收的三七均为 3 年生。采挖三七的工具一般用铁镐、铁叉，人工采挖。

采收后的三七经去除茎秆和泥土，分别摘除须根、筋条和剪口，经过分拣、晾晒、堆闷、晒干或 30~40 ℃烘干，再用荞麦、谷子打磨冲撞抛光加工，即成商品三七。

五、人参病、虫和鼠害防治

（一）病害的防治

人参发生的浸染性和非浸染性病害有 50 余种，国内报道的有 30 余种。由 20 世纪 50 年代中后期至今，对人参病害的发生分布调查、病原种类鉴定、发生规律及预测预报、综合防治等项研究，从理论到实践均取得了明显的进展，在生产防治中发挥了积极作用，使我国人参病害防治研究处于世界领先行列。人参立枯病、黑斑病、锈斑病、根腐病、疫病和菌核病是人参上发生的六大主要病害。常年发病率在 10%~30%，严重时可高达 50%~100%，不但影响参根的产量和质量，而且降低了人参的药用价值和经济价值。参根病害有锈腐病、根腐病、菌核病、疫病、干腐病、根黑斑病、根结线虫病、灰霉病和细菌性烂根病（软腐病和赤腐病）。其中为害严重的是锈腐病，此病从早春到晚秋整个生育阶段均能浸染。从幼苗到各年生参根上都有发生。野生人参发病率在 25% 左右，栽培人参发病率在 30%~40%，严重地块发病率可高达 90%。

1. 人参浸染性病害

（1）黑斑病。黑斑病是人参上发生普遍、为害严重的病害，广泛分布于中国、日本、韩国、朝鲜及俄罗斯远东地区。常年发病率 20%~30%，严重时高达 90% 以上。造成早期落叶，植株枯萎，不结实，参根和参籽减产，品质变劣。是由人参链格孢菌 *Alternaria panax* Whetz. 浸染引起的。黑斑病能浸染人参全株各部位，其中以叶、茎、果实和果柄受害严重。叶上病斑多发生于叶尖、叶缘或叶片中部。病斑近圆形至不规则形，直径 3~15 mm。初呈黄褐色，水浸状，后变褐色，病斑中心色淡，病斑边缘处有的有轮纹状。干燥后极易破裂。遇阴雨潮湿天气病斑迅速扩展，常相互汇合致使叶片枯死。黑斑病是人参发生为害严重的病害，采取以防为主和综合防治措施，消灭菌源、加强田间管理、消灭和封锁中心病株，用高效的多抗霉素、咪唑霉、代森锰锌将病情控制住，再用廉价农药可降低防治成本。关于喷药时间应根据预测预报科学喷药。

（2）锈腐病。人参根部病害中，锈腐病是首要病害，凡种植人参的地区都有发生。锈腐病菌可浸染各年生的参根、茎和芽孢等部位，已报道病原菌有 5 种。发病初期参根表皮出现黄锈色小斑点；由浅入深，逐渐扩大汇合，最后病斑呈近圆形、椭圆形或不规则形，锈色，边缘稍隆起，中央略凹陷，与健康部位界线分明。严重时病斑可连成一片，甚至扩及全根，深入内部组织导致干腐。受害轻者参根上除形成锈斑外，须根烂光，重者侧根乃至全根烂掉，仅剩部分烂根残皮。患病植株的地上部分明显矮小，叶片不展，叶色变黄色或红色，或虽不变色，但叶片皱褶不平。埋于土里的茎基部发病时也常呈褐色病斑，严重时整个植株枯萎，倒伏而死。芽孢发病后逐渐变色腐烂，不能出苗。该病在参苗地、新栽参地都能发生，在连作参地中发病尤其严重，常造成绝产。锈腐病是土传病害，应运用农业的、化学的和生物的各种手段进行综合防治，应以农业防治与生物防治为主，从而创造有利于人参生长的生态条件，在提高人参自身抗逆力的基础上，结合化学农药进行土壤处理，才能取得明显的防治效果。

（3）根腐病。根腐病是人参根部较严重的病害，一般3年生以上人参被害较重，发病率达10%~20%，严重影响人参的产量和质量。此病由土壤传病，也是造成人参不能连作的主要原因。主要是由腐皮镰刀菌 *Fusariu msolani*（mart.）App. et Wollenw. 浸染引起的。参苗发病时，根和地下茎呈红褐色，表现立枯症状，最后萎枯而死。随着参龄增长发病愈重。被害参根的芦头、主根、支根及须根均可被害。根上病斑圆形，不规则形，淡黄褐色，最后变黑褐色，病斑逐渐扩大，直径3~8 mm 干燥的病斑稍凹陷，往往与柱孢菌和软腐细菌复合浸染，导致全根腐烂。根腐病是由土壤传播的病害，从春到秋均可发病，浸染周期长，给防治工作带来较大的困难。应加强田间管理、应用药剂进行防治，可参照锈腐病的防治措施进行。

（4）菌核病。菌核病从早春人参出苗前后开始发病，6月以后很少发生。多浸染为害3年生以上的参根。初浸染参根的根冠处，后扩展到整个参根。该病早期很难识别，地上部分几乎与健株一样，待植株表现出萎枯症状时，则地下的参根已腐烂变软，用手捏时很容易破碎。参根表皮初生少量白色棉毛状菌丝体，后变成黑色，不规则形的鼠粪状菌核，为害严重时，参根内部腐烂仅剩下外皮，烂根的空腔内则长有少量的黑色菌核。其病原菌为人参核盘菌 *Sclerotinia schinseng* Wang，C. F. Chen et J. Chen。人参菌核病是以菌根在病根上或撒落于土壤中越冬，成为第2年的初浸染菌源。在防治方面要加强田间管理，及时挖除病株，栽参前7~10 d 施用菌核利或速克灵，每平方米用量10~15 g，充分与土壤拌匀后再栽参。

2. 人参非浸染性病害

（1）红皮病。人参红皮病又称水锈病。发病时参根局部或全部变红褐色，是人参上较常见的一种生理性病害。因土壤里铁、铝、锰含量高，毒害参根造成的生理病害。病根表现出锈红色病斑，不规则形，大小不等，重者遍及全根，参根表皮粗糙纵裂，变厚变硬，刮去表皮内部组织正常，其色泽症状颇似水稻锈根病。严重的病根须根枯死，轻病根在土壤条件改善后可逐渐恢复，病根地上部茎叶生育正常。防治方法是要及早整地，使用隔年土使土壤充分熟化，用黑土掺黄土改良土壤结构，并控制土壤中的水分。

（2）冻害。人参冻害在东北各地每年都有发生，一直是影响人参生产发展的主要障碍，主要在吉林省和黑龙江省的部分地区。人参是多年生宿根草本，参根每年在土壤中过冬，东北冬季气温可达−30 ℃以下，土壤冻层可达1 m 以上，参根在土壤中呈冻结状态，第2年春季土温逐渐回升时，参根也逐渐解冻，一旦遇上天气骤变易引起参根冻害。受害轻的参根越冬芽和根茎变色枯死，受害重的芽孢、芦头发生腐烂，有的芽孢未萌动就腐烂，有的萌动后抽出的茎叶尚未出土就腐烂，有的主根似水烫状脱水软化腐烂，一捏一股水，有时主根完好大部分须根根尖端腐烂。晚秋或早春出现乍暖乍冻的缓阳冻的天气是引起人参冻害的关键。因此，加强防寒措施，控制晚秋和早春参床土层的温度和湿度，可防止冻害发生。

（3）枯叶病。主要发生于 1~2 年生参苗，3 年生以上人参未见发生。病株叶片从叶缘开始变黄，后整个叶片和茎秆都干枯死亡，人参前期形成的根系无变化。发病轻的病株上仅个别叶片发黄干枯，其余叶片和整个植株生长发育正常。枯叶病发生迅速，仅 1~2 d 内就使大片地块中参苗死亡。枯叶病是一种生理性病害，发生后无法治疗，只有采取预防措施，才能有效地防止发生。

3. 病害综合防治原则

在人参整个生育阶段里发生的各种病害，每年都有不同程度的发生。其中立枯病、黑斑病、疫病、锈腐病、根腐病和菌核病，是严重为害人参的六大病害，常年发病率在 10%~30%，重者达 50% 以上，严重影响人参的产量和质量。

防治人参病害的策略：一是抑制或消灭各种病原；二是提高人参的抗病性；三是控制环境条件，使其不利于病原，而有利于人参生长。因此，只有采取综合防治技术措施，才能有效地控制病害的发生。

（二）虫害的防治

人参在栽培过程中不论是地上部分还是地下部分，都会遭到许多害虫为害，不仅影响人参的产量，也降低人参的品质，使人参的经济价值下降，所以人参害虫已成为发展人参生产的一大障碍。人参害虫大体可以分为地上部分害虫和地下部分害虫两大类。为害地上部分的害虫主要取食叶片、茎、种子等，如草地螟、土蝗、卷叶虫、蟥类、螨类、蚜虫等。虫害虽然不是年年发生，但有的年份却损失很大。为害地下部分的害虫主要有金针虫、蝼蛄、蛴螬、地老虎等，它们不仅给参根造成伤口，降低人参的品质，而且因伤口引起病害发生，造成参根腐烂，严重影响产量。

1. 人参地上部分主要害虫

（1）草地螟 *Loxostage sticticalis* Linnaeus。也叫黄绿条虫，属鳞翅目，螟蛾科。为害人参主要以 4 龄以上幼虫为主。人参为害后，轻则叶片被咬成孔洞或缺刻，严重时，叶柄被咬断，叶片脱落。幼虫有时还取食叶柄及参茎交接处的软组织和茎的表皮。防治方法要尽量避免使用化学农药，可以挖沟防虫，经常挖出杂草，保持清洁。

（2）黏虫 *Mythimna separata* Walker。别名剃枝虫，行军虫等，属鳞翅目，夜蛾科。黏虫幼虫食性很杂，尤其喜欢食禾本科植物，大发生时也为害人参。黏虫取食人参叶片，造成孔洞、缺刻或吃光全部叶片。大爆发年份，用 2.5% 敌百虫粉撒于参地四周形成环带。

（3）白小食心虫 *Spilonota albicana* Matsumura。又名苹果白蛀蛾，简称白小，属鳞翅目小卷叶蛾科。白小食心虫是果树上的主要害虫，特别是山地丘陵地区的山楂和山里红的果实害虫，偶尔也钻入参植株，由茎顶蛀入，造成整株人参死亡。幼虫老熟后，仍在被害处化蛹，羽化后蛹壳常存留在粪便上。防治方法要秋季彻底清扫，清除杂草及落叶，消灭越冬幼虫。

2. 人参地下部分主要害虫

（1）金针虫。又叫铁丝虫、钢丝虫、姜虫子、金齿耙、黄蚰蜒等。金针虫的成虫又叫磕头虫，此虫在人手上时头部上下摆动如"磕头"状。属鞘翅目叩甲科，为害人参的金针虫种类较多。主要为害人参地下部分的根茎，一般从参根到地表 10 cm 这个层次，绝大多数在 5~8 cm 处为害。防治方法为清理田园、毒饵诱杀、栽前灭虫等。

（2）蛴螬。蛴螬是鞘翅目金龟甲科幼虫的总称，别名白土蚕、大头虫、老母虫、核桃虫、蛭虫等。据资料记载为害人参的蛴螬有 20 余种，为杂食性害虫。幼虫为害人参根部，把参根咬成缺刻和孔网状，也可为害接近地面的嫩茎，严重时，参苗枯萎死亡。防治方法与金针虫大致相同，可以进行诱杀、利用毒饵等。

（3）蝼蛄。又叫地蝲蛄、蝲蝲蛄、土狗、水狗等，属于直翅目蝼蛄科，以非洲蝼蛄 *Gryllotalpa Africana* Palisot de Beauvois 为主。以成和若虫在土中咬食刚播下的种子，特别是刚发芽的种子，也咬食人参的嫩茎、主根和根茎，将根部咬成乱麻状，使植株萎凋而死。防治方法与金针虫、蛴螬大致相同。可以陷阱诱杀、毒饵、夏季挖窝毁卵。

3. 虫害的防治原则

人参害虫的防治也应同农业害虫的防治一样，必须坚持"预防为主，综合防治"的植保方针，做到防患于未然。在防治过程中要重视农业防治的作用。

（三）鼠害的防治

鼠类对人参的为害是十分严重的。鼠类不仅啃食地上部分的人参茎叶，更啃食地下部分。不仅影响人参的品质，同时伤口处容易引起其他病原菌等寄生而造成腐烂减产。有些鼠类还可以在参地营造隧道破坏人参，影响人参生产。影响鼠害发生轻重的环境因素很多，比如温度、水分、光照、土壤、地形、植被、动物及人类活动等。

1. 鼠害的主要种类

（1）东北鼢鼠 *Myospalax psilurus* Milne-edwards。属于啮齿目仓鼠科。别名瞎耗子、地羊、瞎老鼠、盲鼠、瞎摸鼠子、华北鼢鼠、地排子等。主要对甘薯、花生、马铃薯、胡萝卜、小麦、玉米等有食害。啃食参根及种子。

（2）花鼠 *Eutamias sibiricus* Laxmann。属于啮齿目松鼠科。别名滑俐棒、五道眉等。花鼠食性杂，对豆类、麦类、谷类及瓜果和人参地下部分都食害，也偷食人参果实。

（3）达乌尔黄鼠 *Citellus dauricus* Brandt。属于啮齿目松鼠科。别名大眼贼、蓝鼠子、禾鼠。黄鼠为害时并非取食植物全部，而是选择鲜嫩多汁的茎秆、嫩根、花穗为食。

（4）长尾黄鼠 *Citellus undulates* Pallas。属于啮齿目松鼠科。别名豆鼠子、大眼贼。长尾黄鼠以食禾草为主，且为害人参地下部分。

据郑晓东等在 2004—2008 年的研究，辽东山区为害林下参生产的害鼠主要指东北鼢鼠（俗称瞎耗子）和花鼠，且此类害鼠为害林下参有逐年加重的趋势，特别对高龄的林下参所造成的经济损失更甚。

2. 鼠害的防治原则

对鼠类的防治是一个非常复杂的问题，因为鼠类不仅可以在居民区为害，也可以在野外田间为害。不论采取哪种灭鼠措施，灭鼠工作必须是长期的，必须是药物灭鼠与改变环境等手段来破坏其基本生活条件相结合，才会使鼠害逐年减轻。必须坚持"预防为主、综合防治"和"加强领导、动员群众、措施得力、持之以恒"的方针。

3. 鼠害的防治方法

（1）东北鼢鼠。

①定时挖捕。利用早晨、傍晚或阴天鼢鼠在洞内掘洞时，沿洞道方向将铁锹插在鼢鼠前头，后脚踩住洞道以防后退，鼢鼠受惊吓从洞道中跳出，用锹拍死。

②地箭。将上好弓的地箭放入鼢鼠经常活动的洞道上，当它出洞觅食碰到地箭活动销子时，弓箭即发穿死鼢鼠。

③熏蒸。打开主洞道放入磷化铝10~14片并封好洞，磷化铝放出毒气熏死鼢鼠。

④饵料诱捕。将蝼蛄前胸背板揭开，将少许磷化锌放到里面肉上并把盖恢复原位，蝼蛄活体放到鼢鼠洞内爬行，然后将洞口封严，鼢鼠在洞内取食蝼蛄会中毒致死。也可在洞道内放上胡萝卜、土豆等有毒诱饵进行诱杀。

⑤陶罐捕捉。在洞道内挖好的坑内放置陶罐，封上两头洞道，当鼢鼠活动取食打通洞道后落入罐内再进行捕杀。

（2）花鼠。

①毒饵诱杀。毒杀，将新核桃仁用微火炒到半熟时，用磷化锌配制1%毒饵；用带壳花生果或榛子诱杀。将果仁钻洞，其内放毒药，再将果仁放入原壳内，用胶封住果壳，制成果仁毒饵。

②柞蚕蛹、昆虫毒饵。将蛹或蝗虫、螳螂等昆虫用油炸熟，在中间处掰开放入少许磷化锌制成毒饵。

③玉米胚糠毒饵。玉米磨后取胚糠，用文火炒熟再用溴敌隆配制0.005%~0.01%浓度的毒饵。防治花鼠的毒饵，一般每公顷放置300~450堆，如花鼠密度较大，可适当增加，每堆2~3 g（果实2~3个），投放到花鼠经常出没的地方，比如大石头、树桩、倒木、洞口等处。溴敌隆毒饵管吃管添，直至不吃为止。每只花鼠5~7 d致死，8~10 d进入死亡高峰期。也可在种植区外围3~5 m远处投放毒饵，形成封锁带，防治效果也很明显。

④下套捕鼠。花鼠受惊吓后逃到洞内，待1 min左右又出洞观察动静。可用细铁丝按洞大小做一个环形套，当其进洞后立即将套安置在洞口，鼠再次出洞后即可套住。

六、人参的贮藏和保管

（一）人参的贮藏特征

人参中的水分、皂苷、有机酸、淀粉、糖类、蛋白质、生物碱和挥发油等成分均不够稳定，容易受外界因素的影响而发生变化。人参中的含水量一般不超过13%。如果水分过高，人参中的淀粉、蛋白质、糖类，就容易分解和发热，造成发霉和变质。如果人参的含水量过低，则会减重，色泽较差，出现干枯等现象。人参中含有植物脂肪，在外界条件影响下，可产生酸败和分解。人参中淀粉含量较高，易受虫、鼠侵害。人参含有特有的香气，与别的药材同贮易串味，或贮藏不当，使特有气味丧失或变味。

（二）影响人参贮藏的因素

1. 湿度

湿度是表示空气干燥程度的物理量，是指在一定的温度下，一定体积的空气里含有的水蒸气的多少，也就是空气潮湿的程度。药物本身能否保持正常的含水量，与空气的湿度有密切关系。一般药物的正常含水量为 10%～20%。湿度是影响人参质量的一个重要因素。空气湿度随季节和温度而改变。湿度的变化不但影响到人参的含水量、化学成分及表观特征，而且关系到微生物的活动。人参在贮藏过程中，相对湿度愈高就愈容易吸潮；反之，相对湿度愈低，则愈易收缩。一般人参贮藏的相对湿度在 60%～70% 为好。

2. 温度

在人参贮藏过程中，温度的适宜范围是 15～20 ℃；温度在 20～35 ℃时，有利于虫害、霉菌等滋生、繁殖，使人参生虫、发霉和变质；当温度升高至 35 ℃以上时，人参挥发油成分散失，使芳香气味减弱，同时也会促进水分的蒸发，从而降低了人参的含水量。温度的骤变会导致空气相对湿度的变化，使人参忽干忽湿，十分不利。在人参贮藏过程中，应控制适当的温度、湿度。

3. 空气

空气含有多种成分，其中以氧气最容易与药物的某些成分发生化学变化，而影响其质量。药材在贮藏过程中，大部分情况下总与空气接触的。氧气能与人参中的一些物质，如有机酸、挥发油、皂苷、糖分等发生化学变化，使人参变质。空气中抽样含量虽低，但它是一种强氧化剂，对人参的变质有促进作用。氮气与氩气一般不与人参中的物质发生反应。

4. 日光

太阳辐射中的红外线有热效应，可使人参的温度升高，加速各种理化变化。紫外光有一定的杀菌作用，在晴天时可使人参短期通风、透光，但不可长期曝晒，否则会发生变质。

5. 时间

贮藏时间的长短对人参的质量也有一定的影响，人参中的挥发油含量随贮藏时间的延长而减少，蛋白质、糖分、有机酸等也会随贮藏时间的延长而变质。所以贮藏时间的长短要根据贮藏条件而论。

（三）人参的贮藏方法

目前贮藏人参的常用方法有：干燥法、埋藏法、醇闷法、低温法、气调法、辐照法等。

1. 干燥法

常采用石灰、硅胶、氯化钙、木炭等作为吸潮剂。以石灰作为吸潮剂放入容器底部，上置人参，密封，可使人参保持干燥，具有干燥快、防霉变、防虫蛀的作用，但对人参的防泛油、防气味散失作用不大。硅胶作为吸潮剂其吸潮能力不及石灰，但经烘烤可反复使用。少量人参贮藏宜用硅胶。石灰干燥具有经济、安全、方便等特点，是最为常用的一种贮藏方法，块石灰散成粉末时，须更换。石灰为强碱性干燥剂，人参贮藏时间长则易导致色泽改变，失去香气，使外观和内在质量均受到影响。

2. 埋藏法

采用白砂糖、细辛、炒糯米、茶叶、糠壳等与人参混合贮藏。如白糖埋藏法，选用可密封的玻璃、搪瓷或陶瓷容器，洗净、干燥，将干燥、无结块的白砂糖铺于容器底部2~3 cm厚，上面平列一层人参，用白糖覆盖，使超过参面1~2 cm，糖面又置一层人参，再覆以白砂糖。如此一层层排列，最后用白砂糖铺面，加盖密封，置阴凉处。经过对样品分别贮存18个月和24个月后观察，均未见泛油、霉变、虫蛀现象，且气味甘香浓厚，色泽无明显改变。此法适用于小批量人参的贮藏。对大批量的人参，贮藏时可用坛或木箱，1层人参，1层丝瓜络，直至装满容器。

3. 醇闷法

将75%以上的药用酒精或50%以上白酒浸过的棉花球装入塑料袋内，扎紧袋口，袋上刺若干个小洞，放入容器底部，上置人参，加盖密封，放阴凉处。或将充分干燥后的人参，均匀喷洒无水乙醇或95%乙醇（1 kg人参喷50 mL乙醇为宜），放入广口瓶或瓷缸、瓷坛内，随用随取，取后立即密封。醇闷可以起到防虫、防霉的作用。

4. 低温法

低温能使虫害的新陈代谢作用停止。虫害在冷麻痹状态时，体内的营养物质逐渐减少，抗御能力降低，因虫害在致死低温时，细胞内游离水分外溢到细胞间隙结冰，使细胞膜结冰后体积扩大而破裂，细胞内原生质脱水浓缩盐类浓度增高，代谢物不能正常排泄，酶的活性不能正常进行，终因新陈代谢作用停止而死亡。实验证明，当贮藏温度达-4 ℃时，虫害死亡率可达100%。另外，霉菌的生长最适合温度为20~30 ℃，10 ℃以下发育逐渐迟缓，而到0 ℃时就停止发育了。因此低温贮藏可以防虫、防霉。

低温贮藏前一般先将人参装在聚乙烯无毒薄膜塑料袋中，密封，亦可抽真空。可以冷藏，也可以冷冻。冷藏时，温度控制宜在0~2 ℃，适当降低氧气浓度，增高二氧化碳浓度，抑制呼吸作用，保鲜率可达90%以上。冷冻时，温度一般控制在-18~-20 ℃，要保证连续冷冻。有人对冷冻和冷藏效果进行了比较，通过对人参总皂苷及单体皂苷的含量测定，表明人参冷藏品与冷冻品之间无明显差异。但人参冷藏品在放置过程中易产气胀袋，且随保存时间延长颜色加深，脱水严重，而人参冷冻品的外观性状基本保持原状。也有人对普通冷冻和速冻贮藏效果进行了比较，经过160 d的贮藏，人参外观、重量、口味均未发生变化，并对多个化学指标进行分析，表明普冻和速冻贮藏法对鲜参贮藏质量无明显影响。普通冷冻完全可以保证人参质量。低温贮藏法是当前最为实用的一种贮藏法，具有简便、高效、可靠的特点，人参经低温保存后，色泽仍然鲜艳、美观，口味、药效不减（表2-8、表2-9）。

表2-8 人参低温贮藏方法比较

项目	12月		1月		2月		3月		6月	
	冷藏	冷冻	冷藏	冷冻	冷藏	冷冻	冷藏	冷冻	冷藏	冷冻
性状	黄白色	黄白	黄白	黄白	黄白	黄白	黄白	黄白	黄白	黄白
总皂苷/（%）	2.29	2.19	2.25	2.23	2.18	2.20	2.17	2.14	2.12	2.15
Rb_1	0.21	0.22	0.23	0.21	0.22	0.20	0.19	0.21	0.19	0.18
Re	0.29	0.27	0.28	0.28	0.26	0.27	0.24	0.25	0.22	0.23

表2-9 速冻与普冻样品化学指标分析结果

样品	贮藏天数/d	总皂苷/（%）	总糖/（%）	还原糖/（%）	水分/（%）
对照	0	4.71	66.97	5.00	70.0
速冻实验组	3	4.42	89.04	7.15	70.8
	30	4.40	41.32	7.26	73.4
	60	4.63	32.40	2.54	71.0
	100	4.72	23.95	0.59	70.0
	160	4.70	54.25	0.64	72.5
普冻实验组	3	4.41	97.70	6.38	73.5
	30	4.83	46.04	12.19	67.6
	60	4.48	33.27	1.00	69.4
	100	5.10	24.36	1.17	70.2
	160	4.80	62.90	0.50	70.0

5. 气调法

气调贮藏理论是在1918年由英国科学家 Kidd 和 West 提出的，并首次进行了经典的苹果气调贮藏实验。它是在低温冷藏基础上，进一步提高贮藏环境的相对湿度，并人为改变气体组分的贮藏方法。正常大气中含氧量为20.9%，二氧化碳含量为0.03%。气调贮藏是调节空气中氧、二氧化碳的含量，降低氧的含量为2%~5%，提高二氧化碳的含量至0~5%，这样的贮藏环境能够有效杀灭害虫，防止霉菌生长、保持产品色泽、控制氧化。该法保鲜期长，无污染。

气调贮藏按气调方式可分为采用自然降氧的自发气调贮藏（modified atmosphere storage，MA）和采用人工快速降氧的机械气调库贮藏（controlled atmosphere storage，CA）。目前在人参的贮藏中也正在积极研究适宜的气调贮藏的条件。

将人参装入薄膜袋中（厚度一般为0.05 mm 或0.07 mm），通过充入大量氮，作为氧气的稀释剂，使氧气含量迅速下降到要求浓度。在0~10℃窖温条件下，贮藏210天，人参浆气足，硬度高，不腐烂，自然耗损率最低，芽苞仍有生活力，发芽良好，生育正常。人参皂苷含量仅下降0.137%（干重），而散放的则下降0.546%（干重）。贮藏效果与膜袋厚度、人参质量、参根有无病害及贮藏温度等密切相关。厚膜袋（0.07 mm）比薄膜袋（0.05 mm）含氧气少，含二氧化碳多，有利于抑制人参呼吸强度、降低基质消耗、防止蒸腾水分；人参浆气不足，硬度下降快，不能长期贮存；感病人参易腐烂；贮藏温度愈高，呼吸强度愈大，贮藏寿命愈短。据测定，鲜参在10℃下呼吸强度为132 mg

$CO_2/$（kg·h），在 0 ℃下则为 17.6 mg $CO_2/$（kg·h）。

6. 辐照法

辐照技术是 20 世纪发展起来的一种灭菌保鲜技术，是以辐射加工技术为基础，应用X 射线、γ 射线或高速电子束等电离辐射产生的高能射线，在能量的传递和转移过程中，产生强大的物理效应和生物效应，达到杀虫、杀菌、抑制生理过程的目的，其原理主要是破坏细菌细胞中的 DNA 和 RNA，受损的 DNA 和 RNA 分子发生降解，失去合成蛋白质和遗传功能，使细胞死亡。

中药在贮藏与加工过程中非常容易生虫，被霉菌、细菌污染，不仅严重影响药物的质量，还会导致药源性疾病的发生。因此中药材的杀虫、灭菌是必不可少的环节。1997年，我国卫生部发布了《^{60}Co 辐射灭菌标准》，此后，《中国药典》（2015 年版）附录ⅩⅥ项下收载辐射灭菌作为一种灭菌法。至此，辐照灭菌法在我国制药业得到广泛应用。大量实验研究表明，药材辐照后含菌量大幅下降，杂菌存活率随辐照剂量的增加而递减。但鉴于药材用于防病、治病的特殊用途，在使用辐照灭菌法的同时，还应该辐照对其有效成分的影响。不同药材辐照灭菌法适用程度不同，有的药材经辐照后有效成分含量明显降低，多数药材辐照后有效成分含量无明显变化。由于辐照剂量不同对中药的化学成分、生物活性均有较大的影响，所以，对于不同的药材，应通过实验寻找其合适的辐照剂量。

目前辐照方法用于人参的贮藏也得到了广泛的研究。对经辐照和未经辐照的人参进行对比研究，比较其在放置过程中外观、质地、细胞结构、皂苷类成分含量等指标。结果表明，经 0.4~0.6 kGy 辐照后处理的人参，贮藏 12 个月后，其保险率可达 93%~98%，参根硬度、色泽及人参皂苷含量无明显变化；未经辐照处理的人参，贮藏 6 个月时，腐烂率已超过 20%，大部分参根软化，贮藏 12 个月时，已全部腐烂变质。通过对不同的辐照剂量的比较研究，表明辐照剂量达到 10 kGy 时，人参的细胞结构被破坏，外观、颜色均发生明显改变（表 2-10）。

表 2-10　人参辐照保鲜效果

处理剂量/kGy	人参数/支	贮藏期/月	腐烂率/（%）	自然耗损率/（%）	保险率/（%）
对照（0）	180	1	1.11	0	98.89
		3	15.56	84.44	0
		6	24.44	75.56	0
辐照处理 0.45	180	1	0	0	100
		3	0	0	100
		6	0	0	100
		12	0.56	1.11	98.33

7. 吸氧剂法

将吸氧剂和人参或制品封在塑料袋中，吸氧剂就可以吸收密闭环境中的氧气，使氧气的含量降低到 0.1%左右，这样可以有效地阻止人参及其制品的虫蛀及霉变。用此法保存价格较贵的饮片，保质期可达 18 个月以上。鉴于吸氧剂法操作简单，保质效果佳，此法可能在人参及其制品的贮藏中起到重要作用。

七、人参规范化生产标准操作规程（SOP）

辽宁本溪市及辽东地区大量的繁育林下山参，其生态环境与野山参相似，其品质及药用价值接近野山参。鉴于本地区独特的栽培、加工方法等，为在林下山参生产过程中实行科学繁育，促进其健康发展，保证林下山参药材产量和质量，提高临床疗效，特制定本规程，适合于我国本溪市及辽东地区林下山参的规范化生产。

（一）主要内容及适用范围

本规程以我国《中药材生产质量管理规范（试行）》（GAP）为指导，制定了辽宁省本溪市及辽东地区林下山参规范化生产的技术标准操作规程。本规程适用于林下山参从选地、整地、播种、育种、田间管理、病虫鼠害防治到采收、加工、质检、包装、贮运等全过程各个环节。

（二）引用标准

《中华人民共和国药典》（2015 年版）。

《中药材生产质量管理规范（试行）》（2002—2003）。

《环境空气质量标准》二级标准（GB3095—1996）。

《大气污染物最高允许浓度标准》（GB9137—1988）。

《土壤环境质量标准》（GB15618—1995）。

《国家地面水环境质量标准》（GB3838—1988）。

《农田灌溉水质标准》（GB5084—1992）。

《人参品种标准》（DB/2100B38001—6—1987）。

《人参种子标准》（GB6941—1986）。

《野山参分等质量标准》（GB/T18765—2002）。

《加工用水标准》（GB5749—1985）。

《农药安全使用标准》（GB4285—1989）。

《农药管理条例》（国务院 2001 年第 326 号令）。

《药用植物及其制剂进出口绿色行业标准》（2001）。

《中药材瓦楞纸箱包装件标准》（GB6266—1986）。

《包装储运指标标志标准》（GB195—1985）。

（三）定义

1. GAP

国家食品药品监督管理局制定与发布，从保证中药材质量出发，控制影响药材质量的各种因素，规范药材各生产环节乃至全过程，以促进中药标准化、现代化。

2. 林下山参 GAP 产品

林下山参为五加科多年生草本植物，我们所种植的林下山参为《人参品种标准》中的大马芽、二马芽和长脖品种。林下山参 GAP 产品系指在生态环境质量符合规定标准的产地，生产管理过程中不使用任何有害化学合成物质或允许限量使用限定的化学合成物质，按 GAP 要求制订的生产标准操作规程进行生产、采收、加工，经检查、检测，符合 GAP 要求和《国家药典》标准，并经专门机构认定，许可使用中药材 GAP 标志的产品。

3. SOP

标准操作规程（Standard Operating Procedure）的英文名称缩写。它是企业或种植基地依据 GAP，在总结前人经验的基础上，通过科学研究、生产试验，根据不同的生产品种、环境特点，制定出切实可行的达到 GAP 要求的方法和措施的操作规程。

4. 农药残留量

植物生长过程中对有机氯化合物吸收的积累量。

5. 重金属

指铅（Pb）、汞（Hg）、镉（Cd）、铬（Cr）、铜（Cu）。

（四）生产基地概况

1. 林下山参种植基地的选择

（1）历史原因。人参为辽宁道地药材，早在 140 多年前，桓仁县便开始人参生产。本溪市的中药材生产历史悠久，积累了丰富的引种和野生转家种的栽培经验，20 世纪 80 年代初逐步建立了以人参为主的中药材生产基地，当地人们掌握了丰富的种植经验，并形成药材种植产业。

（2）产量质量原因。本地气候适宜，森林资源丰富，土壤肥沃，十分适合林下山参的生长。全市种植面积已达 750 hm²，成为全国人参主要产区。

2. 生产基地环境条件

（1）产地自然环境。本溪市位于辽宁省东部，地处 123°31′E～125°40′E，40°49′N～41°35′N，总面积 8 348 km²，辖区内本溪县、桓仁县地处长白山地老岭支脉和长白山脉的东南延续部分，山峦纵横，丘陵起伏，水系交错，森林资源十分丰富，全市地貌可称为八山一水半分田，蕴藏了人参、五味子、细辛、刺五加、鹿茸等千余种动植物药材。

（2）气候条件。本溪市地处中纬度季风带，属大陆性季风湿润气候，全区年平均气温 6.2～7.8 ℃，1 月平均气温−14.3～−12.0 ℃，7 月平均气温为 22.2～24.3 ℃，无霜期 120～150d，平均年降水量 900～1 000 mm，年平均相对湿度 70%，干燥度 0.66。

（3）土壤条件。海拔 300～1 000 m 的山区，土壤以温带棕色森林土为主，富含有机质，排水透气良好，呈微酸性。土壤环境的重金属和农药残留的限量应符合《土壤环境质量标准》中的二级标准。

（4）水质条件。水质符合农田灌溉水质标准。

（5）周边环境。产区远离城市、工矿、交通干道，在药源基地 1 km² 以内无"三废"

及厂矿、垃圾场等污染源。

（五）人参生长特点

1. 生长条件

林下山参是生长在半阴半阳处的植物，喜散射光和较弱阳光，怕干旱和积水，生长在海拔 300～900 m 的林下山地上半部，坡度为 5～44°，地表起伏不平，地势要求既能保水，又能排水。≥10 ℃积温为 2 500 ℃，1 月平均气温−28～−24 ℃，7 月平均气温 20～24 ℃，无霜期 130 d 左右。年降水量 700～1 000 mm，年平均湿度 70%，8 月达 80% 以上。植被为针叶阔叶混交林，土壤类型为暗棕壤，pH5.5 左右。

2. 种子生殖繁育特性

人参种子属于种胚发育不完全型，具有发芽缓慢、休眠的特性。

（六）栽培技术要点

1. 选地

（1）林地选择。以柞树、椴树、桦木、榆木、色木为主的阔叶林或者以阔叶林为主的针阔混交林为宜，林下生有三枝九叶草、胡枝子、榛柴等灌木丛和豆科、菊科等草本植物构成的双层遮阴，构成乔—灌—草三元立体植物群相结构。树龄 20 a 以上，树高 10 m 以上，郁闭度 0.8 左右。

（2）坡向及坡度选择。坡向以东南坡、北坡、西坡为好。正南坡、西南坡不利生长。坡度以 10～25° 为宜。一般选坡的中段适宜种植。

（3）土壤选择。暗棕壤土。选择含矿物质和有机物质，有清香味或中药味的具有团粒结构、通透性良好的微酸性（pH 5.5～6.5）土壤为宜。土壤要肥沃疏松，腐殖质层深厚（10 cm 左右），有黄泥底，不漏水，底为块粒状，呈亮褐色，土壤温度适宜，蓄水性、适水性良好。上松下紧，松而不散，紧而不坚。

2. 整地

（1）整地时间。一般在 9 月下旬至 10 月上旬，播种前即可进行整地。

（2）整地方法。林地选好后，按照郁闭度在 0.8 左右间伐过密的树木和小灌木，使之分布均匀，割除林下的灌木杂草，清除杂柴、石块，清理枯枝落叶。清林后规划土地，按自然地形确定栽参区域，留出排水道，必要时挖壕叠坝，以利排水或防止水土流失。种植带间保留 30～50 cm 隔离带，植被保留，防止水土流失，割掉的灌草及枯枝落叶可放于隔离带中。种植带不宜过长，应根据自然地形等情况留出上下作业道。

3. 播种

（1）播种时间。

①春播。4 月下旬至 5 月上旬，当土壤解冻后即可进行。一般春天播催芽籽，当年可出苗。不提倡春季播干籽。

②秋播。8 月上旬至 9 月上旬播水籽，10 月中旬至结冻前播催芽籽。

（2）播种方法。采用横山、带状或随机种植。

①点播。用镐随机在林地内刨坑，4 cm 见方，深 7~8 cm，每坑播 1~2 粒种子，覆土后轻轻压一下，使种子和土壤能紧密结合，并覆些碎树叶。

②穴播。用木棍扎穴，将种子播入穴中，20 cm 见方，每穴播 1~2 粒种子，覆土后轻轻压一下，使种子和土壤能紧密结合，并覆些碎树叶。

③条播。划出长 10~20 m，宽 4~6 m 种植区，区间留 50~100 cm 作业道，将种植区内落叶、草根搂至作业道待作覆盖物，横山勾沟，深 7~8 cm，间隔 50 cm，将催芽种子撒播于沟内，覆土遮盖轻压。

4. 管理维护

（1）光照。林下山参生长到 5 a 后，需要足够的光照，要及时调整林木郁闭度，在每年夏、秋两季进行全园踏查，注意观察，发现郁闭度过大的地方，要在冬季清理树冠，调整郁闭度在 0.6~0.7，同时要将干枝树杈清除，避免夏天落下伤参。

（2）掐花。在不以采种为目的时，为减少养分消耗，在 5 月中下旬人参未开花前将花蕾掐掉，使养分集中供给参根生长，可提高人参产量和质量。当花梗生长 5 cm 时，从花梗上 1/3 处将整个花序掐掉，摘蕾时用一只手扶住参茎，另一只手掐断花梗，注意勿拉伤植株。

（3）排水。雨季应注意田间检查，防止水土流失，并修好排水系统；对地面裸露地方，应随时补足覆盖物。

（4）施肥、打药。为保证林下山参生长环境接近野山参，一般情况下不打药、不施肥。但在大面积发生病虫害时也要进行药剂防治，防治方法同园参，但不准使用国家明令禁止使用的农药。

5. 病虫害防治

（1）病害防治。地上植株出现病斑时，用手掐去有斑的叶子，防止其继续蔓延。当发现黑斑病、锈腐病、根腐病等根部病株时，应及时挖除，并用石灰粉消毒后，填充无污染新土。

（2）鼠害防治。用鼠药、铁夹、地箭等防治鼠害。放置鼠夹、鼠笼于出入洞口，进行捕杀；用 0.05%~0.1% 敌鼠钠盐或 0.05% 杀鼠灵放置于鼠洞或种植带外围；将拌有 2%~10% 磷化锌鼠药调成浆糊，粘在玉米芯上，堵住鼠洞。

（3）虫害的防治。金针虫与蛴螬等危害近土表面的茎和地下参根。防治办法除结合整地和松土时捕捉，还可采用诱杀办法，用香油拌小米作为食饵诱杀。

（七）种子繁育及催芽

1. 种子来源

选用本地区繁育的五加科植物人参的种子。

2. 良种繁育

①选种。选茎秆生长粗壮、种子结实多而饱满、无病虫害的 5~6 年生健壮植株留

种，用疏花、疏果成熟期较一致的种子。

②育种田。建立育种田，用于选育优良品种。种子在母株上生长发育过程中，采取疏花措施，一般当每个人参花序有1/3小花开放时，用尖嘴镊子将花序中央的小花蕾疏1/3~1/2，同时将花序外缘的病弱花及花茎上的散生花全部摘掉，以保证留下来的小花正常生育。留中间生长健壮而整齐的花朵结果作种。一般单株留果20~25粒。

（3）种子采收。7月下旬至8月中旬，在人参果实充分红熟时进行采收。用手将果实1次撸下来或从花梗1/3处剪断，采回脱粒。如花序的果实未完全红熟时，则应分2次采收。对落地果，应及时收拣起来。采种时注意区别好果和病果，分别处理，以免种子带菌互相感染。

（4）脱粒。将参果装入搓籽机脱去果肉或装入布袋里用手揉搓至果肉与种子完全分离时，投入清水中淘洗，漂去果肉和瘪粒，再用清水洗净后，捞出置于席上晾干或阴干，不得在强光下暴晒。

（5）种子贮藏。脱粒后的种子阴干3~4 d，进行催芽处理，于10月播种或者在种子失去浮水后拌入细沙进行低温沙藏，于第2年春播。做好调水控温工作，贮藏期间勤检查，防止霉烂，贮藏时间不得超过1年。

（6）种子运输。用1个木箱（大小根据参籽的多少而定），箱内四周及箱底先铺5层隔风纸（如麻纸、报纸等），然后用预先备好的青苔毛在四周及箱底再铺1层，使箱底的毛朝上，四周的毛朝里。铺好后将种子和腐殖土拌匀，土要比原来催芽时再潮湿一些，这时即可1层参籽1层青苔毛装箱，装到超过箱面2 cm高，用木板紧紧压实，以防震动碰掉芽子或参籽相互摩擦受损，然后铺上纸再用箱盖钉住。

3. 种子质量标准

选用上一年生产的籽粒饱满、有正常色泽、无病粒、无虫痕、无碎粒的优质种子。种子质量应符合《人参种子标准》二级以上。

4. 催芽处理

（1）种子消毒。干籽用1%福尔马林浸种20 min，捞出用清水冲洗2~3次，水籽用50%多菌灵200倍液浸种30 min，捞出后晾晒至种子表面无水。

（2）种子催芽。

①催芽方法。槽式人工催芽。根据催芽种子的数量，可分别采用木箱、木槽或砖砌的槽形床等。

②催芽时期。干籽6月中旬前开始催芽，水籽8月上旬开始催芽。

③催芽场地。选择地势高燥、背风向阳、排水良好的场地，清除表土，周围挖好排水沟，在其西、北两面夹好防风障，南面留出晒种场。

④催芽箱规格。按东西方向，挖长方形的贮籽窖坑，用砖、石或木板镶上四框。框高40 cm，宽90~100 cm，长度视种子数量而定。为控制温度变化，框周围用土培严踏实。

⑤催芽基质。以纯沙最好，也可用湿度为13%的过筛腐殖土与细沙按1∶2比例拌

匀，基质的湿度以手捏成团、松即散、不滴水为度。

⑥浸种装箱。处理前，为使干种子充分吸水，参籽用冷水浸泡 24 h，捞出控净水稍晾干，先将基质平铺于底层有通气孔的木箱内，厚度 6~7 cm，再将种子与基质按 1：3 的比例拌匀，平装于箱内，再覆混合沙土 10 cm，以保持适宜的温度和水分。

（3）催芽管理。

①架棚。为防止强光暴晒和雨水进入箱内，要架设大小适宜、东西走向、北高南低的防雨遮阴棚，周围挖好排水沟，防止场地积水。

②倒种。催芽期间要定期倒种，使箱内上下层温度和水分一致，通气良好，以利种胚发育。裂口前每隔 10~15 d 倒种 1 次，裂口后每隔 7~10 d 倒种 1 次（前期 1 个月每 7 d 倒种 1 次，后期每 10 d 左右倒种 1 次）。倒种方法：将种子从箱内取出，放在塑料布上，充分翻倒，并挑出霉烂粒。沙土过湿可置背阴处晾，不宜强光暴晒。

③调水。发现种层水分不足时，可浇水调节。一般在倒种前 1 d 浇水，浇水量以渗入到种层 1/3 处为度，次日倒种，则种层水分基本均匀适量。具体情况视沙子含土量及粒径大小来确定适宜水分。若用纯沙作基质催芽，沙子含水量保持在 10% 左右为宜。用腐殖土加沙作基质催芽，含水量 20%~30% 为宜。要用存放一昼夜的净水，严禁用污水、雨水。

④调温。变温处理。催芽前期适宜温度为 18~20 ℃，温度过低影响种胚发育，温度超过 25 ℃，种子易腐烂。箱内温度低时，可揭开遮阴物日晒；温度过高，可盖帘遮阴或置阴凉处降温。裂口后，形态发育后期保持温度为 10~15 ℃ 为宜。

（4）催芽种子的质量标准。种子裂口率达 90% 以上，即可取出播种。

（八）采收与加工

1. 采收

（1）收获年生。12~13 a 以上。

（2）采收时期。一般在 7 月下旬至 8 月上旬进山采挖，采收时间为秋季参叶变黄、越冬芽长大之前。

（3）采收工具。镐、锹、软质小棍棒（如树枝）等。

（4）采收方法。以植株大小定开盘位置，然后用板镐四面扩开，再由外向内散土，以不伤参根为度。用树棍先从植株基部破土，然后沿主根、支根、须根，一根根小心剥土挖取，将参根小心取出，不要损伤根系任何部位。挖得的山参俗称"鲜山参"或"山参水子"，要及时"封包子"，一般用青苔、草皮或适量松软的腐殖土，埋在藤筐等容器内或将人参包好，保护参体不受损害。

2. 加工

（1）鲜品。用 3~5 cm 的毛刷或柔软牙刷，在干净凉水里，将芦、膀、体、须四大部分上的泥土等污物刷净，呈白色或黄白色为好，注意不要碰坏主根上的表皮，也不可将珍珠疙瘩刷掉。芦下要用手揉，然后用清水冲洗干净，按等级分别摆在杈子上，把摆好的杈子抬到室外，在通风向阳的地方晾干。

（2）干货。取晾好的人参，用夹子夹在芦上 1.5 cm 处的秧上，将之挂于干燥箱内，用灯泡烘烤。先 50 ℃ 干燥 0.5 h 左右，打开排气孔排潮，升温至 55 ℃ 再干燥 1 h，再排潮，继续升温至 60 ℃ 至半干时再排潮 1 次，直至完全干燥。

（3）冻干品。真空冷冻干燥脱水。

（九）包装、运输和贮藏

1. 包装

包装材料应干燥、清洁、无异味，符合药用包装标准；包装要牢固、密封、防潮、不变性；包装明确标明品名、重量、规格、产地、批号、日期、生产单位等，并应附有质量合格标志。有条件的基地注明农药残留、重金属含量分析结果和药用成分含量。林下山参要分等包装，1~3 等，单支装盒；4~7 等，群体装箱。装箱时必须打潮，不能破坏林下山参原样，装完后，置阳光下晾干。

2. 运输

运输工具或容器应清洁、干燥、无异味、通风良好；运输时必须防雨、防潮、防暴晒、小心轻放；严禁与有毒、易污染物品混装、混运。应注意避免有害物质的污染。

3. 贮藏

仓库应清洁卫生、通风干燥、阴凉避光、无污染源及污染物、无虫害、无鼠害及霉菌污染。分架贮藏，严禁堆放，与墙壁保持 50 cm 距离。

（十）质量管理

1. 质检部门设立

为保证林下山参生产全过程的质量管理和检验，生产基地应建立质量检验科（室），配备一定数量与生产规模、品种检验要求相适应的人员、场所、仪器和设备。

2. 质检部门职责

环境监测、卫生管理、生产资料、成品、包装材料及批包装的检验；制订本规程培训计划并监督实施；负责本规程的文件管理；负责各种原始记录（如生产记录、批包装记录、批检验记录）的管理。

3. 抽样

药材包装前与包装后，质检部门应按批随机取样，并依据《中国药典》2015 年版一部附录Ⅱ A 药材取样法，按企业标准或购销合同规定的标准进行检测。

4. 质检项目

按照《中国药典》2015 年版一部人参项下性状、鉴别、检查、含量测定及《药用植物及其制剂进出口绿色行业标准》中农药残留、重金属及砷限量项检测，应符合规定。

5. 质检结果处理

检测报告有检测人签章，质管部门负责人签字，不合格的药材不得出厂。

（十一）人员和设备

1. 人员

生产基地应有受过一定教育、经过培训、富有经验并有能力履行赋予职责的药学、农学（或相关专业）的大专以上学历的人员负责全面工作。所有从事生产的人员都应具有基本的中药常识，并接受生产技术教育、安全教育及卫生学教育，从事田间工作的人员应懂得栽培技术；从事加工、包装、检验人员应通过健康检查；患有传染病、皮肤病或外伤性疾病等不得参加工作；劳动时应穿着劳动服或工作服（帽）、手套等。质检人员应有中专以上水平，工作认真负责，操作正规，严守法纪；对从事生产的各级人员应按本规范要求，定期规定培训与考核。

2. 设备

药材生产基地应有可进行产品真伪优劣鉴定的定点单位或检验仪器、设备、药品及试剂等，以保证正常检测工作的需要，对生产和检验用的仪器、仪表、量具、衡器等其适用范围和精密度应符合生产和检验要求，有明显的状态标志，并定期校验。

（十二）文件管理

1. 文件类别

生产技术档案及生产管理、质量管理的各项操作规程。

2. 生产过程记录项目

制定田间调查项目表格。记录整地时间、地点、面积、方法、标准；播种时间、方式和密度，种子质量状况（千粒重、饱满度、生活力、净度、含水量）；催芽时间、地点、面积；田间管理的全过程；采收加工的时期、方法、器具、采收量等；包装材料、规格、方法；运输和贮藏方法等，要详尽清楚。

3. 田间调查记录标准

按照规范化生产工艺标准进行，计量单位用国家统一公制单位名称。

4. 档案标准

执行国家统一档案标准。

5. 档案管理

全部档案由基地统一管理和存档，设立档案科室，由专人负责。

八、人参产地溯源方法

（一）性状的鉴别

1. 生晒参性状鉴别

（1）生晒参。主根呈纺锤形或圆柱形，长 3~15 cm，直径 1~2 cm。表面灰黄色，上部或全体有疏浅断续的粗横纹及明显的纵皱纹，下部有支根 2~3 条，并着生多数细长的须根，须根上常有不明显的细小疣状突起。根茎（芦头）长 1~4 cm，直径 0.3~1.5 cm，多拘挛而弯曲，具不定根和稀疏的凹窝状茎痕（芦碗，1 a 仅长 1 个）。质较硬，断面淡黄白色，显粉性，形成层环纹棕黄色，皮部有黄棕色的点状树脂道及放射状裂隙。香气特异，味微苦、甘。

（2）生晒山参。主根与根茎等长或较短，习称脖芦，呈"人"字形、菱形或圆柱形，长 2~10 cm。表面灰黄色，具纵纹，上端有紧密而深陷的环状横纹，习称"铁线纹"，支根多为 2 条，须根细长，清晰不乱，有明显的疣状突起，习称"珍珠疙瘩"，该须根称"珍珠须"。根茎细长，上部具密集的茎痕，不定根较粗，形似枣核，习称"枣核艼"。总体特点可归为：芦长碗、蜜枣核艼，紧皮细纹珍珠须。

该品横切面木栓层为数列细胞。皮层窄。韧皮部外侧有裂隙，内侧薄壁细胞排列较紧密，有树脂道散在，内含黄色分泌物。形成层成环。木质部射线宽广，导管单个散在或数个相聚，断续排列成放射状，导管旁偶有非木化的纤维。薄壁细胞含草酸钙簇晶。

生晒参粉末淡黄白色。树脂道碎片易见，含黄色块状分泌物。草酸钙簇晶直径 20~68 μm，棱角锐尖。木栓细胞类方形或多角形，壁薄，细波状弯曲。网纹及梯纹导管直径 10~56 μm。淀粉粒甚多，单粒类球形、半圆形或不规则多角形，直径 4~20 μm，脐点点状或裂缝状；复粒由 2~6 分粒组成。

2. 野山参性状鉴别

野山参生长于山地针阔混交林或杂木林之中，主要生长于长白山和小兴安岭地区。目前的野山参十分稀少，按照年份和大小，野山参价格差别很大，贵的野山参一支可卖到几万元。在购买野山参时需仔细辨别。

（1）须。长条须，老而韧，清疏而长，其上缀有小米粒状的小疙瘩称之谓"珍珠点"。色白而嫩脆（俗称水须）者，则不是纯野山参。

（2）芦。芦较长，分为二节芦、三节芦、线芦、雁脖芦。

（3）皮。老皮，黄褐色，质地紧密有光泽。皮嫩而白者，则不是纯山参。

（4）纹。在毛根上端肩膀头处，有细密而深的螺丝状横纹。横纹粗糙，浮浅而不连贯者则不是纯山参。

（5）体。系指毛根。

（二）无机元素的鉴别

林下参根和叶片中含有较多的对人体有益的常量元素 Ca，Mg 和人体必需的 10 种微量元素 Fe，Zn，Cu，No，Cr，Mo，Co，Ni，Y，Sr，还含有很少量的稀土元素。林下参叶片中的 Ca 含量远大于根中的含量，而将叶片加工成叶茶的过程中造成了 Ca 含量的下降；Mg 被称为"人体健康催化剂"，可以起到解毒作用，而 Mg 在林下参根和叶片中的含量没有明显的差别，将叶加工成茶后其含量也没有明显变化。

应用电感耦合等离子质谱（ICP-MS）法测定林下山参和园参中无机元素的量，并对其进 XI 差异显著性检验及聚类分析和主成分分析。根据无机元素定量的测量结果并参考何首乌的无机元素分析方法，按其原子序数顺序制作质量分数分布曲线。为绘图方便，把一些质量分数悬殊的元素同时放大或缩小相同倍数至同一数量级（Ca，Mg，K 缩小100 倍；Cr，Mo，Co，Se，Ni，V，Sn，I 放大 100 倍）。将 8 个林下山参样品的无机元素分布图谱绘在一起，见图 2-4。将 9 个园参样品的无机元素分布图谱绘在一起，见图 2-5。将两组人参各元素量的平均值分布图谱绘在一起，见图 2-6。

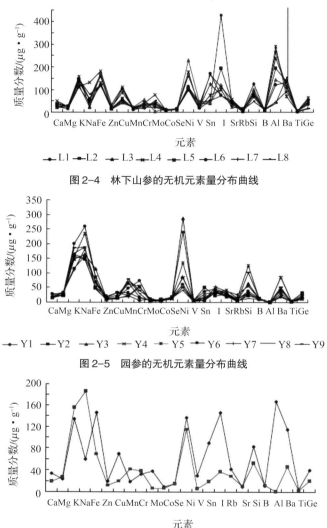

图 2-4 林下山参的无机元素量分布曲线

图 2-5 园参的无机元素量分布曲线

图 2-6 林下山参与园参的无机元素指纹图谱

参考文献

［1］王铁生. 中国人参 ［M］. 沈阳：辽宁科学技术出版社，2001.

［2］陈士林，周应群，谢彩香，等. 基于 TCMGIS-I 的西洋参生态适宜性分析 ［J］. 中国中药杂志，2008，

33（7）：741-745.

[3] 国家药典委员会. 中华人民共和国药典 2010 年版 [M]. 北京：中国医药科技出版社，2010.

[4] 郑冬梅，王丽，欧小宏，等. 三七传统产区和新产区植株农艺性状比较及相互关系研究 [J]. 中国中药杂志，2014，39（4）：558-565.

[5] 秦海音，于英智，谭立平，等. 桓仁山参物候研究初报 [J]. 中国林副特产，2009（2）：30-31.

[6] 方士福. 林下山参的经验鉴别 [J]. 人参研究，2006，(3)：24.

[7] 万德光，王文全. 中药资源学专论 [M]. 北京：人民卫生出版社，2009.

[8] 孙成忠，刘召芹，陈士林，等. 基于 GIS 的中药材产地适宜性分析系统的设计与实现 [J]. 世界科学技术——中医药现代化，2006，8（3）：112-117.

[9] 陈士林，索风梅，韩建萍，等. 中国药材生态适宜性分析及生产区划 [J]. 中草药，2007，38（4）：482-487.

[10] 王瑀，魏建和，陈士林，等. 应用 TCMGIS-I 分析人参的适宜产地 [J]. 亚太传统医药，2006（6）：74-78.

[11] 张毅，丁国伟，田景鑫. 野山参生长对自然生态环境的要求 [J]. 中国园艺文摘，2010（7）：173-174.

[12] 李慧. 不同产地人参品质与生态因子相关性研究 [D]. 沈阳：辽宁中医药大学，2004.

[13] 孙黎明，王丹丹，刘丽涛，等. 文登西洋参种植管理技术 [J]. 中国农技推广，2015（1）：11-12.

[14] 夏鹏国，崔秀明，韦美膛，等. 三七的生物学特性研究进展 [J]. 中药材，2014，35（5）：831-835.

[15] 魏建和，孙成忠，赵润怀，等. 三七产地适宜性数值分类与区划研究 [J]. 世界科学技术——中医药现代化，2006，8（3）：118-121.

[16] 崔秀明，徐珞珊，王强，等. 云南三七道地产区地质背景及土壤理化状况分析 [J]. 中国中药杂志，2005，30（5）：332-335.

[17] 金航，崔秀明，朱艳，等. 气象条件对三七药材道地性的影响 [J]. 西南农业学报，2005，18（6）：825-828.

[18] 王朝良，崔秀明. 光照与三七病害的关系 [J]. 云南农业科技，2000（6）：16-17.

[19] 王炳艳，韦美丽，陈中坚，等. 文山三七产区土壤养分测试与分析 [J]. 人参研究，2006（3）：35-37.

[20] 钟国农. 人参栽培技术（一）[J]. 农村实用技术，2006（5）：26-28.

[21] 陈洪海，张志华. 长白山区西洋参种植及高产栽培技术分析 [J]. 农业与技术，2014（11）：134.

[22] 王金贤. 西洋参农田种植的技术要点 [J]. 现代农业，2012（7）：15-16.

[23] 韩丽娟. 西洋参高产栽培技术 [J]. 河北农业科技，2012（8）：21-22.

[24] 魏晓明. 无公害西洋参规范化栽培技术 [J]. 中国农技推广，2011，27（11）：5-6.

[25] 张瑛. 六盘山区西洋参栽培技术要点 [J]. 宁夏农林科技，2010（4）：89-90.

[26] 周应群，陈士林，张本刚，等. 基于遥感技术的三七资源调查方法研究 [J]. 中国中药杂志，2005，30（24）：1092-1095.

[27] 郝庆秀，金艳，刘大会，等. 不同产地三七栽培加工技术调查 [J]. 中国现代中药，2014，16（2）：123-129.

[28] 李学芝，孙国刚. 人参、西洋参病害综合防治技术 [J]. 人参研究，2004（4）：40-41.

[29] 张达正，刘强，张倩，等. 人参出苗前病害的预防 [J]. 人参研究，2006（1）：39-40.

[30] 郑殿家，赵晓龙，李学芝，等. 人参、西洋参病害综合防治技术 [J]. 人参研究，2006（1）：36-38.

[31] 孙涛，张忠义. 几种人参、西洋参虫害的防治 [J]. 人参研究，2002，14（4）：32-33.

[32] 赵英，王秀全，郑毅男，等. 施肥对人参产量性状的影响 [J]. 吉林农业大学学报，2001，23（4）：56-59.

[33] 郑晓东，袁玉明，张娜. 害鼠危害林下参的初步观察及其防治 [J]. 特种经济动植物，2009（10）：52-53.

[34] 万红，李梅. 浅谈人参的贮藏 [J]. 中华现代种医学杂志，2008，4（1）：89-91.

[35] 胡钦禄. 浅谈人参的贮藏 [J]. 中国基层医药，2003，10（10）：1072.

[36] 田栓磊. 教你贮藏名贵中药 [J]. 家庭科学·新健康, 2010 (5): 53.

[37] 张伟伟, 王康胜, 项华美. 浅谈人参的规格、保管及加工 [J]. 黑龙江中医药, 2004 (4): 53.

[38] 王冰冰. 人参贮藏与质量检测相关技术研究 [D]. 北京: 中国农业科学院, 2007.

[39] 刘颖, 邬志敏, 李云飞, 等. 果蔬气调贮藏国内外研究进展 [J]. 食品与发酵工业, 2006, 32 (4): 94-97.

[40] 李淑兰, 于海涛, 韩兆洪, 等. 浅谈人参的保鲜技术 [J]. 山东医药工业, 2000, 19 (6): 32-33.

[41] 赵英, 王秀全. 人参气调贮藏效果研究 [J]. 中药材, 2002, 25 (5): 325-326.

[42] 张奇志, 王文亮, 王守经, 等. γ 射线辐照技术对中药灭菌的应用研究进展 [J]. 中国现代药物应用, 2007, 1 (1): 62-63.

[43] 梁剑平, 李雪虎, 路锡宏, 等. 核辐照技术在中药领域中的应用 [J]. 原子核物理评论, 2010, 27 (30): 284-290.

[44] 张世才, 李奉勤, 史冬霞, 等. 辐照灭菌在中药方面的应用研究进展 [J]. 中国药业, 2009, 18 (20): 76-77.

[45] 谢正福, 王森. 浅谈辐照灭菌在中药生产中的应用及相关问题 [J]. 海峡药学, 2010, 22 (7): 261-263.

[46] 赵晓南, 王子文, 许德春, 等. 人参辐照贮藏保鲜技术研究 [J]. 激光生物学报, 2001, 10 (3): 222-224.

[47] 姜海平, 刘凤云, 窦德强, 等. 林下山参规范化生产标准操作规程 (试行) [J]. 中国现代中药, 2007, 9 (10): 34-38.

[48] 刘书晶. 人参的鉴别及常用配方 [J]. 临床医学, 2013, 26 (6): 25-26.

[49] 杨莎. 人参的性状鉴别 [J]. 科技视野, 2013 (1): 140-143.

[50] 陈颖, 陈德锋, 汪树理. 拟黑多刺蚁氨基酸和营养元素的分析 [J]. 长春中医药大学学报, 2008, 24 (3): 257-258.

[51] 王鹏, 明磊, 李海军, 等. 林下参根及叶片中无机元素的分析 [J]. 人参研究, 2010 (3): 6-8.

[52] 张建逵, 康廷国, 窦德强. 林下山参与园参无机元素的聚类分析和主成分分析 [J]. 中草药, 2012, 43 (9): 1835-1840.

【第三章】

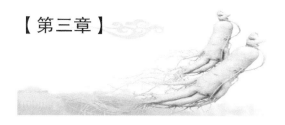

『人参的生药学研究』

一、人参、西洋参和三七的药材特征

（一）人参药材的性状

1. 园参

主根呈圆柱形，长 3~15 cm，直径 1~2 cm，表面灰黄色，上部或全体有疏浅的不连续横环纹，具明显的纵皱纹，下部支根 2~6 条，长而膨大，着生多而短的须根，形似扫帚，其质地较脆易折断，其上常有不明显的细小疣状突起。根茎（芦）多粗短直立，长 1~4 cm，直径 0.3~1.5 cm，具上翘的不定根（艼）和稀疏的凹窝状茎痕（芦碗）。质较硬，断面淡黄白色，显粉性，形成层环纹棕黄色，皮部有黄棕色的点状分泌道及放射状裂隙。香气特异，味微苦、甘。

2. 林下山参

主根呈圆柱形、菱角形或"人"字型，长 3~7 cm，直径 0.8~2.0 cm，表面灰黄色，上部排列有横环纹，纹细且平直，较浅而排列紧密。纵皱纹不明显。下部支根 2~3 条，须根少而细长，清晰不乱，其质地稍韧，有较明显的疣状突起（珍珠疙瘩）。马牙类根茎（芦）粗短，长 0.8~2.5 cm，直径 0.6~1.0 cm，茎痕（芦碗）直径 0.4~0.7 cm，呈凹窝状，稀疏或稍密集；长脖类芦弯曲而长（几乎与主根等长），长 2.0~5.3 cm，直径 0.3~0.9 cm，其中线芦较细长，直径 0.3 cm 左右，芦碗稀疏，不明显或只顶部明显；圆膀圆芦直径 0.5~0.7 cm，顶端 3~4 个芦碗，主根顶端呈圆柱形；竹节芦直径 0.5 cm 左右，节间长，节部突出呈竹节状；草芦直径 0.7~0.9 cm，顶端芦碗稍密集，主根顶端呈尖削状。以上几种的芦上有的具细长、多下垂的不定根（艼）。芦上部凹窝状芦碗清晰，下部较光滑，而无茎痕。质较硬，断面淡黄白色，显粉性，形成层环纹棕黄色，皮部有黄棕色的点状分泌道及放射状裂隙。香气特异，味微苦、甘。

3. 野山参

主根呈圆柱形、菱角形或"人"字型，长 2~10 cm，表面灰黄色，上部排列有横环纹，纹波状弯曲，粗深而排列紧密，中下部无纹。纵皱纹不明显。下部支根 2~3 条，粗短而尖，形似鸡腿，其上的须根少而细长，清晰不乱，其质地较韧不易折断，有较明显的疣状突起（珍珠疙瘩）。根茎（芦）弯曲而细长（几乎与主根等长），上部茎痕（芦碗）稀疏而清晰，中部芦碗密集，下部芦较光滑，而无芦碗不明显。芦上具下垂的不定根（艼）。质地较松泡，断面淡黄白色，显粉性，形成层环纹棕黄色，皮部有黄棕色的点状分泌道及放射状裂隙。香气特异，味微苦、甘。

（二）西洋参与三七的性状

1. 西洋参

主根呈纺锤形、圆柱形或圆锥形，长 3~12 cm，直径 0.8~2.0 cm。表面浅黄褐色或黄白色，可见横向环纹及线状栓化疤痕，并有细密浅纵皱纹及须根痕。主根中下部有一至数条侧根；多已折断。有的上端有根茎（芦头），环节明显，茎痕（芦碗）圆形或半圆形具不定根芽或已折断。体重，质坚实，不易折断，断面平坦，浅黄白色，略显粉性，皮部可见黄棕色点状分泌道，形成层环纹棕黄色，木部略呈放射状纹理。气微而特异，味微苦、甘。

2. 三七

主根类圆锥形或圆柱形，长 1~6 cm，直径 1~4 cm。表面灰褐色或灰黄色，有断续的纵皱纹、支根痕及少数皮孔，顶端有茎痕，周围有瘤状突起。体重，质坚实，击碎后皮部和木部常分离。断面灰绿、黄绿或灰白色，皮部可见细小棕色分泌道斑点，木质部微呈放射状排列。气微，味苦回甜。

二、人参、西洋参和三七的分子生物学鉴别

（一）DNA 鉴别

1994 年—2002 年，香港中文大学邵鹏柱和毕培曦的研究小组陆续报道了采用分子生物标记技术鉴别人参属中药的研究结果：

（1）随机引物扩增技术（arbitrary primed PCR，AP-PCR）。采用 20~27 的 4 个单引物成功地进行 AP-PCR 指纹图分析技术鉴定出商品人参和西洋参。

（2）随机扩增多态性 DNA 技术（DNA，RAPD）。采用 2 个单引物，明显地区别出人参、西洋参、三七及其 4 种伪品，包括桔梗、紫茉莉、栌兰和商陆等。

（3）限制性片段长度多态性技术（RFLP）。利用保守序列作为引物，对核糖体 ITS1-5.8S-ITS2 区域的基因序列进行扩增，成功鉴别了人参、西洋参、三七、竹节人参（P. japonicus C. A. Mey.）、三叶参（P. trifolius L.）、珠子参（P. major Ting），及其常见伪品紫茉莉和商陆。

（4）直接扩增片段长度多态性技术（DALP）。研究结果表明，636-bp 的 DALP 片段存在于所有人参样品中，而在所有西洋参样品中不存在。因此采用该方法转换特定的序列标记位点条带可以对两种药材进行快速鉴别。

（5）序列特异性扩增区标记技术（SCAR）。以西洋参药材中的一个 420-bp RAPD 片段作为序列特异性扩增区标记，西洋参与人参药材的主要区别在于后者的该区有一个 25 bp 插入突变基因，来自该序列的引物可成功的鉴定出 6 种人参属药材及 2 个常见

伪品。

(6) 扩增片断长度多态性技术（AFLP）。以E-AGG/M-CAA 为引物进行基因扩增，结果表明，中国和韩国产的人参基因序列相似度较高（相似度指数=0.88~0.99），而不同来源的西洋参基因序列有所不同（相似度指数=0.64~0.96）。人参 DNA 中的多态条带被鉴定为微卫星 Pg2，其含有 8 个重复的 5′-AGGACTCATCACATTGTTACTC 序列，该微卫星 DNA 可用于人参与西洋参的鉴别。

随着参类药材 rDNA、叶绿体基因的大量测序，使其物种间单核苷酸的变异，即单核苷酸多态性（SNP）的发现成为可能，Zhu S 等应用多重扩增受阻突变体系鉴别人参、西洋参和三七等几种同属参类药材，但对于每种药材的鉴别均需要 2 对引物同时进行 PCR 反应后才能判断。崔光红等探索了更为简便的方法，应用多重等位基因特异 PCR 在同一 PCR 反应中同时检测人参、西洋参各自的 SNP 位点，从而准确鉴别人参和西洋参。

宋沁馨等根据内转录间隔区（internal transcribed spacer，ITS）及 5.8 s 基因上人参和西洋参的 SNP 位点设计特异性引物，利用适配器连接介导的等位基因特异性扩增法（ALM-ASA）进行检测。结果表明，PCR 反应体系优化后，能在同一反应中同时鉴别人参、西洋参。根据凝胶电泳中扩增片段的大小判断 SNP 的类型，出现 294 bp 条带的为人参，111 bp 条带的为西洋参。ALM-ASA 法极大提高了 PCR 反应的特异性，结果准确，可同时测定多个 SNP 位点。采用该方法测定 ITS 及 5.8s 基因上的 SNP 位点能有效地对参类品种进行鉴别和质量控制。

顾然其等通过扩增线粒体脱氢酶亚单位I基因（nadl）测序比对，分析该基因序列的差异，探讨了人参属 4 种药材人参、西洋参、三七、竹节参的鉴别方法及其系统发育关系。结果表明，人参（移山参、高丽参）和竹节参该基因的片段序列为1290 bp，西洋参和三七的该基因片段长度则分别为1269 bp 和 1522 bp，主要差异为该基因的 b/c 内含子。在 NJ 系统发育树上，人参和竹节参关系最近，其次是西洋参，而与三七的关系最远。因此，基于该片段的碱基差异可将西洋参、三七鉴别出来。人参属植物线粒体 nad1 基因 b/c 内含子，存在一定的进化信息，可以进一步用于人参属药材的鉴别及系统发育关系分析。

简单重复序列 PCR 是一种简便、重复性高的分子标记鉴定技术。陈子易等从 GenBank 中寻找含有简单重复序列（SSR）位点的人参 DNA 片段序列，设 SSR 引物，挑选 PCR 扩增条带清晰的引物，对人参和西洋参进行 PCR 扩增及聚丙烯酰胺凝胶电泳分析，选择能够区别 2 个种的引物。共有来自 8 个 SSR 位点的 9 对引物能扩增出可区分人参和西洋参的特异性片段，其中 7 对 SSR 引物在西洋参中能稳定地扩增出特异性条带，另外 2 对引物仅在人参个体中可以扩增得到特异性的条带。

RAPD，DNA 测序法和 DALP 等技术常用于野生类型与栽培品种鉴定。马小军等采用 RAPD 技术研究发现野山参与栽培人参之间的遗传变异比人参与西洋参之间的遗传差距要小，采用银染 DNA 测序法对野山参和栽培人参、西洋参的 ITS 序列进行比较，发现人参与西洋参之间具有比人参种内变异更稳定的遗传差异。丁建弥等也采用RAPD 技术有效鉴别了野山参、移山参与栽培人参，并找出野山参的特异性条带，以此来鉴别野山参和栽培人参。王琼等采用 DALP 技术进行野山参与栽培人参的遗传差异研究，发现两者的指纹图谱存在差异，且各自存在一条特异性条带。DNA 分子标记技术的应用为人参属植物野生资源的准确鉴别、有效保护和合理利用提供了强有力的技术支撑。

Um JY 等采用 RAPD 和 RFLP 技术分析了来自中国和韩国 4 个产地的人参并构建DNA 指纹图谱，结果表明，4 个产地人参的相似系数极低（0.197~0.491），且韩国产地人参间的指纹图谱存在很大的差异性，因此能将不同产地的人参进行区分。

（二）DNA 条形码

DNA 条形码是指生物体内能够代表该物种的、标准的、有足够变异的、易扩增且相对较短的 DNA 片段，是近年来生物分类和鉴定的研究热点，在物种鉴定方面显示了广阔的应用前景。陈士林等推荐人参鉴定用条码基因为 ITS 和 psbA-trnH，其引物序列分别为 ITS 和psbAtrnH（GTTATGCATGAA CGTAATGCTC/CGC TGGTGGATTCACAAATC）。反应体系为：PCR Buffer（10×）2.5 μL，Mg^{2+} 2 μL（25 mmol/L），dNTPs 混合物 2μL（2.5 mmol/L），上下游引物各 1.0μL（2.5 μmol/L），模板 DNA 1 μL，Taq DNA 聚合酶 1.0 U，加灭菌双蒸水至 25 μl。ITS 基因的反应条件为：94 ℃ 5 min，然后 94 ℃ 1 min，72 ℃ 1.5 min，50 ℃ 1 min，30 个循环；最后 72 ℃ 7 min。psbA-trnH 的反应条件为：94 ℃ 5 min，然后94 ℃ 1 min，55 ℃ 1 min，72 ℃ 1.5 min，30 个循环；最后 72 ℃ 7 min。不同的仪器间温度控制会产生一定偏差，扩增效果不理想时可根据电泳图适当调整温度，以获得最佳结果。

三、人参、西洋参和三七的组织构造

（一）人参的组织构造

1. 园参的组织构造（芦、根和茎）

主根的横切面可见：木栓层为数层细胞。栓内层窄。韧皮部外侧有裂隙，内侧薄壁细胞排列较紧密，有分泌道散在，内含黄色分泌物。形成层成环。木质部射线宽广，导管单个散在或数个相聚，断续排列成放射状，导管旁偶有非木化的纤维。薄壁细胞含草酸钙簇晶。

2. 林下山参的组织构造（以长脖类林下山参为例）

（1）长脖类林下山参根茎（芦）的组织构造。木栓层细胞 5~9 层，长方形或类长方形，排列整齐紧密。栓内层细胞数层，长圆形或长椭圆形，其间可见裂隙和呈类圆形或被颓废细胞挤压呈不规则形的分泌道。在长脖类林下山参的维管束内外有时可见圆形或椭圆形的根迹维管束，其韧皮部狭窄，形成层细胞 4~8 层，长方形或类长方形，排列整齐紧密。木质部导管类圆形或多角形，随着参龄的增长而多破碎呈空洞状。维管束排列成形，外韧型，常偏心生长。韧皮部宽广，韧皮部束略呈狭长三角形，韧皮射线由3~5列细胞组成，向外渐扩大成喇叭状，射线细胞呈不规则形，常破裂，形成层不明显。木质部发达，常偏心，约占直径的1/2，木射线细胞3~5列，多径向延长，排列紧密；导管多列，径向排列呈辐射状，导管类圆形或多角形，壁稍厚，木化；木薄壁细胞呈类方形或长方形，排列整齐，紧密。在马牙类林下山参的木质部中有时可见木纤维束存在，木纤维壁厚，腔小。髓部较小而裂隙较多。在栓内层及髓部的薄壁细胞中可见大量草酸钙簇晶（图3-1、图3-2）。与园参的芦相比，林下山参的芦横切面裂隙多，草酸钙簇晶多，导管多，木射线裂隙大，芦中的根迹维管束可见，而在园参的芦中根迹维管束偶见。随着生长年限的增加，芦中的裂隙越来越大，导管越来越多，木质部比例越来越大，草酸钙簇晶，特别是髓中的草酸钙簇晶数目越来越多，淀粉粒越来越少，分泌道有所增加。约到6 a芦开始出现根迹维管束（图3-3、图3-4）。

（2）长脖类林下山参主根的构造。木栓细胞4~8层，长方形或类长方形，排列整

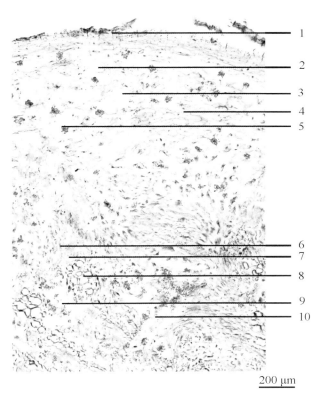

200 μm

1. 木栓层　2. 分泌道　3. 裂隙　4. 栓内层　5. 草酸钙簇晶
6. 韧皮部　7. 形成层　8. 木质部　9. 髓射线　10. 髓

图3-1　长脖类林下山参根茎（芦）的构造（6 a）

齐、紧密，外层有部分剥离。栓内层比较狭窄，裂隙可见。栓内层薄壁细胞略呈长圆形或长椭圆形，横向延长，其间散有少数切向延长的分泌道，薄壁细胞内含圆形、棱角多的草酸钙簇晶。韧皮部较宽。韧皮部束狭长，外端近栓内层处次生韧皮部常呈"之"字型弯曲，有大型裂隙，挤压变形的分泌道可见。近形成层处初生韧皮部细胞排列紧密，韧皮射线明显，由2~6列细胞组成，其间常见裂隙。形成层由数层扁平的薄壁细胞紧密

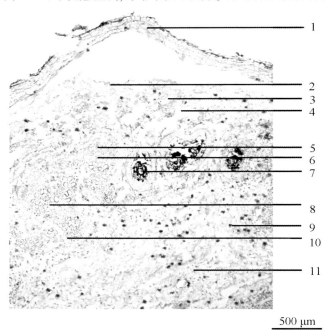

500 μm

1. 木栓层　2. 栓内层　3. 分泌道　4. 裂隙　5. 韧皮部　6. 形成层
7. 根迹维管束　8. 木质部　9. 草酸钙簇晶　10. 髓射线　11. 髓
图 3-2　长脖类林下山参根茎（芦）的构造（14 a）

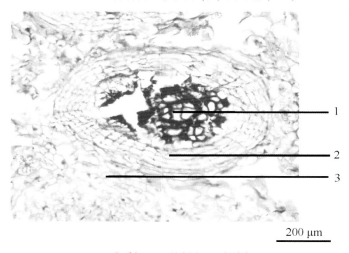

200 μm

1. 木质部　2. 形成层　3. 韧皮部
图 3-3　长脖类林下山参根茎（芦）的构造（14 a，示根迹维管束）

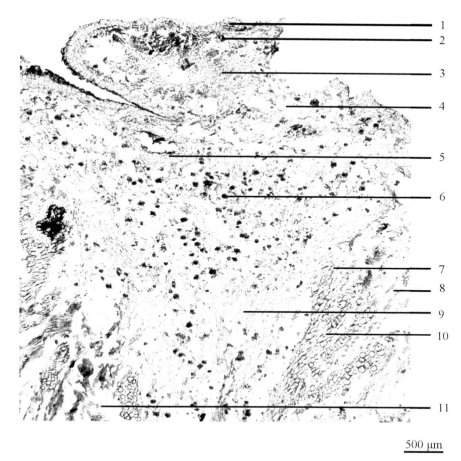

1. 木栓层　2. 分泌道　3. 栓内层　4. 裂隙　5. 根迹维管束　6. 草酸钙簇晶
7. 形成层　8. 韧皮部　9. 髓　10. 木质部　11. 髓射线
图 3-4　长脖类林下山参根茎（芦）的构造（17 a）

排列成环。木多质部射线宽广且裂隙，木质部束窄，木射线细胞略呈方形或长方形，导管多单列，径向稀疏排列，导管呈多角形，直径 13~37 μm，单个散在或数个相聚，与木薄壁细胞相间断续排列成放射状。木薄壁细胞含淀粉粒较少，含圆形、棱角多的草酸钙簇晶（图 3-5、图 3-6）。主根各构造或显微特征随生长年限的变化规律如下：

①周皮。在生长年限的 2~10 a，木栓层厚度不断增大，在 10~12 a 达到最大，在 12 a 之后，木栓层仍不断产生，但有一部分会脱落，其厚度会有所减小。随着生长年限的增加，木栓层层数变化不显著，其木栓细胞，木栓层细胞越来越扁平，排列越来越紧密，栓内层草酸钙结晶则未见明显减少，而栓内层变窄，栓内层薄壁细胞形状越来越不规则。

②分泌道。随生长年份的增加，分泌道直径逐渐减小。

③韧皮部。随生长年份的增加，次生韧皮部外围的薄壁组织有出现裂隙，裂隙呈不断增大的趋势。

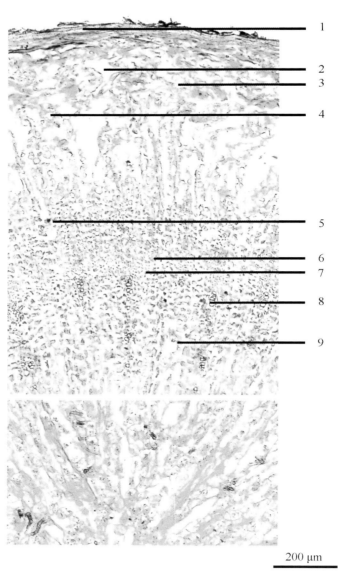

200 μm

1. 木栓层　2. 裂隙　3. 栓内层　4. 分泌道　5. 草酸钙簇晶　6. 韧皮部　7. 形成层　8. 木质部　9. 次生射线

图3-5　长脖类林下山参主根的构造（6 a）

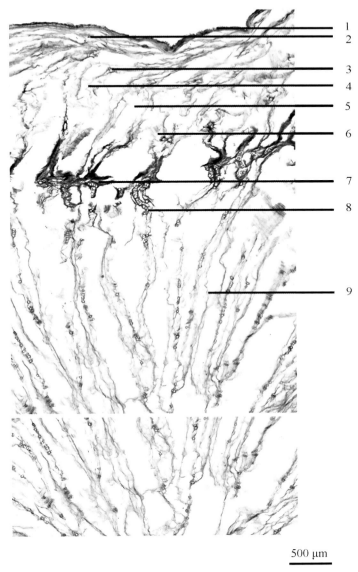

1

2

3

4

5

6

7

8

9

500 μm

1. 木栓层　2. 分泌道　3. 裂隙　4. 栓内层　5. 韧皮部　6. 形成层　7. 木质部　8. 草酸钙簇晶　9. 次生射线

图 3-6　长脖类林下山参主根的构造（17 a）

④木质部 。随着生长年份的增加，木质部薄壁细胞中贮藏物逐渐减少，细胞间裂隙逐步扩大，主根中央木质部薄壁组织彼此挤毁的现象更为明显。长脖类林下山参在2~6 a 导管数目减少，但直径增大，输导组织处于发育期；在6~12 a，导管数目显著增加，直径也显著增大，此期间输导组织最为发达，输导能力最强，代谢更为旺盛。在12~17 a，导管直径明显变小，但数目有所增加，以维持其输导能力不下降。

⑤簇晶和淀粉粒。随着生长年份的增加，簇晶数目逐渐增多，淀粉粒数目逐渐减少。

（3）长脖类林下山参支根的横切面特征。支根与主根的组织结构基本一致，与主根的主要区别是：韧皮部外侧分泌道多，断续排列成环，木质部约占整体的2/5，草酸钙簇晶较少（图3-7、图3-8）。

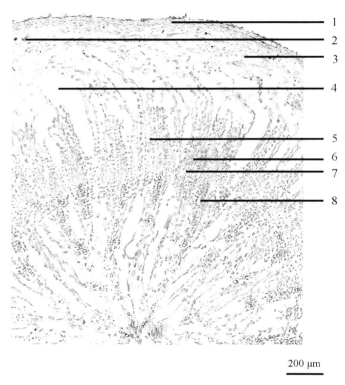

200 μm

1. 木栓层 2. 草酸钙簇晶 3. 栓内层 4. 裂隙 5. 次生射线 6. 韧皮部 7. 形成层 8. 木质部

图3-7 长脖类林下山参支根的构造（6 a）

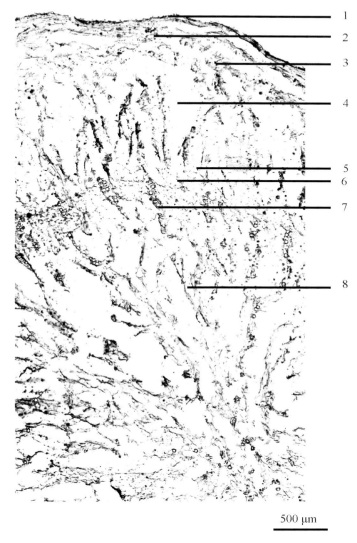

1. 木栓层　2. 分泌道　3. 栓内层　4. 裂隙　5. 韧皮部　6. 形成层　7. 木质部　8. 次生射线

图 3-8　长脖类林下山参支根的构造（17 a）

（4）长脖类林下山参须根（纤维根）的横切面特征。须根与支根的主要区别是：初生维管束多为二原型，五原型亦可见，木质部约占整体的1/3，草酸钙簇晶极少见（图3-9、图3-10）。

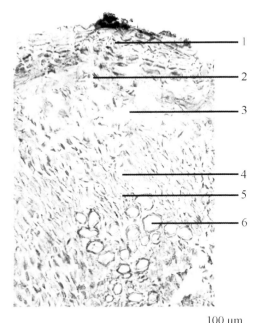

100 μm

1. 木栓层　2. 栓内层　3. 裂隙　4. 韧皮部　5. 形成层　6. 木质部

图 3-9　长脖类林下山参须根的构造（6 a）

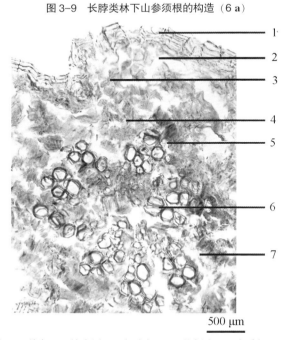

500 μm

1. 木栓层　2. 裂隙　3. 栓内层　4. 韧皮部　5. 形成层　6. 木质部　7. 次生射线

图 3-10　长脖类林下山参须根的构造（17 a）

（5）人参茎的组织构造。在横切面上：表皮细胞排列紧密，近方形或近圆形。皮层厚角组织紧靠表皮，由3~4层圆形或椭圆形细胞组成。皮层薄壁组织6~8层，多角形或近圆形，有间隙。靠外侧的细胞直径略小，靠内侧的细胞直径较大。皮层薄壁细胞间，在与各维管束相对应处有时可见分泌道，其内径12~30 μm，常具5~8个小型类圆形、多角形或椭圆形的分泌细胞。分泌细胞和分泌道均含黄棕色或淡黄棕色物质。与髓射线相对应部分的细胞木质化。维管束20余个，成圆环状排列。单个维管束横切面倒卵形或扇形，外韧型。韧皮部筛管呈多角形。韧皮薄壁细胞亦呈多角形。木质部导管径向相连成数列，且为1~2列木薄壁细胞所间隔。木薄壁细胞壁常增厚，形成层窄。髓部宽大，由圆形或椭圆形薄壁细胞组成，有时可见裂隙。其余部分有时也有分泌道。髓细胞内有少量草酸钙簇晶（直径12~40 μm），散生。髓射线宽阔，细胞的形状和大小似髓（图3-11、图3-12）。

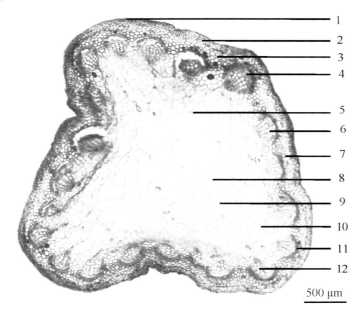

500 μm

1. 表皮　2. 厚角组织　3. 皮层　4. 韧皮部　5. 草酸钙簇晶　6. 形成层
7. 分泌道　8. 髓　9. 裂隙　10. 髓射线　11. 纤维束　12. 木质部
图3-11　人参茎横切面（10 a）

（6）人参叶的组织构造。

①叶柄。总叶柄横切面呈半圆形或肾形，上方稍凹下，中央有一小凸起。中部横切面近圆形，上方具一小凹口，内有一个小突起。表皮细胞一层，表皮内的厚角组织细胞4~6层，极明显，细胞内含有紫色素，维管束排列与茎相似，仅在上面凹陷处缺少，有维管束7个，分泌道与草酸钙簇晶的存在情况与茎相似。髓部宽大（图3-13）。小叶柄中部横切面为椭圆形，上方具3个突起，中央的较短小。无厚角组织。内有维管束7个，髓部宽大（图3-14）。

②叶片。人参叶片表面观：上表皮为一层细胞，垂周壁波状弯曲，平周壁有时可见

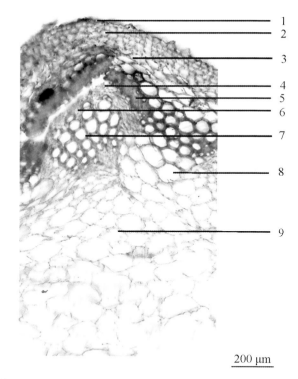

200 μm

1. 表皮 2. 厚角组织 3. 皮层 4. 韧皮部 5. 纤维束 6. 形成层 7. 木质部 8. 髓射线 9. 髓

图 3-12 人参茎的横切面（10 a，局部放大）

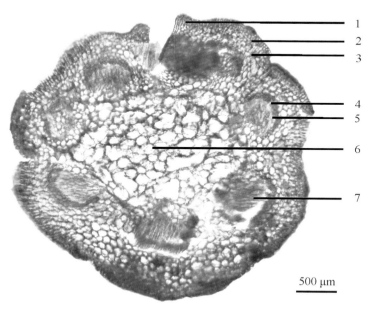

500 μm

1. 表皮 2. 厚角组织 3. 皮层 4. 纤维束 5. 韧皮部 6. 髓 7. 木质部

图 3-13 人参总叶柄的横切面（10 a）

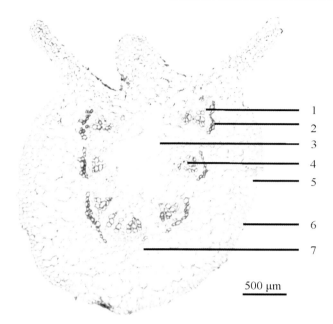

1. 韧皮部　2. 纤维束　3. 髓　4. 木质部　5. 厚角组织　6. 表皮　7. 皮层

图 3-14　人参小叶柄的横切面（10 a）

不明显的波状角质层纹。下表皮形状似上表皮，外壁有时可见少量细微角质纹理。气孔仅存在于下表面，为不定式或不等式。在上表面的中脉及侧脉上散有稀疏的多细胞多列非腺毛，长 430~680 μm，近基部处宽 190~240 μm，壁非木化，可见到草酸钙簇晶散在。叶片中导管细小，多为螺纹导管和环纹导管（图3-15）。叶脉横切面近圆形，主脉上方

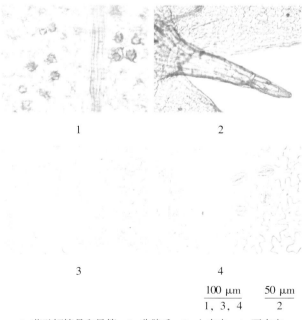

$$\frac{100\ \mu m}{1,\ 3,\ 4} \qquad \frac{50\ \mu m}{2}$$

1. 草酸钙簇晶和导管　2. 非腺毛　3. 上表皮　4. 下表皮

图 3-15　人参叶片的表面观（10 a）

表皮显著凸出，表皮下具厚角组织，4~7层细胞，主脉下方明显凸出，呈壶状。下表皮内侧也有厚角组织，1~3层细胞。叶脉上下两面的表皮细胞纵向延长，外壁增厚。薄壁组织细胞近圆形或多角形。叶表面的针状非腺毛（刺针）由表皮细胞延伸，为多数不规则长方形的小薄壁细胞组成。外韧型维管束在叶脉中间，维管束为一不完全的环状，凹入部分位于上方。维管束上侧（凹入部分）及下侧各有一分泌道，相对排列。维管束木质部导管纵列，排列较整齐。射线明显，主脉周围的基本薄壁组织含有草酸钙簇晶，叶肉组织由3~5层细胞组成，细胞直径18~30 μm。无栅栏组织与海绵组织的分化。叶肉内有叶绿体，草酸钙簇晶可见（图3-16）。林下山参叶柄与叶片的构造与文献报道的园参叶柄与叶片的构造基本一致。只是在叶肉组织中的草酸钙簇晶林下山参比园参多，叶片表面多细胞多列的非腺毛的长度林下山参较园参短。

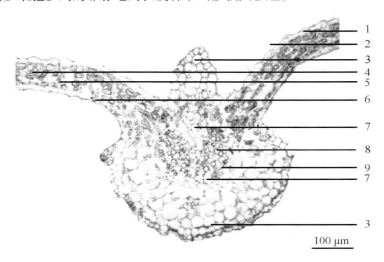

1. 上表皮　2. 针状非腺毛　3. 厚角组织　4. 叶肉组织
5. 草酸钙簇晶　6. 下表皮　7. 分泌道　8. 木质部　9. 韧皮部

图3-16　人参叶片的横切面（10 a）

3. 野山参的组织构造

刘宝玲等报道了野山参的组织构造，结果表明：野山参根的横切面具有较多的颓废组织；草酸钙簇晶多、呈类圆形；淀粉粒偶见；树脂道较少，多分布在韧皮部外侧，大多呈长椭圆形或挤压成不规则形是野山参的鉴别要点。

（1）野山参根茎（芦）的横切面特征。

①圆芦。木栓细胞6~8层，长方形或类长方形，排列整齐紧密，木化，有的细胞壁微有弯曲或间隔。栓内层细胞2~5层，长圆形或长椭圆形，细胞壁明显增厚，其间散有少数分泌道，分泌道长圆形或被颓废细胞挤压呈不规则状。维管束约20个，环列，外韧型，常偏心生长。韧皮部宽广，韧皮部束略呈狭长三角形，近皮层处稍弯曲，靠外侧的韧皮部可见数条与薄壁细胞相间隔的颓废筛管群及分泌道，分泌道多呈不规则形；韧皮射线由2~3列细胞组成，向外渐扩大成喇叭状，射线细胞呈长方形或不规则，常破裂，使射线部位常出现较大裂隙。形成层不明显。木质部发达，常偏心，约占根直径的1/2，

木射线细胞 3~5 列，多径向延长，导管 5~10 个相聚，径向排列呈辐射状，导管类圆形或多角形，直径 10~30 μm，壁稍厚，木化；木薄壁细胞呈类方形或长方形，排列整齐，紧密。几无髓。圆芦薄壁细胞内含大量草酸钙簇晶，尤其皮层及射线部位较多，几乎不含淀粉粒。

②堆花芦。与圆芦的主要区别是：横切面呈长椭圆形或不规则形，可见 2~3 个类圆形或椭圆形维管束环，维管束排列不规则，常向一侧或多侧倾斜，具髓。髓部、皮层及射线薄壁细胞内含大量草酸钙簇晶。

③马牙芦。与堆花芦基本相似。

（2）野山参根的横切面特征。

①主根。a. 木栓层。木栓层由 6~8 层排列整齐、紧密的木栓细胞组成，外层有部分剥离。木栓细胞长方形或类长方形，长 40~90 μm，宽 10~14 μm，有的细胞内含黄棕色分泌物。野山参表面横环纹处的木栓细胞渐呈波浪形排列。栓内层 2~5 层，长圆形或长椭圆形，长 48~200 μm，宽 15~35 μm，细胞壁略增厚。b. 皮层。皮层比较狭窄。皮层薄壁细胞略呈圆形或椭圆形，横向延长，其间散有少数切向延长的分泌道，薄壁细胞内含草酸钙簇晶。c. 韧皮部。韧皮部宽广。韧皮部束狭长，外端近皮层处常呈"之"字型弯曲。韧皮薄壁细胞类方形、椭圆形或不规则形，近形成层处韧皮部（次生韧皮部）具较多的筛管群，细胞较小，排列紧密，韧皮部束外端可见颓废筛管群及挤压变形的分泌道；韧皮射线明显，由 2~6 列细胞组成，中部常向外弯曲呈漏斗状，其间常见裂隙。d. 形成层。由 1~2 层薄壁细胞紧密排列成环，细胞扁平，长 14~40 μm，宽 10~25 μm。e. 木质部。木质部导管较多，导管呈多角形，单个散在或数个聚生，与木薄壁细胞相间呈辐射状排列，木射线细胞略呈方形或长方形，木薄壁细胞中含草酸钙簇晶。野山参根的薄壁细胞中偶见淀粉粒。

②支根。与主根的组织结构基本一致，与主根的主要区别是：韧皮部外侧分泌道较多，断续排列成环，木质部约占整体的 1/2，草酸钙簇晶较少。

③须根。与支根的主要区别是：维管束多为二原型，木质部约占整体的 1/3，几无草酸钙簇晶。

（二）西洋参和三七的组织构造

西洋参主根的横切面可见：木栓层细胞 4~6 层，无明显的木栓形成层，皮层细胞排列疏松。在皮层外部有分泌道 6~14 个呈环形排列。分泌道扁平形，长径 117~225 μm。韧皮部占根半径的 1/3~1/2，射线宽 2~3 列细胞，分泌道在韧皮部呈数层环状排列，形成层明显，次生木质部发达，初生木质部五原型（图 3-17）。

三七主根的横切面可见：木栓层为数层细胞，栓内层不明显。皮层细胞韧皮部有分泌道散在。形成层成环。木质部导管 1~2 列径向排列。射线宽广。薄壁细胞含淀粉粒。草酸钙簇晶稀少（图 3-18）。

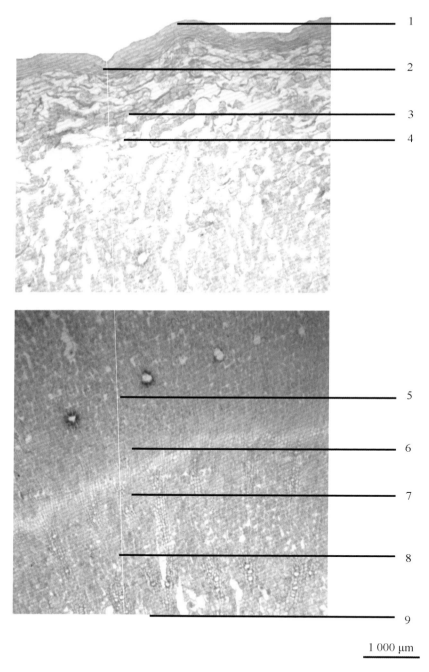

1. 木栓层 2. 草酸钙簇晶 3. 皮层 4. 裂隙 5. 分泌道 6. 韧皮部 7. 形成层 8. 次生射线 9. 木质部

图3-17 西洋参根的横切面

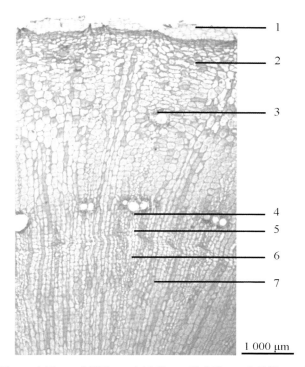

1 000 μm

1. 木栓层 2. 皮层 3. 分泌道 4. 韧皮部 5. 形成层 6. 木质部 7. 次生射线

图 3-18 三七根的横切面

四、人参、西洋参和三七粉末的显微特征

（一）人参粉末的显微特征

1. 园参

淡黄白色。分泌道碎片易见，含黄色块状分泌物。导管多为网纹或梯纹，稀有螺纹，直径 10~56 μm。草钙酸簇晶直径 20~80 μm。木栓细胞无色或淡黄色，表面观类方形或多角形，垂周壁薄，略呈波状弯曲。淀粉粒众多（园参）或较少（林下山参），单粒淀粉粒球形，脐点点状或裂缝状，层纹不明显；复粒大小不一，由 2~6 分粒组成。木薄壁细胞呈长方形或类方形，壁薄，表面偶见极细的斜向交错的纹理（图 3-19）。

2. 林下山参

（1）林下山参粉末的显微特征。粉末呈类黄白色。①淀粉粒。较少，且单粒淀粉多见，多呈椭圆形或不规则形，直径 2~12 μm，脐点点状。复粒淀粉少见，由 2~6 分粒组成。多呈类圆形，直径 5~30 μm。②草酸钙簇晶。类圆形，直径 15~65 μm，棱角较多。③导管。多为网纹，稀有螺纹导管，直径 17~32 μm。④分泌道碎片：少见，呈管状，直径 10~35 μm，内含金黄色或棕黄色块状分泌物。⑤木栓细胞碎片。细胞类方形或多角形，无色或淡黄色，壁薄，细波状弯曲，胞间层明显，有的细胞内含黄棕色分泌物。

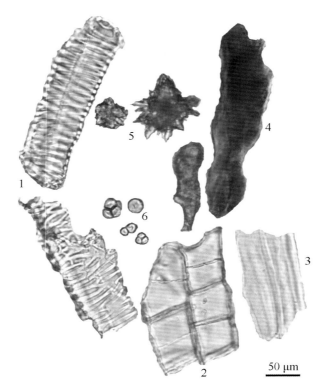

1. 导管 2. 木栓细胞 3. 木薄壁细胞 4. 分泌道 5. 草酸钙簇晶 6. 淀粉粒

图 3-19　园参的粉末特征

⑥木薄壁细胞。长方形或类方形，壁薄，有的表面可见斜向交错的纹理（图 3-20）。同园参相比，林下山参淀粉粒较少且单粒淀粉多见，园参淀粉粒较多，复粒、单粒淀粉均可见；林下山参分泌道碎片较少，园参分泌道碎片较多。

（2）不同生长年限林下山参显微特征常数的比较。

①样品的前处理。取人参样品，粉碎，过筛，精密称量 2 g，平铺于扁形称瓶中，厚度为 3 mm，打开瓶盖，在 105 ℃干燥 5 h，将瓶盖盖好，移置干燥器中，冷却 30 min，精密称定重量，再在上述温度干燥 1 h，冷却，称重，至连续 2 次称重的差异不超过 5 mg 为止。

②测定条件。根据均匀设计法优化出的显微特征常数测定的条件为：取人参样品，粉碎 80 目筛，取 140 mg 粉末 3 份，精密称定，分别用水合氯醛多次研磨转移至 5 mL 容量瓶中，用水合氯醛定容，充分摇匀后精密吸取 0.02 mL 样品液，平行制片 50 张，于显微镜下观察草酸钙簇晶并计数。取平均值，按下式计算草酸钙簇晶显微特征常数值。

显微特征常数 $P = (X \cdot V) / (V' \cdot W)$

式中，P 为定量药材显微特征常数（个/mg）；X 为每片盖玻片下药材显微特征数；V 为定量药材混悬液总体积（mL）；V' 为盖玻片下药材混悬液体积（mL）；W 为药材重量（mg，按干燥品计）。

③测定结果。结果见表 3-1、图 3-21。由表 3-1、图 3-21 可知，长脖类林下山参的

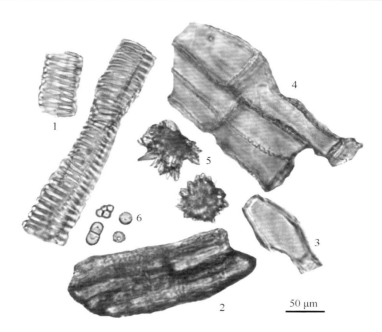

1. 导管 2. 分泌道 3. 木薄壁细胞 4. 木栓细胞 5. 草酸钙簇晶 6. 淀粉粒

图 3-20 林下山参的粉末特征

草酸钙簇晶显微特征常数随着生长年限的增长而增加。

表 3-1 草酸钙簇晶显微特征常数测定结果

序号	生长年限/a	取样量 /mg	草酸钙簇晶数量均值 /（个·片$^{-1}$）	草酸钙簇晶显微特征常数 /（个·mg^{-1}）	RSD /（%）
1	2	139.84	9.00	16.09	3.23
2	6	140.09	27.85	49.70	3.29
3	8	140.95	37.56	66.62	3.70
4	10	140.33	43.35	77.23	3.66
5	12	142.60	59.70	104.66	3.46
6	14	140.56	71.70	127.53	3.47
7	17	140.50	94.90	168.86	3.29

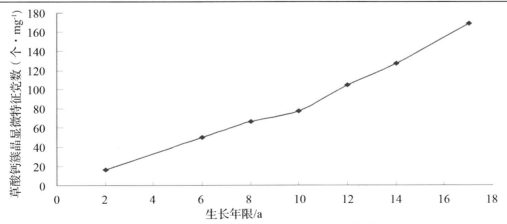

图 3-21 不同生长年限的长脖类林下山参的草酸钙簇晶显微特征常数

3. 野山参

粉末呈类黄白色。①淀粉粒。偶见，单粒，多呈椭圆形或不规则形，直径 3~30 μm，脐点不明显。②草酸钙簇晶。类圆形，直径 23~42 μm，棱角较多。③导管。多为网纹，稀有螺纹导管，直径 17~32 μm。④分泌道碎片。呈管状，直径 6~15 μm，内含金黄色或棕黄色块状分泌物。⑤木栓细胞碎片。细胞类方形或多角形，壁薄，有明显的胞间层，有的细胞内含黄棕色分泌物。

（二）西洋参和三七粉末的显微特征

1. 西洋参粉末特征

黄白色，分泌道碎片内含黄棕色分泌物。导管多为网纹，亦有梯纹和螺纹导管，导管直径 23~40 μm。草酸钙簇晶直径 23~47 μm，棱角较长而尖。木栓细胞表面观多角形或类方形，垂周壁薄，细波状弯曲。淀粉粒单粒，类圆形，脐点点状、星状、裂缝状。层纹不明显；复粒较少，由 2~8 分粒组成（图 3-22）。

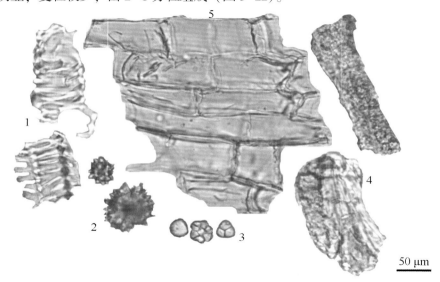

1. 导管　2. 草酸钙簇晶　3. 淀粉粒　4. 分泌道　5. 木栓细胞

图 3-22　西洋参的粉末特征

2. 三七粉末特征

灰黄色，分泌道碎片内含黄色分泌物。草酸钙簇晶稀少，直径 50~80 μm，棱角较钝。导管为网纹、梯纹和螺纹导管，直径 16~55 μm。淀粉粒众多，单粒呈类圆形、半圆形、多角形或不规则形。直径 4~30 μm。脐点点状或裂缝状；复粒较少，由 2~10 分粒组成。木栓细胞表面观长方形或多角形，壁薄，棕色（图 3-23）。

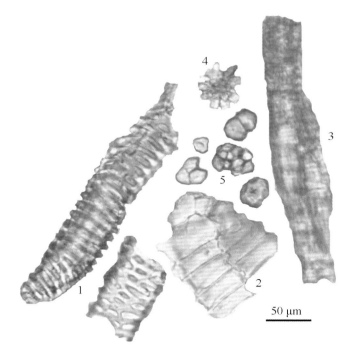

1. 导管　2. 木栓细胞　3. 分泌道　4. 草酸钙簇晶　5. 淀粉粒

图 3-23　三七的粉末特征

五、人参、西洋参和三七性状、组织构造和粉末特征的差异比较

早在清代的《本草从新》中就记载："西洋人参，西洋法兰西，形似辽东糙人参。"其商品外形与规格完全仿造清代以前除尽须腿的"连皮参、去皮参"。加之西洋参价格高于一般人参，所以有不法商贩用特殊处理过的生晒人参冒充西洋参。此外，三七亦为人参属中药，在性状、显微构造方面与人参亦有相似之处。三者的主要区别见表3-2。

表 3-2　人参、西洋参与三七性状和显微构造的鉴别特征

鉴别点	人参	西洋参	三七
根茎（芦头）	短圆柱形或锥形，大而明显，芦碗较多，芦碗大而凹陷较深	一般无芦头，有的芦头较小，芦碗极少见，芦碗较小而浅	芦头称"剪口"，单独入药，呈不规则偏斜扁圆柱形，有的呈分枝状。具明显芦碗及环纹
主根	较长，分支角度小	较短，分支角度大	短粗，一般无分支
支根及须根	有	无	单独入药，主根上无
表面	灰黄色，粗糙，上部或全体有疏浅断续的横环纹，纵皱纹粗而深，皮孔样栓化疤痕粗短，少见而不明显	浅黄褐色或黄白色，润泽，上部横环纹密集，明显可见，纵皱纹细而浅，皮孔样栓化疤痕细长，线状，多见而明显	灰褐色或灰黄色，有断续的纵皱纹、支根痕及少数皮孔，顶端有茎痕，表面有瘤状突起

续表

鉴别点	人参	西洋参	三七
质地	略轻而松泡，易折断	坚实而重，不易折断	坚实而重，不易折断
断面及形成层环	断面淡黄白色，显粉性。木部放射状裂隙明显，形成层色较浅，皮部分泌道红棕色或黄棕色点状（朱砂点）较少	断面浅黄白色，粉性差。木部裂隙不明显，形成层色较深，皮部朱砂点较多	断面灰绿、黄绿或灰白色，显粉性。木部微呈放射状排列。皮部朱砂点细小
气味	香气稍淡，味先苦而后甘，甘味淡	香气浓烈，味甘而回甜	气微，味苦回甜
木栓细胞	无色或淡黄色。多为横卧型，细胞高与宽的比值小于1，壁薄	无色、淡黄色或淡黄棕色。多为直立型，长方形或方形，细胞高与宽的比值为1.0~3.4，壁厚	淡黄色。长方形或多角形，壁菲薄
韧皮部	裂隙多见	几无裂隙	几无裂隙
木质部	少数导管径向排列	导管2~3个稀疏径向排列	导管1~2个疏径向排列
草酸钙簇晶	较多，晶瓣较少，先端大多欠尖锐，直径20~68 μm	较少，晶瓣较多，先端大多尖锐，直径18~72 μm	稀少，棱角较钝，直径50~80 μm
分泌道	多呈2个断续环	常呈3~5个断续环	常呈2~3个断续环
淀粉粒	单粒淀粉球形、半圆形或不规则多角形；复粒由2~6分粒组成	单粒，类圆形	单粒淀粉类圆形、半圆形、多角形或不规则形；复粒由2~10分粒组成

六、不同生长年限林下山参性状、粉末显微与化学成分的相关性研究

将不同生长年限的长脖类林下山参分别称取单支重后，将其拆解，分别称取主根重、芦重、须根重；分别测量主根长；采用容量法测定草酸钙簇晶显微特征常数；采用HPLC法测定总皂苷含量、采用分光光度法测定果胶含量、可溶性糖含量、淀粉含量及总多糖含量找出各指标随生长年限的变化情况（图3-24~图3-26），对各指标进行相关性分析（表3-3~表3-7）。

由表3-4可知，长脖类林下山参的单支重、芦长百分比、主根长、主根重、芦重、须根重等性状指标均与生长年限呈正相关（$P<0.05$）。

由表3-6可知，长脖类林下山参的总皂苷含量、果胶含量、淀粉含量等化学指标均与生长年限呈负相关（$P<0.05$）。草酸钙簇晶显微特征常数、总氨基酸含量均与生长年限呈正相关（$P<0.05$）。草酸钙簇晶显微特征常数与总氨基酸含量呈正相关（$P<0.05$）；草酸钙簇晶显微特征常数与总皂苷含量、果胶含量、淀粉含量均呈负相关（$P<0.05$）；总皂苷含量与淀粉含量呈正相关（$P<0.05$）；总皂苷含量与果胶含量呈正相关（$P<0.01$）；淀粉含量与果胶含量呈正相关（$P<0.05$）；总氨基酸含量与果胶含量呈负相关

（$P<0.05$）；总氨基酸含量与总皂苷含量呈负相关（$P<0.01$）；可溶性糖、总多糖含量不与其他成分呈直线相关（$P>0.05$）。

皂苷由苷元和糖组成，是人参主要的次生代谢产物，从以上的结果中，我们可以推断林下山参的皂苷中的糖可能主要来自于淀粉和果胶的部分酶解过程。这可以解释总皂苷、淀粉和果胶含量间的相关性。

葡萄糖的代谢产物可合成氨基酸，从以上的结果中，我们可以推断林下山参的氨基酸可能主要与果胶的部分酶解过程有关。这可以解释总氨基酸与果胶含量的相关性。

由表3-7可知，单支重与草酸钙簇晶显微特征常数呈正相关（$P<0.05$）；与淀粉含量、果胶含量、总皂苷含量均呈负相关（$P<0.05$）；芦长百分比与草酸钙簇晶显微特征常数呈正相关（$P<0.05$），即芦所占比例越大，长脖类林下山参粉末中草酸钙簇晶越多，这与显微观察的结果相一致。

主根长、主根重及芦重三指标均与草酸钙簇晶显微特征常数、总氨基酸含量呈正相关（$P<0.05$）；均与淀粉含量、果胶含量、总皂苷含量呈负相关（$P<0.05$）；须根重与总皂苷含量呈负相关（$P<0.05$）。

因此，总的来说，随着生长年限的增加，人参总体重量逐年增加，芦头增长，但总皂苷及果胶等物质的含量在10 a以前呈现增加趋势，10 a以后含量趋于稳定。

表3-3 各性状指标测量结果

生长年限 /a	单支重 /g	芦长百分比 /（%）	主根长 /cm	主根重 /g	芦重 /g	须根重 /g	主根重 百分比 /（%）	芦重 百分比 /（%）	须根重 百分比 /（%）
6	4.05	29.17	1.72	2.29	0.29	0.38	69.23	9.12	19.60
8	2.62	39.34	3.41	1.71	0.27	0.27	72.46	10.41	10.09
10	3.85	38.98	4.30	2.83	0.42	0.50	73.93	10.82	12.65
12	4.33	35.02	7.51	2.9	0.57	0.55	77.68	10.9	10.17
14	4.87	41.41	7.84	3.95	0.45	0.45	81.66	9.20	8.85
17	6.31	48.25	8.63	4.08	0.76	0.63	66.66	15.56	8.89

表3-4 各性状指标的相关性

项目	指标	单支重 /g	芦长 百分比 /（%）	主根长 /g	主根重 /g	芦重 /g	须根重 /g	主根重 百分比 /（%）	芦重百分 比 /（%）	须根重 百分比 /（%）
生长 年限	Pearson Correlation	0.836*	0.836*	0.959**	0.908*	0.904*	0.816*	0.105	0.699	-0.758
	Sig.（2-tailed）	0.038	0.038	0.003	0.012	0.013	0.048	0.843	0.123	0.081
	N	6	6	6	6	6	6	6	6	6

注：*：$P<0.05$；**：$P<0.01$。

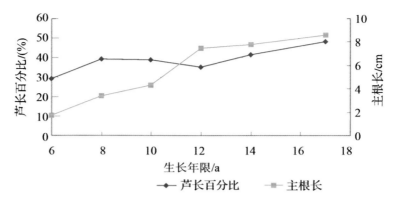

图3-24 芦长百分比、主根长随生长年限变化情况

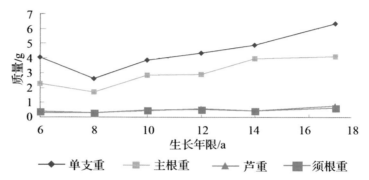

图3-25 质量指标随生长年限变化情况

表3-5 各显微、化学指标测定结果

生长年限 /a	草酸钙显微特征常数 / (个·mg⁻¹)	可溶性糖含量 / (%)	淀粉含量 / (%)	果胶含量 / (%)	总多糖含量 / (%)	总皂苷含量 / (%)	总氨基酸含量 / (%)
6	49.70	26.62	16.93	13.82	41.45	26.98	6.62
8	66.62	30.18	22.24	14.36	44.13	27.74	7.50
10	77.23	40.34	18.18	13.94	48.10	25.2	8.22
12	104.66	45.52	16.16	13.11	45.97	22.56	8.97
14	127.53	34.99	9.32	12.95	43.05	21.51	9.40
17	168.86	28.89	3.44	12.70	38.95	20.34	9.82

表3-6 各显微、化学指标的相关性

项目	指标	生长年限	草酸钙簇晶显微特征常数	可溶性糖	淀粉	果胶	总多糖	总皂苷	总氨基酸
生长年限	Pearson Correlation	1	0.990**	0.173	-0.872*	-0.872*	-0.345	-0.956**	0.978**
	Sig. (2-tailed)		0.000	0.743	0.024	0.023	0.503	0.003	0.001
	N	6	6	6	6	6	6	6	6
草酸钙簇晶显微特征常数	Pearson Correlation	0.990**	1	0.053	-0.910*	-0.885*	-0.471	-0.943**	0.944**
	Sig. (2-tailed)	0.000		0.920	0.012	0.019	0.346	0.005	0.005
	N	6	6	6	6	6	6	6	6

续表

项目	指标	生长年限	草酸钙簇晶显微特征常数	可溶性糖	淀粉	果胶	总多糖	总皂苷	总氨基酸
可溶性糖	Pearson Correlation	0.173	0.053	1	0.187	-0.157	0.782	-0.263	0.353
	Sig. (2-tailed)	0.743	0.920		0.722	0.766	0.066	0.615	0.492
	N	6	6	6	6	6	6	6	6
淀粉	Pearson Correlation	-0.872*	-0.910*	0.187	1	0.906*	0.667	0.889*	-0.773
	Sig. (2-tailed)	0.024	0.012	0.722		0.013	0.148	0.018	0.071
	N	6	6	6	6	6	6	6	6
果胶	Pearson Correlation	-0.872*	-0.885*	-0.157	0.906*	1	0.458	0.967**	-0.842*
	Sig. (2-tailed)	0.023	0.019	0.766	0.013		0.361	0.002	0.036
	N	6	6	6	6	6	6	6	6
总多糖	Pearson Correlation	-0.345	-0.471	0.782	0.667	0.458	1	0.324	-0.166
	Sig. (2-tailed)	0.503	0.346	0.066	0.148	0.361		0.531	0.754
	N	6	6	6	6	6	6	6	6
总皂苷	Pearson Correlation	-0.956**	-0.943**	-0.263	0.889*	0.967**	0.324	1	-0.947**
	Sig. (2-tailed)	0.003	0.005	0.615	0.018	0.002	0.531		0.004
	N	6	6	6	6	6	6	6	6
总氨基酸	Pearson Correlation	0.978**	0.944**	0.353	-0.773	-0.842*	-0.166	-0.947**	1
	Sig. (2-tailed)	0.001	0.005	0.492	0.071	0.036	0.754	0.004	
	N	6	6	6	6	6	6	6	6

注：*：$P<0.05$；**：$P<0.01$。

表3-7 各性状指标与各显微、化学指标的相关性

项目	指标	草酸钙簇晶	淀粉	果胶	总皂苷	总氨基酸
可溶性糖	Pearson Correlation	0.869*	-0.973**	-0.917**	-0.887*	0.740
	Sig. (2-tailed)	0.025	0.001	0.010	0.019	0.093
	N	6	6	6	6	6
芦长百分比	Pearson Correlation	0.831*	-0.659	-0.484	-0.642	0.789
	Sig. (2-tailed)	0.040	0.154	0.331	0.169	0.062
	N	6	6	6	6	6
主根长	Pearson Correlation	0.934**	-0.764	-0.884*	-0.957**	0.985**
	Sig. (2-tailed)	0.006	0.077	0.019	0.003	0.000
	N	6	6	6	6	6
主根重	Pearson Correlation	0.898*	-0.936**	-0.917**	-0.950**	0.873*
	Sig. (2-tailed)	0.015	0.006	0.010	0.004	0.023
	N	6	6	6	6	6
芦重	Pearson Correlation	0.908*	-0.819*	-0.856*	-0.896*	0.861*
	Sig. (2-tailed)	0.012	0.046	0.030	0.016	0.027
	N	6	6	6	6	6
须根重	Pearson Correlation	0.786	-0.730	-.807	-0.859*	0.804
	Sig. (2-tailed)	0.064	0.100	0.053	0.028	0.054
	N	6	6	6	6	6

注：*：$P<0.05$ **：$P<0.01$。

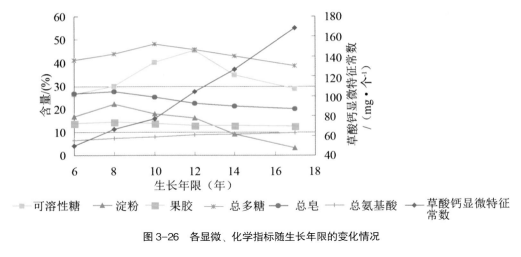

图 3-26 各显微、化学指标随生长年限的变化情况

七、林下山参的快速鉴别及生长年限的估测研究

（一）冰冻切片—快速染色法鉴别林下山参与园参

市场上林下山参以单支论价，价格远高于园参，市场上有以外形较好的园参经拼接后冒充林下山参的现象。林下山参传统的鉴别方法多以外观形态鉴别为主，这种方法依靠鉴定者的感官经验，未经专门学习和有长期的经验体会的人很难掌握；而应用化学方法对其有效成分进行检验又存在着取样量大，操作烦琐，易对参形产生破坏等缺点。本实验以林下山参的纤维根（须根）为实验材料，采用冰冻切片—快速染色法这一简便、微损的方法鉴别林下山参与园参，为人参的鉴别提供依据。

1. 仪器、试剂（试药）、器具与材料

（1）仪器。LEICA CM1850-1-1 冰冻切片机，Leica Microsystems Nussloch GmbaH（Germany）生产。MOTIC 数码显微系统（包括 Motic Digital Class 1.2、Motic Image Advance 3.2 软件），MOTIC CHINA GROUP CO., LTD. 生产。

（2）试剂、试药与包埋剂。番红、固绿均为上海化学试剂分装厂生产；乙醇、冰醋酸、甲醛、丙三醇、三氯甲烷，均为分析纯，均由天津市科密欧化学试剂有限公司生产。纯净水，市售。包埋剂为 Jung 组织冰冻包埋剂（简称 TFM 包埋剂）。Leica Microsystems Nussloch GmbaH（Germany）生产。普通胶水，市售。使用时，按有关文献的方法配制番红、固绿染液。

（3）器具。安瓿、载玻片、盖玻片、镊子、染色缸、瓷盘、毛刷、一次性注射器。

（4）药材。长脖类林下山参 6 份，生长年限分别为 6，8，10，12，14，17 a；长脖类园参 2 份，年限分别为 4、6 a，均于 2009 年 11 月采自辽宁省宽甸县振江镇石柱村；马牙类园参 6 份，购于 2009 年 9 月至 2011 年 10 月，产地为吉林省抚松县、集安市；辽宁省新宾县、本溪县。生长年限分别为 4 a（1 份），6 a（5 份）。以上药材均经辽宁中医药大学药学院康廷国教授鉴定为五加科植物*Panax ginseng* C. A. Mey. 的根及根茎。

2. 方法与结果

（1）方法。

①材料的选取及固定。每份人参样品分别在不同位置的纤维根上取长约2 mm、直径约1 mm的小段各1段，共3段（不是同一纤维根上的3段），置于安瓿内，向安瓿内加入FAA固定液，密封，抽真空，使材料沉于安瓿底部静置至少24 h，备用。

②包埋剂。以市售普通合成胶水或组织冰冻包埋剂作为包埋剂。

③冰冻时间及温度。冰冻时间为3~4 min。冰冻温度为−21~−22 ℃。

④切片制备方法。

a. 包埋。取少许包埋剂置于样品托上，待包埋剂将凝结时，将每段纤维根粘在包埋剂上，继续加包埋剂，至纤维根完全被包埋，使其横切面向上并保持直立。包埋剂凝固需3~4 min。

b. 切片。包埋剂凝固后，将样品托固定，设置切片厚度为10 μm，首先从切面一端切除多余的包埋剂，使纤维根暴露，然后摇动手柄进行切片。

c. 贴片。把切好的切片放入盛有蒸馏水的瓷盘中，待包埋剂慢慢融化后，从水中捞出，放在载玻片上。

d. 染色与透明。用50%乙醇滴加在切片上约5 min后，在样品上直接滴加番红试液染色30 min，依次在载玻片上滴加60%，80%，95%乙醇，每级洗涤4~5次，滴加固绿试液进行染色30s后，分别依次滴加95%乙醇洗涤3~5次，滴加100%乙醇洗涤2次，擦干；分别滴加乙醇-二甲苯（2:1）、乙醇-二甲苯（1:1）、乙醇-二甲苯（1:2）、二甲苯（2次）进行透明（在染色缸内进行），每级约2 min。取出透明后的切片，可滴加加拿大树胶封片，制成永久切片观察，也可滴加稀甘油试液1~2滴封片，制成临时切片观察。

⑤测量及计算。采用Motic Digital Class 1.2软件观察切片并拍照，用Motic Image Advance 3.2软件分别测量木质部面积S_1及纤维根横切面面积S_2。由于人参纤维根的横切面及木质部呈类圆形或多角形，因此计算木质部等积圆半径R_1与纤维根横切面等积圆半径R_2之比，$R_1/R_2 = \sqrt{S_1/S_2}$。

（2）结果。取所有人参样品按（1）项下方法操作，每段纤维根的R_1/R_2值测1次，每份样品测不同位置的3段纤维根，计算其平均值。同时注意观察薄壁细胞中淀粉粒的情况（图3-27、表3-8）。对组织横切面的观察发现，生长年限为8 a以下的园参薄壁细胞中含较多的淀粉粒，在生长年限为8年以上的长脖类林下山参的薄壁细胞中淀粉粒较少或极少。表3-8的数据呈正态分布，对其中的园参及长脖类林下山参的R_1/R_2值进行两独立样本的t检验，结果为：$F=0.083$，$P=0.778>0.05$，说明两组方差具有齐性。$t=4.933$，$P=0.000<0.05$，故认为二者的R_1/R_2值有显著性差异。由于市售园参的生长年限均为8 a以下，大多为4~6 a，市售长脖类林下山参的生长年限均在8 a以上，因此根据公式$\bar{X}\pm t_{\alpha/2}\cdot S/\sqrt{n}$计算表中数据可得：园参（4~6 a）的$R_1/R_2$值的95%置信区间为

0.270±0.021，长脖类林下山参（8 a 及 8 a 以上）的 R_1/R_2 值的 95% 置信区间为 0.357±0.025。因此，R_1/R_2 值为 0.270±0.021 且薄壁细胞中含较多淀粉粒的为园参（6 a）；R_1/R_2 值为 0.357±0.025 且薄壁细胞中含较少或极少淀粉粒的为长脖类林下山参（8 a 及 8 a 以上）（α =0.05）。

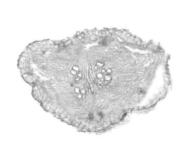 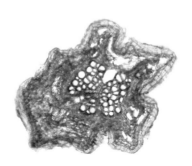

A. 园参   B. 林下山参   250μm

图 3-27　园参及林下山参须根的横切面

表 3-8　人参纤维根横切面的数据测量结果

序号	栽培方式	农家类型	生长年限/a	R_1/R_2 $(\bar{X}\pm S)$
1	林下山参	长脖	6	0.297±0.012
2	林下山参	长脖	8	0.331±0.017
3	林下山参	长脖	10	0.342±0.010
4	林下山参	长脖	12	0.364±0.009
5	林下山参	长脖	14	0.352±0.011
6	林下山参	长脖	17	0.398±0.019
14	园参	长脖	4	0.251±0.019
15	园参	长脖	6	0.273±0.022
16	园参	马牙	4	0.234±0.012
17	园参	马牙	6	0.288±0.013
18	园参	马牙	6	0.257±0.006
19	园参	马牙	6	0.250±0.009
20	园参	马牙	6	0.303±0.012
21	园参	马牙	6	0.300±0.029

注：R_1 为木质部等积圆半径，R_2 为须根横切面等积圆半径。

3. 讨论与结论

（1）刘宝玲、孙启时的研究均表明，野山参的木质部约占整体的 1/3，本实验由于未收集到野山参的样品，因此未加以证实，但从该数据上看，长脖类林下山参纤维根中木质部占整体的比例比园参更接近于野山参。

（2）目前人参类药材的鉴别多以外观形态鉴别为主，主要依靠鉴别者的经验，对于没有鉴别经验的人则鉴别起来较为困难。林下山参的鉴别也可以采取粉末或组织显微鉴别的方法，但取材时须对参的整体形态造成破坏，本实验以长脖类林下山参的纤维根为实验材料，采用冰冻切片-快速染色的方法，该方法操作简便，取样量少（仅几毫克纤维根），对整体参形破坏微小，结果准确可靠，为长脖类林下山参的鉴别提供依据。

（二）分光光度法测定长脖类林下山参生长年限

本实验采用碘显色法对长脖类林下山参的淀粉含量进行了测定。

1. 实验方法

（1）溶液配制。

①碘—碘化钾溶液。称取 0.5 g 碘和 5.0 g 碘化钾，放入小烧杯中，加少许蒸馏水溶解，转移至 250 mL 容量瓶中，用蒸馏水定容，摇匀。

②淀粉储备液。称取 0.195 2 g 可溶性淀粉，置 10 mL 具塞试管中，加入 1 mL 无水乙醇湿润样品，再加 9 mL 1 mol/L 氢氧化钠溶液，精密称重，于沸水浴分散 10 min，迅速冷却后，离心 5 min，精密称重，补重，取上清液 2.5 mL 至 25 mL 容量瓶中，加水至刻度定容，备用。

（2）标准曲线绘制。精密量取可溶性淀粉标准溶液 0、1、2、3、4、5 mL，分别置 100 mL 容量瓶中，再依次加入 0.09 mol/L 氢氧化钠溶液 5、4、3、2、1、0 mL，再依次加入约 50 mL 水、1 mL 1 mol/L 乙酸及 1 mL 碘试液。用水定容后显色 10 min，以第 1 瓶试剂为空白，在 580 nm 处读取吸光度。以可溶性淀粉浓度为横坐标，以吸光度为纵坐标，进行线性回归，得到回归方程为：$Y = 9.165\,6X + 0.0213$（$r = 0.999\,1$）可溶性淀粉浓度在 0.019~0.098 mg/mL 范围内具良好的线性关系。

（3）供试品溶液的制备及测定。取人参细粉 0.1 g，精密称定，置 10 mL 具塞离心管中，加入 1 mL 无水乙醇润湿，再加 9 mL 1 mol/L 氢氧化钠溶液，精密称重，于沸水浴分散 10 min，迅速冷却后，精密称重，补重，离心 5 min，取上清液 5 mL 至 25 mL 容量瓶中，用水定容至刻度。分别精密吸取 10 mL 0.09 mol/L 氢氧化钠溶液（空白）、适量供试品溶液（1~10 mL）置 100 mL 容量瓶中，后者加入相应体积的 0.09 mol/L 氢氧化钠溶液使混合溶液至 10 mL，分别向供试品溶液、空白溶液中依次加入约 30 mL 水、1 mL 1 mol/L 乙酸及 1 mL 碘试液。用水定容后显色 10 min，以空白溶液做参比，在 580 nm 处读取吸光度。从标准曲线上读出供试品溶液中淀粉的浓度，计算即得。

2. 实验结果

取各样品细粉，按（3）项下操作，制成供试品溶液并测定，按标准曲线法计算样品中淀粉的含量（以可溶性淀粉计）。结果见表 3-9、图 3-28。

表 3-9　不同生长年限的长脖类林下山参淀粉的含量测定

编号	生长年限/a	含量/（%）
1	6	16.93
2	8	32.24

续表

编号	生长年限/a	含量/（%）
3	10	18.18
4	12	16.16
5	14	9.32
6	17	1.44

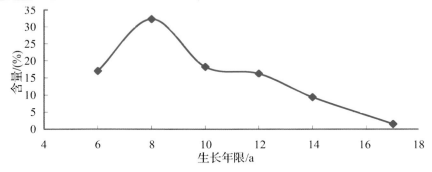

图3-28　不同生长年限的长脖类林下山参淀粉含量

长脖类林下山参淀粉含量与生长年限相关性：由于林下山参最早也要 8 a 作货，因此以 8 年以后的淀粉含量为横坐标（X），生长年限为纵坐标（Y），进行曲线拟合，得到最优的方程为：

长脖类林下山参：$Y = -22.8154 + 436.44 （1/X）$，$R = 0.98365$，$F = 89.49262$，$P = 0.0025 < 0.05$。

验证实验：将各生长年限的林下山参淀粉含量带入各自的回归方程，计算其生长年限，结果如表3-10所示。

表3-10　长脖类林下山参的生长年限估测

生长年限/a	8	10	12	14	17
淀粉含量/（%）	30.55	19.03	16.89	8.96	1.33
估计生长年限/a	7.7	11.1	11.8	14.1	16.3

本实验提供了一种可以鉴别林下山参生长年限的方法，经验证实验结果表明，采用该方法测得并计算出的生长年限与林下山参的真实生长年限差别较小，可用于林下山参生长年限的鉴定。

（三）微量分光光度法测定长脖类林下山参生长年限

1. 仪器、试剂与样品

（1）仪器。HITACHI UV-3010 紫外可见双光束扫描分光光度计（日本日立集团）；水浴锅（天津奥特赛恩斯仪器有限公司）；BP 211D 型电子分析天平（德国 Sartorius 公司）。

（2）试剂、试药与样品。可溶性淀粉、氢氧化钠、碘、碘化钾、无水乙醇、冰醋酸均为分析纯，均为天津市科密欧化学试剂有限公司生产；水为纯净水，市售。

（3）药材。长脖类林下山参于 2009 年 11 月由本实验采自辽宁省宽甸县振江镇石柱村，经康廷国教授鉴定为五加科植物 *Panax ginseng* C. A. Mey. 的根及根茎。

2. 方法

（1）溶液配制。

①碘—碘化钾溶液。称取 0.5 g 碘和 5.0 g 碘化钾，放入小烧杯中，加少许蒸馏水溶解，转移至 250 mL 容量瓶中，用蒸馏水定容，摇匀。

②淀粉储备液。称取 0.200 3 g 可溶性淀粉，置 10 mL 具塞试管中，加入 1 mL 无水乙醇湿润样品，再加 9 mL 1mol/L 氢氧化钠溶液，精密称重，于沸水浴分散 10 min，迅速冷却后，离心 5 min，精密称重，补重，取上清液 2.5~25 mL 容量瓶中，加水至刻度定容，备用。

（2）标准曲线绘制。精密量取可溶性淀粉标准溶液 0，1，2，3，4，5 mL，分别置 100 mL 容量瓶中，再依次加入 0.09 mol/L 氢氧化钠溶液 5，4，3，2，1，0 mL，再依次加入约 50 mL 水、1 mL 1 mol/L 乙酸及 1 mL 碘试液。用水定容后显色 10 min，以第 1 瓶试剂为空白，在 580 nm 处读取吸光度。以可溶性淀粉浓度为横坐标，以吸光度为纵坐标，进行线性回归，得到回归方程为：$Y = 8.903\ 9\ X + 0.031$（$r = 0.999\ 3$）可溶性淀粉浓度在 0.020 03~0.010 013 mg/mL 范围内具良好的线性关系。

（3）供试品溶液的制备及测定。取人参须根细粉 10 mg，精密称定，置 2 mL 具塞离心管中，加入 100 μL 无水乙醇润湿，再加 900 μL 1 mol/L 氢氧化钠溶液，精密称重，于沸水浴分散 10 min，迅速冷却后，精密称重，补重，800 r/min 离心 5 min，取上清液 500 μL 至 10 mL 容量瓶中，依次加入 1 mol/L 乙酸、1 mL 碘—碘化钾溶液，用水定容至刻度，即为供试品溶液。精密吸取 500 μL 0.9 mol/L 氢氧化钠溶液置 10 mL 容量瓶中，依次加入 1 mol/L 乙酸、1 mL 碘—碘化钾溶液，用水定容至刻度，即为空白溶液。用水定容后显色 10 min，以空白溶液做参比，在 580 nm 处读取吸光度。

3. 结果

取各样品细粉，按（3）项操作，制成供试品溶液并测定，按标准曲线法计算样品中淀粉的含量（以可溶性淀粉计）。结果见表 3-11。

表 3-11　长脖类林下山参须根淀粉的含量测定

序号	生长年限/a	含量/（%）
1	8	7.32
2	10	4.29
3	12	2.69
4	14	4.16
5	17	2.02

对于长脖类林下山参，由于一般最早在 8 a 才作货，因此，以 8 a 以上（含 8 a）的生长年限为横坐标，以须根的淀粉含量为纵坐标，分别进行曲线拟合，如图 3-29 所示。

得到最优方程如下：

长脖类林下山参：$Y=-2.092\ 6+70.552\ 3\ (1/X)$，$R=0.889\ 9$，$F=11.412\ 8$，Signif F $=0.043\ 1$

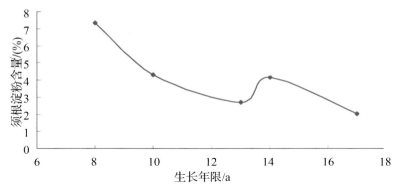

图 3-29　不同生长年限的长脖类林下山参须根淀粉含量

验证实验，将各生长年限的长脖类林下山参须根淀粉含量代入回归方程，计算其生长年限，结果如表 3-12 所示。

表 3-12　长脖类林下山参的生长年限估测

生长年限/a	8	10	12	14	17
淀粉含量/（%）	7.32	4.29	2.69	4.16	2.02
估计生长年限/a	7.5	11.1	14.8	11.3	17.2

另取不同生长年限的长脖类林下山参须根，测定其淀粉含量代入回归方程，计算其生长年限，结果如表 3-13 所示。

表 3-13　长脖类林下山参的生长年限估测

生长年限/a	8	10	12	14	17
淀粉含量/（%）	7.61	4.32	2.51	4.18	2.07
估计生长年限/a	7.3	11.0	12.6	11.2	16.9

本实验提供了一种可以鉴别长脖类林下山参生长年限的方法，经验证实验结果表明，采用该方法测定并计算出的生长年限与林下山参的真实生长年限差别较小，且对参形破坏极小，可用于长脖类林下山参个子货生长年限的鉴定。

九、人参功能性成分研究

（一）维生素 C 的比较

维生素 C 又称抗坏血酸，是人体不可缺少的一种重要营养物质，是维持正常生命过程所必需的一类有机物，常存在于新鲜的蔬菜和水果中。本实验利用紫外分光光度法测定了长脖类林下山参和园参中维生素 C 的含量。

1. 实验材料

（1）仪器。HITACHI　UV-3010 紫外可见双光束扫描分光光度计（日本日立集团）；Sartorius BP 211D 型、BT125D 型电子分析天平（德国赛多利斯公司）；UB-7 型精密 PH 计（郑州南北仪器设备有限公司）。

（2）试剂与试药。草酸、硫酸铜、冰醋酸、乙二胺四乙酸二钠（EDTA·2Na）、醋酸钠均为分析纯，均为天津科密欧试剂公司生产；抗坏血酸（维生素 C）对照品纯度为 99.6%，购于上海华蓝化学科技有限公司；水为纯净水，杭州娃哈哈集团有限公司生产。

（3）药材。长脖类林下山参、园参于 2009 年 11 月采自辽宁省宽甸县振江镇石柱村，均经辽宁中医药大学药学院康廷国教授鉴定为五加科植物 *Panax ginseng* C. A. Mey. 的根及根茎。

2. 实验方法

（1）试液的配制。Cu（Ⅱ）溶液：5 μg/ mL pH=6.0。取 1 mg/ mL 的二价 Cu 溶液 5.0 mL 。加入 1 mol/L 的醋酸钠溶液 200 mL 和 1mol/L 的醋酸溶液 7.0 mL，用水稀释至 1 L，摇匀；Cu（Ⅱ）-EDTA·2Na：0.62 moL/L 的溶液：由上 Cu（Ⅱ）溶液与 0.5 moL/L 的 EDTA·2Na 溶液混合而成（体积比为 4∶1，临用新配）。草酸溶液：精密称取 2 g 草酸试剂，加入 100 mL 容量瓶中。蒸馏水填充至容量瓶刻度处。摇匀，备用。

（2）对照品溶液的配制。取 10 mg 抗坏血酸（维生素 C）对照品精密称定，置于 1 L 的容量瓶中，加水稀释至刻度，摇匀，备用。即得（C=0.01 mg/ mL）。

（3）标准曲线的制备。精密量取维生素 C 对照品溶液 2.0 mL，4.0 mL，6.0 mL，8.0 mL，10.0 mL，分别置于 10 mL 容量瓶中，加水稀释至刻度，摇匀。每个容量瓶中各吸取 1.0 mL 两份，分别置于两支干燥的试管中，一支加入 4 mL 的 Cu（Ⅱ）溶液。20 min 以后，加入 1 mL 的 0.5 moL/L 的 EDTA·2Na 溶液，作为空白溶液，另一支加入 5 mL Cu（Ⅱ）-EDTA·2Na 溶液，摇匀，立刻在 267 nm 波长测其吸光度，以浓度（C）为横坐标，吸光度（A）为纵坐标，对所测数据进行线性回归，回归方程为 $A=15.58C+0.060\,2$。

（4）供试品溶液的制备。取人参的干燥粉末 1.0 g，精密称定，置锥形瓶中，加 2% 草酸 60 mL 浸泡过夜，过滤，收集滤液至 100 mL 的容量瓶中，加 2% 草酸稀释至刻度，备用。

（5）样品测定方法。分别取上述供试品溶液各 1.0 mL，按（3）项"分别置于两支干燥的试管中……"操作，测定其吸光度，依据标准曲线计算样品中维生素 C 的含量。

3. 实验结果

取样品细粉，按（3）（4）项操作，制成供试品溶液并测定，并根据标准曲线求出样品中维生素 C 的含量。结果见表 3-14。

对表 3-14 的数据进行方差分析，结果表明，长脖类林下山参维生素 C 的含量与园参维生素 C 的含量无显著差异（$P>0.05$）。

表 3-14　人参维生素 C 含量测定结果

编号	栽培方式/品种	生长年限/a	含量/（%）
1	长脖类林下山参	4	0.35±0.01
2	长脖类林下山参	6	0.46±0.00
3	长脖类林下山参	8	0.45±0.00
4	长脖类林下山参	10	0.41±0.00
5	长脖类林下山参	12	0.47±0.00
6	长脖类林下山参	14	0.48±0.01
7	长脖类林下山参	17	0.46±0.01
8	园参	4	0.28±0.01
9	园参	4	0.38±0.01
10	园参	4	0.40±0.01
11	园参	4	0.44±0.01
12	园参	6	0.47±0.01
13	园参	6	0.49±0.00
14	园参	6	0.42±0.00

4. 分析讨论

（1）测定波长的选择。取一定浓度的维生素 C 的对照品溶液，按照（3）项的方法对对照品进行处理，并在 190~400 nm 进行全波长扫描，结果表明 267 nm 为最大吸收波长，故把检测波长确定为 267 nm。

（2）维生素 C 含量的测定。一般有荧光法、碘量法、2，6-二氯靛酚滴定法、2，4-二硝基苯肼法和 Fe（Ⅲ）-邻菲罗啉-BPR 法等。这些方法虽各有特点，但操作过程复杂、所用试剂不稳定，速度慢。本实验利用紫外分光光度法测定人参中维生素 C 的含量，在 pH=6.0 的醋酸—醋酸钠缓冲溶液体系中，Cu（Ⅱ）可以催化氧化维生素 C，在 267 nm 处紫外吸收可用于直接测定人参中维生素 C 含量，方便快捷。

（二）维生素 E 的比较

维生素 E 又称生育酚，是指具有 α-生育酚生物活性的一类物质。是一种性能优良的细胞内抗氧化剂及天然营养剂，能促进性激素分泌，使男子精子活力和数量增加；使女子雌性激素浓度增高，提高生育能力，预防流产。还有保护 T 淋巴细胞、保护红细胞、抗自由基氧化、抑制血小板聚集从而降低心肌梗死和脑梗死的危险性。还对烧伤、冻伤、毛细血管出血、更年期综合征、美容等方面有很好的疗效。本实验利用紫外分光光度法测定了长脖类林下山参和园参中维生素 E 的含量。

1. 实验材料

（1）仪器。HITACHI UV-3010 紫外可见双光束扫描分光光度计（日本日立集团）；Sartorius BP 211D 型、BT125D 型电子分析天平（德国赛多利斯公司）；AS3120A 超声波清洗器（120 W，天津奥特赛恩斯仪器有限公司）。

（2）试剂与试药。甲醇为分析纯，天津科密欧试剂公司生产；α-生育酚对照品，纯度≥99%，购于上海源叶生物科技有限公司；水为纯净水，杭州娃哈哈集团有限公司生产。

（3）药材。长脖类林下山参、园参于 2009 年 11 月采自辽宁省宽甸县振江镇石柱村，均经辽宁中医药大学药学院康廷国教授鉴定为五加科植物 *Panax ginseng* C. A. Mey. 的根及根茎。

2. 实验方法

（1）对照品溶液的配制。精密称取维生素 E 对照品溶液 10.4 mg，置于 100 mL 棕色容量瓶中，添加甲醇至刻度。密封，摇匀，避光保存备用。即得（$C = 0.104$ mg / mL）。

（2）标准曲线的制备。精密量取维生素 E 对照品溶液 2.0 mL，4.0 mL，6.0 mL，8.0 mL，10.0 mL，分别置于 10 mL 棕色容量瓶中，加甲醇稀释至刻度，摇匀。各取 1 mL 以甲醇为空白溶液，在 284 nm 处测定吸光度。以浓度（C）为横坐标，吸光度（A）为纵坐标，对所测数据进行线性回归，回归方程为 $A = 12.864C + 0.003\,2$。

（3）供试品溶液的制备。供试品溶液的制备需避光操作。取人参的粉末 2 g，精密称定，置于棕色具塞三角瓶中，加甲醇 100 mL，超声处理 15 min，过滤，避光保存，备用。

（4）样品的测定方法。取供试品溶液 1 mL 以甲醇为空白溶液，在 284 nm 处测定吸光度，依据标准曲线计算维生素 E 的含量。

3. 实验结果

取样品细粉，按（3）（4）项操作，结果见表 3-15。

表 3-15　人参维生素 E 含量测定结果

编号	栽培方式/品种	生长年限/a	含量/（%）
1	长脖类林下山参	4	0.06±0.001
2	长脖类林下山参	6	0.08±0.003
3	长脖类林下山参	8	0.10±0.002
4	长脖类林下山参	10	0.14±0.003
5	长脖类林下山参	12	0.17±0.006
6	长脖类林下山参	14	0.19±0.002
7	长脖类林下山参	17	0.20±0.007
8	园参	4	0.05±0.009
9	园参	4	0.07±0.004
10	园参	4	0.08±0.003
11	园参	4	0.09±0.005
12	园参	6	0.15±0.01
13	园参	6	0.17±0.007
14	园参	6	0.17±0.009

对表 3-15 的数据进行方差分析，结果表明，长脖类林下山参维生素 E 的含量与园参维生素 E 的含量无显著差异（$P>0.05$）。

4. 分析讨论

（1）测定波长的选择。以甲醇为空白溶液，对一定浓度的维生素 E 的对照品溶液在 190~400 nm 进行全波长扫描，结果表明 284 nm 为最大吸收波长，故把检测波长确定为 284 nm。

（2）维生 E 含量的检测。采用国家标准食品中的方法，检测过程中样品的制备经皂化、提取、洗涤、浓缩等步骤，存有操作过程复杂、检测周期长、误差大等缺点，也不利于批量检测。维生素 E 含量的测定很多采用经典的氧化还原滴定法——铈量法。由于维生素 E 中含有一些具有还原性的杂质，有可能在铈量法中参加反应，导致维生素 E 含量测定结果高于其在产品中的实际含量。因此用铈量法测定维生素 E 含量，无法保证其特异性及准确性，且操作烦琐、时间长。本实验采用甲醇提取人参中维生素 E，并于紫外光谱下检测确定其含量的方法测定人参中维生素 E 的含量的方法。本实验的操作方法相比于铈量法更简单，测定方便、迅速，为人参中维生素含量的测定提供了科学数据。维生素 E 对氧、氧化剂、紫外线敏感，易被氧化破坏。因此在实验的操作过程中尽量避光操作，并尽量减少人参与氧、氧化剂的接触。

（三）超氧化物歧化酶（SOD）活性的比较

超氧化自由基（O2·⁻）可造成机体细胞损伤。超氧化物歧化酶可清除机体超氧化自由基（O2·⁻）。超氧化物歧化酶（SOD）是一种新型酶制剂。具有抗衰老、抗炎、抗辐射、祛斑、抗皱等多种药理作用，本实验按照国标 GB/ T5009.171—2003.《保健食品中超氧化物歧化酶（SOD）活性的测定》方法，对人参中超氧化物歧化酶（SOD）活性进行测定。

1. 实验材料

（1）仪器。HITACHI UV-3010 紫外可见双光束扫描分光光度计（日本日立集团）；Sartorius BP 211D 型、BT125D 型电子分析天平（德国赛多利斯公司）；UB-7 型精密 PH 计（郑州南北仪器设备有限公司）；高速离心机（上海安亭仪器制造厂）；PCJ-10 型超纯水机（成都品成科技有限公司）。

（2）试剂与试药。乙二胺四乙酸二钠（EDTA·2Na）、乙二胺四乙酸（EDTA）、盐酸均为分析纯，均为天津科密欧试剂公司生产；三羟甲基氨基甲烷为分析纯，购于上海源叶生物科技有限公司；邻苯三酚为分析纯，购于上海华蓝化学科技有限公司。

（3）药材。长脖类林下山参、园参于 2009 年 11 月采自辽宁省宽甸县振江镇石柱村，均经辽宁中医药大学药学院康廷国教授鉴定为五加科植物 Panax ginseng C. A. Mey. 的根及根茎。

2. 实验方法

（1）试液的配制。A 液：pH=8.20 0.1 moL/L 三羟甲基氨基甲烷（Tris-）盐酸缓冲溶液（内含 1 moL/L EDTA·2Na）。称取 1.211 4 g Tris 和 37.2 mg EDTA·2Na 溶于 62.4 mL 0.1 moL/L 盐酸溶液中，用蒸馏水定容至 100 mL。B 液：4.5 mmoL/L 邻苯三酚盐酸溶液。称取邻苯三酚（A.R.）56.7 mg 溶于少量 10 mmoL/L 盐酸溶液，并定容至 100 mL。

（2）供试品溶液的制备。取干燥的林下山参粉末和园参粉末各 2.0 g，加入 10 mL 0.1 mol/L Tris-HCl 缓冲液，4 ℃浸提 24 h，10 000 r/min 离心 10 min，上清液用 0.45 μm 滤膜过滤，备用。

（3）样品的测定方法及计算方法。

①样品的测定方法。邻苯三酚自氧化速率测定在 25 ℃左右，于 10 mL 比色管中依次加入 A 液 2.35 mL，蒸馏水 2.00 mL，B 液 0.15 mL，加入 B 液里即混合并倾入比色皿，分别测定在 325 nm 波长条件下初始时和 1 min 后吸光值，二者之差即邻苯三酚自氧化速率 ΔA_{325}/min。供试品溶液按上述步骤分别加入一定量试液，测出供试品溶液使邻苯三酚自氧化速率为 $\Delta A'_{325}$/min。SOD 活性测定加样程序如表 3-16 所示。

表 3-16　**SOD 活性测定加样程序**

试液	空白	长脖类林下山参样液	园参样液
A 液/mL	2.35	2.35	2.35
蒸馏水/mL	2.00	1.80	1.80
样液/μL	—	200.0	200.0
B 液/mL	0.15	0.15	0.15

②样品的计算方法。计算公式为：

$$\text{SOD 活力（U/g）} = \frac{\dfrac{\Delta A_{325}-\Delta A'_{325}}{\Delta A_{325}}\times 100\%}{50\%}\times 4.5\times \frac{D}{V}\times \frac{V_1}{M}$$

式中，ΔA_{325} 为邻苯三酚自氧化速率；$\Delta A'_{325}$ 为样液抑制邻苯三酚自氧化速率；V 为所加样液体积（mL）；D 为样液的稀释倍数；4.5 为反应液总体积（mL）；M 为样品质量（g）；V_1 为样液总体积（mL）。

3. 实验结果

取样品细粉，按（2）（3）项的方法操作，制成供试品溶液并测定，并根据 SOD 活性计算公式，计算出样品中 SOD 的活性。结果见表 3-17。

表 3-17　**人参中 SOD 活性的测定结果**

编号	农家类型/栽培方式	生长年限/a	SOD 活性
1	长脖类林下山参	4	38 850 ± 1 250
2	长脖类林下山参	6	39 985 ± 625
3	长脖类林下山参	8	40 500 ± 4 000
4	长脖类林下山参	10	41 513 ± 2 025
5	长脖类林下山参	12	41 250 ± 775

续表

编号	农家类型/栽培方式	生长年限/a	SOD 活性
6	长脖类林下山参	14	41 095 ± 2 300
7	长脖类林下山参	17	42 055 ± 1 985
8	园参	4	27 000 ± 14 175
9	园参	4	26 500 ± 379
10	园参	4	27 250 ± 995
11	园参	4	26 855 ± 1243
12	园参	6	29 500 ± 1105
13	园参	6	28 950 ± 892
14	园参	6	30 375 ± 14 681

对表 3-17 的数据进行方差分析，结果表明，长脖类林下山参 SOD 活性显著地大于园参 SOD 活性（$P < 0.05$）。

4. 分析讨论

超氧化物歧化酶（SOD）具有抗氧化、清除体内自由基的作用，这可能与人参有抗衰老的作用有关。因为人参的生长受土壤、肥料、光照等影响，所以不同生长环境的人参在质量上存在一定差异。本实验中长脖类林下山参 SOD 活性显著地大于园参 SOD 活性。这可能与种质和栽培环境有关。林下山参在野生自然状态下生长，其受到的胁迫作用更强，代谢更旺盛，因而 SOD 的活性也更强。

（四）蛋白质类成分的比较

人参蛋白与人参的临床疗效有着密切联系，经研究发现，人参蛋白有抗真菌、抗病毒、精氨酸酶活性、抗脂质分解、抗血红细胞聚集等药理活性。石柱参和马牙类园参在市场上都有销售，二者的价格相差较大，这主要因为二者的功效不同，所含成分不同。本实验采用 SDS-PAGE 的方法，对二者的可溶性蛋白质成分的不同之处作一探讨。

1. 实验材料

（1）仪器。DYY-6C 型双稳定时电泳仪（北京东南仪城实验设备有限公司）；VE-186 型转移电泳槽、Tanon-2500 型全自动数码凝胶图像分析系统（上海天能科技有限公司）；台式冷冻离心机（Fresco）；水浴锅（天津奥特赛恩斯仪器有限公司）；Sartorius BP 211D 型、BT125D 型电子分析天平（德国赛多利斯公司）；PCJ-10 型超纯水机（成都品成科技有限公司）；UB-7 型精密 PH 计（郑州南北仪器设备有限公司）。

（2）试剂与试药。丙烯酰胺、溴酚蓝、三异丙基乙磺酰（Amresco 公司）；N-N 亚甲基双丙烯酰胺（美国 Sigma 公司）；过硫酸铵（天津市凯信化学工业有限公司）；TEMED（N，N，N′，N′-四甲基乙二胺）；SDS（十二烷基磺酸钠）（日本 Reanta 科技有限公司）；甘氨酸（上海康达氨基酸厂）；考马斯亮蓝 R-250、β-巯基乙醇、甘油、95% 乙醇、冰醋酸均分析纯，均为天津市科密欧化学试剂化学试剂有限公司生产。三羟甲基氨基甲烷为分析纯，购于上海源叶生物科技有限公司。

（3）药材。石柱参于 2009 年 10 月采自辽宁省宽甸县振江镇石柱村，马牙园参于 2009 年 10 月采自辽宁省本溪县东营坊乡荒沟村。均经辽宁中医药大学药学院康廷国教授鉴定为五加科植物 *Panax ginseng* C. A. Mey. 的根及根茎。

2. 实验方法

（1）试液的配制。

①丙烯酰胺储液（$T=30\%$，$C=2.6\%$）：Arc（丙烯酰胺）29.2 g，Bis（N-N'亚甲基双丙烯酰胺）0.8 g，去离子水定容至 100 mL，过滤后置于棕色瓶中，4℃ 保存。

②10%过硫酸铵（AP）贮液：过硫酸铵 1 g，去离子水定容至 10 mL，4℃ 放置 1 周。

③TEMED（四甲基乙二胺）：4℃ 保存。

④10%SDS 贮液：1g SDS，去离子水定容至 10 mL。

⑤pH8.8，2 M 的 Tris-HCl：24.2 g Tris 去离子水溶解，浓盐酸调 pH 至 8.8，去离子水定容至 100 mL。

⑥pH6.8，1 M 的 Tris-HCl：12.1 g Tris 去离子水溶解，浓盐酸调 pH 至 6.8，去离子水定容至 100 mL。

⑦4×分离胶缓冲液：75 mL pH8.8，2M 的 Tris-HCl；4 mL 10%SDS；21 mL 去离子水。

⑧4×浓缩胶缓冲液：50 mL pH6.8，1M 的 Tris-HCl；4 mL 10%SDS；46 mL 去离子水。

⑨电极缓冲液：3.03 g Tris，14.4 g 甘氨酸，SDS 1 g，溶于水，盐酸调至 pH8.3，去离子水定容至 1 000 mL。

⑩50%甘油：5 mL 纯甘油用去离子水定容至 10 mL。

⑪1%溴酚兰：0.1 g 溴酚兰，去离子水定容至 10 mL，至完全溶解后，过滤。

⑫5×上样缓冲液 10 mL（4℃ 存放）：0.6 mL 1M Tris-HCl（pH=6.8），5 mL 50%甘油，1 mL 1%溴酚兰，2 mL 10%SDS，0.5 mL β-巯基乙醇，0.9 mL 蒸馏水。

⑬染色液：0.2 g 考马斯亮蓝 R-250，溶于 90 mL 95%乙醇，加 20 mL 冰醋酸，90 mL 去离子水。

⑭脱色液：75 mL 95 乙醇，25 mL 冰醋酸，400 mL 去离子水。

⑮0.02 mol/L　pH=5.0 醋酸—醋酸钠缓冲盐溶液：精密称取 0.820 5 g 醋酸钠于 50 mL 容量瓶中，精密称取 0.292 5 g 醋酸于 25 mL 容量瓶中，震荡混匀，取醋酸钠 21 mL，醋酸 9 mL 于烧杯中，加入去离子水至 300 mL，混匀备用。

（2）人参粗提液的制备。取石柱参和马牙园参的粉末各 2.96 g。将这 2 份样品混匀，分别浸于 50 mL pH=5.0，浓度为 0.02 mol/L 的醋酸—醋酸钠缓冲盐溶液中，4℃ 冷提 24 h，过滤，取上清液 1 mL 浓缩至 100 μL，并向其中加入去离子水 200 μL，高速离心 25 min，使上清液再次浓缩至 100 μL，重复操作 1 次。浓缩液备用。

（3）胶的制备。分离胶：丙烯酰胺储液：2.2 mL，分离胶缓冲液：1.38 mL，去离子水 1.93 mL，AP：7 μL，TEMED：3 μL。浓缩胶：丙烯酰胺储液：0.335 mL，浓缩胶缓冲液：0.5 mL，去离子水：1.15 mL，AP：6 μL，TEMED：2.5μL。使用滴管将分离胶液缓缓加入装好的玻璃板中，保持液面平整，加入去离子水，静止放置 30~60 min，凝胶完全聚合后，倒出覆盖水层；在分离胶上直接加入浓缩胶液，立即插入梳子，注意不能混入气泡，室温放置。

（4）样品制备及上样。取石柱参和马牙园参粗提液 40 μL 和 5×上样缓冲液 10 μL 于 e.p. 管中充分混匀，在水浴锅中沸水浴 3 min 使蛋白充分变性，离心（5000 r/min）5 min，取上清液备用。标准分子量蛋白如上样同法处理。取标准分子量蛋白 3 μL，样品溶液 20 μL 分别注于凝胶的凹槽内，并向其中加入电极缓冲液。

（5）电泳条件。将电泳槽和电泳仪连接（注意正负极位置），接通电源，起始电压 100 V，下层胶电压 120 V，电流 30~50 mA，至溴酚蓝到达分离胶底部上方约 1 cm，关闭电源，停止电泳，取下凝胶。电泳时间 2~3 h。

（6）染色与脱色。把凝胶从玻璃板中取出，浸于染色液中 2~3 h 或者过夜。将染色后的凝胶取出，加入脱色液，反复润洗，多次换脱色液至背景清晰。

3. 实验结果

如图 3-30 所示，电泳谱带根据染色深浅可分为 3 级：染色深而明显的为I级带，染色较深的为II级带，染色浅但可以分辨的为III级带。从图 3-30 中可知，在 55~40 KB 处，石柱参中有一条III级谱带，而在相应的位置上，马牙园参则没有该谱带，说明石柱参和马牙园参的电泳谱带有所不同；在 25~15 KB 处，石柱参为 3 条I级谱带，而马牙园参为 2 条III级谱带，说明在蛋白质的含量上，石柱参高于马牙园参。

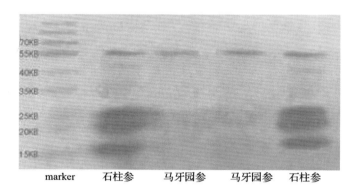

图 3-30 人参蛋白质 SDS-PAGE 电泳图

4. 分析讨论

从谱带上可以看出，石柱参比马牙园参的谱带多而清晰。这表明石柱参的蛋白种类多于马牙园参。

（五）氨基酸类成分比较

氨基酸是蛋白质的组成部分，是生物体内不可缺少的营养成分之一，有些氨基酸还具有医疗价值。氨基酸对植物生长发育的有着重要的作用，尤其是抗逆境胁迫的作用更为明显。20多年前关于人参药材氨基酸类成分研究的文献报道较多，但对于林下山参中氨基酸类成分则至今未见报道，本实验采用HPLC-柱前衍生化的方法研究林下山参中的氨基酸类成分。

1. 实验材料

（1）仪器。Elite-AAK 氨基酸分析系统，配 UV230Ⅱ 紫外检测器（大连依利特分析仪器有限公司）；AT-130 柱温箱（大连中汇达科学仪器有限公司；Sartorius CP225D 分析天平（德国赛多利斯公司）；FW80 高速万能粉碎机（天津市泰斯特仪器有限公司）。

（2）药材。长脖类林下山参、园参于 2009 年 11 月采自辽宁省宽甸县振江镇石柱村，均经辽宁中医药大学药学院康廷国教授鉴定为五加科植物 *Panax ginseng* C. A. Mey. 的根及根茎。

（3）试剂及对照品。衍生化试剂（2，4-二硝基氟苯）；流动相固体组分 B、衍生缓冲溶液固体组分 A 、固体组分 B、平衡缓冲溶液固体组分 A 、固体组分 B 均购于大连依利特分析仪器有限公司；ELITE-AAK 氨基酸（18 种）对照品购于中国药品生物制品检定所；γ-氨基丁酸购于上海源叶生物科技有限公司提供（纯度均≥99%）。乙腈为色谱纯；冰醋酸，N，N-二甲基酰胺为分析纯，均由天津大茂化学试剂厂生产，水为纯净水。

2. 实验方法

（1）色谱条件。色谱柱为依利特公司氨基酸分析专用 AKK 柱，柱温：27 ℃；检测波长 360 nm；流动相总流速为 1.2 mL/min，梯度洗脱，流动相梯度曲线见表 3-18。

表 3-18　流动相梯度洗脱曲线

流程	时间/min	流动相 a/（%）	流动相 b/（%）
1	0	16	84
2	0.3	16	84
3	4.0	31	69
4	9.5	36	64
5	17.0	55	45
6	28.0	65	35
7	34.0	100	0
8	36.0	100	0
9	38.0	16	84

（2）流动相的配制。流动相 a 为乙腈—水（1∶1）；流动相 b 为流动相固体组分 B4.1 g 加水 950 mL，用冰醋酸调 pH 至 6.4~6.8，加 N，N-二甲基甲酰胺 10 mL，置 1 000 mL容量瓶中，用水稀释至刻度，摇匀备用。

（3）衍生缓冲溶液的配制。称取衍生缓冲溶液固体组分 A1.24 g，固体组分 B7.63 g，置 500 mL 容量瓶中，用水稀释至刻度，摇匀备用。

（4）平衡缓冲溶液的配制。称取平衡缓冲溶液固体组分 A0.91 g，固体组分 B 3.58 g，置 250 mL 容量瓶中，用水稀释至刻度，摇匀备用。

（5）对照品溶液的制备。分别取天冬氨酸（Asp）、谷氨酸（Glu）、丝氨酸（Ser）、精氨酸（Arg）、甘氨酸（Gly）、苏氨酸（Thr）、脯氨酸（Pro）、丙氨酸（Ala）、缬氨酸（Val）、蛋氨酸（Met）、半胱氨酸（Cys）、异亮氨酸（Ile）、色氨酸（Trp）、组氨酸（His）、γ-氨基丁酸（GABA）、赖氨酸（Lys）5.0mg；亮氨酸（Leu）、苯丙氨酸（Phe）6.0mg；酪氨酸（Tyr）3.0 mg 精密称定，置 250 mL 容量瓶中，用衍生缓冲溶液稀释至刻度，混匀备用。

（6）标准曲线的制备。精密吸取对照品溶液 2.0 mL 置 10 mL 棕色容量瓶中，加衍生化试剂 1.0 mL，混匀，于 60 ℃ 水浴中暗处反应 1 h，反应完毕，取出冷却至室温，加平衡缓冲溶液定容，混匀，静置 15 min 后以 0.45 μm 微孔滤膜过滤，备用。分别精密量取上述溶液 4，8，12，16，20 μL，按（1）项下的色谱条件进样测定，以各氨基酸对照品溶液的进样量为横坐标（x），其相应的峰面积值为纵坐标（y），对所测数据进行线性回归，各氨基酸成分的回归方程及线性范围见表 3-19。

表 3-19　各氨基酸成分的回归方程

氨基酸	回归方程	r 值	线性范围/μg
天冬氨酸（Asp）	$y = 5\,273.8x + 8.144$	0.999 8	0.02~0.08
谷氨酸（Glu）	$y = 4\,490.8x + 3.916$	0.999 7	0.02~0.08
丝氨酸（Ser）	$y = 6\,608x + 0.795$	0.999 3	0.02~0.08
精氨酸（Arg）	$y = 2\,299.8x + 9.475$	0.999 4	0.02~0.08
甘氨酸（Gly）	$y = 10\,839x + 0.312$	0.999 5	0.02~0.08
苏氨酸（Thr）	$y = 5\,516.6x + 7.138$	0.999 6	0.02~0.08
脯氨酸（Pro）	$y = 5\,141x + 8.357$	0.999 4	0.02~0.08
丙氨酸（Ala）	$y = 8\,492.6x - 1.619$	0.999 6	0.02~0.08
缬氨酸（Val）	$y = 6\,300.8x + 4.719$	0.999 5	0.02~0.08
蛋氨酸（Met）	$y = 1\,380.5x + 1.008$	0.999 6	0.02~0.08
半胱氨酸（Cys）	$y = 1\,148x + 1.366$	0.999 4	0.02~0.08
异亮氨酸（Ile）	$y = 22.698x + 1.514$	0.999 1	0.02~0.08
亮氨酸（Leu）	$y = 6\,063.1x + 2.704$	0.999 1	0.02~0.08
色氨酸（Trp）	$y = 4\,791.9x + 2.137$	0.999 1	0.02~0.08
苯丙氨酸（Phe）	$y = 1\,784x + 0.429$	0.999 5	0.02~0.08
组氨酸（His）	$y = 5\,529.1x + 2.754$	0.999 5	0.02~0.08
γ-氨基丁酸（GABA）	$y = 8\,935x - 4.492$	0.999 4	0.02~0.08
赖氨酸（Lys）	$y = 6\,541.3x + 10.208$	0.999 6	0.02~0.08
酪氨酸（Tyr）	$y = 3\,107.8x - 1.293$	0.999 6	0.01~0.04

（7）供试品溶液的制备。称取各样品细粉 100 mg，精密称定，置具塞试管中，再加入 6 mol/L 盐酸 3.0 mL，混匀，放入烘箱中 110 ℃水解 24 h。将水解后样品从具塞试管转入蒸发皿中，多次用水洗涤，洗液一并转入蒸发皿中，80 ℃水浴蒸干。以衍生缓冲溶液多次洗涤蒸发皿，洗液转入 25 mL 容量瓶中，并用衍生缓冲溶液定容，混匀，以 0.45 μm微孔滤膜过滤。精密吸取已过滤的样品液 2.0 mL，置 10 mL 棕色容量瓶中，加衍生化试剂 1.0 mL，混匀，于 60 ℃水浴中暗处反应 1 h，反应完毕，取出冷却至室温，加平衡缓冲溶液定容，混匀，静置 15 min 后以 0.45 μm 微孔滤膜滤过，取续滤液，即制得供试品溶液。

（8）样品测定方法。分别精密吸取对照品溶液和供试品溶液各 10 μL，进样，记录色谱图，测定供试品溶液的 19 种氨基酸的色谱峰面积，依据各标准曲线的回归方程分别计算样品中各氨基酸的含量。供试品、对照品色谱图见图 3-31、图 3-32。

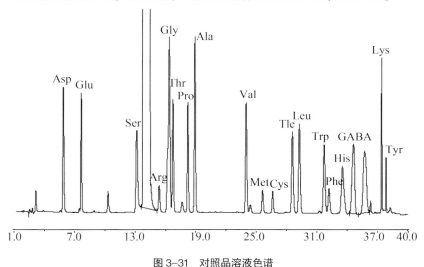

图 3-31 对照品溶液色谱

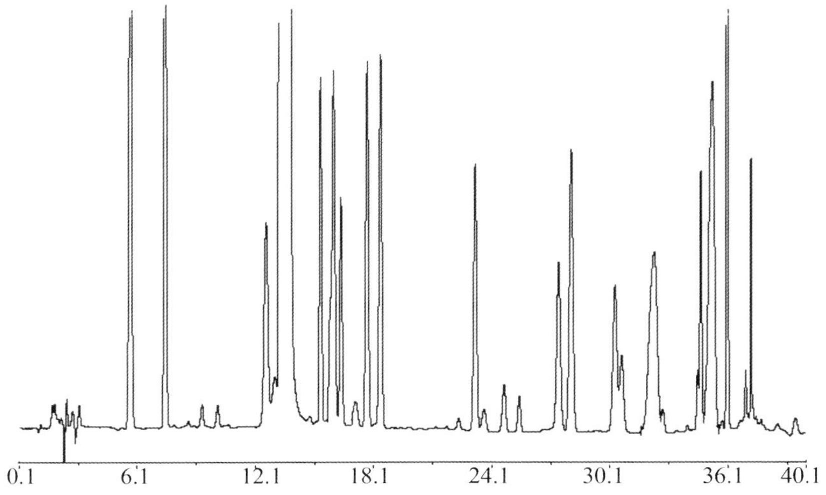

图 3-32 供试品溶液色谱

（9）方法学考察。

①精密度试验。取长脖类林下山参 17 a 供试品溶液，按（1）项色谱条件，连续进样 5 次，各色谱峰的相对保留时间的 RSD≤0.86%、相对峰面积的 RSD≤2.7%，表明仪器精密度良好。

②重现性试验。取长脖类林下山参 17 a 样品细粉 100 mg 5 份，精密称定，按（6）项方法制备供试品溶液，按（1）项色谱条件，进样测定，各色谱峰的相对保留时间的 RSD≤0.7%、相对峰面积的 RSD≤2.9%，表明方法重现性良好。

③稳定性试验。取长脖类林下山参 17 a 供试品溶液，按（1）项色谱条件，于 2，4，6，8，10，12，24 h 进样测定，各色谱峰的相对保留时间的 RSD≤0.5%、相对峰面积的 RSD≤2.9%，表明供试品溶液在 24 h 内稳定。

④加样回收率试验。分别取 50 mg 已知含量的长脖类林下山参 17 a 样品细粉 5 份，精密称定，并分别精密加入（5）项的对照品溶液，按（6）项方法制备供试品溶液，按（1）项色谱条件，进样测定，计算加样回收率的 RSD≤2.3%。

3. 实验结果

样品测定结果见图 3-33、图 3-34、表 3-20。

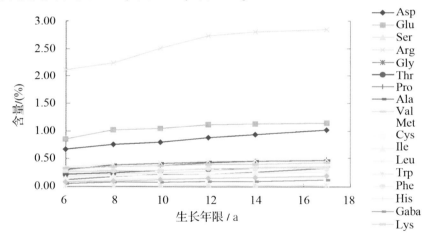

图 3-33　长脖类林下山参中各氨基酸含量测定结果

从图 3-33、图 3-34 中可以看出，长脖类林下山参中，除色氨酸外，其余 18 种氨基酸含量、8 种人体必需氨基酸含量以及总氨基酸含量均随生长年限的增加而增加。统计结果也表明，除色氨酸不与生长年限呈线性相关外（$P>0.05$），其余 18 种氨基酸含量均与生长年限呈正相关（$P<0.05$）。8 种人体必需氨基酸的含量以及总氨基酸含量均与生长年限呈极显著正相关（$P<0.01$），但必需氨基酸/总氨基酸值与生长年限呈极显著负相关（$P<0.01$）。

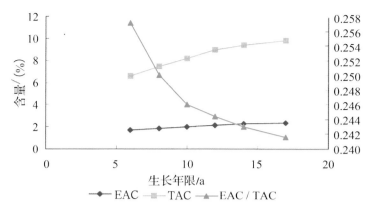

图 3-34　长脖类林下山参中 EAC，TAC，EAC/TAC 测定结果

表 3-20　林下山参和园参中氨基酸含量测定结果

编号	样品	含量的平均值/（%）										
		Asp	Glu	Ser	Arg	Gly	Thr	Pro	Ala	Val	Met	Cys
1	长脖类林下山参 6 a	0.67	0.85	0.18	2.12	0.12	0.23	0.32	0.31	0.26	0.04	0.11
2	长脖类林下山参 8 a	0.76	1.02	0.22	2.24	0.18	0.25	0.36	0.39	0.28	0.05	0.14
3	长脖类林下山参 10 a	0.80	1.05	0.25	2.51	0.22	0.29	0.38	0.42	0.30	0.07	0.20
4	长脖类林下山参 12 a	0.88	1.12	0.28	2.73	0.22	0.32	0.43	0.45	0.32	0.10	0.23
5	长脖类林下山参 14 a	0.94	1.14	0.34	2.80	0.27	0.33	0.46	0.46	0.35	0.12	0.25
6	长脖类林下山参 17 a	1.02	1.15	0.35	2.84	0.33	0.33	0.49	0.48	0.36	0.13	0.29

编号	样品	含量的平均值/（%）										
		Ile	Leu	Trp	Phe	His	GABA	Lys	Tyr	EAC	TAC	EAC/TAC
1	长脖类林下山参 6 a	0.16	0.37	0.03	0.29	0.10	0.05	0.33	0.08	1.71	6.62	0.258 308
2	长脖类林下山参 8 a	0.20	0.41	0.04	0.29	0.12	0.08	0.37	0.10	1.89	7.50	0.252
3	长脖类林下山参 10 a	0.21	0.44	0.04	0.30	0.15	0.08	0.38	0.13	2.03	8.22	0.246 959
4	长脖类林下山参 12 a	0.23	0.46	0.04	0.33	0.16	0.10	0.40	0.17	2.20	8.97	0.245 262
5	长脖类林下山参 14 a	0.24	0.47	0.05	0.33	0.17	0.10	0.41	0.17	2.30	9.40	0.244 681
6	长脖类林下山参 17 a	0.26	0.49	0.04	0.34	0.17	0.12	0.43	0.20	2.38	9.82	0.242 363

注：EAC 为 essential amino acid，必需氨基酸。TAC 为 totall amino acid，总氨基酸。

4. 讨论

γ-氨基丁酸（GABA）不仅在植物调节胞质、植物生长发育、信号传递、防御反应等生理过程中有重要作用，GABA 还与胁迫启动的信号转导有关，而且是一种重要的神经递质，即具有镇静、催眠、抗惊厥、降血压、调节激素分泌等生理作用，因此在检测 18 种氨基酸的基础上，对 GABA 含量进行测定。

在非必需氨基酸中，有些氨基酸的生理作用与人参的功能主治有关，如：天冬氨酸、谷氨酸和 γ-氨基丁酸都有兴奋性递质的作用，丙氨酸、酪氨酸有降压的作用；精氨酸有治疗男性不育症的作用等。本课题组曾采用相同的方法对园参的各氨基酸含量进行过测定，结果表明，长脖类林下山参必需氨基酸/总氨基酸值显著性低于园参，这同时也说明非必需氨基酸/总氨基酸值显著性高于园参，这也说明林下山参的品质优于园参。

随着生长年限的增加，总氨基酸含量、各单体氨基酸含量均略有增加并趋于稳定，必需氨基酸/总氨基酸值比值略有下降并趋于稳定，药用价值增大。

将本实验数据与之前报道的野山参及园参的氨基酸含量相比较，可以看出，长脖类林下山参的各氨基酸含量更接近于野山参。

十、人参的加工方法

（一）红参

红参是目前人参最主要的加工商品，其主要工艺流程是选参、洗参、刷参、分选、蒸参、晒参、高温烘干（烤参）、打潮、下尾须、低温烘干、选支分级、包装等。

1. 选参

红参原料条件是浆气足（挺实、饱满、硬度好）、体长、形美、无病疤、无腐烂、无损伤和无缺芦断腿。

2. 洗参

生产规模较小的加工厂可采用人工清洗法，即把鲜参装入圆筐内，浸入水中洗净泥土。大型加工厂多采用滚筒式洗参机、高压雨水状喷淋冲洗式洗参机或超声波洗参机等作业。此些方法便于自动化作业，不仅节约人力而且提高工作效率。清洗的主要技术要求是洗净鲜参表面上的泥土、污物，保持参的完整性，并且不允许损伤鲜参外表皮。

3. 刷参

经过人工洗或洗参机洗过的鲜参，表面泥土已基本洗净，但在根茎的芦碗等处，可能还残留泥土，需进行进一步刷净并刮去病疤，使参达到洁白为度。刷参时也要保持参的完整性，不要刷破表皮和碰断支根，防止蒸参时参体崩裂。

4. 分选

根据鲜参质量和商品要求，将彻底清洗干净的鲜参按大、中、小、老、嫩进行分选，分别挑选出适合加工各种商品参的鲜参原料。其中：根呈长圆柱形，体长而匀，芦长，腿长而少（2~3 条），浆足体实，无破疤，无断腿者，可加工成边条红参；根呈圆柱形，浆足体实，无破疤者，可加工成普通红参。

5. 蒸参

蒸制是红参加工过程中的重要环节，对红参质量有决定性影响。蒸制时间过长，温度过高，加工出的红参色泽发黑，重量减轻；蒸制时间过短，温度过低，加工出的红参色淡，生心，黄皮。因此，蒸制时控制温度和时间是非常重要的。目前，我国多采用以下 2 种方法蒸制。

（1）锅灶蒸参法。本法适用于小型加工厂及个体户，其方法为：先将参根按大、中、小分别装入蒸参屉中。首先铺好屉布，然后将参芦头朝下，须朝上，顺序将参紧密摆在屉布上，直到摆满蒸屉为止，最后用屉布包严。蒸参时大锅添足水，水量以屉距水面 25 cm 为度。先烧开水，再将摆满参根的蒸屉放入锅内，进行武火（大火）蒸制，经 30 min 后便可上圆汽。上圆汽后，改用文火（小火）蒸制，保持圆汽 2.5~3 h（视参根大小而定）。此后，停火 30~60 min，便可将蒸屉取下，放在事先准备好的屉板上，防止冷空气从屉底窜入；不要揭开屉盖，使屉温急剧下降，以免参根破裂。放置 20~30 min 待温度缓缓下降后，即可将蒸制好的参根出屉。取参时要轻拿轻放，一支支摆在晒参盘上，进行日晒后再烘烤。在蒸制过程中应注意控制时间、温度和火力。烧火时不要随便加火或撤火，避免火力忽大忽小。火力过大，温度急剧上升容易造成参根胀裂和跑浆；火力不足，鲜参蒸不透容易出生心和白皮，影响成品红参质量。

（2）蒸参机蒸制法。本法适用于大型加工厂。其方法为：事先将鲜参按等级分别装盘。在盘子一端先横卧放一行，然后把鲜参芦头朝下，参须朝上呈 45° 角顺序摆放，直致摆满为止。边摆放边将参须理顺好，严防横躺竖卧，松紧适当，太松影响蒸参数量，易折芦断腿；过紧透气性差，蒸不均匀易出白皮。装盘之后，码入蒸参车架上，每盘子上要苫一块白布，以便收取参露。把蒸参车架推入蒸参机内，关好门，打开供汽阀使高压蒸气通入机内，缓慢升温，30 min 左右使罐温达到 90 ℃然后给大汽，使罐内温度达到 80~100 ℃，然后改给小汽蒸 100~120 min，维持温度 98~100 ℃，然后停止供气，再维持 30 min，共需 150~180 min。当温度缓缓下降，减少内外温差后再开罐门排气，稍停 10~20 min 拉出蒸参车，摆盘晾晒。

参露是蒸参过程的副产物，参露中含有挥发油，由倍半萜和芳香醇、醛酮类化合物组成，具有特异香气，是高级滋补品。收取参露的时间一般在给气蒸参 30~40 min、温度达 70~80 ℃时，收集参露 15 min 左右，这样收集的参露质量最好。收取的参露要装入经过消毒的清洁容器内，置阴凉处存放，注意防止发酵变质。如果无限延长收入参露时间，不仅造成红参减产，参露质量也明显下降。

6. 晒参

把蒸参车拉出后，稍冷却，将参盘抬到室外放在晾参架上，开始拣参，也称"倒盘子"。要按蒸参前装参时的方向，先装的后拣，后装的先拣，按顺序一层层地轻轻地拿下，以防参体受损。拿下来的人参要一行行摆在另一个盘子里，摆时要须压根，不可根压须，摆好后把盘子抬到晾晒架上，晴天晾晒 6~8 h，使表皮水分蒸发。

7. 高温烘干

这是影响红参质量的关键工序。烘干方法很多，目前最理想的烘干方法是远红外负压烘干法。一般高温烘干的最适温度为 70 ℃。如果温度超过 70 ℃，红参表面颜色会变黑，外表会失去光泽，断面透明度会减弱；而温度过低，失水速度太慢，则使参根略呈酸性，严重时酸败，影响人参内成分的转化，影响红参特有的药效。高温烘干的时间一般为 5 h，若参湿度过大，可适当延长 1 h，高温烘干初期，应每隔 15 min 排风 1 次，每次 3~5 min。当烘干 2~3 h 以后，排风时间间隔可为每小时 2~3 次，每次 5 min。如果排风时间间隔太短，会导致参表面抽沟，降低红参质量。每隔 2 h 左右，应把参盘上下调换一次位置，以使人参均匀干燥，严防烤焦。如果烘烤过度，则光泽度下降、颜色变黑，同时易出空心，既减产又降低质量。当主根达到半干，支根和须根全部干时，时逢第二天早晨，就应将参盘抬出干燥室，放到晾晒场上晒干，以增加人参的光泽。

8. 打潮

经高温烘干的人参，支根及须根含水量较少，易折断，不利于下一步工序处理。打潮通常有以下几种方法。

（1）喷雾状温水浸润法。将经煮沸消毒的温开水用喷雾器直接喷雾于人参根上。此种方法工作效率高，浸润彻底，但因参根各部位含水量不一，易造成浸润不均。

（2）布覆盖浸润法。将洁净的厚棉布浸透温开水，直接覆盖于洒过水的参根上，然后用无毒塑料薄膜包严，闷 8~12 h 即可。浸润场地必须选择温度低于 10 ℃的阴凉处。此种方法虽然浸润均匀性较好，但因所需时间长，易使参根变酸、发霉。

（3）蒸汽熏浸法。将参帘按一定间隔堆放于密闭的回潮室内，通入热蒸汽（不超过 80 ℃）熏蒸 20~30 min，即可彻底回潮。本法浸润时间短，工作效率高，不会引起人参变质，值得推广。

（4）低温水雾渗浸法。与蒸汽熏浸法相似。向温度为 30~40 ℃的密闭回潮室内通入低温蒸汽，形成的浓雾状细小水珠渗入参根内使其回潮。此法不易控制蒸汽通入量，浸润时间较蒸汽熏浸法长。

9. 下须

将打潮软化后的人参，用剪子按标准要求下须，既要符合标准，又要讲究美观。首先剪掉主体上的毛毛须。在修剪须根时，较细的须根应留短一些，较粗的须根应留长一些，一般要求须在直径为 3 mm 为宜，这样留下的须根虽然长短不一，但粗细匀称适中。剪下的须根长度够 3 cm 以上者，要整齐堆放捆成直径 4 cm 左右的小把，做红直须，剩下不能做的破须、毛须做红混须或红弯须。

10. 低温烘干

将剪完须的参根，按大、中、小分别摆放于帘上，置于干燥室内进行低温烘干。为使参根各部位内的水分扩散速度与干燥失水速度相近，以便保证整体参根干燥均匀，干燥室内的温度应控制在 30~35 ℃范围内。在这样的温度下，参根缓慢失水干燥，直至含水量降至 13%以下为止。当烘干室内温度超过 40 ℃时，会造成参根各部位干燥程度不均，过分干燥的主根尾部、中尾须、芦头因完全失水而色泽变黑，呈焦糊状，主根表面抽沟，截面不整齐。

11. 选支分级

将加工完毕的红参，根据商品要求，按照规格、等级标准，进行挑选配支，应做到规格合理，等级准确。普通红参分为 20，32，48，64，80 支，每个规格支头均以质量 500 g 计，此外还有小货，共分为 6 种规格，每一规格又分为 1，2，3 三个等级；边条红参等为 16，25，35，45，55，80 支，各支头均以质量 500 g 计，还有边条小货等 7 种规格，每一规格又分为 1，2，3 三个等级。

12. 包装

按选好的规格等级分别包装。一般分为大包装，每箱 20~25 kg。红参小包装，每盒为一司马斤（香港的一种计量单位，1 司马斤=604.79 g）。

（二）生晒参

我国的生晒参主要有两个品种，一是全须生晒参，二是普通生晒参。前者的加工工艺流程为：鲜参—刷洗—晒参—烘干—分级—包装，后者在刷洗后多了一个下须的流程。

1. 选参

不适宜加工成红参的体大、体短、须多、根形不好、浆气不足的鲜参以及须少、腿短、有病疤的鲜参选出用来加工普通生晒参，而体形较好、须芦齐全、无破疤的鲜参多加工成全须生晒参。

2. 刷洗

用洗参机刷洗参根，使其达到洁净，去掉污物、病疤，但不要损伤表皮。

3. 下须

（指加工普通生晒参）除留下鲜参主根上较大的侧支外，其余全部下掉。

4. 晒参

将刷洗干净的鲜参，按大、中、小分别摆放于晒参帘上，置于阳光下晾晒 1~2 d，使参根大量失水。

5. 烘干

将熏蒸后的参根，放于温度为 30~40 ℃的烘干室内进行烘干，每隔 1~20 min 排 1 次潮气。烘干温度过高，会影响成品参的色泽。在烘干过程中，可向参根适量喷洒 45 ℃左右的温水，以保证主根内外同时干，避免抽沟。烘至参根含水量为 13% 以下时，便可达到成品参含水量要求。

6. 分级

对生晒参按枝头大小进行挑选。以每 500 g 所含生晒参个数作为分支标准。

7. 包装

将分等分支后检验合格的生晒参（包括普通生晒参和全须生晒参）按要求装入大箱防潮袋内，普通生晒参大小按其等级分别装箱，并注明等级；全须生晒参在大小等级装箱的同时，还要注意参须的保护，尽量整齐摆放，保持参须的完整性。

（三）黑参

近年来，韩国学者报道了一种新的人参加工商品——黑参。是指将鲜人参用蒸汽或其他方法蒸熟后晾干，呈淡黑褐色或黑茶褐色的人参。黑参的制作需要将鲜人参在蒸参设备中用蒸汽或其他方法进行蒸煮后晾干的过程反复进行9次。它所运用的是传统韩药材的制作中九蒸九曝原理。其加工流程为：收获鲜参—清洗—干燥—第一次蒸曝—第二次蒸曝—第三次蒸曝—第四次蒸曝—第五次蒸曝—第六次蒸曝—第七次蒸曝—第八次蒸曝—第九次蒸曝。

在加工过程中人参中主要的生物活性物质均发生了变化，如人参的蛋白质或氨基酸和还原糖发生美拉德反应最终生成黑色物质，这就是黑参呈现黑色的主要原因。

参考文献

［1］国家药典委员会. 中华人民共和国药典 2010 年版一部［M］. 北京：中国医药科技出版社，2010：8-9.

［2］康廷国. 中药鉴定学［M］. 北京：中国中医药出版社，2012：123-130.

［3］Cheung KS，Kwan HS，But PPH，et al. Pharmacognostical identification of American and Oriental ginseng roots by genomic fingerprinting using arbitrarily primed polymerase chain reaction［J］. Journal of Ethnopharmacology，1994，42（1）：67-69

［4］Shaw PC，But PPH. Authentication of Panax species and their adulter-ants by random-primed polymerase chain reaction［J］. Planta Medica，1995，61（5）：466-469

［5］Ha W Y，Yau F C，But P P，et al. Direct amplification of length polymorphism analysis differentiates Panax ginseng from P . quinquefolius［J］. Planta Med，2001，67（6）：587-589.

［6］Wang J，Ha W Y，Ngan F N，et al. Application of sequence characterized amplified region（SCAR）analysis to authenticate Panax species and their adulterants［J］. Planta Med，2001，67（8）：781-783.

［7］Ha W Y，Shaw P C，Liu J，et al. Authentication of Panax ginseng and Panax quinquefolius using amplified fragment length polymorphism（AFLP）and directed amplification of minisatellite region DNA（DAMD）［J］. J Agric Food Chem，2002，50（7）：1871-1875 .

［8］Zhu S，Hirotoshi Fushimi，Cai S Q，et al. Species identification from Ginseng drugs by multiplex amplification refractory mtation system（MARMS）［J］. Planta Med，2004，70：189-192.

［9］崔光红，唐晓晶，黄璐琦. 利用多重等位基因特异 PCR 鉴别人参、西洋参［J］. 中国中药杂志，2006，31（23）：1940-1942.

［10］宋沁馨，张心悦，卜莹，等. ALM-ASA 法鉴别人参和西洋参 ITS 及 5-8s 基因上单核苷酸多态性位点［J］. 中国药科大学学报，2008，39（3）：274-278.

［11］顾然其，程舟，李静，等. 用线粒体 nad1 基因 b/c 内含子鉴别人参属 4 种药材［J］. 中药材，2010，33（1）：45-48.

［12］陈子易，吕旭楠，程舟，等. 微卫星标记在人参和西洋参鉴别中的应用［J］. 复旦学报：自然科学版，2011，50（2）：185-191.

［13］马小军，汪小全，肖培根，等. 野山参与栽培参 rDNA 内转录间隔区（ITS）序列比较［J］. 中国中药杂志，2000，25（4）：206-209.

［14］丁建弥，万树文，梅其春. 野山参与移山参、栽培参的鉴定技术研究［J］. 上海预防医学杂志，2001，13（8）：369.

［15］王琼，程舟，张陆，等. 野山人参和栽培人参的 DALP 指纹图谱［J］. 复旦学报：自然科学版，2004，43（6）：1030-1034.

［16］Um JY，Chung HS，Kim MS，et a1. Molecular authentication of Panax ginseng species by RAPD analysis and PCR-RFLP［J］. Biol Pharm Bull，2001，24（8）：872-875.

［17］ 陈士林，庞晓慧，姚辉，等. 中药 DNA 条形码鉴定体系及研究方向 ［J］. 世界科学技术——中医药现代化，2011，13（5）：747–754.

［18］ 丛登立，王广树，孙靖杰，等. 人参叶生药学研究 ［J］. 人参研究，2004（4）：5–7.

［19］ 刘宝玲，毕培曦，王利生，等. 野山参的生药组织学研究 ［J］. 中国药学杂志，2000，35（3）：153–155.

［20］ 吴仪洛. 本草从新 ［M］. 上海：上海科学技术出版社，1958：6.

［21］ 黄河. 西洋参中掺杂人参的鉴别研究 ［J］. 中国当代医药，2012，19（9）：18–19.

［22］ 张立新，周晓英，等. 西洋参、人参与其伪品和劣质品的鉴别研究 ［J］. 现代医药卫生，2013，29（11）：1651–1653.

［23］ 孙秋艳. 人参与西洋参的区别 ［J］. 中国实用医药，2013，8（15）：243.

［24］ 姚振生. 药用植物学实验指导 ［M］. 北京：中国中医药出版社，2003：190–193.

［25］ 李和平. 植物显微技术 ［M］. 北京：科学出版社，2009：24–39.

［26］ 张建逵，王冰，许亮，等. 冰冻切片技术制作药用植物组织永久切片的研究 ［J］. 现代中药研究与实践，2013，27（1）：28–30.

［27］ 孙启时. 辽宁道地药材 ［M］. 北京：中国医药科技出版社，2009：70–78.

［28］ 惠会清. 用分光光度法确定碘和淀粉显色反应的定量测定条件 ［J］. 中国卫生检验杂志，2008，18（1）：60–61.

［29］ 赵永亮. 一种同时测定小麦种子中直链淀粉、总淀粉含量的新方法——微量分光光度法 ［J］. 食品与发酵工业，2005，31（8）：23–26.

［30］ 李志英，赵二劳，张海容. 紫外分光光度法测定沙棘中维生素 C 含量 ［J］. 山西大学学报：自然科学版，2003，26（4）：339–340.

［31］ 杨新斌. 维生素 C 含量的测定 ［J］. 四川化工与腐蚀控制，2001，4（12）：17–18.

［32］ 沈富林，王蓓，商军，等. 紫外分光光度法测定亚硒酸钠维生素 E 注射液及预混剂中维生素 E 含量 ［J］. 中国兽药杂志，2002，36（12）：35–36.

［33］ 田守生，郭尚伟，段小波，等. HPLC 法测定阿胶养颜软胶囊中维生素 E 的含量 ［J］. 齐鲁药事，2011，30（7）：397–398.

［34］ 张乃明，陈艺菁. 铈量法测定维生素 E 粉含量的探讨 ［J］. 兽药与添加剂，2002，7（1）：11–13.

［35］ 马振华，杨红强，杨琼. 超氧化物歧化酶（SOD）的功能及应用 ［J］. 新学术，2008（4）：316.

［36］ 时沁峰，曹威荣. 超氧化物歧化酶（SOD）的研究概况 ［J］. 畜禽业，2009（4）：66–68.

［37］ 阚建全. 食品化学 ［M］. 北京：中国农业大学出版社，2008：205–208.

［38］ 萧能庆，余瑞元，袁明秀. 生物化学实验原理和方法 ［M］. 北京：北京大学出版社，2005：345.

［39］ 刘胜群. 人参规范化生产操作技术（GAP）［D］. 长春：吉林农业大学，2003：1–6.

［40］ 曲婷婷. 人参有效成分抗肿瘤的研究进展 ［J］. 中医药学刊，2005，23（12）：2275.

［41］ Yoon JY，Ha BH，Woo JS，et al. Putification and characterization of a 28-kDa major protein from ginseng root ［J］. Comp Biochem Physiol B Biochem Mol Biol，2002，132：551.

［42］ 姜先刚，赵雨，张巍，等. 人参水溶性蛋白 SDS-聚丙烯酰胺凝胶电泳指纹图谱研究 ［J］. 药学分析杂志，2008. 26（8）：873–876.

［43］ 郭尧君. 蛋白质电泳实验技术 ［M］. 北京：科学出版社，2001：141–144.

［44］ 赵宗建. 野生及栽培人参中氨基酸组成和总皂苷含量的分析 ［J］. 吉林大学自然科学学报，1989（3）：99–101.

［45］ 苏国兴，董必慧，刘友良，等. γ-氨基丁酸在高等植物体内的代谢和功能 ［J］. 植物生理学通讯，2003，39（6）：670–676.

［46］张少成，刘子才，高振华. γ-氨基丁酸及其在动物生产中的应用［J］. 中国饲料添加剂，2013（1）：4-8.

［47］周青. 植物中氨基酸的生理作用［J］. 生物学通报，1986，21（8）：7-9.

［48］袁媛，徐荣培. 人参新炮制品——黑参的研究进展［J］. 中华中医药学刊，2013，31（11）：2379-2381.

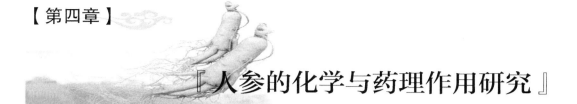

【第四章】

『人参的化学与药理作用研究』

一、人参的化学与药理作用研究

（一）人参的化学成分

人参的主要有效成分为人参皂苷，指苷元母核主要为达玛烷和齐墩果烷型的三萜皂苷。此外，人参中尚含有人参多糖、挥发油、维生素、生物碱、甾体、黄酮、炔类、氨基酸、多肽、蛋白质等成分。人参的化学成分研究始于1854年，至今已有百余年历史。但在20世纪60年代以前，受当时科技条件限制，对人参化学成分的研究进展不大。60年代后，由于分离分析仪器的发展，人参中主要人参皂苷相继被分离出来，并应用UV、IR、MS和NMR等波谱和化学方法确定了其结构。80年代后，本书主编所在实验室对人参地上部分进行系统研究，先后分离得到多种皂苷成分，并得到多种新的化合物，同时进行人参皂苷的转化研究，丰富了人们对人参的化学成分的认识。在此基础上对人参皂苷多种活性的构效关系进行研究，发现较有前景的先导物。对人参茎叶的应用进行开拓研究，建立了高纯度人参皂苷制备工艺，为我国换取大量外汇。首次发现了人参和西洋参的特征成分，并依此建立二者的区分鉴别方法。研究为阐明人参的药理作用和临床功效提供科学依据，也为人参地上部分综合利用奠定基础。

1. 人参皂苷

（1）人参皂苷的化学结构。人们从人参根的水溶液中能产生持续性泡沫的现象，推断出它含有相当数量的皂苷。1963年，日本学者Shibata S等从人参根提取物的薄层色谱上检出12个斑点，为了便于区分这些十分相似的皂苷，将其命名为人参皂苷-Rx，并根据各个斑点的Rf值由小到大顺序，依次命名为人参皂苷-Ro，-Ra$_1$，-Ra$_2$，-Ra$_3$，-Rb$_1$，-Rb$_2$，-Rb$_3$，-Rc，-Rd，-Re，-Rf，-Rg$_1$，-Rg$_2$，-Rg$_3$，-Rh。到目前为止，已从人参全株中分离得到110余种皂苷成分，其中从人参根中得到40余种。野山参茎叶中含有人参皂苷-Rg$_1$，-Rg$_2$，-Rg$_3$，-Re，-Rb$_1$，-Rb$_2$，-Rh$_1$，-Rh$_2$，-Ro，-Rf，-Rc和-Rd，此外野山参中还含有三七皂苷-R$_1$，-R$_2$，-R$_3$以及丙二酰基人参皂苷-Rb$_1$和-Rc。从林下山参中分离得到的单体皂苷包括人参皂苷-Rb$_1$，-Rb$_2$，-Rb$_3$，-Rc，-Rd，-Re，-Rf，20R-Rg$_3$，20S-Rg$_3$，20R-Rh$_1$，20S-Rh$_1$，20S-Rh$_2$，20R-Rh$_2$，20S-Rg$_2$，20R-Rg$_2$，-Rg$_1$，20S-原人参二醇、20S-原人参三醇。这些成分按照苷元的结构可以分为原人参二醇型（图4-1、表4-1）、原人参三醇型（图4-2、表4-2）、齐墩果烷型（图4-3、表4-3）和支链变化的原人参二醇及三醇型（图4-4~图4-16、表4-4~表4-15）。

现将其结构总结如下。

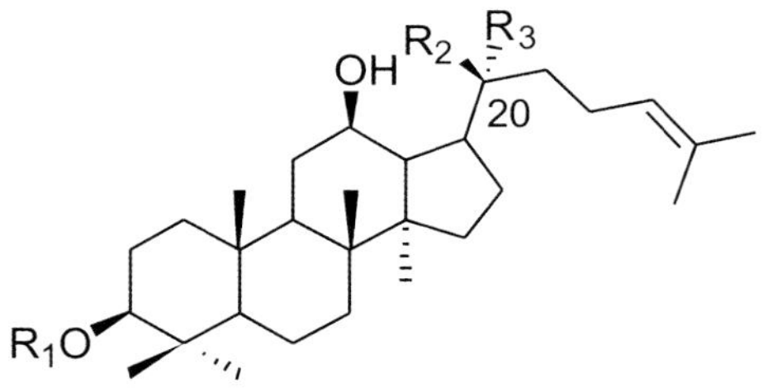

图4-1 原人参二醇型人参皂苷的基本母核

表4-1 人参中的原人参二醇型人参皂苷

	项目	R₁	R₂	R₃	来源
1	20R-ginsenoside-Rg₃	Glc (2→1) Glc	CH₃	OH	根
2	20R-ginsenoside-Rh₂	Glc	CH₃	OH	叶
3	20S-ginsenoside-Ra₁	Glc (2→1) Glc	O-Glc (6→1) Ara (p) (4→1) Xyl	CH₃	根
4	20S-ginsenoside-Ra₂	Glc (2→1) Glc	O-Glc (6→1) Ara (f) (2→1) Xyl	CH₃	根
5	20S-ginsenoside-Ra₃	Glc (2→1) Glc	O-Glc (6→1) Glc (3→1) Xyl	CH₃	根
6	20S-ginsenoside-Ra₄	Glc (2→1) Glc (6) Bu	O-Glc (6→1) Ara (p) (4→1) Xyl	CH₃	根
7	20S-ginsenoside-Ra₅	Glc (2→1) Glc (6) Ac	O-Glc (6→1) Ara (p) (4→1) Xyl	CH₃	根
8	20S-ginsenoside-Ra₆	Glc (2→1) Glc (6) Bu	O-Glc (6→1) Glc	CH₃	根
9	20S-ginsenoside-Ra₇	Glc (2→1) Glc (6) Bu	O-Glc (6→1) Ara (p)	CH₃	根
10	20S-ginsenoside-Ra₈	Glc (2→1) Glc (4) Bu	O-Glc (6→1) Ara (f)	CH₃	根
11	20S-ginsenoside-Ra₉	Glc (2→1) Glc (6) Bu	O-Glc (6→1) Ara (f)	CH₃	根
12	20S-ginsenoside-Rb₁	Glc (2→1) Glc	O-Glc (6→1) Glc	CH₃	根
13	20S-ginsenoside-Rb₂	Glc (2→1) Glc	O-Glc (6→1) Ara (p)	CH₃	根
14	20S-ginsenoside-Rb₃	Glc (2→1) Glc	O-Glc (6→1) Xyl (p)	CH₃	根
15	20S-ginsenoside-Rc	Glc (2→1) Glc	O-Glc (6→1) Ara (f)	CH₃	根
16	20S-ginsenoside-Rd	Glc (2→1) Glc	O-Glc	CH₃	根
17	20S-ginsenoside-Rg₃	Glc (2→1) Glc	OH	CH₃	根
18	20S-ginsenoside-Rh₂	Glc	OH	CH₃	茎、叶
19	20S-ginsenoside-Rs₁	Glc (2→1) Glc (6) Ac	O-Glc (6→1) Ara (p)	CH₃	红参
20	20S-ginsenoside-Rs₂	Glc (2→1) Glc (6) Ac	O-Glc (6→1) Ara (f)	CH₃	红参
21	20S-ginsenoside-Rs₃	Glc (2→1) Glc (6) Ac	H	CH₃	红参
22	20S-vinaginsenoside-R₁₆	Glc (2→1) Xyl	O-Glc	CH₃	根
23	Ginsenoside-F₂	Glc	O-Glc	CH₃	叶
24	Malonyl-20S-ginsenoside-Ra₃	Glc (2→1) Glc (6) Mal	O-Glc (6→1) Glc (3→1) Xyl	CH₃	根
25	Malonyl-20S-ginsenoside-Rb₁	Glc (2→1) Glc (6) Mal	O-Glc (6→1) Glc	CH₃	根
26	Malonyl-20S-ginsenoside-Rb₂	Glc (2→1) Glc (6) Mal	O-Glc (6→1) Ara (p)	CH₃	根
27	Malonyl-20S-ginsenoside-Rc	Glc (2→1) Glc (6) Mal	O-Glc (6→1) Ara (f)	CH₃	根
28	Malonyl-20S-ginsenoside-Rd	Glc (2→1) Glc (6) Mal	O-Glc	CH₃	根
29	Malonyl-20S-notoginsenoside-R₄	Glc (2→1) Glc (6) Mal	O-Glc (6→1) Glc (6→1) Xyl	CH₃	根
30	原人参二醇	H	OH	CH₃	根

注：Glc-β-D 为-吡喃葡萄糖基，Ara（p）-α-L 为吡喃阿拉伯糖基，Ara（f）-α-L 为呋喃阿拉伯糖基，Xyl-β-D 为吡喃木糖基，Mal 为丙二酰基，Ac 为乙酰基，Bu 为巴豆酰基。

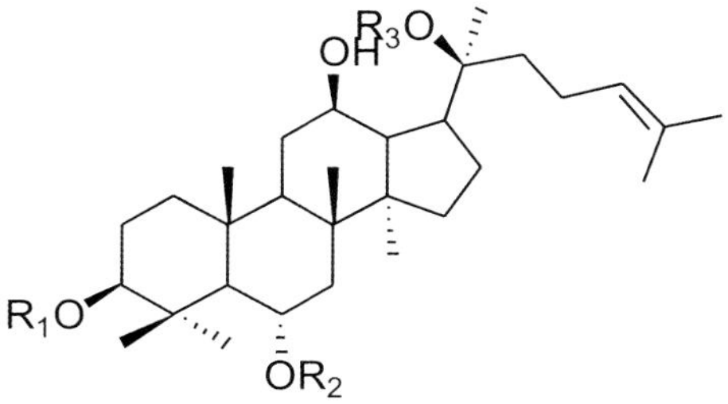

图4-2　原人参三醇型人参皂苷的基本母核

表4-2　人参中的原人参三醇型人参皂苷

项目	R_1	R_2	R_3	来源
1　Floralginsenoside-P	Glc (2→1) Glc	H	Glc (6→1) Ara (p)	花蕾
2　20-O-Glucosylginsenoside-Rf	H	Glc (2→1) Glc	Glc	根
3　3-Formyloxy-20-O-β-D-glucopyr anosyl-20 (S) -protopanaxatriol	Formyl	H	Glc	叶
4　3-O-β-D-Glucopyranosyl-20 (S) - protopanaxatriol	Glc	H	H	叶
5　Floralginsenoside-M	H	Glc (2→1) Rha	Glc (6→1) Ara (f)	花蕾
6　Floralginsenoside-N	H	Glc (2→1) Rha	Glc (6→1) Ara (p)	花蕾
7　Ginsenoside-F₁	H	H	Glc	叶
8　Ginsenoside-F₃	H	H	Glc (6→1) Ara (p)	叶
9　Ginsenoside-F₅	H	H	Glc (6→1) Ara (f)	叶
10　Ginsenoside-La	Glc	H	Glc	叶
11　Ginsenoside-Re	H	Glc (2→1) Rha	Glc	根
12　Ginsenoside-Re₁	H	Glc	Glc (3→1) Glc	根
13　Ginsenoside-Re₂	H	Glc (3→1) Glc	Glc	根
14　Ginsenoside-Re₃	H	Glc	Glc (4→1) Glc	根
15　Ginsenoside-Re₄	H	Glc	Glc (6→1) Ara (f)	根
16　Ginsenoside-Re₆	H	Glc	6-butenoyl-Glc	根
17　Ginsenoside-Rf	H	Glc (2→1) Rha	H	根
18　Ginsenoside-Rg₁	H	Glc	Glc	根
19　Ginsenoside-Rg₂	H	Glc (2→1) Rha	H	根
20　Ginsenoside-Rh₁	H	Glc	H	根
21　Koryoginsenoside-R₁	H	Glc-6-butenyl	Glc	根

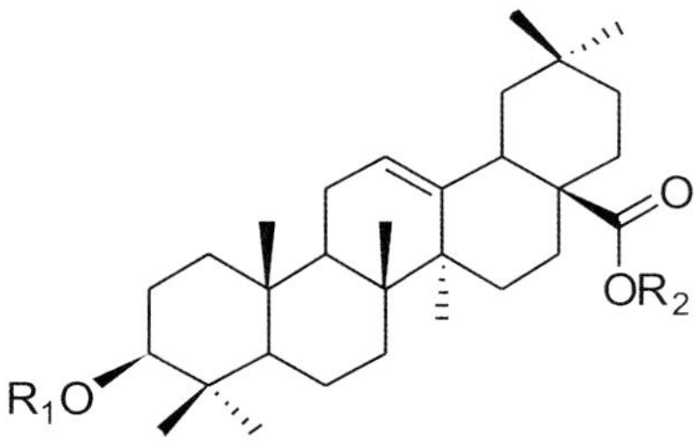

图 4-3　齐墩果烷型人参皂苷的基本母核

表 4-3　人参中的齐墩果烷型人参皂苷

	项目	R_1	R_2	来源
1	Ginsenoside-Ro	glcUA（2→1）glc	glc	根
2	Ginsenoside-Ro methyl ester	（6'-Me）glcUA（2→1）glc	glc	根
3	Polyacetyleneginsenoside-Ro	（6'-PAE）glcUA（2→1）glc	glc	根

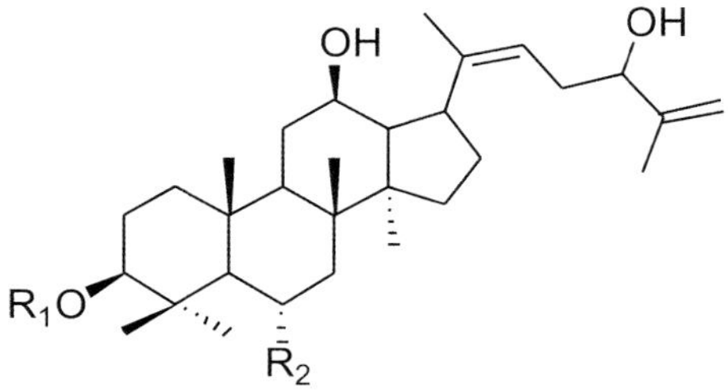

图 4-4　支链变化的原人参二、三醇型人参皂苷的基本母核-1

表 4-4　支链变化的原人参二、三醇型人参皂苷-1

	项目	R_1	R_2	来源
1	Ginsenoside-Rh$_{14}$	H	O-Glc（2→1）Rha	茎叶
2	Ginsenoside-Rh$_{15}$	Glc（2→1）Glc	H	茎叶
3	6-O-β-D-glucopyranosyl-20-O-β-D-glucopyranosyl-3β，6α，12β，20（S），25-pentahydroxydammar-23-ene	H	O-Glc	叶

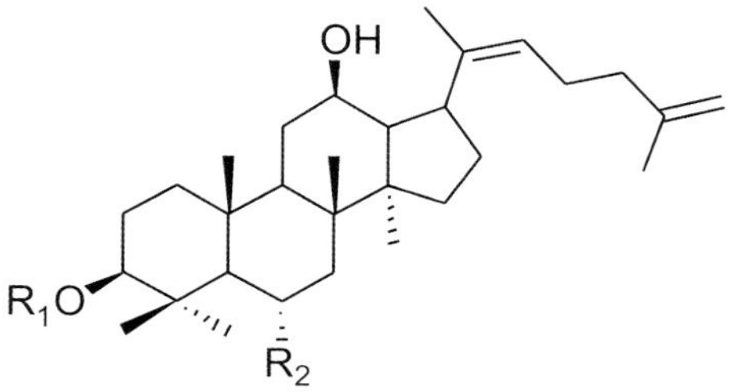

图 4-5　支链变化的原人参二、三醇型人参皂苷的基本母核-2

表 4-5　支链变化的原人参二、三醇型人参皂苷-2

	项目	R_1	R_2	来源
1	Ginsenoside-Rg$_4$	H	O-Glc（2→1）Rha	叶
2	Ginsenoside-Rh$_3$	Glc	H	叶
3	Ginsenoside-Rh$_{16}$	Glc	OH	茎叶
4	Ginsenoside-Rz$_1$	Glc（2→1）Glc	H	根

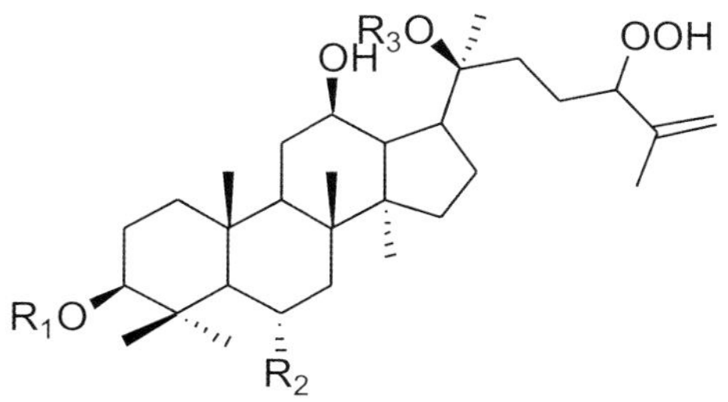

图 4-6 支链变化的原人参二、三醇型人参皂苷的基本母核-3

表 4-6 支链变化的原人参二、三醇型人参皂苷-3

	项目	R₁	R₂	R₃	来源
1	Floraginsenoside-A	H	OH	Glc（6→1）Ara（p）	花蕾
2	Floraginsenoside-C	H	O-Glc	Glc	花蕾
3	Floraginsenoside-Tc（24R or 24S）	Glc（2→1）Glc	H	Glc（6→1）Ara（p）	花蕾
4	Floraginsenoside-Td（24S or 24R）	Glc（2→1）Glc	H	Glc（6→1）Ara（p）	花蕾
5	Floralginsenoside-H	Glc（2→1）Glc-6-Ac	OH	Glc	花蕾
6	Floralginsenoside-J	H	O-Glc（2→1）Rha	Glc	花蕾
7	Floralginsenoside-Ka	H	OH	Glc	花蕾
8	Ginsenoside-I（24S or 24R）	Glc（2→1）Glc	H	Glc	花蕾
9	Ginsenoside-II（24R or 24S）	Glc（2→1）Glc	H	Glc	花蕾
10	Ginsenoside-SL1	H	O-Glc	H	茎叶

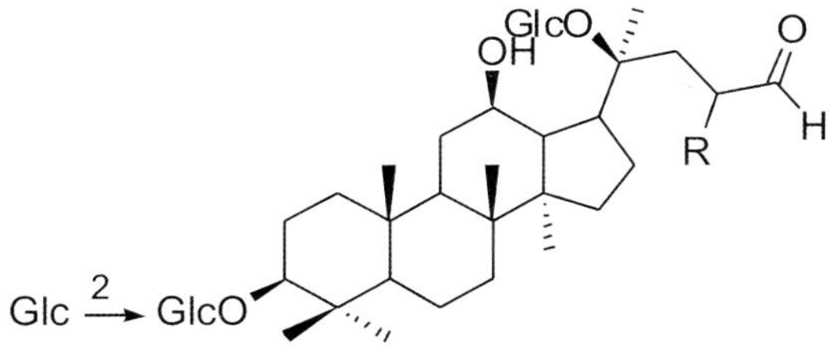

图 4-7 支链变化的原人参二、三醇型人参皂苷的基本母核-4

表 4-7 支链变化的原人参二、三醇型人参皂苷-4

	项目	R	来源
1	Floralginsenoside-Kb	H	花蕾
2	Floralginsenoside-Kc	OH	花蕾

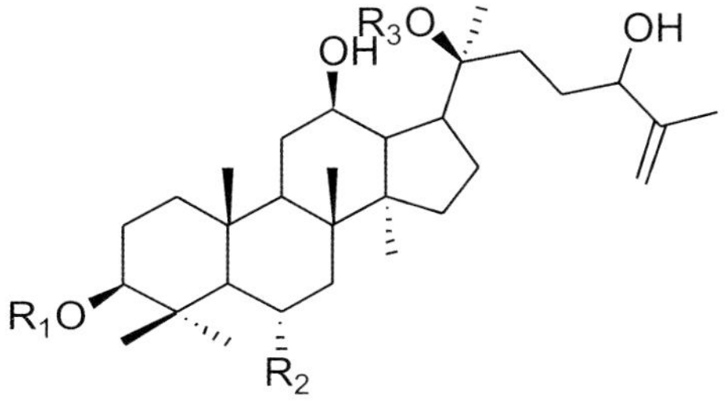

图 4-8 支链变化的原人参二、三醇型人参皂苷的基本母核-5

表 4-8　支链变化的原人参二、三醇型人参皂苷-5

	项目	R₁	R₂	R₃	来源
1	Ginsenoside–V（24β）	Glc（2→1）Glc	H	Glc（6→1）Glc	根
2	Ginsenoside–Rg₇（24β）	Glc	H	Glc	叶
3	Ginsenoside–M7ed	H	OH	Glc	花蕾
4	Floralginsenoside–Lb（24β）	H	O–Glc（2→1）Rha	Glc	花蕾
5	Floralginsenoside–La（24α）	H	O–Glc（2→1）Rha	Glc	花蕾

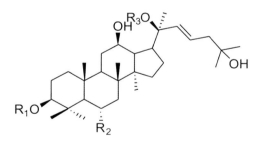

图 4-9　支链变化的原人参二、三醇型人参皂苷的基本母核-6

表 4-9　支链变化的原人参二、三醇型人参皂苷-6

	项目	R₁	R₂	来源
1	Ginsenoside–Rh₁₃	H	Glc	叶
2	Ginsenoside–ST₂	O–Glc	H	叶

图 4-10　支链变化的原人参二、三醇型人参皂苷的基本母核-7

表 4-10　支链变化的原人参二、三醇型人参皂苷-7

	项目	R₁	R₂	R₃	来源
1	Floralginsenoside–B	H	O–Glc	Glc	花蕾
2	Floralginsenoside–D	H	OH	Glc（6→1）Ara（f）	花蕾
3	Floralginsenoside–E	Glc（2→1）Glc	H	H	花蕾
4	Ginsenoside–Rh₂₀	H	O–Glc（2→1）Rha	H	茎叶
5	Koryoginsenoside–R₂	Glc（2→1）Glc	H	Glc（6→1）Glc	根

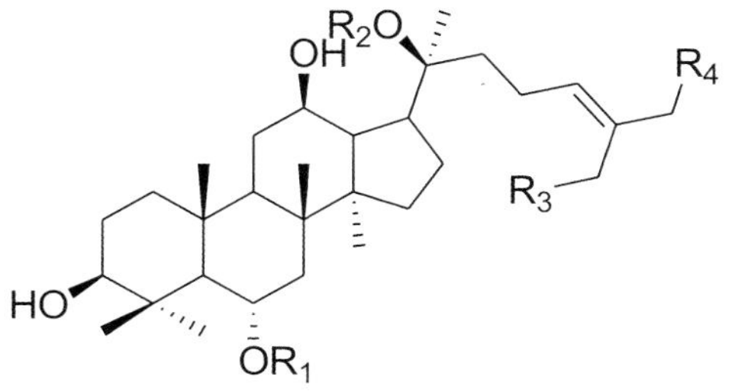

图 4-11 支链变化的原人参二、三醇型人参皂苷的基本母核-8

表 4-11 支链变化的原人参二、三醇型人参皂苷-8

	项目	R_1	R_2	R_3	R_4	来源
1	Ginsenoside-Km	H	Glc	H	OH	叶
2	Ginsenoside-Re$_5$	Glc (2→1) Glc	H	H	OH	根
3	Ginsenoside Ki	H	Glc	OH	H	叶

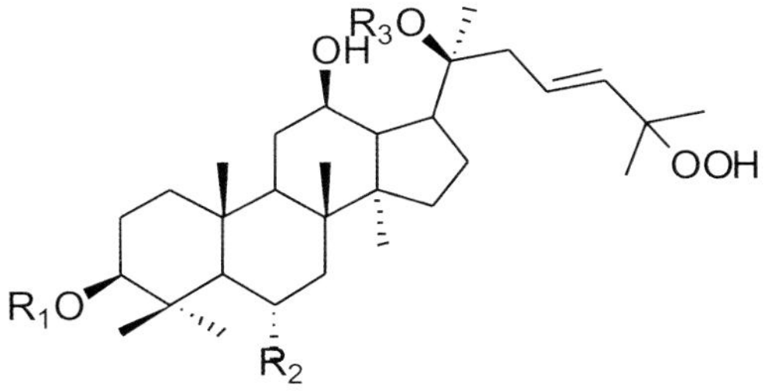

图 4-12 支链变化的原人参二、三醇型人参皂苷的基本母核-9

表 4-12 支链变化的原人参二、三醇型人参皂苷-9

	项目	R_1	R_2	R_3	来源
1	Floralginsenoside-F	Glc	H	Glc	花蕾
2	Floralginsenoside-G	Glc (2→1) Glc-6-Ac	H	Glc	花蕾
3	Floralginsenoside-I	H	O-Glc (2→1) Rha	Glc	花蕾
4	Floralginsenoside-K	Glc (2→1) Glc	OH	Glc	花蕾
5	Floralginsenoside-O	Glc (2→1) Glc	H	Glc (6→1) Ara (f)	花蕾
6	Ginsenoside-Rh$_6$	H	H	Glc	叶

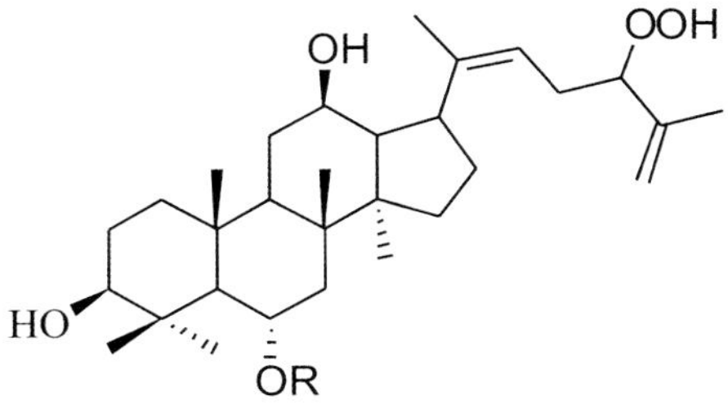

图 4-13 支链变化的原人参二、三醇型人参皂苷的基本母核-10

表 4-13　支链变化的原人参二、三醇型人参皂苷-10

	项目	R	来源
1	Ginsenoside-SL$_2$	Glc（2→1）Glc	叶
2	Ginsenoside-ST$_2$	Glc	叶

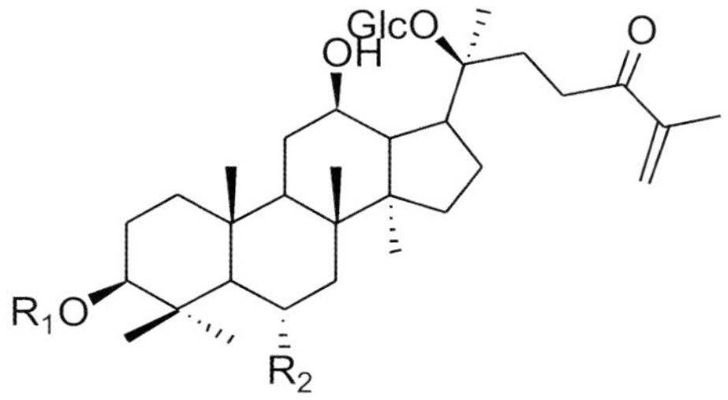

图 4-14　支链变化的原人参二、三醇型人参皂苷的基本母核-11

表 4-14　支链变化的原人参二、三醇型人参皂苷-11

	项目	R$_1$	R$_2$	来源
1	Floralginsenoside-Ta	H	OH	花蕾
2	Ginsenoside-III	Glc（2→1）Glc	H	花蕾

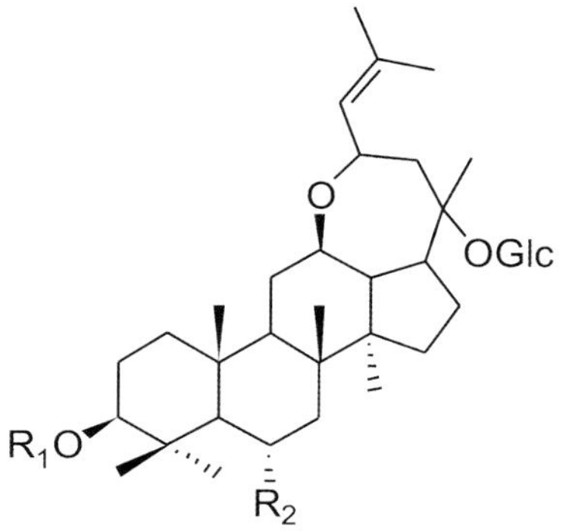

图 4-15　支链变化的原人参二、三醇型人参皂苷的基本母核-12

表 4-15　支链变化的原人参二、三醇型人参皂苷-12

	项目	R$_1$	R$_2$	来源
1	12，23-Eproxyginsenoside-Rg$_1$	H	O-Glc	叶
2	Ginsenoside-La	Glc	H	叶
3	Ginsenoside-Rh$_9$	H	OH	叶
4	Ginsenoside-Rh$_{18}$	H	O-Glc（2→1）Rha	茎叶
5	3β，20（S）-dihydroxydammar-24-en-12β，23β-epoxy-20-O-β-D-glucopyranoside	H	H	叶

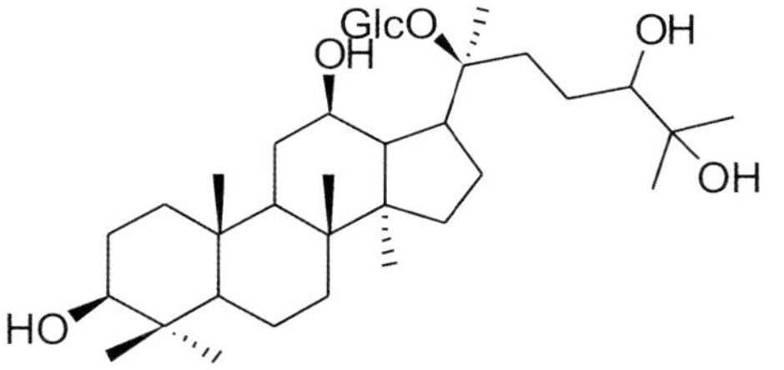

Ginsenoside Rh₁₂（来源：叶）

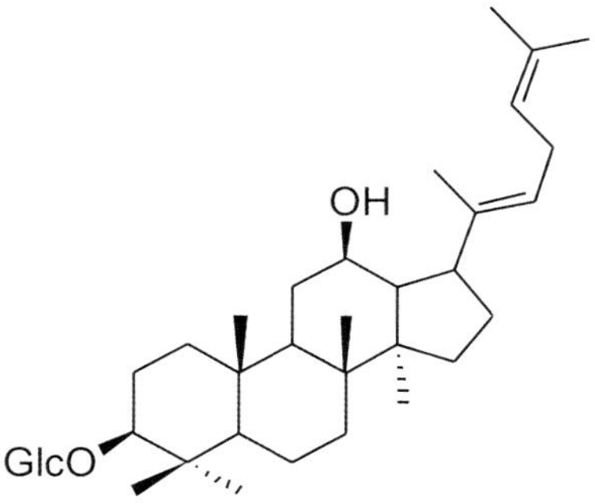

Isoginsenoside-Rh₃（来源：果实）

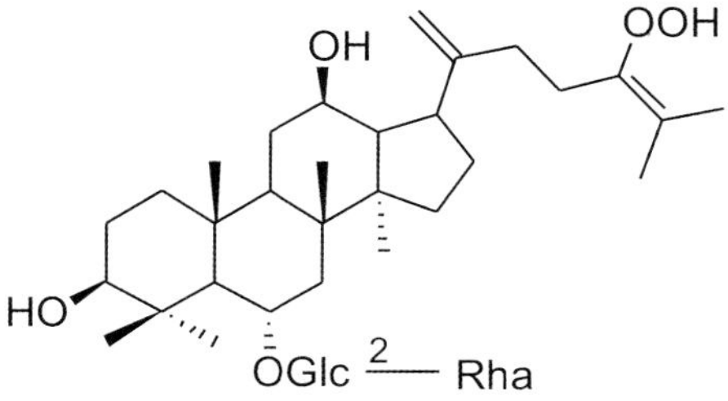

Ginsenoside SL₃（来源：叶）

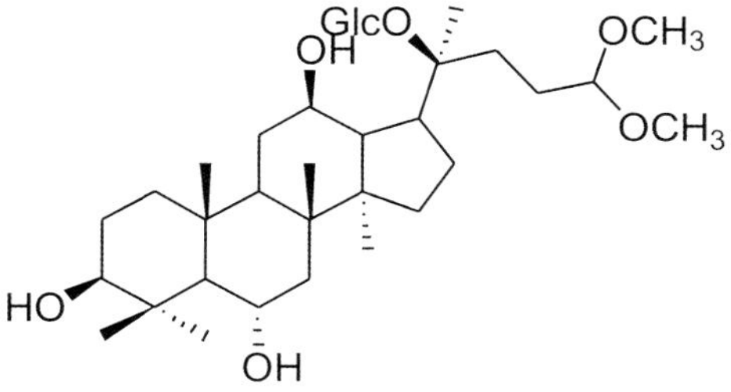

Floralginsenoside Tb（来源：花蕾）

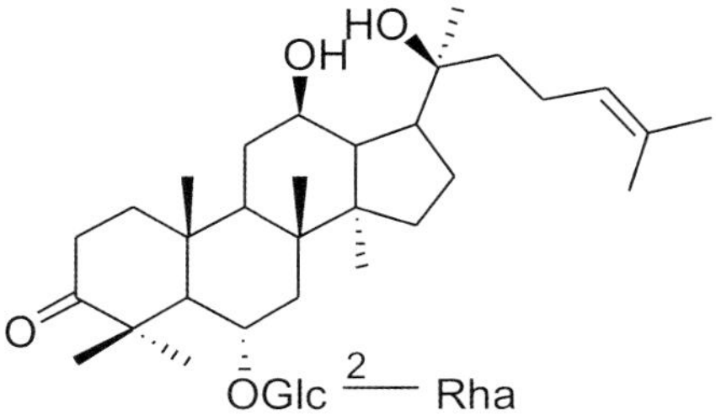

Ginsenoside-Rh₁₇（来源：茎叶）

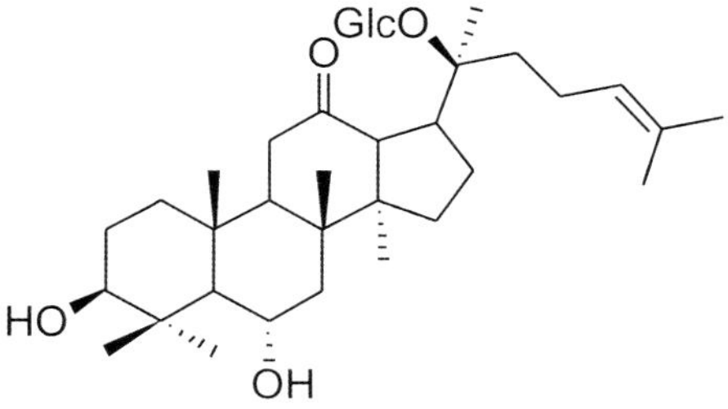

Ginsenoside-Rh₈（来源：叶）

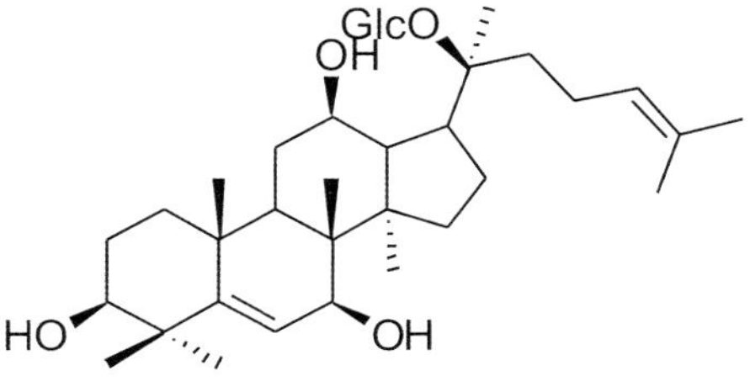

Ginsenoside-Rh₇（来源：叶）

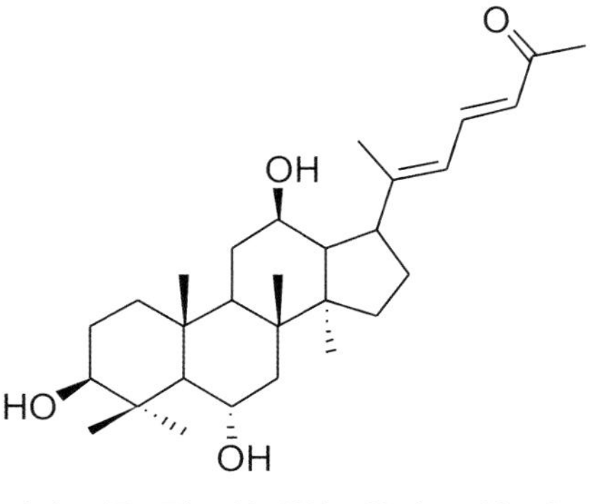

27-demethyl-（E，E）-20（22），23-dien-3β，6α，12βb-
trihyd roxydammar-25-one（来源：叶）

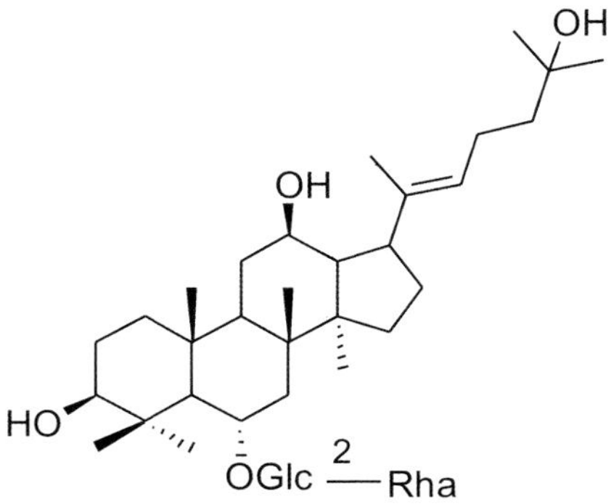

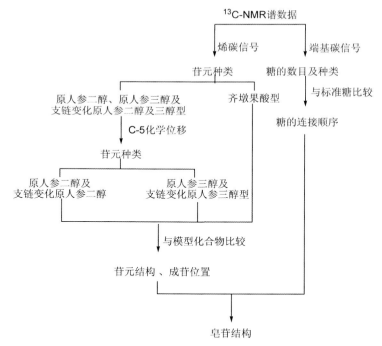

3β，6α，12β，25-tetrahydroxy-dammar-E-20（22）-ene-6-

O-α-L-rhamnopyranosyl-（1→2）-β-D-glucopyranoside（来源：茎叶）

图4-16 其他支链变化的原人参二、三醇型人参皂苷-13

（2）人参皂苷的结构研究。目前，^{13}C-NMR 方法是人参皂苷的结构鉴定的主要方法：通过与已知化合物的数据进行比较^{13}C-NMR 数据，能够很方便地对未知皂苷进行结构鉴定。大致流程如图4-17。

图4-17 基于^{13}C-NMR 数据人参皂苷的结构鉴定流程

有关人参皂苷的^{13}C-NMR 谱规律如下：

①烯碳的化学位移。达玛烷型四环和齐墩果烷型五环三萜烯碳的化学位移如表4-16 所示。

表 4-16 典型的四环和五环三萜烯碳的^{13}C-NMR 数据

类型	代表化合物	烯碳化学位移
齐墩果烷型（Δ^{12}）	齐墩果酸	122.0，143.0
达玛烷型（Δ^{22}）	Ginsenoside Rh20	126.0，138.0
达玛烷型（Δ^{23}）	Ginsenoside Rh$_6$	123.0，140.0
达玛烷型（Δ^{24}）	原人参二醇及三醇型	125.0，130.0
达玛烷型（Δ^{25}）	Ginsenoside Rg$_4$	110.0，148.0

②原人参二醇与原人参三醇 C-5 位化学位移：原人参二醇苷元为 δ56，而原人参三醇为 δ61。

③20（R）与 20（S）苷元构型区分：20（R）与 20（S）苷元的构型区分主要根据苷元的 C-20 位周围碳信号。二者的差别如下：20（R）的 C-13，C-16，C-17，C-20，C-21，C-22，分别为 48.8，26.6，49.7，73.0，22.7，43.2。20（S）的分别为 48.0，26.7，54.6，72.9，26.9，35.7。二者差值为+0.8，−0.1，−4.9，+0.1，−4.3，+7.5。

④糖的连接位置。糖基的连接位置确定可通过苷元和糖的^{13}C-NMR 数据的苷化位移规律及苷化位移来确定糖与苷元及糖与糖之间的连接位置。

⑤常见化合物的^{13}C-NMR 数据见表 4-17、表 4-18。

2. 人参多糖

人参含有的糖类成分主要有单糖、低聚糖和多糖。单糖主要有葡萄糖、果糖和鼠李糖等。二糖中有蔗糖、麦芽糖和乳糖等。三糖主要有 O-α-D-葡萄糖基（1-2）-O-β-D-果糖基（1-2）-β-D-果糖苷，O-α-D-葡萄糖基（1-6）-O-α-D-果糖基（1-4）-α-D-果糖苷，α-麦芽糖-β-D-果糖。

人参多糖是人参中含量较高的成分，占总重量的 40%，生理活性较强。根据单糖组成不同，人参多糖主要被分为中性多糖和酸性果胶两大类。中性多糖主要由淀粉样葡聚糖和少量的阿拉伯半乳聚糖（AG）等。酸性果胶常为杂多糖，富含半乳糖醛酸（GalA），根据其中的鼠李糖（Rha）和 GalA 的比例、是否具有稀有糖苷以及 GalA 的含量百分比等可将果胶分为I型聚鼠李半乳糖醛酸（RG-I）、II型聚鼠李半乳糖醛酸（RG-II）和聚半乳糖醛酸（HG）等类型，人参果胶结构非常复杂，主要富含 RG-I，HG，AG 等结构域（表 4-19）。

3. 酚酸类成分

人参根中含有多种酚酸类成分，主要有麦芽酚（maltol）、水杨酸、香草酸（Vanillic acid）、对羟基桂皮酸、阿魏酸、苹果酸、马来酸以及一些挥发性有机酸，如正丁酸、异戊酸等成分。这些酚酸具有较强的抗氧化作用，是人参抗氧化作用的物质基础。麦芽酚的抗氧化作用较强，但有趣的是它只在红参中被发现，这是在红参加工过程中产生的。在中国传统医学中使用人参时禁铁器。例如在加工人参时，包括制备汤剂均禁用铁器，刮去人参鲜皮时也不用铁刀，而用竹刀。这些民间经验蕴藏着很科学的道理，即铁可使有效成分中的酚酸性物质失去活性。这个结论得到实验的证实：在人参的提取过程中加入

表4-17　人参皂苷元的13C-NMR 数据（pyridine d5）

C	20 (s) PPD	-Ra₁	-Ra₂	-Rb₁	-Rb₂	-Rb₃	-Rc	-Rd	-Rh₂	OAS	-Ro	-F1	-19bc	-M7cd	-Rh₁	-Rg₁	-Re	-F4	-1a	20 (S) PPT
1	39.5	39.1	39.1	39.1	39.4	39.4	39.0	39.1	39.4	38.5	34.7	39.2	39.0	39.3	39.4	39.5	39.4	39.5	39.1	39.2
2	28.2	26.7	26.6	26.6	26.6	26.7	26.6	26.7	27.3	27.1	40.5	27.9	28.0	28.0	27.9	27.6	27.4	27.8	26.6	28.0
3	77.9	89.1	89.2	89.3	89.1	89.1	89.0	88.9	88.9	78.7	173.2	78.4	78.4	78.4	78.6	78	78.7	78.3	89.4	78.3
4	39.5	39.6	39.6	39.6	39.6	39.7	39.6	39.6	40.3	38.7	47.7	40.1	40.3	40.2	40.3	40.1	39.8	40.1	40.5	40.2
5	56.3	56.5	56.4	56.3	56.4	56.5	56.3	56.4	56.4	55.2	55.6	61.6	65.7	61.7	61.4	61.3	60.7	60.9	61.8	61.7
6	18.7	18.5	18.4	18.6	18.3	18.4	18.4	18.5	18.7	18.3	19.0	67.6	67.6	67.6	78.0	77.8	74.6	74.4	67.5	67.6
7	35.2	35.2	35.1	35.1	35.1	35.1	35.1	35.2	36.0	32.6	32.9	47.3	47.2	47.3	45.2	44.9	45.7	46.2	47.5	47.4
8	40.0	40.0	39.9	39.9	39.9	40.1	39.9	40.0	39.8	39.3	38.1	41.1	41.0	41.1	41.1	41.0	41.0	41.4	41.1	41.1
9	50.4	50.2	50.2	50.1	50.1	50.2	50.1	50.2	50.7	47.6	52.1	49.8	49.9	49.8	50.2	49.9	49.4	50.1	49.8	50.1
10	37.3	36.8	36.8	36.8	36.8	37.0	36.8	36.9	37.2	37.0	43.1	39.2	39.4	39.3	39.6	39.5	39.4	40.0	38.8	39.3
11	32.0	30.6	30.7	30.8	30.7	30.8	30.7	30.8	32.2	23.4	76.1	30.8	28.0	30.8	32.0	30.8	30.6	32.2	30.7	31.9
12	70.9	70.1	70.3	70.1	70.1	70.2	70.2	70.2	71.1	122.1	123.8	70.2	78.6	70.4	71.0	70.3	70.3	69.5	70.1	70.9
13	48.5	49.4	49.2	49.3	49.4	49.5	49.5	49.4	48.8	143.4	146.1	48.9	46.4	48.8	48.2	48.9	48.8	50.7	49.1	48.1
14	51.6	51.3	51.3	51.3	51.3	51.5	51.4	51.4	51.9	41.6	42.1	51.3	52.0	51.4	51.6	51.3	51.3	50.9	51.3	51.6
15	31.8	30.6	30.7	30.8	30.7	30.8	30.8	30.8	31.5	27.7	28.2	30.5	31.3	30.8	31.1	30.6	30.6	32.6	30.9	31.3
16	26.8	26.7	26.6	26.6	26.4	26.7	26.6	26.7	26.8	23.1	25.4	26.6	26.9	26.6	27.2	26.4	26.5	27.1	26.6	26.8
17	54.7	51.3	51.3	51.6	51.6	51.7	51.6	51.7	54.8	46.6	45.4	51.6	54.2	52.0	54.7	51.6	51.8	51.2	51.6	54.6
18	16.2	16.2	16.2	16.2	16.2	16.2	16.2	16.3	16.8	41.3	40.9	17.3	17.4	17.4	17.4	17.4	17.4	17.7	17.4	17.5
19	15.8	16.0	16.0	15.9	15.9	16.2	15.9	15.9	16.4	45.8	46.2	17.3	17.4	17.4	17.6	17.4	17.4	17.8	17.4	17.4
20	72.9	83.5	83.4	83.5	83.5	83.5	83.1	83.3	73.2	30.6	50.8	83.2	73.2	83.2	73.0	83.3	83.2	140.1	83.2	72.9
21	26.9	22.2	22.3	22.6	22.2	22.3	22.2	22.4	27.0	33.8	50.2	22.3	27.0	22.8	26.8	22.3	22.4	27.5	22.3	26.9
22	35.8	36.1	36.0	36.1	36.3	36.2	36.0	36.0	35.4	32.3	47.2	35.9	32.2	32.3	35.8	35.9	35.8	123.5	36.1	35.7
23	22.9	23.1	23.0	23.1	23.1	23.1	23.1	23.2	23.1	28.1	26.6	23.1	30.0	30.8	23.0	23.2	23.3	23.0	23.2	22.9
24	126.2	125.8	126.0	125.8	124.8	125.9	125.9	125.9	126.4	15.6	21.6	125.8	25.9	75.6	126.3	125.8	125.7	125.4	125.9	126.2
25	130.6	131.0	131.0	131.0	131.0	130.9	130.9	130.9	130.7	15.3	16.5	130.8	150.1	149.7	130.6	130.9	130.9	131.3	130.9	130.6
26	25.8	25.7	25.7	25.8	25.8	25.7	25.7	25.8	25.7	16.8	18.8	25.7	109.7	109.9	25.8	25.7	25.7	25.8	25.8	25.7
27	17.6	17.9	17.9	17.9	17.9	17.9	17.8	17.8	17.7	26.0	25.4	17.7	18.6	18.5	17.6	17.7	17.7	17.6	17.7	17.7
28	28.6	28.0	28.0	28.0	28.0	28.1	28.0	28.0	28.3	177.9	173.9	31.8	31.9	31.8	31.7	31.6	32.0	32.6	31.4	31.9
29	16.4	16.5	16.5	16.5	16.5	16.5	16.5	16.6	16.0	33.1	24.6	16.4	16.4	16.4	16.4	16.2	17.1	17.0	17.6	16.4
30	17.0	17.4	17.3	17.3	17.3	17.5	17.3	17.3	17.3	23.6	25.1	17.3	17.4	17.4	16.8	17.0	17.1	17.2	17.0	17.0

续表

C	-F2	20 (S) Rg3	20 (R) Rg3	20 (S) Rg2	20 (R) Rg2	G-IX	N-Fe	-Rg6	XIII	-CK	24 (R) OT	Ma-R1	Ma-R2	24 (s), OT	N-B1	-Rh4	-Rk3	-M6a	-Rh9
1	39.1	39.4	39.2	39.5	39.6	39.7	39.1	39.6	39.2	39.4	39.4	39.7	39.6	39.5	39.4	39.5	39.5	39.1	39.6
2	26.6	27.0	26.9	27.6	27.8	26.7	26.6	27.8	26.6	28.3	28.0	27.8	27.9	28.1	27.9	27.9	28.0	26.5	28.1
3	89.5	89.2	89.1	78.5	78.6	88.8	88.7	78.3	88.7	78.3	78.3	78.0	78.1	78.4	78.6	78.1	78.6	88.8	78.4
4	39.6	39.9	39.8	39.9	40.0	39.2	39.6	40.0	39.6	39.6	40.3	40.3	40.3	40.3	40.3	40.4	40.4	39.6	40.4
5	56.3	56.6	56.6	60.8	60.8	56.4	56.3	60.9	56.3	56.4	61.8	61.5	61.4	61.9	61.4	61.4	61.5	56.4	61.9
6	18.6	18.7	18.6	74.3	74.2	18.4	18.4	74.5	18.4	18.8	67.6	79.9	79.5	67.7	78.0	80.1	80.1	18.4	67.7
7	35.1	35.4	35.2	46.0	46.1	35.1	35.0	46.2	35.1	35.2	47.4	45.0	44.9	47.5	45.4	45.1	45.3	35.2	47.5
8	39.9	40.2	39.9	41.1	41.2	40.1	40.0	41.4	40.0	40.1	41.0	41.2	41.1	41.2	41.1	41.1	41.3	40.0	40.9
9	50.1	50.6	50.6	49.7	49.8	50.2	50.1	48.2	50.1	50.3	50.7	50.4	50.3	50.2	50.6	50.1	50.7	50.0	50.3
10	36.8	37.2	37.0	39.3	39.4	37.0	36.9	39.7	36.9	37.4	39.4	39.7	39.6	39.3	39.7	39.5	39.7	36.9	39.4
11	30.8	32.3	32.1	31.2	31.4	30.9	30.6	32.7	30.6	30.8	32.3	32.4	32.6	32.2	32.1	30.9	32.8	30.7	30.1
12	70.1	71.2	71.1	71.0	70.9	70.1	70.1	72.3	70.1	70.2	71.1	71.0	70.9	70.8	72.6	70.2	72.4	70.6	79.8
13	49.3	48.8	49.4	48.1	48.9	49.5	49.4	52.2	49.4	49.5	48.3	49.2	49.2	49.1	50.2	49.2	52.1	49.3	49.3
14	51.3	51.9	51.9	51.6	51.8	51.4	51.3	51.2	51.3	51.5	52.0	52.3	52.3	52.2	51.1	51.5	51.2	51.4	51.2
15	30.8	31.6	31.6	31.9	32.2	30.7	30.7	32.6	30.6	31.0	31.7	32.4	32.6	32.8	32.5	32.5	32.5	30.7	32.5
16	26.6	27.1	26.8	26.8	26.7	26.8	26.7	27.1	26.6	26.7	25.4	25.8	25.8	25.8	27.4	27.5	30.7	26.5	25.5
17	51.6	55.0	50.8	54.6	49.9	51.6	51.6	50.3	51.5	51.6	49.3	49.3	49.5	49.5	52.6	50.6	48.3	52.3	46.9
18	16.3	16.1	16.0	17.6	17.7	17.4	16.2	17.8	16.2	16.4	17.7	17.9	17.9	17.8	17.4	17.7	17.4	16.2	16.5
19	15.9	16.6	16.6	17.5	17.3	16.8	15.9	17.7	16.0	16.1	17.4	17.3	17.2	17.2	17.7	17.3	17.8	15.9	16.8
20	83.5	73.2	73.0	72.5	72.7	83.4	83.3	155.5	83.3	83.3	86.6	87.1	87.1	87.0	140.1	140.1	155.4	83.2	81.9
21	22.6	27.3	22.9	26.9	22.6	22.3	22.3	108.1	22.3	22.4	26.9	27.1	27.0	26.9	12.5	13.1	108.1	23.2	24.6
22	36.1	36.1	43.4	35.7	43.3	36.2	36.1	33.8	36.1	36.2	32.8	32.4	32.6	32.6	123.7	123.0	33.7	39.6	51.8
23	23.1	23.2	22.8	22.9	22.8	23.2	23.1	30.1	23.1	23.2	28.6	29.0	28.7	28.8	25.7	32.3	27.0	122.5	72.5
24	125.6	126.6	126.2	126.3	126.1	126.0	126.0	125.4	125.8	125.9	85.6	88.4	88.4	88.4	41.4	123.0	125.4	141.9	129.2
25	131.0	130.9	130.8	130.8	130.8	131.0	130.9	131.3	130.8	130.9	70.2	70.1	70.0	70.0	71.0	131.2	131.2	69.9	131.4
26	25.8	26.0	26.0	25.8	25.8	25.8	25.7	25.8	25.7	25.8	27.1	26.7	26.8	26.6	28.7	25.7	25.8	30.5	25.7
27	17.9	17.2	17.8	17.1	17.7	16.0	17.8	17.6	17.8	17.8	27.6	29.0	29.0	29.0	29.9	16.8	17.8	30.5	17.7
28	16.5	28.4	28.3	32.1	32.2	28.2	28.1	32.2	16.7	28.7	16.4	16.8	16.7	16.5	31.7	31.7	31.7	28.1	31.9
29	28.0	16.8	16.8	17.6	17.7	16.3	16.7	16.9	28.0	16.4	31.8	32.4	31.7	31.9	16.2	16.4	16.4	17.1	17.7
30	17.3	17.9	17.5	16.8	17.3	18.0	17.3	17.2	17.5	17.4	18.2	17.9	17.9	18.1	16.8	17.7	16.7	17.1	17.1

表 4-18 人参皂苷糖部分的 13C-NMR 的化学位移（pyridine d5）

糖	C	-Ra$_1$	-Ra$_2$	-Rb$_1$	-Rb$_2$	-Rb$_3$	-Rc	-Rd	-Rh$_2$	20 (S) -Rg$_3$	20 (R) -Rg$_3$	G-IX	N-Fe	-XVII
3-Glc	1	104.9	105.0	105.0	105.0	104.8	104.9	105.0	106.7	105.3	105.3	107.00	106.9	106.7
	2	83.0	83.1	82.9	83.0	83.4	83.1	83.3	75.9	83.75	83.73	75.81	75.7	75.6
	3	78.0	77.3	77.2	78.1	77.7	77.8	78.1	78.7	78.19	78.26	79.39	78.7	79.0
	4	71.5	71.6	71.5	71.5	71.7	71.5	71.6	72.2	71.88	71.90	71.64	71.8	71.6
	5	78.0	78.0	78.0	78.1	77.3	77.8	78.1	78.0	78.41	78.15	78.41	78.3	78.4
	6	62.7	62.7	62.6	62.7	62.9	62.6	62.7	63.3	63.10	63.06	63.13	63.0	62.9
Glc	1	105.6	105.7	105.6	105.7	105.6	105.6	105.9		106.3	106.3	98.12	98.0	97.9
	2	76.8	76.9	76.7	76.9	76.7	76.8	77.0		77.34	77.32	74.88	75.0	75.1
	3	79.1	79.1	78.8	79.0	78.1	78.7	79.1		78.58	78.53	78.79	78.7	78.1
	4	71.5	71.6	71.5	71.5	71.7	71.5	71.6		71.96	71.84	71.92	72.1	71.6
	5	78.0	78.0	78.0	78.7	78.1	78.0	78.1		78.29	78.38	76.97	76.5	76.9
	6	62.7	62.7	62.6	62.7	62.8	62.6	62.7		62.99	62.94	70.11	68.4	71.1
20-Glc	1	97.9	98.0	97.9	97.9	97.9	97.9	98.2						105.1
	2	74.7	74.8	74.9	74.8	74.8	74.9	75.0						74.6
	3	79.1	78.0	78.0	78.7	78.8	78.0	78.1						78.1
	4	71.5	71.6	71.5	71.5	71.5	71.5	71.6						71.6
	5	76.8	76.9	76.7	76.6	76.6	76.3	78.1						78.1
	6	69.7	68.2	71.5	69.0	69.8	68.3	62.7						62.7
Glc	1	105.0		105.0										
	2	74.9		74.9										
	3	78.0		78.0										
	4	71.5		71.5										
	5	78.0		78.0										
	6	62.6		62.6										
Ara	1	(p) 104.9	(f) 108.0		(p) 104.5		(f) 109.8							
	2	72.6	90.6		72.0		83.3							
	3	73.7	79.1		73.9		78.9							
	4	78.0	85.3		68.5		85.8							
	5	65.5	62.7		65.5		62.6							
Xyl	1	106.6	104.2			105.2						105.8	(f) 110.1	
	2	75.2	74.8			74.2						74.9	83.3	
	3	78.0	78.0			78.8						78.0	79.2	
	4	70.8	70.9			70.8						71.1	85.9	
	5	67.0	67.2			66.4						67.0	62.6	

续表

	C	-Rg$_1$	-Re	-Rh$_1$	-M$_{7cd}$	-I$_{9bc}$	-F1	-F4	-Ia	20 (S) Rg$_2$	20 (R) Rg$_2$	-Rg$_6$	-CK	-F$_2$
3-Glu	1								107.2					106.9
	2								75.8					75.7
	3								79.3					79.2
	4								71.6					71.6
	5								78.2					78.2
	6								62.9					63.1
6-Glc	1	105.7	101.6	105.9				101.8		101.9	102.0	101.9		
	2	75.3	79.1	75.4				79.5		78.3	78.3	79.4		
	3	80.0	78.0	80.0				78.4		79.3	79.5	78.4		
	4	71.6	72.1	71.8				72.6		73.0	73.0	72.7		
	5	79.3	78.0	79.5				78.4		78.3	78.6	78.7		
	6	62.9	62.9	63.1				63.2		63.0	63.2	63.2		
Rham	1		101.6					102.0		101.7	101.8	101.9		
	2		72.1					72.3		72.3	72.5	72.4		
	3		72.1					72.4		72.2	72.3	72.4		
	4		73.8					74.2		74.1	74.2	74.2		
	5		69.3					69.5		69.4	69.5	69.5		
	6		18.6					18.8		18.7	18.8	18.7		
12-Glc	1					100.1								
	2					75.1								
	3					78.3								
	4					71.1								
	5					77.3								
	6					62.4								
20-Glc	1	98.1	98.1		98.2		98.0		98.2				98.3	98.2
	2	74.9	75.0		75.1		74.9		75.1				75.2	75.2
	3	78.8	79.1		78.7		78.9		78.7				79.4	78.8
	4	71.3	71.1		71.4		71.4		71.9				71.7	71.8
	5	77.8	78.5		78.2		78.0		78.3				78.1	78.2
	6	62.6	62.7		62.8		62.9		63.1				62.9	62.8

续表

	C	-Ro		C	Majonoside-R1	N-B1	C	Majonoside-R2	-Rk3
3-Glc	1	105.5	6-Glc	1	103.6	105.9	6-Glc	103.5	106.1
	2	82.5		2	79.9	75.4		79.9	75.5
	3	77.1		3	78.6	80.0		78.8	79.7
	4	73.2		4	71.7	71.8		71.3	71.8
	5	77.3		5	79.9	79.5		80.4	78.2
	6	175.0		6	63.0	63.1		63.0	63.1
Glc	1	105.5	Glc	1	103.9		Xyl	104.9	
	2	77.8		2	76.0			75.9	
	3	78.1		3	78.8			78.0	
	4	77.7		4	72.4			71.7	
	5	77.8		5	79.9			67.3	
	6	62.1		6	63.5				
28-Glc	1	95.7							
	2	74.0							
	3	79.3							
	4	71.1							
	5	78.7							
	6	62.2							

表 4-19　人参多糖各级分的单糖组织及相对分子量

多糖级分	单糖组成摩尔比								相对分子质量/Da
	GalA	Rha	Gal	Ara	Man	Glc	GlcA	Fuc	
GP-II	0.0	0.0	0.0	0.0	0.0	100	0.0	0.0	3.0×10^5
GP-III	0.0	0.0	0.0	0.0	0.0	100	0.0	0.0	4.0×10^5
WGPN	0.0	0.0	3.3	1.3	0.0	95.3	0.0	0.0	——
WGPA-1-RG	0.0	0.0	18.0	15.7	0.0	66.3	0.0	0.0	——
WGPA-2-RG	5.3	4.1	44.4	40.9	0.4	2.9	2.0	0.0	1.1×10^5
WGPA-1-HG	62.4	1.6	15.2	7.1	3.6	7.6	2.6	0.0	3.5×10^3
WGPA-2-HG	83.6	3.0	5.1	4.6	0.2	1.9	1.6	0.0	6.5×10^3
WGPA-3-HG	90.9	1.5	3.5	2.2	0.0	1.3	0.5	0.0	1.6×10^4
WGPA-4-HG	92.1	0.0	5.9	0.0	0.0	2.0	0.0	0.0	4.5×10^4
PA	6.0	1.0	22.0	11.0	0.0	0.0	1.0	0.0	1.6×10^5
PB	8.0	2.0	7.0	3.0	0.0	0.0	1.0	0.0	5.5×10^4
CR-3	49.3	15.0	10.0	8.2	0.0	4.5	12.5	0.0	8.6×10^4
CR-4	33.3	12.3	25.6	20.0	0.0	0.0	8.3	0.0	9.0×10^4
CR-5	8.0	0.0	0.0	16.6	0.0	67.3	8.0	0.0	7.5×10^4
CRA-3	46.9	18.4	9.6	8.6	0.0	4.3	12.2	0.0	3.6×10^4
CRA-4	40.3	11.8	21.6	16.2	0.0	0.0	10.6	0.0	8.6×10^4
CRA-5	7.2	0.0	5.6	9.6	0.0	70.9	6.5	0.0	8.6×10^4
WGPA-3-RG	20.2	7.3	29.0	38.0	0.0	3.2	0.0	0.0	——
WGPA-4-RG	38.4	11.4	13.5	26.1	0.0	4.4	0.0	0.0	——
AG1	4.7	6.3	48.9	12.8	1.9	15.3	1.0	0.7	——
AG2	5.0	9.5	55.9	18.6	2.1	4.0	3.8	0.0	——
RG-I-1	26.8	12.8	21.2	13.0	5.9	7.2	7.4	2.0	5.0×10^3
RG-I-2	44.3	11.7	12.4	14.5	1.0	4.4	5.8	3.8	4.0×10^3
RG-I-4	33.8	21.8	19.5	9.2	0.4	3.0	2.2	1.5	6.0×10^4
HMHG	84.5	1.7	1.3	1.6	0.4	2.1	0.6	0.0	——
RG-I-3A	32.2	11.1	31.6	16.3	2.1	1.9	3.0	0.7	4.5×10^4
RG-I-3B	44.6	14.1	13.7	11.9	1.3	2.5	3.7	2.3	6.0×10^3
SB1-I	2.1	0.1	1.0	0.1	0.0	0.0	0.0	0.0	1.0×10^4
S-IA	1.0	0.0	8.0	8.0	0.0	0.0	0.0	0.0	5.6×10^4
S-IIA	5.0	0.0	10.0	15.0	0.0	2.0	0.0	0.0	1.0×10^5
F2	7.9	4.7	26.3	28.0	2.6	7.9	18.4	0.0	——

少量铁离子，所得提取物的抗氧化活性明显降低。

4. 挥发油

人参中含有少量的挥发油，使得人参产生特异的香味。人参挥发油具有消炎、镇咳作用，也具有抗疲劳、中枢神经兴奋和抑制肿瘤作用。从人参根的挥发油中分离鉴定 17 个化合物，分别是β-榄香烯（β-elemene）、人参炔醇（panaxynol）、β-人参烯（β-panasinsene）、丁香烯（caryophyllene）、β-金合欢烯（β-farnesene）、α-新丁香三环烯（α-neoclovene）、α-蛇麻烯（α-humulene）、β-蛇麻烯（β-humulene）、γ-芹子烯（γ-selinene）、β-新丁香烯（β-neoclovene）、β-芹子烯（β-selinene）、α-芹子烯（α-selinene）、芹子烯-4，7-二烯（selinene-4（14），7（11）-diene）、丁香烯醇（caryophyllene alcohol）和双环吉马烯（bicyclogermacrene）。人参炔醇是一类长链的不饱和炔醇类成分，具有较强的抗癌活性。人参中人参炔醇的含量高于西洋参。人参炔醇的结构如图 4-18、表 4-20。

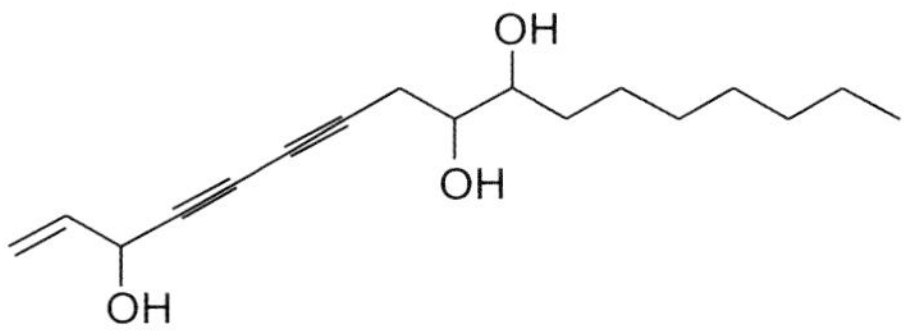

Panaxytriol（红参）

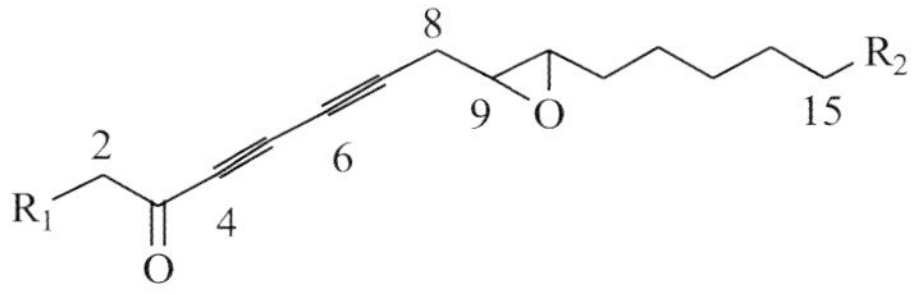

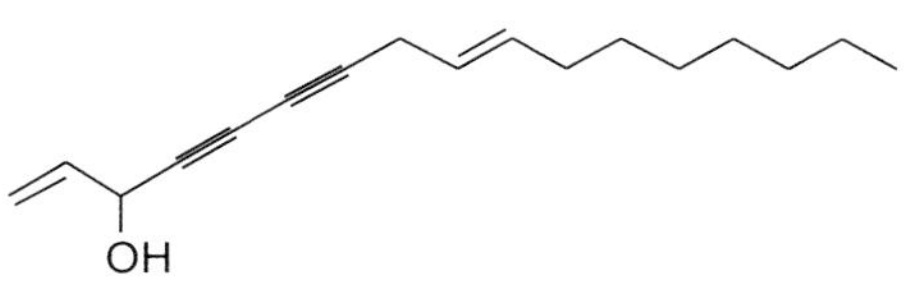

Panaxynol（红参）

Panaxydol（红参）

（9R，10S）-epoxy-16-heptadecene-4，6-diyne-3-one（人参根）R$_1$=CH$_3$，R$_2$=CH=CH$_2$

（9R，10S）-epoxyheptadecan-4，6-diyne-3-one（人参根）R$_1$=CH$_2$OCH$_3$，R$_2$=CH$_2$CH$_3$

1-methoxy-（9R，10S）-epoxyheptadecan-4，6-diyne-3-one（人参根）R$_1$=CH$_3$，R$_2$=CH$_2$CH$_3$

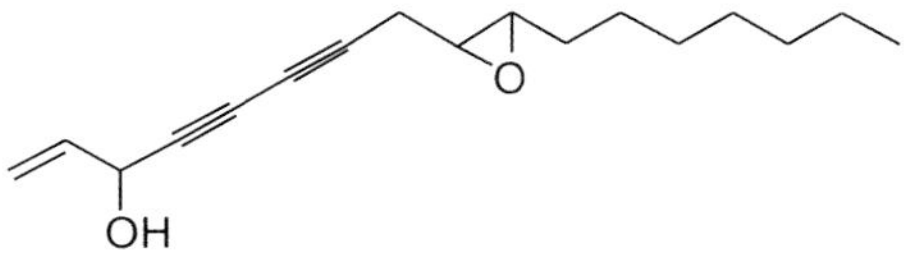

图 4-18　人参炔醇的结构

表 4-20　人参炔醇的^{13}C-NMR 谱数据（苯-d$_6$）

C	（9R，10S）-epoxy-16-heptadecene-4，6-diyne-3-one	（9R，10S）-epoxyheptadecan-4，6-diyne-3-one	1-methoxy-（9R，10S）-epoxyheptadecan-4，6-diyne-3-one
1	8.1	67.4	8.1
2	39.1	46.0	39.1
3	186.4	184.2	186.4

续表

C	(9R, 10S) -epoxy-16-heptadecene-4, 6-diyne-3-one	(9R, 10S) -epoxyheptadecan-4, 6-diyne-3-one	1-methoxy- (9R, 10S) -epoxyheptadecan-4, 6-diyne-3-one
4	85.3	85.7	85.4
5	74.0	74.0	74.0
6	66.4	66.4	66.4
7	74.8	75.2	74.8
8	20.1	20.1	20.2
9	53.9	53.8	53.9
10	56.6	56.7	56.7
11	29.4	28.1	30.0
12	29.4	29.9	29.9
13	28.1	28.0	28.1
14	26.9	27.1	27.2
15	34.3	32.5	32.5
16	139.3	23.4	23.4
17	115.1	14.6	14.7
1-CH$_3$		58.7	

陈英杰等对人参根、人参叶及花蕾中所含的挥发油进行比较研究。结果表明人参的花蕾中挥发油较人参根为高，根中含量为 0.1%~0.2%，而花蕾中含量为 0.3% 左右。研究结果见表 4-21。

表 4-21　人参各部位挥发油的收率及性状

样品	取样量/g	挥发油量/g	收率/（%）	性状	折光率
人参根	300	0.36	0.12	黄色油状物	1.494 9（18 ℃）
人参茎叶	300	0.39	0.13	暗绿色，有白色固体析出	
人参花	300	0.87	0.29	黄绿色，有白色固体析出	

通过 GC-MS 分析，将上述挥发油通过 GC 分离，然后测定各峰的质谱，并用计算机进行检索，再与标准图谱核对进行鉴定，结果鉴定 18 种化合物，见表 4-22。由于人参各部位挥发油中均含有 β-金合欢烯，人参各部位提取物中又含有四环三萜皂苷，据此推测 β-金合欢烯很可能是生物合成人参皂苷元及皂苷的前体。

表 4-22　人参挥发油化学成分的分离分析结果

编号	化合物	分子式	分子量	分布及相对含量/（%）		
				根	茎叶	花
1	α-愈创烯	C$_{15}$H$_{24}$	204	4.0	—	5.45
2	β-广藿香烯	C$_{15}$H$_{24}$	204	2.0	—	—

续表

编号	化合物	分子式	分子量	分布及相对含量/（%）		
				根	茎叶	花
3	反式-丁香烯	$C_{15}H_{24}$	204	trace	—	—
4	蛇麻烯	$C_{15}H_{24}$	204	2.4	—	—
5	β-榄香烯	$C_{15}H_{24}$	204	2.9	—	—
6	γ-榄香烯	$C_{15}H_{24}$	204	10.0	—	—
7	艾里莫酚烯	$C_{15}H_{24}$	204	2.3	—	—
8	α-檀香烯	$C_{15}H_{24}$	204	—	—	trace
9	α-金合欢烯	$C_{15}H_{24}$	204	—	—	1.4
10	β-金合欢烯	$C_{15}H_{24}$	204	8.5	0.1	4.3
11	β-古芸烯	$C_{15}H_{24}$	204	trace	—	—
12	2，6-二特丁基-4-甲基苯酚	$C_{15}H_{24}O$	220	1.4	—	1.4
13	2-甲基-十四烷	$C_{15}H_{32}$	212	—	—	2.9
14	n-十五烷	$C_{15}H_{32}$	212	—	—	1.8
15	十七烷醇-1	$C_{17}H_{36}O$	256	1.9	—	—
16	十七烷酮-2	$C_{17}H_{34}O$	254	—	2.0	4.3
17	棕榈酸	$C_{16}H_{32}O_2$	256	—	16.0	8.6
18	棕榈酸甲酯	$C_{17}H_{34}O_2$	270	—	—	2.9

人参的不同部位中挥发油的含量、性状及化学成分不同，其根中的含量一般随生长年限高而增高（以园参为研究对象），并且花期采集含量较高。人参中挥发油含量较低，榄香烯具有较好的抗癌作用，临床上具有较好的治疗宫颈癌疗效，对于其他肿瘤也具有一定作用。人参烯炔醇类化合物目前报道也具有较好的抗癌活性。此外，人参炔醇还能够抑制胆固醇酰基转移酶（ACAT）的活性，对高血脂和动脉粥样硬化具有一定的治疗作用。

冷蕾等采用GC-MS法鉴定了林下山参种子油中3-甲基己烷、正十三烷、9，12-十八碳二烯酸乙酯等26个组分，分属于脂肪酸和烷烃类，其中主要成分为油酸（58.22%）、油酸乙酯（21.96%）、顺式十八碳烯-9-酸甲酯（6.75%）和软脂酸（4.81%），占总样品峰面积的91.74%。

李海军等采用GC-MS法鉴定了林下山参小极性物质，包括烷烃和酯类等18种成分，其中主要成分为邻苯二甲酸正丁醇酯（16.8%）、正十六酸乙酯（10.4%）和邻苯二甲酸叔丁醇酯（10.3%）。

5. 氨基酸、多肽和蛋白质

人参中含有20种以上的氨基酸，如精氨酸、组氨酸等，其中有些是人体必需的氨基酸。野山参中氨基酸总量比园参高，随参龄的增长，野山参中氨基酸含量稍有增加。园参和野山参叶片中至少含有16种氨基酸。所含的氨基酸总量园参叶（11.49%）高于野山参叶（10.85%）。但是具有特征性的是，两种参叶中含量最高的氨基酸均为谷氨酸，其次为天冬氨酸和亮氨酸。两种叶片中均含有人体必需氨基酸，且含量最高者均为亮氨酸。两种参叶中必需氨基酸占氨基酸总量的百分比非常接近，野山参叶为34.65%，园参叶为 35.71%。人参中还含有多肽类物质。张今等从人参中用 DEAE-纤维素及凝胶过滤法从人参中分离出一个具有胰岛素作用的 14 肽，并用 DABITC/PIICTC 双偶合法测定了序列为 Glu-111r-Val-Glu-Ile-Ile-Asp-Ser-Glu-Gly-Gly-Gly-Asp-Ala。其后，又用 CD 谱研究了该肽的二级结构，生理活性研究表明有抗脂肪分解及降低血糖和肝糖作用。人参中的糖蛋白（如 P21，PA 和 PB）具有抗病毒作用，另外还能促进轴突生成，增加脑细胞的数量。

6. 其他成分

人参中还报道含有少量的生物碱类成分，如 N9-formyl Harman，ethyl-β-carboxylate 等。另外还含有核苷类成分，如尿嘧啶、鸟嘌呤及腺苷等成分。还含甾醇类成分，这类化合物为胆固醇竞争性抑制剂。另外还含有多种维生素和人体所必需的微量元素等成分。

（1）野山参、林下山参和园参中常量元素含量。野山参中机体必需无机元素总量比林下山参和园参高，元素含量的不同很可能是导致野山参药效优于园参的原因之一。林下山参与野山参外观形态极为相似，但从微量元素含量来看，差异很大。野山参、林下山参和园参中均含有机体必需的 K、Ca、Mg、P 4 种常量元素，但在三者中的含量分布各不相同。其中野山参中 K、Ca、Mg 含量均显著高于其他二者（$P<0.01$），特别是野山参中 Ca 含量为林下山参的 5.38 倍和园参的 4.84 倍；西洋参、林下山参和园参中 Ca 含量虽有差别，但没有统计学意义；园参中 P 的含量最高，其次为野山参和林下山参。野山参叶中人体必需常量元素含量高于园参叶，野山参叶中元素总量高于园参叶。有毒微量元素 Pb 在野山参叶中未检出，这是野山参叶与园参叶的明显不同之处。

（2）野山参、林下山参和园参中微量元素含量。野山参、林下山参和园参中均含有机体必需的 Fe、Zn、Cu、Mn、Cr、Se、Na 等 7 种微量元素，其中 Fe、Zn、Cr、Se、Na 含量均属野山参最高，与其他二者之间有显著差异（$P<0.01$）。尤其是野山参中 Fe 的含量为园参的 12.96 倍和林下山参的 10.08 倍；Zn 的含量为林下山参的 2.38 倍和园参的 4.05 倍；Mn 的含量林下山参最高，显著高于其他二者（$P<0.01$）；Cu 的含量野山参和园参没有明显差异，但显著高于林下山参（$P<0.01$）。人体必需微量元素总和在园参叶中高于野山参叶。

（3）野山参、移山参、园参和红参中锗含量。野山参锗含量比生晒参高，生晒参中锗的含量高于红参。

（二）人参的药理作用

1. 与人参传统功效相关的现代药理作用研究

人参传统上用于大补元气、补益脾肺、安神益智。

（1）补血益气。

①抗疲劳作用。人参具有明显的抗疲劳作用，能加速体力恢复，人参皂苷-Rg_1 与该作用相关。人参花提取物能显著延长小鼠负重游泳时间，人参酸性多糖能明显增强小鼠游泳时间。人参皂苷-Rg_1 溶液能显著延长小鼠竭力运动时间。人参水煎液（10 g/kg）灌

胃可显著降低气虚模型小鼠（控制饮食造模）运动后的乳酸（LAC）累积并降低血清尿素氮（BUN）含量，LAC 作为无氧酵解的产物，其在血中的水平能比较准确地反映机体的疲劳程度；而 BUN 作为运动时物质代谢的产物随劳动和运动负荷的增加而增加，因而机体对负荷适应能力越差，BUN 增量越明显。此外，该剂量下的人参水煎液还能延长游泳实验中小鼠的死亡时间和下沉时间，以及负重游泳实验中的游泳时间、不动时间、首次下沉时间、游泳距离和不动时间比率，减少游泳时间比率（表 4-23）。

表 4-23　人参水煎液对气虚小鼠 LAC 和 BUN 的影响

组别	剂量/g·kg^{-1}	LAC	BUN
空白	—	5.41±1.31[*]	6.51±0.96[*]
模型	—	6.87±1.02	9.03±1.32
人参	2.5	5.72±1.42	8.87±1.62
	5	6.07±1.99	8.92±1.08
	10	5.48±1.01[*]	7.32±1.26[*]

*：与模型组比较 $P<0.05$。

　　②对免疫功能的影响。人参能全面增强机体免疫功能，使白细胞增加。人参中的免疫活性成分主要是人参皂苷和人参多糖。人参皂苷对多种动物网状内皮系统吞噬功能均有明显的激活作用，且与剂量和给药次数呈正相关。人参多糖在体外活性实验中能够增强小鼠 NK 细胞活性，并呈剂量依赖性。此外，人参提取物，尤其是原人参三醇型人参皂苷还可增强干扰素生成、吞噬作用、NK 细胞、B 和 T 细胞的功能，增强人体对病毒的抵抗力。对人参中主要成分对大鼠免疫功能的实验研究表明：人参二醇组皂苷以及人参多糖能提升免疫器官质量、血浆白细胞介素 2（IL-2）、白细胞介素 6（IL-6）、血浆 γ 干扰素（IFN-γ）、肿瘤坏死因子 α（TNF-α）；人参总皂苷和三醇组皂苷可有效增加脾脏天然杀伤细胞（NKC）的含量；二醇组皂苷和多糖可显著增加大鼠血浆促肾上腺皮质激素（ACTH）、皮质酮（CORT）和促甲状腺激素（TSH）含量（表 4-24~表 4-26）。

表 4-24　人参各组分对大鼠肾上腺、胸腺、脾脏质量及脏器指数的影响

组别	剂量/(mg·kg^{-1})	肾上腺		胸腺		脾脏	
		质量/mg	指数/(mg·g^{-1})	质量/mg	指数/(mg·g^{-1})	质量/mg	指数/(mg·g^{-1})
对照	—	63.8±5.2	0.177±0.023	14.2±6.2	0.040±0.019	560.7±59.5	1.682±0.085
PPT	50	66.8±13.0	0.194±0.036	23.5±19.8	0.070±0.066	603.3±28.8	1.727±0.086[*]
PPD	50	71.4±13.9	0.218±0.032[*]	34.5±13.3	0.106±0.041[*]	622.0±60.5	1.859±0.189[*]
PS	200	77.3±15.2	0.251±0.045[*]	35.5±18.0	0.120±0.078[*]	566.7±53.6	1.702±0.311
TG	100	72.9±6.8	0.225±0.021[*]	16.8±10.0	0.054±0.039	613.8±75.8	1.783±0.112[*]

　　注：①PPT 为三醇组皂苷；PPD 为二醇组皂苷；PS 为人参多糖；TG 为总皂苷。
　　②*：与对照组比较 $P<0.05$。

表 4-25　人参各组分对大鼠血浆免疫指标浓度及脾脏杀伤细胞浓度的影响　（μU/L）

组别	剂量	IFN-γ	IL-2	IL-6	TNF-α	NFC
对照	—	1 004.4±24.3	623.3±19.8	94.7±2.4	150.6±3.8	14.1±1.18
三醇组皂苷	50	1 086.7±28.8	690.2±23.4	101.6±2.8	165.4±4.5	19.7±0.48*
二醇组皂苷	50	1 256.5±48.0*	828.3±39.0*	116.6±3.9	194.4±8.9*	15.2±0.53
多糖	200	1 221.7±52.4	805.0±33.6	114.1±3.6	189.5±7.3*	18.2±1.13
总皂苷	100	1 201.6±34.4	781.6±29.7	111.4±3.1	184.9±6.4	22.0±0.54*

*：与对照组比较 $P<0.05$。

表 4-26　人参各组分对大鼠血浆内分泌指标浓度的影响　（μU/L）

组别	剂量	ACTH	CORT	TSH
对照	—	49.0±1.3	243.4±6.8	568.9±16.3
三醇组皂苷	50	55.4±1.8	282.7±11.4	662.5±27.1
二醇组皂苷	50	60.1±2.1*	310.5±13.6*	728.6±32.4*
多糖	200	59.7±1.8*	308.5±10.3*	724.0±24.6
总皂苷	100	54.0±1.4	274.3±9.1	642.4±21.6

*：与对照组比较 $P<0.05$。

　　人参皂苷-Rb_1，-Rg_1 和-Rg_3 能够抑制细胞因子生成、COX-2 基因表达、组胺释放，保持嗜中性粒细胞和淋巴细胞的水平，从而具有促进免疫功能的作用。

　　③对心血管系统的作用。人参可以增加心脏的收缩力、减慢心率，并且在心功能不全时作用更为明显，但大剂量时可减弱收缩力。其主要的活性成分初步被认为是人参皂苷。强心作用的机制与促进儿茶酚胺的释放及抑制心肌细胞膜 Na^+-K^+-ATP 酶活性有关，作用于强心苷类似。原人参三醇型皂苷的这一作用明显强于原人参二醇型皂苷。研究发现红参可以通过改善心率、平均动脉压、射血速率指数、心脏指数、心搏指数、左室做功指数、肺水肿指数、体循环阻力指数、心肌耗氧量来改善心衰患者的血流动力学。人参口服或注射给药均可减轻心肌缺血的损伤，具有保护心肌的作用。作用机制为扩张冠状动脉和促进细胞对葡萄糖的摄取和利用、提高糖酵解和有氧分解能力、增加能量供应。人参通过对冠状动脉、脑血管、椎动脉和肺动脉的扩张作用改善这些器官的血循环。人参扩血管的主要有效成分是人参皂苷-Re，-Rg_1，-Rb_2，-Rc 和-Rg_3。人参和人参皂苷对血压有双向调节作用，与剂量和机体状态有关。作用机制为阻滞 M-胆碱受体和激动突触前膜 α2 受体，减少交感递质释放。人参具有降低自由基产生、清除氧自由基的作用。人参 Rb 组皂苷能明显缩小大鼠急性心肌梗死面积，降低血清 CK，LDH 活性，并明显降低血清 LPO 含量，提高 SOD，CAT 及 GSH-Px 活性。人参皂苷能够降低心肌肥大大鼠左室后壁厚度和室间隔厚度，增加左室舒张末内径，在形态学上逆转心机纤维肥大和减少间质增生。独参汤能够改善心力衰竭患者的左室收缩及舒张末内径、左室收缩及舒张末容量、左室射血分数。人参总皂苷可使麻醉大鼠血压呈双相变化，人参总皂苷27 mg/kg 静脉注射使大鼠和狗的血压先降低后升高，以降压为主；对狗椎动脉和股动脉

血管阻力则降低，且心率减慢。二醇组皂苷（30 mg/kg）可引起血压明显下降，其降压作用可被阿托品所拮抗；三醇组皂苷（70 mg/kg）可引起血压升高，其升压作用不被妥拉苏林和心得安所拮抗。2 种皂苷对去甲肾上腺素引起的升压作用无影响，且在引起血压变化时并未引起心率和呼吸的明显改变。

④抗休克作用。人参对过敏性休克、烫伤性休克、心源性休克、感染性休克等具有防治效果。人参皂苷是该作用的主要药效物质，其机制为通过增强网状内皮系统的吞噬能从而增强对休克时产生的多种物质的吞噬廓清作用。

⑤对血液与造血系统的作用。人参皂苷具有抗凝血、促进纤维蛋白活解的作用，其主要成分为-Rg_1，-Rg_2 和-Ro。人参提取物能促进骨髓造血功能，使血中红细胞、白细胞、血红蛋白及骨髓中有核细胞数显著增加，有治疗再障和粒细胞减少症的作用。人参二醇组皂苷（40~80 mg/kg）具有促进造血活性和调节免疫的双重功能，现作为新药已进入临床试验阶段；此外，其还能通过促进造血和改善再障的骨髓抑制、加快造血功能恢复而升高外周血象、恢复失衡的 Th1/Th2/Treg 细胞比例等作用对再生障碍性贫血具有治疗作用。

⑥对内分泌系统的作用。人参通过垂体释放 ACTH 使下丘脑—垂体—肾上腺皮质轴作用增强从而增强人体抗应激能力。人参皂苷可使垂体前叶的促性腺激素释放增加。人参可通过兴奋中枢神经系统使垂体前叶促甲状腺激素释放增加从而增强甲状腺功能。从人参中非皂苷部分得到的胰岛素样物质能够增加胰岛 cAMP 含量，从而提高血中胰岛素水平和促进胰腺释放胰岛素。

⑦对物质代谢的影响。人参具有降血糖活性，其活性成分为人参多糖和人参皂苷-Re，人参根中的人参多糖 panaxan A 和 B 能够提高血浆中胰岛素水平、增强胰岛素敏感性。人参皂苷促进组织对汤的利用，加速糖的氧化分解以供给充分的能量，在应激条件下则相对抑制糖原分解，使有效地利用脂肪酸为能量来源，起到节省肌糖原的作用。人参花茶（10 mL/kg）灌胃能够促进小鼠肝糖原储备。人参皂苷-Rh_2 可增强肝脏糖代谢系统及能量产生系统的功能，-Rg_1 能节省糖原利用，促进其他能源物质代谢，以维持血糖浓度。人参总皂苷具有促进蛋白内 DNA 和 RNA 生物合成，提高 RNA 聚合酶活性，从而增加 RNA 的合成、增加细胞质核糖体、提高血清蛋白合成率及白蛋白与 γ-球蛋白含量。人参皂苷能明显降低三酰甘油（TG）、总胆固醇（TC）、低密度脂蛋白胆固醇（LDL-c）、血栓烷 A2（TXA2）、过氧化脂质（LPO）含量及肝脏超氧化物歧化酶（SOD）活性剂谷胱甘肽过氧化物酶（GSH-Px），亦能使 TC/HDL-c 及 LDL-c/HDL-c 比值明显降低，PGI2/TXA2 比值明显升高。同时，病理检查可见肝脏脂肪沉积明显减轻。

⑧抗衰老作用。人参皂苷对脑干中单胺氧化酶-B 的活性有抑制作用，可清除体内致衰老的自由基和保护生物膜免受自由基的损害，降低组织中脂褐素和血清过氧化脂质含量，并能提高超氧化物歧化酶活性。人参提取物可直接抑制红细胞中的 O_2，OH^-，H_2O_2 的脂质过氧化作用。人参茎叶皂苷对小鼠脑中过氧化脂质生成有显著的抵制作用，且其作用随计量增加而增强，表明人参茎叶皂苷在一定程度上能够抑制自由基的产生，防止

细胞脂类成分被氧化造成损失。人参皂苷-Rb_1 和-Rg_1 能够增强记忆获得能力。人参皂苷在皮肤美容方面是兼具安全性和有效性的抗衰老天然产物，其主要药效作用及分子机制如表 4-27 所示。

表 4-27　人参皂苷对皮肤的药理作用及分子机制

人参皂苷	药理作用	分子靶点/机制
Rb_1	伤口愈合	通过 HIF-1α 表达激发 VEGF 生成
	抗皱纹生成	通过 PPARδ 增加I型胶原蛋白、降低 MMP-1 的 mRNA 或蛋白水平
	光防护	通过诱导 NER 复合物如 XPC 和 ERCC1 抑制 UV 导致的 DNA 损伤，下调 p16，p21 和 p53 的表达
	防脱发	诱导 p63 表达
Rd	免疫抑制	降低 CD4 (+) 和 CD (+) T 细胞
	防脱发	诱导 p63 表达
	伤口愈合	增加细胞间 cAMP 水平和核中磷酸化 CEBP 表达
Rg_3	抗肿瘤	降低 TPA 诱导的 NF-κB 和 ERK 的活化、下调 NF-κB 和 AP-1 转录因子
	抗瘢痕形成	降低血管内皮生长因子（VEGF）和胶原蛋白I
CK	抗皱纹生成	上调I型胶原蛋白生成
	光保护	通过诱导 NER 复合物如 XPC 和 ERCC1
	增加皮肤含水量	增加 HAS1 上调和 HA 生成
	抗特应性皮炎	降低血清 MDC 水平，皮肤嗜酸性粒细胞和肥大细胞渗透和脾细胞中细胞因子的生成

⑨增强机体抗应激能力。人参能增强机体对物理、化学和生物等各种有害刺激与损伤的非特异性抵抗力，使紊乱的机能恢复正常。人参总皂苷能够增加大鼠脑组织中一氧化氮（NO）、超氧化物歧化酶（SOD）、谷胱甘肽（GSH）和丙二醛（MDA）含量（表4-28）。

表 4-28　人参各组分对大鼠血浆内分泌指标浓度的影响（μU/L）

组别	剂量	NO	MDA	SOD	GSH
对照	—	14.1±1.18	1.50±0.12	111.3±5.2	402.5±22.1
三醇组皂苷	50	19.7±0.48	2.18±0.07	138.7±2.5 *	508.5±8.9
二醇组皂苷	50	15.2±0.53	1.64±0.07	116.9±2.5	728.6±32.4 *
多糖	200	18.2±1.13	1.99±0.13	131.1±5.3	479.5±21.1
总皂苷	100	22.0±0.54	2.45±0.09 *	149.4±3.0 *	550.3±10.1 *

$*$：与对照组比较 $P<0.05$。

（2）补益脾胃。

① 抗癌作用。人参具有辐射保护作用。长期服用人参能够降低肺、胃、肝和结肠直肠肿瘤的发生率。人参皂苷-Rh_2 和-Rg_3 能够抑制乳腺、胰腺、肝和肠癌。人参的石油醚提取物能够抑制人肾细胞癌细胞系的增殖，其主要有效成分为人参炔醇。

②植物激素样作用。红参能够帮助绝经期妇女改善更年期综合征，如疲劳、失眠和

情绪低落，其主要有效成分为-Rb$_1$，-Re，-Rg$_1$和-Rh$_1$。-Re 通过激活雌激素激活 eNOS，从而增强血管舒张。而-Rb$_1$通过雄激素受体增加人动脉内皮细胞释放 NO。

（3）安神益智。

①对中枢神经系统的作用。人参能够促进中枢神经系统内乙酰胆碱酶的合成和释放，提高多巴胺和去甲肾上腺素在脑内的含量，促进脑内 RNA 和蛋白质的合成和提高脑供血、供氧。人参皂苷-Rg 类对中枢神经系统有兴奋作用，-Rb 类有抑制作用。人参皂苷-Rb 和-Rg$_1$通过抗脂质过氧化、清除自由基来减慢脑衰退。在增强中枢神经系统活性方面，-Rg$_1$较-Rb 作用强，后者在某些情况下反而会对中枢神经系统产生抑制作用。人参中-Rg$_1$与-Rb 比例高于西洋参，因此人参对中枢神经系统既有兴奋作用又有抑制作用，体现出"热"性；而西洋参对中枢神经系统主要起镇定作用，体现出"凉"性。

②人参皂苷的神经保护作用。人参皂苷能够调节因中风、阿尔茨海默症（AD）、帕金森症（PD）和 Huntington 舞蹈病（慢性进行性舞蹈病）（HD）导致的中枢神经系统紊乱。其作用机制主要为抗氧化、调节神经递质、抗凋亡、抗炎、调节 Ca^{2+}内流、调节神经营养因子、抑制 tau 蛋白磷酸化和恢复神经网络等（表4-29）。

表4-29　人参皂苷的神经保护作用

编号	化合物	适应证	主要机制
1	Rb$_1$	中风，AD，HD	抗氧化，TNF-α，抗凋亡，Ca^{2+}内流，NGF，BDNF，GDNF，tau 蛋白磷酸化，NF-κB，PKA，Gβ1/PI3K/Akt，HO-1，增强神经轴增长
2	Rb$_2$		TNF-α，NF-κB
3	Rb$_3$	降低基础突触传递	抗氧化，GABA 受体，增强神经轴增长
4	Rc	HD	Ca^{2+}信号通路
5	Rd	中风	抗氧化，iNOS，COX-2，PGE$_2$，Ca^{2+}内流，tau 蛋白磷酸化，促进神经球到神经胶质细胞的分化
6	Re	中风，PD	TNF-α，NO，减轻线粒体肿胀
7	Rg$_1$	中风，AD，PD	抗氧化，TNF-α，NO，NGF，BDNF，GDNF，IGF-IR，NF-κB，JNK，PKA，ER 信号通路，神经网络重构，AchE
8	Rg$_2$	中风	抗凋亡
9	Rg$_3$	AD	抗氧化，NMDA，iNOS，TNF-α，IL-1β，MSRA，AP-1，PKA，促进 Aβ 吸收
10	Rg$_5$	HD	抗凋亡
11	Rh$_2$	AD	NMDA，TNF-α，JNK-AP-1，AP-1，PKA
12	Rh$_3$	抑制小神经胶质细胞激活	iNOS，TNF-α，IL-1β
13	Compound K	AD	GABA，TNF-α，IL-1β，iNOS，NF-κB，JNK-AP-1，ICAM-1

注：AchE 为乙酰胆碱酯酶；AP-1 为活化蛋白-1；BDNF 为脑源性神经营养因子；ER 为雌激素受体；GABA 为 γ-氨基丁酸；ICAM-1 为细胞间黏附分子-1；IGF-IR 为胰岛素样生长因子-1 受体；iNOS 为诱导型一氧化氮合酶；PKA 为蛋白激酶 A。

2. 人参各类成分药理作用研究

（1）原人参二醇。

①抗肿瘤作用。研究表明，二醇组人参皂苷经微生物酵解后最终均转化为原人参二醇。因此，二醇组人参皂苷可能成为抗肿瘤药物的天然前体物质，而原人参二醇的抗肿瘤作用可能会有更大的价值。构效关系研究结果表明原人参二醇和原人参三醇的两种20位异构体均具有抑制肿瘤生长作用，其中 S 构型的活性大于 R 型，4 个化合物中以20（S）-原人参二醇的活性最强。对于人参皂苷的构效关系分析表明：苷元的活性强于苷、原人参二醇型强于原人参三醇型。20（S）-原人参二醇可抑制肝癌、肺癌、前列腺癌、宫颈癌、黑色素瘤、白血病以及骨髓瘤细胞增殖。其诱导细胞凋亡机制主要有：直接细胞毒作用、活化 caspase-3、下调 Cyclin D1 蛋白表达、上调 bax 基因表达、细胞周期阻滞。此外还可通过提高机体免疫力、抑制肿瘤血管生成、抑制肿瘤转移和黏附、诱导肿瘤细胞分化、提高肿瘤细胞对化疗药物的敏感性等作用起到间接抗肿瘤的作用。

②降血脂及抗氧化作用。20S-原人参二醇可作用于调节糖类和脂类代谢的腺苷酸活化蛋白激酶（AMPK）亚型 $\alpha_2\beta_1\gamma_1$，明显降低实验性高脂血症大鼠血清甘油三酯（TG）、血清总胆固醇（TC）、低密度脂蛋白胆固醇（LDL-C）、血栓素 A_2（TXA_2）、脂质过氧化物（LPO）及全血黏度，提高高密度脂蛋白胆固醇（HDL-c）、前列腺素 I_2（PGI_2）含量及 SOD 活性，使 TC/HDL-c、LDL-c/HDL-c 比值明显降低，PGI_2/TXA_2 比值明显升高。通过调节体内血脂代谢，提高 PGI_2/TXA_2 比值及纠正自由基代谢紊乱发挥抗动脉硬化作用。

③抗应激作用。原人参二醇能够延长束缚应激小鼠在高价十字迷宫开放臂停留的时间。10 mg/kg 原人参二醇的作用与抗焦虑药丁螺环酮 1 mg/kg 效果相当，该作用可被氟马西尼和荷包牡丹碱所拮抗。原人参二醇能够抑制因束缚应激导致的血清肾上腺皮质酮和白介素-6 的水平升高。因此原人参二醇通过 γ-氨基丁酸 A［GABA（A）］受体表现出抗焦虑作用。

（2）人参皂苷-Rb_1。

①抗氧化作用。人参皂苷-Rb_1能够抑制血红素加氧酶（HO-1）、8-羟基-2′-脱氧鸟苷（8-OhdG）以及 NADPH 亚单位 p47phox 的表达，从而对氧化损伤具有保护作用。人参皂苷-Rb_1还可明显抑制由维生素 C-NADPH 和 Fe^{3+}-氨酸诱发肝、脑丙二醛（MDA）含量减少，并表现出一定量效关系，其抑制作用强度和维生素 E 大致相似。人参皂苷-Rb_1通过激活 Nrf2 通路，提高 HO-1 的表达，从而降低因叔丁基过氧化氢引起的神经前体细胞氧化损伤甚至凋亡。

②抗缺血缺氧作用。人参皂苷-Rb_1能够显著减少缺血再灌注所致的心肌细胞凋亡，其作用机制包括：促进葡萄糖转运载体-4 的移位、抑制糖原合成激酶 3β（GSK-3β）介导的线粒体通透性转换孔开放、抑制中性粒细胞浸润、抑制髓过氧化物酶活性、抑制促凋亡基因 Bax、Bad、Fas 表达和上调 Bcl-2 等凋亡抑制基因、抵消活性氧自由基引起的心肌细胞活力降低、恢复线粒体细胞膜电位水平、提高 SOD 活性、加速氧自由基（OFR）的清除和减少 OFR 的生成等。人参皂苷-Rb_1还可通过上调神经元凋亡抑制蛋白（NAIP）的表达发挥缺血再灌注对脑组织损伤的保护作用。

③神经细胞保护作用。人参皂苷-Rb_1对由 $A\beta_{25-35}$ 引起的神经细胞损伤有明显的保护作用，其机制可能与抑制诱导的细胞凋亡、调节蛋白激酶/蛋白磷酸酯酶平衡、降低 Tau 蛋白异常磷酸化程度、调节胆碱系统、抗氧化应激、抑制兴奋性氨基酸毒性、增加 α 分泌酶中 ADAM9，ADAM10 基因表达，提高 α 分泌酶活性和减少钙内流有关。人参皂苷-Rb_1还可通过抑制 caspase-3 活化，在一定程度减轻缺氧对海马神经元凋亡的诱导作用，减少谷氨酸（Glu）介导的海马神经细胞乳酸脱氢酶（LDH）释放，降低或抑制一氧化氮合酶（NOS）活性，减少一氧化氮（NO）的过量产生，对神经元有一定的保护作用，预防性给药效果优于治疗性给药。人参皂苷-Rb_1可以通过细胞合成分泌神经生长因子（NGF）而具有潜在加速周围神经损伤修复的作用。人参皂苷-Rb_1通过抑制梗塞坏死灶周围的星状胶质细胞的活性改善因脑栓塞引起的早期和迟发性损伤；对于蛛网膜下出血模型，还可减轻脑水肿、改善神经行为功能、防止脉管系统增厚和痉挛。

④增强学习记忆功能。人参皂苷-Rb_1是人参发挥益智、抗衰老作用的主要有效成分。对记忆获得和再现过程有易化作用。其主要作用机制是：神经营养作用，增强脑内能量代谢；减少 NO 产生，抗自由基损伤，保护神经元；增强中枢胆碱能系统活性或促进脑组织蛋白质合成。小鼠实验表明人参皂苷-Rb_1和-Rd 的作用强度相近，提示-Rb_1对小鼠学习记忆功能的改善作用可能与其代谢产物-Rd 有关。人参皂苷-Rb_1还可减少铅在骨组织中的沉积，提高染铅小鼠体内的抗氧化能力，对染铅小鼠的学习记忆障碍有改善作用。

⑤血管内皮细胞保护作用。人参皂苷-Rb_1可能通过诱导 NO 合成、降低 TGF-β_1 表达及相关信号转导、促进内皮细胞生长和抑制缺氧复氧诱导的内皮细胞凋亡而保护血管内皮细胞免受化疗药物等诱导的损伤。

⑥抗癌作用。人参皂苷-Rb_1本身对癌细胞并未有直接的作用，但口服后在胃液的作用下，-Rb_1的 C_{20} 位糖链断裂转化为人参皂苷-Rg_3而被吸收到血液中对肿瘤细胞有防浸润、防扩散和防转移效果，其作用机理是抑制肿瘤周围新生毛细血管生成，造成肿瘤细胞营养供给不足、新陈代谢障碍、抑制其增殖，同时也阻断了癌细胞向周围组织浸润、扩散和转移。人参皂苷-Rb_1经口服后在小肠厌氧菌作用下，通过酶酵解，生成 20S-原人参二醇 20-O-β-D-葡萄糖苷（即 compound K），后者可抑制癌细胞的扩散和转移，其作用机理与人参皂苷-Rg_3相似。

⑦促进性功能。人参皂苷-Rb_1可能通过提高雄性激素水平，激活 NO/CGMP 而显著提高小鼠性功能。

⑧对造血干/祖细胞的调控。人参皂苷-Rb_1在一定浓度范围内对小鼠骨髓间充质干细胞（MSC）的生长具有促进作用，在高浓度时作用减弱，但未显示抑制作用。

⑨抗炎作用。人参皂苷-Rb_1能够抑制白三烯释放而具有抗炎作用。

（3）人参皂苷-Rb_2。

①对脂肪代谢的影响。人参皂苷-Rb_2对脂肪代谢的影响十分复杂，尤其对胆固醇的影响，有异化和促进排泄的作用。能降低血液中胆固醇的浓度，可使总胆固醇、游离胆

固醇、低密度脂蛋白—胆固醇、甘油三酯、非酯化脂肪酸总胆固醇、3-羟基丁酸、乙酰乙酸及乳酸含量降低，增加高密度脂蛋白-胆固醇，改善动脉硬化指数。此外，还能抑制胰脂肪酶活性，从而抑制机体对脂肪的吸收。因此，-Rb$_2$能够预防和减少高脂血症和动脉粥样硬化症的发生。

②对肝脏糖代谢的作用。人参皂苷-Rb$_2$可增强肝脏糖代谢系统及能量产生系统的功能。其降血糖的作用机理为抑制肝中葡萄糖-6-磷酸酶和果糖-1，6-二磷酸酶来抑制糖异生，而激活葡萄糖激酶的活性，这两种酶对维持血糖含量起着重要作用。人参皂苷-Rb$_2$还能够通过活化 ATP 供给系统，影响大鼠肝组织中腺嘌呤核苷酸的含量，改变糖尿病大鼠体内的代谢模式，使血糖和肝糖原含量恢复至机体的正常生理功能，达到对糖尿病标本兼治的作用。

③对人视网膜色素上皮细胞增生的抑制作用。人参皂苷-Rb$_2$可能通过阻滞钙通道来降低细胞内钙浓度，干扰人视网膜上皮细胞代谢，对其增殖具有剂量和时间依赖的抑制作用。

④对 DNA，RNA 和蛋白质合成的作用。人参皂苷-Rb$_2$可增强 RNA 聚合酶I，II转录起始的特异性和强度，从而使 DNA，RNA 和蛋白质表达水平升高。人参皂苷-Rb$_2$还能将蛋白质分解代谢转变为合成代谢，使氮存留有效增加，对新陈代谢具有调节作用。

⑤对肿瘤细胞作用。人参皂苷-Rb$_2$对黑色素瘤细胞和子宫内膜癌细胞具有抑制作用，其作用机理可能为：抑制肿瘤细胞生长及肿瘤血管生成，并且通过抑制基质金属蛋白酶 MMP-2 的活性和表达来抑制肿瘤扩散。

⑥对中枢神经系统的作用。人参皂苷-Rb$_2$可抑制吗啡耐受性和依赖性发生，可拮抗吗啡镇痛作用和僵住反应，同时可拮抗吗啡升高体温作用。人参皂苷-Rb$_2$鞘内给药剂量依赖性减弱吗啡脑室给药引起的抗伤害作用。人参皂苷-Rb$_2$该作用可用来戒毒。

⑦对心血管系统的作用。人参皂苷-Rb$_2$具有钙通道阻滞作用，因而可能对心肌细胞兴奋性、传导性、自律性和收缩性有影响；除此以外还具有抗自由基作用，能够对抗心肌细胞过氧化性损伤。

⑧其他作用。高浓度-Rb$_2$可直接使肠管收缩，人参皂苷-Rb$_2$可抑制糖尿病大鼠的糖尿病性肾病，并抑制血小板聚集和肾小球增生。

（4）人参皂苷-Rb$_3$。人参皂苷-Rb$_3$通过降低丙二醛（MDA）含量，即降低脑脂质过氧化速率，同时升高超氧化物歧化酶（SOD）含量，加快对组织超氧阴离子自由基 O$^-$ 的清除、稳定线粒体膜结构、改善脑线粒体能量代谢来改善大脑中动脉闭塞（MCAO）大鼠的神经功能缺损，缩小脑内梗死面积，缓解脑水肿。

（5）人参皂苷-Rc。人参皂苷-Rc 具有促进胚胎脑发育的作用，其机理可能与促进血浆型谷胱甘肽过氧化物酶（pGPx）mRNA 的表达有关。人参皂苷-Rc 在热加工后可生成-Rg$_3$，后者具有抗肿瘤作用。

（6）人参皂苷-Rd。人参皂苷-Rd 是二醇型人参皂苷在人体肠道内的主要代谢产物之一，具有广泛的生物活性。对心脑血管、神经系统、免疫系统等作用独特；其在镇痛、神经保护作用方面相对于其他单体皂苷也较强。人参皂苷-Rd 在植物中的含量较低，而肠道酶可以把人参皂苷-Rb₁代谢为-Rd，但在胃酸的作用下-Rb₁不能分解为-Rd。

①对血管及血液循环的作用。微循环、血浆复钙试验证明人参皂苷-Rd 是三七等活血化瘀中药的有效成分之一。人参皂苷-Rd 能使正常小鼠耳郭细动脉和细静脉的血管口径增大，耳郭毛细血管开放数量增加；减轻去甲肾上腺素（NA）所致小鼠耳郭毛细血管痉挛收缩的程度，相对增加毛细血管的开放数量和小鼠耳郭毛细血管血流的速度；Rd还可延长血浆复钙时间。人参皂苷-Rd 可抑制去氧肾上腺素（phenylephrine，Phe）收缩大鼠离体主动脉环作用，其 C_{12} 手性碳构型的改变对其抑制 Phe 收缩血管环的药理作用无影响。人参皂苷-Rd 可抑制缺氧/复氧后蛋白酪氨酸磷酸化，从而抑制由缺氧/复氧导致的细胞缝隙连接介导的细胞间通信（GJIC）损伤。

②对 Ca^{2+} 通道的作用。人参皂苷-Rd 可以降低去氧肾上腺素和毒胡萝卜素诱导的血管收缩反应和 Ca^{2+} 内流，减弱与受体操纵（ROCC）和钙贮库调控（SOCC）分别相关的毒胡萝卜素和激动剂 1-oleoyl-2-acetyl-sn-glycerol（OAG）诱导的阳离子内流。人参皂苷-Rd 是一种血管平滑肌 ROCC 和 SOCC 钙离子通道抑制剂，可以通过 ROCC 和 SOCC途径显著地抑制受体操纵性 Ca^{2+} 内流，而对血管平滑肌细胞电压依赖的钙离子通道（VDCC）和 Ca^{2+} 释放没有作用。上述作用是人参皂苷-Rd 独有的，是其他单体皂苷所不具备的。动物实验表明，Rd 能明显抑制高血压脑血管重构，降低易卒中型自发性高血压大鼠中风率及死亡率，保护脑细胞。人参皂苷-Rd 已完成Ⅱ期临床试验，并进入了Ⅲ期临床试验，可能成为治疗脑中风的新型临床治疗药物。

③清除自由基作用。人参皂苷-Rd 能抑制肾小球系膜细胞增殖。在缺血再灌注体内外实验中，人参皂苷-Rd 可以保护相关酶系，对氧化应激有抑制作用，具有抗氧化活性。人参皂苷-Rd 可以使谷胱甘肽过氧化物酶（GSH-Px）活性显著升高。服用人参皂苷-Rd，血和尿中丙二醛（MDA）的水平也得到改善，表明人参皂苷-Rd 可以修复损坏的自由基清除系统；随着用量增加，乳酸脱氢酶（LDH）漏出减缓，抑制细胞内 MDA 漏出。人参皂苷-Rd 通过抑制自由基介导的纸质过氧化反应，使细胞膜免受氧自由基的影响，具有保护肾近端小管的功能。人参皂苷-Rd 对不同类型肾脏细胞有多重活性，不仅可抑制近曲小管上皮细胞增殖，对肾小球系膜细胞增殖也有抑制作用。人参皂苷-Rd 配合抗生素和抗肿瘤药物使用，可以降低药物引起的对肾脏的不良反应。自由基的毒害作用与衰老相关的功能退化密切相关，增强抗氧化防御系统，减少自由基诱导的损伤可以延缓衰老。人参皂苷-Rd 可使还原型谷胱甘肽（GSH）水平显著升高，氧化型谷胱甘肽（GSSG）水平降低，使得 GSH/GSSG 比率升高，并且增强 GSH-Px 和谷胱甘肽还原酶的活性，表明其通过调节氧化还原平衡态增强抗氧化防御系统能力起到了关键作用。由于GSH-Px 存在与细胞质和线粒体基质，因而人参皂苷-Rd 可能在细胞质和线粒体基质中发挥作用。此外，脂质过氧化反应的指征——血清及肝 MDA 水平随着衰老而升高，而人参皂苷-Rd 可以抑制脂质过氧化作用，减少氧化损伤，这可能是 Rd 干预 GSH/GSSG平衡的主要原因。

④对神经系统的作用。人参皂苷-Rd 可以将神经干细胞球分化为星形胶质细胞，其他皂苷即使结构类似也没有该作用。此外，-Rd 还能改善运动系统功能，减少纹状体损伤面积，具有神经保护作用，可以开发成神经保护制剂。人参皂苷-Rd 通过调节氧化还原平衡对局灶性脑缺血和大脑中动脉闭塞造成的损伤具有保护作用。人参皂苷-Rd 对缺血导致的脑损伤具有神经保护作用，现处于治疗急性缺血性中风的Ⅱ期临床阶段。

⑤镇痛作用。扭体和福尔马林试验表明人参皂苷-Rd 具有抗伤害性感受能力，并且呈现剂量依赖性，且不影响运动功能，-Rd 的抗伤害性感受不被阿片受体阻断剂纳洛酮阻滞，说明-Rd 主要抑制化学成因疼痛，而对非阿片受体引起的热痛无效，其可能通过调节 κ 和 μ 阿片系统起镇痛作用。

⑥增强学习记忆功能。研究人参皂苷-Rb₁和-Rd 对小鼠学习记忆功能的作用，二者分别 ig 和 ip 给药，各设高和低两个剂量组，后者所用剂量为前者的 1/5。在所用剂量下，人参皂苷-Rd 的作用强度和-Rb₁相近，而-Rb₁ig 给药时的生物利用度非常低，其吸收率尚不到 0.1%。人参皂苷-Rb₁对小鼠学习记忆功能的改善作用可能是其代谢产物-Rd 产生的。人参皂苷-Rd 在肠道中可吸收入血，即口服适当剂量-Rd 可产生与注射-Rd 同样的改善学习记忆功能的作用。从人参皂苷-Rd 对东莨菪碱和环己米特造成的小鼠记忆障碍改善作用来看，其作用机制可能与增强中枢胆碱能系统活性或促进脑组织蛋白质合成有关。人参皂苷-Rd 作为促智药有较好的开发前景。

⑦免疫调节作用。人参皂苷-Rd 可以显著提高血清中卵清蛋白（OVA）-免疫小鼠刀豆蛋白（Con A）、脂多糖（LPS）和 OVA 刺激的脾细胞增殖，与 OVA 对照组相比，还可以提高 OVA-特异性 IgG、IgG₁ 和 IgG₂ᵦ 抗体滴度，以及 OVA-免疫小鼠 Th1 和 Th2 细胞因子的量。人参皂苷可以明显提高 Con A 诱导的小鼠脾细胞白介素-2（IL-2）、IL-4、IL-10 和干扰素 mRNA 表达，表明人参皂苷-Rd 有免疫佐剂活性，可以通过调节 Th1 和 Th2 细胞因子的量和基因表达诱发 Th1 和 Th2 免疫反应。人参皂苷还可以抑制应激小鼠外周 IL-6 的水平，在一定程度上抑制巨噬细胞中去甲肾上腺素和/或去甲肾上腺素介导的 IL-6 水平上升，而对脑中 IL-6 水平没有影响。因此，人参皂苷-Rd 可能成为研究或治疗应激引起紊乱的候选药物。

⑧抗肿瘤作用。人参皂苷-Rd 可以通过下调 Bcl-2 表达、上调 Bax 表达、降低线粒体跨膜电位、激活 caspase-3 途径而显著抑制人宫颈癌细胞增殖、诱导细胞凋亡，其抑制作用呈浓度和时间依赖性。此外人参皂苷还对人肺癌细胞株 H838 和前列腺癌细胞株 PC3 具有抑制作用。26S 蛋白酶是抗肿瘤药物治疗癌症的重要靶点，人参皂苷-Rd 是 26S 蛋白酶特异性抑制剂，抑制率达到 52.9%，且毒性低。

⑨抗炎作用。人参皂苷-Rd 可以通过激活 CCAAT 区/增强子结合蛋白（C/EBP）和 c-AMP 反应元件结合蛋白（CREB）诱导环氧合酶-2（COX-2）表达并增强前列腺素 E₂（PGE₂）水平。增加 COX-2 表达是人参皂苷-Rd 所特有的一种活性，人参皂苷-Rg₁、-Rg₃、-Rb₁和-Re 都没有这样的作用。

⑩抗辐射作用。人参皂苷-Rd，-Rc 和-Re 对高、低剂量辐射的小鼠有辐射防护作

用，辐照之前预先给予人参皂苷-Rd 可以减轻辐照引起的细胞凋亡程度，增加内源性脾脏菌落的形成。-Rd 可以通过激活 PI3K/Akt，使细胞外信号调节激酶（MEK）失活，以及使线粒体/caspase 抑制的途径，挽救辐照引起的凋亡。

（7）人参皂苷-Rg$_3$。

①抗疲劳作用。人参皂苷-Rg$_3$ 可延长小鼠负重游泳时间、累计爬杆时间，可减少疲劳小鼠的血乳酸量，增加肌、肝糖原的量，可增加小鼠肌肉 Na^+-K^+-ATP 酶活力，降低小鼠血清丙二醛的量，增加小鼠网状内皮细胞吞噬功能。

②舒张血管作用。人参皂苷-Rg$_3$ 舒张血管的作用机制可能与血管平滑肌细胞上的钙离子通道和钙激活的钾通道有关，而与内皮细胞的功能无关。人参皂苷-Rg$_3$ 通过雌激素受体（ER）介导的磷脂酰肌醇（-3）激酶（PI3-激酶）/Akt 途径诱导内皮型一氧化氮合酶（eNOS）磷酸化，此外还可通过上调 CaM 激酶Ⅱ来激活 AMP-活化蛋白激酶（AMPK），从而促进内皮细胞释放 NO。

③提高免疫力。人参皂苷-Rg$_3$ 能够增加网状内皮细胞的吞噬功能，显示其具有增强机体免疫的作用。

④抗肿瘤作用。目前从人参中分离出的 40 余种人参皂苷单体成分中，20R-人参皂苷-Rg$_3$ 抗肿瘤作用最显著，在对肿瘤的治疗研究中广泛使用。其最早是有日本学者北川勋在 1980 年制备和确定分子式，并提出人参皂苷-Rg$_3$ 具有选择性抑制肿瘤细胞浸润和转移的作用，-Rg$_3$ 同时也是我国自行开发的第一个在临床应用的抗肿瘤转移复发一类中药抗癌新药——参一胶囊的主要活性成分。人参皂苷-Rg$_3$ 抗肿瘤的作用机制具有多靶点、多环节、多效应的特点，可作用于肿瘤发生、发展的多个环节。人参皂苷-Rg$_3$ 抗肿瘤作用机制包括：a. 促进肿瘤细胞凋亡。b. 抑制肿瘤细胞增殖。c. 抑制肿瘤细胞侵袭和转移。d. 抑制肿瘤血管生成（通过降低肿瘤细胞内源性血管内皮生长因子分泌水平、降低 survivin 蛋白表达、抑制 NF-κB 活性、降低微血管密度等途径）。e. 逆转肿瘤多药耐药性。f. 影响肿瘤信号传导相关基因的表达。g. 细胞周期阻滞。h. 抑制 NF-κB 活性。人参皂苷-Rg$_3$ 与化疗药物联合应用能够增强前列腺癌细胞的敏感性，其与化疗药物联合应用有提高癌症患者术后长期生存期的趋势，但可能由于样本量较少，联合用药组与单纯化疗组比较无统计学差异（$P>0.05$）。

⑤血管毒性。-Rg$_3$ 能够通过影响 Ca^{2+} 内流诱导血管平滑肌功能障碍，导致受损血管收缩以及结构重构。

⑥抗炎及抗动脉粥样硬化作用。-Rg$_3$ 能够下调血管内皮细胞黏附因子及前炎症细胞因子的表达。

（8）人参皂苷-Rh$_2$。生晒参经加热加工制得红参，-Rh$_2$ 是由于在制备过程中某些原人参二醇组人参皂苷受热分解，配基上的糖链降解而产生的次皂苷。-Rg$_3$ 经人肠道菌转化，分离得到主要代谢产物人参皂苷-Rh$_2$，其脂溶性较强，容易通过血脑屏障。

①抗过敏作用。人参皂苷-Rh$_2$ 抗过敏活性与其细胞膜稳定作用和抑制 NO 和 PGE$_2$ 产生的抗炎作用有关。

②抗肿瘤作用。人参皂苷-Rh_2是人参中抗肿瘤活性最强的皂苷。其对黑色素瘤、肺癌、肝癌、神经胶质瘤、乳腺癌、前列腺癌、大肠癌、白血病等多种肿瘤组织均表现出明显的药理活性。其抗肿瘤作用机制主要有：a. 抑制中干流细胞的增殖。b. 细胞周期阻滞。c. 诱导细胞凋亡。d. 诱导细胞分化。e. 增强机体免疫活性。f. 抑制肿瘤的转移。g. 逆转肿瘤细胞多药耐药性。h. 对肿瘤的直接杀伤作用。-Rh_2对正常细胞的毒性较低，被认为是一种非器官特异性的抗肿瘤药物。

（9）人参皂苷-Re。

①抗缺血作用。人参皂苷-Re 对心肌的缺血再灌注损伤具有保护作用。李志刚等通过大鼠体内实验发现，缺血再灌注前给予人参皂苷-Re 治疗可以显著减少心肌细胞凋亡，说明人参皂苷-Re 可以抑制缺血再灌注所诱导心肌细胞凋亡，减轻心肌缺血再灌注损伤。而且人参皂苷-Re 明显抑制了 Fas mRNA 及蛋白表达。由此表明人参皂苷-Re 通过下调缺血再灌注时心肌细胞 Fas 的表达抑制心肌细胞凋亡，这可能是人参皂苷-Re 抑制心肌细胞凋亡的机制之一。曾和松等通过观察人参皂苷-Re 对缺血再灌注心肌细胞凋亡及 Bcl-2，Bax，Bad，Fas 基因蛋白表达的影响，探讨人参皂苷-Re 抑制心肌细胞凋亡的可能机制。结果发现人参皂苷-Re 则可以显著减少缺血再灌注心肌细胞的凋亡，其机制可能是抑制了促凋亡基因 Bax，Bad，Fas 的表达，并使 Bcl-2/Bax，Bcl-2/Bad 以及 Bcl-2/Fas 比值增大。郑振中等也对心肌缺血再灌注进行了研究，结果发现人参皂苷-Re 对中性粒细胞（PMNs）浸润及髓过氧化物酶（MPO）活性增加具有明显的抑制作用，其作用方式为通过抑制 PMNs 的浸润和活化，进而抑制 PMNs 释放 MPO，从而减轻心肌缺血再灌注损伤。

②钙通道阻滞作用。人参皂苷-Re 的钙通道阻滞作用。赵春燕等培养新生 Wistar 大鼠的室肌细胞，向培养基中加入单体皂苷-Re。结果显示单体皂苷-Re 使心肌细胞呈现自发性搏动的群落数及心肌细胞动作电位各参数减小，动作电位的发放频率加快。结果表明人参皂苷-Re 具钙通道阻滞作用。

③神经系统保护作用。人参皂苷-Re 对神经系统具有保护作用，可明显提高体外培养神经元的活力，具有促进周围神经轴突生长作用。赵莹等通过研究证明，人参皂苷-Re 能改善化学药物所致记忆障碍，并且能改善自然衰老以及增强基础突触传递，具有促进突触传递长时程增强形成的作用。

④对细胞膜流动性的调节作用。人参皂苷-Re 对细胞膜的流动性有双向调节作用。细胞膜的流动性在细胞生理过程中起着重要作用。对正常细胞而言，膜的流动性越大，表示细胞的活力越强，而转化细胞（肿瘤细胞模型）膜流动性增大则表示转化细胞活力增强，易于繁殖，不利于人的健康。人参皂苷-Re 增加细胞膜流动性慢的正常细胞膜的流动性，降低细胞膜流动性过快的转化细胞膜的流动性。从而证明人参皂苷-Re 在细胞水平上对细胞膜的流动性有双向调节作用，同时也揭示人参皂苷-Re 有抑制肿瘤生长，并有促使非正常细胞向正常细胞转化的可能性。

⑤降血糖作用。人参果实的提取物具有显著降血糖和减肥活性，其主要成分人参皂

苷-Re 在I型糖尿病鼠模型中具显著的抗高血糖活性。还能明显的降低血清胰岛素水平、体重、摄食量和血胆固醇水平，增加了能量消耗、体温和胰岛素引起的糖分配，可作为一类新的抗糖尿病药。

⑥免疫调节作用。人参皂苷-Re 具有免疫调节的作用。Song X 等研究人参皂苷-Re 对灭活的 H_3N_3 亚型流感病毒诱导的小鼠免疫应答反应的辅助作用。结果表明，给予人参皂苷-Re 能够显著增强血清特异性抗体 IgG，IgG_1，IgG_{2a} 和 IgG_{2b} 的免疫反应，同时体液免疫指数（HI）和淋巴细胞增殖也显著增加，指示 Th_1 细胞和 Th_2 细胞被激活。

⑦对造血功能的影响。人参皂苷-Re 具有外源性促进小鼠骨髓细胞增殖作用。人参皂苷-Re 在促进 DNA 合成、细胞增殖方面主要是协同作用，而单独使用人参皂苷-Re 体外作用却未发现这些效果。有学者报道，主要含有 GM-CSF 以及与造血相关的白细胞介素等的培养上清液含有与造血密切相关的因子，人参皂苷-Re 可能是通过协同这些因子而实现促 DNA 合成、细胞增殖，而达到造血的目的。

（10）人参皂苷-Rg_1。

①益智及延缓衰老。文献报道人参皂苷-Rg_1 的益智药理活性。人参皂苷-Rg_1 能明显减弱 D-Gal 衰老小鼠学习记忆能力的下降，对跳台和 Y-型迷路成绩显著提高。同时对亚硝酸钠及 40% 乙醇造成的小鼠记忆不良均有不同程度的对抗作用。刘颖等进行了动物实验及离体细胞培养实验，证明人参皂苷-Rg_1 对学习记忆有促进作用，并从促进神经递质释放、减轻兴奋性毒性、增强第二信使活性、促进突触可塑性、提高受体密度及分子生物学等角度其促进学习记忆。张均田报道，人参皂苷-Rg_1 能够上调脑内 Ach 水平和 M-胆碱受体数，提高突触效能和结构可塑性，抑制细胞凋亡和坏死，促进海马的神经发生，这些都与人参皂苷-Rg_1 的促智和抗衰老等作用有关。预期-Rg_1 用于阿尔茨海默症（Alzheimer's Disease，AD）等神经退行性疾病、脑卒中及各种记忆性障碍可能会有良好的前景。人参皂苷-Rg_1 可通过改变细胞周期调控因子的表达而发挥其抗 t-BHP 诱导的 WI-38 细胞衰老作用，还可通过激活端粒酶活性和减少端粒长度而发挥其抗三丁基过氧化氢诱导的 WI-38 细胞衰老作用。

②抗缺血作用。人参皂苷-Rg_1 对脑缺血和缺血心肌具有保护作用。吴兰鸥等研究发现人参皂苷-Rg_1 能显著增加脑缺血—再灌注后 BDNF 阳性蛋白的表达和阳性神经元数目，并通过 BDNF 对脑缺血—再灌注神经元损伤所起的保护作用，发挥其对脑缺血的治疗作用，这可能是人参皂苷-Rg_1 对脑缺血保护作用的机制之一。崔荣太等通过人参皂苷-Rg_1 对局灶性脑缺血大鼠脑组织神经元特异性烯醇化酶（NSE）表达的影响研究，发现人参皂苷-Rg_1 可使缺血脑组织的 NSE 表达上调，这可能是其发挥脑保护作用的机制之一。金岩等通过对人参皂苷-Rg_1 对急性心肌梗死（AMI）后血管新生的影响及其作用机制的研究，发现严重缺血可刺激心肌组织产生大量的 VEGF，HIF-1a，其对缺血心肌起保护作用，张志军等采用离体兔脑基底动脉血管灌流实验法，观察人参皂苷-Rg_1 对 Na，$CaCl_2$，KCl 反应的影响，以及去除内皮细胞后，人参皂苷-Rg_1 扩血管作用的变化。研究发现，人参皂苷-Rg_1 可抑制 PDC 通道 Ca^{2+} 内流，对在 Na 基础上的 $CaCl_2$ 收缩也具有明显

的抑制作用。表明人参皂苷-Rg_1具有扩血管和扩张脑基底动脉的作用。

③抗炎。人参皂苷-Rg_1组对软骨细胞凋亡有明显的抑制作用，能抑制膝骨性关节炎的发生、发展。人参皂苷-Rg_1对体外培养软骨细胞，抑制 L-1 诱导软骨细胞凋亡的作用，具有明显类细胞因子作用。人参皂苷-Rg_1具有抗细胞过度凋亡和衰老作用，其机制主要是清除细胞代谢过程中产生的自由基，减少细胞脂质过氧化物产生的作用，为防止细胞老化和细胞修复创造有利的环境。人参皂苷-Rg_1可使细胞增殖率升高，可对抗白细胞介素（IL）-1α，降低 SOD 及降解Ⅱ型胶原的含量，表明人参皂苷-Rg_1可促进体外软骨细胞增殖及其表型的表达。

④对糖尿病和肾病的保护作用。人参皂苷-Rg_1对糖尿病、肾病具有保护作用。李世辉等通过静脉滴注人参皂苷-Rg_1治疗Ⅱ型糖尿病，观察到人参皂苷具有提高纤溶活性、改变血小板黏附性和聚集状态、改善微循环、抗凝血及防止血栓形成作用。张学凯等用原位杂交及免疫组化检测了糖尿病肾病（DN）大鼠肾单核细胞趋化因子蛋白-1（monocyte chemotatic protein-1，MCP-1）mRNA 和蛋白的表达以及人参皂苷-Rg_1干预的情况，结果发现：人参皂苷-Rg_1能降低 DN 大鼠肾脏 MC-1 mRNA 和蛋白的表达。王宝福等发现人参皂苷-Rg_1可能通过抑制炎症因子 MCP-1、肿瘤坏死因子-α（tumor necrosis factor-α，TNF-α）的表达，减少蛋白尿，减少足细胞损伤，改善肾组织的病理反应从而保护 DN 的发展。同时马小芬等发现人参皂苷-Rg_1明显改善 DN 大鼠病理损害、24 h 尿蛋白定量和血肌酐水平，同时经过人参皂苷-Rg_1干预后，MCP-1，TNF-二者的表达无论是基因水平还是蛋白水平均明显下降，表明人参皂苷-Rg_1可以降低炎症因子的表达水平，从而减少病变肾组织中炎症细胞的浸润进而抑制 DN 过程中的炎症反应，延缓 DN 的进展，保护肾脏。研究还发现，-Rg_1能明显降低链脲霉素诱导的糖尿病肾病大鼠组织中 TGF-β1 和炎症反应因子的表达，降低肿瘤坏死因子-α（TNF-α）、单核细胞趋化蛋白-1（MCP-1）的水平，从而减轻糖尿病肾病大鼠的肾脏病理学改变。

⑤免疫调节作用。人参皂苷-Rg_1具有免疫功能促进作用。人参皂苷-Rg_1能增强小鼠巨噬细胞的吞噬功能；显著增加小鼠免疫器官的重量，从而证明 Rg_1 可提高小鼠的非特异性免疫力。IL-2 及补体系统在免疫反应中的重要作用已得到人们的公认，Rg_1 可明显提高大鼠血清中的 IL-2 含量及补体 C_3 和 C_4 含量，因此认为-Rg_1 可提高实验动物机体免疫力，起到提高机体防御功能的作用，即有免疫促进作用。此外，-Rg_1 还可增加 T 辅助细胞，从而激活免疫系统活性。

⑥抗肝纤维化。马岚青等报道人参皂苷-Rg_1具有很强的抗肝纤维化作用，并且随着-Rg_1剂量的增加，其抗肝纤维化作用有增强的趋势，具有保护肝功能的作用，是疗效确切、安全的抗肝纤维化药物。

-Rg_1对丹特输尿管梗阻（UUO）所致大鼠肾间质纤维化的形成有明显抑制作用，使肾脏的病理损害（肾小管萎缩、扩张、炎症细胞浸润、肾间质胶原的沉积等）明显减轻，抑制由 UUO 损伤引起的 α-平滑肌肌动蛋白的表达，部分恢复 E-钙黏蛋白的下调，减少胶原沉积与纤维粘连蛋白的含量。-Rg_1还能调节 UUO 肾纤维化早期凝血酶敏感蛋白

1（TSP-1）和血管内皮生长因子（VEGF）表达。其纤维化机制与降低转化生长因子β1（TGF-β1）的表达有关。因 TSP-1 能促进 TGF-β1 的 mRNA 转录、升高其活化蛋白的水平，故 TSP-1 的抑制可降低 TGF-β1mRNA 表达，进而使 p-ERK1/2 表达降低。

⑦激素样作用。人参皂苷-Rg_1 属于三萜皂苷，在化学结构上与甾体激素相似，因此对多种激素受体及调节因子具有影响。受体竞争性实验表明，-Rg_1 是糖皮质激素受体的配体，能和地塞米松竞争性结合糖皮质激素受体，并被受体特异性阻断剂所阻断。此外-Rg_1 还具有激素的某些特点，例如可下调糖皮质激素受体数目，-Rg_1 与糖皮质激素受体结合后，会产生一些生理效应，如激活 PI3K/Akt 通路，促进血管内皮细胞产生 NO。人参皂苷-Rg_1 具有雌激素样作用，能被雌激素受体拮抗剂所拮抗，是潜在的植物雌激素。其优势在于-Rg_1 在皮克水平就可达到一般雌激素在微克水平才能产生的作用。然而人参皂苷-Rg_1 并不能直接与雌激素受体结合，并且正是这种间接作用可以显著增强生长介素受体的表达及其介导的信号通路，具有促进生长的作用。

⑧抗肿瘤作用。人参皂苷-Rg_1 在促进肿瘤细胞凋亡、抑制肿瘤细胞增殖、抑制肿瘤细胞侵袭转移、抑制肿瘤血管生成、逆转肿瘤多药耐药、影响肿瘤信号转导相关基因的表达、增强肿瘤化放疗患者免疫力等方面均表现出一定的临床应用潜力，特别是在降低肿瘤患者放化疗副作用及增强肿瘤细胞对治疗药物敏感性方面尤为突出。

⑨抗疲劳作用。人参皂苷-Rg_1 具有抗疲劳的作用。人参可提高思维和机体活动能力，已证明人参皂苷-Rg_1 作用显著，人参抗运动疲劳有明显的作用。利用人参提取液对小鼠耐力进行研究，实验结果发现能显著延长小鼠负重游泳时间，持续游泳时间比对照组平均延长 31.84%，持续游泳最长时间平均提高 7.93 min；力竭游泳时间比对照组平均延长 30.64%，力竭游泳最长时间比对照组平均提高 7.27%。说明人参可以提高耐力和运动能力，减少中枢神经疲劳反应。

⑩调节葡萄糖代谢的作用。-Rg_1 能诱导肝激酶 B1（LKB1），AMP 激活的蛋白激酶（AMPK）与叉头框蛋白 O1（一种葡萄糖异生酶的关键转录因子）的磷酸化，从而能以时间与浓度依赖性方式明显抑制 HepG2 细胞葡萄糖合成。提示此作用是通过 LKB1-AMPK-FoxO1 途径来实现的。-Rg_1 还呈剂量依赖性提高 3T3-L1 脂肪细胞对葡萄糖的摄取，此作用与其增加葡萄糖转运蛋白4（GLUT4）从胞内小囊泡中移位到胞质膜上有关，激活 AMPK 和 PI3K 信号途径参与其中。同时发现-Rg_1 能提高三酰甘油在 3T3-L1 细胞内的积聚。此外，-Rg_1 还增强葡萄糖刺激小鼠胰岛 β 细胞株 Min6 细胞分泌胰岛素，此作用与其通过 PKA 激活胰岛素受体底物 2（IRS2）表达和增强胰岛素/IGF-1 信号途径有关。上述研究显示-Rg_1 对糖代谢的调节作用可能与 AMPK、PI3K 及 PKA 的激活有关。醛糖还原酶（AR）是糖代谢多元醇通路的关键限速酶，而糖尿病并发症与该通路的异常激活有关。研究发现-Rg_1 对 AR 呈竞争性抑制，抑制作用强于依帕司他，且呈浓度依赖性，提示其在糖尿病并发症治疗方面具有潜在的应用价值。

（11）人参皂苷-Rg_2。

①抗心肌缺血缺氧、保护心肌细胞。刘洁等报道，人参皂苷-Rg_2 能明显增加失血性

休克犬血清超氧化物歧化酶（SOD）的活性，对休克产生的过多的脂质过氧化产物丙二醛（MDA）有较好的清除作用，并能降低血清 CPK、LDH 和 AST 的水平，说明在一定程度上减轻了细胞膜损伤程度，起到稳定溶酶体膜的作用，因此抑制了胞内酶的释放，改善心肌代谢，这可能是 Rg_2 抗心肌缺血的重要机理之一。人参皂苷-Rg_2 具有改善心肌供氧的药理活性。崔新明等采用功能与结构相结合的方法，研究了人参皂苷-Rg_2 对心肌氧代谢和心肌超微结构的影响，结果表明人参皂苷-Rg_2 可以降低心肌耗氧指数，减少氧摄取率，提示人参皂苷-Rg_2 可能引起心排出量增加，使冠状动脉血流量增多，改善心肌的供氧能力。刘洁等通过研究表明，人参皂苷-Rg_2 有加强心肌收缩性能，升高血压，增加冠脉流量和心输出量，对缺血心肌有保护作用，并且通过复制失血性休克和缺血性心源性休克模型，证明了 Rg_2 有改善休克时血流动力学状态，对缺血心肌有较好的保护作用。田建明等报道人参皂苷-Rg_2 对大鼠化学性心肌缺血有明显改善异常心电图的作用，表明人参皂苷-Rg_2 对心肌耗氧过度和冠状动脉引起痉挛有明显的抑制作用，该成分可视为抗缺氧及冠状动脉痉挛有效成分之一，为治疗心肌缺血性疾病提供部分药理学依据。

②抗休克。张志伟等的研究表明，人参皂苷-Rg_2 对乙酰胆碱诱发的 Na^+、Ca^{2+} 内流以及儿茶酚胺的释放具有强烈的抑制作用，并具有细胞钙通道阻滞和抗自由基作用。具体表现在对内毒素性 DIC 引起的心肌损伤具有保护作用和改善血液流变学变化，能降低内毒素休克死亡率。

③钙通道阻滞作用。人参皂苷-Rg_2 可明显抑制三型钙通道活动，抑制心肌细胞动作电位，作用与钙通道阻滞剂异搏定和尼莫地平相似。

④改善微循环作用。田建明等研究表明，人参皂苷-Rg_2 对内脏及外周组织微循环障碍均有明显的改善作用，且其作用时间比山莨菪碱持久。并且在以前的研究中发现，人参皂苷-Rg_2 也能明显改善血液流变学的异常，据此推测，该化合物的改善微循环作用与微血管扩张和改善微循环作用密切相关。

⑤抗血栓及血小板活化作用。人参皂苷-Rg_2 抗血小板聚集作用即是抑制其活化，从而有效地阻止或延缓血栓性疾病或血栓性并发症的发生与发展。人参皂苷-Rg_2 抗血栓及抑制血小板活化的作用机制有待于深入研究。

⑥抗肿瘤作用。人参皂苷-Rg_2 抑制 B_{16} 黑色素瘤的生长，机制可能是通过抑制肿瘤内血管生成及阻滞肿瘤细胞进入分裂期来发挥作用的。

⑦溶血及抗溶血作用。人参皂苷20（R）-Rg_2，20（S）-Rg_2 都具有抗溶血作用，在较高浓度时还表现出溶血作用。

⑧益智及延缓衰老。人参皂苷-Rg_2 能够有效改善阿尔茨海默病（AD）学习记忆能力和老年斑（SP）的形成。SP 是 AD 的主要病理特征，而 $A\beta$ 是 SP 的主要成分。$A\beta$ 是由淀粉样前体蛋白（APP）裂解产生的。APP 是人体各种组织中广泛存在的一种跨膜蛋白，在正常情况下，它只裂解产生极少量的 $A\beta$。但是，在一些遗传和非遗传因素的影响下，APP 代谢异常，可产生过多的 $A\beta$ 在大脑皮质和海马中沉积，形成 SP。SP 在 AD 的发病过程中起着非常重要的作用。$A\beta$ 沉积具有细胞毒性作用，能诱导神经元凋亡。Bcl-2 是

重要的神经元凋亡抑制基因，而 Bax 能促使神经元凋亡，它们构成了一对平衡体系。Paradis 等研究发现，Aβ 能使 Bcl-2 表达减弱，Bax 表达增强，从而诱导神经元凋亡。Aβ 能够激活脑组织中的小胶质细胞和星形胶质细胞，使这两种细胞围绕在 SP 的周围。活化的小胶质细胞能产生大量炎性因子，如 L-1、L-6，并产生补体成分，如 C1r、C1q 等诱发脑内炎症反应和自身免疫反应，损伤神经元。另外，Aβ 还能导致突触功能异常，是认知障碍的重要原因。有研究发现，人参皂苷-Rg_2 能使 Bcl-2、HSP70 的表达增多，Bax、P53 的表达减少，说明人参皂苷-Rg_2 具有调整凋亡蛋白表达的能力，从而抑制 Aβ 沉积诱导的神经元凋亡，因而能保护学习记忆能力，从而起到预防 AD 的作用。

（12）人参皂苷-Rh_1。

①抗肿瘤作用。人参皂苷-Rh_1 是抗肿瘤活性成分。人参皂苷-Rh_1 在促进肿瘤细胞凋亡、抑制肿瘤细胞增殖、抑制肿瘤细胞侵袭转移、抑制肿瘤血管生成、逆转肿瘤多药耐药、影响肿瘤信号转导相关基因的表达、增强肿瘤化放疗患者免疫力等方面均表现出一定的临床应用潜力，特别是在降低肿瘤患者放化疗副作用及增强肿瘤细胞对治疗药物敏感性方面尤为突出。随着研究的深入，对于 Rh_1 抗肿瘤作用及其机制也有文献报道。张有为等采用细胞计数法检测了 27 种从人参中得到的单体化合物对体外培养的人体骨肉瘤细胞 U_2OS 的抑制作用研究表明，人参皂苷-Rh_1 是通过阻止细胞增殖周期的 G_0/G_1 期或促使细胞死亡两种方式抑制了肿瘤细胞 U_2OS 的增殖。在人参皂苷-Rh_1 及其前体 Rg_1 的整体及离体抗肿瘤作用的研究中，整体实验 4 种小鼠移植性肿瘤：小鼠宫颈癌-14（U14）、艾氏腹水癌（EAC）、肉瘤-180（S180）和肝癌腹水型（HepA）腋部皮下接种，于接种 10 d 内，每天给药 1 次，计算给药组肿瘤抑制率。离体抗肿瘤实验用 3 种瘤株：A375-S2、T98G 和 HeLa。结果发现人参皂苷-Rh_1 具有整体和离体抗肿瘤作用。

②免疫调节作用。张才军等研究表明人参皂苷-Rh_1 各剂量对小鼠的脾指数有明显上调作用，可使小鼠的脾指数恢复至正常，提示人参皂苷-Rh_1 可通过提高脾指数和胸腺指数而提高机体免疫防御能力。人参皂苷-Rh_1 各剂量组对小鼠的巨噬细胞（MΦ）吞噬功能有增强作用，可使小鼠的 MΦ 吞噬功能恢复至正常水平，且有剂量依赖性关系，提示人参皂苷-Rh_1 对非特异性免疫功能和特异性免疫应答的调节作用是通过增强 MΦ 的功能实现的。

③神经细胞保护作用。人参皂苷不仅对中枢神经系统有"神经营养因子样"的作用，还兼有保护脊髓神经元和促进周围神经轴突生长的双重作用。潘树义等系统观察了 9 种人参皂苷单体对体外培养鼠胚脊髓运动和感觉神经元的作用，发现人参皂苷-Rh_1 可明显提高体外培养神经元的活力，具有促进周围神经轴突生长作用。

④钙通道阻滞作用。人参皂苷-Rh_1 具有钙通道阻滞作用。赵春燕等研究表明人参皂苷-Rh_1 使心肌细胞呈现自发性搏动的群落数及心肌细胞动作电位各参数减小，动作电位的发放频率加快。从而提示人参皂苷单体 Rh_1 具钙通道阻滞作用。

（13）人参皂苷-Rf。

①神经系统保护作用。人参皂苷-Rf 对神经系统具有保护作用。体外实验研究结果

表明，预先加入人参皂苷-Rf，可抑制经卡巴胆碱（carbacho，一种毒蕈碱受体促效剂）刺激的皮层神经元中的肌醇磷酸酯的形成。人参皂苷-Rf 可明显提高体外培养神经元的活力，具有促进周围神经轴突生长作用。

②抗肿瘤作用。人参皂苷-Rf 具有抗肿瘤作用。张有为等研究表明，在 $5\mu mol/L$ 浓度下，人参皂苷-Rf 显著地抑制了肿瘤细胞的增殖；进一步对骨肉瘤细胞有抑制作用的化合物检测其对细胞增殖周期影响发现：人参皂苷-Rf 使处于 C_0/C_1 期的细胞数目明显增多，伴随着 S 期和 G_2+M 期的细胞明显减少，说明这些化合物抑制了肿瘤细胞增殖周期的进行；与对照相比人参皂苷-Rf$_1$ 显著促进了肿瘤细胞的细胞死亡现象。结果说明人参皂苷是通过阻止细胞增殖周期的 G_0/G_1 期或促使细胞死亡两种方式抑制了肿瘤细胞 U_2OS 的增殖。

（14）Compound K。Compound K（CK）是原人参二醇型人参皂苷-Rb$_1$在肠道菌群（Eubacterium sp. A-44）的作用下的代谢产物，对记忆损伤、轴突萎缩和突触损失具有显著的修复作用，此外，还具有抗过敏、治疗糖尿病、抗癌、抗炎、延缓衰老以及肝脏保护等作用。目前，CK 已经被中国食品药品监督管理局批准进入临床试验，用于治疗关节炎。

①抗癌作用。CK 对肿瘤细胞具有直接细胞毒和生长抑制作用，可抑制肿瘤转移、浸润和生长（见表4-30）。

表4-30　CK 的抗癌作用

癌症类型	细胞系/动物	有效浓度/剂量
肺癌	B16-BL6	$5\sim40\ \mu M$
	B16-BL6	$IC_{50}=12.7\ \mu M$
	95-D	$IC_{50}=9.7\ \mu M$
	荷肺转移瘤小鼠	$0.5mg/$只，$C_{max}10.3\pm1.0\ \mu g/mL$（口服剂量 2 mg/只）
白血病	HL-60	$IC_{50}=24.3\ \mu M/11.7\mu M$
	K562	$IC_{50}=8.5\ \mu M$
	Kasumi-1 及 MV4-11	$5\sim20\ \mu M$ 范围内呈剂量和时间依赖性抑制
肺腺癌	PC-14	$IC_{50}=25.9\ \mu M$
胃癌	MKN-45	$IC_{50}=56.5\ \mu M$
	BGC823 及 SGC7901	$0\sim10\ \mu M$ 范围内呈剂量和时间依赖性抑制
	HGC-27	$IC_{50}=30.86\ \mu M$
肝细胞瘤	HepG2	$IC_{50}=24.9\ \mu M/11.4\ \mu M$
	SMMC7721	$0\sim100\ \mu M$ 范围内呈剂量和时间依赖性抑制
	MHCC97-H	$25\sim75\mu M$
	无胸腺裸鼠移植瘤模型（MHCC97-H）	50，$100\ \mu g/d$
前列腺癌	Du145	$IC_{50}=58.65\ \mu M$
结肠直肠癌	HCT-116 及 SW-480	$30\sim50\ \mu M$
	无胸腺裸鼠移植瘤模型（人 CRC）	15，30 mg/g
	HCT-116，SW-480，HT-29	$>20\ \mu M$
	HT-29	$IC_{50}=20\ \mu g/mL$
	Colon205	$IC_{50}=50.18\ \mu M$
鼻咽癌	HK-1	$IC_{50}=11.5\ \mu M$
脑肿瘤	人脑星形胶质瘤 U87MG，CRT-MG 及 U373MG	$\geqslant15\ \mu M$

②抗炎及抗过敏。CK 通过抑制 NF-κB 下调诱导型一氧化氮合酶（iNOS）及 COX-2，进而抑制 LPS 诱导的 RAW264.7 细胞中一氧化氮（NO）和前列腺素（PGs）的生成，而后两者是炎症相关疾病及癌症的重要发病机理。CK 能够通过调节 TLR2 和 TLR4-介导的巨噬细胞炎症反应和通过糖皮质激素受体（GR）促进促炎反应从而对 LPS 或酵母聚糖激发的巨噬细胞中前炎症细胞因子的表达、炎症细胞因子的分泌及炎症信号通路具有负调控作用。CK 还可抑制巨噬细胞中 MAPKs 激活、ROS 生成、NADPH 氧化酶活性和 p47 phox 磷酸化，并抑制白介素-1 受体相关激酶-1（IRAK-1）、IKK-β、NF-κB 和 MAP 激酶。在 LPS 激活的 BV2 小神经胶质细胞和原代培养小胶质细胞中，CK（浓度为 25~75 μM）通过增强 HO-1/ARE 信号通路，抑制 ROS、MAPKs 和 NF-κB/AP-1 活性而发挥抗炎活性。在由原型肿瘤启动因子 TPA 诱导的小鼠耳水肿模型中 CK 在低浓度（0.1~1 μM）即表现出下调 NF-κB 和 COX-2 的活性。腹腔注射 20 mg/kg CK 能够治疗肠炎，其机制为调节前炎症因子生成活性。CK 还能保护内毒素诱导的致死性休克，其机制同样为下调一系列炎症因子。在小鼠模型中，口服 20 mg/kg CK 可通过阻断 TNBS 诱导的 COX-2 和 iNOS 表达以及 NF-κB 的激活而抑制结肠缩短、结肠增稠。CK 的抗过敏作用已经由体外实验（RBL-2H3 细胞）和体内实验（被动皮肤过敏反应）证实。其可通过稳定细胞膜抑制组胺释放，IC_{50} 为 13 μM，抑制活性强于市售抗过敏药色甘酸钠（disodium cromoglycate）。CK 还可抑制小鼠 compound 48/80、P 物质和组胺诱导的抓挠行为。CK 通过调控关节炎指数及爪肿胀、恢复关节和脾脏的组织病理学改变、抑制 T 细胞激活等发挥抗类风湿性关节炎的作用。CK 能够改善胶原蛋白诱导的关节炎小鼠的病理表现，其机制是通过调节 TCR，CD28，CTLA-4 和 PD-1 的表达来抑制 T 淋巴细胞的异常活化和分化。在佐剂关节炎模型中，CK 通过改善爪肿胀和关节的组织病理学、影响免疫细胞的功能来发挥抗关节炎作用。在人和小鼠单核细胞中 CK 呈剂量依赖性（0~5 μM）通过多种途径抑制关节炎损伤（表 4-31）。

表 4-31　CK 的抗炎及抗过敏作用

生物活性	细胞系/动物	备注
抗炎	LPS-激活小鼠腹腔巨噬细胞	抑制前炎症因子表达（5，10 μM）
	TNBS-诱导结肠炎小鼠	口服 20 mg/kg 通过 TLR-4 相关的 NF-κB 和 MAPK 通路抑制 IRAK-1 激活改善炎症症状
	LPS-诱导的 RAW264.7 细胞	抑制 NF-κB 激活、iNOS 和 COX-2 蛋白水平、iNOS 酶活性、NO 和 PEG2 生成（>5 μM）
	TPA 诱导耳水肿小鼠	耳水肿抑制率 17%（0.1 μM）、57%（0.3 μM）和 71%（1 μM），抑制 TPA 诱导的 COX-2 表达
	LPS-激活的小鼠骨髓来源的巨噬细胞（BMDMs）	剂量依赖性负调控炎症信号通路（0.1~16 μg/mL）
	LPS 诱导的脓毒病小鼠	口服 30 mg/kg，通过降低血清炎症细胞因子保护内毒素诱导的致死性休克
	酵母聚糖处理的 BMDMs 和 RAW264.7 细胞	10μg/mL，通过抑制前炎症细胞因子分泌、MAPKs 激活、ROS 生成、NADPH 氧化酶活性和 p47 phox 磷酸化抑制炎症信号通路
	酵母聚糖诱导的脓毒病小鼠	口服 30 mg/g，通过抑制一系列炎症细胞因子的生成保护酵母聚糖诱导的脓毒性休克

续表

生物活性	细胞系/动物	备注
抗炎	LPS 刺激的 BV2 小神经胶质细胞及原代培养小神经胶质细胞	通过增强 HO-1/ARE 信号通路抑制 ROS，MAPKs 和 NF-κB/AP-1 活性表现出抗炎活性（25~75 μM）
	RAW264.7 细胞	抑制巨噬细胞中 NF-κB 通路激活（10~50 μM）
	DSS-诱导结肠炎小鼠	腹腔注射 20 mg/kg，通过抑制 NF-κB 通路激活减少前炎症细胞因子生成，改善结肠炎的恢复
抗过敏	DNP-BSA 处理的 RBL-2H3 细胞	抑制 β-己糖胺酶释放（IC_{50} 23 μM）
	Compound 48/80 处理的大鼠腹膜肥大细胞	抑制组胺释放（IC_{50} 13 μM）
	Compound 48/80 诱导的抓挠行为大鼠模型	口服 50 mg/kg，抓挠行为抑制率 65%。Compound48/80 诱导前 1 h 腹腔注射 CK 可抑制抓挠行为和血管通透性（IC_{50} 4.2 mg/kg）
	P 物质诱导的抓挠行为小鼠模型	P 物质诱导前 1 h 腹腔注射 CK 可抑制抓挠行为和血管通透性（IC_{50} 5.9 mg/kg）
	组胺诱导的抓挠行为小鼠模型	组胺诱导前 1 h 腹腔注射 CK 可抑制抓挠行为和血管通透性（IC_{50} 3.8 mg/kg）
抗关节炎	RA-FLS、RAW264.7 细胞和人 CD14+单核细胞	通过多种途径抑制关节炎损伤，并呈剂量依赖性（0~5 μM）
	佐剂关节炎大鼠	抑制 T 细胞活化（口服 10~160 mg/kg）
	胶原蛋白诱导关节炎（CIA）小鼠	通过调节 TCR、CD28、CTL-4 和 PD-1 表达，抑制 T 淋巴细胞的异常活化和分化（灌胃 28，56，112 mg/kg）
	佐剂关节炎大鼠	缓解爪肿胀，影响免疫细胞和效应细胞功能（灌胃 40，80，160 mg/kg）

③抗糖尿病。CK 在 10 mg/kg 和 150 mg/kg 剂量下的抗糖尿病作用与甲福明二甲双胍相当，二者联合应用可改善糖尿病 db/db 小鼠葡萄糖和胰岛素的血浆水平，从而改变胰岛素抵抗（HOMA-IR）指数，提示二者联合使用能够改善高血糖和抗胰岛素性。体外实验表明，在 HIT-T15 细胞和原代培养胰岛细胞中，CK 能够增加胰岛素的分泌，并呈剂量依赖性。CK 多次给药对 db/db 小鼠表现出降糖活性，并增加葡萄糖耐受和保护 β 细胞。CK 还能明显刺激 3TE-L1 脂肪细胞的糖摄取，其作用与胰岛素相当。AMPK 介导 CK 诱导的 SREBP1c 抑制和 PPAR-α 激活，这可能是 CK 对胰岛素抵抗的 HepG2 人肝癌细胞的抗糖尿病的机制。CK 通过下调肝中 PEPCK 和葡萄糖-6-磷酸酶表达对 HFD/STZ 诱导的Ⅱ型糖尿病具有降血糖和胰岛素增敏作用。CK 通过上调葡萄糖转运蛋白和抑制脂肪生成增加 C2C12 骨骼肌细胞和肝组织的葡萄糖摄取。CK 抑制由棕榈酸诱导的胰岛 β-细胞凋亡，增强葡萄糖刺激的 HIT-T15β 细胞中胰岛素分泌。CK 能够刺激 NCI-H716 细胞胰高血糖素样肽（GLP-1）分泌，TGR5 的激活也参与此过程。

④对中枢神经系统的作用。CK 对中枢神经系统的作用主要体现在对学习和记忆功能损伤的修复。此外还具有神经保护作用和神经递质调控作用（表 4-32）。

表 4-32 CK 的神经保护作用

生物活性	细胞系/动物	备注
神经保护	Aβ（25-35）诱导的 AD 小鼠	口服 10 μM/kg，改善记忆损伤、轴突萎缩和突触减少
	Aβ（25-35）处理的小鼠皮层神经元	延长突触（0.01~10 μM）
	CTX 处理的认知损伤小鼠	注射 10 mg/kg，缓解海马神经生成的减少
	大鼠海马趾 CA3 锥体神经元	通过 Ca^{2+} 释放增加自发性 GABA 释放（10 μM）
	SD 大鼠	脑内注射 10 μg/10 μL/h 调节 NMDA 和 GABA 受体
	非洲爪蟾卵母细胞	抑制 GABA 诱导的内向峰电流（IC_{50} 52.1±2.3 μM）
抗抑郁	切除卵巢小鼠	注射 2.5 和 5 mg/（kg·d）减短不动时间

（15）微量元素。

①有机锗。人参中除含有多种人参皂苷之外，还含有多种人体所必需的微量元素，有机锗就是人体必需的微量元素之一。锗的生物学效应研究始于 1922 年，以后陆续发现它对增进人体健康、调节生理功能、消炎、抗菌、抗癌、防衰老具有一定的作用。日本学者浅井一彦长期致力于探索某些中药的抗癌机理，他发现具有抗癌保健作用的许多中药都有共同的成分——有机锗 Ge-132，Ge-132 在人参中含量较高，给人参施以醋酸锗肥料可加速人参的生长速度，说明锗是人参生长的必需元素。

有机锗的治疗和保健作用主要体现在以下几个方面：

a. 刺激机体造血功能。有机锗化合物可使血液中的红细胞数量和血红蛋白含量增加，对治疗贫血有疗效。联合放疗使用可与红细胞中的血红蛋白结合，有效地保护红细胞不受放射性损害，减少红细胞的死亡。

b. 抗肿瘤作用。目前国内外将有机锗用于癌症的临床治疗，如 Ge-132、螺锗、乳酸-柠檬酸锗等，发现使用后可使病人的症状有明显的改善和缓解。主要机理为：抑制 DNA、RNA 和蛋白质的合成；降低癌细胞生物电位、组织癌细胞的扩散和转移；诱导干扰素生成、激活 NK 细胞和巨噬细胞活性；抗诱变活性和选择性使乏氧肿瘤细胞辐射敏感性提高等。

c. 抗衰老作用。有机锗化合物具有明显的清除自由基作用，因此具有抗衰老作用。此外 Ge-132 还能显著降低血清甲状旁腺素的水平，对老年性骨质疏松症有预防和治疗作用。Ge-132 对老年性淀粉择变性有预防作用，还能增强记忆功能。

d. 抗炎与免疫调节。螺锗具有减少 IL-1 产生，减轻局部炎症和组织损害的作用。有机锗化合物可以使免疫功能降低的有机体恢复正常功能，促进人体免疫因子产生，如免疫球蛋白的合成，促进巨噬细胞、中性粒细胞、淋巴细胞的合成。

e. 强氧化作用。有机锗化合物组成中含有丰富的氧原子可产生强氧化作用，在人体血液和组织中，有机锗化合物依靠氧原子可与代谢中产生的废物（如氢离子、有毒害的重金属离子）结合，起到部分净化血液作用，促进体内氧的有效供给和利用。如煤气中毒时，由于一氧化碳进入血液后与血红蛋白结合造成血液中氧缺乏而产生昏迷。服用有机锗后可加快其苏醒，这和用高压氧舱治疗煤气中毒的作用相似。

f. 抗病毒作用。Ge-132 体内能激活 NK 细胞，还可以刺激 T-淋巴细胞产生淋巴因子和干扰素，有效抵抗外来病毒和微生物的入侵。

g. 镇痛作用。Ge-132 能增强吗啡镇痛作用，其对猴脑、狗小肠的纵层肌及人脑脊液中的脑啡肽降解酶有较强的抑制作用，从而延长或增强止痛作用。

②硒。硒是人体健康必需超微量元素，是促进人体不断产生致癌自由基破坏的谷胱甘肽过氧化物酶（GSH-Px）的必需组分，有"微量元素中的抗癌之王"之称，具有抗肿瘤等多方面的药理作用。大量研究证明，大部分补气、补血、补肾、补阳的中药具有抗癌作用，特别是人参、党参和黄芪。其抗癌作用，或者说扶正祛邪作用的强弱与其中所含的微量元素，特别是硒含量有关。

（16）挥发油。人参挥发油具有消炎、镇咳作用，也具有抗疲劳、中枢神经系统兴奋和抑制肿瘤作用。人参挥发油中的人参炔醇对金黄色葡萄球菌、结核杆菌有较强的抑制作用，还可保护神经细胞和抗血小板凝结。

（17）多糖。

①抗肿瘤作用。人参多糖对 B_{16} 黑色素瘤和急性早幼粒细胞性白血病有杀伤肿瘤细胞和抑制肿瘤增殖作用。人参多糖的抗肿瘤作用的机理如下：a. 阻止肿瘤细胞进入增殖周期。b. 诱导细胞因子（TNF、IFN-γ、IL-6、IL-8）产生。c. 影响和调节免疫功能。d. 直接诱导细胞凋亡。e. 抑制肿瘤的浸润和转移。f. 逆转肿瘤细胞的多药耐药性。g. 预防肿瘤致病因子和抗突变。h. 抑制炎症。

②免疫调节作用。人参多糖对机体的特异性免疫和非特异性免疫均有明显促进作用。人参多糖能显著增强单核吞噬细胞系的功能，能促进抗体和补体形成，还能增加免疫器官质量。人参多糖对 SD 大鼠外周血单核细胞（PBMC）和派伊尔结淋巴细胞具有活化作用，可以诱导肿瘤坏死因子-α（TNF-α）和 γ-干扰素（IFN-γ）生成；同时在一定的质量浓度下引起肠上皮内和黏膜固有层的淋巴细胞的免疫功能低下。

③降血糖作用。人参多糖对正常小鼠血糖和肝糖原含量均有降低作用，该作用可能与其增强线粒体氧化磷酸化作用以及反应呼吸链中段和末段活性状态的 2 个重要呼吸酶琥珀酸脱氢酶（SDH）、细胞色素氧化酶（CCO）活性，从而加速糖的有氧代谢过程有关。实验证明人参多糖可增强离体二倍体人胚肺成纤维细胞的 SDH 活性，这可能是其降血糖的主要原因。人参多糖对去肾上腺大鼠仍具有降低血糖和肝糖原的作用，从而表明其降低肝糖原的作用并不依赖于肾上腺素，而可能与其抑制乳酸脱氢酶（LDH）活性使乳酸减少有关。

人参多糖可降低链佐星和四氧嘧啶所致的高血糖，具有明显的量效关系。人参多糖很可能是人参中降血糖作用的有效成分，可用作抗糖尿病药物。

④造血调控作用。人参多糖对髓系造血干（祖）细胞的增殖分化有明确的调控作用，这可能与其上调造血微环境中的基质细胞分泌造血生长因子（HGF），调节血细胞的生成有关。

⑤对生殖功能的影响。人参多糖对带卵泡的卵母细胞具有促进成熟的作用，这可能

与人参能兴奋垂体分泌促性腺激素有关，而对带卵丘的卵母细胞无作用，目前其作用机制和途径还不清楚。人参多糖抑制 HCG 刺激的孕酮生成，而对 HCG 刺激的 cAMP 增加有协同作用。

⑥抗衰老作用。人参果多糖能明显降低老年大鼠血清丙二醛（MDA）含量及脑和肝组织脂褐质（Lf）含量，并明显提高老年大鼠血清超氧化物歧化酶（SOD）、过氧化氢酶（CAT）和谷胱甘肽过氧化物酶（GSH-Px）活性，亦可使老年大鼠皮肤脂褐质（Hyp）含量明显增高，表明人参果皂苷具有抗衰老作用，其机制可能与改善自由基代谢有关。

二、西洋参的化学成分与药理作用研究

（一）西洋参的化学成分

西洋参与人参为同科同属，为五加科植物西洋参 *Panax quinquefolium* L. 的根。所含的成分基本相同，主要有效成分均为人参皂苷，另外还含有挥发油类、多糖类、氨基酸类以及微量元素等。

1. 人参皂苷类

皂苷类成分是西洋参的主要有效成分，广泛地分布于西洋参的根、根茎、茎叶、花、果实以及种子中，其中西洋参根中的总皂苷含量较多，占 5%～10%。西洋参中所含的皂苷类成分按照苷元类型可分为两类：一类为达玛烷型（Dammarane Type），该类型具有四环三萜结构，主要包括 3 种化合物：20（S）-原人参二醇（20（S）-protopanaxadiol Type）、20（S）-原人参三醇（20（S）-protopanaxatriol Type）和奥克梯隆醇型（Ocotillol Type）。另外一类是具有五环三萜结构的齐墩果酸型（Oleanolic Type）。

西洋参中人参皂苷类成分主要为人参皂苷-Ro，-Rb$_1$，-Rb$_2$，-Rc，-Rd，-Re，-Rg$_1$，-Rg$_2$，-Rg$_3$，-Rf 等。Rb$_1$>Re>Rg$_1$=Rc>Rd，这 5 种皂苷占西洋参总皂苷的 70%。虽然西洋参与人参中人参皂苷类成分大致相同，但西洋参与人参在皂苷成分含量上具有差异，最典型的差异就是在西洋参中人参二醇型皂苷占据主导地位，而在人参及三七中则是人参三醇型皂苷占据优势。西洋参与人参在皂苷总量以及人参皂苷-Rb$_1$的含量上有较大的差异。与人参相比，西洋参中总皂苷含量高于人参所含皂苷总量，西洋参中人参皂苷-Rb$_1$和-Re 的含量相对较高，而人参皂苷-Rg$_1$的含量相对较低。西洋参中人参皂苷-Rb$_1$及-Re 的含量占总皂苷含量的 50% 以上，这是西洋参的特性之一。西洋参与人参中人参皂苷-Rg$_1$与 Rb$_1$的比率差别较大，西洋参 Rg$_1$/Rb$_1$ 比率较低（约为 0.13），而人参 Rg$_1$/Rb$_1$ 比率较高（约为 0.77）。由于这种差异造成西洋参与人参在临床应用的不同。

除了人参皂苷-Rb$_1$的含量不同，西洋参与人参在化学成分上的另外一个显著区别是在西洋参中存在奥克梯隆醇型伪人参皂苷（pseudo-ginsenoside）24（R）-F$_{11}$ 和人参皂苷-RAo 等成分，F$_{11}$ 在西洋参中含量达到 0.1%，而在人参中仅为 0.000 1%（图 4-19～图

23，表4-33～表4-36）。

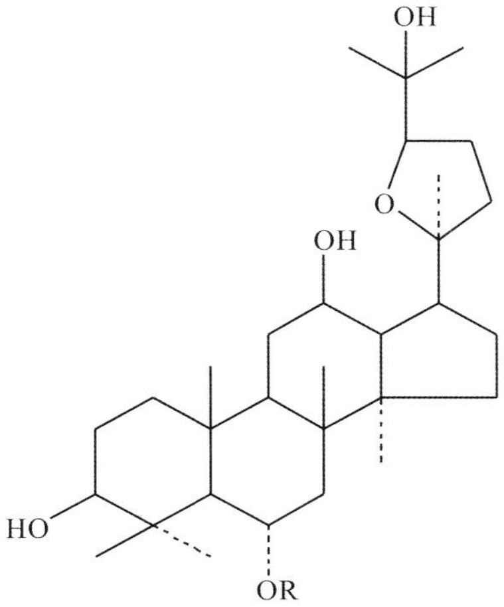

图4-19　奥克梯隆醇型人参皂苷

表4-33　奥克梯隆醇型皂苷成分

序号	名称	R
1	24（R）Pseudo-ginsenoside F_{11}	-glc（2-1）-rham
2	RT_5	-glc
3	Ocotillol	H

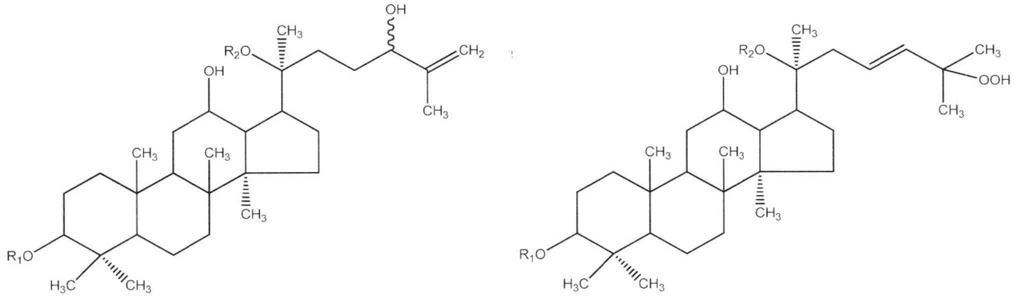

Majoroside-F_1：R_1=-glc$_{(2-1)}$glc；R_2=-glc　　　Gypenoside ⅩⅦ：R_1=-glc$_{(2-1)}$glc；R_2=-glc

图4-20　西洋参中的达玛烷型人参皂苷-1

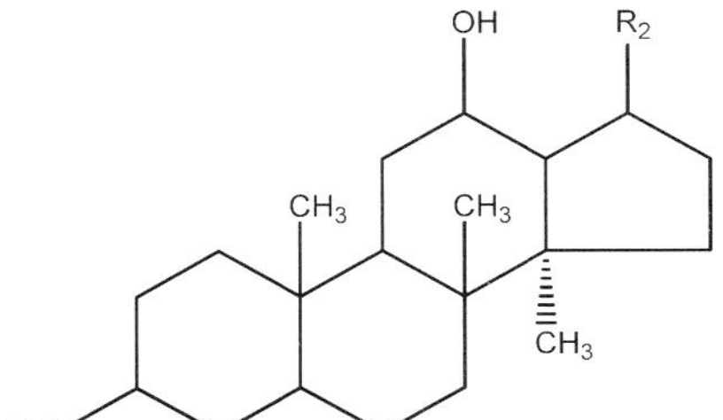

图4-21　西洋参中的达玛烷型人参皂苷-2

表 4-34　西洋参中的达玛烷型人参皂苷-1

项目	R_1	R_2
Quinquenoside L_1	$-glc_{(2-1)}glc$	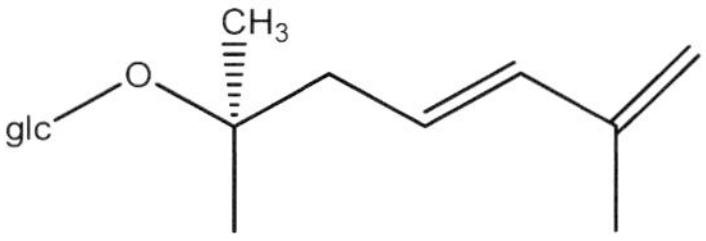
Quinquenoside L_2	$-glc_{(2-1)}glc$	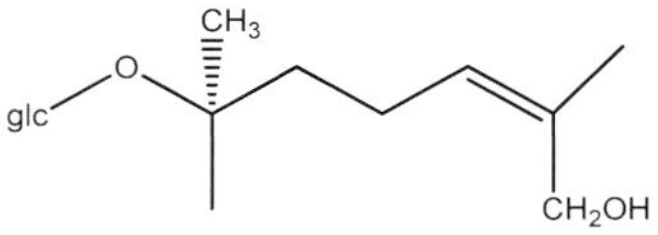
Quinquenoside L_3	$-glc$	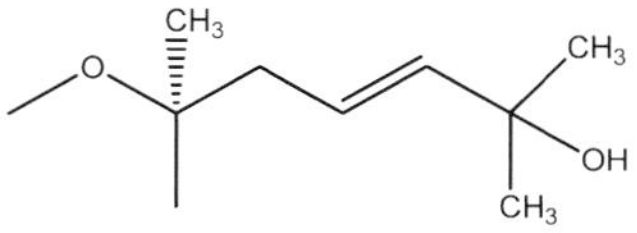

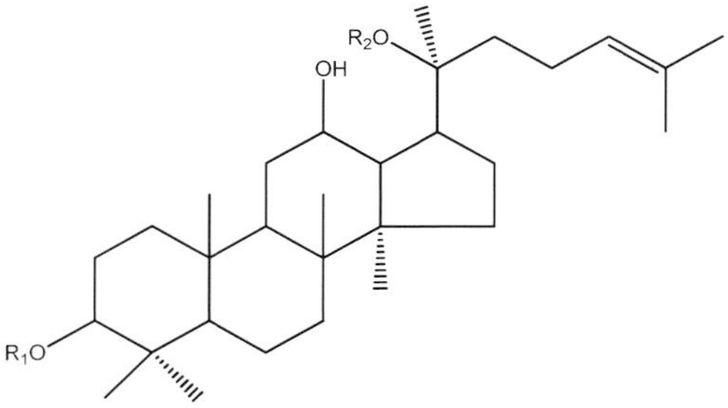

图 4-22　西洋参中的达玛烷型人参皂苷-3

表 4-35　西洋参中的达玛烷型人参皂苷-2

项目	R_1	R_2
Q-I	$glc_{(2-1)}glc_{(6)}Am$	glc
Q-II	$glc_{(2-1)}glc_{(6)}En$	$glc_{(6-1)}glc$
Q-III	$glc_{(2-1)}glc_{(6)}Al$	glc
Q-V	$glc_{(2-1)}glc$	$glc_{(1-2)}glc_{(1-6)}glc$
Q-F_1	$glc_{(2-1)}glc$	H

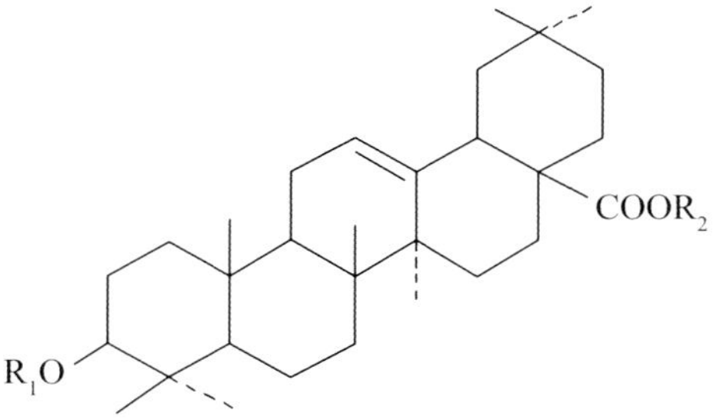

图 4-23　西洋参中的齐墩果酸烷型人参皂苷

表 4-36　西洋参中的齐墩果烷型人参皂苷

项目	R$_1$	R$_2$
Q-R$_3$	glc$_{(4-1)}$glc	glc
Q-R$_4$	glcAc$_{(2-1)}$glc	glc

　　西洋参中其他类型人参皂苷是由天然人参皂苷在外在因素的作用下致其分子母核侧链结构发生部分变化，但仍属于原人参二醇型或原人参三醇型皂苷。苷元结构如图 4-24 所示，人参皂苷如表 4-37 所示。

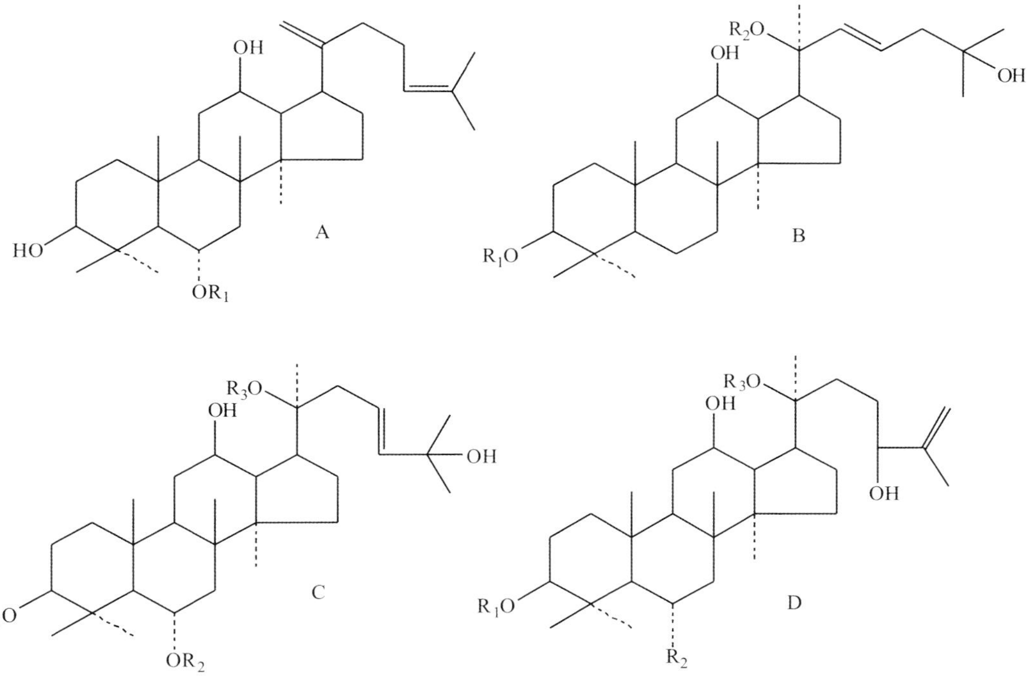

图 4-24　西洋参中其他类型人参皂苷结构

表 4-37　西洋参中其他人参皂苷成分

项目	Types	R$_1$	R$_2$	R$_3$
20 (21) -dehydroxyl-ginsenoside-Rg2	A	-glc-rha	—	—
Koryoginsenoside-R2	B	-glc-glc	-glc-glc	—
Ginsenoside F6a	C	-glc-glc	-H	-glc
Japonicus saponin F4	C	-glc	-H	-glc
Ginsenoside L9bc	D	-H	-OH	-glc-ara (f)
Japonicus saponin F2	D	-glc	-OH	-glc

　　西洋参中的皂苷结构鉴定同样依靠^{13}C-NMR 数据，常见的西洋参中皂苷的碳谱数据如表 4-38 所示。

表 4-38 西洋参中皂苷苷元的^{13}C-NMR

C	拟人参皂苷元	拟人参 RT$_5$	拟人参 F$_{11}$	伪人参 HQ
1	38.9	40.0	39.4	39.1
2	28.3	28.4	27.7	27.9
3	77.9	78.7	78.3	88.6
4	40.6	40.8	40.0	39.8
5	61.4	62.0	60.8	56.3
6	67.2	79.0	74.3	18.3
7	47.0	45.5	46.1	35.0
8	39.9	41.4	41.2	36.9
9	50.0	51.0	49.6	50.4
10	38.8	40.0	39.6	40.0
11	32.4	32.9	31.5	32.0
12	70.7	71.6	70.7	70.6
13	48.9	48.8	49.2	49.3
14	51.6	52.6	51.6	52.1
15	32.0	32.1	31.3	32.5
16	25.5	25.9	26.5	25.6
17	47.9	50.0	50.7	49.3
18	17.9	18.5	17.0	16.6
19	17.3	17.5	17.6	16.4
20	86.2	87.1	86.1	86.7
21	26.7	27.4	21.3	26.8
22	31.4	33.2	32.1	32.4
23	27.6	29.2	26.9	28.5
24	85.1	86.1	87.0	88.2
25	69.9	70.7	70.1	70.0
26	27.2	27.6	26.6	26.6
27	25.0	28.1	26.9	26.4
28	31.2	32.1	32.1	28.8
29	16.0	16.7	17.6	15.4
30	16.7	18.5	16.9	17.9

2. 挥发油类成分

西洋参中含 40 多种挥发油，主要成分与人参挥发油相同，均是倍半萜类成分，其中 β-金合欢烯含量最高，约占挥发油总量的 26%，并且是西洋参各部位挥发油中的共同成分（表 4-39）。

表4-39　西洋参中挥发成分油的组成

编号	化合物名称	分子式	分子量	相对含量
1	1-甲基乙烯基苯	C_9H_{10}	118	6.858
2	3-壬烯-2-酮	$C_9H_{16}O$	140	5.460
3	1,7,7-三甲基-双环（2,2,1）庚-乙-醇	$C_{10}H_{18}O$	154	3.287
4	2,2-二甲基-苯甲醇	$C_9H_{12}O$	139	5.648
5	2,6-二-特丁基-4-甲基酚	$C_{15}H_{24}O$	220	9.880
6	4-羟基-3-甲氧基-苯甲醛	$C_8H_8O_3$	152	10.230
7	顺式-2-壬烯醛	$C_9H_{16}O$	140	13.189
8	己酸	$C_6H_{12}O_2$	116	11.891
9	庚酸	$C_7H_{14}O_2$	130	6.017
10	2-异丙烯基-2,5-二甲基-环己酮	$C_{11}H_{18}O$	166	4.879
11	辛酸	$C_8H_{16}O_2$	144	25.903
12	壬酸	$C_9H_{18}O_2$	158	5.276
13	己二烯	C_6H_{10}	82	2.063
14	1-丁烯	C_4H_8	56	7.434
15	5-甲基-2-呋喃酮	$C_5H_6O_2$	98	0.518
16	辛醛	$C_8H_{16}O$	128	2.032
17	乙酸	$C_2H_4O_2$	60	1.398
18	7-甲基-1-辛烯	C_9H_{18}	126	4.47
19	4-丙基-3庚烯	$C_{10}H_{20}$	140	13.079
20	3,7-二甲基-1-辛烯	$C_{10}H_{20}$	140	3.814
21	1-（1-环己烯基）-2-丙酮	$C_9H_{14}O$	138	1.377
22	1-苯基-乙烯酮	C_8H_8O	120	2.033
23	反式-β-金合欢烯	$C_{15}H_{24}$	204	8.985
24	反式-丁香烯	$C_{15}H_{24}$	204	2.806
25	十六烷酸乙酯	$C_{18}H_{36}O_2$	284	2.282
26	十六烷酸甲酯	$C_{17}H_{34}O_2$	270	9.193
27	邻苯二甲酸二特丁酯	$C_{16}H_{22}O_4$	278	11.933
28	十八烷-二烯酸甲酯	$C_{19}H_{34}O_2$	294	8.917
29	十九烷酸甲酯	$C_{20}H_{40}O_2$	312	0.669
30	十八烷-二烯酸乙酯	$C_{20}H_{36}O_2$	308	9.355

3. 糖类

西洋参中含有丰富的糖类成分，总糖含量约占西洋参的70%，主要包括淀粉、果胶、低聚糖和单糖。单糖有葡萄糖、果糖和山梨糖；低聚糖有人参三糖、麦芽糖和蔗糖，占总含量30%左右；果胶含量为3%~5%，主要由半乳糖醛酸、半乳糖、阿拉伯糖和鼠李糖组成。西洋参中的淀粉含量为 35%~45%。美国与中国产西洋参多糖含量无显著差异。多糖成分在西洋参中含量较高，同时也是其主要的活性成分之一。西洋参多糖具有免疫增强、降低血糖以及保护放射性物质对机体损害等作用。目前，日本学者已经从西洋参中得到 5 种具有降血糖活性的多糖，命名为 KarusanA-E。

4. 氨基酸类成分

西洋参含有丰富的氨基酸成分，目前已知种数达到 18 种，其中必需氨基酸 6 种（亮氨酸、异亮氨酸、缬氨酸、苏氨酸、蛋氨酸、赖氨酸），非必需氨基酸 10 种（天冬氨酸、丝氨酸、谷氨酸、脯氨酸、甘氨酸、丙氨酸、胱氨酸、酪氨酸、组氨酸、氨基己磺酸、氨络酸）。这些氨基酸具有明确的抑癌、抗菌、抗病毒以及降血糖等功效。

研究表明，1~5 年参龄的西洋参中氨基酸成分含量较高，可达到 6%~7%。其后随着参龄的生长，氨基酸含量随之减少。茎、叶中氨基酸含量也具有相似的变化趋势。相同年份（4 年生）西洋参各部分总氨基酸的含量以花蕾中最高，约占 14%，其次分别为叶（11.723%）、须根（7.737%）、主根（5.932%）、果实（5.006%）以及茎（3.372%）。西洋参叶中的中性与酸性氨基酸含量最高。不同产地西洋参氨基酸含量结果显示陕西产西洋参中氨基酸含量高于我国东北部以及北美产西洋参。

5. 脂肪酸类成分

根据文献报道，已经从西洋参根中分离并鉴定多种脂肪酸类成分，主要为己酸、庚酸、辛酸、壬酸、8-甲基癸酸、十四碳酸、12-甲基-十四碳酸、十五碳酸、十六碳酸、十七碳酸、十八碳酸、十八碳烯酸、9，12-十八碳二烯酸、9，12，15-十八碳三烯酸以及棕榈酸。

6. 聚炔类成分

聚炔类成分具有挥发性，并且有很强的细胞毒活性。目前已经分离得到多种聚乙炔成分，主要为 Panaxytriol、Panaxydol、Panaxynol、10-甲氧-1-烯-4，6-二炔-3，9-二醇、十七烷-1-烯-9，10-环氧-4，6-二炔-3，8-二醇、3-氧代-9，10-环氧-十七烷-1-烯-4，6-二炔。

7. 其他成分

西洋参中除了上述成分以外，还含有约 11% 的蛋白质和酶，以及甾醇、黄酮等成分。同时也含有 I，S，Na，Cl，Fe，Cu，K，Zn 等多种对人体有益的常微量元素。

（二）西洋参的药理作用

西洋参为补益类药材，具有适应原样作用，能够增强机体生理及性功能，缓解压力及延缓衰老。其主要是通过下丘脑—垂体—肾上腺轴及下丘脑—垂体—性腺轴，以及通过抗氧化、增加氧和糖摄入等发挥作用。

1. 对免疫系统的作用

西洋参多糖及皂苷类成分具有明确的免疫调节作用。50~400 mg/kg 的给药剂量下，西洋参多糖可对环磷酰胺引起的外周血白细胞减少有显著的保护作用，并且在高剂量

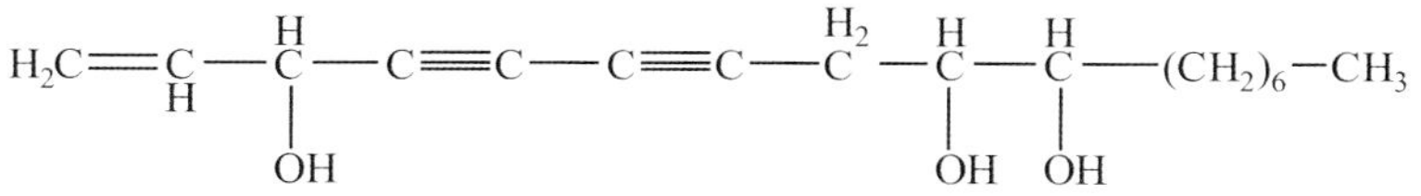

Panaxytriol

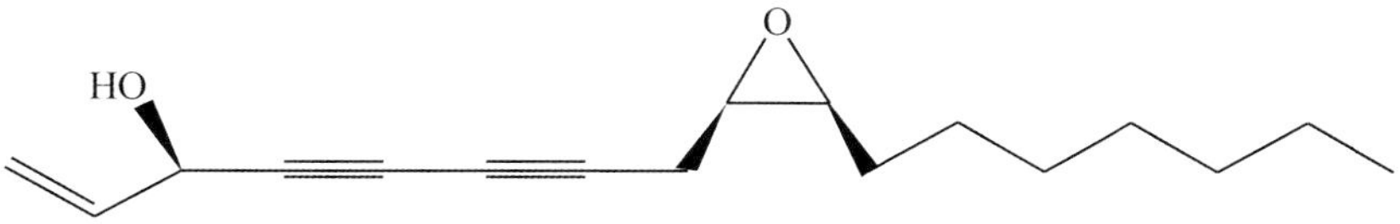

Panaxydol

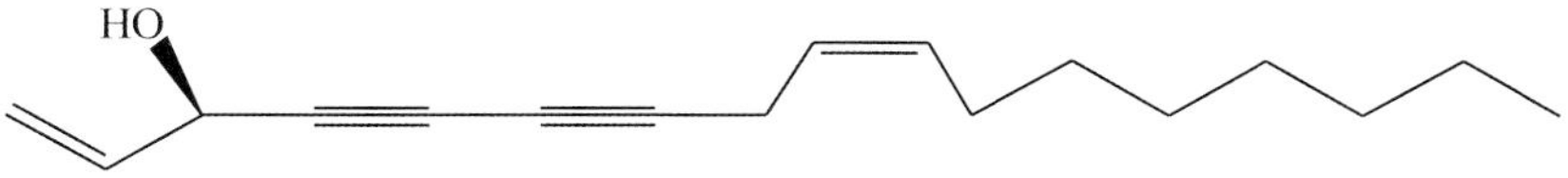

Panaxynol

图 4-25　西洋参中聚炔类成分

（200，400 mg/kg）下可拮抗环磷酰胺引起的胸腺、脾脏重量下降，增强小鼠内网皮系统的吞噬功能。西洋参根部多糖能够抑制白细胞数量的减少，成年和幼年小鼠分别连续口服西洋参口服 6 周（给药剂量：2~120 mg/d）能促进骨髓中 NK 细胞的产生并且增加其在脾器官中的数量。成年小鼠和 7 天幼鼠连续两周腹腔注射西洋参提取物（20 mg/d），其脾中 NK 细胞较正常组提高 3 倍以上。

西洋参皂苷连续皮下注射给药 7 d，每次 50 及 100mg/kg，胸腺细胞的生长较空白组高 3 倍，ConA 诱导的脾细胞增长 2.0~2.4 倍，而 ConA 诱导的胸腺细胞增殖则仅提高 50%左右。西洋参总皂苷在以 100mg/kg 给药 8 d 后，小鼠 T，B 淋巴细胞转化率显著高于对照组，并且能够促进刀豆蛋白 A（ConA）诱导的白细胞介素 2（IL-2）产生，脾脏的 T 细胞百分率以及 B 细胞的抗体产生水平显著提高。西洋参皂苷可以拮抗由环磷酰胺引起的小鼠骨髓干细胞及脾细胞增殖抑制作用。西洋参皂苷成分也可以显著提高空肠固有层中 IgA^+细胞的数量。

另外，西洋参提取物多种免疫细胞因子能产生明显的增殖作用。西洋参水提物可以诱导经过 Con A 刺激的小鼠脾细胞中的 IL-2 和 INF-γ 的增殖，西洋参水提物也可引起大鼠巨噬细胞中肿瘤坏死因子的释放，西洋参可以增强马对疱疹病毒的免疫应答。实验组对 5 匹马给药西洋参粉末（35 mg/kg），同时设立安慰剂组。西洋参组在马匹接种疫苗 2 d 后即可产生临床有效价，安慰剂组则在接种 6 d 后才产生同等效价。

2. 对炎症的影响

西洋参根提取物可以通过上调 p53 蛋白诱导肠内淋巴细胞的凋亡从而对小鼠慢性肠炎产生抑制作用。慢性肠炎小鼠灌胃给予西洋参 75%乙醇提取部位与麦芽糖糊精的混合物（皂苷浓度为 10%），在给药 21 d 时，p53 正常小鼠的肠组织病理损伤减少、疾病活力指数降低，而 p53 基因缺陷小鼠则未见明显改变。

西洋参乙醇提取物可以影响鼠巨噬细胞株 RAW264.7 中诱导型氮氧化物合酶的表达。当西洋参乙醇提取物与脂多糖共同服用时，提取物可以抑制细胞中 mRNA 和 iNOS 的增加，其作用机制可能通过阻止 STAT1 及 STAT2 的磷酸化来对 macrophage-activation 通路进行干扰。

3. 对心血管系统的影响

西洋参对心血管系统具有显著的影响，主要包括抗局部缺血以及保护出血性休克、心律失常，但是西洋参几乎不能升高血压。其主要表现为心肌细胞抗氧化保护作用，Ca^{2+} 通道阻滞作用以及 NO 生产抑制作用。

对 30 例心脏手术患者给予西洋参根部提取物，评价其对缺血性心肌膜的损伤保护作用。经检测，给药组术后患者血清中关键酶以及脂质过氧化的水平较术前明显改善。电镜观察显示对照组心肌细胞结构发生明显的改变，而给药组的变化较少。

大鼠口服西洋参皂苷，剂量分别为 50，100 mg/（kg·d），连续给药 7 d 后可降低由异丙肾上腺素诱导的心肌坏死的范围，其降低比例可达到 70%左右，血清中肌酐激酶的活性降低 15%，乳酸脱氢酶活性降低 15%，血清中自由脂肪酸以及心肌组织中脂质过氧化则分别降低 25%，20%左右。

对出血性休克大鼠皮下注射西洋参皂苷（50 mg/kg），2 周后，大鼠存活率由 27.27%上升至 80%以上，心肌中丙二醛（MDA）含量以及血清中去甲肾上腺素的含量分别降低 26%及 42%。静脉注射西洋参皂苷（27 mg/kg），出血性休克大鼠心脏、肝、肺、脾以及肾脏中的脂质过氧化物的含量显著降低。腹腔注射西洋参皂苷 50 mg/kg 及 100 mg/kg 可以使血液及心肌中谷胱甘肽过氧化物酶显著增加，同时也可使红细胞及心肌中的超氧化物歧化酶增加，并降低血清及心肌中的 MDA 含量。

高血脂大鼠连续 12 d 口服西洋参皂苷，给药剂量分别为 50，100，200 mg/（kg·d）。大鼠血清中低密度脂蛋白分别降低 32.6%，36.5%以及 23.6%。总胆固醇与高密度脂蛋白的比率（TC/HDL）分别下降 38.0%，46.8%以及 35.0%。低密度脂蛋白与高密度脂蛋白的比率（LDL/HDL）分别下降 57.0%，61.5%以及 46.7%。西洋参给药组与对照组大鼠血清中 HDL_2 的含量分别下降 227.7%，273.3%以及 146.7%。另外，在给药组中大鼠肝脏脂质过氧化物则分别降低 43.1%，42.8%以及 37.9%。

经过西洋参提取物预处理的人内皮细胞可以明显降低由凝血酶诱导的内皮缩血管肽的释放。

Pseudoginsenoside F_{11}（P-F_{11}）在浓度为 3，10 以及 30 μg/mL 时可增加大鼠心肌细胞电参数，并且呈剂量依赖关系。应用离体心脏灌流和培养大鼠乳鼠心室肌细胞评价 P-F_{11} 对其心功能的作用，结果表明该单体成分对心功能有正性肌力作用。西洋参茎叶三醇组皂苷具有负性肌力和负性频率的作用，可以降低缺血再灌注损伤心肌组织中的过氧化脂质（LPO）、游离脂肪酸（FFA）、乳酸（LA）含量和提高超氧化物歧化酶（SOD）活性，并可抑制再灌注性心律失常的发生，提高再灌注期间的冠脉流量、降低冠脉流出液中的肌酸磷酸激酶（CPK）和乳酸脱氢酶（LDH）的水平。

4. 抗氧化作用

西洋参及其根部水提取物可以降低超氧化物和羟自由基的形成，并且能有效地抑制由 Fe^{2+} 离子造成的 DNA 损伤。西洋参根部水提取物以及正丁醇提取物抑制过氧化氢基团诱导的大鼠红细胞溶血较弱，分别为 16.9% 和 6.3%。但是其能显著地降低脑组织匀浆中脂质过氧化物。西洋参甲醇提取物在浓度为 10 μmol/L 时对大鼠心肌细胞中醌还原酶有诱导作用。

西洋参根部粉末经过蒸制后，可以拮抗 H_2O_2 对 V79-4 细胞的毒性作用，可使细胞活力从 22% 增加至 80% 左右。干燥的经过热处理的西洋参根部粉末同样具有明显抑制抗氧化物酶以及超氧化物歧化酶的脂质过氧化过程。

5. 抗肿瘤作用

西洋参多糖提取物给予患有红白血病的未成年小鼠，与对照组相比，给药组小鼠生存期明显延长并且其肿瘤细胞数量明显减少。当西洋参多糖提取物口服给药 10 周龄小鼠时，每日 40 mg，6 周后其生存率为 30%~50%。

西洋参水提取物以及醇提取物对乳腺癌细胞具有明确的抑制增殖作用。西洋参水提物在 100μg/mL 以上时对 MCF-7 细胞的增殖具有显著的抑制作用，当其浓度达到 500 μg/mL 时，其抑制率可达到 40%。西洋参甲醇提取物对 MCF-7，MDA-MB-231，SKBr-3 以及 T47-D 等乳腺癌细胞株增殖抑制作用进行评价，其中当西洋参甲醇提物在浓度为 250 μg/mL 时对 SKBr-3 及 MDA-MB-231 细胞的抑制率可达到 50%~80%。西洋参根部乙醇提取物经过蒸制（120 ℃，2 h），在浓度为 500 μg/mL 时对 MDA-MB-231 及 MCF-7 细胞的增殖完全抑制，通过降低 cyclin A 及 cyclin D1 的表达使肿瘤细胞阻滞于 G1 期。西洋参可以呈剂量依赖关系促进 MCF-7 及 MDA-MB-231 肿瘤细胞中生长抑制调节蛋白 p21 中 mRNA 的表达。西洋参根部提取物对乳腺癌细胞 MCF-7 的抑制活性较氟尿嘧啶和甲氨蝶呤高。

西洋参提取物对人结肠癌细胞 HCT116 细胞株具有增殖抑制作用。西洋参根部 70% 乙醇提取物蒸制 4 h 后，可以通过线粒体损伤途径诱导 HCT116 细胞凋亡。

6. 对神经系统的作用

西洋参茎叶总皂苷可以抑制小鼠的自发活动，能显著延长戊巴比妥的催眠时间，并且有明显的镇静作用。西洋参茎叶总皂苷小鼠灌胃给药，可以拮抗由樟柳碱和戊巴比妥引起的记忆障碍。但是，有研究报道长期应用西洋参叶三醇皂苷对刚离乳大鼠学习记忆功能有损伤作用。西洋参皂苷 F_{11} 具有预防去甲氧麻黄碱引起的神经障碍。

7. 对内分泌代谢的作用

西洋参总皂苷对胰脂肪酶活性的体外抑制率最大可达到 90% 以上，体内研究显示西洋参茎叶总皂苷虽然对体重的影响变化不大，但是可明显降低子宫周围脂肪组织的质量，从而发挥其抗肥胖的作用。

连续 6 d 静脉注射西洋参（60 mg/kg），能明显抑制大鼠促肾上腺皮质激素引起的胸腺（$P < 0.05$）和脾脏（$P < 0.01$）萎缩。同时西洋参能抑制促肾上腺皮质激素引起的小

鼠肾上腺中维生素 C 含量的降低。静脉注射西洋参皂苷提取物（60 mg/kg）能引起正常小鼠肾上腺中维生素 C 含量降低 41%。西洋参能促进正常小鼠肾上腺皮质激素的分泌，并能对抗 ACTH 处理过的小鼠 ACTH 分泌，并表现出强抗压活性、降低皮质酮含量、减少肌酸激酶分泌和防治急性应激高血糖的发生。

8. 抗糖尿病作用

口服西洋参可以明显降低健康人和 2 型糖尿病患者的餐后血糖值。通过与安慰剂的对照临床试验，糖耐量试验结果表明健康人同时口服西洋参和葡萄糖后其血糖值未见升高，而在口服 25 g 葡萄糖前 40 min 服用 3 g 西洋参则可使人体血糖水平在口服葡萄糖后 45 min 以及 60 min 时明显降低，与安慰剂组血糖水平有显著差异（45 min：西洋参组，1.7±1.2 mmol/L；安慰剂组，2.8±1.0 mmol/L；60 min：西洋参组，0.1±0.8 mmol/L；安慰剂组，0.8±1.1 mmol/L）。分别评价西洋参、人参以及三七对健康人降糖效果，结果显示西洋参的降糖效果最明显。

按照上述方法评价西洋参对 2 型糖尿病患者血糖水平的影响，结果表明在口服 25 g 葡萄糖前 40 min 服用西洋参 3 g，可以在口服葡萄糖后 30 min 时明显的降低血糖水平（西洋参组：3.8±1.2 mmol/L；对照组：4.8±0.9 mmol/L）。

西洋参总多糖也具有明显的降低血糖的作用。西洋参根部多糖（Quinquefolans A，B，C）腹腔注射正常及糖尿病小鼠，其中 Quinquefolan A 降低血糖作用最明显，在给药 24h 后 100mg/kg 给药剂量可降低血糖 45%。西洋参多糖给药 7h 后可降低由四氧嘧啶所致的高血糖大鼠血糖值降低 70%，而西洋参水提物则仅能降低血糖 30% 左右。

西洋参根部的水提物对体外胰岛细胞的作用包括阻止由 IL-1β 诱导的 β 细胞凋亡、降低解耦联蛋白 2（UCP-2）、增加 ATP 的产生，同时也可通过抑制 caspase-9 以及增加 Bcl-2 的表达增加细胞存活。

9. 雌激素样作用

西洋参水提物具有雌激素样作用。玉米烯酮是其雌性激素样作用的主要活性物质。玉米烯酮存在于某些镰刀菌种族中，具有强雌激素样作用。分别采用 ELISA 方法和 HPLC 方法测定西洋参中玉米烯酮的含量，分别为 680.1 ppb 和 2.6 μg/g。而在栽培的西洋参中未发现镰刀菌，但却含有玉米烯酮，其含量分别为 177.4 ppb（ELISA 法）和 0.25 μg/g（HPLC 法）。

10. 保肝作用

西洋参提取物能降低 D-半乳糖盐酸盐和脂多糖混合物引起的大鼠肝损伤。西洋参甲醇提取物（500 mg/kg）可显著降低血清中丙氨酸转氨酶（ALAT）及天冬氨酸转氨酶（AAT）活性。

11. 生理调节作用

西洋参具有免疫调节"适应原"作用。通常适应原是帮助人体适应生理和心理应激和变化。适应原通过调节下丘脑—垂体—肾上腺来增强运动表现、运动机能、应激阈值和补偿作用，同时调节血压、血糖和免疫系统来改善机体健康状态。

　　应用西洋参对健康人运动机能的影响。志愿者平均年龄在 23.0±1.6 岁，每日服 4 粒，每粒含 400 mg 西洋参粉末。以在跑步机上连续跑步时 80% 的有氧能力来评价运动机能。运动之前抽血取样，并分别在运动的第 15 min，30 min 以及运动后第 20，40，60，120 min 抽血取样。血浆中的肌酸激酶指标能够反映肌肉的分解能力，血乳酸浓度则用来评价肌肉运动组织缺氧的程度。当连续服用西洋参 4 周后，在运动 30 min 后肌酸激酶显著下降。西洋参组在运动 15，30，120 min 时血体内乳酸浓度明显降低。

　　连续 3 d 大鼠灌胃给药西洋参粉末（50~100 mg/kg 总皂苷），缺氧生存时间提高 12.4%~19.7%，游泳时间提高 36.2%~53.3%。一次性灌胃 3 g/kg 可延长大鼠缺氧生存时间 180%（$P<0.01$），在 25 ℃水中可延长游泳时间 80%（$P<0.01$）。静脉注射西洋参乙醇提取物（相当于 0.33 g/kg）7 d 后，可抑制 cold-stressed 大鼠直肠温度。

　　以 80% 乙醇提取西洋参皂苷，总皂苷含量为 4.2%~5.1%，其中 Rb_1 占 0.48%~0.52%，Rg_1 占 0.21%~0.22%，测定西洋参对机体的耐寒能力的影响。小鼠静脉注射 10 mg/kg 总皂苷，30 min 分钟后在 -10 ℃严寒下，热总产量及最大热产量升高，但去除其中人参皂苷-Rb_1 和 -Rg_1 后则没有此作用。小鼠灌胃给药（2.5，5.0 mg/kg）Rb_1，幼鼠和成年大鼠的耐寒能力和生热能力均升高。说明起抗寒作用的有效成分为 Rb_1。

　　西洋参具有抗压作用。西洋参能使大脑皮层神经递质和下丘脑的水平正常化。西洋参粉末（200 mg/kg）给瑞士白化病小鼠连续灌胃给药 7 d，能降低血浆中皮质酮含量（$P<0.001$）、使下丘脑去甲肾上腺素水平和五羟色胺水平正常化、大脑皮层范围以及下丘脑多巴胺水平正常化。同剂量的西洋参还能抑制大鼠大脑皮层和下丘脑促炎性细胞因子 IL-2 和 IL-6 的增长。100 mg/kg 西洋参在急性和长期压力模型中均能显著抑制成年雄性斯普拉—道来氏大鼠血浆中皮质脂酮水平的升高，大鼠大脑皮层和海马体中的神经递质去甲肾上腺素、多巴胺及五羟色胺则呈相反作用。

　　服用西洋参后，一些与压力相关的生理参数恢复正常水平。西洋参粉末灌胃给药能显著降低大鼠溃疡指数（$P<0.05$）；抑制在长期压力下的大鼠和小鼠肾上腺重量的增加；抑制在剧烈压力下大鼠丙氨酸转氨酶水平的升高；降低长期压力（$P<0.05$）和剧烈压力（$P<0.01$）下大鼠天冬氨酸转氨酶的水平；抑制长期压力（$P<0.01$）和剧烈压力（$P<0.01$）下大鼠和小鼠的肌酸激酶的增加。

　　12. 增强记忆功能

　　Scholey 等对西洋参提取物（75% 乙醇提取，含皂苷 11.65%）对神经认知的影响进行考察。32 名参与者年龄在 18~40 岁，受试者男女数量相同，分别服用 0，100，200，400 mg 西洋参提取物，试验期间参与者不服用任何其他药物。在服用 100 mg 西洋参 3 h 和 6 h 后能显著提高冷静能力。

　　西洋参，特别是人参二醇型皂苷能保护大脑细胞及提高记忆力。早期研究中，人参皂苷-Rb_1 能提高海马细胞中乙酰胆碱的释放及增加胆碱受体的数量，并能提高莨菪碱引起的大鼠记忆缺失。

　　大鼠连续 7 d 灌胃给药西洋参皂苷提取物（100，500 mg/kg），能显著对抗樟柳碱、环己酰亚胺及戊巴比妥引起的记忆缺失。人参皂苷-Rb$_1$，Rb$_3$ 和 Rd 能降低硝基丙酸、红藻氨酸和毛果芸香碱引起的行为变化、毒性和死亡率。

西洋参主要有效成分人参皂苷-Rb$_1$ 以及其肠道代谢产物化合物 K 具有神经保护作用和逆转记忆修复。静脉注射 Rb$_1$（40 mg/kg）能通过调节蛋白细胞凋亡 Bcl-2 和神经元细胞凋亡抑制蛋白（NAIP）来降低脑缺血导致的神经元死亡。人参皂苷-Rb$_1$ 还能引起缺血性大鼠神经营养因子和恢复神经生长因子 pNF-H 和突触小泡蛋白。西洋参能延迟转基因大鼠模型横向硬化症状的发作，并能延长存活时间。

西洋参水提物（30.0 μg/mL）应用于胃部或脑干舱时，能降低神经元放电频率，分别降低 38.2%±15.2% 和 19.2%±20.8%。美国及中国培育的西洋参在抑制水平上有显著差异，分别为 38.2%±15.2% 和 17.9%±8.3%。西洋参提取物（3.0 μg/mL）直接应用于脑干舱，能显著抑制孤束核放电频率以及减少神经元上对 GABAA 受体激动剂的抑制作用。

化合物 K 能加强对大鼠神经元轴突的恢复。该作用涉及特异性神经元蛋白质的磷酸化。同时，化合物 K 能增加大鼠海马 CA3 锥体神经元中自发 GABA 释放。其代谢前化合物人参皂苷-Rb$_1$ 能增加胆碱乙酰转移酶的表达约 50%（$P<0.05$）。

人参皂苷，特别是 Rb$_1$ 能增大被神经生长因子刺激而产生的神经突增生。并且人参皂苷-Rb$_1$ 能增加 CA1 锥体层（$P<0.05$）神经生长因子 mRNA 的表达。

人参皂苷-Rb$_1$（10^{-8}~10^{-7}M）能促进大鼠大脑海马切片中乙酰胆碱的释放约 20%（$P<0.05$）和 40%（$P<0.05$），但高浓度时（10^{-6}M）并未增加。在 10^{-6}M 和 10^{-5}M 时，Rb1 也能增加突触体中胆碱的吸收（乙酰胆碱的前体）。Rb$_1$ 对奎宁环基苄化、乙酰胆碱酯酶活性和突触体中钙摄入无明显作用。

西洋参提取物（3 mg/mL）和人参皂苷-Rb$_1$ 能阻塞压敏电阻器钠（Na$^+$）通道，产生 25% 的抑制作用（$P<0.01$），表明西洋参对防治脑损伤与缺血性中风有益。

西洋参可能有利于防治阿尔茨海默病神经原纤维缠结的形成，与人参皂苷-Rb$_1$（40 μM）治疗恶化的神经细胞株的微管网状物。此外，Rb$_1$ 能部分或完全避免由淀粉体引起的蛋白磷酸化作用，控制微管的完整性。

13. 对药物戒断性的影响

临床研究表明，西洋参对药物成瘾性的治疗有益。注射可卡因（15 mg/kg）前 1 h，静脉注射人参皂苷-Rb$_1$（100~200 mg/kg），能够抑制过度使用可卡因引起的极度活跃，降低可卡因药物引起的心理反应。小鼠预先静脉注射人参皂苷-Rb$_1$ 或 Rg$_1$，能够显著抑制甲基苯丙胺引起的心理反应。

西洋参成分拟人参皂苷 F$_{11}$ 在低剂量（4 mg/kg）时，能改善甲基苯丙胺引起的大鼠焦虑状态及记忆修复，恢复大脑被甲基苯丙胺耗尽的多巴胺水平，拟人参皂苷 F$_{11}$ 在相同剂量下还能防止慢性服用吗啡（10 mg/(kg·d)，7 d）导致的极度活跃。8 mg/kg 拟人参皂苷 F$_{11}$ 能抑制吗啡导致的细胞谷氨酸水平的降低。

三、三七的化学成分与药理作用

（一）三七的化学成分

三七为五加科植物三七 *Panax notoginseng*（Burk.）F. H. Chen 的干燥根。主产于云南、广西等地。三七甘、微苦，温。归肝、胃经。具有化瘀止血，活血定痛等功效。

三七的化学成分研究起于 20 世纪 30 年代，但进展不快。直至 70 年代，由于发现了与人参相似的化学成分，进而引起国内外的广泛关注，并对三七进行了大量而系统的研究。人参、三七均为五加科人参属植物，是临床常用传统中药，二者均以皂苷为其主要药理活性成分。三七中主要包括皂苷类、黄酮类、多醇类、聚炔醇类、糖类、挥发油、氨基酸、有机酸类等化学成分。

1. 皂苷

迄今为止，从三七中已经分离得到皂苷成分有 60 余种。这些单体皂苷成分主要是达玛烷型的 20（S）-原人参二醇型〔20（S）-protopanaxadiol〕和 20（S）-原人参三醇型〔20（S）-protopanaxatriol〕四环三萜皂苷，不含齐墩果烷型（oleanane）皂苷。将三七总皂苷进行酸水解，得到人参二醇（panaxadiol）和人参三醇（panaxatriol），但未得到齐墩果酸（oleanolic acid），这点与同属植物人参和西洋参具有明显区别。三七中部分特征化学成分[13]C-NMR 化学位移值见图 4-26 和表 4-40~表 4-42。

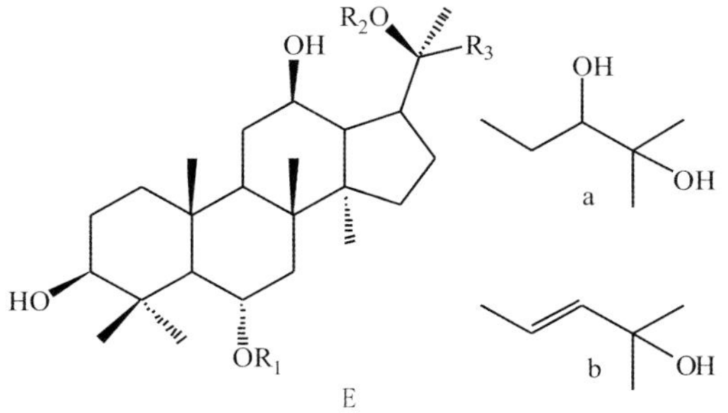

图 4-26 三七中皂苷类成分苷元结构

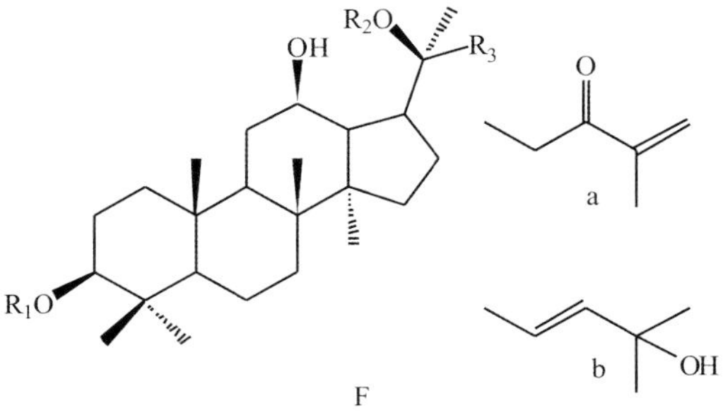

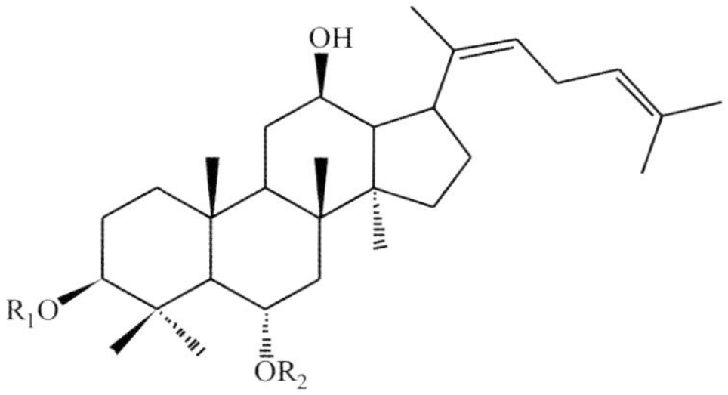

表 4-40 三七与人参中相同的化学成分

类型	名称	R_1	R_2
Type A	Ginsenoside-Ra$_3$	Glc(2-1)Glc	Glc(6-1)Glc(3-1)Xyl
	Ginsenoside-Rb$_1$	Glc(2-1)Glc	Glc(6-1)Glc
	Ginsenoside-Rb$_2$	Glc(2-1)Glc	Glc(6-1)Ara
	Ginsenoside-Rb$_3$	Glc(2-1)Glc	Glc(6-1)Xyl
	Ginsenoside-Rd	Glc(2-1)Glc	Glc
	Ginsenoside-Rg$_3$	Glc(2-1)Glc	H
	Ginsenoside-F$_2$	Glc	Glc
	Malonyl-ginsenoside-Rd	Glc(2-1)Glc6Malonyl	Glc
	Malonyl-ginsenoside-Rb$_1$	Glc(2-1)Glc6Malonyl	Glc(6-1)Glc
Type B	Ginsenoside-Re	Glc(2-1)Rha	Glc
	Ginsenoside-Rg$_1$	Glc	Glc
	Ginsenoside-Rg$_2$	Glc(2-1)Rha	H
	Ginsenoside-Rh$_1$	Glc	H
	Ginsenoside-F$_1$	H	Glc
	Ginsenoside-Rf	Glc(2-1)Glc	H
	20-O-ginsenoside-Rf	Glc(2-1)Glc	Glc
	Malonyl-ginsenoside-Rg$_1$	Glc6Malonyl	Glc
Type G	Ginsenoside-Rh$_3$	Glc	H

表 4-41　三七特有的化学成分

类型	名称	R_1	R_2	R_3
Type A	Notoginsenoside-D	Glc(2-1)Glc(2-1)Xyl	Glc(6-1)Glc(6-1)Xyl	
	Notoginsenoside-Fa	Glc(2-1)Glc(2-1)Xyl	Glc(6-1)Glc	
	Notoginsenoside-K	Glc(6-1)Glc	Glc	
	Notoginsenoside-R_4	Glc(2-1)Glc	Glc(6-1)Glc(6-1)Xyl	
	Notoginsenoside-R_1	Glc(2-1)Xyl	Glc	
	Notoginsenoside-R_2	Glc(2-1)Xyl	H	
Type B	Notoginsenoside-R_3	Glc	Glc(6-1)Glc	
	Chikusetsusaponin-L_5	H	Glc(6-1)Ara(4-1)Xyl	
	Yesanchinoside-E	Glc(2-1)Rha	Glc(6-1)Glc	
Type C	Notoginsenoside-I	Glc(2-1)	Glc(6-1)Glc	
Type D	Notoginsenoside-G	Glc(2-1)	Glc	
	Notoginsenoside-J	Glc	Glc	a
Type E	Notoginsenoside-M	Glc	Glc	b
	Notoginsenoside-B	Glc(2-1)Glc	Glc(6-1)Glc	a
Type F	Notoginsenoside-A	Glc(2-1)Glc	Glc(6-1)Glc	b
	Notoginsenoside-F	Glc(2-1)Glc	Glc(2-1)Glc	b

表 4-42　三七中部分皂苷苷元的 ^{13}C-NMR 数据

C	三七皂苷 R_1	三七皂苷 R_2	三七皂苷 R_3	三七皂苷 R_6	三七皂苷 K	三七皂苷 S	T_5	T	Q	绞股蓝 X	七叶胆苷 X	Fe	三七皂苷 E
1	39.5	39.4	39.7	39.7	39.2	39.3	39.6	39.3	39.3	39.2	39.2	37.9	38.6
2	27.8	27.8	28.0	27.9	26.8	26.7	27.8	26.7	20.7	26.6	26.6	25.4	25.6
3	78.8	78.8	78.2	78.1	88.8	89.0	78.0	89.0	89.1	88.8	88.8	87.5	87.9
4	40.2	40.2	40.4	40.4	39.2	39.8	40.3	39.8	39.8	39.6	39.7	38.3	38.0
5	61.3	61.4	61.4	61.4	56.4	56.4	61.4	56.4	56.8	56.3	56.4	51.1	55.3
6	80.0	80.2	80.1	80.1	18.5	18.5	79.5	18.5	18.5	18.4	18.5	17.1	17.3
7	45.0	45.1	45.1	45.1	35.1	35.2	45.0	35.2	35.2	35.1	35.1	33.8	34.0
8	41.1	41.1	41.1	41.1	40.1	40.1	41.3	40.1	40.1	40.0	39.7	38.7	38.9
9	50.0	50.2	50.0	50.1	50.3	50.3	50.6	50.3	50.3	50.1	50.2	48.9	49.0
10	39.7	39.6	39.4	39.5	37.0	37.0	39.7	37.0	37.0	36.9	37.0	35.6	35.8
11	31.0	31.2	30.7	30.9	30.7	30.8	30.8	30.8	30.9	30.6	30.8	29.4	29.8
12	70.2	71.0	70.4	70.2	70.2	70.2	71.3	70.2	70.2	70.1	70.1	68.9	69.4
13	49.2	48.3	49.0	49.2	49.5	49.6	48.3	49.6	49.7	49.4	49.5	48.1	48.4
14	51.4	51.7	51.6	51.1	51.4	51.4	51.2	51.4	51.5	51.3	51.4	50.1	50.4
15	30.7	32.1	30.6	30.6	30.7	30.8	32.6	30.8	30.8	30.6	30.7	29.5	29.5
16	26.7	26.8	26.5	26.6	26.7	26.8	27.1	26.8	26.8	26.6	26.8	25.4	25.3
17	51.4	54.8	51.4	51.4	51.6	51.6	52.1	51.6	51.7	51.5	51.6	50.3	51.2
18	17.6	17.7	17.6	17.6	16	16.3	17.4	16.3	16.1	16.2	16.2	14.9	14.8
19	17.6	17.4	17.6	17.5	16.3	16.1	17.8	16.1	16.3	16.0	16.0	14.6	15.2

续表

C	三七皂苷 R_1	三七皂苷 R_2	三七皂苷 R_3	三七皂苷 R_6	三七皂苷 K	三七皂苷 S	T_5	T	Q	绞股蓝 X	七叶胆苷 X	Fe	三七皂苷 E
20	83.3	73.0	83.4	83.5	83.5	83.5	155.5	83.5	83.5	83.3	83.5	81.8	82.0
21	22.3	27.1	22.5	22.3	22.4	22.4	108.2	22.4	22.3	22.3	22.4	21.0	22.2
22	36.1	35.8	36.0	36.2	36.3	36.3	33.8	36.3	26.2	36.1	36.2	34.8	38.5
23	23.2	23.0	23.2	23.2	23.2	23.3	32.9	23.3	23.2	23.1	23.2	21.8	125.4
24	126.0	126.0	126.2	126.0	126.0	126.0	125.4	126.0	126.1	126.0	126.0	124.7	137.0
25	131.0	130.0	131.0	131.1	131.1	131.1	131.2	131.1	131.0	130.8	131.1	129.6	80.2
26	25.8	25.8	25.8	25.8	25.8	25.9	25.8	25.9	25.8	25.7	25.8	24.3	24.1
27	17.8	17.7	17.9	18.0	18.0	18.0	17.8	18.0	17.9	17.8	28.0	16.5	24.3
28	31.8	31.7	31.8	31.8	28.2	28.1	31.7	28.1	28.1	28.0	28.1	26.8	27.0
29	16.8	16.7	16.4	16.4	16.8	16.7	16.7	16.7	16.7	16.7	16.3	15.4	15.5
30	17.2	16.8	17.1	17.2	17.4	17.5	16.8	17.5	17.5	17.5	17.4	16.0	16.0

2. 氨基酸类成分

三七作为止血化瘀药,一直以来得到广泛应用。其止血有效成分三七素即是一种特殊的氨基酸,鉴定结构为 β-N-乙二酸酰基-L-α、β-二氨基丙酸,现已能够人工合成。人参属几种重要中药均含有三七素,其中以三七中含量最高(0.9%),人参次之(0.5%),西洋参最低(0.31%)。三七含有 19 种以上的氨基酸,有 8 种人体必需的氨基酸,占三七总氨基酸含量的 32.69%(图 4-27)。

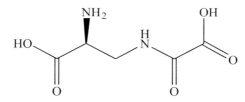

图 4-27 三七素化学结构

3. 挥发性成分

目前已从三七挥发油的总油中分离鉴定出 80 多种化合物,主要是酮烯烃,环烷烃,倍半萜类,脂肪酸酯,苯取代物,萘取代物等(表 4-43)。在三七挥发油中也分离出具有抗癌活性的 β-榄香烯。这些研究为探讨三七与人参的药理作用的异同提供了依据。

表 4-43 三七中挥发性成分

编号	t_R/min	化合物	含量/(%)
1	1.620	酮丙二酸	0.07
2	2.195	2,3-丁二醇	0.10
3	4.855	正辛醛	0.30
4	5.245	松油烯	0.02
5	5.601	天然孟三烯	2.85
6	6.355	1,4-环己二烯	2.04

续表

编号	t_R/min	化合物	含量/(%)
7	7.237	环己烯	0.52
8	7.605	壬醛	0.15
9	8.944	3-壬烯-2-酮	0.17
10	9.204	樟脑	0.19
11	9.666	反式-2-壬烯醛	0.24
12	10.271	辛酸	0.59
13	10.517	(-)-4-萜品醇	2.39
14	11.075	α-松油醇	0.53
15	11.632	癸醛	0.10
16	11.900	噻吩	0.03
17	13.042	2-异丙基-5-甲基茴香醚	0.04
18	14.046	乙酸芳樟酯	0.34
19	14.888	糠酸	0.54
20	15.548	茴香脑	1.43
21	17.850	α-松油烯	0.06
22	18.360	环己烷	1.03
23	19.039	α-荜澄茄油烯	1.74
24	20.235	α-依兰烯	0.87
25	21.255	异喇叭烯	1.17
26	22.047	α-古芸烯	0.60
27	22.360	β-橄榄烯	1.32
28	22.910	石竹烯	2.02
29	23.160	环庚烷	0.24
30	24.027	1,1,4,7-四甲基-1H-环丙奥	3.85
31	24.899	(+)-葎草烯	8.68
32	25.419	α-愈创木烯	17.79
33	25.775	1,3-环己二烯	0.11
34	26.283	α-蒎烯	7.71
35	26.477	1,6-二烯环十烷	4.16
36	26.846	甘菊环烃	0.55
37	27.036	(-)-水芹烯	0.36
38	27.307	喇叭烯	4.73
39	27.595	α-丁香烯	1.59
40	28.353	(-)-马兜铃烯	3.06
41	28.978	萘	6.66
42	29.370	β-橙椒烯	0.52

续表

编号	t_R/min	化合物	含量/(%)
43	29.950	α-去二氢菖蒲烯	0.55
44	30.545	4,7-十八烷二酸	0.24
45	30.822	(+)-香橙烯	0.08
46	31.226	异香橙烯环氧化物	0.67
47	31.625	新丁子香烯氧化物	0.13
48	31.920	匙叶桉油烯醇	3.33
49	32.189	表蓝桉醇	0.53
50	32.450	异香橙烯环氧化物	0.11
51	32.770	2-丁醇,4-(2,2-双甲基)-6-甲基己酮	0.80
52	33.050	2-(1,4,4-三甲基环己-2-烯基)乙醇	0.10
53	33.282	喇叭茶醇	0.30
54	33.638	[1R-(1R,4 R,6R,10S)]-4,12,12-三甲基-9-亚甲基-5-氧杂三环[8.2.0.04,6]十二烷	0.22
55	33.816	穿心莲内酯	0.15
56	34.228	α-毕橙茄醇	0.28
57	34.431	异长叶烯	0.11
58	34.711	10,12-十八烷二酸	0.45
59	34.928	2-苯基-2-乙基丁酸	0.06
60	35.297	三环[5.2.2.0(1,6)]十一烷-3-醇	0.39
61	35.528	6-丙烯-4,8a-二甲基-1,2,3,5,6,7,8,8a-八氢-萘-2-醇	0.26
62	35.770	罗汉柏烯	0.19
63	36.125	1-十八酸	0.29
64	36.547	2,2′,5,5′-四甲基联苯基	0.10
65	37.016	绿花白千层烯	0.11
66	37.229	乙酸(Z)5-十二烯醇酯	0.43
67	37.501	3,3′,5,5′-四甲基联苯	0.25
68	37.905	1-(2-乙基)-1-乙苯	0.24
69	38.964	十七烷	0.03
70	39.194	3,4-二甲基联苯	0.12
71	39.671	肉豆蔻醛	0.07
72	40.801	1,11-十六二炔	0.03
73	41.551	甲顺丁烯二酸二甲酯	2.02
74	41.825	15-胡椒醇	0.02
75	42.116	甲基甜菊素	0.10
76	44.927	7-羟基-6,9a-双甲基-3-亚甲基-十氢-奥醇[4,5-b]呋喃-2,9-二酮	0.07
77	47.142	双环[3.3.1]壬烷-2,6-二醇	0.07
78	47.722	邻苯二甲酸二异丁酯	0.24

续表

编号	t_R/min	化合物	含量/(%)
79	50.232	7,9-二叔丁基-1-氧杂螺(4,5)-6,9-二烯-1,8-二酮	0.02
80	50.828	十六酸甲酯	0.16
81	53.775	十五烷酸甲酯	0.09
82	55.202	镰叶芹醇	0.09

4. 糖类

日本学者首先从三七根中分离出一种具有活化网状内皮组织系统效应的多糖成分，即三七多糖 A，还含有蔗糖等糖类成分。三七的糖类成分含量与产地、规格和采收期有密切关系。

5. 其他成分

除了上述化学成分外，三七中还含有黄酮、聚炔醇、甾醇、有机酸等物质以及少量无机元素。

(二) 三七的药理作用

人参与三七均含有人参皂苷类化学成分，因此二者具有一些相似的药理作用，如神经系统、心血管系统、免疫系统以及在抗衰老、抗肿瘤等多方面具有相似的药理活性。但是，由于三七中还含有特定的皂苷类成分，以及其他成分的含量差异，导致二者又具有各自的药理活性。近年来研究三七皂苷对神经系统疾病药理作用机制的文献较多，作为天然植物提取物，三七皂苷在神经系统相关疾病治疗方面具有某些独特的优势，已有大量研究证明雌激素具有神经保护的作用，然而雌激素带来的副作用也是不可忽视的，因此具有潜在神经保护功效且副反应低的植物雌激素可替代激素治疗，三七皂苷成分具有拟雌激素样活性，如三七皂苷-R_1已被证明具有雌激素样活性，可激活 ER 受体介导的转录而发挥作用，从该角度来解释三七皂苷治疗神经系统疾病具有较大的发展空间。下面就三七与人参、西洋参等不同药理作用进行综述。

1. 三七与人参、西洋参不同的药理作用

三七与人参、西洋参药理作用的差异体现在对血液系统的作用，中医认为三七是具有化瘀作用的止血药，能止血而不留瘀。现代药理学研究表明三七不但具有良好的止血、活血化瘀双向药理作用，还具有明显的补血作用，能促进血液中红细胞、白细胞、血小板等各类血液细胞分裂生长，增加数目，并保持正常水平。人参皂苷能防止血液凝固、促进纤维蛋白溶解，降低红细胞的聚集性，增加血液的流动性，改善组织灌注。三七温浸液及水溶性成分三七素可具有促凝血作用。另外，三七中的钙离子和槲皮苷等亦是止血活性物质。三七总皂苷（PNS）对家兔、大白鼠实验性血栓形成均有明显抑制作用，静脉注射三七总皂苷可以明显抑制凝血所致弥漫性血管内凝血、动物血小板数目的下降和纤维蛋白降解产物的增加。三七总皂苷可明显降低冠心病患者的血小板黏附和聚集，同时改善微循环，抗血栓形成。三七止血（促凝）和活血化瘀（抗凝）双向调节功效是

其所含多种活性成分综合作用的结果。三七能促进各类血细胞分裂生长和增殖，因而具有显著的造血功能。

（1）止血作用。三七素有"止血之神药"之说，为伤科要药，是三七止血作用的主要有效成分。后来在人参、西洋参、高丽参中也均发现了这一成分，但含量较低。三七素能缩短小鼠的凝血时间，并使血小板数量显著增加，它主要通过机体代谢，诱导血小板释放凝血物质而产生止血作用。三七止血作用一般生用，主要是因为三七素不稳定，经加热处理后易被破坏。

（2）抗血栓作用。三七既有促进血凝的一面，又有使血块溶解的作用，即有止血和活血化瘀双向调节功能。三七能抗血栓及抗弥散性血管内凝血（DIC），其抗血栓机制主要是三七总皂苷抑制血小板聚集，使血小板 cAMP 含量明显增加，同时抑制 5-HT 的释放。关于三七中的活血成分，目前已证明，主要以 Rg_1 为代表的三醇型皂苷（PTS）的作用，其有明显抑制花生四烯酸、胶原、二磷酸腺苷诱导的血小板聚集。研究发现，血小板 Ca^{2+} 浓度随着三七三醇皂苷剂量的增加显著减少，抑制血小板血栓素 A2 释放等作用。而二醇型皂苷并无此效果。利用 PTS 观察其对动物血小板功能及血栓形成的影响表明，PTS 能抑制 TXA_2 的释放，能抗血小板聚集作用与抑制血小板释放 TXB_2 等活性物质。

（3）补血作用。近年研究发现三七不仅具有止血的功效，也能补血。这主要是因为三七中的有效成分三七总皂苷可促进造血细胞增殖，使 GATA-1 和 GATA-2 转录调控蛋白合成增加，同时能够增高其与上游调控区的启动子和增强子结合的活性，调控与造血细胞增殖和分化相关的基因表达上调，具有良好的补血作用。研究观察三七皂苷对人骨髓造血细胞凋亡相关蛋白表达影响的作用机制表明，PNS 在某种程度上能够抑制 Daxx、Fas 蛋白表达，而相应减少造血细胞的凋亡，同时也能通过上调 NFkB、c2Rel 转录因子，促进细胞增殖，并阻止半胱天冬酶（caspase）连锁链的活化而抑制造血细胞凋亡。

2. 三七与人参、西洋参相同的药理作用

（1）心脑血管系统的作用。三七中的活性成分三七总皂苷（PNS）能对抗垂体后叶素引起的心肌缺血，提高心肌细胞耐缺氧能力及对抗再供氧造成的危害，扩张冠脉，增加冠脉血流量，改善心肌微循环，降低心肌耗氧量，因此能提高机体对缺氧的耐受力。PNS 被证明是三七治疗缺血性心脏病的基础。PNS 对几种实验性心律失常模型均有明显的对抗作用，其主要机制可能是减慢心率、降低心肌收缩力、降低外周阻力、同时拮抗钙通道的作用。其作用机制与人参保护心肌的作用机制相似。三七皂苷的抗心律失常作用是与心肌的直接抑制作用有关。PNS 对心肌缺血—再灌注损伤有很强的保护作用，心肌缺血—再灌注损伤可引起心肌细胞凋亡。通过生化试验及形态学等观察 PNS 缺血预处理对缺血—再灌流心肌的延迟保护作用的情况，实验结果提示，三七总皂苷缺血预处理 1 d 后能显著减少缺血—再灌流导致的心肌细胞坏死和凋亡，对缺血—再灌流心肌起到延迟保护作用。

（2）对中枢系统的作用。人参皂苷-Rg 类成分具有中枢兴奋作用，Rb 类则具有镇静作用。Rg 类和 Rb 类皂苷都是人参和三七所含的主要皂苷成分，因而在药理作用上表现出很多相似性。现代研究认为人参皂苷-Rg_1和-Rb_1是人参中益智作用主要成分。药理作用机制研究表明，人参皂苷-Rg_1和-Rb_1均可促进幼鼠身体发育，并易化小鼠成年后跳台法和避暗法记忆获得过程，可明显增加小鼠海马 CA3 区细胞突触数目。这是人参皂苷促进学习和记忆的组织形态学基础。三七皂苷-Rb_1和-Rg_1能显著增强小鼠的学习和记忆能力，对亚硝酸钠及 40%乙醇造成的小鼠记忆不良均有不同程度的对抗作用。-Rg_1与学习过程有关，而-Rb_1与记忆和安定作用有关。三七皂苷-Rg_1能明显减弱 D-gla 衰老小鼠学习记忆能力的下降，跳台和 Y-型迷路成绩显著提高。三七地上部分总皂苷对中枢神经有抑制作用，表现为镇静、安定与改善睡眠等功用。对醋酸扭体反应法、热板法和烫尾法致痛小鼠均有不同程度镇痛作用。三七总皂苷（PNS）对化学性和热刺激性引起的疼痛均有明显的对抗作用，且 PNS 是一种阿片肽样受体刺激剂，不具有成瘾的副作用。PNS 能减少动物的自主活动，表现出明显的镇静作用，这种中枢抑制作用部分是通过突触体谷氨酸含量来实现的。PNS、人参皂苷-Rb_1均有显著的镇静作用，并能协同中枢抑制药的抑制作用。

①三七皂苷对阿尔茨海默病的药理作用。三七皂苷通过影响 Aβ 生成和沉积、胆碱能神经系统及 Tau 蛋白磷酸化对阿尔茨海默病有治疗作用。三七皂苷能在转录水平下调脑内淀粉样前体蛋白（APP）基因的表达，上调 ADAM9 mRNA 表达，促进 APP 以 α-分泌酶方式进行剪切，并抑制 APP 以 β-分泌酶（BACE1）方式进行剪切，下调脑内 BACE1 蛋白表达，从而降低 Aβ 的生成，改善快速老化模型小鼠的学习记忆能力。三七总皂苷对老年痴呆大鼠动物模型大脑胆碱能神经元具有较强的保护作用，通过改善和修复受损神经元而提高细胞存活数量和质量、提高乙酰胆碱转移酶（ChAT）的含量和活性，从而保护和改善中枢胆碱能系统的功能，发挥抗老化、抗痴呆作用。三七皂苷可在转录水平上调 SAMP8 脑内 syp 基因的表达，但没有显著影响 Tau 蛋白基因的表达，由于 Tau 蛋白磷酸化的机制复杂，三七皂苷对 Tau 蛋白最终表达和高度磷酸化有待进一步研究。

②三七皂苷对脑缺血损伤的药理作用。三七皂苷能促进体外缺糖缺氧损伤的海马神经干细胞的增殖和分化，具有促进神经形成和神经再生的潜能。三七通舒胶囊（三七三醇皂苷制剂）有改善微循环及减少继发缺血再灌注损伤作用，对神经细胞有保护作用，并可促进神经系统功能恢复，改善预后，减少致残率。三七二醇皂苷对大鼠缺血再灌注损伤有保护作用，可减少梗死体积，减轻缺血性神经损，HSP70 表达上调可能是其保护脑缺血耐受的分子机制之一。

③三七皂苷对帕金森的药理作用。三七来源的人参三醇皂苷具有增强抗氧化活性、神经营养作用及抑制炎症反应和线粒体介导的凋亡等多方面药理特性，从而抑制 MPTP 诱导的帕金森小鼠神经毒性。

④三七皂苷对抑郁症的药理作用。单胺假说认为抑郁症是大脑中去甲肾上腺素（NE）和 5-羟色胺（5-HT）功能不足引起的。三七总皂苷通过增加神经系统中的 5-HT 和 NE 表达，影响多巴胺合成或分解来发挥抗抑郁样作用，并且三七叶总皂苷通过调控

脑中的单胺类神经递质来实现抗抑郁作用。

⑤三七皂苷的其他神经保护作用。作用于 N-甲基-D-天冬氨酸（NMDA）受体：兴奋性氨基酸受体是哺乳动物中枢神经系统中主要的兴奋性神经递质受体，它是介导谷氨酸和其他相关内源性氨基酸作用的跨膜蛋白。谷氨酸受体可分为离子型和代谢型 2 类。离子型受体可进一步分为 NMDA 受体和非 NMDA 受体。NMDA 受体活性调节的失衡可能是神经退行性疾病（AD，PD 等）及缺血性脑损伤等许多中枢神经系统疾病发病的基础。三七皂苷-R1 可选择性作用于 NMDA 受体的 NR1/NR2B 亚型而竞争性抑制谷氨酸所导致神经元细胞内钙超载，从而实现对神经元细胞的保护作用。对小胶质细胞激活的作用：三七皂苷对 SAMP8 小鼠的免疫炎症反应有一定的抑制作用，能抑制海马区小胶质细胞的激活（表 4-44）。

表 4-44　三七皂苷对神经系统疾病药理作用机制研究现状

疾病	三七皂苷	研究靶点	作用机制
阿尔茨海默病	三七总皂苷	淀粉样前体蛋白	在转录水平下调 APP 基因表达
	三七总皂苷	α-分泌酶	上调 ADAM9 mRNA 表达
	三七总皂苷	β-分泌酶	萧条 BACE1 蛋白表达
	三七总皂苷	胆碱能神经系统	提高 ChAT 的含量和活性
脑缺血疾病	三七总皂苷		改善神经功能，增加 Bcl-2 表达，促进神经形成和神经再生
	三七三醇皂苷		改善微循环，保护神经细胞
	三七二醇皂苷		上调 HSP70 表达水平
	R_1		激活 ER 相关的 Akt/Nrf2 信号通路
帕金森病	三七三醇皂苷		抗氧化、抑制炎症和线粒体凋亡途径
抑郁症	三七总皂苷		增加中枢神经系统 5-HT 和 NE 表达
神经保护作用	三七皂苷 R_1	NMDA 受体	抵抗谷氨酸所致细胞内 Ca^{2+} 超载
	三七总皂苷	抑制小胶质细胞激活	抑制免疫炎症反应

（3）对消化系统的影响。三七及其制剂对治疗肝脏疾病有很好的疗效。三七中的活性成分三七总皂苷可提高肝组织及血清超氧化物歧化酶的含量，肝糖元的消耗也能显著的减少，并且具有明显的改善肝脏微循环的作用，另外，也能减轻线粒体、内质网等细胞器的损伤及肝纤维化。三七具有降低血中胆固醇和血脂类的作用，可调节肝脏代谢。在血脂代谢中，总脂质水平降低。三七可通过抑制 TGF-β1 的产生而抑制肌成纤维细胞的生成，从而对抗肝纤维化。除此之外，三七对胃肠道溃疡作用也很突出。临床上用三七治疗慢性乙型肝炎、肝硬化、急性黄疸型肝炎、消化性溃疡等疾病，疗效确切。

（4）提高机体免疫力。对 Wistar 雄性大鼠进行免疫功能指标测定，结果发现三七总皂苷能明显提高肺泡巨噬细胞（AM）及外周血中性粒细胞（PMN）的吞噬率，降低外周血白细胞移行抑制指数（MI），但对脾细胞特异性玫瑰花环形成细胞率无明显影响。说明三七总皂苷能提高大鼠的特异性和非特异性细胞免疫功能。三七皂苷能明显刺激小鼠的脾淋巴细胞增生、转化作用，促进小鼠迟发型变态反应作用，提高小鼠抗体生成细胞数，提高小鼠的血清溶血素水平，促进小鼠单核-巨噬细胞碳廓清作用，增强小鼠的单核—腹腔巨噬细胞吞噬能力，提高小鼠 NK 细胞活性，从而增强小鼠的免疫力。三七有与人参相似的增强机体非特异性抵抗力作用，但还是存在一定差异，这可能与人参和三七所含皂苷中各类人参皂苷含量及比例差异有关。

(5) 抗衰老作用。大脑蛋白质和核苷酸水平是衰老程度和记忆强弱的物质基础。人参的抗衰老作用是通过增强物质代谢、提高机体免疫功能、调节内分泌、抗氧化等多种作用形式来实现的。人参皂苷-Rb_1 具有抑制细胞脂质过氧化反应、清除自由基的能力，增加过氧化氢酶和谷胱甘肽过氧化物酶活性。Rb_1 和 Rg_1 可促进细胞的新陈代谢，加快衰老皮肤细胞核酸和蛋白质的合成、增加皮肤中 SOD 含量和活性，发挥其强大的抗氧化和清除自由基作用。三七总皂苷具有抗衰老、预防动脉硬化的作用，其中三七二醇型皂苷具有清除氧自由基的作用，而三七皂苷-Rg_1 可通过抗氧化作用，抑制衰老血中 TNF-α 的升高及抑制胞内钙超载，从而抑制神经细胞凋亡和前炎因子增多，延缓衰老。三七醇提物对小鼠脑内蛋白质、DNA 和 RNA 均有明显的促进合成的作用。三七皂苷能显著降低大鼠脑组织和血液中 LPO 含量，提高脑组织及血液中 SOD 活性，因而具有抗衰老、预防动脉硬化的作用。

(6) 抗肿瘤作用。人参对多种肿瘤具有非器官特异性的预防作用，在降低肿瘤发生率、治疗及预防肿瘤复发方面有重要作用。三七与人参有类似的化学成分，也表现出抑制肿瘤的作用。三七具有多靶点抗肿瘤作用，能够直接杀伤和抑制肿瘤细胞生长，还可通过诱导细胞凋亡和分化等其他途径发挥抗肿瘤作用。以肝癌细胞 SMMC-7721 为研究对象，将不同浓度三七皂苷培养液对其进行培养，分别处理 24，48，72h 后，结果发现三七总皂苷对细胞的生长均有一定的抑制作用，且随着三七总皂苷浓度增大，作用时间延长，其抑制作用也逐渐增强。三七中人参皂苷-Rg_3 能抑制前列腺癌 LNCaP 细胞的增生，对 Lewis 肺癌的生长也有明显抑制作用。三七皂苷 Rh_2 能诱导人肝癌 SK-HEP-1 细胞、鼠神经胶质瘤 C6Bu-1 细胞等多种肿瘤细胞发生凋亡；诱导黑色素瘤 B16 细胞分化，表现为黑色素生成能力明显增加，黑色素颗粒增多，形态向上皮样细胞分化，细胞呈网状结构。三七和维拉帕米都能够增加耐药细胞的阿霉素的药物浓度，增加其细胞毒作用，且三七总皂苷能够下调 P-gp 糖蛋白的表达，与传统的钙离子拮抗剂的逆转机制不同。三七可通过降低大鼠胃黏膜上皮细胞癌基因的异常表达治疗胃癌前病变，同时，三七皂苷 G-Rg_3，-Rh_2 的抗癌作用也有相关报道。

(7) 抗休克。三七能降低耗氧量和抗实验性心肌缺血，提示其可能具有抗休克和改善休克时心功能障碍的作用；三七总皂苷对兔失血性休克及肠道缺血性休克具有一定疗效。同时，三七皂苷 G-Rg_1 对失血性休克肠上皮细胞线粒体损伤有明显的保护作用。

四、栽培人参、西洋参和三七单体皂苷含量比较

（一）人参、西洋参和三七皂苷类成分的含量特征

据报道，3 种药材中，三七的总皂苷含量最高（6.24%～10.32%）、西洋参次之（约 6.45%）、人参最低（约 4.84%）。此外，三七中人参三醇型皂苷与二醇型人参皂苷的含量比为 3∶1，而在西洋参中为 1∶2.93，在人参中为 1∶2.75。根据中医药传统理论，3 种药物在药性和功效方面有很大差异，尤其是三七归为活血止血药而非滋补性药物，在中医临床上常和人参、西洋参区别使用。

西洋参与人参的化学成分基本相似，主要有效成分均为人参皂苷-Rb_1、-Rb_2、-Rc、-Rd、-Re、-Rg_1、-Ro 等。二者在人参皂苷成分上的区别主要为人参含有人参皂苷-Rf，而西洋参含有特征性成分假人参皂苷-F_{11}（属于奥克梯隆醇型），此外人参中含有微量的-Ra_1，而西洋参中含有微量的-F_2，此两种成分也可作为两种药材的区分指标。通过代谢组学的方法筛选出的 20-葡萄糖基-人参皂苷-Rf 亦可作为两种药材的区分指标。同时两种药物中所含有的相同单体皂苷成分的含量和相对比例也不同。基于 MALDI 技术的实验表明可通过 m/z 1147［Rb_1+K］$^+$与 m/z 1117［$Rb_2/Rb_3/Rc$+K］$^+$的比值大小快速鉴别人参和西洋参，该比值在西洋参中约为 11，而在人参中该比值约为 1。人参皂苷-Rb_1、-Re 和-Rd 在西洋参中的含量约为人参中的 3，6，5 倍。

三七中主要含有人参皂苷-Rb_1、-Rg_1、-Rg_2，尤以前两者含量最高。三七中含有的人参皂苷多为原人参二醇型和原人参三醇型，而未发现齐墩果烷型皂苷，这与同属植物人参和西洋参有着明显的区别。三七中还含有三七皂苷-R_1、-R_2、-R_5、-Fa、-Fc、-F 等独有的皂苷类成分。

（二）人参、西洋参和三七不同部位皂苷类成分的含量特征

1. 人参不同部位的皂苷类成分含量特征

人参皂苷-Rg_1，Re，Rb_1，Rc，Rb_2，Rb_3 和 Rd 在人参（5 年生）不同部位的含量测定结果表明人参皂苷-Rg_1，Re 和 Rb_3 在叶中含量最高，人参皂苷-Rb_1、-Rc，Rb_2 和-Rd 在须根中含量最高。7 种人参皂苷的总量在须根中最高，在叶中次之，在根及根茎中含量再次之，茎中含量最低。另有研究表明人参皂苷的含量在人参花蕾中最高，其次为果实、花冠、支根、侧根、叶、子房、茎和种子。加热将使人参皂苷的含量降低 30%，-Rg_2、20R-Rg_2、-Rg_3、-Rh_1 和-Rh_2 含量升高；-Rb_1、-Rb_2、-Rb_3、-Rc、-Rd、-Re 和-Rg_1 的含量降低。人参根中的原人参二醇型皂苷含量高于原人参三醇型人参皂苷，齐墩果烷型三萜皂苷的含量最低。其他部位（除种子外）中原人参三醇的含量高于原人参二醇的含量。原人参二醇型人参皂苷在支根中含量最高，花冠、果实、花蕾、叶、主根及茎次之，种子中含量最低。根中的原人参二醇型皂苷中，M-Rb_1 含量最高。Rb_1，M-Rb_2，

M-Rc₁，-Rc，-Rb₂，-Rd 次之，M-Rd 含量在上述 7 种皂苷中最低。在原人参三醇型人参皂苷中，-Rg₁含量最高，-Re 和-Rf 次之（图 4-28）。

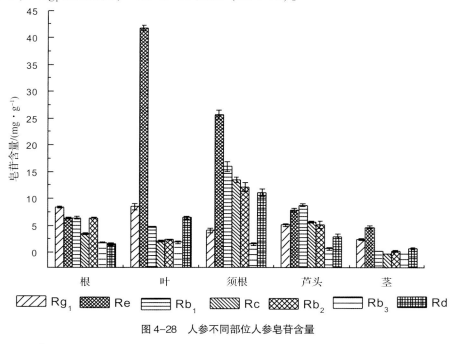

图 4-28　人参不同部位人参皂苷含量

2. 西洋参不同部位的皂苷类成分含量特征

西洋参不同部位中的皂苷类化学成分也存在一定差异，其中以人参皂苷-Re，-Rg₁，-Rg₂为主的 20（S）-原人参三醇型皂苷在西洋参根、茎叶、果以及花中的分布差异最小。其他类成分的分布差异相对较大（表 4-45）。

表 4-45　西洋参不同部位中皂苷成分的分布情况

部位	达玛烷型		奥克梯隆醇型	齐墩果酸型
	20（S）-原人参二醇型	20（S）-原人参三醇型		
根	M-Rb₁，M-Rb₂，M-Rc，M-Rd，Rb₁，Rb₂，Rb₃，Rc，Rd，Rg₃，Rh₂，Q-R₁，RAo，F₂，F₃，Gy-XⅦ，Q-Ⅰ，Q-Ⅱ，Q-Ⅲ，QIV	Re，Rg₁，Rg₂，Rh₁	P-F₁₁	Ro，Q-R₃，Q-R₄
茎叶	Rb₁，Rb₂，Rb₃，Rc，Rd，F2，Rh₂，Rh₃，Q-R1，RAo，M-F1，Gy-Ⅸ，Gy-XⅦ，Q-L1，L2，L3	Re，Rg₁，Rg₂，Rh₁	P-F₁₁，P-RT₅	—
果	M-Rb₁，Rb₁，Rb₂，Rb₃，Rd，Rg₃，Rh₂，Q-F1	Re，Rg₁，Rg₂		Ro
芦头	Rb₁，Rb₂，Rb₃，Rc，Rd	Re，Rg₁，Rg₂，Rh₁		Ro

续表

部位	达玛烷型		奥克梯隆醇型	齐墩果酸型
	20（S）-原人参二醇型	20（S）-原人参三醇型		
花	Rb$_1$，Rb$_2$，Rb$_3$，Rc，Rd，Rg$_3$	Re，Rg$_1$，Rg$_2$	P-F$_{11}$	

人参皂苷-Rg$_1$，-Re，-F$_{11}$，-Rf，-Rg$_2$，-Rh$_1$，-Rb$_1$，-Rc，-Rb$_2$，-Rb$_3$，-Rd 和 -Rh$_2$在西洋参（5 年生）不同部位的含量测定结果表明，人参皂苷-Rg$_1$，-Re，-Rg$_2$，-Rb$_2$，-Rb$_3$和-Rd 在叶中含量最高，而-Rb$_1$在叶中的含量较低。12 种人参皂苷的总量在叶中最高，其次为须根、根茎、根以及茎。另有研究表明，西洋参皂苷中总皂苷含量在花蕾中最高，叶、果实、花冠、茎次之（图 4-29）。

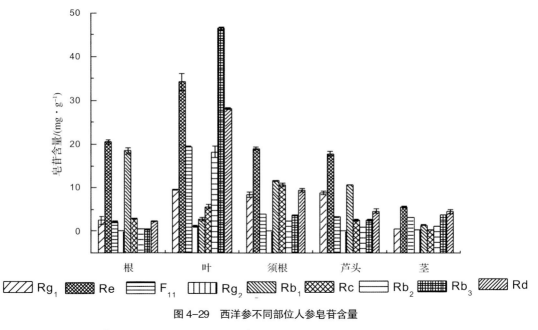

图 4-29 西洋参不同部位人参皂苷含量

3. 三七不同部位的皂苷类成分含量特征

在三七的不同生长部位中，其地下部分与地上部分的皂苷组成不尽相同，含量各异。地下部分以 20（S）-原人参三醇型为主，与其二醇型皂苷的含量比为 3∶1 左右，其中主要成分为人参皂苷-Rg$_1$；而地上部分则相反，以 20（S）-原人参二醇型皂苷为主。以三七皂苷-R$_1$、人参皂苷-Rg$_1$，-Re，Rb$_1$，-Rc，-Rb$_2$，-Rb$_3$和-Rd 为定量指标，结合 Rg$_1$/Rb$_1$ 和 Rb$_3$/Rb$_1$ 比例对三七的不同药用部位进行分层聚类分析表明，其不同部位可分为 3 组：第一组为地下部分，原人参二醇和原人参三醇型皂苷含量较高；第二组为叶和花，仅含有原人参二醇型皂苷；第三组为茎，居中。在三七种子中未检出皂苷类成分（图 4-30、图 4-31）。

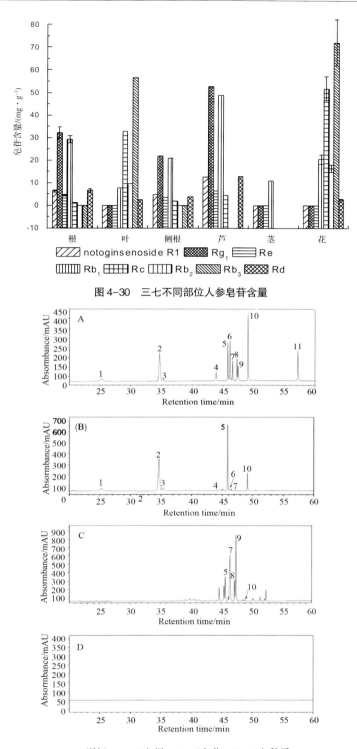

图4-30 三七不同部位人参皂苷含量

A. 混标 B. 三七根 C. 三七花 D. 三七种子

1. 三七皂苷-R_1 2~11. 人参皂苷-Rg_1、-Re、-Rf、-Rb_1、-Rg_2、-Rc、-Rb_2、-Rb_3、-Rd 及-Rg_3

图4-31 三七不同部位经加压液体萃取法提取后的 **HPLC-ELSD** 色谱图

色谱条件：色谱柱 Zorbax ODS C$_{18}$ column（250 mm×4.6 mm i.d.，5 μm），Zorbax ODS C$_{18}$guard column（12.5mm×4.6mm i.d.，5 μm）；柱温：40 ℃；流动相：水（A）-乙腈（B）梯度洗脱，0~30 min，18%~19% B；30~40 min，19%~31% B；40~60 min，31%~56% B；流速：1.5 mL/min；检测器：Alltech ELSD impactor；漂移管温度：60 ℃；喷雾器流速：1.4 L/min。

LC-MS 分析表明，三七花中含有α-酰基、20-O-丙二酰基，或双丙二酰基取代的人参皂苷，原人参二醇型人参皂苷在三七花中的含量高于根，而原人参三醇型人参皂苷在花中含量低于根（图4-32）。

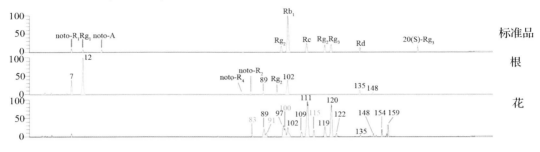

图4-32　三七根及花的 LC/（-）-ESI - MS 总离子流图

（三）人参、西洋参和三七皂苷类成分含量随生长年限的变化

1. 人参中皂苷类成分含量随生长年限变化特征

对不同生长年限（1~5年生）的人参中7种人参皂苷的含量测定表明，根及须根中的含量随生长年限的增长而增加，叶中的含量则随生长年限的增加而降低。

2. 西洋参中皂苷类成分含量随生长年限变化特征

对不同生长年限（1~5年生）的西洋参根及叶中的12种人参皂苷含量测定表明，其总量在根、须根以及根茎中随生长年限增长而增加，在叶和茎中则有在生长中期降低的趋势。野生西洋参根中的总皂苷含量高于栽培西洋参，但是野生西洋参总皂苷的含量差异较大（1%~15%）。

五、商品人参的皂苷类成分特征研究

（一）林下山参皂苷类成分随生长年限变化

1. 马牙类林下山参皂苷类成分随生长年限变化特征

（1）人参总皂苷含量变化特征。人参总皂苷与二醇组皂苷在林下山参生长初期（2~8 a）不断累积，在第7 a 含量最高，随后略有降低，而后并保持稳定。三醇组总皂苷随生长年限的增长也呈现先升高，再保持稳定，12 a 时有所降低。但经 SPSS 软件分析，三醇组总皂苷、三醇组/二醇组的比例与生长年限呈负相关，相关系数 R 值分别为

−0.733（$P<0.01$）和−0.659（$P<0.05$）（表4-46）。

表4-46 不同生长年限马牙类林下山参中总皂苷、原人参二醇型和原人参三醇型皂苷含量

生长年限/a	总皂苷	PPT	PPD	PPT/PPD
1	20.61±0.00	9.02±0.00	11.59±0.00	0.78±0.00
2	21.35±0.00	9.15±0.00	12.20±0.00	0.75±0.00
4	26.94±6.39	9.50±0.40	17.44±6.79	0.59±0.25
7	27.23±3.02	8.10±1.49	19.13±2.57	0.43±0.10
9	24.98±3.29	8.05±0.18	16.93±3.46	0.49±0.11
12	24.94±7.35	6.67±1.33	18.27±6.69	0.40±0.17

（2）单体皂苷含量变化特征。单体皂苷-Re，-Rf，$-Rb_1$，-Rc，$-Rb_2$和-Rd 表现出与人参总皂苷相同的累积趋势，然而 Rg_1 与生长年限呈负相关，相关系数 R 值为−0.723（$P<0.01$）。有趣的是，在前边的研究结论中，Rg_1 与 Re 的比值同林下山参采收时间呈正相关关系，而在这组实验数据中没有观察到这种现象，这可能是由于季节因素（温度、湿度、郁闭度等）对 Rg_1 与 Re 的比例产生影响（表4-47）。

表4-47 不同生长年限马牙类林下山参7种单体皂苷含量　　　　　　　　mg/g

生长年限/a	Rg_1	Re	Rf	Rb_1
1	4.10±0.00	4.02±0.00	0.90±0.00	4.20±0.00
2	4.15±0.00	4.08±0.00	0.92±0.00	4.60±0.00
4	3.79±0.57	4.48±0.59	1.23±0.42	6.70±2.83
7	3.69±0.89	3.40±0.62	1.01±0.25	6.49±1.16
9	3.44±0.79	3.35±0.56	1.26±0.06	5.17±0.04
12	2.35±0.36	3.52±1.14	0.79±0.12	6.24±0.43

生长年限/a	Rc	Rb_2	Rd	Rg_1/Re
1	3.65±0.00	2.83±0.00	0.91±0.00	1.02
2	3.60±0.00	2.96±0.00	1.04±0.00	1.02
4	5.40±2.45	4.19±2.45	1.16±0.26	0.86
7	6.13±0.86	4.88±0.86	1.63±0.60	1.09
9	5.19±1.09	4.36±1.09	2.22±0.93	1.07
12	5.46±2.98	5.01±2.98	1.56±0.67	0.71

2. 长脖类林下山参皂苷类成分随生长年限变化特征

（1）人参总皂苷含量变化特征。人参总皂苷的含量从 2a 的 22.10±0.16 mg/g 增加到 6a 的 27.49±4.21 mg/g，6~12 a 基本保持稳定，14 a 开始降低（表4-48）。

表4-48 不同生长年限长脖类林下山参中总皂苷、原人参三醇型和原人参二醇型皂苷含量

生长年限/a	总皂苷	PPT	PPD	PPT/PPD
2	22.10±0.16	6.71±0.05	15.39±0.11	0.44±0.00
6	27.49±4.21	9.52±2.05	17.97±2.30	0.53±0.07
8	21.39±9.11	7.30±2.57	14.09±6.54	0.54±0.10
10	24.90±5.59	8.77±2.16	16.13±3.94	0.55±0.13
12	25.22±4.23	9.00±2.06	16.22±2.69	0.55±0.06
14	17.09±5.97	5.98±1.66	11.12±4.31	0.55±0.06

[a] sum of Rg_1，Re，Rf，Rb_1，Rc，Rb_2，Rd；[b] protopanaxtriol＝sum of Rg_1，Re，Rf；[c] protopanaxtdiol＝sum of Rb_1，Rc，Rb_2，Rd

二醇组总皂苷，三醇组总皂苷与总皂苷呈正相关，相关系数 R 值分别为 0.977（$P<$ 0.01）和 0.956（$P<0.01$）。三醇组总皂苷的含量低于二醇组总皂苷的含量，二者含量百分比在 0.44~0.55，并且比例在整个生长过程中保持稳定。这一规律与不同生长年限马牙类林下山参的规律不同，推测可能由产地和人参品种的差异造成。

（2）单体皂苷含量变化特征。人参皂苷-Rg_1 在 2~12 a 保持增长的趋势，含量由 1.64±0.01 mg/g 逐渐增长到 4.16±1.31 mg/g，14 a 后含量开始减少。人参皂苷-Rb_1 与 -Rb_2 在生长的前 6 a 内呈增加的趋势，在 6~12 a 含量基本保持稳定，第 14 年含量开始减少（表4-49）。人参皂苷-Rd 与生长年限呈负相关，相关系数 R 值为-0.780（$P<0.01$）。

表 4-49　不同生长年限石柱林下山参 7 种单体皂苷含量　　　　　mg/g

生长年限/a	Rg_1	Re	Rf	Rb_1
2	1.64±0.01	4.34±0.02	0.73±0.02	3.81±0.08
6	3.61±2.07	4.59±1.66	1.32±0.43	6.14±1.56
8	3.58±2.50	3.70±1.66	1.34±0.79	5.98±1.45
10	3.48±1.03	4.06±0.66	1.23±0.50	5.48±1.26
12	4.16±1.31	3.66±0.57	1.18±0.27	5.93±1.45
14	2.48±1.04	2.70±0.42	0.80±0.20	5.57±1.41

生长年限/a	Rc	Rb_2	Rd	Rg_1/Re
2	6.85±0.07	3.10±0.02	1.63±0.01	0.38±0.00
6	5.58±0.41	4.40±0.81	1.86±0.34	1.00±1.00
8	5.86±2.04	4.12±0.21	1.67±0.40	1.24±1.23
10	5.47±1.66	4.07±1.05	1.11±0.17	0.85±0.12
12	5.49±1.04	3.80±0.70	1.00±0.16	1.12±0.19
14	3.80±1.50	3.05±1.41	0.70±0.01	0.90±0.24

人参皂苷-Rg_1/Re 的比例在生长的前 8 a 内随着生长年限的延长而增加，在第 8 年的时候达到峰值 1.24±1.23，而后开始降低，或者可以说是保持稳定。

（二）不同年限园参方剂的 LC-MS 分析比较

1. 不同年限人参汤剂中 7 种皂苷成分的含量测定

采用 LC-MS 法对人参汤剂中 7 种成分（-Re，-Rg_1，-Rb_1，-Rc，-Rb_2，-Rd，-Rf）的含量测定结果显示，人参中 7 种主要皂苷在 6 年生人参汤剂中含量较高（图4-33）。

实验仪器：Agilent 6410 QQQ LC-MS 分析系统（美国 Agilent RRLC 液相色谱仪；Agilent 6410 QQQ 三重四级杆质谱检测器；Masshunter 工作站）；Agilent 1200系列快速分离液相色谱，色谱条件：色谱柱，ZORBAX C_{18} SB column（100 mm×2.1 mm，1.8 μm）；流速，0.35 mL/min；进样量：5.0 μL；柱温：40 ℃。流动相：A，水（0.05%甲酸），B，乙腈，线性梯度洗脱程序：0~2 min，28%~34 % B；2~6 min，34%~35 %；6~10 min，

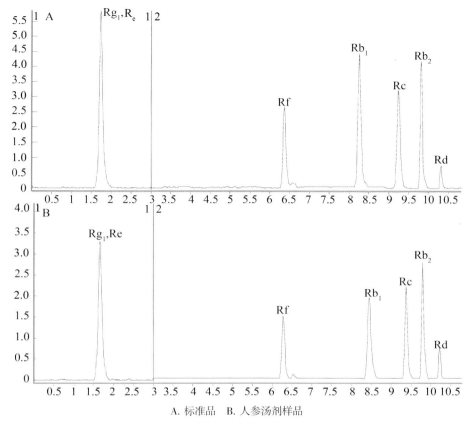

A. 标准品 B. 人参汤剂样品

图4-33 人参汤中药效成分的 RRLC-QQQ MS/MS

35%~100 %；10~11 min，100 %。

质谱条件：正离子模式，MRM 模式扫描；干燥气温度（Gas Temp）：350 ℃；干燥气流速（Gas Flow）：11 L/min；毛细管电压（Capillary）：4 500 V；雾化气压力（Nebulizer）：50 psig。

表4-50、表4-51 给出了具体数据。

表4-50 LC-MS 测定人参汤剂中人参皂苷的含量选择的母子离子对及其主要质谱参数

Compound Name	Precursor Ion	Product Ion	Frag/V	CE/V
Ginsenoside-Rb$_1$	1 131.6	365.0	150	70
Ginsenoside-Rb$_2$	1 101.6	334.8	150	70
Ginsenoside-Rc	1 101.7	335.0	150	65
Ginsenoside-Rd	969.9	789.3	150	55
Ginsenoside-Re	969.6	785.9	150	50
Ginsenoside-Rf	823.3	365.3	140	55
Ginsenoside-Rg$_1$	823.5	643.5	135	40

表 4-51   不同生长期人参汤剂中 7 种成分的含量

Entry	Content/(mg·g⁻¹)						
	−Rb₁	−Rd	−Re	−Rf	−Rg₁	−Rc	−Rb₂
1	0.91±0.031	0.39±0.022	0.63±0.030	0.16±0.011	0.52±0.029	1.01±0.051	0.89±0.027
2	1.17±0.073	0.36±0.031	0.86±0.041	0.31±0.013	0.92±0.044	1.01±0.059	1.37±0.068
3	1.51±0.088	0.47±0.026	0.81±0.039	0.38±0.015	0.95±0.031	1.57±0.072	1.33±0.059

注：1 为 2 年产人参汤剂；2 为 4 年产人参汤剂；3 为 6 年产人参汤剂。

2. 参附汤中人参皂苷和生物碱的含量测定

采用 LC-MS 法对参附汤中的 7 种皂苷（Re，Rg₁，Rb₁，Rc，Rb₂，Rd，Rf）和生物碱进行含量测定，结果见图 4-34、表 4-52、表 5-53。

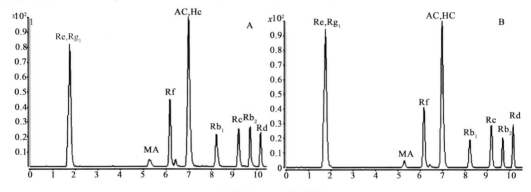

A. 标准品   B. 参附汤样品

图 4-34   参附汤中药效成分的 RRLC-QQQ MS/MS

仪器及色谱条件同上，质谱条件如下：正离子模式，MRM 模式扫描；干燥气温度（Gas Temp）：350℃；干燥气流速（Gas Flow）：12 L/min；毛细管电压（Capillary）：4 000 V；雾化气压力（Nebulizer）：50 psig。

表 4-52   选择的母子离子对及其主要质谱参数

Compound Name	Precursor Ion	Product Ion	Frag/V	CE/V
Ginsenoside-Re	969.6	789.5	150	50
Ginsenoside-Rg₁	823.5	643.5	135	40
Ginsenoside-Rf	823.3	365.3	140	55
Ginsenoside-Rb₁	1 131.6	365.0	150	65
Ginsenoside-Rc	1 101.7	335.0	150	65
Ginsenoside-Rb₂	1 101.6	334.8	150	65
Ginsenoside-Rd	969.9	789.3	150	55
Aconitine	646.4	586.4	135	45
Mesaconitine	632.3	572.3	135	35
Hypacoitine	616.3	556.2	135	40

表 4-53　参附汤中 7 个人参皂苷成分的含量和 3 个生物碱含量

μg/g

-Rb₁	-Rd	-Re	-Rf	-Rg₁	-Rc	-Rb₂	Aconitine	Mesaco nitine	Hypaco nitine
247. 17±	84. 21±	210. 64±	204. 66±	231. 22±	223. 19±	121. 16±	0. 21±	0. 76±	10. 05±
11. 27	4. 31	12. 66	10. 24	11. 75	14. 01	7. 41	0. 01	0. 04	0. 48

（三）商品人参的皂苷类成分指纹图谱比较

分别计算不同来源（丹东、本溪）的人参样品（园参、林下山参、移山参）的相似度及共有峰个数，对照指纹图谱及匹配后指纹图谱见图 4-35～图 4-44。林下山参和移山参的共有峰个数多于园参，说明在林下山参和移山参中稳定存在的组分多于园参；长脖类林下山参的共有峰个数多于长脖类园参，说明林下环境对同一地区石柱参的组分多样性有一定的影响。

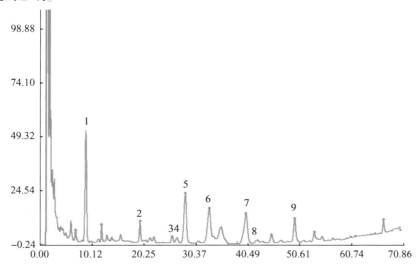

图 4-35　园参对照指纹图谱

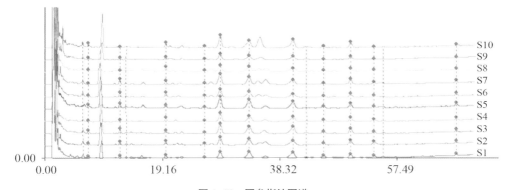

图 4-36　园参指纹图谱

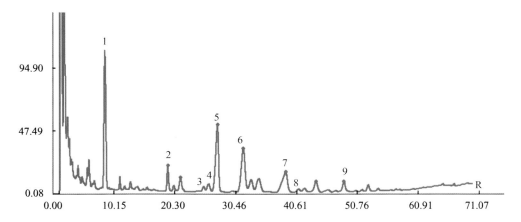

图 4-37 长脖类林下山参对照指纹图谱

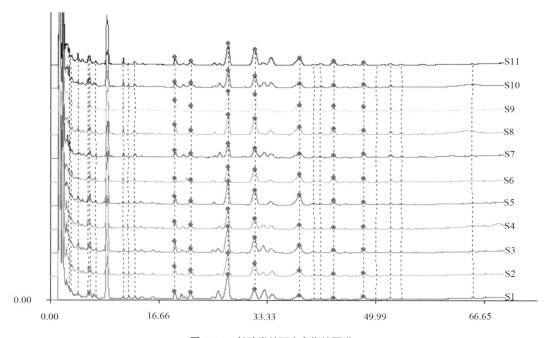

图 4-38 长脖类林下山参指纹图谱

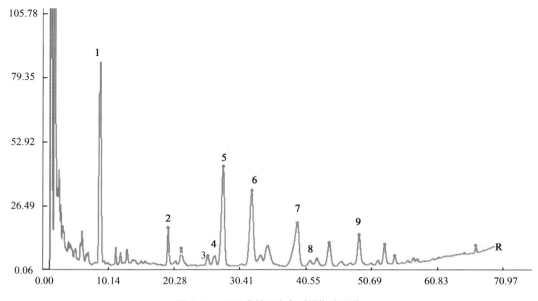

图4-39　马牙类林下山参对照指纹图谱

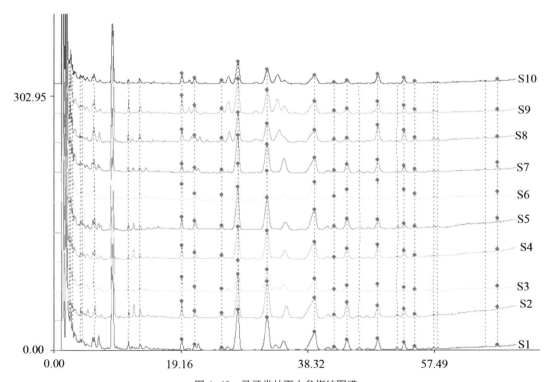

图4-40　马牙类林下山参指纹图谱

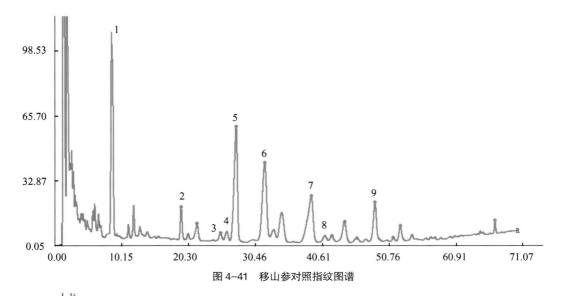

图 4-41　移山参对照指纹图谱

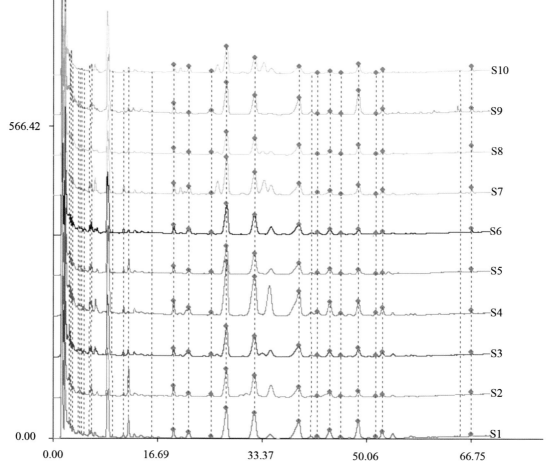

图 4-42　移山参指纹图谱

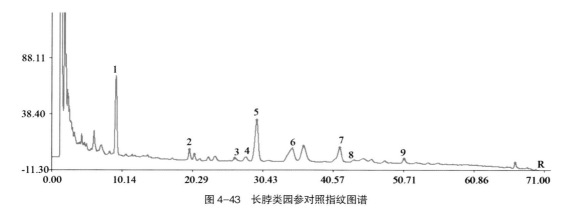

图 4-43　长脖类园参对照指纹图谱

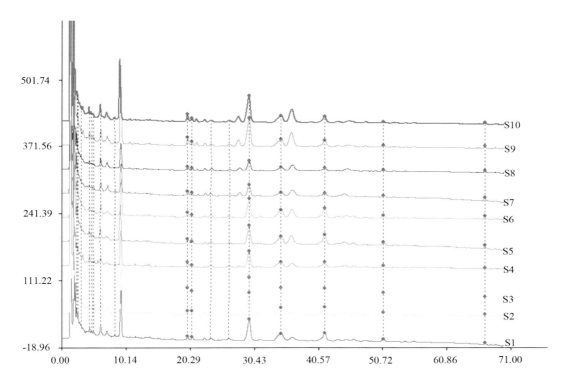

图 4-44　长脖类园参指纹图谱

比较指纹图谱中各色谱峰的相对峰面积，结果表明，马牙类林下山参中人参皂苷 -Rg$_1$ 和保留时间在 11.1，42.0 min 的组分的相对峰面积比例高于马牙类园参。马牙类林下山参中人参皂苷 -Re，S-Rg$_2$，-Rb$_2$，-Rb$_3$，-Rd 和保留时间为 12.0，13.8，15.6，66.8 min 组分的相对峰面积比例低于马牙类园参。移山参的特征与马牙类林下山参的较为相似。长脖类园参中人参皂苷 S-Rg$_2$，-Rc，-Rb$_2$，-Rd 和保留时间为 20.0，21.7，42.0，43.0，46.5，47.0，50.5，56.3，66.8 min 组分相对峰面积比例高于长脖类林下山参；长脖类园参中人参皂苷 -R-Rg$_2$ 和保留时间为 20.0，21.1，42.0，56.3 min 组分相对峰面积比例高于长脖类园参（表4-54）。

表4-54　林下山参指纹图谱中各色谱峰相对于 Rb_1 含量比较

样品	样品来源	$-Rg_1$	$-Re$	11.1	12.0	12.8	13.8	15.6
移山参	吉林	0.55	0.46	0.05	0.12	0.04	0.02	0.01
马牙类林下山参	本溪	0.70	0.68	0.07	0.05	0.07	0.01	0.02
长脖类林下山参	丹东	0.60	0.59	0.07	0.03	0.06	0.03	0.02
长脖类园参	丹东	0.48	0.54	0.02	0.01	0.00	0.02	0.00
马牙类园参		0.64	0.75	0.02	0.15	0.05	0.04	0.06

样品	$-Rf$	20.0	21.1	21.7	$S-Rg_2$	$R-Rg_2$	Rb_1	Rc
移山参	0.15	0.03	0.00	0.18	0.05	0.06	1	0.82
马牙类林下山参	0.21	0.02	0.00	0.12	0.08	0.08	1	0.96
长脖类林下山参	0.21	0.03	0.00	0.15	0.04	0.08	1	0.75
长脖类园参	0.14	0.07	0.07	0.11	0.08	0.10	1	0.50
马牙类园参	0.23	0.02	0.02	0.15	0.11	0.09	1	0.91

样品	$-Rb_2$	Rb_3	42.0	43.0	46.5	47.0	Rd	50.5
移山参	0.65	0.03	0.03	0.21	0.05	0.02	0.31	0.01
马牙类林下山参	0.80	0.04	0.04	0.27	0.06	0.02	0.35	0.01
长脖类林下山参	0.56	0.04	0.04	0.18	0.03	0.02	0.15	0.01
长脖类园参	0.43	0.03	0.19	0.04	0.05	0.02	0.10	0.02
马牙类园参	0.89	0.07	0.02	0.18	0.06	0.02	0.46	0.03

样品	51.5	52.5	54.2	56.3	57.1	57.7	66.8	Rg_3
移山参	0.03	0.10	0.04	0.01	0.01	0.01	0.05	0.00
马牙类林下山参	0.03	0.16	0.06	0.00	0.02	0.02	0.03	0.00
长脖类林下山参	0.02	0.08	0.03	0.00	0.01	0.01	0.05	0.00
长脖类园参	0.00	0.04	0.03	0.00	0.00	0.00	0.08	0.00
马牙类园参	0.01	0.18	0.05	0.00	0.03	0.01	0.15	0.00

注：校正因子为1。

六、林下山参与园参抗氧化作用比较

（一）抗脂质过氧化作用

人参水提取物对自发脂质过氧化有良好的抑制，林下山参的抗氧化活性强于园参的抗氧化活性，高年限的林下山参的抗氧化活性高于低年限的抗氧化活性，随着人参提取液浓度的增加和生长年限的增加，林下山参对自发氧化的抑制率也相应的增加，林下山参和园参的总皂苷含量相同的条件下，林下山参的抗氧化活性高于园参，且高年限的林下山参的抗氧化活性强于低年限的林下山参，此结果表明，人参中除了人参皂苷外，还有其他物质具有抗氧化活性。

　　人参水提取物不同极性部位中，水层和正丁醇层具有较好的抑制脂质过氧化作用，而氯仿层的抑制率则较低，说明人参中小极性部分对其整体抗氧化作用的贡献较小（表4-55、表4-56）。

表4-55　园参及不同生长年限林下山参对肝匀浆中硫代戊巴比妥酸—反应物形成的影响

样品	生药量/g	硫代戊巴比妥酸—反应物生成抑制率/（%）	人参皂苷含量/（mg·g^{-1}）
抗坏血酸	—	83.9±1.78	—
	0.005	25.3±0.78	
园参水提取物	0.01	37.7±0.71	10.43
	0.02	42.6±1.88	
	0.005	31.9±0.44**	
林下山参（3~4 a）	0.01	38.7±0.85	13.81
	0.02	46.9±1.05**	
	0.005	42.2±0.57***	
林下山参（6~7 a）	0.01	40.4±1.19*	15.44
	0.02	58.5±1.23***	
	0.005	49.4±0.46***	
林下山参（12~15 a）	0.01	64.1±0.73***	15.05
	0.02	67.5±0.93***	

注：相同剂量下园参和林下山参的差异 *P<0.05、**P<0.01、***P<0.001。

表4-56　园参及不同生长年限林下山参不同极性萃取部位对肝匀浆中硫代戊巴比妥酸—反应物形成的影响

提取物		收率/（%）	剂量/mg	硫代戊巴比妥酸—反应物生成抑制率/（%）
园参	正丁醇部位	4.4	0.67	8.0±0.42
			1.34	36.4±0.81
			2.67	40.3±1.53
	水层	30.3	0.67	7.9±0.22
			1.34	40.2±1.69
			2.67	43.6±1.52
林下山参（3~4 a）	正丁醇部位	5.0	0.67	11.4±0.12*
			1.34	47.3±1.09**
			2.67	63.2±0.45**
	水层	29.8	0.67	20.3±0.59**
			1.34	54.8±0.89***
			2.67	56.8±1.79***

续表

提取物		收率/（%）	剂量/mg	硫代戊巴比妥酸—反应物生成抑制率（%）
林下山参（6~7 a）	正丁醇部位	12.3	0.67	8.8±0.34
			1.34	41.4±0.52***
			2.67	51.8±0.37***
	水层	28.2	0.67	20.7±0.92***
			1.34	55.6±0.56***
			2.67	58.0±2.09***
林下山参（12~15 a）	正丁醇部位	13.5	0.67	3.1±0.12
			1.34	45.4±0.69***
			2.67	65.4±0.66***
	水层	37.4	0.67	26.0±0.46
			1.34	62.6±1.32***
			2.67	62.0±1.82***

注：相同剂量下与6~7 a生林下山参的差异，＊$P<0.05$，＊＊$P<0.01$，＊＊＊$P<0.001$。

（二）对DPPH的清除作用

林下参甲醇提取液具有体外清除DPPH自由基能力，随浓度增加而增强，且高浓度剂量组与抗坏血酸相比无显著差异（$P>0.05$），表明人参中的皂苷和一些小分子化合物具有抗氧化活性，在相同皂苷含量条件下，林下山参的抗自由基DPPH活性最强，且随生长年限的延长，差异不大。

在不同极性部位的DPPH清除能力实验中，水层和正丁醇层具有较好的抗氧化的活性，表明人参中的多糖、皂苷具有抗氧化活性，氯仿层的抗氧化能力较低。随着给药浓度的增加，水层和正丁醇层的抗氧化活性都越强，高年限的林下山参的活性强于低年限的林下山参和园参（表4-57）。

表4-57　园参和林下山参甲醇提取物的DPPH清除活性

提取物	生药量/g	DPPH自由基清除活性/（%）	人参皂苷含量/（mg·g^{-1}）
抗坏血酸		96.0±2.03	—
园参	0.005	44.7±0.22	
	0.01	71.7±0.98	7.67
	0.02	86.9±1.45	
林下山参（3~4 a）	0.005	49.2±0.76	
	0.01	70.6±0.37	10.24
	0.02	94.2±0.81**	
林下山参（6~7 a）	0.005	49.6±0.54*	
	0.01	79.2±0.65**	11.65
	0.02	95.3±1.07***	
林下山参（12~15 a）	0.005	51.1±0.39*	
	0.01	81.4±0.81**	11.38
	0.02	95.7±2.43**	

注：相同剂量下园参和林下山参的差异 ＊$P<0.05$，＊＊$P<0.01$，＊＊＊$P<0.001$。

七、人参皂苷的代谢及半合成转化

（一）人参皂苷的代谢

李川等研究了大鼠口服三七提取物后人参皂苷的吸收和分布，结果表明，人参皂苷-Ra$_3$，-Rb$_1$，-Rd，-Re，-Rg$_1$和三七皂苷 R1 是三七提取物中的主要成分，口服该提取物后人参皂苷-Ra$_3$，-Rb$_1$和-Rd 是主要吸收入血的成分，人参皂苷在肠中脱去糖基生成相应的次皂苷代谢产物（图4-45）。

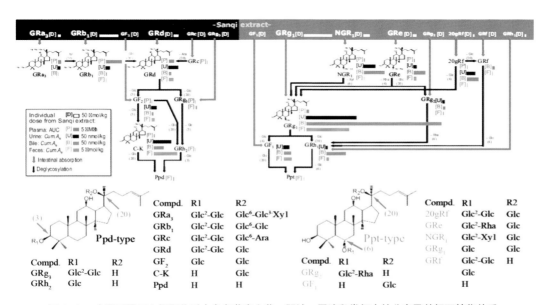

图 4-45　大鼠口服三七提取物后人参皂苷在血浆、胆汁、尿液和粪便中的分布及其相互转化关系

（二）人参皂苷的半合成转化

目前关于如何将高含量的人参皂苷转化成高活性的微量皂苷的研究较多，方法主要包括加热、温和酸水解、碱处理、微生物转化以及酶转化。此外还包括 C-20 位的差向异构化及羟基化。由于化学方法产生环境污染，故酶和微生物转化是目前转化人参皂苷的主要方法，其具有选择性强、反应条件温和和环境污染小等优点。

1. 微生物转化法

人参皂苷的微生物发酵转化与一般的抗生素氨基酸发酵不同，转化产物不是微生物的代谢产物，而是用微生物本身具有的酶对人参皂苷的某一部位或某几个部位进行特定的转化反应来获得一定的产物。发酵转化人参皂苷的过程一般如以下方式进行：菌体发酵—加入底物—继续发酵—萃取底物（转化产物）。

微生物由于培养简单、种类繁多、酶系丰富，成为生物转化中最常用的有机体。多年来，研究者们对人参皂苷的微生物转化途径及产物进行了细致的研究，为人参皂苷的转化提供了广泛的途径（表4-58）。

表4-58 转化人参皂苷的微生物汇总

微生物	底物	产物
拉曼被孢霉	20（S）PPD	-F$_2$
黑曲霉 Aspergillus niger	-Re	-Rg$_1$，Rg$_2$ 和 Rh$_1$
小型丝状真菌黑曲霉（Aspergillus niger 3.1858）与蓝色梨头霉（Absidia coerulea 3.3538）	-Rg$_1$	-Rh$_1$
某肠内菌	-Rb$_1$	Compound-K
甘蔗镰孢 Fusarium sacchari	三七叶总皂苷	-CK，-CMx，-CMc
真菌 m14	人参果总皂苷	-CK
真菌 ESI2 与 EST2	-Rg$_1$	-F$_1$
番茄叶霉菌病原体	-Rb$_1$	-Rd
红毛菌 KMU103	红参总皂苷	-Rh$_1$，-Rh$_2$，-Rg$_3$
Rhodanobacter ginsenosidimutans strain Gsoil	-Rc	-Rd
真菌 Ph. linteus	红参总皂苷	-Rg$_3$，-Rg$_5$，-Rk$_1$

2. 酶解法

酶解法具有一定的专属性，不同性质的酶作用于不同构型、不同组成的糖苷键，从而达到定向水解的目的。二醇系人参皂苷的转化，通常认为是由葡萄糖苷酶水解侧链糖基而得。而由于二醇系和三醇系的皂苷在结构上的不同，有的酶可以只降解二醇系人参皂苷，而对于三醇系皂苷毫无作用。目前用于水解人参皂苷的酶主要有 β-糖苷酶（β-葡萄糖苷酶或 β-半乳糖苷酶）、乳糖分解酶和果胶酶等，以及从微生物中提纯、重组和表达的重组酶。

用人参皂苷葡萄糖苷酶将人参中量较高的皂苷-Rb$_1$，-Rc 和-Rd 等 PPD 型皂苷进行转化，得到具有高抗癌活性的 Rh$_2$，其收率为 0.5%（人参），比红参中提高 500 倍。

用酶解法获得 CompoundK 的优化条件如表4-59所示。

表4-59 酶水解法获得 CK

酶	转化途径	优化条件	产率
β-葡萄糖苷酶（Fusodobacterium K-60）	-Rb$_1$→-F$_2$→-CK	pH7.0&40 ℃	低
β-葡萄糖苷酶（Paecilomyces bainier）	-Rb$_1$→-Rd→-F$_2$→-CK	pH3.5&45 ℃	84.3%
重组 β-葡萄糖苷酶（Terrabacter ginsenosidimutans）	-Rb$_1$→Gyp-XVII→Gyp-LXXV→-CK	pH7.0&45 ℃	—
重组 β-葡萄糖苷酶（Microbacterium esteraromaticum）	-Rb$_1$→-Rd→-CK	pH7.0&40 ℃	77%

续表

酶	转化途径	优化条件	产率
Ginsenosidase type I (Aspergillus)	原人参二醇型皂苷→-F_2，-CK，-Rh_2	pH5.0&40 ℃	—
β-葡萄糖苷酶 (Sulfolobus solfataricus)	-Rb_1/-Rb_2→-Rd→-F_2→-CK -Rc→-Mc→-CK	pH4.5&75 ℃ pH6.5&75 ℃	80% 70%
β-葡萄糖苷酶 (Sulfolobus solfataricus)	-Rb_1→-Rd→-CK -Rb_2→compound-Y→-CK -Rc→-Mc	pH5.5&85 ℃	CK：94% Compound Y：80% Compound Mc：100%
重组 β-葡萄糖苷酶 (Microbacterium esteraromaticum)	-Rb_2→compound-Y→-CK	pH7.0&40 ℃	12 h 后 0.74 mg/mL Rb2 转化成 0.27 mg/mL compound Y 和 0.1 mg/mL CK
β-葡萄糖苷酶 (Pyrococcus furiosus)	-Rb_1/-Rb_2/-Rc→-Rd→-CK→PPD	pH5.5&95 ℃	79.5%
β-半乳糖苷酶 (A. oryzae)	-Rb_1→-Rd→-F_2→-CK -Rb_2→compound V→compound Ⅵ→compound Ⅷ→-CK	pH4.5&37 ℃	—
果胶酶和阿聚糖酶	人参支根→PG_1，PG_2，PG_3&CK	pH5.0&50 ℃	20 mg/g

利用植物来源的人参皂苷酶转化 PPD 型皂苷，得到以 Rh_2 和 Rh_3 为主的混合物。

利用从种植人参的土壤中分离出具有产 β-葡萄糖苷酶活性的菌株 GS514 将 Rb_1 或 Rd 生成 Rg_3，转化途径为：Rb_1—Rd—Rg_3。

从种植人参的土壤中分离出的尼日尔曲霉菌株中克隆出的 β-葡萄糖苷酶基因，并且在酿酒酵母中表达出蛋白（约 170 KD），能够将人参皂苷-Rf 转化成-Rh_1。

从一种变种的镰刀菌属镰刀菌，纯化出一个约 85 KD 的酶，能够水解人参皂苷-Rb_1，Rd 和 Rg_1 转化成 F_1，是目前已报道的对转化人参皂苷 F_1 效率最高的酶。

通过对人参皂苷的微生物转化的理论研究，筛选可以专一性转化某种特殊皂苷的菌株或生物活性酶，对寻找合适的工业生产条件和大规模工业化生产特殊人参皂苷具有重要的意义。随着分子生物学等领域的发展，通过对具有某种特定活性的菌株遗传基因的分子生物学的研究，克隆得到能够转化人参皂苷的特异基因序列，并表达出相应的酶类，会为人参皂苷的微生物转化提供极大便利，对人工合成能够转化特定人参皂苷的酶具有重要的意义。

参考文献

[1] Wen-zhi Yang, Ying Hu, Wan-ying Wu, et al. Saponins in the genus Panax L. (Araliaceae)：A systematic review of their chemical diversity [J]. Phytochemistry, 2014, 106：7-24.

[2] 王洪平，杨鑫宝，杨秀伟，等. 吉林人参根和根茎的化学成分研究 [J]. 中国中药杂志，2013，38 (17)：2807-2817.

[3] Tien-Lam Tran, Young-Ran Kim, Jun-Li Yang, et al. Dammarane triterpenes from the leaves of Panax ginseng enhance cellular immunity [J]. Bioorganic & Medicinal Chemistry, 2014, 22：499-504.

［4］ 李珂珂，杨秀伟.人参茎叶中1个新三萜类天然产物［J］.中草药，2015，46（2）：169-173.

［5］ 杨秀伟.20（R）和20（S）-人参皂苷-Rg$_2$ 碳氢 NMR 信号全指定［J］.波谱学杂志，2000，17（1）：9-15.

［6］ 李珊珊，金银萍，姚春林，等.人参多糖的结构与活性研究进展［J］.中国中药杂志，2014，39（24）：4709-4715.

［7］ Wenwen Ru，Dongliang Wang，Yunpeng Xu，et al. Chemical constituents and bioactivities ofPanax ginseng（C. A. Mey.）［J］. Drug discoveries & Therapeutics，2015，9（1）：23-32.

［8］ 魏爱书，赵锐.人参挥发油的研究进展［J］.人参研究，2010（2）：39-41.

［9］ Mun-ChualRho，Hyun Sun Lee，Seung Woong Lee，et al. Polyacetylenic compounds，ACAT inhibitors from the roots of Panax ginseng［J］，Journal of agricultural and food chemistry，2005，53：919-922.

［10］ 孙海，张亚玉，王英平，等.利用 HPLC/MS 对野山参和林下山参皂苷的分析［J］.特产研究，2011（3）：52-55.

［11］ 钟方丽，刘金平，卢丹，等.林下参的化学成分研究［J］.中成药，2008，30（2）：241-243.

［12］ 钟方丽，刘金平，卢丹，等.林下参的化学成分研究［J］.中草药，2009，40（6）：869-871.

［13］ 李海军，刘金平，卢丹，等.林下参化学成分的研究［J］，中国实验方剂学杂志.2010，16（11）：38-40.

［14］ 雷秀娟，孙立伟，麻锐，等.不同类型人参和西洋参12种必需元素的比较［J］.中国老年学杂志，2010，30：908-910.

［15］ Pan Hong-Yan，Qu Yang，Zhang Jian-Kui，et al. Antioxidant activity of ginseng cultivated under mountainous forest with different growing years［J］. Journal of ginseng research，2013，37（3）：355-360.

［16］ 冷蕾，赵岩，钟方丽，等.林下参种子油化学成分的 GC-MS 分析［J］.特产研究，2007，2：64-66.

［17］ 李海军，明磊，卢丹，等.林下参挥发性成分的 GC-MS 分析［J］.中国实验方剂学杂志，2010，16（14）：91-92.

［18］ 崔桂英.试从现代药理学角度阐述人参的补益功效［J］.中国临床保健杂志，2004，7（4）：313-314.

［19］ 张悦，徐华丽，于小风，等.20（S）—原人参二醇对 SMMC-7721 细胞体内外作用的研究［J］.中国药理学通报，2008，24（11）：1504-1508.

［20］ 张悦，徐华丽，于小风，等.20（S）—原人参二醇对荷瘤裸鼠化疗的增效减毒作用［J］.吉林大学学报：医学版，2009，35（2）：195-200.

［21］ 郭亚雄，刘艳波，李德龙，等.20（S）—原人参二醇对前列腺癌 RM-1 细胞的生长抑制及其机制［J］.吉林大学学报：医学版，2010，36（2）：349-353.

［22］ 赵丽晶，许多，梁作文，等.20（S）—原人参二醇诱导体外培养 Siha 细胞凋亡的作用［J］.吉林大学学报：医学版，2010，35（2）：345-349.

［23］ 刘娜，朴虎日，李宁，等.原人参二醇及其衍生物的化学与抗癌活性研究进展［J］.中国药物化学杂志，2008，18（5）：384-398.

［24］ 睢大员，于晓风，曲绍春，等.20S-原人参二醇皂苷对高脂血症大鼠血脂代谢的影响及其抗氧化作用［J］.中草药，2004，35（4）：416-419.

［25］ Oh Hyun A，Kim Dae-Eung，Choi Hyuck Jai，et al. Anti-stress effects of 20（S）-protopanaxadiol and 20（S）-protopanaxatriol in immobilized mice［J］. Biological & pharmaceutical bulletin，2015，38（2）：331-335.

［26］ Liu Junhua，Chen Dakai，Liu Peng，et al. Discovery，synthesis，and structure activity relationships of 20（S）-protopanaxadiol（PPD）derivatives as a novel class of AMPK alpha 2 beta 1 gamma 1 activators［J］. European journal of medicinal chemistry，2014，79：340-349.

［27］ Xie Xi-Sheng, Liu Heng-Chuan, Yang Man, et al. Ginsenoside Rb$_1$, a panaxdiol saponin against oxidative damage and renal interstitial fibrosis in rats with unilateral ureteral obstruction［J］. Chin J Integr Med 2009, 15（2）: 133-140.

［28］ 李向高. 人参皂苷-Rb$_1$的药理作用研究［J］. 吉林农业大学学报, 2004, 26（6）: 649-652.

［29］ Ni Na, Liu Qiang, Ren Huixia, et al. Ginsenoside Rb1 protects rat neural progenitor cells against oxidative injury［J］. Molecules, 2014, 19（3）: 3012-3024.

［30］ Kong Hong-Lliang, Li Zhan-Quan, Zhao Ying-Jun, et al. Ginsenoside Rb$_1$ protects cardiomyocytes aginst CoCl$_2$-induced apoptosis in neonatal rats by inhibiting mitochondria permeability transisiton pore opening［J］. Acta Pharmacologica Sinica 2010, 31: 687-695.

［31］ 赵颖军, 孔宏亮, 李占全, 等. 人参皂苷-Rb$_1$通过survivin改善乳鼠心肌细胞缺氧凋亡［J］. 广东医学, 2010, 31（21）: 2760-2762.

［32］ 文飞, 张帆, 冷沁. 人参皂苷-Rb$_1$对过氧化氢诱导的心肌细胞凋亡的保护作用［J］. 湖北中医杂志, 2010, 32（7）: 5-7.

［33］ 孙德旭, 萧洪文, 袁琼兰, 等. 人参皂苷-Rb$_1$对大鼠脑缺血再灌注损伤中NAIP表达的影响［J］. 解剖与临床, 2007, 12（4）: 250-253.

［34］ 宋瑞, 盘强文, 林海英, 等. 人参皂苷-Rb$_1$与Rg$_1$对肾小管细胞缺氧复氧损伤模型的影响［J］. 中国药房, 2007, 18（10）: 736-738.

［35］ Sun Aijing, Xu Xianxiang, Lin Junsheng, et al. Neroprotection by saponins［J］. Phytotherapy research, 2015, 29: 187-200.

［36］ 赵庆霞, 许燕, 鄢文海, 等. 人参皂苷-Rb1对Aβ25-35诱导的大鼠神经细胞凋亡抑制作用观察［J］. 山东医药, 2010, 50（30）: 29-30.

［37］ 段萍, 邢孟韬, 许燕, 等. 人参皂苷-Rb1减轻Aβ25-35所致新生神经细胞损伤［J］. 基础医学与临床, 2010, 30（9）: 966-970.

［38］ 柯荔宁, 王玮, 赵小贞, 等. 人参皂苷-Rb1抗SD大鼠海马神经元的缺氧损伤作用［J］. 山西医科大学学报, 2009, 40（8）: 688-692, 767.

［39］ 张晓民, 杨雷, 关瑞云, 等. 人参皂苷-Rb$_1$、Rg$_1$对许旺细胞NGF表达的影响［J］. 中国药房, 2007, 18（18）: 1373-1374.

［40］ 朱陵群, 范吉平, 黄啓福, 等. 人参皂苷-Rb$_1$对大鼠胎鼠海马神经细胞凋亡的影响［J］. 中国病理生理杂志, 2001, 17（12）: 1229-1231.

［41］ 魏翠柏, 贾建平, 王芬, 等. 人参皂苷-Rg$_1$、Rb$_1$对淀粉样前体蛋白分泌酶代谢途径的影响［J］. 中国中医药信息杂志, 2008, 15（9）: 28-30.

［42］ 刘微, 王艳春, 范红艳, 等. 人参皂苷-Rb$_1$对染铅小鼠骨铅含量及行为记忆的影响［J］. 吉林大学学报: 医学版, 2009, 35（5）: 848-851.

［43］ 李向高. 人参皂苷-Rb$_1$的药理作用研究［J］. 吉林农业大学学报, 2004, 26（6）: 649-952.

［44］ Kong Hong-Lliang, Li Zhan-Quan, Zhao Ying-Jun, et al. Ginsenoside Rb$_1$ protects cardiomyocytes aginst CoCl$_2$-induced apoptosis in neonatal rats by inhibiting mitochondria permeability transisiton pore opening［J］. Acta Pharmacologica Sinica 2010, 31: 687-695.

［45］ 赵颖军, 孔宏亮, 李占全, 等. 人参皂苷-Rb$_1$通过survivin改善乳鼠心肌细胞缺氧凋亡［J］. 广东医学, 2010, 31（21）: 2760-2762.

［46］ 文飞, 张帆, 冷沁. 人参皂苷-Rb$_1$对过氧化氢诱导的心肌细胞凋亡的保护作用［J］. 湖北中医杂志, 2010, 32（7）: 5-7.

[47] 韩大良，黄畅，郭少三，等. 人参皂苷-Rb₁对体外条件下系数骨髓间充质干细胞和粒—巨噬祖细胞增殖的影响 [J]. 中华中医药学刊，2008，26（6）：1192-1193.

[48] 孙光芝，王继彦，刘志，等. 人参皂苷-Rb₂的药理学研究概况 [J]. 吉林农业大学学报，2005，27（3）：299-305.

[49] 胡瑜，陈浩凡，臧林泉，等. 人参皂苷-Rb₃对大鼠局灶性脑缺血损伤的保护作用 [J]. 广东药学院学报，2008，25（5）：590-593.

[50] 李桂生，田京伟，傅风华，等. 人参皂苷-Rb₃对脑缺血大鼠脑线粒体损伤的保护作用 [J]. 中国新药杂志，2006，15（7）：518-521.

[51] 陈晓东，林建华. 鹿茸多肽抗鼠软骨细胞老化的机制初探 [J]. 中国骨伤，2008，21（8）：617-620.

[52] 周超群，周珮. 人参皂苷-Rd 的研究进展 [J]. 中草药. 2009，40（5）：832-836.

[53] 程慧，宋新波，张丽娟. 人参皂苷-Rg₃与 Rh₂的研究进展 [J]. 药物评价研究，2010，33（4）：307-311.

[54] Tran Thi Hien, Nak Doo Kim, Yuba Raj Pokharel, et al. Ginsenoside Rg3 increases nitric oxide production via increase in phosphorylation and expression of endothelial nitric oxide synthase: Essential roles of estrogen receptor-dependent PI3-kinase and AMP-activated protein kinase [J]. Toxicology and applied pharmacology 2010, 246（3）：171-183.

[55] 安宁，朱文. 人参皂苷 Rg₃抗肿瘤作用机制研究进展 [J]. 现代肿瘤医学，2008，16（4）：648-652.

[56] 张清琴，田小军，李树军，等. 人参皂苷-Rg₃对非小细胞癌术后长期生存的影响及机制 [J]. 中国医疗前沿，2010，5（21）：10-11.

[57] 刘鹤松，赵自然，兰珊珊，等. 人参皂苷-Rg₃对人成纤维细胞增殖和凋亡影响的实验研究 [J]. 中国实验诊断学，2010，14（11）：1697-1700.

[58] Sun Mi Kim, So Yong Lee, Jin Suk Cho, et al. Combination of ginsenoside Rg3 with docetaxel enhances the susceptibility of prostate cancer cells via inhibition of NF-κB [J]. European Journal of Pharmacology 2010, 631（1-3）：1-9.

[59] Jin-Young Lee, Kyung-Min Lim, Sun-Young Kim, et al. Vascular smooth muscle dysfunction and remodeling induced by ginsenoside Rg₃, a bioactive component of Ginseng. [J] Toxicological Sciences 2010, 117（2）：505-514.

[60] Tran ThiHien, Nak DooKim, Hyung SikKim, et al. Ginsenoside Rg₃ inhibits tumor necrosis factor-α-induced expression of cell adhesion molecules in human endothelial cells [J]. Pharmazie 2010, 65（9）：699-701.

[61] 李志刚，刘正湘. 人参皂甙 Re 对大鼠缺血再灌注心肌细胞凋亡及 Fas 基因表达的影响 [J]. 临床心血管病杂志，2003，19（6）：361-363.

[62] 曾和松，刘正湘，刘晓春. 人参皂甙 Rb₁与 Re 抗大鼠实验性缺血再灌注心肌细胞凋亡及相关基因蛋白表达 [J]. 中华物理医学与康复杂志，2003，25（7）：402-405.

[63] 郑振中，刘正湘，刘晓春. 人参皂苷-Re 抑制心肌缺血再灌注损伤中性粒细胞浸润和髓过氧化物酶活性的研究 [J]. Journal of Clinical Cardiology，2004，20（12）：736-738.

[64] 唐斌，程绪菊，刘江，等. 人参皂苷药理作用研究进展 [J]. 西南军医，2005，7（3）：45-47.

[65] Song X, Chen J, Sakwiwatkul K, et al. Enhancement of immune responses to influenza vaccine（H₃N₂）by ginsenoside Re [J]. International Journal of Immunopharmacology，2010，10（3）：351-356.

[66] 乔萍，杨贵贞. 三七皂苷 Rg₁对-半乳糖模型鼠学习记忆和免疫功能的影响 [J]. 吉林大学学报：医学版，2003，29（3）：265-269.

[67] 吴兰鸥，吴平，陆英，等. 三七皂苷 Rg₁对抗化学性记忆障碍的实验研究 [J]. 云南中医中药杂志，2002，23（4）：36.

[68] 刘颖、李玺、袁海峰. 人参皂苷 Rg_1 促进学习记忆作用研究进展 [J]. 中国中西医结合杂志，2006，10 (26)：956-960.

[69] 张均田. 人参皂苷-Rg_1 的促智作用机制——对神经可塑性和神经发生的影响 [J]. 药学学报，2005，40 (5)：385-388.

[70] Akiyama H, Barger S, Barnum S, et al. Inflammation and Alzheimer's disease [J]. Neurobiology Aging, 2000, 21 (3)：383-421.

[71] Matsuyama S, Teraoka R, Mori H, et al. Inverse correlation between amyloid precursor protein and synaptic plasticity in transgenic mice [J]. Neuroreport, 2007, 18 (10)：1083-1087.

[72] Zhang G, Liu A, Zhou Y. Panax ginseng ginsenoside-Rg2 protects memory impairment via anti-apoptosis in a rat model with vascular dementia [J]. Journal of Ethnopharmacology, 2008, 115 (3)：441-448.

[73] 崔荣太、蒲传强、王培福、等. 人参皂甙 Rg_1 对局灶性脑缺血大鼠脑组织神经元特异性烯醇化酶表达的影响及其意义 [J]. Journal of Clinical Neurology, 2007, 20 (2)：122-124.

[74] 金岩、刘闰男. 急性心肌梗死大鼠梗死区血管内皮生长因子和缺氧诱导因子 1αmRNA 表达及人参皂苷-Rg_1 的干预效应 [J]. 中国组织工程研究与临床康复，2007，11 (14)：2614-2616.

[75] 张志军、江文. 人参皂苷扩张兔基底动脉作用及其机制 [J]. 心脏杂志，2003，15 (5)：313-315.

[76] 李世辉、魏影飞、周慧敏、等. 人参皂苷-Rg_1 对 2 型糖尿病患者高凝状态作用的临床观察 [J]. 中国实用中西医杂志，2004，4 (17)：702-703.

[77] 张学凯、赵宗江、崔秀明、等. Rg_1、Rb_1 对糖尿病肾病大鼠肾脏保护作用及其对肾组织 MCP-1 mRNA 与蛋白表达的影响 [J]. 中国中西医结合肾病杂志，2008，9 (7)：578-581.

[78] 王宝福、谢席胜、冯胜刚. 人参皂苷-Rg_1 对肾脏的保护作用及其机制研究进展 [J]. 中国中西医结合肾病杂志，2010，11 (7)：650-653.

[79] 马小芬、谢席胜、左川、等. 人参皂苷-Rg_1 对糖尿病肾病大鼠肾脏保护作用的机制研究 [J]. 生物医学工程学杂志，2010，27 (4)：1108-1114.

[80] 任杰红、陈林芳、张路晗、等. 人参皂苷-Rg_1 的免疫促进作用 [J]. 中药新势与临床药理，2002，13 (2)：92-93.

[81] 马岚青、梁兵、柳波、等. 人参皂苷-Rg_1 抗肝纤维化的实验研究 [J]. 中国中西医结合消化杂志，2007，15 (3)：165-168.

[82] Chan RY, Chen WF, Dong A, et al. Estrogen–like activity of ginsenoside Rg_1 derived from Panax notoginseng [J]. Journal of Clinical Endocrinology & Metabolism, 2002, 87 (8)：3691-3695.

[83] 陈声武、王岩、王毅、等. 人参皂苷-Rg_1 和 Rh_1 抗肿瘤作用的研究 [J]. 吉林大学学报：医学版，2003，29 (1)：25-28.

[84] 张爱民. 人参提取物对小鼠耐力影响的初步研究 [J]. 聊城师院学报，2001，14 (3)：51-53.

[85] 刘洁、吕文伟、张志伟、等. 人参皂苷-Rg_2 对犬急性心源性休克的治疗作用 [J]. 中国病理生理杂志，2001，17 (9)：913-915.

[86] 崔新明、李艳茹、吕文伟、等. 人参皂苷-Rg_2 对急性心源性休克犬心肌的保护作用 [J]. 吉林大学学报：医学版，2003，29 (4)：392-394.

[87] 田建明、李浩、赵永娟、等. 人参皂苷-Rg_2 对内毒素性微循环障碍的影响 [J]. 中国老年学杂志，2004，8 (24)：735-736.

[88] 张有为、窦德强、陈英杰、等. 人参皂苷对人体骨肉瘤细胞 U_2OS 增殖的影响 [J]. 中草药，2001，32 (3)：232-236.

[89] 陈声武、王岩、王毅、等. 人参皂苷-Rg_1 和 Rh_1 抗肿瘤作用的研究 [J]. 吉林大学学报：医学版，

2003，29（1）：25-28.

[90] 张才军，郭民，柳波，等. 人参皂苷-Rh$_1$对免疫功能降低小鼠的免疫调节作用研究［J］. 昆明医学院学报，2009，11：51-54.

[91] 潘树义，刘大庸，钟世镇，等. 9种人参皂苷对培养鼠胚脊髓神经元生长的影响［J］. 中国临床神经科学杂志，2000，8（6）：332.

[92] 魏爱书，赵锐. 人参挥发油的研究进展［J］. 人参研究，2010（2）：39-41.

[93] 吴发玲，施小妹，钱华，等. 人参多糖抗肿瘤作用机制研究新进展［J］. 西北药性杂志，2010，25（5）：390-391.

[94] 赵俊，吴宏，王平亚. 人参多糖的化学与药理学研究进展［J］. 国外医学中医中药分册，2004，26（2）：79-81.

[95] Kwak Y，Shin H，Song Y，et al. Isolation of immunomodulatory antitumor active polysaccharide（RGAP）from red ginseng by-product and its physico-chemical properties［J］. Koren Soc Food Sci Nutr，2003，32：752-757.

[96] 王蕾，王英平，许世泉，等. 西洋参化学成分及药理活性研究进展［J］. 特产研究，2007（3）：73-77.

[97] 李冀，付雪艳，郝娴. 西洋参多糖类物质研究进展［J］. 中医药信息，2006，23（4）：14-15.

[98] 孟凡征. 西洋参［M］. 北京：科学技术出版社，2003.

[99] 李向高. 西洋参的研究［M］. 北京：中国科学技术出版社，2001.

[100] 杨军岭，邱财荣，吕水利. 西洋参中脂肪酸和挥发油成分的气相色谱—质谱法分析［J］. 山西医药杂志，2008，37（12）：1134-1136.

[101] Miller SC，Delorme D，Shan JJ. CVT-E002 stimulates the immune system and extends the life span of mice bearing a tumor of viral origin［J］. Journal of the Society for Integrative Oncology，2009（7）：1-10.

[102] Miller SC，Delorme D，Shan JJ. Extract of North American ginseng（Panax quinquefolius），administered to leukemic，juvenile mice extends their life span［J］. Journal of Complementary&integrative medicine，2011（8）：1553-1642.

[103] Biondo PD，Goruk S，Ruth MR，et al. Effect of CVT-E002（COLD-fX）versus a ginsenoside extract on systemic and gut-associated immune function［J］. International Immunopharmacology 2008，8（8）：1134-1142.

[104] Wang M，Guilbert LJ，Li J，et al. A proprietary extract from North American ginseng（Panax quinquefolium）enhances IL-2 and IFN-γ productions in murine spleen cells induced by Con-A［J］. International Immunopharmacology，2004，4（2）：311-315.

[105] Assinewe VA，Arnason JT，Aubry A，et al. Extractable polysac¬ charides of Panax quinquefolius L.（North American ginseng）root stimulate TNFalpha production by alveolar macrophages［J］. Phytomedicine，2002，9（5）：398-404.

[106] Pearson W，Omar S，Clarke AF. Low-dose ginseng（Panax quinquefolium）mod¬ ulates the course and magnitude of the antibody response to vaccination against Equid herpesvirus1 in horses［J］. Canadian Journal of Veterinary Research，2007，71（3）：213-217.

[107] Jin Y，Hofseth AB，Cui X，et al. American ginseng sup¬ presses colitis through p53-mediated apoptosis of inflammatory cells［J］. Cancer Prevention Research，2010，3（3）：339-347.

[108] 曹霞，谷欣权，杨世杰，等. 西洋参茎叶三醇组皂苷在大鼠离体心脏中的作用［J］. 中草药，2003，34（9）：827-830.

[109] Kitts DD，Wijewickreme AN，Hu C. Antioxidant properties of North American ginseng extract［J］. Molecular and Cellular Biochemistry，2000，203（1-2）：1-10.

［110］ Ng TB, Liu F, Wang HX. The antioxidant effects of aqueous and organic extracts of Panax quinquefolium, Panax notoginseng, Codonopsis pilosula, Pseudostellaria heterophylla and Glehnia littoralis ［J］. Journal of Ethnopharmacology, 2004, 93（2－3）: 285－288.

［111］ Chen CYO, Ribaya－Mercado JD, McKay DL, et al. Different antioxidant and quinone reductase inducing activity of American, Asian and Siberian ginseng ［J］. Food Chemistry, 2010, 119: 445－451.

［112］ Kim KT, Yoo YM, Lee JW, et al. Protective effect of steamed American Ginseng（Panax quin¬ quefolius L.）on V79－4 cells induced by oxidative stress ［J］ Journal of Ethnopharmacology, 2007, 111（3）: 443－450.

［113］ Peralta EA, Murphy LL, Minnis J, et al. American ginseng inhibits induced COX－2 and NFKB activation in breast cancer cells ［J］. The Journal of Surgical Research, 2009, 157（2）: 261－267.

［114］ Li B, Wang CZ, He TC, et al. Antioxidants potentiate American ginseng－induced killing of colorectal cancer cells ［J］. Cancer Letters, 2010, 289（1）: 62－70.

［115］ Wu C F, Liu Y L, Song M, et al. Protective effects of pseudoginsenoside－F11 on methamphetamine induced neurotoxicity in mice. Pharmacology, Biochemistry and Behavior, 2003, 76（1）: 103－109.

［116］ 郑毅男, 李慧萍, 张晶, 等. 西洋参皂苷对高脂肪食小鼠脂肪和胰脂肪酶活性的影响 ［J］. 吉林农业大学学报, 2005, 27（5）: 519－521.

［117］ Siripurapu KB, Gupta P, Bhatia G, et al. Adaptogenic and anti－amnesic properties of Evolvulus alsinoides in rodents ［J］. Pharmacology, Biochemistry and Behavior, 2005, 81（3）: 424－432.

［118］ 赵静滴. 美进行西洋参降低 II 型糖尿病患者饭后血糖水平的小规模临床试验 ［J］. 国外医药·植物药分册, 2002, 17（5）: 226.

［119］ 殷惠军, 张颖, 蒋跃绒, 等. 西洋参总皂苷对四氧嘧啶性高血糖大鼠血脂代谢的影响 ［J］. 中西医结合心脑血管病杂志, 2004, 2（11）: 647－648.

［120］ Luo JZ, Luo L. American ginseng stimulates insulin production and prevents apoptosis through regulation of uncoupling protein－2 in cultured β cells ［J］. Evidence Based Complement and alternative medicine, 2006, 3（3）: 365－372.

［121］ Gray SL, Lackey BR, Tate PL, et al. Mycotoxins in root extracts of American and Asian ginseng bind estrogen receptors α and β ［J］. Experimental Biology and Medicine, 2004, 229（6）: 560－568.

［122］ Hsu CC, Ho MC, Lin LC, et al. American ginseng supplementation attenuates creatine kinase level induced by submaximal exercise in human beings ［J］. World Journal of Gastroenterology, 2005, 11（34）: 5327－5331.

［123］ Wang LCH, Lee TF. Effect of ginseng saponins on cold tolerance in young and elderly rats ［J］. Planta Medica, 2000, 66（2）: 144－147.

［124］ Rasheed N, Tyagi E, Ahmad A, et al. Involvement of monoamines and proinflammatory cytokines in mediating the anti－stress effects of Panax quinquefolium ［J］. Journal of Ethnopharmacology, 2008, 117（2）: 257－262.

［125］ Sheikh N, Ahmad A, Siripurapu KB, et al. Effect of Bacopa monniera on stress induced changes in plasma corticosterone and brain monoamines in rats ［J］. Journal of Ethnopharmacology, 2007, 111（3）: 671－676.

［126］ Rai D, Bhatia G, Palit G, et al. Adaptogenic effect of Bacopa monniera（Brahmi）［J］. Pharmacology, Biochemistry and Behavior, 2003, 75（4）: 823－830.

［127］ Lian XY, Zhang Z, Stringer JL. Protective effects of ginseng components in a rodent model of neurodegeneration ［J］. Annals of Neurology, 2005, 57（5）: 642－648.

［128］ Lee JK, Choi SS, Lee HK, et al. Effects of ginsenoside Rd and decursinol on the neurotoxic responses induced by kainic acid in mice ［J］. Planta Medica, 2003, 69（3）: 230－234.

[129] Lian XY, Zhang Z, Stringer JL. Anticonvulsant and neuroprotective effects of ginsenosides in rats [J]. Epilepsy Research, 2006, 70 (2-3): 244-256.

[130] Fujita K, Hakuba N, Hata R, et al. Ginsenoside Rb1 protects against damage to the spiral ganglion cells after cochlear ischemia [J]. Neuroscience Letters, 2007, 415 (2): 113-117.

[131] Yuan QL, Yang CX, Xu P, et al. Neuroprotective effects of ginsenoside Rb1 on transient cerebral ischemia in rats [J]. Brain Research, 2007, 1167: 1-12.

[132] Tohda C, Matsumoto N, Zou K, et al. Aβ (25-35) -induced memory impairment, axonal atrophy, and synaptic loss are ameliorated by M1, a metabolite of protopanaxadiol-type saponins [J]. Neuropsychopharmacology, 2004, 29 (5): 860-868.

[133] Liu D, Li B, Liu Y, et al. Voltage-dependent inhibition of brain Na+ channels by American ginseng [J]. European Journal of Pharmacology, 2001, 413 (1): 47-54.

[134] Chen XC, Huang TW, Zhang J, et al. Involvement of calpain and p25 of CDK5 pathway in ginsenoside Rb1's attenuation of β-amyloid peptide (25-35) -induced tau hyperphosphorylation in cortical neurons [J]. Brain Research, 2008, 1200: 99-106.

[135] Hao Y, Yang JY, Wu CF, et al. Pseudoginsenoside-F11 decreases morphine-induced behavioral sensitization and extracellular glutamate levels in the medial prefrontal cortex in mice [J]. Pharmacology, Biochemistry and Behavior, 2007, 86 (4): 660-666.

[136] 鲍建才, 刘刚, 丛登立, 等. 三七的化学成分研究进展 [J]. 中成药, 2006, 28 (2): 246-253.

[137] 李丽明, 任斌, 郭洁文, 等. 顶空固相微萃取—气相色谱质谱联用法测定三七挥发性成分 [J]. 广州中医药大学学报, 2013, 30 (1): 63-67.

[138] 崔秀明, 绦珞珊, 王强, 等. 三七糖类成分的含量及其变化 [J]. 现代中药研究与实践, 2003 (增刊): 21-24.

[139] 朴春花. 三七的药理作用研究进展概况 [J]. 中国医药指南, 2011, 9 (13): 209-210.

[140] 张喜平, 齐丽丽, 刘达人. 三七及其有效成分的药理作用研究现状 [J]. 医学研究杂志, 2007, 36 (4): 96-98.

[141] 王平、顾振纶. 三七对血液系统作用的研究进展 [J]. 中国野生植物资源, 2000, 19 (1): 15-18.

[142] 许军、王阶、温林军. 三七总皂苷干预血栓形成研究概况 [J]. 云南中医中药杂志, 2003, 24 (5): 46-47.

[143] 郁相云、钟建华、张旭. 中药三七对血液系统的药理活性研究 [J]. 中国中医药现代远程教育, 2010, 8 (12): 249.

[144] 陈小红、高瑞兰、郑智茵, 等. 三七皂苷对人骨髓造血细胞凋亡相关蛋白表达的影响 [J]. 中国实验血液学杂志, 2006, 14 (2): 343-346.

[145] 顾国嵘、黄培志、葛均波, 等. 缺血及三七总皂苷预处理对心肌缺血再灌流损伤的保护作用 [J]. 中华急诊医学杂志, 2005, 14 (4): 307-309.

[146] 何科. 三七的药理作用研究进展 [J]. 中国民族民间医药, 2011, (6): 21-23.

[147] 孙启祥、陆阳、胡雅儿, 等. 三七有效成分对 SD 拟痴呆模型的影响 [J]. 中国临床康复 2004, 8 (28): 6152-6154.

[148] 石小枫、徐曼、刘杞. 三七总皂苷对肝纤维化大鼠I、Ⅲ型胶原及 TGF-β₁ 的影响 [J]. 中药药理与临床, 2001, 17 (2): 7-8.

[149] 周小玲、李永伟、李逢春, 等. 三七总皂苷对大鼠免疫功能影响的实验研究 [J]. 广西医科大学学报, 2001, 18 (3): 360-361.

[150] 赵鹏，李彬，何为涛，等. 三七皂苷对小鼠免疫功能影响的实验研究 [J]. 中国热带医学，2004，4 (4)：522-524.

[151] 屈泽强，谢智光，王乃平，等. 三七总皂苷抗衰老作用的实验研究 [J]. 广州中医药大学学报，2005，22 (2)：130-133.

[152] 谢甦，李丽红，李丽. 三七总皂苷抗衰老的实验研究 [J]. 世界中西医结合杂志，2008，3 (2)：86-88.

[153] 尚西亮，傅华群，刘佳，等. 三七总皂苷对人肝癌细胞的抑制作用 [J]. 中国临床康复 2006，10 (23)：121-123.

[154] 石雪迎，赵凤志，戴欣，等. 三七对胃癌前病变大鼠胃黏膜癌基因蛋白异常表达的影响 [J]. 北京中医药大学学报，2001，24 (6)：37-39.

[155] 葛林虎，吴哲凡，陈汉章，等. 三七对失血性休克晚期家兔治疗作用的探讨 [J]. 中国现代医学杂志，2002，12 (2)：1-3.

[156] Hee-Won Park, Gyo In, Jeong-Han Kim, et al. Metabolomic approach for discrimination of processed ginseng genus (Panax ginseng and Panax quinquefolius) using UPLC-QTOF MS [J]. Journal of Ginseng Research，2014，38：59-65.

[157] Ying-Han Lai, Pui-Kin Soa, Samual Chun-Lap Lo, et al. Rapid differentiation of Panax ginseng and Panax quinquefolius by matrix-assisted laser desorption/ionization mass spectrometry [J]. Analytica Chimica Acta，2012，753：73-81.

[158] Wei Shi, Yutang Wang, Juan Li, et al. Investigation of ginsenosides in different parts and ages of Panax ginseng [J]. Food Chemistry，2007，102：664-668.

[159] Wan J B, Yang F Q, Li S P, et al. Chemical characteristics for different parts of Panax notoginseng using pressurized liquid extraction and HPLC-ELSD [J]. Journal of Pharmaceutical and Biomedical Analysis，2006，41：1596-1601.

[160] Wen-Zhi Yang, Tao Bo, Shuai Ji, et al. Rapid chemical profiling of saponins in the flower buds of Panax notogiseng by integrating MCI gel column chromatography and lipid chromatography/mass spectrometry analysis [J]. Food Chemistry，2013，139：762-769.

[161] Kun Zhang, Xiao Wang, Lan Ding, et al. Determination of seven major ginsenosides in different parts of Panax quinquefolius L. (American ginseng) with different ages [J]. Chemical research in Chinese universities，2008，24 (6)：707-711.

[162] Chang Ho Lee, Jong-Hoon Kim. A review on the medicinal potentials of ginseng and ginsenosides on cardiovascular diseases [J]. Journal of ginseng research，2014，38：161-166.

[163] Chieh-fu Chen, Wen-fei Chiou. Comparison of the pharmacological effects of Panax ginseng and Panax quinquefolium [J]. Acta Pharmacol Sin，2008，29 (9)：1103-1108.

[164] Tae-Gyu Lim, Charles C. Lee, Zigang Dong, Ki Won Lee. Ginsenosides and their metabolites: a review of their pharmacological activities in the skin [J]. Arch Dermatol Res，2015，307：397-403.

[165] 夏婷，许吕宏，方建培. 人参皂苷-Rh_2抗白血病作用机理的研究进展 [J]. 时珍国医国药，2014，25 (9)：2209-2211.

[166] 苏萍，王蕾，杜仕静，等. 三七皂苷对神经系统疾病药理作用机制研究进展 [J]. 中国中药杂志，2014，39 (23)：4516-4521.

[167] Chen WF, Lau WS, Cheung PY, et al. Activation of insulin-like growth factor I receptor-mediated pathway by ginsenoside Rg_1 [J]. British Journal of Pharmacology，2006，147 (5)：542-551.

[168] 李文娜，肖苑，黄燮南. 人参皂苷-Rg_1非心血管和神经系统药理活性研究进展 [J]. 中国药理学通报，

2012，28（6）：751-754.

[169] 张志伟，赵永娟，叶金梅，等. 人参皂苷-Rg$_2$对内毒素血管内凝血致心肌损伤及血液流变学的影响 [J]. 中草药，2002，33（9）：814-816.

[170] 田建明，李浩，叶金梅，等. 人参皂苷-Rg$_2$对大鼠化学性心肌缺血的影响 [J]. 中国中药杂志，2003，28（12）：1191-1192.

[171] 刘建花，许志恩. 活化血小板检测的研究进展 [J]. 神经疾病与精神卫生，2008，8（2）：155-157.

[172] 辛颖，倪劲松，姜新，等. 20（S）-人参皂苷-Rg$_2$抑制肿瘤生长的作用 [J]. 吉林大学学报，2006，32（1）：61-64.

[173] 王建伟，王亚平，王莎莉，等. 人参总皂苷协同造血生长因子体外诱导 CD34+造血干/祖细胞体外扩增与分化的作用 [J]. 中国实验血液学杂志，2006，14（5）：959-963.

[174] Torreilles F，Touchon J. Pathogenic theories and intrathecal analysis of thesporadic form of Alzheimer's disease [J]. Progress in Neurobiology，2002，66（3）：191-203.

[175] Lee JH，Choi S，Kim JH，et al. Effects of ginsenosides on carbachol-stimulated formation of inositol phosphates in rat cortical cell cultures [J]. Neurochemical Research，2003，28：1307-1313.

[176] 潘树义，刘大庸，余磊，等. 人参皂苷对 NGF 引导的鼠胚脊髓神经节细胞轴突生长的影响 [J]. 中国神经科学杂志，2000，16（4）：345-348.

[177] Xi-Ding Yang，Yong-Yu Yang，Dong-Sheng Ouyang，et al. A review of biotransformation and pharmacology of ginsenoside compound K [J]. Fitoterpia，2015，100：208-220.

[178] 陈莉莉，崔宁. 西洋参化学成分研究进展 [J]. 时珍国医国药，2002，13（10）：632-633.

[179] 佟鹤芳，薛健，童燕玲. GC-MS 法测定人参和西洋参挥发性成分 [J]. 中医药学报，2013，41（1）：49-54.

[180] Pan Hong-Yan，Qu Yang，Zhang Jian-Kui，et al. Antioxidant activity of ginseng cultivated under mountainous forest with different growing years [J]. Journal of ginseng research，2013，37（3）：355-360.

[181] Houfu Liu，Junling Yang，Feifei Du，et al. Absorption and Disposition of Ginsenosides after Oral Administration of Panax notoginseng Extract to Rats [J]. Drug Metabolism and Disposition，2009，37（12）：2290-2298.

[182] 宋学洲，高文斌，郑毅男，等. 人参皂苷生物转化研究最新进展 [J]. 人参研究，2012（1）：34-39.

[183] 吕建平，郝冠中. 人参抗疲劳作用研究进展 [J]. 中国社区医师：医学专业，2012，14（331）：43.

[184] 付双全. 人参的心血管作用药理学研究进展 [J]. 长春中医药大学学报，2012，28（2）：357-359.

[185] 龚梦娟，谢媛媛，邹忠杰. 基于小鼠游泳计算机自动控制系统的人参抗疲劳作用研究 [J]. 中国实验方剂学杂志，2014，20（3）：140-143.

[186] 郑智茵，尹利明，庄海峰. 等. 人参二醇组皂苷提取物对再生障碍性贫血小鼠免疫调节作用研究 [J]. 中国药理学通报，2015，31（6）：790-795.

[187] 贾执瑛，谢燮，王晓艳，等. 人参主要成分对大鼠免疫功能的比较研究 [J]. 中国中药杂志，2014，39（17）：3363-3366.

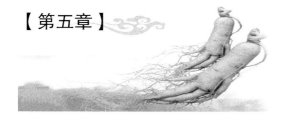

【第五章】

『人参的质量评价』

一、人参、西洋参和三七的性状及显微鉴别

（一）人参的性状及显微鉴别

1. 性状

主根呈纺锤形或圆柱形，长 3~15 cm，直径 1~2 cm，表面灰黄色，上部或全体有横环纹，具明显的纵皱纹，下部支根 2~3 条，并着生须根多数细长（园参）或少而细长（林下山参），须根上常有细小疣状突起。根茎（芦头）长 1~4 cm，直径 0.3~1.5 cm，多拘挛而弯曲，具不定根（芋）和稀疏的凹窝状茎痕（芦碗）。质较硬，断面淡黄白色，显粉性，形成层环纹棕黄色，皮部有黄棕色的点状分泌道及放射状裂隙。香气特异，味微苦、甘。

或主根多与根茎近等长或较短，呈圆柱形、菱角形或人字形，长 1~6 cm。表面灰黄色，具纵皱纹，上部或中下部有环纹。支根多为 2~3 条，须根少而细长，清晰不乱，有较明显的疣状突起。根茎细长，少数粗短，中上部具稀疏或密集而深陷的茎痕。不定根较细，多下垂。

2. 组织构造

主根的横切面可见：木栓层为数层细胞。栓内层窄。韧皮部外侧有裂隙，内侧薄壁细胞排列较紧密，有分泌道散在，内含黄色分泌物。形成层成环。木质部射线宽广，导管单个散在或数个相聚，断续排列成放射状，导管旁偶有非木化的纤维。薄壁细胞含草酸钙簇晶。

3. 粉末特征

淡黄白色。分泌道碎片易见，含黄色块状分泌物。导管多为网纹或梯纹，稀有螺纹，直径 10~56 μm。草酸钙簇晶直径 20~80 μm。木栓细胞无色或淡黄色，表面观类方形或多角形，垂周壁薄，略呈波状弯曲。淀粉粒众多（园参）或较少（林下山参），单粒淀粉粒球形，脐点点状或裂缝状，层纹不明显；复粒大小不一，由 2~6 分粒组成。木薄壁细胞呈长方形或类方形，壁薄，表面偶见极细的斜向交错的网状纹理。

（二）西洋参的性状及显微鉴别

1. 性状

主根呈纺锤形、圆柱形或圆锥形，长 3~12 cm，直径 0.8~2.0 cm。表面浅黄褐色或黄白色，可见横向环纹及线状栓化疤痕，并有细密浅纵皱纹及须根痕。主根中下部有一至数条侧根；多已折断。有的上端有根茎（芦头），环节明显，茎痕（芦碗）圆形或半圆形具不定根芽或已折断。体重，质坚实，不易折断，断面平坦，浅黄白色，略显粉性，皮部可见黄棕色点状分泌道，形成层环纹棕黄色，本部略呈放射状纹理。气微而特异，味微苦、甘。

2. 组织构造

主根的横切面可见：木栓层细胞 4~6 层，无明显的木栓形成层，皮层细胞排列疏松。在皮层外部有分泌道 6~14 个呈环形排列。分泌道扁平形，长径 117~225 μm。韧皮部占根半径的 1/3~1/2，射线宽 2~3 列细胞，分泌道在韧皮部呈数层环状排列，形成层明显，次生木质部发达。

3. 粉末特征

黄白色，分泌道碎片内含黄棕色分泌物。导管多为网纹，亦有梯纹和螺纹导管，导管直径 23~40 μm。草酸钙簇晶直径 23~40 至 23~47 μm，棱角较长而尖。木栓细胞无色、淡黄色或淡黄棕色，表面观多角形或类方形，垂周壁薄，细波状弯曲。淀粉粒单粒，类圆形，脐点点状、星状、裂缝状。层纹不明显；复粒较少，由 2~8 分粒组成。

（三）三七的性状及显微鉴别

1. 性状

主根呈类圆锥形或圆柱形，长 1~6 cm，直径 1~4 cm。表面灰褐色或灰黄色，有断续的纵皱纹、支根痕及少量皮孔。顶端有茎痕，周围有瘤状突起。体重，质坚实，击碎后皮部与木部常分离。断面灰绿色、黄绿色或灰白色，皮部有细小棕色分泌道斑点。木部微呈放射状排列。气微，味苦回甜。

2. 组织构造

主根的横切面可见：木栓层为数层细胞，栓内层不明显，韧皮部有分泌道散在。形成层成环，木质部导管 1~2 列径向排列。次生射线宽。薄壁细胞含淀粉粒。草酸钙簇晶少见。

3. 粉末特征

灰黄色。分泌道碎片含黄色分泌物。导管多为网纹，亦有梯纹和螺纹导管，直径 15~55 μm。草酸钙簇晶少见，直径 50~80 μm，棱角较钝。木栓细胞棕色，表面观类多角形或类方形，垂周壁薄，细波状弯曲。淀粉粒众多，单粒圆形、半圆形或圆多角形，直径 4~30 μm，脐点点状或裂缝状。圆粒大者层纹明显；复粒多见，由 2~10 分粒组成。

详见图 5-1~图 5-8。

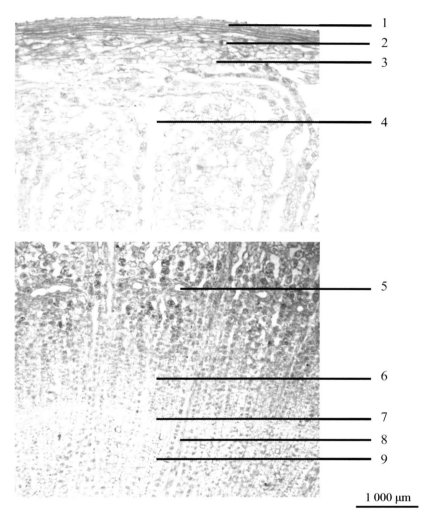

1. 木栓层　2. 草酸钙簇晶　3. 皮层　4. 裂隙
5. 分泌道　6. 韧皮部　7. 形成层　8. 次生射线　9. 木质部

图5-1　人参（园参）根的横切面

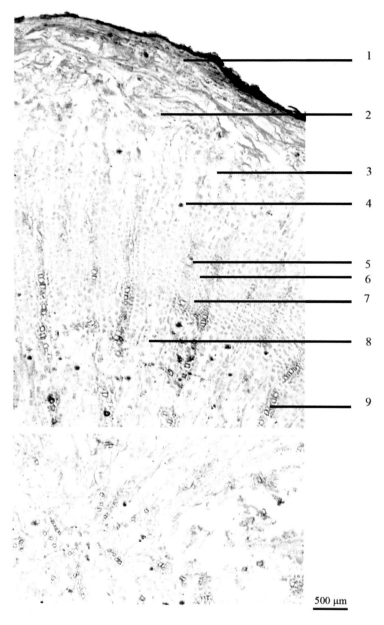

1. 木栓层　2. 栓内层　3. 裂隙　4. 草酸钙簇晶
5. 树脂道　6. 韧皮部　7. 形成层　8. 次生射线　9. 木质部
图5-2　马牙林下山参主根的构造

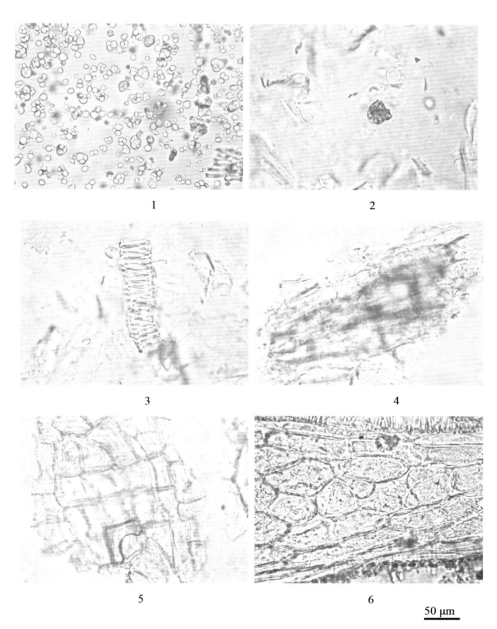

50 μm

1. 淀粉粒　2. 草酸钙簇晶　3. 导管
4. 分泌道碎片　5. 木栓细胞　6. 木薄壁细胞

图5-3　园参粉末显微特征

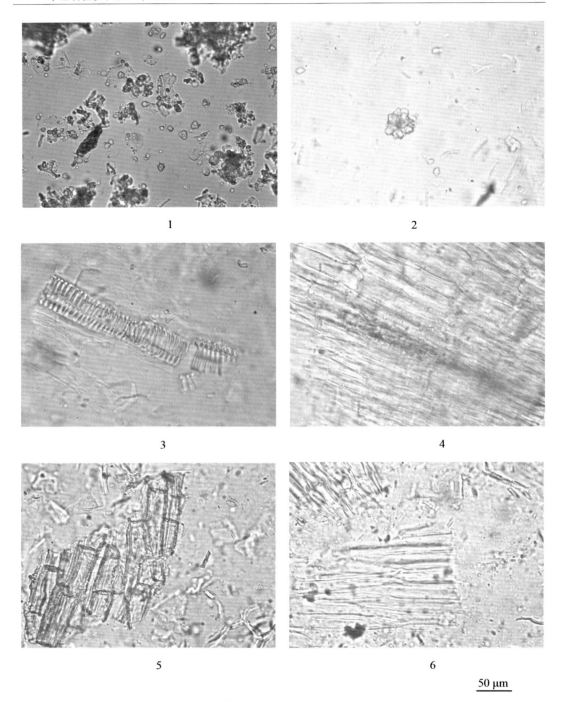

50 μm

1. 淀粉粒　2. 草酸钙簇晶　3. 导管
4. 分泌道碎片　5. 木栓细胞　6. 木薄壁细胞
图5-4　林下山参粉末显微特征

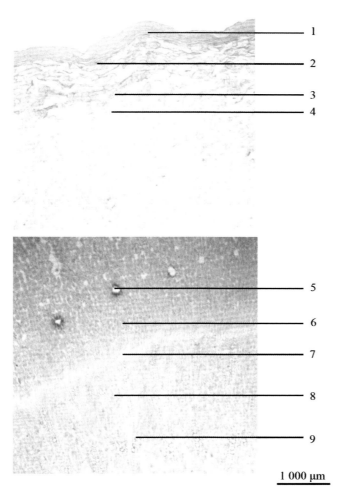

1 000 μm

1. 木栓层 2. 草酸钙簇晶 3. 皮层 4. 裂隙
5. 分泌道 6. 韧皮部 7. 形成层 8. 次生射线 9. 木质部

图5-5 西洋参根的横切面

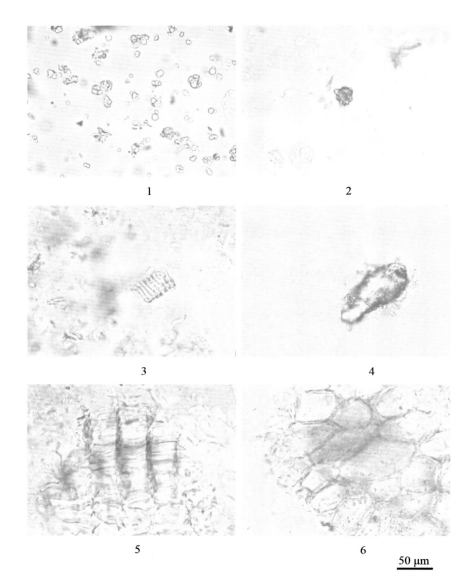

50 μm

1. 淀粉粒　2. 草酸钙簇晶　3. 导管
4. 分泌道碎片　5. 木栓细胞（侧面观）　6. 木栓细胞（顶面观）

图 5-6　西洋参粉末显微特征

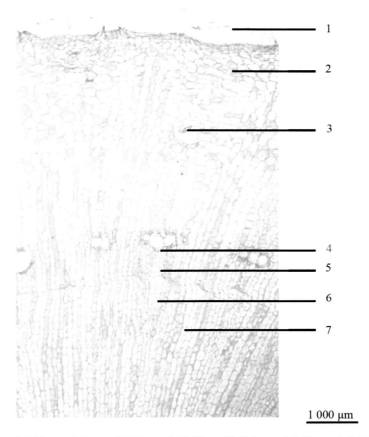

1. 木栓层　2. 皮层　3. 分泌道　4. 韧皮部　5. 形成层　6. 木质部　7. 次生射线

图 5-7　三七根的横切面

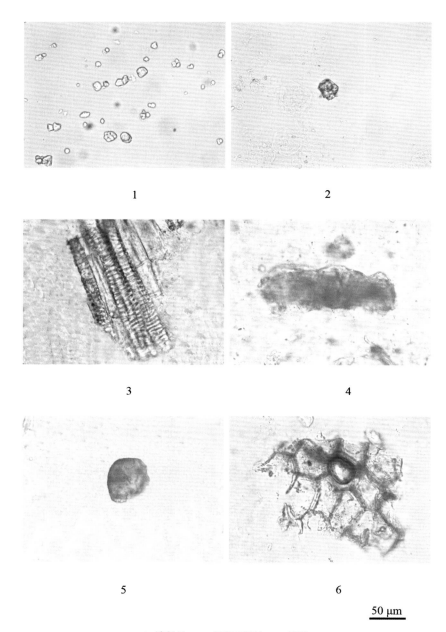

1

2

3

4

5

6

50 μm

1. 淀粉粒　2. 草酸钙簇晶　3. 导管
4. 分泌道碎片（侧面观）　5. 分泌道碎片（顶面观）　6. 木栓细胞

图 5-8　三七粉末显微特征

二、人参的质量评价

人参皂苷为人参的主要有效成分，随着人们对人参的不断深入研究和现代科学仪器的发展，原有的对人参皂苷类成分分析方法不能满足进一步研究的需要，为更好地控制人参的质量，人们不断应用新方法、新仪器解决人参有效成分的分析问题。

（一）薄层色谱法（TLC）

由于皂苷类成分大多无明显的紫外吸收，故经薄层色谱鉴别，往往需要选用适当的显色剂显色观察。

应用薄层色谱法分析人参皂苷类成分时，通常采用硅胶 G，H 或 GF_{254} 为吸附剂，也有采用氧化铝、硅藻土等为吸附剂。薄层层析后，可选用三氯醋酸、氯磺酸—醋酸、50% 及 10%硫酸乙醇液、三氯化锑、磷钼酸、浓硫酸—醋酸酐、碘蒸汽等显色剂进行显色，其中以 10%硫酸乙醇液为最常用。

目前普遍应用于人参皂苷色谱鉴别的展开剂有以下几种：

溶剂 A：nBuOH–AcOEt–H_2O（4∶1∶5，上层），Rb_1 和 Rb_2 分不开，Rg_1 和 Rg_2 不易分开；

溶剂 B：$CHCl_3$–MeOH–H_2O（65∶35∶10，下层），Ra 和 Rb_2，Rb_2 和 Rc 分不开，Rd 和 Re 位置颠倒；

溶剂 C：$CHCl_3$–MeOH–AcOEt–H_2O（2∶2∶4∶1，下层）Rd 和 Re 位置颠倒，Rf 和 Rg_1 位置颠倒；

溶剂 D：$CHCl_3$–nBuOH–MeOH–H_2O（4∶8∶3∶4，下层）；

溶剂 E：$CHCl_3$–MeOH–H_2O（60∶42∶11，均相），用于分组皂苷的分离；

溶剂 F：$CHCl_3$–MeOH–H_2O（70∶55∶10，均相），用于总苷与糖的分离；

溶剂 G：nBuOH–AcOEt–H_2O（5∶1∶4）。

人参、西洋参、三七均为五加科来源药材，其外形有一定的相似性，且主要成分均为皂苷类，在市场上往往会有掺假现象，我们研究结果表明，人参特征成分为人参皂苷-Rf，西洋参特征成分为伪人参皂苷-F_{11}。因此，可通过检测这两种成分来鉴别人参、西洋参和三七，色谱条件如下：选用硅胶 G 板，$CHCl_3$–MeOH–H_2O（69∶27∶4）为展开剂，10%硫酸乙醇为显色剂，进行 TLC 鉴别（图5-9）。

另一种色谱条件：硅胶 G 板，$CHCl_3$–MeOH–H_2O（65∶35∶10，下层），10% 硫酸乙醇为显色剂，进行 TLC 鉴别（图5-10）。

（二）总皂苷的含量测定方法

1. 比色法（Colorimetry）

皂苷类成分多无色，而且常无紫外吸收，故含皂苷类化合物的中药制剂在测定皂苷

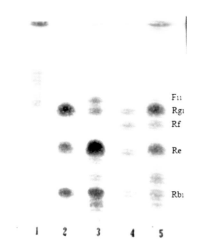

1. 刺五加　2. 三七　3. 西洋参　4. 对照品　5. 人参

图 5-9　人参和西洋参的薄层鉴别

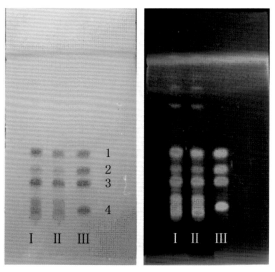

Ⅰ. 人参对照药材　Ⅱ. 人参药材　Ⅲ. 对照品

1. 人参皂苷-Rg₁　2. 人参皂苷-Rf　3. 人参皂苷-Re　4. 人参皂苷 Rb₁

图 5-10　人参的 TLC 鉴别

含量时，常利用皂苷能与某些试剂反应后产生颜色，然后于可见光区进行比色测定。如显色后能在紫外光区产生吸收，也可以用紫外分光光度法进行测定。皂苷类成分的颜色反应的专属性虽较差，但反应比较灵敏，方法简便易行。常用三萜皂苷显色剂有香草醛—硫酸、香草醛—高氯酸、醋酐—硫酸、高氯酸、浓硫酸以及亚甲蓝等。人参总皂苷测定时，常用的显色剂为香草醛—硫酸和香草醛—高氯酸。

香草醛—高氯酸法大体操作过程如下：取人参甲醇提取液（1 g 人参药材/25 mL）0.5 mL，加入5%香草醛冰醋酸溶液0.2 mL及高氯酸0.8 mL于70 ℃水浴中加热20 min 后，于可见光区 560 nm 测定其吸收度，以单体皂苷-Re 或-Rg₁为对照品，计算总皂苷含量。

香草醛—硫酸的大致过程如下：取人参甲醇提取液（1 g 人参药材/25 mL）0.5 mL，加入 8%香草醛乙醇溶液 1 mL 与 70%的硫酸 5 mL，摇匀，混合物置 60 ℃水浴中加热 15 min 后立即在冰水浴中冷却 15 min，在 542 nm 测量吸光度，计算含量。该方法对硫酸反应的时间、温度、硫酸的量要求比较严格。

2. 薄层比色法（TLC-colorimetry）

将样品提取后，制成供试品溶液，点于硅胶 G 薄层板，在氯仿：甲醇：水（70：50：10）加冰醋酸或氯仿：甲醇：水（60：42：11）饱和冰醋酸蒸气中展开后，用碘蒸汽显色，刮下斑点，收集斑点粉末，加甲醇溶解，用香草醛—冰醋酸溶液及高氯酸显色后，于 560 nm 处测定吸光度值，计算含量。因影响因素较多，操作要求较高，故该试验方法所得结果差异较大。

3. 人参总皂苷的含量测定方法实例

本方法引用《GB/T 19506—2009 地理标志产品 吉林长白山人参》中人参总皂苷的含量测定方法。

（1）原理。因人参皂苷在正丁醇中分配系数较大，故用乙醚脱脂后，用水饱和正丁醇超声萃取纯化皂苷，人参皂苷可以与硫酸—香草醛显色，在 544 nm 有最大吸收峰，在一定浓度下符合朗伯—比尔定律。

（2）仪器。紫外—可见分光光度计、索氏提取器。

（3）试剂。

①乙醚、甲醇、硫酸、正丁醇、无水乙醇、香草醛均为分析纯。

②人参皂苷 Re 对照品：由中国药品生物制品检定所提供。

③8%香草醛乙醇试液：取香草醛 0.8 g，加无水乙醇至 10 mL，溶解，摇匀，即得（配制溶液 1 周内可以使用）。

④72%硫酸溶液：取硫酸 72 mL，缓缓注入适量水中，冷却至室温，加水稀释至 100 mL，摇匀，即得。

⑤对照品溶液的制备：精密称取人参皂苷 Re 对照品 10 mg，置 10 mL 量瓶中，加甲醇适量使溶解并稀释至刻度，摇匀，即得。

（4）分析步骤。

①供试品溶液的制备。取供试品约 1 g，精密称定，用中性滤纸包好，置索式提取器中，加入乙醚，微沸回流提取 1 h，弃去乙醚液，供试品药包挥干乙醚溶剂，再置另一索式提取器中加入甲醇浸泡过夜，次日再加入适量甲醇开始微沸回流提取，回流 6 次，以人参皂苷提尽为准（定性鉴别阴性）。合并甲醇提取液，回收甲醇，少量甲醇提取液置蒸发皿中，水浴蒸干。用蒸馏水溶解提取物，加水 30~40 mL 置分液漏斗中用水饱和的正丁醇 30 mL 进行萃取，共 4 次。取上层液蒸干，加甲醇溶解后，转移至 10 mL 量瓶中，用甲醇稀释至刻度，摇匀，即得。

②标准曲线的制作。精密吸取人参皂苷 Re 对照品 10，20，30，40，60，80，100 μL

置磨口带塞试管中，水浴挥干甲醇（水浴温度不超过 90 ℃）。测试方法：分别加入 8% 香草醛无水乙醇试液 0.5 mL，72% 硫酸试液 5 mL，充分振摇混匀后置 60 ℃恒温水浴上加热 10 min，立即用冰水冷却 10 min，摇匀。以试剂作空白，照分光光度法于 544 nm 波长处分别测定吸收度，绘制浓度吸收曲线，做回归方程（回归方程参考《中华人民共和国药典 2005 版二部》附录XI规定的方法），计算供试品质量。

③测定。精密吸取供试品溶液 20~40 μL，置具塞刻度试管中，蒸干甲醇后，参照标准曲线制作项下的测试方法测定吸收度。

④分析结果计算。以质量分数表示的人参中人参总皂苷含量按下方公式计算：

$$X = \frac{[\mathrm{CONC}] \times V_1}{V_2 \times m} \times 100$$

式中，X 为人参总皂苷含量（%）；$[\mathrm{CONC}]$ 为通过回归方程计算出的供试品质量，单位为微克（μg）；V_1 为定容体积，单位为毫升（mL）；V_2 为取样体积，单位为微升（μL）；m 为供试品称样量（mg）。

4. 西洋参总皂苷的含量测定方法实例

本例引用《NY316—1997 西洋参制品》标准中西洋参总皂苷的测定方法。

（1）原理。西洋参总皂苷在正丁醇中分配系数比在水中大，故用乙醚脱脂后，用水饱和正丁醇超声萃取纯化皂苷。西洋参皂苷与硫酸—香草醛显色，在 560 nm 波长下有最大吸收峰，在一定浓度下符合朗伯比尔定律。

（2）仪器。紫外可见分光光度计，超声波发生器，索氏提取器。

（3）试剂。

①乙醚、甲醇、浓硫酸（密度 1.84~1.86）、无水乙醇、香草醛均为分析纯。

②人参皂苷 Re 对照品：由中国药品生物制品检定所提供。

③8% 香草醛—乙醇液：称取香草醛 0.8 g，加无水乙醇溶解成 10 mL，摇匀备用（现用现配）。

④72% 硫酸溶液：量取浓硫酸 72 mL 缓缓注入适量水中，冷却至室温，加水稀释至 100 mL，摇匀备用。

⑤对照品溶液的制备：精密称取人参皂苷 Re 对照品 20 mg，置于 10 mL 容量瓶中，加甲醇适量溶解并稀释至刻度，摇匀备用。

（4）测定方法。

①样品溶液的制备。取西洋参茶样品约 2 g，精密称量，置 100 mL 烧杯中，用蒸馏水 40 mL 溶解后，定量转入 250 mL 分液漏斗中，再用 20 mL 蒸馏水分 2 次冲洗烧杯，并入分液漏斗中，加乙醚 30，30，20 mL 分 3 次振摇萃取，弃去乙醚液。在用水饱和正丁醇 30，25，20 mL 分 3 次振摇萃取，合并正丁醇液。用蒸馏水 1 倍量振摇，待分层后，弃去水层。取正丁醇层于蒸发皿中，在沸水浴上蒸干，残渣用甲醇溶解后，转移至 10 mL 容量瓶中，用甲醇稀释至刻度，摇匀备用。取天然西洋参茶或西洋参叶袋泡茶样品 1 g 精确称量，用滤纸包好，置索氏提取器中，加乙醚回流提取 1 h，弃去乙醚液，残渣挥

干乙醚，去掉滤纸，置 50 mL 具塞三角瓶中，用水 1 mL 搅拌湿润后，用水饱和正丁醇 20 mL 超声提取 30 min，离心吸取上清液，反复共 4 次，合并正丁醇液，加 1 倍量蒸馏水，置分液漏斗中，振摇待分层后，弃去水层，取正丁醇层在沸水浴上蒸干，加甲醇溶解后，转移至 10 mL 容量瓶中，用甲醇稀释至刻度，摇匀备用。精确量取西洋参饮料或西洋参酒 100 mL，在沸水浴上蒸干。用蒸馏水 40 mL 溶解后，定量转入 250 mL 分液漏斗中，再用 20 mL 蒸馏水分 2 次冲洗烧杯，并入分液漏斗中，加乙醚 30，30，20 mL，分 3 次振摇萃取，弃去乙醚，再用水饱和正丁醇 30，25，20 mL 分 3 次振摇萃取，合并正丁醇液。用蒸馏水 1 倍量振摇。待分层后，弃去水层。取正丁醇层于蒸发皿中，在沸水浴上蒸干，残渣用甲醇溶解后，转移至 10 mL 容量瓶中，用甲醇稀释至刻度，摇匀备用。

②测定。精密量取对照品溶液与样品溶液各 50 μL，分别放入刻度试管中，蒸干后，加入 8% 香草醛试液 0.5 mL，72% 硫酸试液 5 mL，充分振摇混匀后，置 60 ℃ 恒温水浴上加热 10 min，立即用冰水冷却 10 min，摇匀。以试剂作空白，用分光光度计于 560 nm 波长处分别测定吸光度。

③分析结果计算。以质量百分数表示总皂苷含量（X）。按下列公式计算：

$$X（\%）= \frac{m_1 \times \dfrac{A_2}{A_1}}{m_2} \times 100$$

式中，m_1 为称取对照品的量（mg）；m_2 为称取样品的量（mg）；A_1 为对照品溶液的吸光度；A_2 为样品溶液的吸光度。

5. 三七总皂苷含量测定实例

本例引自文献《紫外分光光度法测定人参及三七中总皂苷含量》。人参皂苷分子上的糖基能被浓硫酸氧化脱水成糖醛衍生物，此方法不仅测定速度快，而且重现性也好。

（1）仪器和试剂。Perkin-El mer 559 型和 Beck man DU650 型紫外/可见分光光度计；超声波清洗器；D101 大孔吸附树脂（天津骨胶厂）。玻璃层析柱（0.7 cm ×15.0 cm）。人参总皂苷和人参皂苷 Re 对照品（中国药品生物制品检定所）；正丁醇、乙醇、浓硫酸均为分析纯；三七采自云南。

（2）实验方法。

①人参皂苷 Re-浓硫酸的紫外吸收光谱及线性关系考察。精密称取 3 mg 已干燥恒重的人参皂苷 Re 对照品，以浓硫酸定容至 100 mL，60 ℃ 水浴 2h，冷至室温，以浓硫酸为参比液，1 cm 石英比色皿，用紫外分光光度计，在 190~400 nm 范围内进行扫描，该体系在紫外 322 nm 和 256 nm 处有特征吸收峰，选择 322 nm 处为测定波长。用浓硫酸将上述人参皂苷 Re 反应液配制成相对浓度为 1/5，2/5，3/5，4/5，5/5 的标准溶液，测定其在 322n m 处的吸光度值，数据经线性回归处理，得到方程如下：

$A = -0.017\,8 + 0.079\,2C$，$r = 0.999\,7$，线性范围为 0~30 μg/mL。

②样品的测定。精密称取约 0.5 g 样品粉末于具塞锥形瓶中，另取一锥形瓶平行试验作为空白。精密加入 20 mL 水饱和正丁醇，密塞，超声波提取 30 min。精密量取 2.0 mL

提取液，水浴蒸干后，以 5 mL 水溶解残渣，转移至 D101 大孔吸附树脂柱上。先以 50 mL 水洗净糖分等水溶性杂质，再以 75% 乙醇（流速约为 2 mL/min）洗脱皂苷并定容至 25 mL。精密量取 2.0 mL 洗脱液，水浴蒸干，以浓硫酸溶解残渣并定容至 10 mL。60 ℃ 水浴 2 h，冷至室温后，测其在 322 nm 处的吸光度值，扣除空白样品的吸光度，代入线性方程，计算出样品中的总皂苷以人参皂苷 Re 计含量（表 5-1）。

表 5-1　三七总皂苷（以人参皂苷 **Re** 计）分析结果

样品	产地	含量/(%)
三七	云南	10.77

（三）单体皂苷的含量测定方法

1. 薄层扫描法（TLCS）

人参单体皂苷的测定，采用加入一定量的碱液制成的硅胶 G 板展开，分离效果更好。采用单波长扫描法，分别采用氯仿：甲醇：水（65∶35∶10，下层）和氯仿：醋酸乙酯：甲醇：水（15∶40∶22∶10 下层）为展开剂，$\lambda = 520$ nm 或 $\lambda = 527$ nm 为检测波长。另有报道采用氯仿：甲醇：水（65∶35∶10，下层）；氯仿：甲醇：水（14∶11∶2，下层）冰醋酸蒸气薰及氯仿：甲醇：正丁醇：水（6∶45∶12∶6）为展开剂，入射波长 λs 为 525 nm，参比波长分别为 λr 为 680 nm，480 nm，760 nm 进行双波长扫描法测定单体皂苷的含量。由于薄层扫描法受吸附剂、显色剂等多种条件的影响较大，目前已很少采用。

2. 高效液相色谱法（HPLC）

人参皂苷的高效液相色谱分析始于 20 世纪 70 年代末，在 1979 年将人参皂苷-Rb_1，-Rb_2，-Rc，-Rd，-Re，-Rg_1 进行苯甲酰化处理，使其在紫外区有强吸收，从而确定了不同人参品种中人参皂苷的含量。随后 HPLC 得到了广泛应用。正相、反相色谱均有应用，其分离所用的层析柱和固定相近 10 种。用得较多的有 ODS 柱、NH_2 基柱及离子交换柱等。

应用 HPLC 进行人参皂苷分析时，常采用反相 C_{18} 柱。采用乙腈—水、甲醇—水为流动相。早期人们采用两种流动相方法，一种流动相为乙腈—水（2∶8）等度洗脱用于分离-Re 和-Rg_1，另一种采用乙腈—水（3∶7）分离其他主要人参皂苷，如-Rb_1，-Rc 和-Rd 等。

目前多采用梯度洗脱来完成人参皂苷中主要成分分析，在流动相中加入磷酸盐缓冲液或加入醋酸铵缓冲液均可以改善峰形和分离度。如采用下列梯度，分析了人参中 6 种主要单体皂苷。梯度如下：流动相为水（A）、乙腈（B），梯度洗脱顺序为：0~20 min，84%~82%（A），16%~18%（B）；20~55 min，82%~60%（A），18%~40%（B）。采用上述方法对 6 种商品反相柱的选择性进行研究，发现不同的商品柱对杂质和皂苷成分的分离能力不同，即柱的选择性不同。研究结果表明 Lichrosorb RP-18 的分离性能较好。应用这种色谱柱，采用线性梯度洗脱，以 10 mol/L KH_2PO_4—CH_3CN（4∶1）和 H_2O—CH_3

CN（3∶17）为流动相，在 45 min 内同时分离测定了人参皂苷-Rb_1，-Rb_2，-Rc，-Rd，-Re，-Rf，-Rg_1，-Rg_2，-Ro。另有报道，采用 11 种商品柱对西洋参中人参皂苷的选择性进行研究，认为 Cros mosil C_{18} 分析柱较好，且连有 Novapak C_{18} 预柱，便于除去杂质。采用梯度洗脱，以 C_{18} 反相柱分析了西洋参中的人参皂苷-Rb_1，-Rb_2，-Re，-Rd，-Rc，-Rg_1，-Ro、gypenoside XⅦ 和拟人参皂苷-F_{11}。

HPLC 分析常用检测器有：紫外检测（Ultraviolet，UV）、蒸发光散射检测（Evaporative Light Scattering Detector，ELSD）、示差折光检测（Refractive Index Detector，RID）和脉冲安培检测（PAD）。示差折光检测的灵敏度差，检出限为 1 μg，而且受温度影响大，常用于单体皂苷的分离，而不用于分析。对于人参皂苷的分析，目前常用稳定性较高的 UV 检测器，直接采用其紫外末端吸收 203 nm 进行检测，检出限约为 100 ng，检测时受背景和其他化合物的干扰大。也有采用 UV198 nm 波长进行检测，灵敏度是 203 nm 的 1.5 倍。由于人参皂苷缺乏发色团，有学者采用 HPLC 柱前衍生法进行人参皂苷的含量测定。其原理是人参皂苷与苯甲酰氯在吡啶溶液中生成紫外吸收较强的衍生物，然后再经 HPLC 分离，UV 检测器分析。近年来，蒸发光检测器（ELSD）也广泛用于人参皂苷的分析。除此之外，一些联用技术也广泛应用于人参皂苷的定性和定量分析，如 HPLC-MS（质谱检测器），HPLC-IR（Infrared，红外光谱），HPLC-FD（荧光检测器）等。

3. 其他分析方法

离子色谱—脉冲安培法（IC-PAD）对人参皂苷的检测灵敏度较高，检出限-Re 为 0.18 ng，-Rg_1 为 1.0 ng。该方法以 Carbopac PA1 或 HPIC-AS4A 阴离子交换柱配合 1 moL/L 氢氧化钠为流动相，分离人参三醇型皂苷效果好，但分离人参二醇型皂苷不太理想。

4. 人参中多种人参皂苷含量的测定实例

本例引用《GB/T 22996—2008 人参中多种人参皂苷含量的测定》中的液相色谱—紫外检测法。

（1）范围。本标准规定了人参中人参皂苷（ginsenosides）Re，Rg_1，Rf，Rb_1，Rc，Rb_2 含量的液相色谱—紫外检测方法。本标准适用于生晒人参中人参皂苷 Re，Rg_1，Rf，Rb，Rc，Rb_2 含量的测定。本标准的方法检出限：人参皂苷 Re，Rg_1，Rb_1，Rc，Rb_2 均为 50 mg/kg，人参皂苷 Rf 为 25 mg/kg。

（2）规范性引用文件。下列文件中的条款通过本标准的引用而成为本标准的条款。凡是注日期的引用文件，其随后所有的修改单（不包括勘误的内容）或修订版均不适用于本标准。然而，鼓励根据本标准达成协议的各方研究是否可使用这些文件的最新版本。凡是不注日期的引用文件，其最新版本适用于本标准。GB/T 6379.1 测量方法与结果的准确度（正确度与精密度）第 1 部分：总则与定义（GB/T 6379.1—2004，ISO 5725-1：1994，IDT）GB/T 6379.2 测量方法与结果的准确度（正确度与精密度）第 2 部分：确定标准测量方法重复性与再现性的基本方法（GB/T 6379.2—2004，ISO 5725-2：1994，

IDT）GB/T 6682 分析实验室用水规格和试验方法（GB/T 6682—2008，ISO 3696：1987，MOD）

（3）原理。采用快速溶剂萃取法（ASE）在高温、高压的条件下，使人参皂苷完全彻底地被萃取到甲醇中，经浓缩、定容，液相色谱测定，外标法定量。

（4）试剂和材料。水为 GB/T 6682 规定的一级水、甲醇：色谱纯、乙腈：色谱纯、海砂：化学纯，粒度：0.65~0.85 mm。人参皂苷标准物质：Re，Rg_1，Rf，Rb_1，Rc，Rb_2 纯度均大于 99%。人参皂苷标准液：6 种人参皂苷 Re，Rg_1，Rf，Rb_1，Rc，Rb_2 标准储备液：1.0 mg/mL。用分析天平准确称取适量上述物质（4），分别用甲醇（1）配制成 1.0 mg/mL 的标准储备液。储备液避光在 2~4 ℃下保存。6 种人参皂苷混合标准工作液：根据每种人参皂苷的灵敏度和仪器的线性范围，量取适当的 6 种人参皂苷标准储备液，用甲醇配制成混合标准工作液，避光在 2~4 ℃下保存。注：称取标准物质的质量是按照纯度修正过的质量。

（5）仪器。液相色谱仪：配有紫外检测器、加速溶剂萃取仪：型号 ASE200，配有 11 mL 萃取池、电子天平：感量为 0.01 g 和 0.000 1 g、旋转蒸发仪、鸡心瓶：150 mL、容量瓶：10 mL、微量移液器：10~100 μL 和 1 000~5 000 μL、样品过滤器：PTFE，0.45 μm。

（6）试样的制备与保存。

①试样的制备。将人参样品混合均匀。分出 0.5 kg 作为试样，用粉碎机粉碎并通过孔径 20 目筛。混匀密封，并做标记。

②试样保存。将试样置于 4 ℃条件下贮存。

（7）分析步骤。

①提取。分别称取人参试样 1 g（精确到 0.01 g）和海砂 13.0 g，将试样与海砂充分混匀，装入事先放入纤维素滤膜的加速溶剂萃取仪的 11 mL 萃取池中，拧紧池盖，进行萃取。加速溶剂萃取条件如下：萃取溶剂：甲醇；压力：10.7 MPa；温度：140 ℃；静态萃取时间：5 min；静态循环次数：2 次；冲洗体积：50%；吹扫时间：100 s。将收集到瓶中的提取液转移到鸡心瓶中，50 ℃下真空浓缩至小于 10 mL，转移到 10 mL 容量瓶中，用甲醇定容，混匀。取部分样液用 0.45 μm 滤膜过滤到进样瓶中，待液相色谱测定。

②色谱测定。

a. 液相色谱测定条件：色谱柱：Acclaim 120 C_{18}，（5 μm，250 mm×4.6 mm）或相当者；流速：1 mL/min；检测波长：203 nm；柱温：50 ℃；进样量：10 μL；流动相及梯度见表 5-2。

表 5-2　梯度洗脱条件

运行时间/min	流动相水/（%）	流动相乙腈/（%）
0.00	70	30
5.50	64	36
12.00	20	80
20.00	0	100
25.00	70	30
30.00	70	30

b. 液相色谱测定。用不同浓度的人参皂苷混合标准液分别进样，以峰面积和标准工作溶液的浓度绘制标准工作曲线，样品溶液中人参皂苷的响应值均在仪器的测定线性范围内。在上述色谱条件下，各种人参皂苷的保留时间见表5-3。

表5-3　各种人参皂苷参考保留时间

人参皂苷	保留时间/min	人参皂苷	保留时间/min
Re	4.632	Rb$_1$	10.310
Rg$_1$	4.871	Rc	10.540
Rf	10.014	Rb$_2$	11.215

③平行试验。按照上述步骤，对同一试样进行平行试验测定。

④空白试验。除不称取试样外，均按上述步骤进行。

（8）结果计算。人参中人参皂苷含量按下式计算：

$$X = C \times V / m \times 1\,000 / 1\,000$$

式中：X 为试样中被测组分含量（mg/kg）；C 为从标准曲线上得到被测组分溶液的浓度（μg/mL）；V 为样品溶液定容体积（mL）；m 为样品溶液所代表试样的质量（g）。计算结果应扣除空白值。

（9）精密度。

①一般规定。本标准的精密度数据是按照 GB/T 6379.1 和 GB/T 6379.2 的规定确定的，其重复性和再现性的值是以95%的可信度来计算。

②重复性。在重复性条件下，获得的两次独立测试结果的绝对差值不超过重复性限 r，人参中人参皂苷添加浓度范围及重复性方程见表5-4。

表5-4　人参中人参皂苷的添加浓度范围及重复性和再现性方程　　　　μg/kg

人参皂苷	添加浓度范围	重复性限 r	再现性限 R
Re	50~200	lg r = 5.773+2.653 lg m	lg R = 5.639+2.661 lg m
Rg$_1$	50~200	lg r = 3.510+1.482 lg m	lg R = 3.367+1.485 lg m
Rf	25~100	lg r = 1.803+0.623 lg m	lg R = 1.653+0.623 lg m
Rb$_1$	50~200	lg r = 2.523+0.970 lg m	lg R = 2.388+0.9777 lg m
Rc	50~200	lg r = 1.248+0.318 lg m	lg R = 3.445+1.528 lg m
Rb$_2$	50~200	lg r = 7.354+3.432 lg m	lg R = 7.216+3.429 lg m

注：m 为两次测定结果的算术平均值。

如果差值超过重复性限 r，应舍弃试验结果并重新完成两次单个试验的测定。

③再现性。在再现性条件下，获得的两次独立测试结果的绝对差值不超过再现性限 R，人参中人参皂苷添加浓度范围及再现性方程见表5-4。人参皂苷标准物质色谱图，见图5-11。

本方法中人参皂苷添加浓度及其平均回收率试验数据，见表5-5。

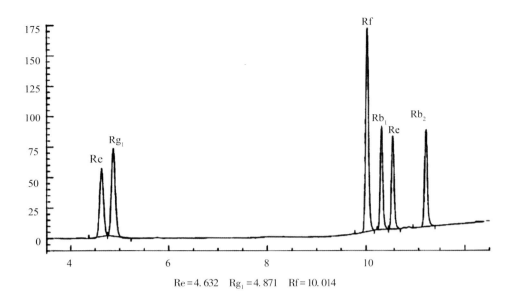

Re = 4.632 Rg$_1$ = 4.871 Rf = 10.014

Rb$_1$ = 10.310 Re = 10.540 Rb$_2$ = 11.215

图 5-11　人参皂苷标准物质色谱

表 5-5　人参皂苷添加浓度及其平均回收率试验数据

人参皂苷	添加浓度/(mg·kg^{-1})	平均回收率/(%)
Re	50	91.98
	100	87.19
	150	91.37
	200	94.78
Rg$_1$	50	94.22
	100	86.69
	150	91.28
	200	97.12
Rf	25	90.69
	50	91.09
	75	102.79
	100	98.52
Rb$_1$	50	85.69
	100	92.26
	150	93.95
	200	99.95
Rc	50	90.73
	100	87.09
	150	94.17
	200	99.61

续表

人参皂苷	添加浓度/(mg·kg^{-1})	平均回收率/(%)
Rb$_2$	50	89.95
	100	87.24
	150	96.60
	200	100.43

5. 西洋参中人参皂苷 Rb$_1$ 含量测定的方法

本方法引用《NY316—1997 西洋参制品》标准中人参皂苷 Rb$_1$ 含量的测定方法。

（1）高效液相色谱法（仲裁法）。

①原理。采用高效液相色谱法可将人参皂苷 Rb$_1$ 与其他成分分离而定量。以甲醇：水（72∶28）作流动相，在 C$_{18}$（ODS）柱上它们可以分离。在 202 nm 波长处可进行定量。

②仪器。

a. 高效液相色谱仪。色谱柱：C$_{18}$（ODS）柱，10 μm，3.9 mm×30 cm；柱温：47 ℃；流动相：甲醇：水（72∶28），V/V；流速：0.5 mL/min；检测波长：202 nm；灵敏度：0.5 AUFS；纸速：5 mm/min；数据处理：峰面积外标定量法。

b. 超声波发生器。

③试剂。所用试剂均用 0.45 μm 微孔滤过并脱气才能使用。

a. 甲醇：分析纯重蒸馏或光谱纯。

b. 水：二次蒸馏水。

c. 人参皂苷 Rb$_1$ 对照品：由中国药品生物制品检定所提供。

d. 人参皂苷 Rb$_1$ 对照品溶液的制备。精密称取人参皂苷 Rb$_1$ 对照品 4 mg，置 10 mL 容量瓶中，加甲醇溶解并稀释至刻度，摇匀备用（每毫升含 0.4 mg 的人参皂苷 Rb$_1$）。

④分析步骤。

a. 样品溶液的制备。取样品约 2 g，精密称量，置具塞锥形瓶中，用适量甲醇冷浸 12 h 后，用超声波发生器提取 10 min。将提取液滤过，滤液置 10 mL 容量瓶中，用甲醇洗涤并稀释至刻度，摇匀备用。

b. 空白试验。精密吸取甲醇 1050 μL，在上述色谱条件下注入高效液相色谱仪，用流动相洗脱至流出色谱仪，记录甲醇溶剂色谱。

c. 测定。在本实验色谱条件下，精密吸取人参皂苷 Rb$_1$ 对照品溶液 10，15，20，25，30 μL，分别注入高效液相色谱仪，记录色谱图。以人参皂苷 Rb$_1$ 进样量对其峰面积分别绘制其标准曲线。

精密吸取样品溶液 10 μL，注入高效液相色谱仪，记录色谱图，根据样品中人参皂苷 Rb$_1$ 的峰面积，从标准曲线上分别求出其量（mg），根据样品取用量，计算人参皂苷 Rb$_1$ 的含量。

d. 分析结果计算。以质量百分分数表示样品中人参皂苷 Rb$_1$ 含量（X），按下式计算：

$$X（\%）= \dfrac{\dfrac{m_1}{V_1}}{\dfrac{m_2}{V_2}} \times 100$$

式中，V_1 为样品进样体积（μL）；V_2 为样品定容体积（μL）。

（2）薄层层析比色法。

①原理。以硅胶为载体，利用西洋参各种皂苷在两相中分配系数的不同，从而达到分离的目的，再将人参皂苷 Rb_1 斑点从硅胶板上刮取下来经显色后与对照品比较，从而达到定量。

②仪器。紫外可见光分光光度计。

③试剂。

a. 三氯甲烷、甲醇、正丁醇、香草醛、硫酸均为分析纯，硅胶 G。

b. 8%香草醛乙醇溶液：取香草醛 0.8 g，加无水乙醇使溶解成 10 mL，摇匀备用（用前现配）。

c. 硫酸溶液：取浓硫酸 72 mL，缓缓注入适量水中，冷却至室温，加水稀释至 100 mL，摇匀备用。

d. 人参皂苷 Rb_1 对照品溶液的制备：精密称取人参皂苷 Rb_1 对照品 15 mg，置 10 mL 容量瓶中，加甲醇适量使溶解稀释至刻度，摇匀，置冰箱中保存备用。

e. 三氯甲烷：甲醇：水（65：35：10）展开剂的制备：精密量取三氯甲烷 65 mL、甲醇 35 mL、蒸馏水 10 mL 置分液漏斗中充分振摇混合，放置后，待水与有机溶剂分层后，取下层备用。

④分析步骤。

a. 样品溶液制备。从西洋参茶中取样品约 2 g，精密称量，置 100 mL 烧杯中，用蒸馏水 40 mL 溶解后，定量转入 250 mL 分液漏斗中，再用 20 mL 蒸馏水分 2 次冲洗烧杯，并入分液漏斗中，加乙醚 30、30、20 mL 分 3 次振摇萃取，弃去乙醚液。继用水饱和正丁醇 30、25、20 mL 分 3 次振摇萃取，合并正丁醇液，用蒸馏水 1 倍量振摇，待分层后，弃去水层，取正丁醇层于蒸发皿中，在沸水浴上蒸干，残渣用甲醇溶解后，转移至 100 mL 量瓶中，用甲醇稀释至刻度，摇匀备用。从天然西洋参茶和西洋参叶袋泡茶中取样品 1 g，精确称量，用滤纸包好，置索氏提取器中，加乙醚回流提取 1h，弃去乙醚液，残渣挥干乙醚，去掉滤纸，置 50 mL 具塞三角瓶中，用水 1 mL 搅拌湿润后，用水饱和正丁醇 20 mL 超声提取 30 min，离心吸取上清液，反复共 4 次，合并正丁醇液，加 1 倍蒸馏水，置分液漏斗中，振摇待分层后，弃去水层，取正丁醇层蒸干，加甲醇溶解后，转移至 10 mL 容量瓶中，用甲醇稀释至刻度，摇匀备用。精确量取西洋参饮料、西洋参酒 100 mL 在沸水浴上蒸干。用蒸馏水 40 mL 溶解后，定量转入 250 mL 分液漏斗中，再用 20 mL 蒸馏水分 2 次冲洗烧杯，并入分液漏斗中，加乙醚 30、30、20 mL，分 3 次振摇萃取，弃去乙醚，继用水饱和正丁醇 30、25、20 mL 分 3 次振摇萃取，合并正丁醇液，用蒸馏水 1 倍量振摇。待分层后，弃去水层。取正丁醇层于蒸发皿中，在沸水浴上蒸干，残渣用甲醇溶解后，转移至 10 mL 容量瓶中，用甲醇稀释至刻度，摇匀备用。

b. 硅胶 G 板的制备。称取硅胶 G 7 g，置 100 mL 烧杯中，加蒸馏水 20 mL，用玻璃棒搅拌均匀，均匀涂铺在玻璃板上（10 cm×20 cm）。板厚 0.5 mm。放在室温下，自然干燥后，在前置干燥箱中 105 ℃ 活化 30 min，取出，在盛有硅胶的干燥器中冷却和保存。

c. 点样。取制备好的硅胶 G 板 1 块，在板的一端距板端 2 cm 处作起始线，分别点样品溶液和人参皂苷 Rb_1，对照品溶液 10 μL，两点间距离为 5 cm，等点样斑点干燥后，进行展开。

d. 展开。将配制好的展开剂，置层析缸中，在点样后的层析板按上行法进行展开，展距为 10~12 cm，取出，挥干展开剂。

e. 显色。将挥干展开剂后的层析板，用碘蒸汽显色，标记 Rb_1 相对应的样品斑点位置，再用热风吹去碘。

f. 比色测定。用小刀刮取人参皂苷 Rb_1 相对应的斑点，再从空白处刮取与样品斑点相同的硅胶 G，分别置离心试管中，每管准确加入甲醇 10 mL，充分振摇，置离心机中离心。精确吸取上清液各 10 μL，置具塞刻度试管中，用热风吹干溶剂后，分别加入 8% 香草醛 0.5 mL、72% 硫酸 5 mL，充分混匀后，置 60 ℃ 恒温水浴中显色 10 min，取出，用冷水激冷，在波长 560 nm 处比色测定。

g. 分析结果计算。以质量百分数表示样品中人参皂苷 Rb_1 含量（X），按下式计算：

$$X（\%）= \frac{m_1 \times \frac{A_1}{A_2}}{m_2} \times 100$$

式中，m_1 为称取对照品的量(mg)；m_2 为称取样品的量(mg)；A_1 为对照品溶液的吸光度；A_2 为样品溶液的吸光度。

6. 三七中单体皂苷含量的测定方法

本方法引自文献《反相高效液相色谱法同时测定三七药材中 4 种皂苷的含量》。三七是我国特产药材，其主要药效部位为三七总皂苷，三七皂苷 R_1、人参皂苷 Rg_1，Rb_1 和 Rd 等是其中含量较高的有效成分，常作为三七药材或制剂的质控指标，本文献同时测定了三七中三七皂苷 R_1、人参皂苷 Rg_1，Rb_1 和 Rd 的含量，该方法准确可靠，重复性好。

（1）仪器与试剂。Agilent 1 100 高效液相色谱仪（美国 Agilent 科技公司）。三七药材来源于云南文山康源公司、杭州中药饮片厂（产地未知）和天津天士力集团公司。对照品人参皂苷 Rg_1、-Rb_1 和-R_1 购于中国药品生物制品检定所，-Rd 由吉林大学药学院徐景达教授赠送。乙腈为色谱纯（MERCK 公司），娃哈哈纯净水（市售，大桶装）。其他试剂为分析纯。

（2）实验方法。

①色谱分析条件。大连 Elite Hypersil ODS 柱（4.6 μm×250 mm），柱温 25 ℃，流动相为 A（80% 乙腈—0.02% 磷酸水溶液，V/V），B（0.02% 磷酸水溶液，V/V）；A 的浓度

变化为：0 min，12%；0~20 min，12%~60%；20~35 min，60%；35~37 min，60%~90%；37~45 min，90%。流速 1.0 mL/min；检测波长 203 nm；参比波长 360 nm 。在该条件下，三七提取物中 4 种待测皂苷的色谱见图 5-12。

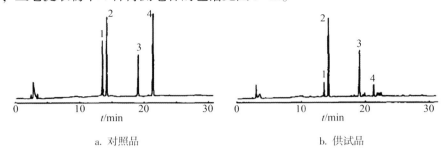

a. 对照品　　　　　　　　　　　　b. 供试品

1. R$_1$　2. Rg$_1$　3. Rb$_1$　4. Rd

图 5-12　对照品和供试品色谱

②标准曲线制备。在 10 mL 量瓶里用 50%色谱纯甲醇水溶液精密配制人参皂苷 R$_1$，-Rg$_1$，-Rb$_1$ 和 Rd 对照品的混合溶液，它们的浓度分别为 0.122 2，0.410 2，0.197 8，0.130 0 g/L，混合对照品溶液经 0.45 μm 膜滤过后分别进样 2，5，15，25，35，50μL 进行分析。以色谱峰面积为纵坐标 y，进样量（g）为横坐标，绘制标准曲线，结果见表5-6。

表 5-6　4 种皂苷的标准曲线

对照品	回归方程	相关系数	线性范围/μg
R$_1$	$Y=81.264X+82.757$	0.999 6	0.244~6.110
Rg$_1$	$Y=167.020X+42.589$	0.999 7	0.820~20.510
Rb$_1$	$Y=53.743X+2.961$	1.000 0	0.396~9.890
Rd	$Y=39.512X-3.011$	1.000 0	0.260~6.500

③供试品溶液的制备。称取粉碎后的药材 1.0 g，置 100 mL 具塞锥形瓶中，精密加入甲醇 50 mL，摇匀，超声提取 2.0 h，提取物溶液过滤后减压浓缩去除溶剂，残渣加水溶解并定容至 10 mL，使生药浓度为 0.1 g/mL。然后转移至已经处理好的大孔树脂吸附柱（0.9 cm×10 cm），待液面降至棉花层后即加水 40 mL 洗脱，流出速度为 0.4 mL/min，弃去水液，继续用 70% 乙醇洗脱，收集 50 mL，即得供试品溶液。

④样品分析。超声提取 2h 并经大孔树脂纯化后，检测不同规格和不同产地三七药材的总皂苷及 4 种皂苷的含量，每个样品平行作 2 次后取均值，实验结果见表 5-7。

表 5-7　样品分析结果

样品	来源	R$_1$	Rg$_1$	Rb$_1$	Rd
20 头	云南	4.553	25.823	22.187	5.278
30 头	云南	3.715	22.247	24.884	6.068
40 头	云南	2.204	24.234	24.201	6.505

续表

样品	来源	R_1	Rg_1	Rb_1	Rd
60 头	云南	2.780	21.949	25.123	5.956
80 头	云南	2.060	24.079	20.599	4.541
120 头	云南	1.486	24.046	18.096	4.758
160 头	云南	1.578	23.063	18.273	3.719
200 头	云南	2.052	24.078	22.917	4.542
大根	云南	3.378	33.262	33.511	6.985
须根	云南	2.558	21.680	16.510	3.378
芦头	云南	5.077	46.132	40.412	8.865
花	云南	—	—	11.459	—
60 头	杭州	2.603	35.666	27.377	6.288
120 头	杭州	2.672	26.951	25.176	7.500
200 头	天津	3.303	31.800	32.732	5.919

（四）有害元素残留量的检测

人参中有害元素主要包括铅（Pb）、镉（Cd）、铜（Cu）、砷（As）、汞（Hg）。铅是一种具有蓄积性、多亲和性的毒物，对各组织都有毒性作用，主要损害神经系统、造血系统、消化系统和肾脏，还损害人体的免疫系统，使机体抵抗力下降，铅对婴幼儿及学龄前儿童智力发育危害极大。2004 年美国报道铅为致癌物。镉是一种毒性很大的重金属，其化合物也大都属毒性物质。进入人体的镉，主要累积在肝、肾、胰腺、甲状腺和骨骼中。镉会取代骨中钙，使骨骼严重软化，骨头寸断；镉会引起胃脏功能失调，干扰人体和生物体内锌的酶系统，使锌镉比降低，而导致高血压症上升。镉对人体组织和器官的毒害是多方面的，造成贫血、高血压、神经痛、骨质松软、肾炎和分泌失调等病症，且治疗极为困难。铜是人体必需元素，当人体铜摄入量不足时可引起缺乏病，但摄入过量却又可能造成中毒，包括急性铜中毒、肝豆状核变性、儿童肝内胆汁淤积等病症。

由于人参生长期长，容易导致重金属含量超标。人参制品重金属含量超标，影响了人参的品质。因此加强检测技术手段，对监控人参品质有重要作用。

1. 有害元素的限量检查

重金属元素检测时，被测样品需事先转化为溶液样品，预处理方法与通常的化学分析相同，要求试样分解完全，在分解过程中应防止沾污和避免待测组分的损失，所用试剂及反应产物对后续测定应无干扰。

分解试样最常用的方法是用酸溶解和碱熔融。人参试样通常先进行消化处理，以除去有机物基体，消化后的残留物再用合适的酸溶解。消化处理主要分干法消化和湿法消化两种，被测元素若是易挥发的元素（如 Hg，As，Cd，Pb，Sb，Se 等），则不能采用干法消化，因为这些元素在消化过程中损失严重。

干法消化是在较高的温度下进行的。准确称取一定量的样品，置于石英坩埚或铂坩埚中，于 80~150 ℃低温加热赶去大量有机物，然后放于高温炉中，加热至 450~550 ℃进行灰化处理。冷却后，再将灰分用 HNO_3、HCl 或其他溶剂进行溶解。如有必要，可加热溶液以使残渣溶解完全，最后转移到容量瓶中，稀释溶液至刻度。

湿法消化是在较高温度下用合适的酸氧化样品。最常用的是 $HCl+HNO_3$ 法、HNO_3+HClO_4 法或 $H_2SO_4+HNO_3$ 等混合酸法。若用微波溶样技术，可将样品放于聚四氟乙烯焖罐中，于专用微波炉中加热消化样品。根据样品类型决定采用何种混酸消化样品。

2. 有害元素检测方法

（1）比色法（Colorimetry）。2010 版《中国药典》中记载的重金属检测方法及砷盐检查方法第二法二乙基二硫代氨基甲酸银法（Ag-DDC 法），均采用目视比色法测定其限量检测。

（2）紫外分光光度法（UV）。利用重金属元素与试剂反应后在紫外区有吸收的原理来测定重金属的含量。李耀根等将药典中规定的检测砷第二法中的导气管硅烷化，并把吸收液换成新银盐的吸收液，用紫外分光光度法测药品中砷的含量。沈晓君等采用紫外分光光度法，检测波长为 220 nm 对人参等 7 种吉林省道地药材的重金属含量进行测定。张春盛等采用紫外分光光度法，以 208 nm 为检测波长，对西洋参等 8 种中药的重金属进行检测。

（3）原子吸收分光光度法（AAS）。原子吸收分光光度法是基于从光源辐射出具有待测元素特征谱线的光，通过试样蒸汽时被待测元素的基态原子所吸收，由辐射谱线被减弱的程度（即原子的吸光度）来测定试样中该元素的含量。该法能测定几乎全部金属元素和一些半金属元素，已广泛应用于中药制剂及中药材中重金属、毒害元素及微量元素的检测。该法又分为冷原子吸收法和石墨炉原子吸收法。AAS 的优点是选择性强、灵敏度高、分析范围广、抗干扰能力强。缺点是不能多元素同时分析等。目前 AAS 已广泛应用于中药中微量元素的形态分析。周国华等成功采用冷原子吸收法测定了多种中药及其制剂中汞元素的含量。石墨炉原子吸收法是利用石墨管高温下使样品原子化通过炉内光路产生吸收的原理来测定，由于汞的高挥发性和炉内杂质的干扰，以及炉内环境温度不均匀，造成了原子在炉内光路上停留时间长短不一引起吸收信号的差异以至于灵敏度低、重现性差。顾萱等应用平台技术，使原子在光路中的停留时间趋于一致，又选择钯镍混合剂作为基体改进剂，并在试样预处理时加入钯作稳定剂，从而有效地抑制了汞在热分解阶段的挥发损失及石墨炉中杂质对测定的干扰，使汞分析的重现性和灵敏度都十分理想。黄隽等以硫酸镍作基本改进剂，测定了局方至宝散、安宫牛黄丸等 5 种组方中含有雄黄的中药制剂中砷的含量，实验表明，该法灵敏度高于药典中的碘量法，以及文献报道的氧瓶燃烧法和 DDC-Ag 比色法。

（4）原子荧光法（AFS）。气态自由原子吸收光源的特征辐射后，原子的外层电子跃迁到较高能级，然后又跃迁返回基态或较低能级，同时发射出与原激发波长相同或不同的发射即为原子荧光。原子荧光是光致发光，也是二次发光。当发光源停止照射之后，再发射过程立即停止。原子荧光可分共振荧光、非共振荧光与敏化荧光等 3 种类型，其中共振荧光是原子荧光分析中最主要的分析线。朱颖虹等采用 AFS 光谱技术，研究了不同产地人参中重金属砷、铅、汞、镉含量，该检测方法稳定、可靠、重现性好，结果如表 5-8。

表 5-8　不同产地人参中重金属砷、铅、汞、镉测定结果　　　　mg/kg

元素	样品		
	批号：20040527	批号：20041108	批号：20041228
	产地：A	产地：B	产地：C
As	0.001 0	0.018 0	0.026 0
Pb	1.577 0	0.822 5	0.250 0
Hg	0.243 0	0.000 0	0.002 0
Cd	0.031 4	0.052 4	0.000 0

（5）电感耦合等离子体质谱（ICP-MS）。ICP-MS 所用电离源是电感耦合等离子体（ICP），它与原子发射光谱仪所用的 ICP 是一样的，其主体是一个由三层石英套管组成的炬管，炬管上端绕有负载线圈，三层管从里到外分别通载气、辅助气和冷却气，负载线圈由高频电源耦合供电，产生垂直于线圈平面的磁场。如果通过高频装置使氩气电离，则氩离子和电子在电磁场作用下又会与其他氩原子碰撞产生更多的离子和电子，形成涡流。强大的电流产生高温，瞬间使氩气形成温度可达 10 000 K 的等离子焰炬。样品由载气带入等离子体焰炬会发生蒸发、分解、激发和电离，辅助气用来维持等离子体，需要量大约为 1 L/min。冷却气以切线方向引入外管，产生螺旋形气流，使负载线圈处外管的内壁得到冷却，冷却气流量为 10~15 L/min。ICP-MS 可以检测所有的金属元素和绝大部分的非金属元素，放射性元素同样可以检测，检出限均可达 0.1 ppt。检测方法首先利用标准溶液作出标准曲线，由标准曲线便可算出待测物的含量。ICP-MS 既能定性分析也能定量分析，质量数的多少代表着元素的种类，信号的高低则代表着含量的高低。在 ICP-MS 检测时个别的离子会存在干扰现象，例如 As 会受到 ArCl 的干扰，Cr 会受到 ArC 的干扰，在检测中可通过串接四极杆技术（比如 PE 的碰撞反应池），离子和特定的气体反应从而消除干扰，同时灵敏度不会下降，之后离子再进入后面的主四极杆，最终进入到检测器。用该法共测定了 14 种出口中成药中微量有害元素的含量，用世界卫生组织、日本、新加坡等国家规定有害无素标准来衡量测定结果，多数符合要求，只有 4~5 个品种超限，而用美国 FDA 标准判定，仅一个品种符合要求。

梁淑敏等利用 ICP 等离子发射光谱和冷原子吸收光谱仪测定了人参粉中的有害金属含量，结果如表 5-9。

表 5-9　人参粉中 6 种无机元素的测定结果　　　　mg/kg

有害元素	As	Pb	Cd	Sn	Cu	Hg
人参粉	0.44	0.44	无	0.89	4.83	6.0

（6）流动注射—氢化物发生—等离子体原子发射光谱（FI-HG-ICP-AES）在线测

定。韦薇等采用 ICP-AES 测定 10 种彝药中含有大量钙、镁、铬、锰、铁、锌、铜等常量元素和微量元素。喻昕等将 FI-HG 技术与多道 ICP-AES 仪器联用。弥补了常规的 HG-ICP-AES 技术存在的试剂/试样消耗量大，分析效率低，基体干扰严重，大量氢气的导入引起 ICP 的不稳定及分析信号的记忆效应的不足，该法有灵敏、快速、高效、试剂/试样消耗少及同时在线测定砷和汞的优点，可以在同一条件下同时测定砷和汞，检出限达亚 μg/L 级的水平，但取样量仅为 80 μL，按 IUPAC 定义计算出砷、汞的检测限。

3. 人参有害元素残留量的检测实例

（1）试剂。浓硝酸为优级纯，水为超纯水（自制）。

（2）仪器。7 500a 型电感耦合等离子体质谱仪（美国 Agilent 科技有限公司），MDS-6 型温压双控微波消解/萃取仪（上海新仪微波化学有限公司），Milli2Q 型超纯水处理系统（美国 Millipore 公司）；CP225D 分析天平（德国 Sartorius 公司），FW80 高速万能粉碎机（天津市泰斯特仪器有限公司），DHG-9030A 电热恒温鼓风干燥箱（上海精宏实验设备有限公司）。

（3）标准品。Pb，As，Cd，Hg，Cu，Au，Ge，In，Bi 单元素标准溶液由 Agilent 科技有限公司提供。

（4）方法。

①标准品储备液的制备。分别精密量取铅、砷、镉、汞、铜单元素标准溶液适量，用 10% 硝酸溶液稀释制成每 1 mL 分别含铅、砷、镉、汞、铜为 1，0.5，1，1，10 μg 的溶液，即得。

②标准品溶液的制备。精密量取铅、砷、镉、铜标准品储备液适量，用 10% 硝酸溶液稀释制成每 1 mL 含铅、砷 0，1，5，10，20 ng；含镉 0，0.5，2.5，5，10 ng；含铜 0，50，100，200，500 ng 的系列浓度混合溶液。另精密量取汞标准品储备液适量，用 10% 硝酸溶液稀释制成每 1 mL 分别含汞 0，0.2，0.5，1，2，5 ng 的溶液，本液临用配制。

③内标溶液的制备。精密量取 Ge，In，Bi 单元素标准溶液适量，用水稀释制成每 1 mL 各含 1 μg 的混合溶液，即得。

④供试品溶液的制备。取供试品于 60 ℃干燥 2 h，粉碎成粗粉。取 0.3 g 粉末，精确称定，置消解罐中，精密加入浓 HNO_3 5.0 mL，依次在 0.3，0.6，1.0 MPa 的压力下各消解 4 min，最后在 1.5 MPa 的压力下消解 10 min，微波功率均为 600 W。消解结束待冷却后取出消解罐，将管内溶液转移至 10 mL 量瓶中，用超纯水多次洗涤消解罐，一并移至量瓶中，加入金单元素标准溶液（1 μg/mL）200 μL，用水稀释至刻度，摇匀，低温保存备用。精密移取 2.0 mL 样品溶液，用重蒸水稀释至 50 mL，即得供试品溶液。除不加金单元素标准溶液外，同法制备试剂空白溶液。同法制备空白溶液。

⑤仪器工作参数。优化结果为载气体积流量为 1.14 L/min，等离子体体积流量为 15.0 L/min，RF 功率为 1 300 W，雾化室温度为 2 ℃，采样深度 8.4 mm，测点数/质量为 6，采样锥孔径 1.0 mm，截取锥孔径 0.4 mm，样品提升率 1.45 mL/min，分析时间 0.1 s。

⑥测定法。测定时选取的同位素为 ^{63}Cu，^{75}As，^{114}Cd，^{202}Hg，^{208}Pb。其中，^{63}Cu，^{75}As 以

^{72}Ge 作为内标；^{114}Cd 以 ^{115}In 作为内标；^{202}Hg，^{208}Pb 以 ^{209}Bi 作为内标。并根据仪器的要求对测定的元素进行校正。仪器的内标进样管在仪器分析工作过程中始终插入内标溶液中，依次将仪器的样品管插入各个浓度的标准品溶液中进行测定（浓度依次递增），以测量值（3 次读数的平均值）为纵坐标，浓度为横坐标，绘制标准曲线。将仪器的样品管插入供试品溶液中，测定，取 3 次读数的平均值。从标准曲线上计算得相应的浓度，计算各元素的含量。同时在同样的条件下进行空白试验，根据仪器说明书的要求扣除空白干扰。

（5）实验结果。样品测定结果见表 5-10。

表 5-10　不同样品的有害元素含量测定结果

编号	含量的平均值/（mg·g^{-1}）				
	砷（As）	铅（Pb）	镉（Cd）	汞（Hg）	铜（Cu）
L1	0.04	1.22	0.05	0.01	45.0
L2	0.06	1.53	0.05	0.01	52.4
L3	0.05	1.24	0.03	0.01	41.8
L4	0.02	0.90	0.06	0.00	31.2
L5	0.06	0.79	0.04	0.02	60.8
L6	0.07	1.63	0.02	0.10	41.2
L7	0.05	2.42	0.02	0.01	74.2
L8	0.18	3.57	0.07	0.03	94.6
L9	0.06	2.62	0.05	0.06	39.7
L10	0.02	1.13	0.04	0.04	43.6
L11	0.03	0.38	0.01	0.00	12.6
L12	0.02	0.77	0.00	0.00	20.0
L13	0.02	0.92	0.01	0.01	19.4
L14	0.02	0.82	0.01	0.01	24.4
L15	0.04	1.16	0.04	0.02	26.3
L16	0.04	1.98	0.01	0.01	33.0
Y1	0.02	1.33	0.03	0.01	35.7
Y2	0.02	1.30	0.01	0.01	32.0
Y3	0.03	1.14	0.09	0.01	22.6
Y4	0.02	0.37	0.03	0.01	11.7
Y5	0.68	0.64	0.05	0.01	14.3
Y6	0.02	0.61	0.06	0.01	13.5
Y7	0.02	0.35	0.03	0.01	13.6
Y8	0.02	0.54	0.05	0.01	12.5
Y9	0.02	0.47	0.03	0.01	14.3
Y10	0.01	0.37	0.06	0.00	10.8

续表

编号	含量的平均值/（mg·g⁻¹）				
	砷（As）	铅（Pb）	镉（Cd）	汞（Hg）	铜（Cu）
Y11	0.05	0.79	0.04	0.01	12.4
Y12	0.02	1.25	0.02	0.03	9.6
Y13	0.04	1.33	0.03	0.01	8.4
Y14	0.10	0.69	0.07	0.00	12.7

注：L 为林下山参；Y 为园参。

4. 人参、西洋参、三七中有害元素限量要求

在 2015 版《中国药典》中，除三七外，已规定人参和西洋参中有害元素的限量要求，但是在一些国标或者行业标准中也对其进行了限量规定，现对其总结如下（表 5-11~表 5-14）。

表 5-11　人参及其制品的有害元素卫生标准

项目		生晒参、移山参、野山参	红参、大力参、活性参、糖参	保鲜参	蜜制人参、蜜片	鲜人参	人参茎叶、人参花、人参果
有害元素/（mg·kg⁻¹）≤	砷（As）	2.00	2.00	2.00	2.00	2.00	2.00
	铅（Pb）	0.50	0.50	0.50	0.50	0.50	0.50
	镉（Cd）	0.50	0.50	0.50	0.50	0.50	0.50
	汞（Hg）	0.10	0.10	0.10	0.10	0.10	0.10
	铜（Cu）	20.0	20.0	20.0	20.0	20.0	20.0

注：上述指标均以干燥品干燥。

表 5-12　人参制品有害元素限量标准

项目	人参茶	人参果茶	多维人参果茶	红景天人参茶	人参蜜片	人参酒
铅/（mg·kg⁻¹）	≤1.0	≤1.0	≤1.0	≤1.0	≤1.	—
砷/（mg·kg⁻¹）	≤1.0	≤1.0	≤1.0	≤1.0	≤1.0	—
铜/（mg·kg⁻¹）	≤2.0	≤2.0	≤2.0	≤10	≤10	—
铅（以 Pb 计）/（mg·L⁻¹）	—	—	—	—	—	≤1.0
锰（以 Mn 计）/（mg·L⁻¹）	—	—	—	—	—	≤2.0

表 5-13　西洋参及其制品卫生指标（废止）

项目		西洋参	活性西洋参	西洋参片	西洋参口嚼片	西洋参袋泡茶
有害元素	铅/（mg·kg⁻¹）	≤1.0	≤1.0	≤1.0	≤1.0	≤1.0
	铬/（mg·kg⁻¹）	≤0.5	≤0.5	≤0.5	≤0.5	≤0.5
	砷/（mg·kg⁻¹）	≤1.0	≤1.0	≤1.0	≤1.0	≤1.0
	汞/（mg·kg⁻¹）	≤0.03	≤0.03	≤0.03	≤0.03	≤0.03

表 5-14　西洋参制品现行卫生指标

	项目	西洋参茶	天然西洋参茶	西洋参叶袋泡茶	西洋参饮料	西洋参酒
有害元素	铅/(mg·kg⁻¹)	≤1.0	≤1.0	≤1.0	≤1.0	—
	铜/(mg·kg⁻¹)	≤2.0	≤10	≤10	≤10	—
	砷/(mg·kg⁻¹)	≤1.0	≤1.0	≤1.0	≤1.0	—
	铅(以 Pb 计)/(mg·L⁻¹)	—	—	—	—	≤1.0
	锰(以 mn 计)/(mg·L⁻¹)	—	—	—	—	≤2.0

农业部对于人参、西洋参作为绿色食品的卫生学指标的规定更为严格，如表 5-15 所示。

表 5-15　人参、西洋参作为绿色食品的卫生学指标

项目	指标	
	人参	西洋参
砷/(mg·kg⁻¹)	≤0.5	
铅/(mg·kg⁻¹)	≤0.5	
镉/(mg·kg⁻¹)	≤0.2	
汞/(mg·kg⁻¹)	≤0.06	

2015 版《中国药典》中对西洋参的有害元素限量要求，照铅、镉、砷、汞、铜测定法测定，指标如表 5-16 所示。

表 5-16　2010 版《中国药典》中西洋参有害元素限量要求

项目	指标
铅/（mg·kg⁻¹）	5
镉/（mg·kg⁻¹）	30
砷/（mg·kg⁻¹）	2
汞/（mg·kg⁻¹）	20
铜/（mg·kg⁻¹）	20

三七的道地产区为云南文山，在《GB/T19086—2008 地理标志产品文山三七》中有害元素限量要求如表 5-17 所示。

表 5-17　三七中有害元素限量要求

项目	指标
砷（以 As 计）/（mg·kg⁻¹）	≤2.0
铅（以 Pb 计）/（mg·kg⁻¹）	≤5.0
镉（以 Cd 计）/（mg·kg⁻¹）	≤0.5
汞（以 Hg 计）/（mg·kg⁻¹）	≤0.1

（五）农药残留量的检测

目前中药材多为人工栽培，为提高药材产量，减少昆虫、真菌和霉菌的为害，在生

产过程中常需喷洒农药，此外，土壤中残留的农药也可能引入药材中，致使中药材中农药残留问题较为严重，而农药对人体危害极大。故中药材及其制剂中农药残留量的检测对于保障中药质量具有重要意义。常见农药的种类，按化学结构分类：有机氯类：滴滴涕、六六六等；有机磷类：敌敌畏、乐果等；苯氧羧酸类除草剂：2，4-二氯苯氧乙酸（2，4-D）等；氨基甲酸酯类：西维因（甲萘威）等；二硫代氨基甲酸酯类：福美铁、福美锌等；其他类：磷化铝、砷酸钙；烟叶和尼古丁；溴螨酯、氯化苦等，故对其残留量需要检测。

1. 残留农药的提取

（1）提取溶剂。①有机氯类农药：常用正己烷（或石油醚）、乙腈、丙酮、苯等，混合溶剂常用正己烷（或石油醚）—丙酮、乙腈—水等。②有机磷类农药：由于有机磷类农药包括的种类很多，极性差异很大，很难用一种溶剂将所有的有机磷农药提取完全，一般应根据有机磷农药的极性采用相应极性的溶剂进行提取。

（2）提取方法。①索氏提取法。②振荡提取法。

2. 样品纯化

（1）液—液分配（LLP）。常用溶剂体系有二氯甲烷—丙酮/水、二氯甲烷—甲醇/水、乙腈—石油醚、乙腈—石油醚/水、二氯甲烷—乙腈/水等。

（2）柱层析分离。常用吸附剂有弗罗里硅土（Florisil）、Celite-Nuchar、硅胶、氧化铝、活性炭等。

3. 检测方法

（1）薄层色谱法。

①有机氯农药。吸附剂：硅胶 G、氧化铝、GF$_{254}$等；展开剂：己烷、庚烷等。如果用一般的吸附薄层系统难于分离的有机氯农药，可考虑换用分配薄层系统进行分离，如以二甲基甲酰胺作固定相，用异辛烷展开，或以液体石蜡作固定相，用甲醇-乙腈等混合溶剂展开，都可以得到有机氯农药和多氯联苯类化合物的较好的分离效果。

②有机磷农药。吸附剂：硅胶 G、氧化铝、硅藻土、纤维素和聚酰胺等。展开剂：丙酮、氯仿、乙腈、环己烷等。文献报道，采用硅胶、氧化铝和弗罗里硅土 3 种薄层吸附剂，5 种溶剂系统和 3 种显色剂系统分离了 42 种有机磷农药，这 5 种溶剂系统是：环己烷—丙酮—氯仿（70∶25∶5）；2，2，4-三甲基戊烷—丙酮—氯仿（70∶25∶5）；丙酮—异丙醚—环己烷（40∶40∶20）；2，2，4-三甲基戊烷—乙酸乙酯—环己烷（50∶20∶5）；环己烷—乙酸乙酯—乙腈（50∶20∶15）。有机氯农药显色剂用得最多的是硝酸银显色剂，其优点是灵敏度高，可达 0.01 μg，甚至更低，而且显色稳定。其二是芳胺类显色剂，它们是二苯胺、二甲苯胺、对苯二胺、联苯胺、联邻甲苯胺和 β-萘胺。其中尤以二苯胺和联邻甲苯胺最为常用。此类显色剂可对不同农药显出不同颜色的斑点，有助于定性鉴别，虽然灵敏度比较差些，但有时也可达到 0.02 μg，缺点是颜色不稳定，毒性较大。第三种是荧光显色剂，荧光物质结构中具有 N-甲基或 N-乙基者对有机氯农药的反应灵敏而且迅速，同时受氯离子的干扰影响较小。常用的显色剂有：N，N，N，N-四乙

基联苯胺，N，N′-二甲基氨基荧光蒽，N-甲基咔唑，3-氨基芘，罗丹明 B 等，有的灵敏度可达 0.02 μg。有机磷农药显色剂常用的有刚果红、4-（对硝基苄基）吡啶（NBP）、四溴苯酚磺酞乙酯—硝酸银—柠檬酸、硝酸银—溴酚蓝以及薄层—酶抑制法。

（2）气相色谱法。同薄层色谱相比，气相色谱在农药残留分析方面的使用较为广泛。测定常用玻璃柱（柱长以 1~2 m 为宜）或弹性毛细管柱，电子捕获检测器。对于有机氯农药，常用 DC-200、OV-17、QF-1、SE-30、OV-210 等固定液，配比一般为 1.5%~10%。而有机磷农药常用 10% DC-200、10% DC-200+15% QF-1、2% DEGS 等固定液。常采用 chromosorb WAW DMCS 担体，目数一般用 60~120 目。对有机氯的检测，一般使用 180~220 ℃的柱温，视农药而异，其中以 200 ℃最常用。对有机磷农药，测定对象不同，柱温变化较大。如测定敌敌畏时的柱温为 130 ℃，而测定其他有机磷农药的柱温为180 ℃。常使用高纯氮（含氮 99.99%）为载气，流速为 50~150 mL/min。于维森等采用丙酮、二氯甲烷提取，40 ℃水浴旋转蒸发近干，以 Envi-Carb 柱和 Sep-Pak-NH$_2$柱净化，以气相色谱-质谱选择离子监测方式分析检测有机磷、有机氯、拟除虫菊酯、氨基甲酸酯和除草剂等 42 种农药残留。结果表明，所有 42 种农药均在 38 min 内流出，分离良好，农药标准的线性范围在 0.001~1.000 μg/mL，相关系数 r 均在 0.99 以上，低、高 2 种浓度加标回收率均在 89%~94%，相对标准偏差均小于 10%，方法最低检出限在 0.001~0.005 mg/kg（S/N=3）。该方法选择性强，适合于食品中有机磷、拟除虫菊酯、有机氯、氨基甲酸酯和除草剂农药残留的测定，且准确度好，精密度高，可快速一次检测 42 种农药，达到残留量检测中所要求的检测浓度水平。陈丹等以石油醚、丙酮混合溶液作提取剂，采用索氏提取法提取样品。然后用 SPE C$_{18}$固相萃取小柱快速净化提取物，建立了人参制品保鲜参、人参蜜片及人参茶中 19 种有机氯（六六六 4 个异构体，滴滴涕 5 个异构体、四氯苯胺、六氯苯、七氯、五氯苯胺、五氯硝基苯、百菌清、环氧七氯、艾氏剂、狄氏剂和异狄氏剂）农药残留量的固相萃取毛细管气相色谱（SPE-GC）分析方法（表5-18）。

表 5-18　人参制品中有机氯农药残留的含量　　　　　　　　　　mg/kg

农药	α-BHC	β-BHC	γ-BHC	δ-BHC	op′-DDE	pp′-DDE	op′-DDT	pp′-DDD	pp′-DDT	TCA
保鲜参	0.030	0.040	0.020	0.040	0.002	0.003	0.007	0.005	0.004	0.040
人参蜜片	0.040	0.030	0.010	0.050	0.020	0.010	0.010	0.100	0.010	0.100
人参茶	0.002	0.010	0.003	0.010	0.02	0.01	0.01	0.01	0.009	0.002

农药	HCB	PCNB	HEPT	PCA	aldrin	CTO	dieldrin	endrin	HCE
保鲜参	0.040	0.600	0.005	0.200	0.090	0.002	0.020	0.100	0.004
人参蜜片	0.090	0.060	0.008	0.090	0.040	0.009	0.020	0.020	0.006
人参茶	0.006	0.004	0.004	0.040	0.020	0.004	0.008	0.030	0.020

　　注：α-BHC 为 α-六六六；β-BHC 为 β-六六六；γ-BHC 为 γ-六六六；δ-BHC 为 δ 六六六；op′-DDE 为 op′-滴滴伊；pp′-DDE 为 pp′-滴滴伊；op′-DDT 为 op′-滴滴涕；pp′-DDD 为 pp′-滴滴滴；pp′-DDT 为 pp′-滴滴涕；TCA 为四氯苯胺；HCB 为六氯苯；PCNB 为五氯硝基苯；HEPT 为七氯；PCA 为五氯苯胺；aldrin 为艾氏剂；CTO 为百菌清；dieldrin 为狄氏剂；endrin 为异狄氏剂；HCE 为环氧七氯。

（3）高效液相色谱法（HPLC）。近年来，高效液相色谱的使用也越来越广泛，用它可很方便地测定热不稳定和强极性农药及其代谢物。HPLC 法是在液相柱层析的基础上，引入气相色谱理论并加以改进而发展起来的色谱分析方法。与 GC 相比，不仅分离效能好，灵敏度高，检测速度快，而且应用面广。对气相色谱不能测定的，如沸点太高，不能气化以及对热不稳定和强极性农药及其代谢物都可以用 HPLC 来检测。宣秋江等采用高效液相色谱（HPLC）法，对流动相、流速、紫外吸收波长和柱温条件进行了优化，分离 10 种有机磷农药。孙磊等将样品用丙酮提取，经凝胶渗透色谱净化，通过柱后衍生，荧光检测器测定农药残留量，建立了中药材中 13 种 N-甲基氨基甲酸酯农药残留量的高效液相分析方法。此外，超临界流体色谱（SFC）和免疫分析法的应用也拓宽了农药残留分析的范围。

4. 人参农药残留量的检测方法（参照 GB/T5009. 19—2008 的方法）

（1）第一法。毛细管柱气相色谱—电子捕获检测器法。

①试剂。丙酮、石油醚（30~60 ℃）、乙酸乙酯、环己烷、正己烷均为分析纯，重蒸；氯化钠，分析纯；无水硫酸钠，分析纯，将其置于干燥箱中，于 120 ℃干燥 4 h 冷却后，密闭保存；聚苯乙烯凝胶，200~400 目。

②农药标准品。α-六六六（α-HCH），β-六六六（β-HCH），γ-六六六（γ-HCH），五氯硝基苯（PCNB），δ-六六六（δ-HCH），o, p′-滴滴涕（o, p′-DDT），p, p′-滴滴涕（p, p′-DDT）。纯度均应不低于 98%。标准溶液的配制：分别准确称取或量取上述农药标准品适量。用少量苯溶解，再用正己烷稀释成一定浓度的标准储备溶液。量取适量标准储备溶液，用正己烷稀释为系列混合标准储备溶液。

③仪器。气相色谱仪（配有电子捕获检测器）、全自动凝胶色谱系统（带有 254 nm 波长紫外检测器）、旋转蒸发仪、植物样本粉碎机、振荡器、氮气浓缩器。

④方法。

a. 试样制备。将人参粉碎，过 60 目筛，待用。

b. 提取与分配。称取试样粉末约 2 g，加水至 20 mL，加丙酮 40 mL，振荡 30 min，加氯化钠 6 g，摇匀，加石油醚 30 mL，再振荡 30 min，静置分层后，将有机相全部转移至 100 mL 具塞三角瓶中经无水硫酸钠干燥，并量取 35 mL 于旋转蒸发瓶中，浓缩至约 1 mL，将浓缩液转移至全自动凝胶渗透色谱系统配套的进样试管中，用乙酸乙酯—环己烷（1+1）溶液洗涤旋转蒸发瓶数次，将洗涤液合并至试管中，定容至 10 mL。

c. 净化。试样由 5 mL 试样环注入凝胶渗透色谱柱（GPC），泵流速 5 mL/min，以乙酸乙酯—环己烷（1+1）溶液洗脱，弃去 0~7.5 min 流分，收集 7.5~15.0 min 流分，15~20 min 冲洗 GPC 柱，将收集的流分旋转蒸发浓缩至约 1 mL，用氮气吹至近干，用正己烷定容至 1 mL，留待 GC 分析。

d. 测定。

（a）气相色谱条件。色谱柱：DM-5 石英弹性毛细管柱（30 m×0.32 mm），膜厚 0.25 μm。载气为氮气，流速为 1 mL/min，尾吹 25 mL/min，柱温采用程序升温，初温 90 ℃，恒温 1 min，以 40 ℃/min 的速度升至 170 ℃，以 2.3 ℃/min 的速度升至 230 ℃，恒温 17 min，以 40 ℃/min 的速度升至 280 ℃，恒温 5 min。柱前压 0.5 MPa，进样口温度 280 ℃，不分流进样，进样量 1 μL。

（b）色谱分析。分别吸取 1μL 混合标准液及试样净化液注入气相色谱仪中，记录色谱图，以保留时间定性，以试样和标准的峰面积比较定量。

（c）结果计算。试样中各农药的含量按下方公式计算：

$$X = m_1 \times V_1 \times f \times 1\ 000 / (m \times V_2 \times 1\ 000)$$

式中，X 为试样中各农药的含量（mg/kg）；m_1 为被测样液中各农药的含量（ng）；V_1 为样液进样体积（μL）；f 为稀释因子；m 为试样质量（g）；V_2 为试样最后定容体积（mL）。计算结果保留两位有效数字。

（2）第二法。填充柱气相色谱—电子捕获检测器法。

①试剂。正己烷、石油醚（30~60 ℃）、苯均为分析纯，重蒸；硫酸，优级纯。

②农药标准品。滴滴涕(p,p′-DDE,o,p′-DDT,p,p′-DDD ,p,p′-DDT)。纯度>99%。

③农药标准储备溶液。精密称取上述农药标准品各 10 mg。溶于苯中，分别移于 100 mL 容量瓶中，以苯稀释至刻度，混匀，浓度为 100 mg/L。贮存于冰箱中。

④农药混合标准工作液。分别量取上述各标准储备液于同一容量瓶中，以正己烷稀释至刻度。p,p′-DDE 浓度为 0.01 mg/L;o,p′-DDT 浓度为 0.05 mg/L;p,p′-DDD 浓度为 0.02 mg/L;p,p′-DDT 浓度为 0.1 mg/L。

⑤仪器。气相色谱仪（配有电子捕获检测器)、旋转蒸发仪、组织匀浆器、振荡器、氮气浓缩器、离心机、植物样本粉碎机。

⑥方法。

a. 试样制备。将人参粉碎，过 60 目筛，待用。

b. 提取。称取试样粉末约 2 g，加石油醚 20 mL，振荡 30 min，过滤，浓缩，定容至 5 mL，加浓硫酸 0.5 mL 净化，振摇 0.5 min，于 3000 r/min 离心 15 min。取上清液进行 GC 分析。

c. 测定。

（a）气相色谱条件。色谱柱：玻璃柱（2 m×3 mm），内装涂以 1.5% OV-17 和 2% QF-1 混合固定液的 80~100 目硅藻土。载气为高纯氮，流速为 110 mL/min 柱温 185 ℃，检测器温度 225 ℃，进样口温度 195 ℃，进样量 1~10μL，外标法定量。

（b）色谱分析。分别吸取 1μL 混合标准液及试样净化液注入气相色谱仪中，记录色谱图，以保留时间定性，以试样和标准的峰面积比较定量。

（c）结果计算。试样中滴滴涕及其异构体或其代谢物的单一的含量按下方公式计算：

$$X = (A_1/A_2) \times (m_1/m_2) \times (V_1/V_2) \times (1\ 000/1\ 000)$$

式中，X 为试样中滴滴涕及其异构体或其代谢物的单一的含量（mg/kg）；A_1 为被测定试样各组分的峰面积；A_2 为各农药组分标准的峰面积；m_1 为单一农药标准溶液的含量（ng）；m_2 为被测定试样的取样量（g）；V_1 为被测定试样的稀释体积（mL）；V_2 为被测定试样的进样体积（μL）。计算结果保留两位有效数字。

5. 人参中有机氯类农药残留量测定实例

（1）仪器。7890A 气相色谱仪（美国 Agilent 公司），配有 63Ni-ECD 电子捕获检测器。

（2）药材。林下山参 16 批，生长年限均为 13 年以上；园参 14 批，生长年限均为 4 年，所有样品均购于本溪市药材市场，均为生晒参。均经本溪市药品检验所刘凤云主任中药师鉴定为五加科植物人参 *Panax ginseng* C. A. mey. 的根及根茎。

（3）试剂及对照品。二氯甲烷、丙酮为分析纯，均经过玻璃蒸馏装置蒸馏 2 次后使用，石油醚（40~60 ℃）为农残级，无水硫酸钠和氯化钠均为分析纯，硫酸为优级纯。以上试剂均由天津科密欧化学试剂有限公司生产。六六六（BHC）（包括 α-BHC、β-BHC、γ-BHC、δ-BHC）、滴滴涕（DDT）（包括 pp′-DDE，pp′-DDD，op′-DDT，pp′-DDT）、五氯硝基苯（PCNB）等对照品均购自农业部环境保护科研监测所。浓度均为 100 μg/mL。

（4）实验方法。

①色谱条件。色谱柱：DB-1701 弹性石英毛细管柱（30 m×0.32 mm×0.25 μm）。进样口温度：220 ℃。检测器温度：300 ℃，不分流进样。程序升温：初始温度 100 ℃，每分钟 10 ℃升至 220 ℃，每分钟 8 ℃升至 250 ℃，保持 10 min。载气：高纯氮，流速 0.8 mL/min。

②供试品溶液的制备。取本品于 60 ℃干燥 4h，粉碎，过六号筛，各取粉末约 2 g，精密称定，置 100 mL 具塞锥形瓶中，加水 20 mL 浸泡过夜，精密加丙酮 40 mL，称重，超声 30 min，放冷，再称重，用丙酮补足减失的重量，加氯化钠 6.007 g，精密加二氯甲烷 30 mL，称重，超声 15 min，放冷，称重，用二氯甲烷补足减失的重量，静置使分层，将有机相迅速移入装有 50 g 无水硫酸钠的 100 mL 具塞锥形瓶中，放置 4 h。精密量取 35 mL，于 40 ℃水浴上减压浓缩至近干，加少量石油醚（40~60 ℃）反复操作 5 次，用石油醚（40~60 ℃）溶解并转移至 10 mL 具塞刻度离心管中，加石油醚（40~60 ℃）精密稀释至 5 mL，小心加入硫酸 1 mL，振摇 1 min，离心（3000 r/min）10 min，小心吸取上清液，重复操作 2 次，至上清液澄清，吸取上清液即得。

③对照品溶液的制备。精密量取 9 种对照品各 0.1 mL 置 50 mL 量瓶中，加石油醚（40~60 ℃）至刻度，摇匀，再精密量取 5 mL 置 100 mL 量瓶中，加石油醚（40~60 ℃）至刻度，摇匀。

④样品测定。二氯甲烷、丙酮、石油醚（40~60 ℃）及随行空白直接进样 1 μL，均对测定结果无干扰。精密量取 9 种对照品各 0.1 mL，分别置 100 mL 量瓶中，加石油醚（40~60 ℃）溶解，定容，摇匀分别注入气相色谱仪 1 μL，用于标定峰位。另分别精密吸取对照品溶液和供试品溶液各 1 μL，注入气相色谱仪，记录峰面积，以外标法计算样品中 α-BHC，β-BHC，γ-BHC，δ-BHC，pp′-DDE，pp′-DDD，op′-DDT，pp′-DDT，PCNB 的含量。

（5）实验结果。

样品测定结果见表5-19。

表5-19　不同样品的有机氯类农药残留量测定结果

编号	含量的平均值／（μg·g⁻¹）										
	α-BHC	β-BHC	γ-BHC	δ-BHC	总BHC	pp'-DDE	pp'-DDD	op'-DDT	pp'-DDT	总DDT	PCNB
L1	0.05	0.04	0.10	0.12	0.31	—	—	—	—	—	0.12
L2	0.01	0.16	0.11	0.14	0.42	—	—	—	—	—	0.13
L3	0.01	0.08	0.10	0.05	0.24	—	—	—	—	—	0.11
L4	0.01	0.07	0.09	0.07	0.24	—	—	—	—	—	0.14
L5	0.01	0.09	0.04	0.03	0.17	0.06	—	—	—	0.06	0.04
L6	0.01	0.06	0.04	0.03	0.14	0.05	—	—	—	0.05	0.03
L7	0.01	0.03	0.03	0.04	0.11	0.05	—	—	—	0.05	0.04
L8	0.01	0.03	0.03	0.04	0.11	0.06	—	—	—	0.06	0.04
L9	0.01	0.03	0.03	0.03	0.10	0.05	—	—	—	0.05	0.03
L10	0.01	0.03	0.03	0.03	0.10	0.05	—	—	—	0.05	0.03
L11	0.02	0.02	0.07	0.10	0.21	0.16	—	—	—	0.16	0.02
L12	0.02	0.02	0.05	0.10	0.19	0.14	—	—	—	0.14	0.02
L13	0.01	0.04	0.06	0.12	0.23	0.18	—	—	—	0.18	0.02
L14	0.01	0.04	0.06	0.12	0.23	0.20	—	—	—	0.20	0.02
L15	0.01	0.06	0.05	0.14	0.26	0.20	—	—	—	0.20	0.02
L16	0.01	0.06	0.05	0.14	0.26	0.23	—	—	—	0.23	0.02
Y1	0.12	0.38	0.18	0.48	1.16	—	—	—	—	—	1.00
Y2	0.13	0.43	0.18	0.48	1.22	—	—	—	—	—	1.07
Y3	0.13	0.40	0.20	0.47	1.20	—	—	—	—	—	1.06
Y4	0.13	0.42	0.19	0.45	1.19	—	—	—	—	—	1.03
Y5	0.11	0.37	1.48	0.41	2.37	—	—	—	—	—	0.94
Y6	0.13	0.37	1.72	0.48	2.70	—	—	—	—	—	1.01
Y7	0.15	0.41	1.93	0.51	3.00	—	—	—	—	—	1.29
Y8	0.16	0.46	2.23	0.64	3.49	—	—	—	—	—	1.23
Y9	0.03	0.14	0.05	0.13	0.35	0.05	0.05	—	—	—	0.08
Y10	0.04	0.12	0.05	0.12	0.33	0.07	0.07	—	—	—	0.08
Y11	0.03	0.13	0.04	0.15	0.35	0.05	0.05	—	—	—	0.09
Y12	0.04	0.11	0.05	0.14	0.34	0.06	0.06	—	—	—	0.08
Y13	0.06	0.26	0.10	0.26	0.68	0	0	—	—	—	0.74
Y14	0.06	0.23	0.08	0.20	0.57	—	—	—	—	—	0.66

注：L为林下山参；Y为园参；—为未检出。

6. 人参、西洋参和三七中农药残留限量要求

20 世纪 60—70 年代，六六六、滴滴涕曾在世界范围内广泛使用，由于其性质稳定，耐酸耐热，不易分解，对环境造成了污染，世界各国已在 70 年代末禁止使用，但目前仍可在中药材中检出该类农药。2015 年版《中国药典》对人参、西洋参的农药残留量已作要求，在人参制品分等质量的国家标准中也均作要求，现将其总结如下（表 5-20~5-23）。

表 5-20　人参及其制品的卫生标准

项目		生晒参、移山参、野山参	红参、大力参、活性参、糖参	保鲜参	蜜制人参、蜜片	鲜人参	人参茎叶、人参花、人参果
农药最大残留限量	有机氯农药残留/（mg·kg⁻¹）≤	六六六（4 种异构体总量）	0.10	0.10	0.10	0.10	0.10	0.10
		滴滴涕（4 种异构体总量）	0.10	0.10	0.10	0.10	0.10	0.10
		五氯硝基苯	0.10	0.10	0.10	0.10	0.10	0.10
		七氯	0.02	0.02	0.02	0.02	0.02	0.02
		艾氏剂+狄氏剂	0.02	0.02	0.02	0.02	0.02	0.02
		氯氰菊酯	0.20	0.20	0.20	0.20	0.20	0.20
	有机磷农药残留/（mg·kg⁻¹）≤	马拉硫磷	0.50	0.50	0.50	0.50	0.50	0.50
		对硫磷	0.05	0.05	0.05	0.05	0.05	0.05
		久效磷	0.02	0.02	0.02	0.02	0.02	0.02
		乐果	0.05	0.05	0.05	0.05	0.05	0.05
		甲胺磷	0.05	0.05	0.05	0.05	0.05	0.05
		克百威	0.10	0.10	0.10	0.10	0.10	0.10
		毒死蜱	0.50	0.50	0.50	0.50	0.50	0.50
二氧化硫/（g·kg⁻¹）≤		二氧化硫（SO_2）	0.05	0.05	0.05	0.05	0.05	0.05

注：上述指标均以干燥品计。

表 5-21 人参制品标准

项目	人参茶	人参果茶	多维人参果茶	红景天人参茶	人参蜜片	人参酒
六六六/（mg·kg⁻¹）	≤0.05	≤0.05	≤0.05	≤0.05	≤0.05	—
滴滴涕/（mg·kg⁻¹）	≤0.01	≤0.01	≤0.01	≤0.01	≤0.01	—
五氯硝基苯/（mg·kg⁻¹）	≤0.05	≤0.05	≤0.05	≤0.05	≤0.05	—

表 5-22 西洋参及其制品卫生指标（废止）

项目		西洋参	活性西洋参	西洋参片	西洋参口嚼片	西洋参袋泡茶
农药残留	六六六/（mg·kg^{-1}）	≤0.1	≤0.1	≤0.1	≤0.1	≤0.1
	滴滴涕/（mg·kg^{-1}）	≤0.01	≤0.01	≤0.01	≤0.01	≤0.01
	五氯硝基苯/（mg·kg^{-1}）	≤0.1	≤0.1	≤0.1	≤0.1	≤0.1

表 5-23 西洋参制品卫生指标（现行）

项目		西洋参茶	天然西洋参茶	西洋参叶袋泡茶	西洋参饮料	西洋参酒
农药残留	六六六/（mg·kg^{-1}）	≤0.05	≤0.1	≤0.1	≤0.1	—
	滴滴涕/（mg·kg^{-1}）	≤0.01	≤0.01	≤0.01	≤0.01	—
	五氯硝基苯/（mg·kg^{-1}）	≤0.05	≤0.1	≤0.1	≤0.1	—

农业部对于人参、西洋参作为绿色食品的卫生学指标的规定更为严格，如表 5-24 所示。

表 5-24 人参、西洋参作为绿色食品的卫生学指标

项目	指标	
	人参	西洋参
六六六（BHC），mg/kg	不得检出（≤0.002）	不得检出（≤0.002）
滴滴涕（DDT），mg/kg	不得检出（≤0.01）	不得检出（≤0.01）
五氯硝基苯（PCNB），mg/kg	不得检出（≤0.01）	不得检出（≤0.01）

在《GB/T 19086—2008 地理标志产品文山三七》中，三七的农药残留限量要求如表 5-25 所示。

表 5-25 三七中农药残留限量要求

项目	指标
六六六（总 BHC）/（mg·kg^{-1}）	≤0.1
滴滴涕（总 DDT）/（mg·kg^{-1}）	≤0.2
五氯硝基苯/（mg·kg^{-1}）≤	0.02
甲霜灵/（mg/kg）≤	0.05

三、《中国药典》中人参、西洋参和三七的质量标准

（一）人参

人参

Renshen

GINSENG RADIX ET RHIZOMA

本品为五加科植物人参 *Panax ginseng* C. A. mey. 的干燥根和根茎。多于秋季采挖，洗净经晒干或烘干。栽培的俗称"园参"；播种在山林野生状态下自然生长的称"林下山参"，习称"籽海"。

【性状】 主根呈纺锤形或圆柱形，长 3~15 cm，直径 1~2 cm。表面灰黄色，上部或全体有疏浅断续的粗横纹及明显的纵皱，下部有支根 2~3 条，并着生多数细长的须根，须根上常有不明显的细小疣状突出，根茎（芦头）长 1~4 cm. 直径 0.3~1.5 cm，多拘挛而弯曲，具不定根（芋）和稀疏的凹窝状茎痕（芦碗）。质较硬，断面淡黄白色，显粉性，形成层环纹棕黄色，皮部有黄棕色的点状树脂道及放射状裂隙。香气特异，味微苦、甘。或主根多与根茎近等长或较短，呈圆柱形、菱角形或人字形，长 1~6 cm，表面灰黄色，具纵皱纹，上部或中下部有环纹。支根多为 2~3 条，须根少而细长，清晰不乱，有较明显的疣状突起。根茎细长，少数粗短，中上部具稀疏或密集而深陷的茎痕，不定根较细，多下垂。

【鉴别】 （1）本品横切面：木栓层为数列细胞。栓内层窄。韧皮部外侧有裂隙，内侧薄壁细胞排列较紧密，有树脂道散在，内含黄色分泌物。形成层成环。木质部射线宽广，导管单个散在或数个相聚，断续排列成放射状，导管旁偶有非木化的纤维。薄壁细胞含草酸钙簇晶。粉末淡黄白色。树脂道碎片易见，含黄色块状分泌物。草酸钙簇晶直径 20~68 μm。棱角锐尖。木栓细胞表面观类方形或多角形，壁细波状弯曲。网纹导管和梯纹导管直径 10~56 μm。淀粉粒甚多，单粒类球形、半圆形或不规则多角形，直径 4~20 μm，脐点点状或裂缝状；复粒由 2~6 分粒组成。

（2）取本品粉末 1 g，加三氯甲烷 40 mL，加热回流 1 h，弃去三氯甲烷液，药渣挥干溶剂，加水 0.5 mL 搅拌湿润，加水饱和正丁醇 10 mL，超声处理 30 min，吸取上清液加 3 倍量氨试液，摇匀，放置分层，取上层液蒸干，残渣加甲醇 1 mL 使溶解，作为供试品溶液。另取人参对照药材 1 g，同法制成对照药材溶液。再取人参皂苷 Rb₁ 对照品、人参皂苷 Re 对照品、人参皂苷 Rf 对照品及人参皂苷 Rg₁ 对照品，加甲醇制成每 1 mL 各含 2 mg 的混合溶液，作为对照品溶液。照薄层色谱法（通则 0502）试验，吸取上述 2 种溶液各 1~2μL，分别点于同一硅胶 G 薄层板上，以三氯甲烷—乙酸乙酯—甲醇—水（15：40：22：10）10 ℃以下放置的下层溶液为展开剂，展开，取出，晾干，喷以 10% 硫酸乙醇溶液，在 105 ℃加热至斑点显色清晰，分别置日光和紫外光灯（365 nm）下检视。供

试品色谱中，在与对照药材色谱和对照品色谱相应位置上，分别显相同颜色的斑点或荧光斑点。

【检查】水分不得过 12.0%。

总灰分不得过 5.0%。

农药残留量　照农药残留量测定法（通则 2341 有机氯类农药残留量测定法第二法）测定。

含总六六六（a-BHC、β-BHC、γ-BHC、δ-BHC 之和）不得过 0.2 mg/kg；总滴滴涕（pp'-DDE、pp'-DDD、op'-DDT、pp'-DDT 之和）不得过 0.2 mg/kg；五氯硝基苯不得过 0.1 mg/kg；六氯苯不得过 0.1 mg/kg；七氯（七氯、环氧七氯之和）不得过 0.05 mg/kg；艾氏剂不得过 0.05 mg/kg；氯丹（顺式氯丹、反式氯丹、氧化氯丹之和）不得过 0.1 mg/kg。

【含量测定】照高效液相色谱法（通则 0512）测定。

色谱条件与系统适用性试验　以十八烷基硅烷键合硅胶为填充剂；以乙腈为流动相 A，以水为流动相 B，按下表中的规定进行梯度洗脱；检测波长为 203 nm。理论塔板数按人参皂苷 Rg$_1$ 峰计算应不低于 6 000（表 5-26）。

表 5-26　梯度洗脱条件

时间/min	流动相 A/（%）	流动相 B/（%）
0~35	19	81
35~55	19~29	81~71
55~70	29	71
70~100	29~40	71~60

对照品溶液的制备　精密称取人参皂苷 Rg$_1$，Re，Rb$_1$ 对照品，加甲醇配制成每 1 mL 各含 0.2 mg 的混合溶液，搅匀，即得。

供试品溶液的制备　取本品粉末（过四号筛）约 1 g，精密称定，置索氏提取器中，加三氯甲烷适量加热回流 3 h，弃去三氯甲烷液，药渣挥干溶剂，连同滤纸筒移入 100 mL 锥形瓶中，精密加入水饱和正丁醇 50 mL，密塞，放置过夜，超声处理（功率 250 W，频率 50 kHz）30 min，滤过，弃去初滤液，精密量取续滤液 25 mL，置蒸发皿中蒸干，残渣加甲醇溶解并转移至 5 mL 量瓶中，加甲醇至刻度，摇匀，滤过，即得。

测定法　分别精密吸取对照品溶液 10 μL 与供试品溶液 15 μL，注入液相色谱仪，测定，即得。

本品按干燥品计算，含人参皂苷 Rg$_1$ 和 Re 的总量不得少于 0.30%，人参皂苷 Rb$_1$ 的含量不得少于 0.20%。

饮片

【炮制】润透，切薄片，干燥，或用时粉碎、捣碎。

人参片　本品呈圆形或类圆形薄片。外表皮灰黄色。切面淡黄白色或类白色，显粉性，形成层环纹棕黄色，皮部有黄棕色的点状树脂道及放射性裂隙。体轻，质脆。香气特异，味微苦、甘。

【含量测定】同药材，含人参皂苷 Rg_1 （$C_{42}H_{72}O_{14}$）和人参皂苷 Re（$C_{48}H_{82}O_{18}$）的总量不得少于 0.27%，人参皂苷 Rb_1（$C_{54}H_{92}O_{23}$）不得少于 0.18%。

【鉴别】同药材（除横切面外）。

【检查】同药材。

【性味与归经】甘、微苦，微温。归脾、肺、心、肾经。

【功能与主治】大补元气，复脉固脱，补脾益肺，生津养血，安神益智。用于体虚欲脱，肢冷脉微，脾虚食少，肺虚喘咳，津伤口渴，内热消渴，气血亏虚，久病虚羸，惊悸失眠，阳痿宫冷。

【用法与用量】3~9 g，另煎兑服；也可研粉吞服，1 次 2 g，1 日 2 次。

【注意】不宜与藜芦、五灵脂同用。

【贮藏】置阴凉干燥处，密闭保存，防蛀。

（二）西洋参

西洋参
PANACIS QUINQUEFOLII RADIX

本品为五加科植物西洋参 *Panax quinquefolium* L. 的干燥根。均系栽培品，秋季采挖，洗净，晒干或低温干燥。

【性状】本品呈纺锤形、圆柱形或圆锥形，长 3~12 cm，直径 0.8~2.0 cm。表面浅黄褐色或黄白色，可见横向环纹和线形皮孔状突起，并有细密浅纵皱纹和须根痕。主根中下部有 1~数条侧根，多已折断。有的上端有根茎（芦头），环节明显，茎痕（芦碗）圆形或半圆形，具不定根（芋）或已折断。体重，质坚实，不易折断，断面平坦，浅黄白色，略显粉性，皮部可见黄棕色点状树脂道，形成层环纹棕黄色，木部略呈放射状纹理。气微而特异，味微苦、甘。

【鉴别】取本品粉末 1 g，加甲醇 25 mL，加热回流 30 min，滤过，滤液蒸干，残渣加水 20 mL 使溶解，加水饱和的正丁醇振摇提取 2 次，每次 25 mL。合并正丁醇提取液，用水洗涤 2 次，每次 10 mL，分取正丁醇液，蒸干，残渣加甲醇 4 mL 使溶解，作为供试品溶液。另取西洋参对照药材 1 g，同法制成对照药材溶液。再取拟人参皂苷 F_{11} 对照品、人参皂苷 Rb_1 对照品、人参皂苷 Re 对照品、人参皂苷 Rg_1 对照品，加甲醇制成每 1 mL 各含 2 mg 的溶液，作为对照品溶液。照薄层色谱法（通则 0502）试验，吸取上述 6 种溶液各 2 μL，分别点于同一硅胶 G 薄层板上，以三氯甲烷—乙酸乙酯—甲醇—水（15：40：22：10）5~10 ℃放置 12 h 的下层溶液为展开剂，展开，取出，晾干，喷以 10%硫酸乙醇溶液，在 105 ℃加热至斑点显色清晰，分别置日光和紫外光灯（365 nm）下检视。供试品色谱中，在与对照药材色谱和对照品色谱相应的位置上，分别显相同颜色的斑点或荧光斑点。

【检查】水分不得过 13.0%。

总灰分不得过 5.0%。

人参，取人参对照药材 1 g，照（鉴别）项下对照药材溶液制备的方法制成对照药材溶液。照薄层色谱法（通则 0502）试验，吸取（鉴别）项下的供试品溶液和上述对照药材溶液各 2 μL，分别点于同一硅胶 G 薄层板上，以三氯甲烷—甲醇—水（13∶7∶2）5~10 ℃放置 12 h 的下层溶液为展开剂，展开，取出，晾干，喷以 10%硫酸乙醇溶液，在 105 ℃加热至斑点显色清晰，分别置日光和紫外光灯（365 nm）下检视。供试品色谱中，不得显与对照药材完全相一致的斑点。

重金属及有害元素，照铅、镉、砷、汞、铜测定法（通则 2321 原子吸收分光光度法或电感耦合等离子体质谱法）测定，铅不得过 5 mg/kg；镉不得过 0.3 mg/kg；砷不得过 2 mg/kg；汞不得过 0.2 kg/kg；铜不得过 20 mg/kg。

农药残留量 照农药残留量测定法（通则 2341 有机氯类农药残留量测定法第二法）测定。

含总六六六（α-BHC，β-BHC，γ-BHC，δ-BHC 之和）不得过 0.2 mg/kg；总滴滴涕（pp′-DDE、pp′-DDD、op′-DDT、pp′-DDT 之和）不得过 0.2 mg/kg；五氯硝基苯不得过 0.1 mg/kg；六氯苯不得过 0.1 mg/kg；七氯（七氯、环氧七氯之和）不得过 0.05 mg/kg；艾氏剂不得过 0.05 mg/kg；氯丹（顺式氯丹、反式氯丹、氧化氯丹之和）不得过 0.1 mg/kg。

【浸出物】照醇溶性浸出物测定法项下的热浸法（通则 2201）测定，用 70%乙醇作溶剂，不得少于 30.0%。

【含量测定】照高效液相色谱法（通则 0512）测定。

照高效液相色谱法测定。

色谱条件与系统适用性试验 以十八烷基硅烷键合硅胶为填充剂；以乙腈为流动相 A，以 0.1%磷酸溶液为流动相 B，按表 5-27 中的规定进行梯度洗脱；检测波长为 203 nm，柱温 40 ℃。理论板数按人参皂苷 Rb_1 峰计算应不低于 5 000（表 5-27）。

表 5-27 梯度洗脱条件

时间/min	流动相 A/（%）	流动相 B/（%）
0~25	19~20	81~80
25~60	20~40	80~60
60~90	40~55	60~45
90~100	55~60	45~40

对照品溶液的制备 取人参皂苷 Rg_1 对照品、人参皂苷 Re 对照品、人参皂苷 Rb_1 对照品适量，精密称定，加甲醇制成每 1 mL 各含人参皂苷 Rg_1 0.1 mg、人参皂苷 Re 0.4 mg、人参皂苷 Rb_1 1 mg 的溶液，即得。

供试品溶液的制备 取本品粉末（过三号筛）约 1 g，精密称定，置具塞锥形瓶中，精密加入水饱和的正丁醇 50 mL，称定重量，置水浴中加热回流提取 1.5 h，放冷，再称定质量，用水饱和正丁醇补足减失的质量，摇匀，滤过。精密量取续滤液 25 mL，置蒸发皿中，蒸干，残渣加 50% 甲醇适量使溶解，转移至 10 mL 量瓶中，加 50% 甲醇至刻度，摇匀，滤过，取续滤液，即得。

测定法　分别精密吸取对照品溶液与供试品溶液各 10 μL，注入液相色谱仪，测定，即得。

本品含人参皂苷 Rg_1（$C_{42}H_{72}O_{14}$）、人参皂苷 Re（$C_{48}H_{82}O_{18}$）和人参皂苷 Rb_1（$C_{54}H_{92}O_{23}$）的总量不得少于 2.0%。

饮片

【炮制】去芦，润透，切薄片，干燥或用时捣碎。

本品呈长圆形或类圆形薄片。外表皮浅黄褐色。切面淡黄白至黄白色，形成层环棕黄色，皮部有黄棕色点状树脂道，近形成层环处较多而明显，木部略呈放射状纹理。气微而特异，味微苦、甘。

【浸出物】同药材，不得少于 25.0%。

【鉴别】【检查】【含量测定】同药材。

【性味与归经】甘、微苦，凉。归心、肺、肾经。

【功能与主治】补气养阴，清热生津。用于气虚阴亏，虚热烦倦，咳喘痰血，内热消渴，口燥咽干。

【用法与用量】3~6 g，另煎兑服。

【注意】不宜与藜芦同用。

【贮藏】置阴凉干燥处，密闭，防蛀。

（三）三七

三七
Sanqi
NOTOGINSENG RADIX ET RHIZOMA

本品为五加科植物三七 *Panax notoginseng*（Burk.）F. H. Chen 的干燥根和根茎。秋季花开前采挖，洗净，分开主根、支根及根茎，干燥。支根习称"筋条"，根茎习称"剪口"。

【性状】主根呈类圆锥形或圆柱形，长 1~6 cm，直径 1~4 cm。表面灰褐色或灰黄色，有断续的纵皱纹和支根痕。顶端有茎痕，周围有瘤状突起。体重，质坚实，断面灰绿色、黄绿色或灰白色，木部卫星放射状排列。气微，味苦回甜。

筋条呈圆柱形或圆锥形，长 2~6 cm，上端直径约 0.8 cm，下端直径约 0.3 cm。

剪口呈不规则的皱缩块状或条状，表面有数个明显的茎痕及环纹，断面中心灰绿色或白色，边缘深绿色或灰色。

【鉴别】（1）本品粉末灰黄色。淀粉粒甚多，单粒圆形、半圆形或圆多角形，直径 4~30 μm；复粒由 2~10 分粒组成。树脂道碎片含黄色分泌物。梯纹导管、网纹导管及螺纹导管直径 15~55 μm。草酸钙簇晶少见，直径 50~80 μm。

（2）取本品粉末 0.5 g，加水 5 滴，搅匀，再加以水饱和的正丁醇 5 mL，密塞，振摇 10 min，放置 2 h，离心，取上清液，加 3 倍量以正丁醇饱和的水，摇匀，放置使分层（必要时离心），取正丁醇层，蒸干，残渣加甲醇 1 mL 使溶解，作为供试品溶液。另取人参皂苷 Rb$_1$ 对照品、人参皂苷 Re 对照品、人参皂苷 Rg$_1$ 对照品及三七皂苷 R$_1$ 对照品，加甲醇制成每 1 mL 各含 0.5 mg 的混合溶液，作为对照品溶液。照薄层色谱法（通则 0502）试验，吸取上述两种溶液各 1 μL，分别点于同一硅胶 G 薄层板上，以三氯甲烷—乙酸乙酯—甲醇—水（15：40：22：10）10 ℃ 以下放置的下层溶液为展开剂，展开，取出，晾干，按比例喷以硫酸溶液。在 105 ℃ 加热至斑点显色清晰。供试品色谱中，在与对照品色谱相应的位置上，显相同颜色的斑点；置紫外光灯（365 nm）下检视，显相同的荧光斑点。

【检查】水分　不得过 14.0%。

总灰分　不得过 6.0%。

酸不溶性灰分　不得过 3.0%。

【浸出物】照醇溶性浸出物测定法项下的热浸法测定，用甲醇作溶剂，不得少于 16.0%。

【含量测定】照高效液相色谱法（通则 0512）测定。

色谱条件与系统适用性试验　以十八烷基硅烷键合硅胶为填充剂；以乙腈为流动相 A，以水为流动相 B，按表 5-28 中的规定进行梯度洗脱；检测波长为 203 nm。理论板数按三七皂苷 R$_1$ 峰计算应不低于 4 000（表 5-28）。

表 5-28　梯度洗脱条件

时间/min	流动相 A/（%）	流动相 B/（%）
0~12	19	81
12~60	19~60	81~60

对照品溶液的制备　精密称取人参皂苷 Rg$_1$ 对照品、人参皂苷 Rb$_1$ 对照品及三七皂苷 R$_1$ 对照品适量，加甲醇制成每 1 mL 含人参皂苷 Rg$_1$ 0.4 mg、人参皂苷 Rb$_1$ 0.4 mg、三七皂苷 R$_1$ 0.1 mg 的混合溶液，即得。

供试品溶液的制备　取本品粉末（过四号筛）0.6 g，精密称定，精密加入甲醇 50 mL 称定重量，放置过夜，置 80 ℃ 水浴上保持微沸 2 h，放冷，再称定重量，用甲醇补足减失的重量，摇匀，滤过，取续滤液，即得。

测定法　分别精密吸取对照品溶液与供试品溶液各 10 μL，注入液相色谱仪，测定，即得。

本品按干燥品计算，含人参皂苷 Rg$_1$（C$_{42}$H$_{72}$O$_{14}$）、人参皂苷 Rb$_1$（C$_{54}$H$_{92}$O$_{23}$）及三七皂苷 R$_1$（C$_{47}$H$_{80}$O$_{18}$）的总量不得少于 5.0%。

饮片

【炮制】取三七，洗净，干燥，碾细粉。

【性味与归经】甘、微苦，温。归肝、胃经。

【功能与主治】散瘀止血，消肿定痛。用于咯血，吐血，衄血，便血，崩漏，外伤出血，胸腹刺痛，跌仆肿痛。

【用法与用量】3~9 g；研粉吞服，一次 1~3 g。外用适量。

【注意】孕妇慎用。

【贮藏】置阴凉干燥处防蛀。

四、香港中药材标准中人参、西洋参和三七的质量标准

（一）人参

1. 名称

药材正名：Radix Ginseng

中文名：人参

汉语拼音名：Renshen

2. 来源

本品为五加科植物人参 *Panax Ginseng* C. A. Mey. 的干燥根。栽培4~6 年，于秋季采挖。园参采挖后洗净，除去须根，晒干或烘干，称"生晒参"；保留须根晒干则称"全须生晒参"。

3. 性状

生晒参主根呈纺锤形或圆柱形。表面灰黄色，上部或全体有疏浅续断的粗横纹及明显的纵皱纹，下部有支根 2~3 条。根茎长 1~4 cm，直径 3~15 mm，多拘挛而弯曲，具不定根和稀疏的凹窝状茎痕。质较硬，断面淡黄白色，显粉性。形成层环纹棕黄色。皮部有黄棕色的点状树脂道及放射状裂隙。气微香而特异，味微苦、甘。

全须生晒参与生晒参性状相似，除全须生晒参下部有支根 2~3 条，着生多数细长的须根，须根上常有不明显的细小疣状突起。

4. 鉴别

（1）显微鉴别。

横切面

木栓层为数列扁平细胞。皮层较窄。韧皮部外侧具裂隙，内侧薄壁细胞较紧密，有时散在有树脂道，可见浅黄色或淡黄棕色分泌物。形成层成环。木质部射线宽广（2~26 列）；导管单个或数个相聚，作断续排列成放射状。草酸钙簇晶分散于薄壁细胞中（图5-13）。

粉末

淡黄白色。木栓细胞排列紧密，表面观类方形、类长方形或多角形，壁薄，细波状弯曲；侧面观细胞扁平。树脂道碎片易见，腔道中含淡黄色或黄棕色分泌物。导管多为网纹或梯纹导管，直径 19~100 μm，网纹导管的纹孔较大。淀粉粒众多；单粒类球形、

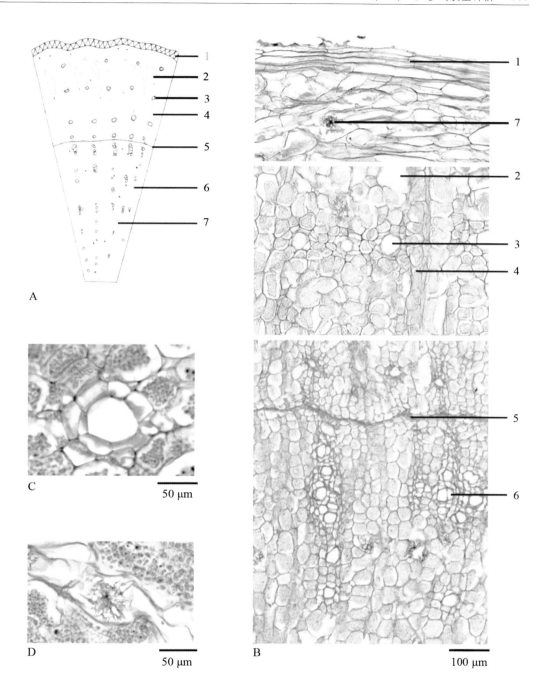

A. 简图　B. 横切面图　C. 树脂道　D. 草酸钙簇晶

1. 木栓层　2. 裂隙　3. 树脂道　4. 韧皮部　5. 形成层　6. 木质部　7. 草酸钙簇晶

图 5-13　人参横切面显微特征

半圆形或不规则多角形，脐点点状、人字状或裂缝状；复粒由 2~11 分粒组成，偏光显微镜下呈黑十字状。草酸钙簇晶直径 19~173 μm，棱角锐尖（图 5-14）。

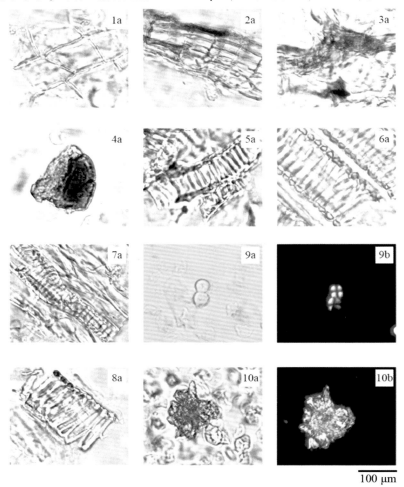

1. 木栓细胞（表面）　2. 木栓细胞（侧面）　3. 树脂道碎片　4. 树脂道碎片及分泌物
5. 单个梯纹导管　6. 一组网纹导管　7. 单个梯纹导管与薄壁细胞连在一起
8. 单个网纹导管　9. 淀粉粒　10. 草酸钙簇晶
a. 光学显微镜下特征　b. 偏光显微镜下特征

图 5-14　人参粉末显微特征

（2）理化鉴别。

操作程序

取本品粉末 2.0 g，置试管中，加二氯甲烷 6 mL，超声处理 30 min。滤过，取滤液 1 mL 置试管中，小心沿管壁加硫酸 1 mL，两液接界处显红色或棕色环。

（3）薄层色谱鉴别。

对照品溶液

人参皂苷 Rb₁ 对照品溶液

取人参皂苷 Rb₁0. 5 mg，溶解于 1 mL 甲醇中。

人参皂苷 Rc 对照品溶液

取人参皂苷 Rc 0. 5 mg，溶解于 1 mL 甲醇中。

人参皂苷 Rf 对照品溶液

取人参皂苷 Rf0. 5 mg，溶解于 1 mL 甲醇中。

人参皂苷 Rg₁ 对照品溶液

取人参皂苷 Rg₁ 0. 5 mg，溶解于 1 mL 甲醇中。

拟人参皂苷 F₁₁对照品溶液

取拟人参皂苷 F₁₁0. 5 mg，溶解于 1 mL 甲醇中。

展开剂

制备氯仿—甲醇—水（13：7：2）的混合溶液，置 6 ℃ 以下冰箱中至少 10 h，用下层溶液。

显色剂

取硫酸 10 mL，缓缓加至 90 mL 乙醇中。

供试品溶液

取本品粉末 0. 2 g，置 10 mL 离心管中，加甲醇 5 mL，超声处理 30 min。振摇，离心 10 min，取上清液，即得。

操作程序

照薄层色谱法进行。分别吸取人参皂苷 Rb₁，Rc，Rf，Rg1，拟人参皂苷 F₁₁对照品溶液各 1 μL 和供试品溶液 3 μL，点于同一高效硅胶 F254 薄层板上。用上述新制备的展开剂展开约 8 cm，取出，标记溶剂前沿，晾干。均匀喷上显色剂，加热至 95 ℃ 以上，直至斑点或条带清晰可见。置紫外光（366 nm）下检视，并计算 Rf 值。供试品色谱应显出与人参皂苷 Rb₁，Rc，Rf 和 Rg₁ 色泽相同、Rf 值相应的特征斑点或条带，而不应显出拟人参皂苷 F₁₁的斑点或条带。

（4）高效液相色谱指纹图谱鉴别。

对照品溶液

人参皂苷 Rb₁ 对照品储备液 Std-Stock（500 mg/L）

取人参皂苷 Rb₁ 2. 5 mg，溶解于 5 mL 甲醇中，置于约-10 ℃ 处，避光储存。

人参皂苷 Rb₁ 对照品溶液 Std-FP（100 mg/L）

吸取人参皂苷 Rb₁ 对照品储备液 1. 0 mL，置 5 mL 量瓶中，加甲醇至刻度。

人参皂苷 Rg₁ 对照品储备液 Std-Stock（500 mg/L）

取人参皂苷 Rg₁ 2. 5 mg，溶解于 5 mL 甲醇中。置于约-10 ℃ 处，避光储存。

人参皂苷 Rg₁ 对照品储备液 Std-FP（100 mg/L）

吸取人参皂苷 Rg₁ 对照品储备液 1. 0 mL，置 5 mL 量瓶中，加甲醇至刻度。

供试品溶液

取本品粉末 1. 0 g，置 50 mL 离心管中，加甲醇 10 mL，稳定重量。超声处理 30 min，再称重，必要时用甲醇补足减失的质量。混匀，离心 5 min。用 0.2 μm 微孔滤膜（PTFE）滤过，即得。

色谱系统

液相色谱：检测波长 203 nm；4.6 mm×250 mm 十八烷基键合硅胶（5 μm）填充柱；柱温 25 ℃；流速约 1.6 mL/min。色谱洗脱程序如表 5-29。

表 5-29　色谱洗脱条件

时间/min	水/（%）	乙腈/（%）	洗脱
0~20	80	20	等度
20~60	80~58	20~42	线性梯度

系统适用性要求

吸取人参皂苷 Rb$_1$ 对照品溶液 Std-FP 20 μL，注入液相色谱仪，至少重复 5 次。系统适用性参数的要求如下：人参皂苷 Rb$_1$ 峰面积相对标准偏差应不大于 3.0%；人参皂苷 Rb$_1$ 峰保留时间相对标准偏差应不大于 2.0%；理论塔板数按人参皂苷 Rb$_1$ 峰计算应不低于 150 000。供试品测试中人参皂苷 Rg$_1$ 与 Re 峰之间的分离度应不低于 1.0。

操作程序

分别吸取人参皂苷 Rb$_1$，Rg$_1$ 对照品溶液 Std-FP 和供试品溶液 20 μL，注入液相色谱仪，并记录色谱图。测定对照品溶液 Std-FP 色谱图中人参皂苷 Rb$_1$ 和 Rg$_1$ 峰的保留时间，及供试品溶液色谱图中 7 个特征峰的保留时间。在相同液相色谱条件下，与相应对照品溶液 Std-FP 色谱图中各峰的保留时间比较，鉴定供试品色谱图中人参皂苷 Rb$_1$ 和 Rg$_1$ 峰。对照品与供试品溶液色谱图中人参皂苷 Rb$_1$ 和 Rg$_1$ 相应峰保留时间相差均应不大于 3.0%。按附录Ⅻ公式计算特征峰的相对保留时间。人参提取液的 7 个特征峰的相对保留时间及可变范围见表 5-30。

表 5-30　人参提取液 7 个特征峰的相对保留时间

峰号	相对保留时间/min	可变范围
1（指标成分峰 1，人参皂苷 Rg$_1$）	1.00	—
2（人参皂苷 Re）	1.06（相对于 Rg$_1$）	±0.03
3（人参皂苷 Rf）	0.89（相对于 Rb$_1$）	±0.03
4（指标成分峰 2，人参皂苷 Rb$_1$）	1.00	—
5（人参皂苷 Rc）	1.03（相对于 Rb$_1$）	±0.03
6（人参皂苷 Rb$_2$）	1.06（相对于 Rb$_1$）	±0.03
7（人参皂苷 Rd）	1.13（相对于 Rb$_1$）	±0.03

供试品色谱图中应有与对照指纹图谱（图 5-15）相对保留时间范围内一致的 7 个特征峰。

5. 检查

（1）重金属：应符合有关规定。

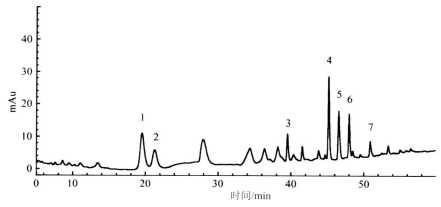

图 5-15　人参提取液对照指纹图谱

（2）农药残留：应符合有关规定。

（3）霉菌毒素：应符合有关规定。

（4）杂质：不多于 1.0%。

（5）灰分

总灰分：不多于 4.0%。

酸不溶性灰分：不多于 0.5%。

（6）水分：不多于 13.0%。

6. 浸出物

水溶性浸出物（冷浸法）：不少于 27.0%。

醇溶性浸出物（冷浸法）：不少于 22.0%。

7. 含量测定

照附录Ⅳ（B）进行。

对照品溶液

人参皂苷 Rb_1，Re 和 Rg_1 混合对照品储备液 Std-Stock（各1 000 mg/L）

精密称取人参皂苷 Rb_1、Re 和 Rg_1 各 10.0 mg，溶解于 10 mL 甲醇中，置于约−10 ℃ 处，避光储存。

人参皂苷 Rb_1，Re 和 Rg_1 混合对照品溶液 Std-AS

精密吸取人参皂苷 Rb_1、Re 和 Rg_1 混合对照品储备液适量，以甲醇稀释制成含人参皂苷 Rb_1，Re 和 Rg_1 各分别为 25，50，100，200，400 mg/L 系列的混合对照品溶液。

供试品溶液

精密称取本品粉末 0.5 g，置 50 mL 离心管中，精密加甲醇 10 mL，超声处理 30 min。离心 5 min。取上清液，移入 100 mL 圆底烧瓶中，重复再提取 2 次。加甲醇 5 mL 至离心管中洗涤残渣，离心 5 min，取上清液，移入同一圆底烧瓶中，重复再洗涤 2 次。合并全部提取液和洗液，用旋转蒸发器减压蒸干。残渣加甲醇 2 mL，并转移至 10 mL 量瓶中。重复再用甲醇处理 3 次，每次 2 mL。加甲醇至刻度，混匀，用 0.2 μm 微孔滤膜（PTFE）滤过，即得。

色谱系统

液相色谱：检测波长 203 nm；4.6 mm×250 mm 十八烷基键合硅胶（5 μm）填充柱；柱温 25 ℃；流速约 1.6 mL/min。色谱洗脱程序如表 5-31。

表 5-31 色谱洗脱条件

时间/min	水/（%）	乙腈/（%）	洗脱
0~20	80	20	等度
20~60	80~58	20~42	线性梯度

系统适用性要求

将人参皂苷 Rb_1 对照品溶液 Std-AS（100 mg/L）10 μL，注入液相色谱仪，至少重复 5 次。系统适用性参数的要求如下：人参皂苷 Rb_1 峰面积相对标准偏差应不大于 3.0%；人参皂苷 Rb_1 峰保留时间相对标准偏差应不大于 2.0%；理论塔板数按人参皂苷 Rb_1 峰计算应不低于 150 000。

供试品测试中人参皂苷 Rg_1 与 Re 峰之间的分离度应不低于 1.0。

标准曲线

将人参皂苷 Rb_1，Re，Rg_1 系列混合对照用品溶液 Std-AS 每次 5 μL，注入液相色谱仪，并记录色谱图。以人参皂苷 Rb_1，Re 和 Rg_1 混合对照品溶液各成分浓度与相应峰面积作图，从相应 5 点的标准曲线得斜率、截距与相关系数。

操作程序

将供试品溶液 10 μL，注入液相色谱仪，并记录色谱图。与人参皂苷 Rb_1，Re 和 Rg_1 混合对照品溶液 Std-AS 色谱图中各成分保留时间比较，鉴定供试品色谱图中人参皂苷 Rb_1，Re 与 Rg_1 峰。二色谱图中人参皂苷 Rb_1，Re 与 Rg_1 相应峰保留时间相差均应不大于 5.0%。测定峰面积，按附录Ⅳ（B）公式计算供试品溶液中人参皂苷 Rb_1，Re 与 Rg_1 的浓度（mg/L），并计算样品中人参皂苷 Rb_1，Re 与 Rg_1 的百分含量。

限度

按干燥品计算，本品含人参皂苷 Rb_1（$C_{54}H_{92}O_{23}$）不少于 0.20%；人参皂苷 Re（$C_{48}H_{82}O_{18}$）和人参皂苷 Rg_1（$C_{42}H_{72}O_{14}$）的总量不少于 0.19%。

（二）西洋参

1. 名称

药材正名：Radix Panacis Quinquefolii

中文名：西洋参

汉语拼音名：Xiyangshen

2. 来源

本品为五加科植物西洋参 *Panax quinquefolium* L. 的干燥根。均为栽培品，秋季采挖，洗净，晒干或干燥（不超过 40 ℃）。

3. 性状

本品呈纺锤形、圆柱形或圆锥形，长 3~20 cm（偶见 24 cm），直径 4~28 mm（偶见 34 mm）。表面黄褐色、黄白色、淡黄褐色或淡黄白色，可见横向环纹及线形皮孔，并有细密浅纵皱纹及须根痕。主根中下部有 1 至数条侧根，多已折断。有的上端有根茎（芦头），环节明显，茎痕（芦碗）圆形或半圆形，具不定根（芋）或已折断。体重，质坚实，不易折断，断面平坦，黄白色，角质状或略显粉性，皮部可见黄棕色至红棕色的点状树脂道，形成层环棕黄色，木部略呈放射状纹理。气微而特异，味微苦，后回甜。

不同产地西洋参有如下区别：

中国产西洋参（吉林）：表面淡黄褐色至淡黄白色，体态丰满，纵皱纹明显，与美国产和加拿大产西洋参比较，其表面颜色较浅，体态丰满，质地较轻。

加拿大产西洋参（安大略和英属哥伦比亚）：表面淡黄白色，体形较大，纵皱纹明显，较中国产西洋参质重。

美国产西洋参（威斯康星）：表面黄褐色，体形较小，具明显横向环纹，较其他产地质重。

4. 鉴别

（1）显微镜鉴别（附录Ⅲ）。

横切面

木栓层由 6~8 列切向延长的细胞组成，外部数层细胞常脱落。皮层薄壁细胞 10 余列，细胞内含草酸钙簇晶，皮层散有树脂道，周围有 5~11 个分泌细胞。韧皮部树脂道众多，常排列成 1~3 个同心环，外侧射线中常有裂隙。形成层环明显。木质部导管常单个或 2~10 个成群，径向断续排列，导管木化或微木化，射线细胞 1~4 列。薄壁细胞含有淀粉粒（图 5-16）。

粉末

淡褐色或淡黄白色。树脂道纵断面观呈管道状，内含大量金黄色油滴状分泌物和少量橘红色条块状分泌物。草酸钙簇晶较多，直径 8~91 μm，偏光显微镜下呈亮多彩状。木栓细胞无色、浅黄色或淡黄棕色，类多角形或类方形，垂周壁薄，波状弯曲。导管主要为网纹、梯纹导管，另有环纹及螺纹导管。淀粉粒单粒类圆形或卵形，直径 2~28 μm，脐点人字形、点状或裂隙状，层纹明显；复粒较少，2~9 分粒组成，偏光显微镜下呈黑十字状（图 5-17）。

（2）薄层色谱鉴别。

对照品溶液

人参皂苷 Rb₁ 对照品溶液

取人参皂苷 Rb₁ 对照品（图 5-18）0.5 mg，溶解于 1 mL 甲醇中。

人参皂苷 Rc 对照品溶液

取人参皂苷 Rc 对照品（图 5-18）0.5 mg，溶解于 1 mL 甲醇中。

人参皂苷 Rg₁ 对照品溶液

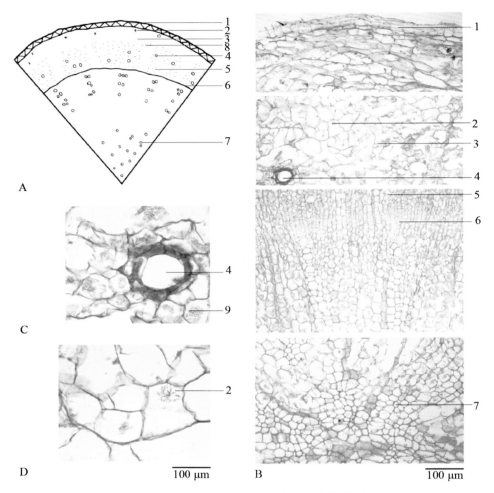

A. 简图　B. 横切面图　C. 树脂道　D. 草酸钙簇晶

1. 木栓层　2. 草酸钙簇晶　3. 皮层　4. 树脂道　5. 韧皮部　6. 形成层　7. 木质部　8. 裂隙　9. 淀粉粒

图 5-16　西洋参横切面显微特征

取人参皂苷 Rg_1 对照品（图 5-18）0.5 mg，溶解于 1 mL 甲醇中。

24-（R）-拟人参皂苷 F_{11} 对照品溶液

取 24-（R）-拟人参皂苷 F_{11} 对照品（图 5-18）0.5 mg，溶解于 1 mL 甲醇中。

展开剂

制备二氯甲烷—甲醇—水（13∶7∶2）的混合溶液。置 6 ℃以下冰箱中不少于 10 h，用下层溶液。

显色剂

取硫酸 10 mL，缓缓加至 90 mL 乙醇中。

供试品溶液

取本品粉末 0.2 g，置 10 mL 离心管中，加甲醇 5 mL。超声（140 W）处理 30 min，离

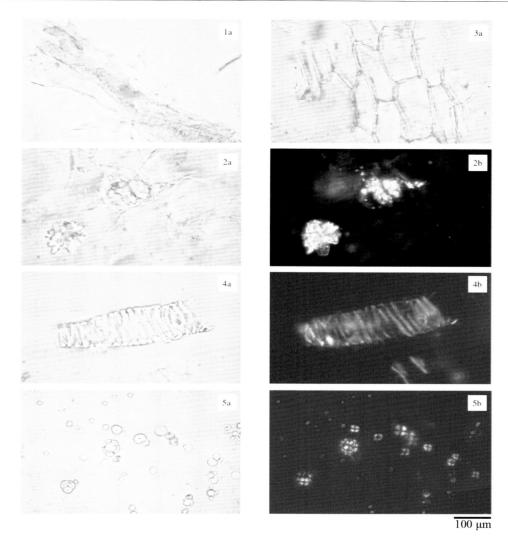

1. 树脂道　2. 草酸钙簇晶　3. 木栓细胞　4. 导管　5. 淀粉粒

a. 光学显微镜下特征　b. 偏光显微镜下特征

图 5-17　西洋参粉末显微特征

心 10 min，滤过，即得。

操作程序

照薄层色谱法进行。分别吸取人参皂苷 Rb$_1$、人参皂苷 Rc、人参皂苷 Rg$_1$、24-（R）-拟人参皂苷 F$_{11}$ 对照品溶液各 1 μL 和供试品溶液 3 μL，点于同一高效硅胶 F$_{254}$ 薄层板上。用上述新制备的展开剂展开约 8 cm，取出，标记溶剂前沿，晾干。均匀喷上显色剂，在约 120 ℃加热，直至斑点或条形清晰可见（5~10 min）。置紫外光（366 nm）下检视，并计算 Rf 值。

供试品色谱应显出与人参皂苷 Rb$_1$、人参皂苷 Rc、人参皂苷 Rg$_1$、24-（R）-拟人参皂苷 F$_{11}$ 色泽相同、Rf 值相应的特征斑点或条带。

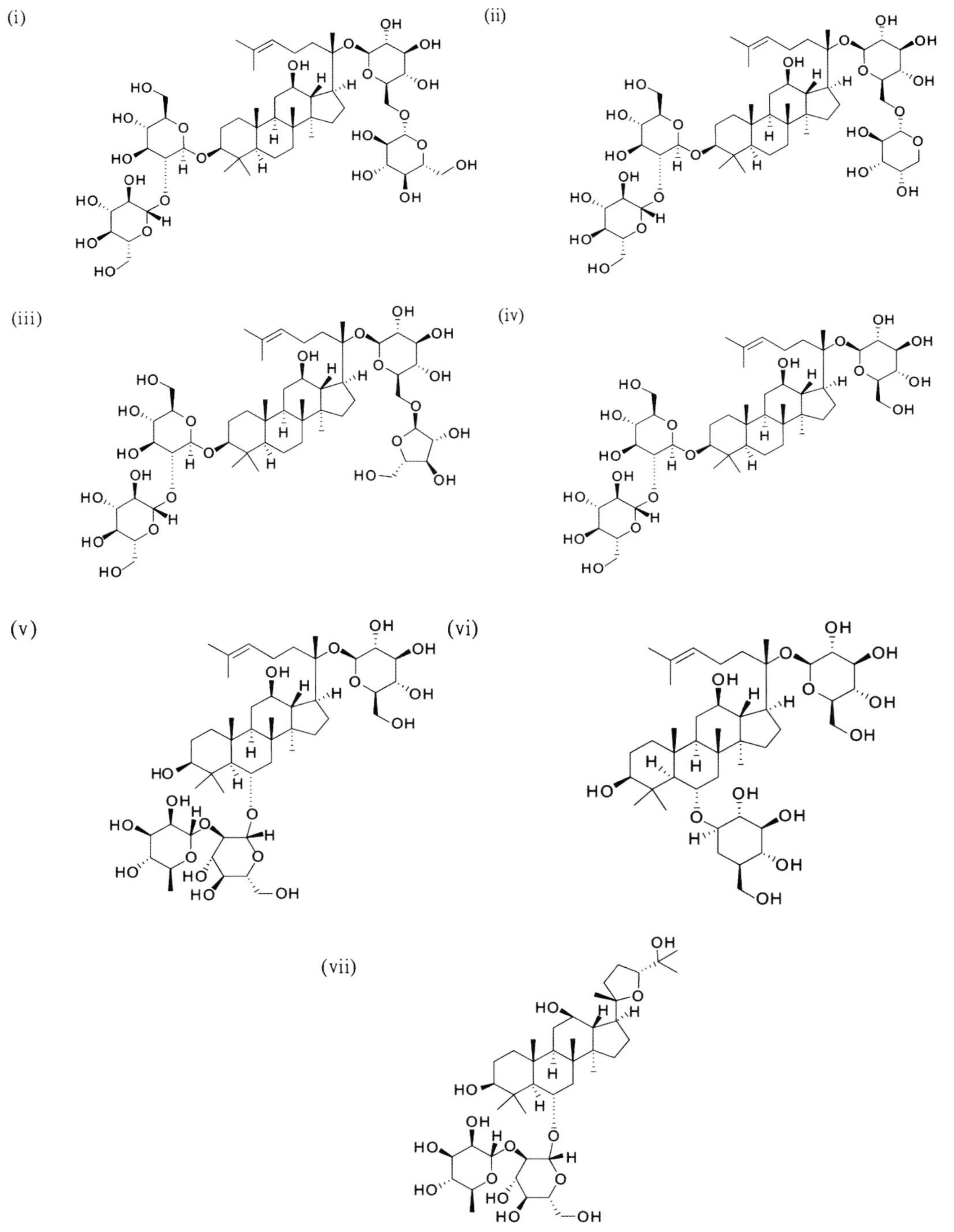

(i)

(ii)

(iii)

(iv)

(v)

(vi)

(vii)

（i）人参皂苷 Rb_1　　（ii）人参皂苷 Rb_2　　（iii）人参皂苷 Rc　　（iv）人参皂苷 Rd

（v）人参皂苷 Re　　（vi）人参皂苷 Rg_1　　（vii）24-（R）-拟人参皂苷 F_{11}

图 5-18　化学结构式

（3）高效液相色谱指纹图谱鉴别。

①高效液相色谱——蒸发光散射检测器（HPLC/ELSD）。

对照品溶液

人参皂 Rc 对照品溶液 Std- FP（200 mg/L）

取人参皂 Rc 对照品 1.0 mg，溶解于 5 mL 70%甲醇中。

24-（R）-拟人参皂 F_{11} 对照品溶液 Std-FP（200 mg/L）

取 24-（R）-拟人参皂 F_{11} 对照品 1.0 mg，溶解于 5 mL 70%甲醇中。

供试品溶液

取本品粉末 1.0 g，置 50 mL 离心管中，加 70%甲醇 50 mL，超声（270 W）处理 30 min，离心 5 min。取上清液转移至 250 mL 圆底烧瓶中，残渣加 70%甲醇 20 mL 洗涤，离心 5 min，合并提取液，用旋转蒸发器减压蒸干。残渣溶于 70%甲醇，转移至 5 mL 量瓶中，加 70%甲醇至刻度，用 0.45 μm 微孔滤膜（PTFE）滤过，即得。

色谱系统

液相色谱：蒸发光散射检测器［漂移管温度：105 ℃；雾化气（N_2）流速：2.4 L/min］；4.6 mm×250 mm 十八烷基键合硅胶（5 μm）填充柱；流速约 0.8 mL/min。色谱洗脱程序如表 5-32。

表 5-32　色谱洗脱条件

时间/min	水/（%）	乙腈/（%）	洗脱
0~15	68	32	等度
15~50	68~57	32~43	线性梯度

系统适用性要求

吸取 24-（R）-拟人参皂苷 F_{11} 对照品溶液 Std-FP 和人参皂苷 Rc 对照品溶液 Std-FP 各 20 μL，分别注入液相色谱仪，至少重复 5 次。系统适用性参数的要求如下：24-（R）-拟人参皂苷 F_{11} 和人参皂苷 Rc 的峰面积相对标准偏差均应不大于 3.0%；24-（R）-拟人参皂苷 F_{11} 和人参皂苷 Rc 峰的保留时间相对标准偏差均应不大于 2.0%；理论塔板数按 24-（R）-拟人参皂苷 F_{11} 和人参皂苷 Rc 峰计算均应不低于 15 000。

供试品测试中 1 号峰、2 号峰分别与邻近峰之间的分离度均应不低于 1.5。

操作程序

分别吸取 24-（R）-拟人参皂苷 F_{11} 对照品溶液 Std-FP、人参皂苷 Rc 对照品溶液 Std-FP 和供试品溶液各 20 μL，注入液相色谱仪，并记录色谱图。测定 24-（R）-拟人参皂苷 F_{11} 对照品溶液 Std-FP、人参皂苷 Rc 对照品溶液 Std-FP 色谱图中 24-（R）-拟人参皂苷 F_{11} 和人参皂苷 Rc 峰的保留时间，及供试品溶液色谱图中 6 个特征峰的保留时间。在相同液相色谱条件下，与相应 24-（R）-拟人参皂苷 F_{11} 对照品溶液 Std-FP、人参皂苷 Rc 对照品溶液 Std-FP 色谱图中 24-（R）-拟人参皂苷 F_{11} 和人参皂苷 Rc 峰的保留时间比较，鉴定供试品溶液色谱图中 24-（R）-拟人参皂苷 F_{11} 和人参皂苷 Rc 峰。二色谱图中 24-（R）-拟人参皂苷 F_{11} 和人参皂苷 Rc 峰的保留时间相差均应不大于 2.0%。按附录Ⅻ公式计算特征峰的相对保留时间。

西洋参提取液 6 个特征峰的相对保留时间及可变范围见表 5-33。

表 5-33　西洋参提取液 6 个特征峰的相对保留时间及可变范围

峰号	相对保留时间	可变范围
1 (指标成分峰，24-（R）-拟人参皂苷 F_{11})	1.00	—
2 (指标成分峰 2，人参皂苷 Rc)	1.00	—
3 (人参皂苷 Rb_2)	1.12（相对于 2 号峰）	±0.03
4	1.17（相对于 2 号峰）	±0.06
5 (人参皂苷 Rd)	1.41（相对于 2 号峰）	0.07
6	1.57（相对于 2 号峰）	±0.09

供试品色谱图中应有与对照指纹图谱相对保留时间范围内一致的 6 个特征峰 [图 5-19（ⅰ）（ⅱ）（ⅲ）（ⅳ）]。

②高效液相色谱-二极管阵列检测器（HPLC/DAD）。

对照品溶液

人参皂苷 Re 对照品溶液 Std-FP（250 mg/L）

取人参皂苷 Re 对照品 2.5 mg，溶解于 10 mL 70% 甲醇中。

供试品溶液

取本品粉末 0.4 g，置 50 mL 离心管中，加 70% 甲醇 20 mL，超声（270 W）处理 20 min，离心 5 min。取上清液转移于 250 mL 圆底烧瓶中，重复提取 3 次，残渣用 70% 甲醇 10 mL 洗涤，离心 5 min，合并提取液，用旋转蒸发器减压蒸干。残渣溶于 70% 甲醇，转移于 10 mL 量瓶中，加 70% 甲醇至刻度，用 0.45 μm 微孔滤膜（PTFE）滤过，即得。

色谱系统

液相色谱：二极管阵列检测器，检测波长 203 nm；4.6 mm×250 mm 十八烷基键合硅胶（5 μm）填充柱；柱温 22 ℃；流速约 1.0 mL/min。色谱洗脱程序如表 5-34。

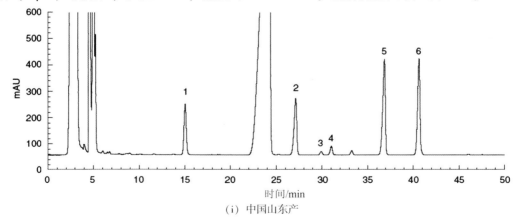

（ⅰ）中国山东产

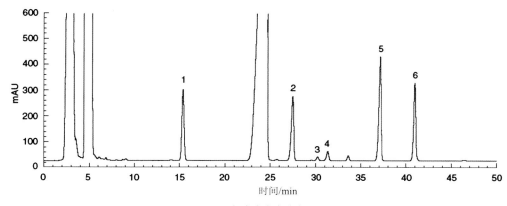

（ⅱ）加拿大安大略产

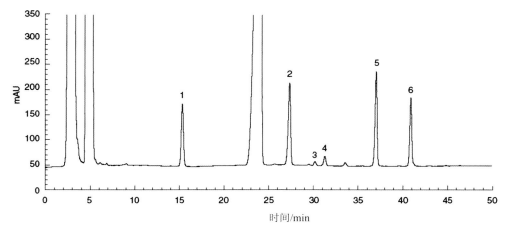

（ⅲ）加拿大英属哥伦比亚产

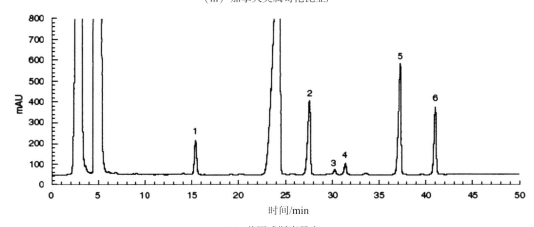

（ⅳ）美国威斯康星产

图 5-19 西洋参提取液对照指纹图谱（1）

表 5-34　色谱洗脱条件

时间/min	0.002 M 磷酸二氢钾/（%）	乙腈/（%）	洗脱
0~15	79	21	等度
15~69	79~62	21~38	线性梯度
69~75	62	38	等度

系统适用性要求

吸取人参皂苷 Re 对照品溶液 Std-FP 20 μL，注入液相色谱仪，至少重复 5 次。系统适用性参数的要求如下：人参皂苷 Re 峰的面积相对标准偏差应不大于 3.0%；人参皂苷 Re 峰的保留时间相对标准偏差不大于 2.0%；理论塔板数按人参皂苷 Re 峰计算应不低于 20 000。

供试品测试中 2 号峰与邻近峰之间的分离度应不低于 1.0。

操作程序

分别吸取人参皂苷 Re 对照品溶液 Std-FP 和供试品溶液各 20 μL，注入液相色谱仪，并记录色谱图。测定对照品溶液 Std-FP 色谱图中人参皂苷 Re 峰的保留时间，及供试品溶液色谱图中 6 个特征峰的保留时间。在相同液相色谱条件下，与相应对照品溶液 Std-FP 色谱图中人参皂苷 Re 峰的保留时间比较，鉴定供试品溶液色谱图中人参皂苷 Re 峰。二色谱图中人参皂苷 Re 峰的保留时间相差应不大于 2.0%。按附录XII公式计算特征峰的相对保留时间。

西洋参提取液 6 个特征峰的相对保留时间及可变范围见表 5-35。

表 5-35　西洋参提取液 6 个特征峰的相对保留时间及可变范围

峰号	相对保留时间	可变范围
1（人参皂苷 Rg_1）	0.94	±0.04
2（指标成分峰，人参皂苷 Re）	1.00	—
3（人参皂苷 Rb_1）	1.85	±0.07
4（人参皂苷 Rc）	1.93	±0.06
5（人参皂苷 Rb_2）	2.00	±0.09
6（人参皂苷 Rd）	2.15	±0.08

供试品色谱图中应有与对照指纹图谱相对保留时间范围内一致的 6 个特征峰 [图 5-20（ⅰ）（ⅱ）（ⅲ）（ⅳ）]。

5. 检查

（1）重金属应符合有关规定。

（2）农药残留应符合有关规定。

（3）霉菌毒素应符合有关规定。

（4）杂质不多于 1.0%。

（5）灰分

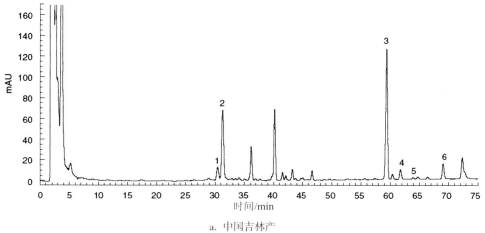

a. 中国吉林产

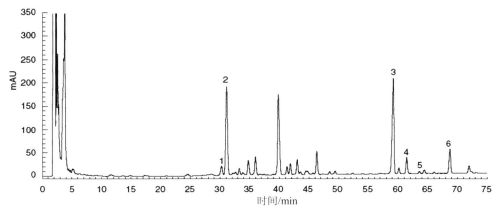

b. 加拿大安大略产

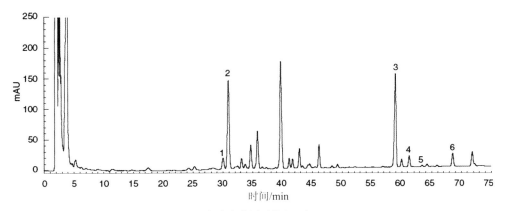

c. 加拿大英属哥伦比亚产

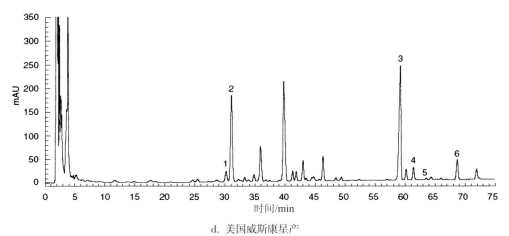

d. 美国威斯康星产

图 5-20 西洋参提取液对照指纹图谱（2）

总灰分：不多于 5.5%。

酸不溶性灰分：不多于 0.5%。

（6）水分不多于 12.0%。

6. 浸出物（附录Ⅺ）

水溶性浸出物（冷浸法）：不少于 50.0%。

醇溶性浸出物（冷浸法）：不少于 24.0%。

7. 含量测定

照附录Ⅳ（B）进行。

对照品溶液

人参皂苷 Rb_1，Rb_2，Rc，Rd，Re 和 Rg_1 混合对照品储备液 Std-Stock（人参皂苷 Rb_1 6 000 mg/L、人参皂苷 Rb_2 150 mg/L、人参皂苷 Rc 600 mg/L、人参皂苷 Rd 1 500 mg/L、人参皂苷 Re 3 000 mg/L、人参皂苷 Rg_1 1 000 mg/L）

精密称取人参皂苷 Rb_1 对照品 30.0 mg、人参皂苷 Rb_2 对照品 0.75 mg、人参皂苷 Rc 对照品 3.0 mg、人参皂苷 Rd 对照品 7.5 mg、人参皂苷 Re 对照品 15.0 mg、人参皂苷 Rg_1 对照品 5.0 mg，溶解于 5 mL 70%甲醇中。置约−10 ℃下保存。

人参皂苷 Rb_1，Rb_2，Rc，Rd，Re 和 Rg_1 混合对照品溶液 Std-AS

精密吸取人参皂苷 Rb_1，Rb_2，Rc，Rd，Re 和 Rg_1 混合对照品储备液适量，以 70%甲醇稀释制成含人参皂苷 Rb_1 分别为 150，300，500，1 000，3 000 mg/L；人参皂苷 Rb_2 分别为 3.75，7.5，12.5，25，75 mg/L；人参皂苷 Rc 分别为 15，30，50，100，300 mg/L；人参皂苷 Rd 分别为 37.5，75，125，250，750 mg/L；人参皂苷 Re 分别为 75，150，250，500，1 500 mg/L；人参皂苷 Rg_1 分别为 25，50，83.3，166.7，500 mg/L 系列的混合对照品溶液。

供试品溶液

精密称取本品粉末 0.4 g，置 50 mL 离心管中，加 70%甲醇 20 mL，超声（270 W）处理 20 min，离心 5 min。取上清液转移至 250 mL 圆底烧瓶中，重复提取 3 次，残渣用

70%甲醇 10 mL 洗涤，离心 5 min，合并提取液，用旋转蒸发器减压蒸干。残渣溶于 70% 甲醇，转移至 10 mL 量瓶中，加 70%甲醇至刻度，用 0.45 μm 微孔滤膜（PTFE）滤过，即得。

色谱系统

液相色谱：二极管阵列检测器，检测波长 203 nm；4.6 mm×250 mm 十八烷基键合硅胶（5 μm）填充柱；柱温 22 ℃；流速约 1.0 mL/min。色谱洗脱程序如表 5-36。

表 5-36　色谱洗脱条件

时间/min	0.002M 磷酸二氢钾/（%）	乙腈/（%）	洗脱
0~15	79	21	等度
15~69	79~62	21~38	线性梯度
69~75	62	38	等度

系统适用性要求

将人参皂苷 Rb_1，Rb_2，Rc，Rd，Re 和 Rg_1 混合对照品溶液 Std-AS（人参皂苷 Rb_1 500 mg/L；人参皂苷 $Rb_2$12.5 mg/L；人参皂苷 Rc50 mg/L；人参皂苷 Rd125 mg/L；人参皂苷 Re 250 mg/L；人参皂苷 $Rg_1$83.3 mg/L）20 μL，注入液相色谱仪，至少重复 5 次。系统适用性参数的要求如下：人参皂苷 Rb_1，Rb_2，Rc，Rd，Re 和 Rg_1 的峰面积相对标准偏差均应不大于 3.0%；人参皂苷 Rb_1，Rb_2，Rc，Rd，Re 和 Rg_1 的保留时间相对标准偏差均应不大于 2.0%；理论塔板数按人参皂苷 Rb_1，Rb_2，Rc，Rd，Re 和 Rg_1 峰计算均应不低于20 000。供试品测试中人参皂苷 Rg_1 与人参皂苷 Re 峰之间的分离度应不低于 1.5。

标准曲线

将人参皂苷 Rb_1，Rb_2，Rc，Rd，Re 和 Rg_1 系列混合对照品溶液 Std-AS 各 20 μL，注入液相色谱仪，并记录色谱图。分别以人参皂苷 Rb_1，Rb_2，Rc，Rd，Re 和 Rg_1 的峰面积与相应浓度作图。从相应 5 点的标准取得斜率、截距与相关系数。

操作程序

将供试品溶液 20 μL，注入液相色谱仪，并记录色谱图。与人参皂苷 Rb_1，Rb_2，Rc，Rd，Re 和 Rg_1 混合对照 Std-As 色谱图中各成分峰的保留时间比较，鉴定供试品溶液色谱图中人参皂苷 Rb_1，Rb_2，Rd，Re 和 Rg_1 峰。二色谱图中人参皂苷 Rb_1，Rb_2，Rc，Rd，Re 和 Rg_1 相应峰的保留时间相差均应不大于 2.0%。测定峰面积，按附录Ⅳ（B）公式分别计算供试品溶液中人参皂苷 Rb_1，Rb_2，Rc，Rd，Re 和 Rg_1 的浓度（mg/L），并计算样品中人参皂苷 Rb_1，Rb_2，Rc，Rd，Re 和 Rg_1 的百分含量。

限度

按干燥品计算，本品含人参皂苷［以 Rb_1（$C_{54}H_{92}O_{23}$），Rb_2（$C_{53}H_{90}O_{22}$），Rc（$C_{53}H_{90}O_{22}$），Rd（$C_{48}H_{82}O_{18}$），Re（$C_{48}H_{82}O_{18}$）和 Rg_1（$C_{42}H_{72}O_{14}$）计］的总量不少于 2.2%。

（三）三七

1. 名称

药材正名：Radix Notoginseng

中文名：三七

汉语拼音名：Sanqi

2. 来源

本品为五加科植物三七 *Panax notoginseng*（Burk.）F. H. Chen 的干燥根。栽培 3~4 a，在秋季花开前采挖，除去支根与根茎，洗净，晒干。

3. 性状

主根呈类圆锥形或圆柱形，长 1~6 cm，直径 10~40 mm。表面暗灰褐色或灰黄色，有断续的纵皱纹及支根断痕，顶部有根茎痕，周围有瘤状突起。体重，质坚实，断面灰绿色、黄绿色或灰白色，击碎后皮部与木部常分离。皮部有细小棕色树脂道斑点。木部微呈放射状排列。气微，味苦回甜。

注：香港习惯用乌湮将药材染黑，然后用虫白蜡上光。

4. 鉴别

（1）显微鉴别。

横切面

木栓层为数列扁平细胞。草酸钙簇晶稀少，常分布于近木栓层处的薄壁组织中。韧皮部的薄壁组织中散在有树脂道，内含黄色分泌物。形成层成环，有时强波状弯曲。木质部射线宽广，导管 1~2 列，成组，径向排列（图 5-21）。

粉末

灰黄色。淀粉粒甚多：单粒圆形、半圆形或圆多角形，直径 6~53 μm；复粒由 2~9 分粒组成，偏光显微镜下可见黑十字现象。树脂道常破碎，含黄棕色分泌物。可见导管梯纹、网纹及螺纹导管，直径 20~106 μm。草酸钙簇晶偶见，直径 37~125 μm，偏光显微镜下簇晶呈亮白色间蓝色（图 5-22）。

（2）理化鉴别。

操作程序

取本品粉末 2.0 g，置试管中，加二氯甲烷 6 mL，超声处理 30 min。滤过，取滤液 1 mL置试管中，小心沿管壁加硫酸 1 mL，两液接界处显红色或棕色环。

（3）薄层色谱鉴别。

对照品溶液

人参皂苷 Rb_1 对照品溶液

取人参皂苷 $Rb_1$0.5 mg，溶解于 1 mL 甲醇中。

人参皂苷 Rg_1 对照品溶液

取人参皂苷 $Rg_1$0.5 mg，溶解于 1 mL 甲醇中。

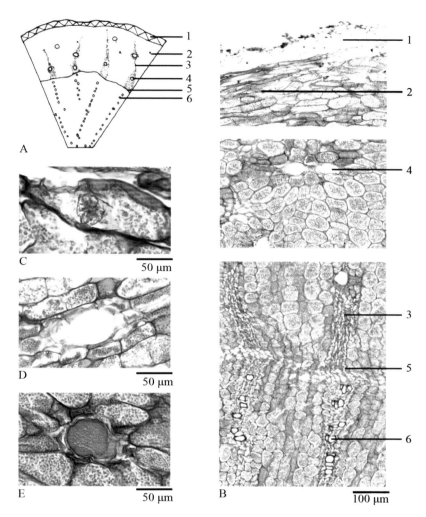

A. 简图　B. 横切面图　C. 草酸钙簇晶　D. 树脂道　E. 树脂道及分泌物

1. 木栓层　2. 草酸钙簇晶　3. 韧皮部　4. 树脂道　5. 形成层　6. 木质部

图 5-21　三七横切面显微特征

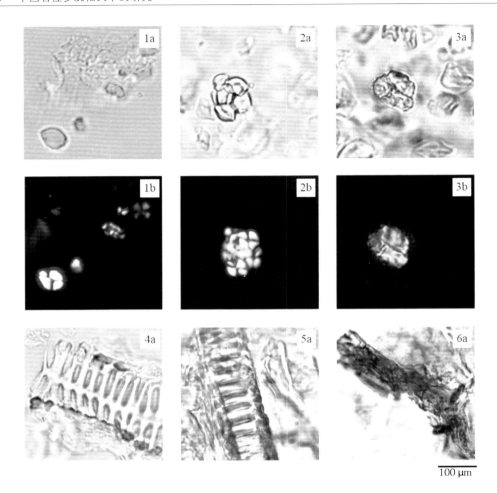

100 μm

1. 单粒淀粉粒　2. 复粒淀粉粒　3. 草酸钙簇晶　4. 网纹导管　5. 梯纹导管　6. 树脂道

a. 光学显微镜下特征　b. 偏光显微镜下特征

图 5-22　三七粉末显微特征

三七皂苷 R_1 对照品溶液

取三七皂苷 R_1 0.5 mg，溶解于 1 mL 甲醇中。

展开剂

制备氯仿—甲醇—水（13∶7∶2）的混合溶液，置 6 ℃以下冰箱中至少 10 h，用下层溶液。

显色剂

取硫酸 10 mL，缓缓加至 90 mL 乙醇中。

供试品溶液

取本品粉末 0.2 g，置 10 mL 离心管中，加甲醇 5 mL，超声处理 30 min。

振摇，离心 10 min，取上清液，即得。

操作程序

照薄层色谱法进行。分别吸取人参皂苷 Rb_1，Rg_1，三七皂苷 R_1 对照品溶液和供试品溶液各 1 μL，点于同一高效硅胶 F$_{254}$ 薄层板上。用上述新制备的展开剂展开约 8 cm，取出，标记溶剂前沿，晾干。均匀喷上显色剂，加热至 95 ℃以上，直至斑点或条带清晰可见。

置紫外光（366 nm）下检视，并计算 Rf 值。

供试品色谱应显出与人参皂苷 Rb$_1$，Rg$_1$ 和三七皂苷 R$_1$ 色泽相同、Rf 值相应的特征斑点或条带。

（4）高效液相色谱指纹图谱鉴别。

对照品溶液

人参皂苷 Rb$_1$ 对照品储备液 Std-Stock（500 mg/L）

取人参皂苷 Rb$_1$ 2.5 mg，溶解于 5 mL 甲醇中，置于约-10 ℃处，避光储存。

人参皂苷 Rb$_1$ 对照品溶液 Std-FP（100 mg/L）

只取人参皂苷 Rb$_1$ 对照品储备液 1.0 mL，置 5 mL 量瓶中，加甲醇至刻度。

人多皂苷 Rg$_1$ 对照品储备液 Std-Stock（500 mg/L）

取人参皂苷 Rg$_1$ 2.5 mg，溶解于 5 mL 甲醇中，置于约-10 ℃处，避光储存。

人参皂苷 Rg$_1$ 对照品溶液 Std-FP（100 mg/L）

吸取人参皂苷 Rg$_1$ 对照品储备液 1.0 mL，置 5 mL 量瓶中，加甲醇至刻度。

三七皂苷 R$_1$ 对照品储备液 Std-Stock（500 mg/L）

取三七皂苷 R$_1$ 2.5 mg，溶解于 5 mL 甲醇中，置于约-10 ℃处，避光储存。

三七皂苷 R$_1$ 对照品溶液 Std-FP（100 mg/L）

吸取三七皂苷 R$_1$ 对照品储备液 1.0 mL，置于 5 mL 量瓶中，加甲醇至刻度。

供试品溶液

取本品粉末 0.2 g，置 10 mL 离心管中，加甲醇 5 mL，称定重量。超声处理 30 min，再称重，必要时用甲醇补足减失的重量。混匀，离心 5 min。用 0.2 μm 微孔滤膜（PTFE）滤过，即得。

色谱系统

液相色谱：检测波长 203 nm；4.6 mm×250 mm 十八烷基键合硅胶（5 μm）填充柱；柱温 25 ℃；流速约 1.6 mL/min。色谱洗脱程序如图 5-37。

表 5-37　色谱洗脱条件

时间/min	水/（%）	乙腈/（%）	洗脱
0~20	80	20	等度
20~60	80~58	20~42	线性梯度

系统适用性要求

吸取人参皂苷 Rb$_1$ 对照品溶液 Std-FP 20 μL，注入液相色谱仪，至少重复 5 次。系统适用性参数的要求如下：人参皂苷 Rb$_1$ 峰面积相对标准偏差应不大于 3.0%；人参皂苷 Rb$_1$ 峰保留时间相对标准偏差应不大于 2.0%；理论塔板数按人参皂苷 Rb$_1$ 峰计算应不低于 15 000。供试品测试中人参皂苷 Rg$_1$ 与 Re 峰（图 5-23）之间的分离度应不低于 1.0。

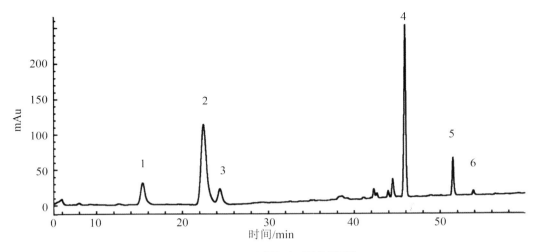

图 5-23　三七提取液对照指纹图谱

操作程序

分别吸取人参皂苷 Rb₁、Rg₁、三七皂苷 R₁ 对照品溶液 Std-FP 和供试品溶液各 20 μL，注入液相色谱仪，并记录色谱图。测定对照品溶液 Std-FP 和供试品溶液各 20 μL，注入液相色谱仪，并记录色谱图。测定对照品溶液 Std-FP 色谱图中人参皂苷 Rb₁、Rg₁ 和三七皂苷 R₁ 峰的保留时间，及供试品溶液色谱图中 6 个特征峰的保留时间。在相同液相色谱条件下，与相应对照品溶液 Std-FP 色谱图中各峰的保留时间比较，鉴定供试品色谱图中人参皂苷 Rb₁、Rg₁ 和三七皂苷 R₁ 峰。对照品与供试品溶液色谱图中人参皂苷 Rb₁、Rg₁ 和三七皂苷 R₁ 相应峰保留时间相差均应不大于 2.0%。按附录Ⅻ公式计算特征峰的相对保留时间。三七提取液的 6 个特征峰的相对保留时间及可变范围见表 5-38。

表 5-38　三七提取液 6 个特征峰的相对保留时间及可变范围

峰号	相对保留时间	可变范围
1（指标成分峰 1，三七皂苷-R₁）	1.0	—
2（标准成分峰 2，人参皂苷-Rg₁）	1.00	—
3（人参皂苷-Re）	1.06（相对于-Rg₁）	±0.04
4（指标成分峰 3，人参皂苷-Rb₁）	1.00	—
5（人参皂苷-Rd）	1.12（相对于-Rb₁）	±0.03
6	1.17（相对于-Rb₁）	±0.03

供试品色谱图中应有与对照指纹图谱（图 5-23）相对保留时间范围内一致的 6 个特征峰。

5. 检查

（1）重金属应符合有关规定。

（2）农药残留应符合有关规定。

（3）霉菌毒素应符合有关规定。

（4）杂质不多于 1.0%。

（5）灰分：

总灰分不多于 4.0%。

酸不溶性成分不多于 1.0%。

（6）水分不多于 12.0%。

6. 浸出物

水溶性浸出物（冷浸法）：不少于 26.0%。

醇溶性浸出物（冷浸法）：不少于 22.0%。

7. 含量测定

照附录Ⅳ（B）进行。

对照品溶液

人参皂苷 Rb_1，Rg_1（各 2 000 mg/L）和三七皂苷 R_1（1 000 mg/L）混合对照品储备液 Std-Stock

精密称取人参皂苷 Rb_1，Rg_1 各 20.0 mg 和三七储备液 R_1 10.0 mg，溶解于 10 mL 甲醇中，置于约 -10 ℃处，避光储存。

人参皂苷 Rb_1，Rg_1 和三七皂苷 R_1 混合对照品溶液 Std-AS

精密吸取人参皂苷 Rb_1、Rg_1 和三七皂苷 R_1 混合对照品储备液适量，以甲醇稀释制成含人参皂苷 Rb_1 和人参皂苷 Rg_1 各分别为 20，50，100，200，500 mg/L 而含三七皂苷分别为 R_1 10，25，50，100，250 mg/L 系列的混合对照品溶液。

供试品溶液

精密称取本品粉末 0.25 g，置 10 mL 离心试管中，精密加甲醇 5 mL，混匀。超声处理 30 min。离心 5 min。取上清液置 25 mL 量瓶中，按上法再重复提取 3 次。合并提取液，加甲醇至刻度。混匀，用 0.2 μm 微孔滤膜（PTFE）滤过，即得。

色谱系统

液相色谱：检测波长 203 nm；4.6 mm×250 mm 十八烷基键合硅胶（5 μm）填充柱；柱温 25 ℃；流速约 1.6 mL/min。色谱洗脱程序如表 5-39。

表 5-39　色谱洗脱条件

时间/min	水/（%）	乙腈/（%）	洗脱
0~20	80	20	等度
20~60	80~58	20~42	线性梯度

系统适用性要求

将人参皂苷 Rb_1 对照品溶液 Std-AS（100 mg/L）10 μL，注入液相色谱仪，至少重复 5 次。系统适用性参数的要求如下：人参皂苷 Rb_1 峰面积相对标准偏差应不大于 3.0%；人参皂苷 Rb_1 峰保留时间相对标准偏差应不大于 2.0%；理论塔板数按人参皂苷 Rb_1 峰计算应不低于 150 000。

供试品测试中人参皂苷 Rg_1 峰与人参皂苷 Re 峰之间的分离度应不低于 1.0。

标准曲线

将人参皂苷 Rb_1，Rg_1 和三七皂苷 R_1 系列混合对照品溶液 Std-AS 每次 10 μL，注入液相色谱仪，并记录色谱图。以人参皂苷 Rb_1、Rg_1 和三七皂苷 R_1 混合对照品溶液各成分浓度与相应峰面积作图，从相应 5 点的标准曲线得斜率、截距与相关系数。

操作程序

将供试品溶液 10 μL，注入液相色谱仪，并记录色谱图。与人参皂苷 Rb_1，Rg_1 和三七皂苷 R_1 混合对照品溶液 Std-AS 色谱图中各成分保留时间比较，鉴定供试品色谱图中人参皂苷 Rb_1，Rg_1 与三七皂苷 R_1 峰。二色谱图中人参皂苷 Rb_1，Rg_1 与三七皂苷 R_1 相应峰保留时间相差均应不大于 5.0%。测定峰面积，按附录Ⅳ（B）公式计算供试品溶液中人参皂苷 Rb_1，Rg_1 与三七皂苷 R_1 的浓度（mg/L），并计算样品中人参皂苷 Rb_1，Rg_1 与三七皂苷 R_1 的百分含量。

限度

按干燥品计算，本品含人参皂苷 Rb_1（$C_{54}H_{92}O_{23}$）不少于 1.7%；人参皂苷 Rg_1（$C_{42}H_{72}O_{14}$）不少于 2.0%；三七皂苷 R_1（$C_{47}H_{80}O_{18}$）不少于 0.49%。

五、美国、欧洲、韩国及日本药典中人参、西洋参和三七质量标准

详见附录 1：

（一）《美国药典》中人参和西洋参质量标准

1. 人参
2. 西洋参

（二）《欧洲药典》中人参和三七质量标准

1. 人参
2. 三七

（三）《韩国药典》中人参质量标准

（四）《日本药典》中人参质量标准

六、人参、西洋参和三七及其制品的国家标准

国家标准包括：GB/T18765—2008，GB/T22532—2008，GB/T22533—2008，GB/T22534—2008，GB/T22535—2008，GB/T22536—2008，GB/T22537—2008，GB/T22538—2008，GB/T22539—2008，GB/T22540—2008，NY318—1997 等。

（一）理化指标

人参及其制品的理化指标见表5-40~表5-42。

表5-40　人参及其制品理化指标

项目	水分/（%）	总灰分/（%）	酸不溶灰分/（%）	Rb_1，Re，Rg_1薄层鉴别	Rb_1/（%）	$Re+Rg_1$/（%）	人参总皂苷/（%）	还原糖/（%）
野山参	≤12.0	≤4.0	≤0.90		≥0.60	≥0.40	≥0.40	—
移山参	≤12.0	≤4.0	≤0.90		≥0.40	≥0.30	≥3.50	
鲜园参	—	—			≥0.20	≥0.30	≥2.50	
红参	≤12.0	≤5.0	≤0.50		≥0.20	≥0.25	≥0.25	
生晒参	≤12.0	≤5.0	≤0.50	应符合《中	≥0.20	≥0.30	≥2.50	
大力参	≤12.0	≤5.0	≤0.50	华人民共	≥0.20	≥0.25	≥2.50	
活性参	≤12.0	≤5.0	≤0.50	和国药典》	≥0.20	≥0.25	≥2.50	
保鲜参	—	≤5.0	≤0.50	2015年版	≥0.20	≥0.25	≥2.50	
糖参	≤12.0	≤5.0	≤0.50	一部的规	—		≥0.50	≥8.00
蜜制人参	≥20.0			定				
人参蜜片	35.00	≤5.0	≤0.50		—		≥0.80	≥8.00
人参茎叶	≤12.0	≤5.0	≤0.50		≥0.50	≥0.75	≥6.50	
人参花	≤12.0	≤5.0	≤0.50		≥0.50	≥0.75	≥8.00	
人参果	—	≤5.0	≤0.50		≥0.30	≥0.45	≥4.00	

注：上述指标均以干燥品计算。

表5-41　人参制品标准

项目	人参茶	人参果茶	多维人参果茶	红景天人参茶	人参蜜片	人参酒
质量/g	3±0.2	3±0.2	3±0.2	3±0.2	5±0.2 或 10±0.3	—
水分/（%）	≤5.0	≤5.0	≤5.0	≤5.0	≤18	
灰分/（%）	≤3.0	≤2.0	≤2.0	≤3.0	≤3.0	
总糖/（%）	≥50.0	≥30.0	≥30.0	≥40.0	≥40.0	
蔗糖/（%）	—	—	—	—	≤5.0	
人参总皂苷/（%）	≥0.7	≥0.7	≥0.7	≥0.7	≥0.1	≥0.1
红景天苷/（%）	—	—	—	≥0.4		
维生素 B_1/（%）	—	—	≥0.3	—		
维生素 B_2/（%）	—	—	≥0.1	—		
维生素 C/（%）	—	—	≥0.1	—		

注：人参酒酒度为38±2%，总酸≤1.5 g/L（以乙酸计），总酯≥0.06 g/L（以乙酸乙酯计），固形物≤0.5 g/L，杂醇油≤0.2 g/100 mL（以异戊醇和异丁醇计），甲醇≤0.04 g/100 mL。

表 5-42　西洋参制品理化指标

项目	质量/g	水分/（%）	总灰分/（%）	Rb_1/（%）	西洋参总皂苷/（%）	总糖/（%）	蔗糖/（%）
西洋参茶	3±0.2	≤5.0	≤3.5	≥0.15	≥0.70	≥5	—
天然西洋参茶	1.5±0.2	≤13.0	≤3.5	≥1.0	≥5.0	—	—
西洋参叶袋泡茶	1.2±0.15	≤12.0	≤6.5	≥0.30	≥1.50	—	—
西洋参饮料	—	≤12.0	≤5.0	0.1~0.2	0.5~0.9	—	≥6
西洋参酒	—	≤12.0	≤5.0	≥0.01	≥0.05	—	—

注：西洋参酒酒度为38±2%，总酸≤1.5 g/L（以乙酸计），总酯≥0.06 g/L（以乙酸乙酯计），固形物≤0.5 g/L，杂醇油≤0.2 g/100 mL（以异戊醇和异丁醇计），甲醇≤0.04 g/100 mL。

农业部对于人参和西洋参作为绿色食品的理论指标方面的规定（NY/T1043—2006）见表 5-43。

表 5-43　人参和西洋参作为绿色食品的理化指标　　　　　　g/100 g

项目	指标			
	山参	人参根产品	人参地上部分产品	西洋参
水分	≤14.5	≤13.0	≤15.0	≤8.0
总灰分	≤4.0	≤3.5	≤3.5	≤3.5
总皂苷	≥4.4	≥2.5	≥6.0	≥6.0

注：人参粉水分≤8.0%，保鲜参不要求水分测定，人参蜜片水分≤18.0%，西洋参加工产品水分≤13.0%；参须中总皂苷≥4.0%，带参须和冻干参总皂苷≥3.0%，人参蜜片总皂苷≥4.0%。

（二）微生物学及其他指标

各指标见表 5-44～表 5-46。

表 5-44　人参及其制品的卫生标准

项目	生晒参、移山参、野山参	红参、大力参、活性参、糖参	保鲜参	蜜制人参、蜜片	鲜人参	人参茎叶、人参花、人参果
微生物（只满足于密封类产品）/（个·g^{-1}）	菌落总数<10 000 霉菌总数<100					
黄曲霉毒素 B_1/（mg·kg^{-1}）	致病性大肠杆菌不得检出					
防腐剂残留/（g·kg^{-1}）≤	0.050*	0.050*	0.050*	0.050*	0.050*	0.050*
苯甲酸钠	—	—	0.50	0.50		
山梨酸钾	—	—	0.50	0.50		
尼伯金乙酯	—	—	0.10	0.10		

注：①上述指标均以干燥品干燥。②＊为检验方法的最低检出限。

表5-45　人参制品标准

项目	人参茶	人参果茶	多维人参果茶	红景天人参茶	人参蜜片	人参酒
细菌总数/（个·g^{-1}）	≤10 000	≤10 000	≤10 000	≤10 000	≤10 000	≤500
大肠杆菌（个·100 g^{-1}）	≤60	≤60	≤60	≤60	≤60	≤100
霉菌（个·g^{-1}）	不得检出	不得检出	不得检出	不得检出	不得检出	≤100
致病菌			均不得检出			

表5-46　西洋参制品卫生指标（现行）

	项目	西洋参茶	天然西洋参茶	西洋参片袋泡茶	西洋参饮料	西洋参酒
卫生学检验	细菌总数/（个·g^{-1}）	10 000	10 000	10 000	150	500
	大肠杆菌/（个·100^{-1}）	90	90	90	30	100
	致病菌	不得检出	不得检出	不得检出	不得检出	不得检出
	霉菌（个·g^{-1}）	≤100	≤500	≤100	不得检出	≤100

农业部对于人参、西洋参作为绿色食品的卫生学指标的规定更为严格，如表5-47所示。

表5-47　人参、西洋参作为绿色食品的卫生学指标

项目	指标	
	人参	西洋参
菌落总数，cfu/g	≤10 000	
大肠菌群，MPN/100 g	≤30	
霉菌，cfu/g	≤500	

参考文献

［1］康廷国. 中药鉴定学［M］. 北京：中国中医药出版社，2012：123-130.

［2］孔燕君，洪美凤. 紫外分光光度法测定人参及三七中总皂苷含量［J］. 中国现代应用药学，2000（1）：53-54.

［3］张萍，王金东，肖新月，等. 人参化学成分分析方法的研究进展［J］. 中草药，2004（12）：112-115.

［4］徐智秀，肖红斌，王加宁，等. 高效液相色谱质谱法分析人参皂苷［J］. 色谱，2000（06）：521-524.

［5］Chan T W, But P P, Cheng S W, et al. Differentiation And Authentication of Panax Ginseng, Panax Quinquefolis, And Ginseng Products By Using Hplc/Ms［J］. Analytical Chemistry, 2007（6）：1281-1287.

［6］Li W, Gu C, Zhang H, et al. Use of High-Performance Luquid Chromatography61 Tandem Mass Spectrometry To Distinguish Panax ginseng C. A. Meyer（Asian Ginseng）and Panax quinquefolius L. （North American Ginseng）［J］. Anal Chem, 2000, 72（21）：5417-5422.

［7］Bonfill M, Casals I, Palazón J, et al. Improved high performance liquid chromatographic determination of ginsenosides in Panax ginseng-based pharmaceuticals using a diol column. ［J］. Biomedical Chromatography, 2002, 16（1）：68-72.

［8］W. K S, B. H S, P I, et al. Luqiud chromatographic determination of less polar ginsenosides in processed ginseng［J］. Journal of Chromatography A，2001，921（2）：335-339.

［9］ 杨南林，吴永江，程翼宇. 反相高效液相色谱法同时测定三七药材中 4 种皂苷的含量［J］. 分析化学，2003（6）：731-734.

［10］ 沈晓君，蔡广知，齐晋楠，等. 人参等 7 种吉林省道地药材中重金属检测方法研究［J］. 长春中医药大学学报，2010（4）：585-586.

［11］ 张春盛，吴舜芳，林炳国，等. 西洋参等 8 种中药的重金属检测［J］. 中国药业，2009（17）：20-21.

［12］ 朱颖虹，向飞军，张毅宁. 原子荧光法测定人参中重金属的含量［J］. 广东微量元素科学，2005（6）：35-39.

［13］ 梁淑敏，张景东，周浩然. 人参粉中有害重金属含量测定［J］. 化学与黏合，2003（04）：205-206.

［14］ 韦薇，朱光辉. 电感耦合等离子体发射光谱仪测定 10 种彝药中微量元素的研究分析［J］. 微量元素与健康研究，2010（1）：12-14.

［15］ 张建达. 林下山参的生药学研究［D］. 沈阳：辽宁中医药大学，2013.

［16］ 梁生旺. 中药制剂分析［M］. 北京：中国中医药出版社，2003：53-59.

［17］ 于维森，郝文，于红卫，等. 食品中 42 种有机磷、拟除虫菊酯、有机氯、氨基甲酸酯和除草剂的气相色谱—质谱选择离子测定［J］. 中国卫生检验杂志，2008（11）：2272-2274.

［18］ 陈丹，初丽伟，侯志广，等. 固相萃取—毛细管气相色谱法测定人参制品中 19 种有机氯农药的残留量［J］. 应用化学，2007（2）：210-214.

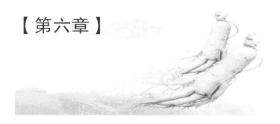

【第六章】

『人参的临床应用』

一、药性、功效与主治

人参是临床上的常用补气药，在本草典籍中首载于《神农本草经》，列为上品，谓其"主补五脏，安精神，定魂魄，止惊悸，除邪气，明目，开心益智，久服轻身延年"，被誉为"治虚劳内伤第一要药"。

（一）人参药性的历史沿革

有关人参药性的记述，在不同历史时期，有着不尽相同的说法，诸如微寒说、性温说、生凉熟温及性平说等几种观点。

1. 微寒说

《本经》云："人参，气味甘微寒无毒，主补五脏，安精神，定魂魄，止惊悸，除邪气，明目开心益智，久服轻身延年。"这是迄今所见最早关于人参药性及作用的论述。清代大医家陈修园在解释这段文字时说："主补五脏，五脏属阴也，精神不安，魂魄不定，惊悸不止，目不明，心智不足，皆阴虚为阳亢所扰也，今五脏得甘寒之助，则有安之、定之、止之、明之、开之、益之之效矣。"五脏属阴，微寒也属阴，人参甘微寒乃阴柔之品而用于补阴；津液属阴，故可用以生津液。据考，与《本经》同时代的《伤寒论》中，共载方113首，用人参有17方，皆是汗吐下之后，因亡津液，取其救阴以生津。其中用白虎汤和白虎加人参汤各有3处。白虎汤分别用治伤寒中太阳、阳明、厥阴病，主要适于解里热兼表热有汗等证；而白虎加人参汤除解里热外，兼有"大汗出后，大烦渴不解""表里俱热，时时恶风，大渴，舌上干燥而烦，欲饮水数升者"。不难看出，白虎加人参汤较白虎汤不同处就在于能止渴，可见《伤寒论》用人参之意是生津止渴。这是早期人们对人参药性的认识及应用的观点。清代，考据之风盛行，于是《本经》之说大兴，如温病学说的代表人物叶天士及徐大椿、陈修园等大医家都曾逐句解说《本经》，使人参微寒说得以发扬光大。如他们提出的"人参，气微寒，禀天秋令少阴之气，入手太阴肺经，味甘无毒禀地中正之土味，入足太阴脾经"，其"体质属阴""能入阴分"，而又能"补气""微寒益气，味甘益血""气寒清肺，肺清则气旺，而五脏俱补"，在归经和补气益血等方面对原始微寒说有很大修正和发展。

2. 性温说

《名医别录》云："人参，微温无毒，主治肠胃中冷，心腹鼓痛，胸胁逆满，霍乱吐逆，调中，止消渴，通血脉，破坚积，令人不忘。"这里首倡"微温"，后世亦有直言

"温"者。金代的《珍珠囊药性赋》（又名《雷公药性赋》）谓其"味甘，气温……升也，阳也"。元代李东垣称其"甘温"，因其用均为补阳补气，在此归为一类。明代《本草经疏》（明·缪希雍著，初刻于天启四年，公元1642年）云："人参能回阳气于垂绝，却虚邪于俄顷"，"真气内虚，故肠胃中冷，气旺阳回则不冷矣"。这就是说，人参治"冷"，是以其"温"性而助阳来实现的。温属阳，气亦属阳，故人参以甘温之性补阳补气。首先，人参用于补气。宋代《图经本草》云："欲试上党人参，当使二人同走，一与人参含之，一不与，度走三五里许，其不含人参者必大喘，含者气息自如者其人参乃真也。"人参直接补肺气之效有如此之妙！用于医疗上，李东垣说："人参能补肺气，肺气旺则四脏之气皆旺，肺主诸气故也。"而由金匮人参汤化裁的四君子汤，又以补中益气，健脾养胃见长。其次用于补血，李东垣说："仲景以人参补血者，盖血不自生，须得生阳气之药乃生，阳生则阴长，血乃旺矣。"葛可久创独参汤，于大失血之后，重用人参补气以生血即是范例。因此，明代张介宾说："人参气虚血虚俱能补，阳气虚竭者，此能回之于无何有之乡；阴血崩溃者，此能障之于已决裂之后。"人参之用，阳虚阴虚俱能补，较以往性微寒补阴之说，在说理上迥然不同，在应用上则应看成是有很大的发展。性温说中也有异议。如雷公（雷敩，南北朝刘宋时期药物学家）云："夏月少使人参，发心弦之患。"人参性温，古时认为积温能生热，因此说人参能补火。故元代王好古认为"肺受寒邪宜此补之，肺受火邪不宜用也"。受此影响，凡脉洪血热，痧疹初发身热等证均不可骤用。然而反此说而行者也大有人在，明代李言闻（李时珍之父，生于1483年）对此阐述犹明，他指出唐代孙思邈治夏月热伤元气，人汗大泄，欲成痿厥，正是用以人参为君药的生脉散以泻火而补气。李东垣则称生脉散和由生脉散加味的清暑益气汤为三伏泻火益金之圣药，因此认为夏月不必忌人参。李东垣所谓"人参甘温泻火补中益气"为"退虚火圣药"，乃依据内经热淫于内，以甘泻之，称其"甘温除大热，泻阴火"。究竟人参能补火，还是能泻火，后世多以李东垣之言更具权威性，故《本草蒙筌》认为人参之用，应"察证虚实为先""虚寒可补，虚热亦可补"，可见人参唯虚是用，不可一味强调热证不能用。

3. 生凉熟温说

明代李时珍在《本草纲目》中援引《月池人参传》说，人参"生用气凉，熟用气温，味甘补阳，微苦补阴"，明确指出通过炮制可改变人参的药性。"如土虚火旺之病，则宜生参，凉薄之气，以泻火而补土，是纯用其气也；脾虚肺怯之病，则宜熟参，甘温之味，以补土而生金，是纯用其味也。"关于人参药性，自唐以后，许多名家大作，像《千金翼方》《圣惠方》《证类本草》等，都是将《本经》微寒和《别录》微温（或有称温）兼收并载，至于什么情况下微寒，什么情况下微温，没有进一步说明。《本草纲目》推崇生凉熟温说，试图统一上述两说，应用炮制学理论进行解释，强调熟制之后其性偏温，其味纯厚。据医籍载，宋代以前人参多净制去芦生用，宋代以后才逐渐注重对人参高温炮制，如采用"焙""黄泥裹煨""盐炒""酒炒""蒸""人乳浸，饭上蒸"等。《本草纲目》所载炼人参膏的方法，实际上就是长时间的高温煎制人参。并据白飞霞

"人参炼膏服，回元气于无何有之乡"之论，强调人参做补剂、回元气以熟品为好。生熟异治对后世有深远影响，我们现在最常用的红参，即是经长时间蒸制而成，其滋补和回阳救逆的作用亦最好。

4. 性平说

缪希雍在《本草经疏》中遵《本经》之旨谓人参偏寒，提到"人参得土中清阳之气，禀春升少阳之令而生。故味甘微寒而无毒，气味均齐，不厚不薄，升多于降"。而且缪希雍已认识到古代本草著作对人参药性认识的不同，谓"洁古谓其气味俱薄，浮而升，阳中之阳也。又曰阳中微阴，盖亦指其生长真元之气而言欤。《神农》微寒，《别录》微温，二义相蒙，世鲜解者"。并总结道"盖微寒者，春之寒也，微温者，亦春之温也。《神农》直指所禀，故曰微寒；《别录》兼言功用，故又曰微温。既云微矣，寒不甚寒，则近于温，温不甚温，则近于寒，故知寒温虽别，言微则一也"。由此可知，缪希雍实际认为，人参的药性当介于微寒与微温之间，应以平性立论。陈嘉谟在《本草蒙筌》中谓人参"气温，微寒"，此论似乎有一药二性之嫌，但也可以认为人参是偏平性的。经历千百年的用药实践，经过反复讨论和临证检验，人们逐渐认识到人参"虚寒可补，虚热亦可补；气虚宜用，血虚亦宜用"，其药性"寒不甚寒则近于温，温不甚温则近于寒"。清代徐大椿称其"与人之气体相似，故于人身无所不补，非若他药有偏长而治病各有其能也"，"能补气而体质属阴，故无刚燥之病而又能入阴分"。这就是说，人们已认识到人参药性近于中和而少有偏长。因此清代《本草便读》直言其"性禀甘平，功资脾肺"。从先人对人参的应用上亦可见其平稳中和之性，既见于清方，如配石膏、知母以降胃火，又见于温方，如配附子、干姜以去阴寒。得升麻引用，补上焦元气泻肺中之火；得茯苓引用，补下焦元气泻肾中之火；得麦冬则生脉；得干姜则补气；同黄芪用补表虚；同白术用助脾胃等。其用或阴或阳，或寒或温，或升或降，常因所配之药不同而具偏长。

新中国成立以后，在各种中医药书籍中，各家观点都有发挥，但在一段时期内以性温说占据主导。《中国药典》自1985年版至2005年版称其性平，2010年版改为性微温，其主治功用既可用于"肢冷脉微"之寒证，又可用于"内热消渴"之热证。这应是在现代科学研究的基础上对人参千百年用药实践的最全面的总结。

总之，关于人参药性的理论，随着历史的沿伸，不断地发展和完善。在不同的历史时期，有不同的观点占主导，又有不同的观点同时存在。综上各家观点，总的来说人参性平说目前为大家所接受。而平性之中又有偏温偏寒，人参生熟品之不同，其寒温之性也略有区别，这与中药的药性理论是一致的。

（二）人参炮制方法与作用

1. 人参的炮制方法

（1）炮制历史沿革。

①净制。人参的净制主要是去芦。古人认为：芦可致人呕吐。去芦较早见于宋《证

类本草》："采得阴干，去四边芦头并黑者"，此外尚有"去芦头""洗净""去顶"等，及至明清时期，多沿用旧法。

②切制。人参的切制初见于《雷公炮炙论》中："锉入药中"。唐代《外台秘要》中也有"细锉，切法"的记载，并且提到"薄切，焙干"。到宋代，在前人洗净切片、细锉、焙的基础上又出现了"捣为末"的方法。而明清时期关于切制的记载就更为详细，如明代《普济方》中："生碾为末，不用铜铁，捶碎，拍破"；清代《本草害利》中记载为"得火熏则软，或饭锅内蒸软乘热软时，用铜刀切片"。

③制炭。宋代《证类本草》中："不去芦头吐人，慎之；烧炭，桑柴火上烧令烟绝，用盏子合研为末。"

④焙制。宋代《小儿卫生总微论方》："焙。"

⑤炒制。宋代《小儿卫生总微论方》："微炒。"

⑥煨制。又分为泥煨和纸煨，宋代《类编朱氏验医方》："黄泥裹煨"；明代《普济方》："湿纸裹煨。"

⑦蜜制。元代《世医得效方》中有"蜜炙"的记载，此法沿用至今。

⑧蒸制。宋代《疮疡大全》中"去芦，上蒸"。

⑨盐制。明清皆有此法，如明代《普济方》："盐炒"；清代《本草逢原》："青盐炒"。

⑩酒制。明代《寿世保元》："酒浸，陈酒浸过一宿。"

⑪乳制。明代《先醒斋医学广笔记》："人乳拌，烘干"，以及"人乳浸，饭上蒸切片，烘干"。

⑫药汁浸。"五灵脂细末用一分，将水泡之，欲用参一钱，投入五灵脂内，即时取起，入于诸药之内"（五灵脂制）；"人参三两，用川乌一两煮汁收入，去川乌"（川乌制）。

⑬煎膏。李时珍的《本草纲目》中有如下记载："用人参十两，细切，以活水二十盏浸透，入银石器内，桑柴火缓缓煎取十盏，滤汁，再以水十盏，煎取五盏，与前汁合煎成膏，瓶收，随病作汤使。"清代的《医宗金鉴》也有类似记载："人参半斤切片，用水五大碗，砂锅慢火熬至三碗，将渣再煎汁一碗，共用密绢滤净，复熬稠厚，磁碗内收贮听用。"

⑭制。明代《外科正宗》："制毕晒干，共为细末。"

⑮炙法。清代《四诊心法要诀》中载有"炙"，但具体方法不详。

（2）人参炮制加工种类。

①生晒参。以鲜人参为原料，刷洗后晒干或 40~50 ℃烘干。过去主张生晒参用硫黄蒸熏一次，因为蒸熏后色泽洁白，又可防蛀。但现代科学提示，熏硫时产生的二氧化硫与鲜人参中的水分生成亚硫酸，呈现酸性，对人参皂苷有分解作用，致使人参皂苷含量降低。另外，熏硫后的生晒参口感非常差，已失去人参特有的香气和甘苦味，而呈酸味。有人为除去二氧化硫的酸味用清水长时间浸泡，这种操作致使人参皂苷等水溶性成分流

失。国家标准明确规定了不准使用硫熏法加工生晒参及保鲜参。

②红参。以鲜人参为原料，将净制后的人参掰去支根、须根等，上笼屉蒸至参根呈红棕色，皮呈半透明状为宜，取出，晾干或晒干。在加工红参时，人参中的淀粉经过蒸制和烘烤而糊化，转变为白糊精，最后变为红糊精，使人参颜色变红。人参经蒸制干燥后，质地坚硬、角质、透明，既隔绝空气又隔绝水分，对人参皂苷具有机械保护作用。张颖等以紫外分光光度法测得的总皂苷含量为指标，通过正交试验考察了升温时间、蒸制温度、蒸制时间、烘干温度对红参质量的影响，结果表明蒸制温度和烘干温度对总皂苷含量具有显著性影响，红参的最佳炮制工艺为：升温时间 60 min，蒸制温度 100 ℃，蒸制时间 6 h，烘干温度 50 ℃；并用 HPLC-MS 法对不同蒸制工艺所得红参中人参皂苷 $-Rb_1$、$-Rb_2$、$-Rc$、$-Rd$、$-Re$、$-Rg_1$、$-Rg_2$、$-Rg_3$、$-Rh_1$、$-Rh_2$ 含量进行比较，结果表明不同蒸制温度和烘干温度下，10 种人参皂苷类成分的含量均有显著变化。提示在实际生产中，应根据需求不同，调整红参加工方法。

③糖参。将人参用热水浸泡 10 min，然后在参体上用排针针刺扎出小孔，浸于浓糖汁中（100 mL 水溶解 136 g 白糖），24 h 后取出，暴晒 1 天，用湿毛巾将其打潮，使其软化，再进行第二次扎孔，浸于浓糖汁中 24 h，取出，冲去浮糖，晒干，即得"糖参"，又名"白糖参"。当它的直根、须根单独入药时叫作"白参须"；把细小的白参须剪齐时叫作"剪口参"；白参用绳子将各个部位扎紧称为"扎参"。另外还有一种加工方法：即将参体用沸水浸 3 次，每次 1~3 分钟，经扎孔后放入糖水中再浸 3 次，取出烤干至皮与内部完全分离，再用刀扎外皮，使成为点状，即成"掐皮参"。

④米制人参。先将米于铜锅内炒至转淡黄色，嗅到有米香气时，投入人参片同炒至参片颜色转深，不焦为度，取出，捡取参片。每参片 1 kg，用米 5 kg。

⑤姜制人参。将参片于铜锅内慢火炒至转色时取出，放姜汁中拌匀，待吸尽姜汁，再慢火炒至干，转深色为度。每参片 1 kg，用生姜汁 0.5 kg。

⑥栀蜜制人参。王丽娜等以"相反为制"理论为指导，选择栀子为辅料对人参进行炮制，以栀子之寒性制人参燥热之性。其炮制工艺为：栀子粉碎呈粗粉，加 20 倍量水，煎煮 2 次，每次 15 min，过滤，放冷，作为辅料栀子液。取净制后的鲜人参，切 2~3 mm薄片，置高压灭菌器内，110.8 ℃，0.05 MPa 条件下蒸制 15 min，取出，放凉，按照参片与栀子液、蜂蜜 100∶50∶25 的比例混匀，浸泡约 24 h，置烘箱内 40~50 ℃条件下烘干。孙媛媛采用 HPLC 法比较了人参生品、红参和栀制人参中燥性成分人参皂苷-Ro 和田七素的含量，人参皂苷-Ro 的测定结果为：人参生品含 2.19‰，红参含 1.27‰，栀制人参含 0.67‰；田七素测定结果为：人参生品含 2.06‰，红参含 0.88‰，栀制人参含0.49‰。结果表明，栀制后，人参的不良反应成分和"上火"成分均有明显降低。进一步的药理实验结果表明，栀制人参可有效降低人参造成的大鼠红细胞膜 Na^+-K^+-ATP 酶活力升高，并抑制人参造成的小鼠基础代谢升高和改善人参的升高大鼠血压等副作用。

⑦黑参。黑参是人参经微生物发酵方法及九蒸九晒的方法制得，其加工方法研究主要集中在韩国专利上。主要工艺为：取鲜人参，洗净杂物，放入干燥箱中，60~70 ℃烘

干 8~10 h，再于 95~105 ℃高压蒸汽中蒸 2 h，蒸完取 60~70 ℃干燥 6~10 h，反复重复 8 次，第 9 次 95~105℃蒸 48 h，取出，干燥至含水量为 14%，即得黑参。采用 HPLC 法对黑参中 7 种人参皂苷-Rg_1，-Re，-Rf，-Rg_2，-Rh_1，-Rc，-Rb_2，-Rb_3，-Rd 进行含量测定，结果表明黑参中人参皂苷-Rb_2和-Rd 含量相对较高，其他几种人参皂苷含量较少；此外在黑参 HPLC 谱图中还出现很多未知峰，其出峰时间较晚，可能是人参皂苷的降解成分。

2. 人参炮制的作用

人参性味甘、微苦，平。归脾、肺、心经。具有大补元气，复脉固脱，补脾益肺，生津止渴，安神增益功能。用于体虚欲脱，肢冷脉微，脾虚食少，肺虚喘咳，津伤口渴，内热消渴，久病虚羸，惊悸失眠，阳痿宫冷；心力衰竭，心源性休克。经不同方法加工炮制后，其性味及功效会有区别。

(1) 生晒参。微温不腻，既可补气又可生津。生晒参味甘、微苦，性温，入脾、肺、心三经，能补气、固脱、回阳、生津、益智、安神。偏于补气生津，多用于气阴不足，津伤口渴，消渴等，以清补为佳。临床上多用来治疗脾气虚弱所致的神疲食少，腹胀便溏；肺气虚弱引起的短气喘促；心气虚弱引起的心悸怔忡、失眠健忘。与红参相比，生晒参药性平和，微温不腻，既可补气又可生津，适用于气阴均不足者。

(2) 红参。火大、劲足、功效强。经蒸制加工后得到的红参变为红棕色、角质样，其化学成分与鲜人参及生晒参相比发生了变化，药性变得温燥，补气温阳作用增强。红参味甘而厚，补气中带有温燥之性，长于振奋阳气，急救回阳，最适用于阳气亏虚或阳气衰亡的"亡阳症"。因此，对于大失血、大吐泻及久病虚损至极，元气大伤的危重病症，最好选用红参。如年高体弱的老年人，崩漏、失血过多的妇女，或手术后的患者，均可用红参调补。对于阴虚易上火者，或症见牙龈红肿、口干咽燥、易流鼻血，以及大部分高血压患者，则不宜使用红参。

(3) 糖参。药性最为平和。糖参效力相对较小，补气作用弱于红参和生晒参，可健脾益肺，最适宜用于具有气虚症状而阴虚不明显者。现在临床上糖参的使用也不太多。

(4) 米炒。气味焦香，能增强其健脾作用。

(5) 姜制。使人参药性转温，适用于中气虚弱及滑泻患者。

(6) 栀制人参。以栀子和蜂蜜共制，所得栀制人参的温燥之性有所缓和，可减少人参的副作用，增强补益功能。

（三）人参、西洋参和三七药性、功效与主治

1. 人参的药性、功效与主治

关于人参的药性，历代不同医家存在不同的看法，主要有微寒说、性温说、生凉熟温及性平说等几种观点。人参经过不同的方法加工炮制后，药性一定程度上会有所不同，如生晒参、红参及糖参。生晒参性偏凉，对气阴不足者较宜；红参性偏温，对气弱阳虚者更为适合；糖参品质较生晒参为次，药力也弱，常用于病后体弱、气阴耗伤之证。

《中国药典》2010 年版一部对人参药性及功效记为："甘、微苦、微温。"具有"大补元气，复脉固脱，补脾益肺，生津养血，安神益智"之功效。用于"体虚欲脱，肢冷脉微，脾虚食少，肺虚喘咳，津伤口渴，内热消渴，气血亏虚，久病虚羸，惊悸失眠，阳痿宫冷"。对红参药性及功效记为："甘、微苦、温。"具有"大补元气，复脉固脱，益气摄血"之功效。用于"体虚欲脱，肢冷脉微，气不摄血，崩漏下血"。

人参之功甚广，能补五脏、通行十二经，能升、能降、能通、能泻，其功效随配伍药物的不同亦发生变化，即所谓"药有合群之性，方有化合之妙"。

2. 人参与西洋参的药性、功效与主治比较

西洋参与人参同属五加科植物，因产于美国、加拿大及法国等地，故名西洋参。《中国药典》2010 年版一部对西洋参药性及功效记为："甘、微苦、凉。"具有"补气养阴，清热生津"之功效。用于"气虚阴亏，虚热烦倦，咳喘痰血，内热消渴，口燥咽干"。

尽管西洋参与人参同属参类，均有补益作用，但两者在药性及功效上却有着较大的区别。以药味而言，西洋参味甘，苦味较弱，人参味甘，苦味稍浓；就药性而论，西洋参性凉，人参微温。两药味均甘，甘能益气生津，这是它们的相同之处。不同之处在于，人参补气，偏于助阳；西洋参补气，偏于养阴。人参补气之力胜于西洋参，而西洋参清热生津之力又强于人参。

人参的功效是补气、固脱、回阳、生津、益智、安神，临床上多用来治疗脾气虚弱所致的神疲食少，腹胀便溏；肺气虚弱引起的短气喘促；心气虚弱引起的心悸怔忡、失眠健忘及气虚欲脱、气短神疲、汗出肢冷、脉微欲绝所致的危重证候。西洋参具有补气阴、生津液、养心益肺滋肾、清热除烦的作用，临床上多用来治疗气虚津亏伴有阴虚内热的各种证候，如肺脏虚热引起的久咳短气；肺肾虚热所致的咽干口燥、咳嗽气短、短气不足以息；心阴亏虚引起的心悸健忘、失眠多梦；脾胃津亏引起的口干口渴、大便微结、舌红苔少等。血虚可以引起气虚，以气虚为主，或血脱引起气脱，均须补气以生血，或固气以阻止血脱。此时最好是用人参，不宜用西洋参，因为人参的补气作用强于西洋参。由气虚所致虚劳发热的患者，当用人参，取"劳则温之"之意，人参甘而微温，正合其意。如果虚劳发热是由阴虚所引起的，则西洋参的作用胜于人参。

在日常保健中，身体素质偏于虚寒的中老年人，患有气虚证时，应当选用人参。人参不仅能补气，而且还能温阳。阴虚体质的人，患有气虚证时，最好用西洋参，因为西洋参既能补气，又能补阴。如果颠倒使用，则会适得其反，加重病情。另外，西洋参性凉，味甘、微苦，与人参的温热性不同，所以更适合于夏天滋补身体。西洋参主要功能是益气滋阴生津，夏秋气温偏高，出汗多，比较适合服用西洋参；而冬季更适宜服用人参和红参。

3. 人参与三七的药性、功效与主治比较

三七与人参同属五加科植物。《中国药典》2010 年版一部对三七药性及功效记为："甘、微苦、温。"具有"散瘀止血，消肿定痛"之功效。用于"咯血、吐血、衄血、便

血，崩漏，外伤出血，胸腹刺痛，跌仆肿痛"。

三七素来作为金疮要药，《本草纲目》中记载"三七，近时始出，南人军中用为金疮要药，云有奇功"。三七与人参原是本家，又称人参三七，李时珍说"因其味如人参，故有人参三七之名"，直接道出三七与人参的亲缘关系。三七与人参同科同属，不仅形态相似，其性味功用亦有相同之处。赵学敏在《本草纲目拾遗》，初刊于同治三年中引《宦游笔记》云："其味微甘而苦，颇类人参，人参补气第一，三七补血第一，味同而功亦同等，故人并称曰人参三七，为药品中之最珍贵者。"

人参善益气摄血，化瘀定痛。《神农本草经》曰："人参，补五脏，安精神，定魄，止惊悸，除邪气，明目，开心益智。"其大补元气，具有强壮作用，人所尽知，沿用已久。对其止血化瘀定痛之功，文献中也多有记载。张锡纯曰"吐血过多者，古方恒治以独参汤，谓血脱者先益其气也"。《本草纲目》中也指出"人参治男妇一切虚证，吐血、咳血、下血、血淋、血崩、胎前产后诸病"。《本草备要》也指出"治一切血证"。临床如遇大量失血而引起虚脱者，急用人参或生脉饮等人参制剂，往往能起到止血固脱的作用。对人参卓越的止血作用，医家们并没有冠之以"止血圣药"之名，而用"有形之血不能速生，无形之气所当速""益气摄气""气为血帅、气足则能摄血"等来解释。汪昂则明确指出了人参具有活血作用，曰："人参，疗腹中冷，心腹鼓痛""通血脉、破坚积、令人不忘"。临床上运用人参治疗气虚血瘀之证，往往有良效。生脉饮临床用于治疗冠心病心绞痛也正源于人参的活血作用。

三七具有补益之功，既能补血，又能补气。三七载入本草较晚，有"止血神药"之名，因其止血功效卓著，故又称之为"金不换"。既止血又活血是传统中医药对三七作用的认识。李时珍说"三七味甘而苦，颇似人参之味"。张锡纯说三七具"殊异之功"，其作用"功如神龙变化，莫可端倪"。在自《本草纲目》起的许多后世本草书籍例如《本草从新》《本草变读》均载三七具有"甘"味，"甘"能补益。三七的补益含义有两大方面：其一，因其含有人参皂苷类成分，故有人参样的补益作用；其二，因三七其他成分有活血化瘀的特殊效能，活血化瘀为祛邪以扶正的一种重要方法。三七流传于民间有"生打熟补"之说，用生的以疗跌打损伤；用三七煮肉，或三七炖蛋有滋补强壮之功，以作伤科病人食疗，有利于早日康复。

（四）人参、西洋参和三七的临床应用比较

1. 人参应用的主治病症

（1）元气虚脱证。本品能大补元气，复脉固脱，为拯危救脱要药。适用于因大汗、大泻、大失血或大病、久病所致元气虚极欲脱，气短神疲，脉微欲绝的重危证候。单用有效，如独参汤。若气虚欲脱兼见汗出，四肢逆冷者，应与回阳救逆之附子同用，以补气固脱与回阳救逆，如参附汤（《正体类要》）。若气虚欲脱兼见汗出身暖，渴喜冷饮，舌红干燥者，本品兼能生津，常与麦冬、五味子配伍，以补气养阴，敛汗固脱，如生脉散。现代研究报道，本品有强心、抗休克等作用，临床常用参附注射液、参麦注射液治

疗休克、心力衰竭等疾病属阳气暴脱者。

（2）脾肺气虚证。本品入脾、肺经，既善补脾气，又能补肺气，为补益脾肺之要药。治脾虚不运而兼湿滞者，常与健脾燥湿、利湿药配伍，如《和剂局方》四君子汤，以之与白术、茯苓、甘草同用；若治中气下陷者，每与益气升阳之品配伍，如《脾胃论》补中益气汤，以之与黄芪、白术、升麻等同用；若治脾气虚衰，不能统血者，常与黄芪、白术等补中益气药配伍，以补气摄血，如《济生方》归脾汤；若治脾气虚衰，气虚不能生血，以致气血两虚者，可与当归、熟地黄等补血药同用，补气以生血，如《正体类要》八珍汤；治肺气虚之短气喘咳，懒言声微者，常与补益肺气、止咳平喘药配伍，如《千金要方》（又称《备急千金要方》《千金方》）补肺汤，以之与五味子、紫苏子等药同用；若治肺气阴两虚，呛咳少痰，喘促自汗，口干舌燥者，每配伍益气生津、敛肺止咳药，如《类证活人书》五味子汤，以之与五味子、麦冬等同用。本品兼能补肾气，治肺肾两虚，肾不纳气之虚喘者，可配伍补益肺肾、纳气定喘之品，如《济生方》人参胡桃汤，以之与胡桃仁、大枣等同用。现代研究报道，本品具有改善消化功能，增强免疫功能，提高应激能力等作用，临床以之配伍白术、山药等，治疗胃、十二指肠溃疡、胃肠术后综合征、肠易激综合征、小儿营养不良属脾气虚者，如人参健脾丸；或配伍五味子、麻黄、苦杏仁等，治疗慢性支气管炎、喘息型支气管炎属于肺气虚肠、津液亏损者，如人参保肺丸。

（3）气虚津伤口渴，消渴。本品甘温不燥，补脾益肺，助运化，输精微，使气旺津生，有良好的益气生津止渴之效。治热病气津两伤，身热口渴，常与清热泻火药配伍，如《伤寒论》白虎加人参汤，以之与石膏、知母等同用；若治肺热津伤、消渴者，可与清热养阴生津之品同用，如《医学心悟》二冬汤，配伍麦冬、天冬、天花粉等。现代研究报道，本品具有调节物质代谢作用，临床以之配伍黄精、知母、黄芪、熟地黄等，治疗2型糖尿病属气津两伤者，如参精止渴丸、降糖胶囊、降糖舒胶囊等。

（4）心悸，失眠，健忘。本品能补益心气、安神益智。治心气虚之健忘、失眠多梦，可单用，亦可与养心安神之品配伍，如《摄生秘剖》天王补心丹，以之与酸枣仁、柏子仁等同用。现代研究报道，本品具有镇静、益智等作用，临床以之配伍制何首乌、灵芝、五味子、远志等，治疗神经衰弱、失眠、脑动脉硬化、老年性痴呆伴轻度认知障碍属气血亏虚，心失所养者，如人参首乌胶囊、健脑胶囊、健脑安神片、益脑胶囊等。本品亦具有抗心肌缺血作用，临床以之配伍麦冬、五味子，治疗心绞痛、心律失常、肺心病属于气阴两虚者，如生脉胶囊。

此外，本品还具有益肾壮阳、益气生血之效，常与解表药、攻下药等祛邪药配伍，用于气虚外感或里实热结而邪实正虚之证，有扶正祛邪之效。

2. 西洋参的主治病症

（1）气阴两伤证。本品亦能补益元气，但作用弱于人参；其药性偏凉，兼能清火养阴生津。适用于热病或大汗、大泻、大失血，耗伤元气及阴津所致神疲乏力、气短息促、自汗热黏、心烦口渴、尿短赤涩、大便干结、舌燥、脉细数无力等证。常与麦冬、五味子等养阴生津、敛汗之品同用。现代研究报道，本品具有促进造血、增加免疫功能、抗肿瘤、降血脂等作用，临床以之配伍海马、皂矾等，治疗再生障碍性贫血、白细胞减少症、血小板减少症，骨髓增生异常综合征及放疗和化疗引起的骨髓抑制、血细胞减少属于肾阳不足，气血两虚者，如复方皂矾丸；或配伍黄芪、黄精、山药等，治疗放、化疗后白细胞减少、神经衰弱、神经性耳聋、高脂血症、高血压病等属于肾虚精亏，气血不足者，如健延龄胶囊。

（2）肺气虚及肺阴虚证。本品能补肺气，兼能养肺阴、清肺火，适用于火热耗伤肺脏气阴所致短气喘促，咳嗽痰少，或痰中带血等症。可与养阴润肺的玉竹、麦冬，清热化痰止咳之川贝母等品同用。此外，本品还能补心气，益脾气，并兼能养心阴，滋脾阴。治疗气阴两虚之心悸心痛，失眠多梦，可与补心气之甘草、养心阴、清心热之麦冬、生地等品同用，治疗脾气阴两虚之纳呆食滞，口渴思饮。可与健脾消食之太子参、山药、神曲、谷芽等品同用。肾阴不足之证亦可选用。

（3）热病气虚津伤口渴及消渴。本品不仅能补气、养阴生津，还能清热，适用于热伤气津所致身热汗多，口渴心烦，体倦少气，脉虚数者。常与西瓜翠衣、竹叶、麦冬等品同用，如清暑益气汤。临床亦常配伍养阴、生津之品用于消渴病气阴两伤之证。

3. 三七的主治病症

（1）出血证。本品味甘微苦性温，入肝经血分，功善止血，又能化瘀生新，有止血不留瘀，化瘀不伤正的特点，对人体内外各种出血，无论有无瘀滞，均可应用，尤以有瘀滞者为宜。单味内服外用均有良效。如《濒湖集简方》治吐血、衄血、崩漏，单用本品，米汤调服；若治咳血、吐血、衄血及二便下血，可与花蕊石、血余炭合用，如化血丹；治各种外伤出血，可单用本品研末外掺，或配龙骨、血竭、象皮等同用，如七宝散（《本草纲目拾遗》）。现代研究报道，本品有止血作用，能缩短出、凝血时间及凝血酶原时间，临床单用本品或以之配伍紫珠、重楼等，治疗支气管扩张出血、肺结核咯血、胃及十二指肠溃疡出血、慢性胃炎出血、功能性子宫出血等属瘀血阻滞者，如三七片、三七血伤宁胶囊。

（2）跌打损伤，瘀血肿痛。本品活血化瘀而消肿定痛，为治瘀血诸症之佳品，为伤科之要药。凡跌打损伤，或筋骨折伤，瘀血肿痛等，本品皆为首选药物。可单味应用，以三七为末，黄酒或白开水送服；若皮破者，亦可用三七粉外敷。若配伍活血行气药同用，则活血定痛之功更著。本品散瘀止痛，活血消肿之功，对痈疽肿痛也有良效。如《本草纲目》治无名痈肿，疼痛不已，以本品研末，米醋调涂；治痈疽破烂，常与乳香、没药、儿茶等同用，如腐尽生肌散。现代研究报道，本品有抗血小板聚集及溶栓作用，增加冠脉流量，降低心肌耗氧量，促进冠心病冠脉梗塞区侧支循环的形成，增加心输出量，并有抗心律失常，抗动脉粥样硬化作用。还能扩张脑血管，增加脑血流量。临床以三七总皂苷制成血塞通颗粒（注射液），治疗冠心病心绞痛、缺血性脑血管病后遗症、视网膜中央静脉阻塞等属瘀血阻络者。此外，本品具有补虚强壮的作用，民间用治虚损劳伤，常与猪肉炖服。

二、药用人参的种类及应用

人参在《神农本草经》中被列为上品，具有"补五脏、安精神、定魂魄、止惊悸、除邪气，明目开心益智，久服轻身延年"的功效，为补中之王。随着生活水平的提高，人们越来越注重养生保健，一些人把人参当成补益身体治疗一切疾病的万能补品，滥用人参引起的中毒现象时有发生，被称为"人参滥用综合征"。因此，充分认识商品人参，了解其配伍禁忌、适用人群，以做到合理应用尤为重要。

（一）人参的种类

在人参的商品品种中，主要有生晒参、红参、糖参三大类，经过不同的方法加工后，人参的药性会发生一定程度的改变，素有"生凉熟温"之说。药性的改变导致功效的变化，在应用过程中，应注意辨证施用。

1. 生晒参

此类人参是取鲜参经刷洗后于日光下晒干，并经硫黄熏蒸而得。其性偏凉，适用于气阴不足者，临床表现为潮热、自汗、盗汗、口干咽燥、神疲乏力、呼吸气短、声低懒言、舌红无苔、脉细无力之气虚诸症。即《得配本草》所云："土虚火旺宜生用。"《月池人参传》："土虚火旺之病，则宜生参凉薄之气，以泻火而补土，是纯用其气也。"

2. 红参

此类人参是取鲜参经浸润、清洗后蒸制 2~3 h，晾晒，再烘干而得，以参根红棕色，皮呈半透明状为宜。其性偏温，适用于气弱阳虚者。凡五脏气不足，如心虚心悸不寐，脾虚泄泻肢冷，肺虚气喘息短，肝虚惊悸不宁，肾虚骨弱痿软等症，以及一切慢性衰弱性疾病，或大吐泻、大出血后的虚脱，皆可应用。正如《得配本草》所云："脾虚肺怯宜熟用。"《月池人参传》所云："脾虚肺怯之病，则宜熟参甘温之味，以补土而生金，是纯用其味也。"

3. 糖参

此类人参多是取用于加工生晒参、红参后剩余的体形不好、浆不足、残次的鲜参为原料，经整形、硫黄熏蒸、刷洗、沸水焯煮后用排针器将参根遍体扎出针孔，向孔中灌糖多次，晾干，再低温烘干而得。其性平和，适用于气阴不足之轻症，一般用于脾肺气虚症。如偏阳虚和偏阴虚之体质，表现为气虚而兼有津液不足，身体衰弱，动则气急，精神疲乏，食欲不振和易出虚汗者。

4. 保鲜参

是通过化学、物理、生物等保险技术达到延长人参保鲜贮存时间的一类新制品。一般以优质人参为原料，洗刷后，用乙醇擦拭灭菌或应用现代食品保鲜技术处理密封包装而成。目前尚未筛选出较理想的化学保鲜剂，多采用干果品、蔬菜的保鲜办法，专用于人参保鲜的较理想保鲜剂有待进一步研究，物理及生物保鲜技术目前也只是刚刚起步。

从发展绿色食品的角度看，生物保鲜法是很有前途的，应予以深入研究。保鲜参具有鲜参的优良品质，它适合于泡酒、烹制菜肴、口服、美容。它也是近年来新产生的人参加工品种，具有食用方便、利于吸收等特点，老幼皆宜。

5. 活性参或冻干参

即冷冻干燥的人参。因为该产品放在水中能快速吸水，外观可以恢复至类似鲜人参状态，故称"活性参"。其制作方法为：将人参洗净、整形，选取直径相当的人参，在其上排针，采用真空冷冻干燥技术加工而成。其加工原理是鲜参在低温下呈冰冻状态，利用冰态直接变成气态的升华原理，使参很小水分脱出达到干燥的目的。在升华过程中，参根温度保持在0℃以下，因而对酶、蛋白质、核酸等不耐热的物质无破坏作用，保持了人参的天然活性，经干燥后能排除95%～99%的水分，有利于长期保存而不虫蛀，并可保持鲜人参的外形不变。

6. 大力参

又称为烫通参或烫参，是将新鲜的人参用沸水浸煮或汽烫后晒干而成。大力参是介于生晒参和红参之间的一个品种，所以，具有生晒参和红参的双重特点，即外皮类似生晒参，肉质类似红参样。大力参除具有生晒参的各项优点之外，由于煮烫能使人参所含的淀粉糊化，酶类受到破坏，因而在质地坚实、耐贮藏方面优于生晒参。

7. 其他参制品

（1）保龄参。保龄参是人参加入何首乌、麦冬、五味子、枸杞子、甘草等药材提取物加工而成的商品参。具有益气，养阴润肺，宁心安神之功效。适用于气阴两亏，肺虚咳喘，心悸失眠，气短乏力，自汗，体弱等证。

（2）平性人参。有些人服用人参后会出现流鼻血、口干等症状，普遍认为其原因是人参具有温燥之性。平性人参是采用寒性辅料对人参进行炮制加工，从而缓和人参的温燥之性，以解决疗效与副作用的矛盾，满足人们的保健需求。实验结果表明，平性人参经寒性辅料炮制后，确能降低其温燥之性，对安全用药起到了一定的促进作用。

（3）褐参。褐参是将鲜人参、生晒参、红参、人参茎叶、花及果实等粗原料经β-D-葡萄糖苷酶水解后，在合适的加热温度和时间条件下，进行高温蒸汽处理和加热烘干程序，而获得人参制品。该制备方法生产的人参制品具有稀有皂苷含量高、总皂苷损失少、产品外形完整等优点，同时，该方法工艺简单、效率高、成本低。

（二）人参配伍禁忌

1. 与中药的配伍禁忌

（1）人参反藜芦。为中药"十八反"之一。人参与藜芦配伍后，人参皂苷的煎出量降低，并随着藜芦剂量的增加人参皂苷煎出量逐渐减少，可能是藜芦中某些成分与人参皂苷发生了化学反应导致了人参皂苷的减少。但现代药理研究表明，藜芦与人参同用，能够降低人参耐缺氧及抗疲劳作用。

（2）人参畏五灵脂。为中药"十九畏"之一。有化学研究表明，人参与五灵脂合用可使人参中主要成分人参皂苷的煎出量降低，而毒性无机元素含量增加，因此认为二者属相畏关系。但一些药理实验研究却不能证明这一点，在免疫及抗肿瘤实验中，五灵脂对人参的影响很小，甚至还会对其药效有加强作用。

（3）人参恶莱菔子。相恶是中药七情配伍之一，即两种药物合用，一种药物与另一种药物相作用而致原有功效降低，甚至丧失。现代研究表明，人参与莱菔子配伍，人参皂苷煎出量有所减少，一定程度上验证了"人参恶莱菔子"之说。

2. 与饮食的配伍禁忌

（1）忌与萝卜同服。《本草纲目》中指出："萝卜生食升气，熟食降气。"服用人参大补元气，若同时服萝卜却是破气。此一补一破，人参就起不到滋补作用。同时，萝卜有利尿消食作用，吃了萝卜，会加快人参有效成分从尿中流失，影响对人参有效成分的吸收。

（2）忌饮茶水。除了茶叶会影响人参某些营养成分的吸收外，茶叶中所含的咖啡因也会对中枢神经系统产生兴奋作用，而人参也有类似的作用，因此，同时服用人参和茶叶会使这种作用大大增强，容易使人出现失眠、烦躁、头涨、头痛等副作用。

3. 与西药的配伍禁忌

（1）不宜与酸性较强的药物合用。如与维生素C、烟酸、谷氨酸等酸性药物同服，人参皂苷在酸性环境与酶的作用下极易水解失效。

（2）不宜与含有金属的盐类药物合用。如硫酸亚铁、次碳酸铋等，因同服后可形成沉淀，致使机体难于吸收而降低疗效。

（3）不宜与强心苷类药物同用。如与西地兰、毒毛旋花素K、地高辛等并用，会引起强心苷中毒。

（4）不宜与中枢兴奋药同服。如与咖啡同服，极易发生中毒反应。

（三）人参毒副作用与人参适宜体质

中药毒副作用包括中药毒性和副作用（不良反应）两方面。关于中药毒性，有广义毒性和狭义毒性之分。广义毒性指各种中药所具有治疗疾病的偏性，也就是中药治疗疾病的基本原理。狭义毒性指药理作用猛烈，治疗剂量与中毒的剂量相近，使用不当会致人中毒或死亡。中药副作用是指超剂量使用、配伍不当、个体差异、炮制不当、调剂不当等因素导致的毒副作用，以及正确的用法用量下出现的毒副作用。副作用（不良反应）是指合格中药在正确用法用量下出现与用药目的（治疗）无关或意外的有害反应。

1. 人参的毒性研究

杨铭等采用小鼠、大鼠急性经口毒性试验、遗传毒性试验（Ames试验、小鼠骨髓细胞微核试验、小鼠精子畸形试验），分别对4年生、5年生、6年生鲜人参进行毒性研究。结果雌、雄小鼠与大鼠对不同年限的人参经口最大耐受剂量（MTD）分别大于18.6，19.2，20.4 g/（kg·bw）。3项遗传毒性试验结果均为阴性，表明受试药物无致突变作用。在大鼠30 d喂养试验中，实验动物均生长发育良好，体质量、摄食量、饮水量、血液学、血液生化学、脏器系数及病理组织学相关指标均未见异常变化。证明 4 年生、5 年生、6 年生鲜人参属于实际无毒物，未见遗传毒性，长期服用安全。

范明等对吉林人参进行慢性毒性实验研究，给予含有不同剂量（8.0，6.5，5.0 g/(kg·bw)）吉林人参样品的饲料喂饲大鼠 180 d，在试验中期和末期分别检测并比较各组大鼠体重、脏器系数、血液学指标、血生化学指标、病理变化情况。结果试验中期、末期各剂量组大鼠的各种指标与对照组比较，差异无显著性（$P>0.05$）。有一些血液学及血生化学指标在试验中、末期间比较，差异具有显著性（$P<0.05$）。证明在 180 d 的慢性试验中，食用吉林人参未对大鼠产生明显慢性毒性作用。

孙兰等探讨了人参粉剂对 Wistar 大鼠的致畸作用，将性成熟 Wistar 大鼠雌雄合笼交配，将孕鼠随机分成人参粉剂 4.00，1.00，0.25 g/(kg·bw) 3 个剂量组、阴性对照组和阳性对照组，观察母鼠和胎鼠的生长发育情况。结果受试药物各剂量组的孕鼠及胎鼠的各项观察指标与阴性对照组比较无显著性差异（$P>0.05$），证明人参粉剂对大鼠无母体毒性、胚胎毒性和致畸作用。

2. 人参适宜体质

人参为补益药、大补元气之品，能扶危救脱。《伤寒论》和《金匮要略》中记载，适用于"失精家""尊荣人""羸人"等体质类型的人群；而因其甘而微温之性，有助火壅滞敛邪之弊，凡骨蒸劳热、血热吐衄、肝阳上亢、目赤头眩等一切实证、火郁之证均不宜使用。因此，并非所有人都适宜用人参进补，服用人参时应根据症状和体征。

柴程芝以《伤寒论》《金匮要略》《方剂大辞典》作为研究对象，选择《伤寒论》《金匮要略》中所有含人参的方剂，以及《方剂大辞典》中药味数小于 12 味的含有人参的方剂，采用数据处理软件进行统计、归纳，提出了"人参体质"的概念，制定出了"人参体质"的评定标准，包括症状、体征和体质形成的诱因 3 个方面。其中症状包括：①易疲劳，活动量较少；或运动后长时间疲劳，充分休息后体力不易恢复。②体重不易增加或近 3 个月来体重下降明显。③食欲不振。④心悸。体征包括：①形体消瘦，面色苍白或萎黄。②目光暗淡，表情疲惫。③腹部扁平，剑突下按之有不适感，或轻度压痛。④脉象虚弱无力，或脉律不齐。⑤血压偏低。体质形成的诱因包括：①反复或长时间呕吐。②经常性腹泻或腹泻持续时间较长。③出汗多。④慢性失血或突然大量失血。⑤长期饮食节制或长期禁食禁水。如果具备 1 中的第①项，2 中的第①②项和 3 中的任意 1 项，即可以诊断为人参体质。其余项目具备的越多，诊断的价值就越高，人参体质就越典型。

从历代方剂主治的总体统计结果来看，人参方主要用于治疗体液大量丢失后引起的消化、呼吸、循环功能减弱为主要临床表现的各种疾病，以消化系统疾病、呼吸系统疾病和心血管系统疾病为主。其中消化系统疾病包括：①慢性胃炎。②消化性溃疡。③恶性肿瘤，如胃癌、食管癌、胃转移性肿瘤。④胃部手术后的远期并发症，如残胃癌、胃切除后营养不良。⑤胃肠道动力性疾病，如功能性呕吐、神经性厌食、便秘。⑥吸收不良综合征。⑦消化道出血。⑧腹泻。呼吸系统疾病包括：①慢性支气管炎。②支气管哮喘。③呼吸衰竭。④肺转移性肿瘤。⑤急性呼吸窘迫综合征。心血管系统疾病包括：①心律失常。②心功能不全。③冠心病，如隐匿型冠状动脉粥样硬化性心脏病、心绞痛、心肌梗死、缺血性心肌病。④肺源性心脏病。⑤体位性低血压。

综上可见，人参主治疾病大部分伴有大汗，频繁而剧烈的呕吐、下利等症状，这必然导致机体内体液的大量丢失，出现津液不足、血失所养、气随液脱等后果。所以，患者必然表现出形体消瘦、精神萎靡、面色少华、腹部扁平、硬满、脉搏沉细少力的特征。

三、方剂研究

（一）人参方剂及应用

1. 人参配伍规律及常用药对

人参功善大补元气，养血生津，广益五脏，向被誉为"治虚劳内伤之第一要药"。我国历代医家在应用人参方面积累了极其丰富的经验，通过适当配伍，灵活运用，已大大拓宽了人参的应用范围，历代名家方书鲜有不用人参者，但又并非专于虚劳不足之证，大凡虚损不足，抑或虚实夹杂及由风、寒、暑、湿、燥、火、痰、瘀等引起的外感或内伤诸疾而兼气虚或津伤者，只要用之得当，皆有殊效。其要在于配伍得宜，轻重有法。诚如《怡堂散记》中所说："人参之用甚多，其大纲有四：一参芪，二参麦，三参附，四参连，临证变通，用之得当，其功未可尽述。"此尽言配伍之妙。《本草新编》亦谓："人参宜同诸药共用，始易成功。"综合历代医家关乎人参在方剂中的应用，对人参在各类方剂中的配伍规律和常用药对归纳如下。

（1）人参配伍规律。

①解表剂中配伍人参，扶正以驱邪。外感疾病，邪在肌表，发汗驱邪乃正治之法。而对于元气不足，正不胜邪者，纵然重用发表之药，亦难得汗出表解，或虽得汗而元气更伤，甚或随汗而虚脱。故不可单事发散，必须顾护正气。于解表药中配入小量人参补虚扶弱，则可补中兼发，邪气不致于留连；发中带补，真元不致于耗散。《薛氏医案》云："人参但入肺经，助肺气而通经活血……古方解散之药及行表药中多用此者，亦取其通经而走表也。"喻昌之论更为精当："盖人受外感之邪，必先汗以驱之。其发汗时，唯元气大旺者，外邪始乘药势而出"，"所以虚弱之体，必用人参三五七分，入表药中，少助元气，以为驱邪之主，使邪气得药，一涌而去"（由胡卤臣捐资首次刊行）。如《伤寒论》桂枝人参汤，开益气解表法之先例，《医宗金鉴》曰："桂枝得人参，大气周流，气血足而百骸理；人参得桂枝，通行内外，补营阴而益卫阳，表虚身疼未有不愈者也。"后世《千金要方》之神秘方，治气虚外感，肺气不宣者，以紫苏配伍人参及败毒散、参苏饮、再造散等方之用人参，均效法于此。总之，解表剂中配伍人参，其效有三：一者使正气得助以鼓邪外出，汗出而表邪尽去；二者益气生津以资助汗源，不致过耗真元；三者调补正气，加强卫外之功，以防止病后复感或病情反复。

②泻下剂中配伍人参，攻下不伤正。里实积滞，峻攻荡实，势在必需。若邪实正虚之证，又当谨慎从事，因不攻则里实不去，泻实则正气更伤；不补则正虚无救，补虚则里实益坚。唯有攻补兼施之法，使攻不伤正，补不助邪，方可各得其所，并行不悖。泻下剂中配以人参，其意即此。如温热病应下失下，气血已伤，而里实不去，可于承气汤中配以人参等攻补兼施，而补虚扶正之功，又能更好的助其通下，方如《千金要方》温脾汤，治脾胃阳虚，里寒冷积便秘，或久痢赤白，则用附子、人参与大黄相配，寓温补于通下之中。即使以善用攻下著称的张子和，对大便燥结而有正虚者，亦每配伍人参，以防下而过通，所制神功丸即用大黄与人参相配。《伤寒六书》黄龙汤、《温病条辨》新加黄龙汤之用人参等。对此寓补于通之配伍方法，徐灵胎之论颇为允当："虚证宜补，实证宜泻，尽人而知之者。然或人虚而证实……若纯用补，则邪气益固；纯用攻，则正气随脱。此病未愈，彼病益深。古方所以有攻补同用之法"，"大黄与人参同用，大黄自能逐去坚积，决不反伤正气；人参自能充盈正气，决不反补邪气"。

③和解剂中配伍人参，扶正以托邪。少阳位居半表半里，为三阳出入表里之枢纽。邪入少阳，多是正气已有不充，《伤寒论》所谓"血弱气尽腠理开，邪气因入"。邪至于此，正邪分争，所传不一，既可出表而解，亦可入里而变生他证。治疗大法，当迎而夺之，勿使入里。邪由表入，使之仍从表出，故常配以人参扶助正气，既可透邪达外，并可防邪内陷。如此配伍，散补兼施，少阳之邪可解。正如喻昌所云："和解药中有人参有大力者居间，外邪遇正，自不争而退舍。设无大力者当之，而邪气以胜正气，其猛悍纵态，安肯听命。和解中之用人参，不过藉之以得其平，亦非偏补一边之意也。""藉人参之力，领出在外之邪，不使久留，乃得速愈为快"（《寓意草》）。善用此法者当首推张仲景，《伤寒论》治少阳病的主方小柴胡汤，"方中重用柴胡，正所以助少阳之枢以引邪外出也。犹恐其枢转之力或弱，故又助以人参，以厚其上升之力，则少阳之邪直能随少阳之气透膈上出矣"（《医学衷中参西录》）。

④清热剂中配伍人参，补气生津益胃。温热之邪，最易耗伤气津，因此，在清热的同时，要考虑到顾护气阴。人参可益气生津，扶正祛邪，故温热病中每常用之。倘遇素体虚弱而肺胃热盛，或阳明气分热盛而兼气阴已伤者，尤需石膏与人参配伍方能奏效，方如白虎加人参汤、竹叶石膏汤等。"盖石膏煎汤，其凉散之力皆息息由毛孔透达于外，若与人参并用，则其凉散之力，与人参补益之力互相化合，能旋转于脏腑之间，以搜剔深入之外邪，使之净尽无遗，此所以白虎加人参汤清热之力远胜于白虎汤也"。若拘泥于人参甘温，不宜于高热之证，则正不胜邪，热亦难退。温病的热象及其他病理反应是入侵之毒引起机体阴阳失调、功能紊乱的外在表现。有研究发现，益气解毒法在温病中的治疗作用主要是通过以人参为代表的益气扶正方药强烈激活网状内皮系统，提高机体清除多种邪毒的能力，增强机体非特异性抵抗力而实现的。值得注意的是，寒凉清热药多取石类大寒或苦寒之品，过用则寒凉伤阳败胃，张元素所谓石膏"寒胃，令人不食"，故需酌配"甘药缓中"，以充分用其利而去其弊。人参甘缓和中，顾护胃气，"入大寒药，扶胃使不减食"。近年关于寒凉清热药对整体造成抑制作用的研究颇为活跃，清热

泻火与清热解毒药合用，在清除热毒物质、减少渗出和炎性介质方面，均优于清热解毒组与泻火组，但如此配伍，可使血浆皮质醇减少。皮质醇减少，表明机体受损，抵抗力下降，对机体和消炎效果又明显不利，而参芪合剂对过用石膏、知母造成的血清肾上腺皮质激素低下有升高作用，说明配伍参芪可协调整体机能，提高防御和修复能力。

⑤温里剂中用人参，益气以生阳。里寒之证专指寒在脏腑、经络间的病症，阳气受损是其关键所在。治以温里散寒固然重要，顾护阳气亦不可忽视。故温里剂中常以干姜、吴茱萸、川椒等与人参相配，辛药通阳，甘药补气，合而用之，辛甘化阳，则能化生阳气，有相补相助之意。《丹溪心法》谓中寒"属内伤者十居八九，其法邪之所凑，其气必虚，……必先用参、芪托住正气"。《本草新编》言"如祛阴寒也，必加附子、干姜"。方如《伤寒论》理中丸、吴茱萸汤，《景岳全书》一炁丹等。温里剂多辛热温燥药，易耗伤阴血，故配入人参补血生津，又作监制之用，正如《本草经读》所云："理中汤、吴茱萸汤，以刚燥剂中阳药太过，取人参甘寒之性，养阴配阳，以臻于中和之妙。"研究表明，整体的神经、内分泌机能低下是虚寒证的病理状态之一，参芪合剂与姜附合剂均能兴奋交感神经、内分泌机能，提高虚寒证动物的血清多巴胺-β-羟化酶（DβH）、肾上腺皮质激素、脑 NE 及 DNA 含量，降低 5-羟色胺（5-HT）含量，但温阳合剂的始动作用稍缓而持久，补气合剂的始动作用快速而强，但不持久。二者合用，则能优势互补，从而提高疗效。又如吴茱萸汤能对抗虚寒性胃病的黏膜损伤，并有良好的镇吐作用，本草文献中人参并无止呕之效，实验中人参止呕作用亦不明显，但与吴茱萸、生姜合用，则能加强温胃止呕效果；吴茱萸有毒，配人参、大枣，毒性减弱，显示出其与人参相使而又相制的药理效应。

⑥理气剂中配伍人参，使理气而不耗气。理气剂多由芳香辛燥药组成，易伤津耗气，素体气阴不足者，尤宜慎之。为使理气而正不伤，需配扶正之品。人参能补气生津，理气剂中每常用之。如《济生方》治肝气郁结，上气喘息，妨闷不食之四磨汤，于行气降气药中"加人参者，降中有升，泻中带补，恐伤其气也"。况且有些气机失调证是因气虚而升降失常所为，治疗又当理气与补气兼施。常于理气药中配伍人参补气以固本，使行气不破气，补气不壅滞。如仲景治气虚腹胀之厚朴生姜半夏甘草人参汤、治胃虚气逆之旋覆代赭汤、橘皮竹茹汤等，以及《医学衷中参西录》参赭镇气汤、镇逆汤等方《得配本草》谓人参"配广皮理气"。《本草思辨录》言："腹胀最不宜参，然以参佐厚朴、姜、夏，则参可用以除胀矣。""参、赭并用，不但能纳气归原也，设于逆气上干，填塞胸臆，或兼呕吐，其证之上盛下虚者，皆可参、赭并用以治之。"

⑦活血剂中配伍人参，益气以行血，祛瘀不伤正。气为血之帅，血赖气以行，若气虚无力行血，必致脉络瘀阻，血行涩滞，正如《医林改错》所说："元气既虚，必不能达于血管，血管无气，必停留而瘀。"故对气虚血瘀者，需配补气之品，以使气旺血行。人参为大补脾肺元气之要药，肺主气而朝百脉，肺气旺则一身之气皆旺，气旺则一身之血能行，故《薛氏医案》云："人参但入肺经，助肺气而通经活血。"《本草经疏》亦谓人参"通血脉者，血不自行，气壮则行"。再者，活血化瘀乃克伐之剂，逐瘀过猛，或

使用日久，均可伤正，对病后体弱及产妇有瘀者，尤须注意。配伍适量人参扶弱，又有祛瘀而不伤正之妙，方如《妇人良方》二味参苏饮。临床资料表明，与血瘀相关的疾病如冠心病、脑血栓等，单纯使用活血化瘀法，疗效并不显著，而施用益气活血法调治多能获得明显疗效。这可能与活血化瘀促进了血液循环，亦加快加大了机体能量消耗，配入人参等补气药，则可改善心脑组织的能量代谢和抗损伤能力，提高机体耐缺氧能力有关。研究还发现，单味丹参升高 6-酮-前列腺素 $F_{1\alpha}$ 含量，抑制血小板聚集等作用显著，单味人参降低血浆胆固醇、改善红细胞（RBC）变形能力突出，二者均无改善红细胞压积（HCT）的作用，益气与活血合剂则能广泛且明显地改善老年气虚血瘀模型大鼠各项血流变指标，充分显示出益气与活血配伍相互补充、相互加强的协同效应。临床发现，久用或过用活血药有伤脾胃之弊，可诱发口腔、消化道溃疡，甚者可致胃穿孔、胃十二指肠糜烂、坏死及出血，用益气健脾药辅佐活血化瘀药，则可保护脾胃。人参可纠正胃肠病理损害，消除炎症，增加中性黏液，恢复胃肠屏障作用。

⑧补血剂中配伍人参，气旺以生血。气为阳，血为阴，阴阳互根，气血相依，气虚血亦虚，气旺血自生。且脾胃为后天之本，气血生化之源，故补血剂中配以人参，意在"阳生阴长"，使生化有源。李东垣云："以人参为补血者，盖血不自生，须得生阳气之药乃生，阳生则阴长，血乃旺矣。若阴虚单补血，血无由而生，无阳故也。"《本草新编》谓"于补血补精之中，助山萸、熟地纯阴之药，使阴中有阳，反能生血生精之易也"。《局方》人参芎归汤及人参养血丸、《济生方》归脾汤、《医宗金鉴》人参当归汤等补血剂中之用人参，皆取此义。更有补血良方圣愈汤，以参、芪与补血调血之基础方四物汤相配，既有益气摄血之功，又有补气生血之妙。

⑨治燥剂中配伍人参，益气生津止渴。燥胜则干，燥邪为病，一则伤阴，二则耗气，治燥剂中配伍人参，既为益气生津而设，又有祛邪不忘扶正之义。燥病有内外之分，外燥为外感燥邪而致，燥邪所胜，先伤上焦华盖，方用人参，意在补肺气，生津液，扶正祛邪。如温燥伤肺，耗伤气阴，喻昌制清燥救肺汤，以桑叶、石膏清宣肺中燥热，配以人参"生胃之津，养肺气"。内燥因脏腑阴津不足，燥自内生，内燥证之用人参，旨在益气生津，宣于肺胃阴亏津少者。《金匮要略心典》曰："从内生者，其气多虚，多以补养为主。"《药鉴》言人参"多用麦冬，大能止渴生津"。《医学衷中参西录》谓："人参为补肺之主药，而有肺热还伤肺之虞，有麦冬以佐之，黑心能退热。"如麦门冬汤治肺胃阴虚内燥证，方中虽重用麦冬养阴生津润燥，但须用人参以相济相助，正如《成方便读》所说："凡人有胃则生，无胃则死，故人之生气出于胃中，虽阴虚火逆，不可纯用甘寒润降之品，有伤生气。故以参、甘、枣、米等药甘温润泽，益气生阴，补而不燥，用麦冬即可大补中气，大生津液。"消渴为燥热津亏之证，《仁斋直指方》治消渴名方玉壶丸，方用天花粉滋阴润燥，生津止渴；人参升补元气，并能生津，正如张锡纯所谓："消渴之证，多由于元气不升"，"当用升补之药，补其气化，而导之上升。"

⑩开窍剂中配伍人参，固本以防脱。开窍剂以通关开窍，启闭醒神为主要功用，所治神昏窍闭，是邪陷病深之证，病位愈深，提示正气抵抗力愈加不足，若失治或治之不

当，每致闭证未开而正气先脱，形成内闭外脱之变。因此，若有正虚之证，亟需于开窍药中配入人参补气固本，防患于未然。如安宫牛黄丸，热闭神昏"脉虚者，人参汤下"。脉虚为正不胜邪之兆，提示有内闭外脱的趋势，故用人参补气防脱，又借其扶正之力，助诸药逐邪开窍。再者开窍剂多辛香之品，辛香走窜，易耗散元气，配人参大补元气，以使散中有补，而不致泄人元气，变生脱证，如至宝丹以人参汤化下，即取此意，而当脉虚者，此尤适宜。综上所述，人参虽为气虚血弱及元气虚脱证之佳品，若能巧妙配伍，其临床应用尤为广泛。但人参究属补虚扶弱之品，若正盛邪实者，则非其所宜。

⑪安神剂中配伍人参，宁神开心益智。神常分五，即神、魂、魄、意、志，从属于心、肝、脾、肺、肾五脏专司，然皆由心神统领。《灵枢·邪客》云："心者，五脏六腑之大主，精神之所舍也。"张介宾《类经》谓："心为一身之君主，禀虚令而含造化，其一理以应万机，脏腑百骸，唯所是命，聪明智慧，莫不由之，故曰神明出焉。"人参入心经，功能补心气，生津血，益心智，宁心神，《本草汇言》云："惊悸怔忡，健忘恍惚，以此宁之。"故凡心虚气弱神无所主，或气血不足，心神失养之心悸怔忡，健忘失眠，心神恍惚等症，常以人参配伍酸枣仁、柏子仁、远志、石菖蒲等养心开窍安神药，或龙齿（或龙骨）、牡蛎、朱砂等镇惊安神药相配，以标本兼治。如《古今录验》定志丸、《备急千金要方》开心散、《摄生秘剖》天王补心丹等。必须指出的是，人参以补气为基本功效，气虚不足证及元气欲脱或阳气将亡之证，方是其最佳应用范围，可以单用，如独参汤、人参散等；为增强其疗效，用于补气剂中，每与黄芪、白术、炙甘草等配伍，方如四君子汤、补中益气汤等。于拯危救急剂中，多与附子或麦冬、五味子为伍，如四逆加人参汤、参附汤、回急救阳汤、生脉散等。

（2）人参常用药对。

①人参附子益气回阳。人参甘温，大补脾胃之元气而补五脏、固后天，且力宏而迅疾，可回阳气于垂绝，却虚邪于俄顷；附子大辛大热，温壮元阳而益命门之火、大扶先天，且禀雄壮之质，善走行而引补气药通行十二经。二药相须相使配伍，辛甘助阳，上助心阳以通脉，下助肾阳以益火，中温脾阳以健运，方如参附汤：出自《正体类要》（人参四钱、附子（炮去皮脐）三钱）；出自《校注妇人良方》（人参30 g、炮附子15 g）；出自《重订严氏济生方》（人参半两、附子（炮去皮脐）一两），用于元气大亏、阳气暴脱，症见手足厥逆、呼吸微弱、汗出肤冷、脉微欲绝之虚脱危候。正如《删补名医方论》云："补后天之气无如人参，补先天之气无如附子，此参附汤之所由立也。二脏虚之微甚，参附量为君主，二药相须，用之得当，则能瞬息化气于乌有之乡，顷刻生阳于命门之内，方之最神捷者也。"

②人参五味子益气敛阴。五味子虽五味俱全，但以酸为主，长于收敛。又性温味甘质润，兼能益气、滋阴，为敛兼补之品。人参甘温、大补脾肺元气，人参五味子相使配伍，甘补，微温不燥，酸甘敛阴生津，酸温益心肺敛汗，有敛补气阴之效，善治气脱亡阴。方如生脉散，出自《内外伤辨惑论》（人参10 g，五味子6 g，麦冬15 g）；出自《医学启源》（人参9 g，五味子6 g，麦冬9 g）。人参甘温，补肺气，补后天营卫之本；五味

子酸温，敛肺气，收先天天癸之原；麦冬甘寒，清肺气，清权衡治节之司。正如《医方考》云："一补一清一敛，养气之道毕矣。名曰生脉者，以脉得气则充，失气则弱。"用于热伤气阴，肢体倦怠，气短口渴，汗出不止，脉虚弱；或久咳伤肺，气阴两伤，干咳短气，自汗。

③人参熟地益气补血。熟地味甘微温质润，补而不燥，既能补血滋阴，又能生精补髓，为补血养阴要药，具有"大补血衰，培补肾水，填骨髓，益真阴"的功效。人参甘补，性禀中和，善补脾肺之气，大补元气。人参、熟地黄相须相使配伍，一补气、一养血、一培元阳、一益元阴，益气补血养阴，气血双补，阴阳兼顾。方如两仪膏，出自《景岳全书》（人参125~250 g，熟地黄500 g，水煎2次取汁，加白蜜125~250 g，收膏，冲服），用于气血两虚证，症见短气乏力，头晕目眩，面黄肌瘦，心悸不宁，舌质淡，苔薄，脉细弱。正如《本草正》云："熟地黄性平，气味纯净，故能补五脏之真阴，而又于多血之脏为最要，得非脾胃经药耶？且夫人之所以有生者，气与血耳。气主阳而动，血主阴而静，补气以人参为主，而芪、术但可为之辅；补血以熟地为主，而芎、归但可为之佐。然在芪、术、芎、归，则又有所当避，而人参、熟地，则气血必不可无，故凡诸经之阳气虚者，非人参不可，诸经之阴血虚者，非熟地不可。"

④人参白术益气健脾。白术甘苦性温，专入脾胃。甘温补中，苦温燥湿，为补脾胃要药。补气力弱，温燥性强，而能温运脾阳。《本草汇言》："白术，乃扶植脾胃，散湿除痹，消食除痞之要药也。脾虚不健，术能补之，胃虚不纳，术能助之。"《本草求真》："白术缘何专补脾气？盖以脾苦湿，急食苦以燥之，脾欲缓，急食甘以缓之；白术味苦而甘，既能燥湿实脾，复能缓脾生津。且其性最温，服则能以健食消谷，为脾脏补气第一要药也。"人参甘补苦泄，微温不燥，善补脾肺之气，人参、白术相须相使配伍，益气调（补）中，健运脾胃。方如参术膏，出自《景岳全书》《成方切用》（人参、白术等分水煎稠，汤化服之），用治中气虚弱，诸药不应，或用药失宜，耗伤元气，虚（诸）证蜂起。

⑤人参胡桃肉益气补肺。胡桃仁，甘温质润，入肾肺大肠经。温热，既偏补肾阳强腰膝，兼能纳肾气以定喘，又温肺寒以止咳。《医学衷中参西录》："胡桃，为滋补肝肾，强健筋骨之要药，故善治腰疼腿疼，一切筋骨疼痛。为其能补肾，故能固齿牙，乌须发，治虚劳咳嗽，气不归元，下焦虚寒，小便频数，女子崩带诸证。"《本草纲目》云：胡桃"补气养血，润燥化痰，益命门，利三焦，温肺润肠，治虚寒喘嗽，腰脚重痛，心腹疝痛，血痢肠风，散肿毒，发痘疮，制铜毒"。人参甘补，微温不燥，善补脾肺之气。人参、胡桃肉相须相使配伍，益气补肺肾、定喘咳，方如人参胡桃汤，出自《济生方》（人参寸许6 g，胡桃肉5个），用于肺肾两虚之胸满喘急，不能睡卧。

⑥人参茯神益气宁心安神。茯神甘淡平，入心脾肾经。甘以补脾，淡渗去湿以健脾，健脾补中。脾健则气血生化之机自旺，心神得养；湿去则水不凌心，心神得安，故为宁心安神良药。《药品化义》（明·贾所学撰，约成书于明末，清·李延昰补订）云："茯神，其体沉重，重可去怯，其性温补，补可去弱。戴人曰，心本热，虚则寒。如心

气虚怯、神不守舍、惊悸怔忡、魂魄恍惚、劳怯健忘，俱宜温养心神，非此不能也。"《本草纲目》云："后人治心病必用茯神，故洁古张氏于风眩心虚，非茯神不能除，然茯神未尝不治心病也。"人参甘温，大补元气，安神增智。人参、茯神相须相使配伍，益气宁心安神。方如人参散方，配伍陈橘皮、杏仁，出自《太平圣惠方》（人参一两、茯神一两、陈橘皮三分、杏仁一分），用治伤寒后心虚惊悸、恍惚不安。

⑦人参天花粉益气生津。天花粉甘、微苦、微寒，归肺、胃经。苦寒而清热泻火，甘寒而生津止渴。为其清热泻火，而能消肿排脓，为其生津止渴，而能润肺燥止咳、养胃阴止渴。成无己云："栝蒌根，润枯燥也。加之则津液通行是为渴所宜也。""津液不足而为渴，苦以坚之，栝蒌根之苦，以生津液。"《本草纲目》："栝蒌根，味甘微苦酸，酸能生津，故能止渴润枯，微苦降火，甘不伤胃，昔人只言其苦寒，似未深察。"人参甘补苦泄，微温不燥，益气生津止渴。人参天花粉相须相使配伍，益气清热，生津止渴。方如玉壶丸，出自《圣惠方》（栝蒌根、人参等分为末），用治三焦渴疾；出自《仁斋直指方论》（人参、天花粉各等分），用治消渴、引饮无度。

⑧人参当归益气生血。当归甘补，辛散，温通，质润，入心肝脾经。心主血，肝藏血，脾统血，故既能补血又能活血，主治一切血证。《本草正》："当归，其味甘而重，故专能补血，其气轻而辛，故又能行血，补中有动，行中有补，诚血中之气药，亦血中之圣药也。"人参甘补，大补元气，善补脏腑之气。人参当归相须相使配伍，益气行血，补气生血。李杲谓："仲景以人参为补血者，盖血不自生，须得生阳气之药乃生，阳生则阴长，血乃旺矣。若阴虚单补血，血无由而生，无阳故也。""故善治血者，不求之有形之血，而求之无形之气。"方如人参汤，出自《妇人大全良方》（人参、当归等分），用治产后诸虚不足、发热盗汗。

⑨人参鹿角益气生阳。鹿角味咸性温，归肾肝经，补肾助阳，兼能活血散瘀消肿。《本草经疏》云："鹿角，生角则味咸气温，唯散热，行血消痈肿，辟恶气而已。咸能入血软坚，温能通行散邪，故主恶疮痈肿，逐邪恶气，及留血在阴中，少腹血结痛，损伤恶血等证也。肝肾虚，则为腰脊痛，咸温入肾补肝，故主腰脊痛。气属阳，补阳故又能益气也。"人参甘、微苦、微温，大补元气、生津益阴。《本草蒙筌》云："人参，定喘嗽，通畅血脉，泻阴火，滋补元阳。"甘温能补阳，甘咸能滋养，一补元气，一壮元阳。人参鹿角相须相使配伍，益气壮元阳，益精血，强筋骨。方如龟鹿二仙膏（胶），配伍龟板、枸杞，出自《医方考》（鹿角2斤、龟板5斤、枸杞子30两、人参15两），出自《医方集解》（鹿角10斤、龟板5斤、枸杞2斤、人参1斤），用治督任俱虚、精血不足、瘦弱少气、梦遗泄精、目视不明、精极之证。

人参甘温，入心肺脾经，大补元气，补脾益肺，生津止渴，安神增智。人参大补元气，善补脏腑之气——益气，配伍白术、胡桃肉、茯神，健脾气，益肺气，补心气；《本草经疏》云："其主治也，则补五脏。盖脏虽有五，以言乎生气流通则一也，益真气，则五脏皆补矣"。气能化生血液、津液、阳气，配伍当归、天花粉、鹿角，气能生质；因其大补元气，气化生质，而能固脱元阳，固护阴血，维护阴阳，配伍附子、五味子、熟地，益气维固。《本草经疏》云："人参回阳气于垂绝，却虚邪于俄顷。"人参药对实为补益方药中代表之药对。

2. 人参的传统方剂及临床应用

最早详细记载人参配伍其他药物组成方剂，应用于临床的是东汉末年的大医家张仲景，在其所著的《伤寒论》和《金匮要略》中分别记载方剂 113 首和 262 首，其中配伍人参作为重要组成部分的方剂分别为 22 首和 19 首，其中剂量最大者用到了 6 两，最小者用到了 1 两，很多配伍人参的名方沿用至今，如小柴胡汤、旋覆代赭汤、麦门冬汤、温经汤、乌梅丸等，充分说明了人参在当时应用非常广泛。此后，人参逐渐被历代医家所共识，记载了大量的应用人参的方剂，从历代本草著作也可看出，医家对人参的认识逐渐深入。如《中藏经》载："人参与侧柏叶、荆芥穗烧存性为末，和飞罗面，能治气血妄行、心肺脉破和口鼻出血。"《吴氏本草》（魏晋·吴普著）指出"人参生上党及辽东、二、四、八月采根，竹刀刮，暴干无令见风"，记载了当时人参的产地、采集时间和加工方法。唐朝孙思邈《千金备急方》中共收载方剂 5 300 余首，其中配有人参的方剂达 358 首，约占总方剂数的 6.8%；同时代王焘编著的《外台秘要》收载方剂 6 320 首，配伍人参的方剂数达 576 首之多，占 9.1%。《药类法象》对人参的配伍进行了论述，载："治脾肺阳气不足，及能补肺，气促、短气、少气。补而缓中，泻脾肺胃中火邪，善治短气。非升麻为引用，不能补上升之气。升麻一分，人参三分，可为相得也。若补下焦元气，泻肾中火邪，茯苓为之使。"明朝李言闻（李时珍之父）的《月池人参传》一书，从植物形态特征、生态习性、产地、炮制以及生药性状和疗效进行了系统详细的论述，但由于该书已经遗失，未能流传于世。我国伟大药物学家李时珍在《本草纲目》中大量引用其父的论述，指出：人参能治男女一切虚证，发热自汗，眩晕头痛，反胃吐食……胎前产后诸病。明朝张介宾《景岳全书》中收载处方 2 218 首，其中配伍人参者 509 首，占总方剂数的 23%，其应用相当广泛。现就人参传统方剂及临床应用情况作以简介。（注：由于是引用的资料，所以计量单位不统一，有的用了"钱""两"等，为尊重习惯，没有换算成"g"等。）

（1）独参汤（《十药神书》，元·葛可久撰，刊于 1348 年）。

[处方] 人参 30 g，红糖 30 g。

[功能与主治] 大补元气，回阳固脱，兼有养血活血之功，对于产后失血过多，阳气虚浮欲脱所致的产后昏厥有急救之功。主治诸般失血与疮疡溃后，气血俱虚，面色苍白，恶寒发热，手足清冷，自汗或出冷汗，脉微细欲绝者。

[用法与用量] 上药㕮咀。用水 300 mL，枣子 5 个，同煎至 150 mL，随时细细服之。令患者熟睡一觉。

（2）参附汤（《重订严氏济生方》，宋·严用和著，成书于 1253 年）。

[处方] 人参 15 g，附子（炮，去皮、脐）30 g。

[功能与主治] 回阳，益气，救脱。

［用法与用量］上药咬咀，分作 3 服。每服以水 300 mL，加生姜 10 片，煎至 240 mL，去滓，空腹时温服。

（3）生脉饮（《内外伤辨惑论》，金·李杲著，1232 年成书，1247 年刊订）。

［处方］人参，麦门冬，五味子。

［功能与主治］益气复脉，养阴生津。用于气阴两亏，心悸气短，脉微自汗。

［临床应用］①暑温。邪去而气阴两伤者，表现为身微热，自汗，口渴，肢体倦怠，少气懒言，脉虚。中暑或热病后而见上述表现者亦可应用。

②心悸。表现为心悸气短，夜寐不安，多梦健忘，口舌干燥，惊悸怔忡，舌质略红而少津，脉虚细无力或微数者，可用之。

③咳嗽。久咳肺虚表现为咳嗽日久，痰少或无痰，短气自汗，口干舌燥，脉虚细。西医诊断为慢性支气管炎、慢性咽炎等，而具上述临床表现者，可用之辨治。

［用法与用量］口服。1 次 10 mL，1 日 3 次。

（4）人参汤（《金匮要略》，东汉·张仲景著，撰于 3 世纪初）。

［处方］人参，甘草，干姜，白术各 3 两。

［功能与主治］治胸痹心中痞气，结在胸，胸满，胁下逆抢心。

［用法与用量］上 4 味，以水 8 L，煮取 3 L，温服 1 L，日 3 服。

（5）四君子汤（《太平惠民和剂局方》，宋官修方书，成书于 1078—1085）。

［处方］人参（去芦），白术，茯苓（去皮），甘草（炙）各等分。

［功能与主治］常服温和脾胃，进益饮食，辟寒邪瘴雾气。治营卫气虚，脏腑怯弱，心腹胀满，全不思食，肠鸣泄泻，呕哕吐逆。

［用法与用量］上为细末，每服 2 钱，水 1 盏，煎治 7 分，通口服，不拘时，入盐少许，白汤点亦得。

（6）小柴胡汤（《伤寒论》，东汉·张仲景著，撰于 3 世纪初）。

［处方］柴胡 24 g，黄芩 9 g，半夏 12 g，生姜 9 g，人参 9 g，甘草 9 g，大枣 12 枚。

［功能与主治］邪踞少阳，往来寒热，胸胁苦满，口苦、咽干、目眩、心烦、喜呕，嘿嘿不欲饮食；或胸中烦而不呕；或渴；或腹中痛；或胁下痞硬；或心下悸，小便不利；或不渴，身有微热；或咳，亦治热入血室，黄疸，便秘，失血，项强，眩晕，妊娠恶阻，风丹，虚人感冒等症。

［用法与用量］水煎，分 3 次，温服，1 日量。

（7）理中丸（《伤寒论》）。

［处方］干姜，人参，白术，甘草（蜜炙）。

［功能与主治］补益脾胃，温中祛寒。用于治疗中焦虚寒之脘腹痛，呕吐，泄泻。

［临床应用］①脘腹痛。表现为脘腹疼痛，喜暖喜按，食欲不振，泛吐清水，神疲倦怠，大便不实或溏泻，舌质淡、苔白，脉沉细等。西医诊断为慢性胃炎、胃和十二指肠溃疡、胃神经官能症等，见有上述表现者可试用。②呕吐。表现为饮食后或饮食生冷

即吐，面色㿠白，倦怠乏力，大便溏薄，舌质淡、苔白，脉沉细者。西医诊断为神经性呕吐、慢性胃炎、幽门痉挛等，见有上述表现者属之。③泄泻。表现为大便次数增多，粪便稀薄甚至水样，但无脓血，水谷不化，脘腹痞满，面色萎黄，倦怠乏力，舌质淡、苔薄白，脉沉缓。④阳虚失血。表现为吐血、便血、衄血、崩漏、月经过多，出血绵绵不止，汗出恶寒，大便溏薄，面色㿠白，精神疲怠，舌质淡、苔白，脉沉迟者。西医诊断为消化道出血、血小板减少性紫癜等，见上述表现者属之。

［用法与用量］口服。1次1丸，1日2次。

［规格］每丸重9 g。

［注意事项］忌生冷食物。

（8）旋覆代赭石汤（《伤寒论》）。

［处方］旋覆花15 g，代赭石25 g，半夏10 g，生姜25 g，人参10 g，炙甘草15 g，大枣12枚。

［功能与主治］①中虚浊阻，气逆不降，胃脘痞硬，噫气、呕恶、反胃，苔白腻，脉弦者；②便秘属于浊阴不降者；③眩晕属痰浊上逆者。

［用法与用量］水煎，分3次，温服。1日量。

（9）竹叶石膏汤（《伤寒论》）。

［处方］竹叶10 g，石膏30 g，制半夏12 g，人参6 g，麦冬30 g，炙甘草6 g，粳米10 g。

［功能与主治］热病后期，气分余热未尽，津气以伤，形体消瘦，少气欲呕，咽燥口渴，舌红少苔，脉虚而数者。

［用法与用量］水煎服。

（10）半夏泻心汤（《伤寒论》）。

［处方］半夏12 g，干姜9 g，黄芩9 g，黄连3 g，人参9 g，炙甘草9 g，大枣12枚。

［功能与主治］脾不运湿，湿热中阻，升降失调，心下痞，呕吐，下利，舌尖红，苔薄黄而腻，脉弦数。

［用法与用量］水煎，分3次，温服。

（11）生姜泻心汤（《伤寒论》）。

［处方］生姜15 g，干姜3 g，半夏12 g，黄芩9 g，黄连3 g，人参9 g，炙甘草9 g，大枣12枚。

［功能与主治］胃中不和，心下痞硬，干噫食臭，水肿雷鸣下利，脘中烦热，口苦、舌红，苔水滑，脉数。

［用法与用量］水煎，去渣，分3次，温服。

（12）吴茱萸汤（《伤寒论》）。

［处方］吴茱萸10 g，生姜18 g，人参10 g，大枣12枚。

［功能与主治］肝胃虚寒，干呕吐涎沫，巅顶头痛，脘腹痛，舌质淡，苔白滑，脉弦迟。

［用法与用量］水煎，分3次服。

（13）柴胡加龙骨牡蛎汤（《伤寒论》）。

［处方］柴胡20 g，黄芩8 g，半夏12 g，生姜9 g，人参9 g，大枣6枚，桂枝9 g，茯苓9 g，龙骨9 g，牡蛎9 g，铅丹7 g，大黄（后下）10 g。

［功能与主治］胸满烦惊，小便不利，谵语，一身尽重，不可转侧。

［用法与用量］水煎，温服。

（14）炙甘草汤（《伤寒论》）。

［处方］炙甘草20 g，桂枝（去皮）15 g，人参10 g，生姜15 g，大枣30枚，生地黄80 g，阿胶10 g，麦冬40 g，麻仁10 g。

［功能与主治］脉结代，心动悸。

［用法与用量］加酒60 g，和水煎药，汤成，去渣，阿胶烊化，分3次，温服，1日量。

（15）白虎加人参汤（《伤寒论》）。

［处方］生石膏，知母，甘草，粳米，人参。

［功能与主治］具有清热生津益气之功，主要治疗大热，大渴，大汗出，脉洪大，舌苔黄燥，时时恶风，背微恶寒等症。

［临床应用］①糖尿病。糖尿病属于中医消渴范畴，症见多饮、多食、多尿，消瘦或虚胖。以清胃生津、益气养阴之法，以白虎加人参汤治疗胃热型糖尿病，降血糖效果显著。②热证。症见发热，烦渴，饮水不解，口干，汗出或无汗，肢倦无力，食欲不振，面色少华，舌质干红，苔少或腐燥，脉数等。亦用于幼儿急疹。③口腔、咽喉干燥。灼口综合征，老年口腔干燥综合征，服用精神治疗药所致的口渴等症。④瘙痒。小儿特应性皮炎、皮肤干燥症所伴皮肤瘙痒，及过食导致糖代谢障碍而发病的顽固性外阴瘙痒症。⑤饥饿症。饥饿能食，伴有心慌气急、躁热、周身大汗，进食后症状缓减，稍后片刻，上述症状又出现可以本方疗之。

［用法与用量］水煎服。

［注意事项］脉大而虚用之。脉大而实用白虎汤。

（16）四逆加人参汤（《伤寒论》）。

［处方］附子，干姜，炙甘草，人参。

［功能与主治］回阳救逆。主治少阴阳虚，四肢厥逆，恶寒蜷卧，神疲欲寐，脉沉微者；中焦虚汗或吐或痢，或吐泻交作，脉迟弱者；无汗或过汗亡阳，恶寒汗出，舌淡苔白者。

［临床应用］①冠心病。现代医学诊断为冠心病心功能不全、冠心病心绞痛、冠心病心肌缺血等症。②急症。症见神志模糊，两目上视，呼吸表浅，面色苍白，全身汗出淋漓，四肢厥逆，大小便失禁，脉细欲绝等，可以本方疗之。③新生儿硬肿症。临床表现为四肢及面颊部、甚至胸腹皮肤或皮下组织变硬，并伴有体温不升，哭声低微，吸吮无力等症状。以本方加减治疗。

［用法与用量］水煎服。

（17）桂枝人参汤（《伤寒论》）。

［处方］桂枝15 g，人参10 g，白术10 g，干姜10 g，炙甘草15 g。

［功能与主治］①表热里寒，下利不止，心下痞硬。②心痛，短气、心悸、自汗。恶寒肢冷，舌淡苔白，脉沉无力。

［用法与用量］加水先煮4味，后下桂枝，汤成去渣，分3次，温服。

（18）桂枝新加汤（《伤寒论》）。

［处方］桂枝15 g，芍药20 g，炙甘草10 g，大枣12枚，生姜20 g，人参15 g。

［用法与用量］水煎，去渣，分3次，温服。

［功能与主治］发汗后，身疼痛，脉沉迟者。

（19）附子汤（《伤寒论》）。

［处方］附子30～90 g，白术15～30 g，芍药12～24 g，茯苓12～24 g，人参10～20 g。

［功能与主治］少阴阳虚，气化不行，背恶寒，身体痛，手足寒，骨节痛，心悸，水肿，口中和，舌体淡，苔白滑，脉沉者。

［用法与用量］水煮1小时，汤成，去渣，分3次，温服。

（20）麦门冬汤（《金匮要略》）。

［处方］麦门冬70 g，半夏10 g，人参10 g，甘草10 g，大枣12枚，粳米15 g。

［功能与主治］津气两虚，痰滞气逆，咽喉不利，喘咳短气，舌红少苔，脉虚而数。

［用法与用量］水煎，去渣，分4次，温服。

（21）温经汤（《金匮要略》）。

［处方］吴茱萸15 g，桂枝10 g，当归10 g，川芎10 g，牡丹皮10 g，半夏10 g，生姜10 g，阿胶10 g，麦门冬15 g，芍药10 g，甘草10 g，人参10 g。

［功能与主治］①月经淋漓不断，漏下不止，唇口干燥，手心烦热。②月经不调，逾期不至，或时前时后参伍不调。③经行腹痛，得温稍减，舌淡脉涩。④久不受孕。

［用法与用量］水煎，去渣，分3次，温服，阿胶烊化，分3次冲服。

（22）大建中汤（《金匮要略》）。

［处方］蜀椒9 g，干姜15 g，人参10 g，胶饴60 g。

［功能与主治］中焦虚寒，阴寒内盛，胸脘剧痛，呕不能食；或腹部剧痛起包，不可触近，苔白，脉弦迟，脉沉弱。

［用法与用量］前3味水煎，汤成去渣，纳胶饴，加热令其融化，分2次，温服。

（23）橘皮竹茹汤（《金匮要略》）。

［处方］橘皮30 g，竹茹30 g，生姜30 g，大枣30枚，甘草10 g，人参3 g。

［功能与主治］①哕逆；②呕吐。

［用法与用量］水煎，分3次，温服。

（24）人参半夏汤（《金匮要略》）。

［处方］人参一两，半夏一两五钱，生姜十片。

［功能与主治］治食入即吐。

［用法与用量］水1斗，以勺扬240遍，取3 L入白蜜3合，煮1.5 L，分服。

（25）大半夏汤（《金匮要略》）。

［处方］半夏15~30 g，人参10 g，白蜜30 g。

［功能与主治］反胃呕吐，心下痞硬，神倦体弱。

［用法与用量］前2味水煎，汤成去滓，入白蜜和服。

（26）薯蓣丸（《金匮要略》）。

［处方］薯蓣，人参，白术（麸炒），茯苓，甘草（炙），大豆黄卷，地黄，当归，川芎，白芍，麦门冬，阿胶（珠），桂枝，红枣（肉），干姜，柴胡，防风，杏仁（炒），桔梗，神曲（炒），白蔹。

［功能与主治］补益气血，调理脾胃。用于气血不足，脾胃不和引起的身体瘦弱，失眠健忘，精神倦怠，气短乏力，自汗盗汗，食欲不振。

［临床应用］①虚劳。表现为身体消瘦，自汗盗汗，短气咳嗽，畏风，纳呆便溏，舌质淡，苔少，脉虚无力。西医诊断为肺结核，见上述症状者可用本品。②痹症。表现面色萎黄，或苍白无华，口唇爪甲淡白，食欲不振，倦怠乏力，气短心悸，关节屈伸不利，中、小关节变形，关节疼痛，遇天气变化加剧，舌质淡，苔白，脉沉细。西医诊断为风湿性关节炎、类风湿性关节炎，见上述表现者可用之。

［用法与用量］口服。1日2次，成人1次服2~3丸，7岁以上小孩减半，3~7岁小孩用成人1/3量。温开水送服。

［规格］每丸重3 g。

［注意事项］忌生冷、油腻。

（27）十全大补丸（《太平惠民和剂局方》）。

［处方］人参，当归，黄芪（蜜炙），熟地黄，茯苓，白芍，白术（麸炒），川芎，甘草（蜜炙），肉桂（去粗皮）。

［功能与主治］温补气血。由于气血两虚，五脏失养引起的面色苍白，身体瘦弱，倦怠无力，心悸气短，午后发烧，头晕耳鸣，四肢不温。

［临床应用］①贫血。面色苍白，气短心悸，头晕目眩，体倦乏力，舌质淡、苔薄，脉细无力。②眩晕。头晕目眩，面色无华，或有耳鸣，或有心悸，或仅有视物昏花不清，伴有四肢不温，脉沉缓无力等。③月经失调。经期提前或延后，量多或量少，质稀色淡，行经小腹隐隐作痛，舌质淡、苔薄。脉沉弦无力。④疮疡。凡疮疡由于气血两虚而不能透发，或疮疡溃破后脓液清稀日久不愈者，亦可选用。⑤自汗。病人常有自汗，伴有畏风寒，或时有伤风感冒，用一般解表药不能治愈者，亦可用之扶正以祛邪。

［用法与用量］口服。1日3次，1次1丸。

［规格］每丸重9 g。

［注意事项］内有实热者不宜服用。

（28）人参养荣丸（《太平惠民和剂局方》）。

[处方] 白术（炒），茯苓，当归，白芍，熟地黄，黄芪（蜜炙），甘草（蜜炙），五味子，陈皮，远志（蜜炙），肉桂（去粗皮），人参。

[功能与主治] 温补气血，健脾养胃。用于心脾虚弱，气血两亏，形瘦神疲，食少便溏，病后虚弱。

[临床应用] 本方为补气补血，宁心安神之剂，多用于气虚血亏，失眠怔忡，疮口久不敛等病症。基本指征是：形瘦神疲，食少无味，惊悸健忘，虚热自汗，小便赤涩，皮肤干燥，或毛发脱落，或溃疡血气不足而寒热不退，疮口不敛，舌淡胖苔薄白，脉虚弱。①惊悸怔忡。多为气血虚弱引起，表现为头晕目眩，面色无华，神疲乏力，时时心悸，惴惴不安，健忘少寐者。西医诊断为神经官能症、神经衰弱等，见有上述表现者。②虚劳。表现面色㿠白，四肢倦怠，饮食减少，自汗盗汗，毛发脱落，舌淡白，脉虚弱者。西医诊断为结核病恢复期、低血压、产后及病后虚弱等症。③骨痨。表现疮口久不收口，以致寒热不退，肢体倦怠，消瘦面黄，食少气短，舌淡，脉弱等。西医诊断为慢性骨髓炎、骨结核手术后、疮疡破溃不收口等，见有上述表现者可用之辨治。

[用法与用量] 口服。1日2次，成人1次1丸，温开水送下。

[规格] 每丸重9 g。

[注意事项] 因心火亢盛，灼伤阴液所致的心悸失眠等忌用。

（29）小地黄丸（《太平惠民和剂局方》）。

[处方] 人参（去芦）、干姜（炮）各等分。

[功能与主治] 治妊娠，酸心吐清水，腹痛不能饮食。

[用法与用量] 上为末，用生地黄汁，丸如梧子大。每服50丸，米汤下，食前服。

（30）人参定喘汤（《太平惠民和剂局方》）。

[处方] 人参5 g，炙甘草5 g，阿胶5 g，五味子3 g，罂粟壳（蜜炙）1 g，半夏曲5 g，生姜3 g，麻黄5 g，桑白皮（蜜炙）3 g。

[功能与主治] 远年咳逆，上气胸满，痰塞声不出。

[用法与用量] 水煎，食后服，温覆取微汗。

（31）妙香散（《太平惠民和剂局方》）。

[处方] 人参15 g，山药30 g，黄芪30 g，茯苓30 g，甘草15 g，茯神30 g，远志30 g，辰砂（别研）90 g，木香8 g，麝香3 g，桔梗15 g。

[功能与主治] 心气不足，惊恐悲伤，精神恍惚，心悸，健忘，遗精，盗汗，衄血，溺血，舌淡脉虚者。

[用法与用量] 为细末，每服6 g，温酒调下，不拘时候。

（32）参苓白术散（《太平惠民和剂局方》）。

[处方] 人参，茯苓，白术（炒），山药，白扁豆（炒），莲子，薏苡仁（炒），砂仁，桔梗，甘草。

[功能与主治] 补脾健胃，益肺气，利湿止泻。用于脾胃虚弱，食少便溏，气短咳嗽，肢倦乏力。

[临床应用] 健脾益气，凡脾胃气虚挟湿，症见纳谷不运，腹胀，胸隔满闷，四肢无力者。本品临床常用于慢性胃炎，慢性肠炎，小儿营养不良，慢性肾炎蛋白尿，白带，经期泄泻，属于脾虚湿滞者。①慢性泄泻。若素体脾胃不健，或病后失调，致聚水为湿，积谷难化，中气不足而致慢性泄泻，便稀溏，舌苔薄白质淡，脉濡缓。②咳嗽。幼儿咳而无力，痰白清稀，面色㿠白，懒言气短，声低言微，体虚多汗，舌质淡嫩，脉细无力，宜健脾益气，培土生金，本品甚为适宜。③小儿泄泻。大便稀溏，食后作泻为其特点，若见神疲倦怠，肌肉消瘦，此方随证施用，多获良效。④小儿厌食。患儿厌食、拒食，若稍进饮食，大便中夹有食物残渣，自汗出等宜用之。

[用法与用量] 口服。成人 1 次 6~7.5 g，1 日 2 次，空腹大枣煎汤送服，小儿酌减。

[规格] 每袋重 7.5 g。

[注意事项] 孕妇不宜服，忌食生冷。

(33) 人参败毒散 (《太平惠民和剂局方》卷二)。

[处方] 羌活、独活、柴胡、前胡、枳壳、桔梗、川芎、人参、茯苓、甘草。

[功能与主治] 扶正匡邪，疏导经络，表散邪滞，益气解表，散风祛湿。用于伤寒时气，头痛项强，壮热恶寒，身体烦疼，及寒壅咳嗽，鼻塞声重，风痰头痛，呕哕寒热。

[临床应用] ①急性病毒性肝炎：用人参 (党参代)、茯苓、枳壳、桔梗、柴胡、前胡、川芎、羌活、独活、甘草各 9 g，薄荷 3 g，生姜 3 片，每日 1 剂，分 2 次煎服，4 周为 1 个疗程。②婴幼儿腹泻：用人参 (党参代)、茯苓、甘草、枳壳、桔梗、前胡、柴胡、羌活、独活、川芎、薄荷、生姜，表邪较重，加荆芥、防风；咳嗽痰多，加陈皮、半夏；呕吐，加竹茹、半夏；伤食，加焦麦芽。脾虚久泻，加白术、扁豆；湿重，加苍术、薏苡仁；脾胃虚寒，以炮姜易生姜。风寒型以汤剂为主，脾虚型以散剂为主。

[用法与用量] 每服 6 g，用水 150 mL，入生姜、薄荷各少许，同煎至 100 mL，去滓，不拘时候，寒多则热服，热多则温服。

[注意事项] 非邪表证不可用。

(34) 独活寄生汤 (《千金方》，唐·孙思邈著，成书于永徽三年，公元 652 年)。

[处方] 独活 15 g，防风 9 g，细辛 6 g，秦艽 10 g，桑寄生 24 g，杜仲 15 g，牛膝 15 g，桂心 9 g，当归 9 g，川芎 9 g，芍药 30 g，干地黄 18 g，人参、茯苓各 12 g，甘草 6 g。

[功能与主治] 肝肾两虚，风寒湿痹。腰膝重痛，腿足无力，畏寒喜热，苔白脉迟者。

[用法与用量] 水煎服。

(35) 定志丸 (《千金方》)。

[处方] 人参，茯苓，菖蒲，远志。

[功能与主治] 补心安神，开心益智。主治心气不定，五脏不足，甚者忧愁悲伤不乐，忽忽喜忘，朝差暮剧，暮差朝发狂眩。

[临床应用] ①眼科疾病。与视神经视网膜相关的退行性疾病，如西医诊断为视网膜色素变性、高度近视眼底病变等。对于青少年近视可以此方疗之。②儿童多动症。好动不安，冒失无礼貌，脾气倔强的儿童行为异常性疾病。中医学上属"健忘""失聪""武痴"等范畴。③老年痴呆。以记忆障碍为早期临床表现的老年痴呆。

[用法与用量] 口服。

（36）荡胞汤（《千金方》）。

[处方] 朴硝、大黄、丹皮、桃仁、当归各9 g，赤芍、牛膝、甘草、茯苓、橘皮、厚朴、桔梗、人参、桂心各6 g，附子18 g，虻虫、水蛭各10 g。

[功能与主治] 妇人无子。

[用法与用量] 水酒合煎，分4次服，日3夜1，每服相隔6小时，服后盖被取微汗。

（37）补心茯苓汤（《千金方》）。

[处方] 茯苓24 g，桂心12 g，大枣20枚，紫石英6 g，甘草12 g，人参6 g，麦门冬18 g，赤小豆14 g。

[功能与主治] 心气不足，善悲愁恚怒，衄血面黄，或独语不觉，咽喉痛，舌本强，冷涎出（一作汗出），善忘，恐，走不定，妇人崩中、面色赤。

[用法与用量] 水煎，分3次服。

（38）定志丸（《千金方》）。

[处方] 人参90 g，茯苓90 g，菖蒲60 g，远志60 g。

[功能与主治] ①忧愁悲伤不乐，眩晕，舌质淡嫩，舌苔薄白，脉象虚弱。②心气虚损，语无伦次。③重用茯苓、菖蒲，名开心散，治好忘。

[用法与用量] 4味为末，蜜丸，每日服3次，每次服6 g，散剂亦佳。

（39）小续命汤（《千金要方》）。

[处方] 麻黄10 g，杏仁10 g，甘草10 g，桂枝10 g，白芍10 g，生姜50 g，防风15 g，防己10 g，川芎10 g，黄芩10 g，人参10 g，附子15 g。

[功能与主治] 风邪中经，经脉拘急，半身不遂，口眼㖞斜，语言謇涩。亦治风湿痹痛。

[用法与用量] 水煎，附子先煮，以不麻口为度，余药后下，汤成，分3次，温服。可连服数剂。

（40）温脾汤（《千金要方》）。

[处方] 大黄12 g，附子15 g，干姜10 g，甘草6 g，人参6 g。

[功能与主治] ①痼冷积滞，便秘，腹痛得温则快；②下利连年不止，腹痛属虚寒者。

［用法与用量］水煎服，大黄后下。

（41）半夏茯苓汤（《千金要方》）。

［处方］半夏12 g，茯苓12 g，陈皮9 g，甘草3 g，生姜6 g，旋覆花（布包煎）10 g，细辛3 g，桔梗6 g，人参6 g，地黄12 g，白芍18 g，川芎6 g。

［功能与主治］体虚湿胜，妊娠恶阻，烦闷呕吐，恶闻食气，头悬体重，肢节重痛，多卧少起。

［用法与用量］水煎服。

（42）人参固本丸（《千金要方》）。

［处方］人参，山药，生地黄，熟地黄，麦门冬，天门冬，茯苓，山茱萸（醋炙），丹皮，泽泻。

［功能与主治］培元、固本、生津。用于脾肾元气不足引起的形体瘦弱，气短心跳，腰痛耳鸣，阴虚咳嗽，自汗盗汗。大便燥结，小便赤涩。

［临床应用］

①肺痨。表现为病期已久，气阴两亏，形体羸弱，咳呛咯血，劳热骨蒸，盗汗遗精，自汗恶风，喘息气短，咽干口燥，舌质红，少津。脉微细而数者。西医诊断为肺结核、慢性支气管炎、肺癌、胸膜炎，见有上述表现者可服用。②虚劳。表现为消瘦，盗汗，发脱齿摇，眩晕耳鸣，腰膝酸痛，或遗精阳痿，心悸，手足心热，小便淋沥，舌质红，少津，脉沉细而数者。西医诊断为慢性肾炎、肾结核、肾积水、糖尿病、甲状腺机能亢进、高血压、神经衰弱、阿狄森氏病、视神经炎、中心性视网膜炎、慢性肝炎及多种慢性消耗性疾病，见有上述表现者可服用。③咳嗽。表现为咳嗽少痰，痰中带血，口干咽燥，五心烦热，形体消瘦，舌质红、苔少、脉细数等。

［用法与用量］口服。1日2次，1次1丸，温开水送下。

［规格］每丸重9 g。

［注意事项］感冒者忌服。

（43）参芪真武汤。

［处方］人参10 g，当归6 g，黄芪30 g，五味子10 g，制附子15~30 g，干姜12 g，白术12 g，白芍15 g，茯苓15 g。

［功能与主治］①过汗亡阳，自汗恶风，或产后自汗不止。②阳虚欲脱，汗出心悸。③水肿，痰嗽，心悸气短，舌体淡胖有齿痕。

［用法与用量］水煎，分3次，温服，1日量。

（44）治冷嗽方（《朱氏集验方》，宋·朱佐著，1266年刊行）。

［处方］人参、白术、干姜、炙甘草、五味子各10 g。

［功能与主治］脾胃虚寒，咳嗽痰稀，饮热汤暂止者。

［用法与用量］水煎，分3次，温服。

（45）五味子汤（《类证活人书》，宋·朱肱著，撰于1108年）。

[处方] 人参 6 g，麦门冬 9 g，五味子 9 g，杏仁 6 g，橘皮 6 g。

[功能与主治] 肺虚气弱，呛咳少痰，喘促有汗，口干舌燥，脉虚而数。

[用法与用量] 加生姜、大枣，水煎，分 2 次服。

(46) 团参饮子（《赤水玄珠》，明·孙一奎著，刊于万历十二年，公元 1584 年）。

[处方] 人参、紫菀茸、阿胶、百合、细辛、款花、杏仁、天冬、半夏、经霜桑叶、五味子各 1 两，炙甘草 5 钱。

[功能与主治] 治七情抑郁，饥饱失节，咳嗽脓血，渐成肺痿痨瘵。

[用法与用量] 每服六钱，姜五片，水煎服。

(47) 救呆至神汤（《石室密录》，清·陈士铎著，约生于明天启年间，卒于清康熙前期）。

[处方] 人参、柴胡、当归、白芍、半夏、甘草、生枣仁、天南星、附子、菖蒲、六曲、茯苓、郁金，用量均需大于常人。

[功能与主治] 治呆病。

[用法与用量] 水煎灌之。

(48) 回癫汤（《石室密录》）。

[处方] 人参（去芦）、干姜（炮）各等分。

[功能与主治] 治羊癫。一剂痊愈，永不再发。

[用法与用量] 人参 3 钱，白术 9 钱，茯苓 5 钱，山药 3 钱，薏苡仁 5 钱，肉桂 1 钱，附子 1 钱，半夏 3 钱。

(49) 止嗽神丹（《石室密录》）。

[处方] 人参 1 钱，白芍 3 钱，酸枣仁 2 钱，北五味子 1 钱，麦冬 5 钱，苏子 1 钱，益智仁 5 分，白芥子 1 钱。

[功能与主治] 治久嗽。一剂轻，二剂痊愈。后服六味地黄丸，加麦冬 3 两，北五味子 1 两，服之不再发。

[用法与用量] 水煎服。

(50) 玉壶丸（《仁斋直指方》，宋·杨士瀛著，撰于 1264 年）。

[处方] 人参、瓜蒌根。

[功能与主治] 治消渴引饮无度。

[用法与用量]：各等分。生为末，炼蜜为丸，梧桐子大，每服 30 丸，麦冬汤送下。

(51) 人参败毒散（《小儿要证直诀》，宋·钱乙著，约成书于宣和年间，公元 1119—1125 年）。

[处方] 人参，羌活，独活，柴胡，前胡，枳壳，桔梗，川芎，茯苓（各 10 g），甘草 6 g。

[功能与主治] 体虚外感风寒湿热，恶寒发热，头痛无汗，肢体酸痛，咳嗽有痰等证。

［用法与用量］加薄荷、生姜少许，水煎，分3次，温服。

（52）阿胶散（《直指方》，宋·杨士瀛著，撰于1264年）。

［处方］人参、茯苓、五味子、生干地黄、天门冬（水浸去心）各1份，阿胶（炒酥）、白及各2份。

［功能与主治］肺破，嗽血，唾血。

［用法与用量］白及单独研末，余药剉散，每服9丸，水一大盏，入蜜2大匙，秫米100粒，姜5片，同煎，临熟加入白及少许，食后服。

（53）健脾丸（《证治准绳》，明·王肯堂撰，刊于1602年）。

［处方］人参45 g，炒白术75 g，茯苓60 g，甘草20 g，山药30 g，陈皮30 g，砂仁30 g，木香（别研）22 g，山楂30 g，神曲30 g，麦芽30 g，黄连22 g，肉豆蔻（面裹煨，纸压去油）30 g。

［功能与主治］脾胃虚弱，食不消化，脘痞胀满，大便溏薄，苔腻微黄，脉弱无力。

［用法与用量］作丸，每服5~10 g。若做汤剂，酌减其量。

（54）龟鹿二仙胶（《证治准绳》）。

［处方］鹿角3 000 g，龟甲3 000 g，人参360 g，枸杞600 g。

［功能与主治］瘦弱少气，夜梦遗精，阳痿早泄，视力减退，精神疲乏，脉象细弱。

［用法与用量］煎熬成膏，每服10 g，食前开水送下，早晚各1次。

（55）春泽汤（《证治准绳》）。

［处方］桂枝10 g，白术10 g，茯苓15 g，猪苓12 g，泽泻20 g，人参10 g。

［功能与主治］①咳而遗尿。②气虚伤湿，小便不利。

［用法与用量］水煎服。

（56）人参健脾丸（《证治准绳·类方》）。

［处方］人参，山药，木香，白术（麸炒），莲子（去心），草豆蔻，甘草，白扁豆（去皮），陈皮，青皮（醋炙），山楂（炒），当归，六神曲（麸炒），芡实（麸炒），枳壳（去瓤麸炒），谷芽（炒），薏苡仁（麸炒）。

［功能与主治］健脾益气，和胃止泻。用于脾胃虚弱引起的消化不良，食欲不振，恶心呕吐，腹痛便溏，不思饮食，体弱倦怠。

［临床应用］本方为消补兼施之健脾养胃剂。多用于治疗食欲不振，消化不良，久泻等病。基本指征是：身体虚弱，精神倦怠，面色萎黄，不思饮食，脘腹胀满或嘈杂泛酸，肠鸣泄泻，舌淡胖苔白，脉虚弱。临床具体运用于：①食欲不振。表现为精神倦怠，面色不泽，脘腹饱闷，久则身体虚弱，舌淡苔白或腻，脉弱。西医诊断为厌食症、慢性胃及十二指肠炎症、溃疡病，见有上述表现者。②泄泻。表现大便时溏时泻，水谷不化，稍进油腻食物则大便次数增加，形体消瘦，纳食不香，时而腹胀肠鸣，或腹部隐痛。西医诊断为消化不良性腹泻、慢性胃肠炎、胃肠功能紊乱、胃肠术后综合征、过敏性结肠炎等，见有上述表现者属之。③疳积。表现为小儿体质虚弱，形体消瘦，面色萎黄不泽，

头发稀少，精神萎靡，易染感冒，或停食腹胀，经常便溏者。西医诊断为营养不良者
属之。

［用法与用量］口服。成人每次服蜜丸2丸，或水丸6~9 g，1 天 2 次，以淡姜汤或
温开水送下。3~7 岁小孩服成人 1/3 量；7 岁以上小孩服成人 1/2 量。

［规格］蜜丸，每丸重 6 g；水丸，每 100 粒重 20 g。

［注意事项］忌油腻生冷。

(57) 安神镇惊丸（《证治准绳·幼科》）。

［处方］人参，炒枣仁，薄荷，青黛，天竺黄，全当归，川黄连，煅龙骨，牛黄，
炒赤芍，水飞沙，茯神，木通，炒栀子，制南星，生地黄，麦门冬。

［功能与主治］扶正祛邪，养阴益气，清热豁痰。用于治疗小儿急慢惊风，或惊后
调理，预防复发。

［临床应用］常见指征有：抽搐时作，角弓反张，项背强直，神昏谵语，手足厥逆，
痰鸣气促，精神疲倦，嗜睡露睛，舌质红，舌苔薄黄腻，脉沉细弦等。西医诊断为流行
性脑脊髓膜炎、病毒性脑炎等，见有以上表现者可服之。

［用法与用量］口服。3 岁以上 1 次服 1 丸，2 岁以下 1 次服半丸。淡姜汤或白开水
送下。

［规格］每丸重 1.5 g。

［注意事项］忌食辛辣、油腻等物。

(58) 枳实消痞丸（《兰室秘藏》，金·李杲撰，约刊于 1276 年）。

［处方］人参 10 g，白术 6 g，茯苓 6 g，炙甘草 6 g，干生姜 3 g，半夏曲 10 g，炙枳
实 10 g，厚朴 12 g，麦芽曲 10 g，黄连（姜汁炒）15 g。

［功能与主治］脾失健运，积滞内停，心下痞满，食欲不振，精神疲倦；或胸腹痞
胀，食不消化，大便不畅。

［用法与用量］共细末，汤浸蒸饼为丸，如梧桐子大，每服 5~10 g，白汤下。亦可
作汤剂。

(59) 归脾汤（《济生方》，宋·严用和著，成书于 1253 年）。

［处方］人参 12 g，白术 9 g，茯苓 12 g，甘草 6 g，黄芪 20 g，当归 12 g，龙
眼肉 15 g，枣仁 15 g，远志 6 g，木香 3 g。

［功能与主治］①心脾亏损，心悸、怔忡、健忘、不寐，体倦食少，舌淡脉弱。②
脾不统血，气不摄血，月经不调，崩中漏下，皮下出血，舌脉如前。

［用法与用量］水煎温服。亦可做蜜丸，每次服 10 g。

(60) 人参胡桃汤（《济生方》）。

［处方］人参 10 g，胡桃 30 g。

［用法与用量］加生姜、大枣，水煎，食后温服。

［功能与主治］肺肾两虚，喘疾不能卧。

（61）人参饮子（《奇效良方》，明·董宿原撰，方贤编定，刊于 1470 年）。

［处方］人参 6 g，麦门冬 5 g，五味子 5 g，黄芪 5 g，当归身 5 g，白芍药 5 g，炙甘草 3 g。

［功能与主治］脾胃虚弱，气促神疲，衄血、吐血。

［用法与用量］水煎，空腹服。

（62）涤痰汤（《奇效良方》）。

［处方］陈皮 7 g，半夏 12 g，茯苓 10 g，甘草 3 g，枳实（麸炒）10 g，竹茹 15 g，南星（姜制）12 g，石菖蒲 5 g，人参 5 g。

［功能与主治］中风；痰阻心窍；舌强不能言。

［用法与用量］生姜 5 片，水煎，食后服。

（63）举元煎（《景岳全书》，明·张景岳著，刊于 1624 年）。

［处方］黄芪 24 g，人参 9 g，炙甘草 3 g，白术 9 g，升麻 6 g。

［功能与主治］气不摄血，月经量多，过期不止，色淡清稀如水，面色苍白，气短懒言，怔忡怯冷，小腹空坠，肢软无力，舌淡脉弱。亦治气虚崩漏，骤然下血甚多，或淋漓不绝，色淡质清，精神疲倦，气短懒言，舌淡脉虚。

［用法与用量］水煎服。

（64）赞化血余丹（《景岳全书》）。

［处方］血余 240 g，熟地 240 g，枸杞、当归、鹿角胶、菟丝子、杜仲、巴戟、小茴香、白茯苓、肉苁蓉、胡桃肉各 120 g，人参 50 g。

［功能与主治］形体羸弱，腰痛脚软，小便清长，头发脱落或白，男子性欲减退，女子虚寒不育等症。

［用法与用量］蜜丸，食前开水送服 6~10 g。

（65）耳聪益气汤（《景岳全书·古方八阵》）。

［处方］黄芪 30 g，人参、白术、炙甘草、当归（酒洗）各 15 g，陈皮 10 g，升麻、柴胡各 6 g，菖蒲、荆芥、防风各 10 g。

［功能与主治］气虚耳鸣，兼见心悸气短，舌淡脉弱。

［用法与用量］水煎服。

（66）八珍益母丸（《景岳全书》）。

［处方］益母草，白术（麸炒），当归，川芎，熟地黄，人参，茯苓，甘草（蜜炙），白芍。

［功能与主治］补气养血，调经止痛。用于气虚血亏引起的月经不调，行经腹痛，腰酸腹胀，倦怠食少。

［临床应用］本方为补虚益气，养血调经之剂，以平补、调补为特点，不壅不腻，可以常服。用于气血两虚，月经不调。基本指征是：月经后期，行经或经后腹痛，经色淡、经量少、面色㿠白或萎黄，食欲不振，倦怠乏力，气短心悸、头晕眼花，脉细弱。

临床运用于下列症状。①月经后延。表现为行经延后，量少色淡，小腹空痛，体弱乏力，眼花心悸，皮肤不润，面色萎黄或苍白，舌淡无苔，脉细无力。②闭经。表现为月经延后量少，渐至闭经，面色苍白或萎黄，头晕目眩，心悸怔忡，气短懒言，神倦肢软，或纳少便溏，唇舌色淡，脉细弱或细缓无力者。③痛经。表现为短期或经后小腹绵绵作痛，喜按，月经量少，色淡质稀，面色苍白。精神倦怠，舌淡苔薄，脉细弱者。

［用法与用量］口服。1 次 1 丸，1 日 2 次。

［规格］每丸重 9 g。

［注意事项］忌恼怒、忌用生冷食物及寒凉药物。

(67) 全鹿丸（《景岳全书·古方八阵》）。

［处方］鹿肉干，鹿骨（制），熟地黄，人参，黄芪，当归，生地黄，牛膝，天冬，芡实（炒），枸杞子，麦门冬，补骨脂（盐炙），锁阳，山药，五味子，秋石，茯苓，续断，胡卢巴（炒），甘草，覆盆子，沙苑子，川芎，陈皮，楮实子，白术（炒），肉苁蓉，菟丝子（酒制），小茴香（盐炙），大青盐，沉香，巴戟天，杜仲，花椒。

［功能与主治］益气，养血，补肾。用于劳伤虚损，腰痛无力，男子精寒阳痿，妇女虚寒腹痛，崩漏带下。

［临床应用］本方为滋补强壮剂。主要用于治疗身体衰弱，头晕耳鸣，梦遗滑精或阳痿，自汗盗汗，妇女崩漏带下，子宫虚寒，滑胎小产等。基本指征是：头昏目暗，食少疲倦，腰膝酸软无力，面色㿠白无华，舌质淡嫩，脉沉细弱。临床主要运用于：①虚劳。表现为头昏耳聋，视物昏花，食少疲倦，腰膝酸痛，脚软无力，神志不安，阳痿，形寒畏冷，面色萎黄，舌质淡，脉沉细，年高虚羸等。西医诊断为脑梗死、神经衰弱、肺结核等症，有以上表现者。②眩晕耳鸣、耳聋。表现为头晕耳鸣，精神衰惫，失眠，健忘，脊背酸痛，面容憔悴，舌质淡，脉沉细无力。西医诊断之各种贫血、神经官能症、糖尿病、慢性肾炎等疾病，有上述表现者。③阳痿、遗精。表现阳痿遗泄，头眩，耳聋，目暗，精神委顿，腰膝酸软，自汗盗汗，阴寒腹痛。西医诊断为性神经衰弱等，有以上表现者属之。

［用法与用量］口服。成人每次服 1 丸，1 天 2 次，白开水或淡盐汤送服，冬月温酒或姜汤送服亦可。

［规格］蜜丸剂，每丸重 9 g。亦有小蜜丸如绿豆大，瓶装 250 g。

［注意事项］忌生冷食物。感冒发热、体实及孕妇勿服。

(68) 丁香柿蒂汤（《证因脉治》，明·秦景明撰，清·秦皇士补辑，刊于 1706 年）。

［处方］丁香 10 g，柿蒂 10 g，生姜 12 g，人参 10 g。

［功能与主治］胃寒呃逆，胸闷脘痞，舌淡苔白，脉象沉迟。

［用法与用量］水煎，分 3 次，温服。

(69) 六和汤（《医方考》，明·吴昆著，生于 1552 年）。

［处方］人参 6 g，白术 9 g，茯苓 9 g，甘草 2 g，扁豆 9 g，藿香 9 g，砂仁 6 g，杏仁

6 g，半夏 12 g，厚朴 12 g，木瓜 10 g。

［功能与主治］中焦湿滞、升降失常、霍乱吐泻、倦怠嗜卧、胸膈痞满、舌苔白滑等证。

［用法与用量］水煎，分 3 次，温服。

（70）人参汤（《圣济总录》，北宋末年政府主持医家编纂，成书于政和年间 1111—1118 年）。

［处方］人参 10 g，白术 10 g，茯苓 15 g，甘草 3 g，半夏 20 g，陈橘皮 12 g，厚朴 20 g，肉桂 6 g。

［功能与主治］中焦虚寒、腹部作胀，或呕吐不能食、面色萎黄、舌淡苔白、脉弱。

［用法与用量］加生姜 5 片，水煎，空腹，温服。

（71）八柱散（《万病回春》，明·龚廷贤著，撰于万历十五年，公元 1587 年）。

［处方］人参 10 g，白术 10 g，甘草 10 g，干姜 10 g，附子 10 g，罂粟壳 15 g，肉豆蔻（面裹煨）15 g，诃子 15 g。

［功能与主治］肠道虚寒，滑泻失禁，舌淡脉迟。

［用法与用量］为散，每次服 6 g，温水送下。

（72）钩藤饮（《幼科心法》，《医宗金鉴》的一部分，清·吴谦著，成书于 1742 年）。

［处方］钩藤 9 g，羚羊角 3 g，全蝎（去毒）6 g，天麻 6 g，人参 3 g，甘草 3 g。

［功能与主治］小儿急惊，热盛生风，牙关紧闭，手足抽搐，惊悸壮热，眼目窜视。

［用法与用量］水煎服。

（73）醒脾散（《古今医统》，明·徐春甫撰，成书于嘉靖三十五年，公元 1556 年）。

［处方］人参、白术、茯苓、木香、全蝎、僵蚕、天麻各等分。

［功能与主治］小儿吐泻，脾不养肝，虚风内动，身冷肢逆，完谷不化，口鼻气冷，面色苍白，呼吸微弱，手足抽动，目睛上视，嗜卧、无阳者。

［用法与用量］水煎，分 3 次，温服。

（74）养心汤（《古今医统》）。

［处方］归身 9 g，生地黄、熟地黄各 9 g，人参 12 g，麦门冬 12 g，五味子 3 g，炙甘草 3 g，柏子仁 6 g，茯神 9 g。

［功能与主治］体质素弱，或病后思虑过多，心虚惊悸不眠，颜色憔悴，舌体微红，脉象虚弱。

［用法与用量］加灯心、莲子，水煎服。

（75）正心汤（《古今医统》）。

［处方］人参 4 g，茯神 4 g，炙甘草 3 g，当归（酒洗）4 g，生地黄（酒洗）4 g，羚羊角（粉）3 g，酸枣仁（炒研）3 g，远志（去心）3 g，莲子 7 枚，麝香 0.3 g。

［功能与主治］七情五志久逆，神志异常，妄言妄笑，不知所苦。

［用法与用量］ 水煎，去渣，入羚羊角粉、麝香，和匀，食后，临卧服。

(76) 星附六君子汤 （《温热经纬》，清·王孟英著，撰于 1852 年）。

［处方］ 人参 10 g，白术 12 g，茯苓 15 g，甘草 6 g，陈皮 10 g，半夏 15 g，南星 10 g，白附子 10 g。

［功能与主治］ 风痰入络，头风。

［用法与用量］ 水煎服。

(77) 人参三白汤 （《原病集》，明·唐椿著，撰于 1502 年）。

［处方］ 人参 6 g，白茯苓 10 g，白术 10 g，白芍 30 g，竹茹 15 g。

［功能与主治］ 呃逆、身冷，脉大而虚者。

［用法与用量］ 水煎，食前服。

(78) 龙齿清魂散（《张氏医通》，清·张璐著，撰于康熙三十四年，公元 1695 年）。

［处方］ 龙齿（醋煅）15 g，茯神 10 g，远志 15 g，人参 15 g，归身 15 g，麦门冬（去心）10 g，桂心 10 g，炙甘草 10 g，延胡索 30 g，细辛 5 g。

［功能与主治］ 心虚夹瘀，振悸不宁，产后败血攻心，笑哭如狂，面色无华，舌色晦暗，脉虚而涩。

［用法与用量］ 为散，每服 12~15 g，加生姜、大枣，水煎服，每日 2 次。

(79) 凉血救脱汤（曹勉为方，原方名参犀汤）。

［处方］ 人参 10~15 g，水牛角 9~30 g。

［功能与主治］ ①身热，烦躁不安，时有谵语，入夜尤甚，心悸气短，舌绛少苔，脉象虚数。②热证出血，血热妄行与气不摄血两种病机同时存在者。

［用法与用量］ 人参煎汁，水牛角煎汁，和匀服。

(80) 回阳救急汤 （《伤寒六书》，明·陶华著，约撰于 15 世纪中期）。

［处方］ 熟附子 10 g，肉桂 5 g，干姜 10 g，人参 20 g，白术 10 g，茯苓 15 g，炙甘草 5 g，陈皮 10 g，制半夏 10 g，五味子 5 g，麝香 0.1 g。

［功能与主治］ 寒邪直中三阴，四肢逆冷，吐泻腹痛，身寒战栗，或指甲口唇青紫，或吐涎沫，不渴、舌淡、脉沉迟，甚或无脉。

［用法与用量］ 加姜 3 片，水煎去渣，调入麝香，温服。手足温和即止，不得多服。

(81) 天王补心丹 （《摄生秘剖》，明·洪基著，撰辑于 1638 年）。

［处方］ 生地黄 120 g，人参 12 g，玄参 15 g，丹参 15 g，白茯苓 15 g，五味子 15 g，远志 15 g，桔梗 15 g，麦门冬 6 g，当归 6 g，柏子仁 6 g，枣仁 6 g。

［功能与主治］ 阴亏血少，心悸、健忘、失眠、梦遗，大便干燥，口舌生疮，舌红少苔，脉细数。

［用法与用量］ 蜜丸，朱砂为衣，每次服 9 g。

(82) 珍珠母丸 （《本事方》，宋·许叔微著，约刊行于绍兴二年，公元 1132 年）。

［处方］ 珍珠母（研粉）10 g，当归 45 g，熟地黄 45 g，人参 30 g，酸枣仁 30 g，柏

子仁 30 g，犀角（锉细微末，现水牛角代）15 g，茯神 15 g，沉香 15 g，龙骨 15 g。

［功能与主治］心肝阴血不足，夜寐不宁，时而惊悸，头昏眼花，脉细者。

［用法与用量］细末，蜜丸，辰砂为衣，每次服 3 g，开水送服。

（83）茯苓丸（《本事方》）。

［处方］辰砂（水飞）、石菖蒲、人参、远志、茯神、茯苓、真铁粉、半夏曲、南星（牛胆制）各等分。

［功能与主治］精神异常，痰浊较盛者。

［用法与用量］上为细末，生姜 120 g，取汁和水煮糊，丸如梧桐子大，另用朱砂为衣，干之，每服 10 粒，加至 30 粒，夜卧生姜汁下。

（84）茯神散（《圣惠方》，宋代官修方书，编撰于 978—992 年）。

［处方］人参 10 g，干地黄 30 g，天门冬 30 g，远志 30 g，菖蒲 30 g，茯苓 30 g，龙骨 24 g。

［功能与主治］健忘。

［用法与用量］为散，分 3 次服，每服加大枣 3 枚，水煎服。

（85）大造丸（《扶寿精方》，明·吴旻辑，刊于公元 1530 年）。

［处方］紫河车 1 具，败龟甲（童便浸 3 日，酥炙黄）60 g，黄柏（盐酒浸炒）45 g，杜仲（酥炙，去丝）45 g，牛膝（酒浸）36 g，麦门冬 36 g，天门冬 36 g，怀生地（入砂仁末 18 g，茯苓 60 g，好酒煮 7 次，去茯苓不用）75 g，人参 30 g。

［功能与主治］肾阴亏损，阴虚阳亢，骨蒸劳热，咳嗽，形体消瘦等证。

［用法与用量］地黄捣碎为膏，余药研末，和地黄膏，加酒，糊丸如小豆大，每服 10 g，空心，临卧，沸汤、姜汤下，寒月用好酒下。

（86）八珍汤（《正体类要》，明·薛己著，刊于 1529 年）。

［处方］人参 10 g，白术 10 g，茯苓 15 g，炙甘草 5 g，熟地黄 15 g，当归 10 g，白芍 15 g，川芎 10 g。

［功能与主治］气血两虚，面色苍白或萎黄，头晕目眩，心悸怔忡，气短懒言，食欲不振，体倦无力，舌质淡嫩，脉象细弱或虚大无力。

［用法与用量］加生姜 3 片，大枣 2 枚，水煎服。

（87）人参固本丸（《古方八阵》，明·张介宾著）。

［处方］人参 60 g，麦冬 120 g，天冬 120 g，生地 120 g，熟地 120 g。

［功能与主治］肺肾阴虚，咯血咳嗽。

［用法与用量］蜜丸，每日服 2 次，每次服 10 g。

（88）安神定志丸（《医学心悟》，清·程国彭著，撰于 1732 年）

［处方］人参 9 g，茯苓 12 g，茯神 9 g，龙齿 15 g，远志 6 g，菖蒲 3 g。

［功能与主治］心气不足，心神不安，多梦易惊，心急不得眠，舌色淡，脉细弱者。亦治癫疾及遗精。

［用法与用量］蜜丸，每次服 9 g，亦可煎服。

（89）桑螵蛸散（《本草衍义》，北宋·寇宗奭著，撰于政和 6 年，公元 1116 年）。

［处方］桑螵蛸、远志、菖蒲、人参、龙骨、茯神、当归、龟甲（醋炙）各 30 g。

［功能与主治］心气不足，肾虚不固，小便频数，或为米泔色，心神恍惚，健忘及遗尿等证。

［用法与用量］为末，夜卧时用人参汤调下 6 g，亦可作汤剂。

（90）补中益气丸（《脾胃论》，金·李杲著，成书于 1249 年）。

［处方］黄芪（蜜炙），人参，甘草（蜜炙），升麻，柴胡，当归，白术，陈皮。

［功能与主治］调补脾胃，益气升阳。用于脾胃虚弱、中气下陷、体倦乏力、食少久泻、脱肛、子宫脱垂。

［临床应用］本方为李东垣创制，用于治疗脾胃虚弱之名方。可治疗内伤发热、久泻、癃闭、脱肛等多种疾病。临床运用基本指征是：气短，精神不振，咳嗽喘息，食欲不佳，自汗畏风，久痢久泻，潮热，头晕耳鸣，脱肛，舌质暗淡，脉沉细或虚大。广泛用于：①内伤发热。表现身热有汗，渴喜热饮，头痛恶寒，五心烦热，少气懒言，脉洪大但虚软。西医诊断之不明原因低热，或感冒而见上述症状者，可用之辨治。②久泻。表现久泻，经久不愈，大便时溏时泻，甚则脱肛，不思饮食，食后脘闷不舒，面色萎黄，神疲倦怠，舌质淡、苔白、脉缓弱。此外，西医诊断之子宫脱垂、内脏下垂、重症肌无力，肌肉萎缩，功能性子宫出血，血小板减少性紫癜等病，属中气不足，气虚下陷，或中气虚亏，脾失统摄诸症，均可运用。

［用法与用量］口服。成人 1 次 1 丸，1 天 2~3 次，空腹服。

［规格］蜜丸剂，每丸重 9 g；水丸剂，每 30 g 约 500 粒。

［注意事项］本方为中气不足，气虚下陷而设，肾虚者不宜用。

（91）清暑益气丸（《脾胃论》）。

［处方］人参，黄芪，青皮，白术，当归，麦门冬，五味子，升麻，葛根，泽泻，黄柏，苍术，陈皮，神曲，甘草。

［功能与主治］祛暑利湿，补气生津。用于体弱受暑引起的头晕身热，四肢倦怠、自汗心烦、咽干口渴。

［临床应用］①疰夏。表现为夏秋之间怠惰嗜睡，头昏乏力，胸脘痞闷，呕恶，手足心热，喜饮厌食，形体渐瘦，小便或黄，大便或溏，入夜精神爽快，舌苔白腻或黄腻，舌质淡胖或稍偏红，脉缓或细虚偏数者。②伤湿。夏天梅雨季节，或感暑湿，表现为头重身倦，腹胀便溏，咽干口渴，舌淡、苔白腻，脉濡数等症。③泄泻。表现为泄泻如水，自汗气短，或大便时溏时泻，肠鸣辘辘，或食已即泻，色黄褐不爽，纳呆脘痞，小便短赤，精神倦怠，舌苔白腻，脉缓弱等。

［用法与用量］口服。1 天 2 次，1 次 1~2 丸。

［规格］每丸重 9 g。

［注意事项］伤暑非气虚者，不宜服用；如单纯暑症，高热烦渴者禁用。

（92）人参蛤蚧散（《卫生宝鉴》，元·罗天益撰，刊行于公元 1281 年）。

［处方］蛤蚧（洗去腥气，酥炙黄色）1 对，人参，茯苓，炙甘草，杏仁（炒，去皮尖），桑白皮，贝母，知母。

［功能与主治］肺虚有热，久病咳嗽，肺气上逆，喘息，咳吐脓血，胸中烦热，身体消瘦，脉浮而虚。

［临床应用］①喘咳唾血，日久不愈，体瘦，脉虚者为主。②治二三十年间肺气上逆喘咳，咯唾脓血，满面生疮，遍身黄肿。③喘甚，加胡桃、五味子补肾纳气；咳甚，加款冬、紫菀止咳；痰中带血，加白及、阿胶止血；热象显著，加鱼腥草、夏枯草、黄芩清热。

［用法与用量］共为细末，每日服 2 次，每次服 2~3 g。

（93）八珍丸（《瑞竹堂经验方》，元·萨迁撰，约刊于公元 1326 年）。

［处方］人参，白术（麸炒），熟地黄，茯苓，甘草（蜜炙），当归，白芍，川芎。

［功能与主治］补气养血。用于气虚血亏引起的面色萎黄，倦怠无力，身体瘦弱，经血不足，病后失调，久病失治及一切慢性消耗性疾病。

［临床应用］①虚劳。表现为体质瘦弱，倦怠无力，不耐劳作，食欲欠佳。或有低热，盗汗，闭经，遗精等症。西医诊断为贫血、慢性消耗性疾病、妇女产后失血过多等病，见有上述临床表现者可服用。②月经不调。由于气血两虚冲任受损，再加上禀赋虚弱而表现为身体瘦弱，倦怠无力，经水不能按时而下，或月经量少，血淡如水，腰酸背疼，食少腹胀，赤白带下等均可用本品辨治。③胁痛。表现为胁肋隐痛，绵绵不休，口干心烦，时觉燥热，头晕目眩，疲乏无力，不思饮食，或食后腹胀，大便溏软，舌淡脉细。西医诊断为迁延性肝炎、慢性肝炎、慢性胆道感染等，见上述症状者可服用。④其他。西医所称的胃肠神经官能症、失眠症、习惯性流产以及疮痈久不收口等有气血两虚症者。

［用法与用量］口服。1 天 3 次，每服 1 丸。亦可 1 天 2 次，每服 2 丸。空腹温开水送服。

［规格］每丸重 9 g。

［注意事项］忌过劳、寒凉，慎房事。体实有热者忌用。

（94）石斛夜光丸（《瑞竹堂经验方》）。

［处方］石斛，人参，山药，茯苓，甘草，肉苁蓉，枸杞子，菟丝子，生地黄，熟地黄，五味子，天门冬，麦门冬，苦杏仁，防风，川芎，枳壳（炒），黄连，牛膝，菊花，蒺藜（盐炒），青葙子，决明子，水牛角浓缩粉，羚羊角。

［功能与主治］滋阴补肾，清肝明目。用于肝肾两亏，阴虚火旺，内障目暗，视物昏花。

［临床应用］①目翳内障。表现为双眼同时或先后发病，早期眼前有黑影随眼珠转

动而转动，视物昏花，不耐久视，老花眼的度数减低，或变为近视，单眼复视或多视，以后视力逐渐减退。最后只能辨别手动或光感。西医诊断为老年性白内障，见上述表现者可服用。②瞳孔散大。表现为瞳孔扩大，不能敛聚缩小，视物模糊，双目干涩不适，头晕耳鸣，腰膝酸软，舌红少苔，脉虚细而数。西医所指之瞳孔紧张症（艾迪氏瞳孔）、反射瞳孔扩大强直（四叠体型强直）以及痉挛性瞳孔扩大（颠倒型 Horner 氏综合征）等，见以上临床表现者属之。③开角型青光眼。表现为时轻时重，眼压升高，眼胀，头额偏痛，视力疲劳，神疲乏力，心烦易怒，舌红，苔薄黄，脉细数。④青盲。发病缓慢，一眼或双眼视力逐渐下降，视物不清，直至不辨人物，年轻人多为双目同时或先后发病，瞳孔内无任何气色可辨，头晕耳鸣，腰酸遗精，双目干涩。西医诊断为视神经萎缩、慢性球后视神经炎等，见前述表现者皆可服用。⑤无时冷泪。初始遇冷风刺激则泪出较多，以后不分冬夏，有风无风皆泪水常流，由于频频揩擦，致使内眦及下睑部皮肤潮红或粗糙皲裂；神疲乏力，腰膝酸软，脉细数无力。西医诊断为泪囊吸力不足，见上述表现者可服用。

[用法与用量] 口服。成人每次服大蜜丸 1 丸，1 天 2~3 次。或服小蜜丸 3~6 g，1 天 2 次。7 岁以上儿童减半，7 岁以下再酌减。

[规格] 大蜜丸，每丸重 6 g；小蜜丸，每瓶 6 g。

[注意事项] 忌食辛辣之物。

(95) 立止白带丸（《济阴纲目》，明·武之望著，初刊于万历四十八年，公元 1620 年）。

[处方] 白术，山药，党参，人参，当归，白芍，阿胶，川芎，肉桂，巴戟天，补骨脂，山茱萸，续断，茯苓，黄柏，牡丹皮，龙骨，牡蛎，赤石脂，乌贼骨，甘草。

[功能与主治] 补气养血，除湿止带。用于气血不足、虚寒湿阻引起的行经腹痛，带下清稀，腰酸腿软，午后身热，体倦食少。

[临床应用] 主要用于带下量多，色自如涕如唾或质清稀，行经腹痛，伴见神疲倦怠，纳少便溏，面色萎黄或㿠白，舌质淡，苔白，脉缓弱。西医诊断为慢性盆腔炎、宫颈炎等，见上述症状者可选用。

[用法与用量] 口服。1 日 2 次，1 次 2.5 g。

[规格] 每 100 粒重 23 g。

[注意事项] 忌食生冷，湿热带下症禁用。

(96) 琥珀抱龙丸（《幼科发挥》，明·万全（密斋）所撰）。

[处方] 琥珀粉，檀香，枳实，胆南星（酒炙），天竺黄，枳壳，人参，茯苓，山药，甘草，朱砂。

[功能与主治] 解热化痰，和脾胃。用于小儿惊风，感冒发热，烦躁抽搐，咳嗽气急及痰涎壅盛。

[临床应用] ①感冒夹惊。病之初起，先有外感表证，出现发热，恶寒，无汗，头

痛，鼻塞，流涕，喷嚏，咳嗽有痰，咽红肿疼痛，口渴烦躁，继而化热化火，出现面赤惊痫，烦躁不宁，风热抽搐，此时宜在治感冒方中加用本品，以助清热镇惊、熄风化痰之功。②暴受惊吓。小儿神气怯弱，易受惊恐，受惊后出现双目直视，心烦急躁，睡中惊抖，甚则手足抽搐，舌苔薄白，舌质红，脉象细数者。服用本品可安神镇惊、平肝熄风。③惊恐夜啼。小儿白日目触异物，耳闻异声，致心神不宁，神志不安，入夜则啼哭，常在睡中哭而作惊，哭声尖锐，时高时低，时急时缓，面色乍青乍白，脉象弦急或散乱，服用本品可宁心安神、平肝镇惊。④热病之后，气阴两伤。若热久伤及阴血，血不养肝，则虚风内动，瘈疭抽搐。气虚则神疲气弱，夜寐不安。本品可扶正固本止抽搐。

[用法与用量] 口服。1日2次，1~3岁，1次1丸，周岁以内酌减。薄荷煎汤，或温开水送服。

[规格] 每丸重1.5 g。

[注意事项] 无痰无热，大便溏者慎用，慢惊及久病气虚者忌服。

(97) 镇神锁精丹（《寿世保元》，明·龚廷贤著，撰于万历年间）。

[处方] 人参30 g，白茯苓30 g，柏子仁30 g，酸枣仁30 g，远志30 g，石菖蒲30 g，白龙骨（煅）45 g，辰砂（水飞）15 g（留3 g为衣）。

[功能与主治] 心不摄念，神不摄精，男子梦交而精泄，女子梦交而精出，心悸气短，舌淡苔白，脉象虚弱。

[用法与用量] 共为细末，炼蜜成丸，如子弹大，每服1丸，枣汤下。

(98) 乌鸡白凤丸（《寿世保元》）。

[处方] 乌骨鸡，角胶、制鳖甲、煅牡蛎、桑螵蛸、人参、黄芪、当归、白芍、香附、天门冬、甘草、生地黄、熟地黄、川芎、银柴胡、丹参、山药、芡实、鹿角霜。

[功能与主治] 补气益血，调经止带。用于气血两亏引起的月经不调，行经腹痛，崩漏带下，小腹冷痛，体弱乏力，腰酸腿软，产后虚弱，阴虚盗汗。

[临床应用] ①经水不调。表现为经无定期，量少色淡质清稀，同时伴有头晕耳鸣，腰酸如折，五心烦热，小腹坠重，面色不荣，舌质淡红或淡白，苔薄白。脉沉弱或沉细滑。西医诊断为妇女更年期综合征、人工流产后综合征以及少女青春期月经紊乱、功能性子宫出血、卵巢功能低下、慢性盆腔炎、附件炎，具有上述症状者皆可应用。②带下。凡已婚或未婚女子，表现为白带多，清冷如涕，量多以致终日淋漓不断，并伴有懒言神倦，食纳欠佳，身体羸弱，腰酸腿软，头晕耳鸣，舌淡苔白，脉细弱者。西医诊断为慢性盆腔炎、附件炎、女子不孕症、念珠菌阴道炎等，具有上述症状者均可应用。③虚劳。表现为面色萎黄或晦暗不荣，精神疲惫，不耐劳作，头晕耳鸣，腰膝酸软，体瘦羸弱，潮热盗汗，心烦易怒，女子经少色淡，男子遗精，两肋钝疼，隐隐不止，行经时或遗精后，胁肋疼痛加剧，舌淡略暗，或舌红少苔，脉细弱或细弦。西医诊断为迁延性肝炎、早期肝硬变、肺结核、男子性功能衰退等，具有上述症状者均可选用。

[用法与用量] 口服。1日2次，1次1丸，温开水或温黄酒送服。未成年女子可酌

减 1/2。

[规格] 每丸重 10 g 或 5 g。

[注意事项] 本药宜用于虚证，凡属实证者慎用，孕妇忌服。

（99）一捻金（《医宗金鉴》，清·吴谦著，成书于 1742 年）。

[处方] 人参，牵牛子（炒），槟榔（焦），大黄。

[功能与主治] 消食、化积、除痰。用于小儿停食，停乳，呕吐，痰涎壅盛，肚腹膨胀，大便秘结。

[临床应用] 本方系攻补兼施之剂，多用于停水、停乳、停食而引起的胃肠积滞，脘腹膨胀，食少，便秘，痰涎壅盛，惊悸不安等症。运用本药的基本指征是：不思饮食，脘腹膨胀，呕吐，便秘，气急，咳嗽痰鸣，舌苔黄厚，脉象滑数。可运用于下列症候：①伤乳。婴儿呕吐乳块，口中有酸乳味，不欲吮乳，烦躁不安，腹痛哭啼，时作时止，两腮红赤或一侧明显，舌质淡红，舌苔白厚，指纹紫滞者。②伤食。幼儿呕吐酸馊食物残渣，脘腹胀痛拒按，烦躁哭闹不宁，重则伴有低热，掌心灼热，纳呆厌食，大便臭秽，腹痛欲便，便后痛减，苔黄厚腻，脉象弦滑，指纹紫滞者。③食滞惊风。患儿食欲不振，恶心呕吐，腹胀腹痛，便秘，或有发热，喉间痰鸣，神情呆滞，面色发青，因食滞不化，壅塞不消，郁而化热，引动肝风，抽搐，惊悸，舌苔厚腻微黄，脉象滑数者，皆可用本品消食导滞，辟秽开窍，止惊。④气喘咳嗽。肺胀喘满，胸高气急，两肋摇动，陷下作凹，痰涎壅盛者，用本品可通腑气以降肺气。

[用法与用量] 口服。周岁以内，1 日 2 次，每次半包；1~3 岁，1 次 1.5 g，1 天 2 次，空腹蜜水调服。

[规格] 每包内装 1.5 g。

[注意事项] 脾虚泄泻，消化不良者勿服。

（100）八宝坤顺丸（丹）（《集验良方》，清·年希尧辑，刊于 1724 年）。

[处方] 熟地黄，生地黄，白芍，当归，川芎，人参，白术，茯苓，甘草，益母草，黄芩，牛膝，橘红，沉香，木香，砂仁，琥珀。

[功能与主治] 养血调经。用于气血两虚，月经不调，经期腹痛，腰腿酸痛，足跗水肿。

[临床应用] ①月经不调。经期超前错后，量少，色淡，或淋漓日久不止，神疲乏力，心悸失眠，或经行腰酸腹痛。②闭经。月经数月不行，面色萎黄，头晕心烦，神倦肢软，脘闷腹痛，饮食欠佳。③赤白带下。带下量多，或夹血丝，胸肋胀痛，口渴咽干，四肢疲倦。④胎动不安。妊娠坠高、伤打所致胎动不安，腹中痛，胎漏下血。⑤胞衣不下及产后恶露未尽，脐腹刺痛。⑥产后血晕、产后血崩。

[用法与用量] 口服。1 天 2 次，1 次 1 丸。

[规格] 每丸重 9 g。

[注意事项] 忌生冷、油腻，感冒发热者不宜服。孕妇遵医嘱。

（101）换骨丹（《医学入门》，明·李梴著，刊于万历三年，公元 1575 年）。

［处方］苍术，槐角，桑白皮，川芎，白芷，威灵仙，人参，防风，何首乌，蔓荆子，苦参，五味子，木香，冰片，麝香，麻黄。

［功能与主治］散风祛湿，活络止痛。用于因风湿邪气引起的四肢麻木。遍身疼痛，筋骨无力，行步艰难等症。

［临床应用］本方为攻补兼施，蠲痹通络的祛风除湿剂。主要用于风寒湿痹引起的遍身肌肉筋骨疼痛，四肢麻木无力，步履艰难之症，尤其久痹不已而兼虚象（四肢痿软、筋骨不健、腰膝酸软、身倦无力、汗自出）者最为相宜。西医诊断的风湿性关节炎、风湿性肌炎、类风湿性关节炎等均可服用。

［用法与用量］口服。1 天 2 次，1 次 1 丸，温黄酒或温开水送服。

［规格］每丸重 9 g。

［注意事项］热痹慎用。

（102）化癥回生丹（《温病条辨》，清·吴瑭著，成书于嘉庆三年，公元 1798 年）。

［处方］人参，肉桂，麝香，片姜黄，花椒炭，虻虫，京三棱，蒲黄炭，藏红花，苏木，紫苏子霜，五灵脂，降香，煅干漆，没药，香附，吴茱萸，延胡索，制水蛭，两头尖，阿魏，川芎，乳香，高良姜，艾叶炭，公丁香，桃仁，苦杏仁，小茴香，白芍，当归，熟地黄，鳖甲胶，大黄，益母草。

［功能与主治］活血祛瘀、理气散寒。用于腹中或某局部有结块，并渐增大，按之觉硬，或有青紫瘀血，肿痛不已，舌质紫暗或有瘀斑，脉沉涩，沉实有力或脉细。

［临床应用］①外伤。跌仆、金刃、棍杖损伤表现为四肢或局部出现血肿，肿痛不消，得热则痛势缓和，或头目眩晕，头痛不已，脉沉弦或沉滑，舌质暗者。西医诊断为手术后伤口或腹内血肿、脑震荡后遗症等，均可使用。②产后腹痛。表现为产后明显受寒或无明显外因而出现的小腹冷痛拒按，得热稍减，面色青白，四肢不温，舌质暗淡，苔白滑脉沉紧。或产后恶露甚少，色紫暗，腹痛拒按，痛处有块，舌边紫暗，脉沉涩等。西医诊断为产后恶露不行，宫缩腹痛、痛经、经闭等而见上述体征者，皆可选用。③腹部癥积。表现在腹内有结块，部位不一，腹内作胀，结块处或刺痛、钝痛；触手可及，按之觉硬，甚则因痛拒按，或时有寒热，皮肤不润，形体日见消瘦，体倦乏力，妇女月经愆期，或数月不行，舌质紫暗，脉弦滑或沉涩。西医诊断为肝脾肿大、肝硬变，子宫肌瘤等，见上述症状及体征者可选用。

［用法与用量］口服。1 次 1 丸，1 日 2 次，空腹温开水或黄酒送下。

［规格］每丸 6 g。

［注意事项］孕妇忌用。

（103）十一味参芪片（《中国药典》2010 年版）。

［处方］人参（去芦），黄芪，天麻，当归，熟地黄，泽泻，决明子，菟丝子，鹿角，枸杞子，细辛。

［制法］以上 11 味，人参、细辛、当归及部分黄芪分别粉碎成细粉；鹿角锯成小块，加压煎煮，煎液备用；鹿角砸碎，和剩余诸药加水煎煮 2 次，合并煎液及鹿角煎液，滤过，滤液减压浓缩至适量，喷雾干燥，粉碎成细粉，与上述细粉混匀，制颗粒，压制成 1 000 片，包糖衣或薄膜衣，即得。

［功能与主治］补脾益气。用于脾气虚所致的气弱、四肢无力。

［用法与用量］口服。1 次 4 片，1 日 3 次。

［规格］（1）薄膜衣：每片重 0.3 g；（2）糖衣片：片芯重 0.3 g。

［储藏］密封。

（104）人参再造丸（《中国药典》2010 年版）。

［处方］人参 100 g，酒蕲蛇 100 g，广藿香 100 g，檀香 50 g，母丁香 50 g，玄参 100 g，细辛 50 g，醋香附 50 g，地龙 25 g，熟地黄 100 g，三七 25 g，乳香（醋制）50 g，青皮 50 g，豆蔻 50 g，防风 100 g，制何首乌 100 g，川芎 100 g，片姜黄 12.5 g，黄芪 100 g，甘草 100 g，黄连 100 g，茯苓 50 g，赤芍 100 g，大黄 100 g，桑寄生 100 g，葛根 75 g，麻黄 100 g，骨碎补（炒）50 g，全蝎 75 g，豹骨（制）50 g，炒僵蚕 50 g，附子（制）50 g，琥珀 25 g，醋龟甲 50 g，粉萆薢 100 g，白术（麸炒）50 g，沉香 50 g，天麻 100 g，肉桂 100 g，白芷 100 g，没药（醋制）50 g，当归 50 g，草豆蔻 100 g，威灵仙 75 g，乌药 50 g，羌活 100 g，橘红 200 g，六神曲（麸炒）200 g，朱砂 20 g，血竭 15 g，人工麝香 5 g，冰片 5 g，牛黄 5 g，天竺黄 50 g，胆南星 50 g，水牛角浓缩粉 30 g。

［制法］以上 56 味，除冰片、血竭、牛黄、水牛角浓缩成粉、人工麝香、天竺黄外，朱砂、琥珀分别水飞成细粉；其余人参等 48 味粉碎成细粉，将冰片、血竭、牛黄、水牛角浓缩成粉、人工麝香、天竺黄研细，与上述细粉配研，过筛，混匀。每 100 g 粉末加炼蜜 100~110 g 制成大蜜丸，即得。

［功能与主治］益气养血，祛风化痰，活血通络。用于气虚血瘀、风痰内阻所致的中风，症见口眼㖞斜、半身不遂、手足麻木、疼痛，拘挛，言语不清。

［用法与用量］口服。1 次 1 丸，1 日 2 次。

［注意］孕妇禁用。

［规格］每丸重 3 g。

［储藏］密封。

（105）人参首乌丸（《中国药典》2010 年版）。

［处方］红参 400 g，制何首乌 600 g。

［制法］以上 2 味，粉碎成粗粉，用 30%乙醇作溶剂，浸渍 24 h 后，缓缓渗漉至渗漉液无色，收集渗漉液，静置 24 h，滤取上清液，浓缩成稠膏，干燥，粉碎，加适量淀粉，混匀，装入胶囊，制成 1 000 粒，即得。

［功能与主治］益气养血。用于气血两虚所致的须发早白、健忘失眠、食欲不振、体疲乏力；神经衰弱见上述证候者。

［用法与用量］ 口服。1 次 1~2 粒，1 日 3 次，饭前服用。

［规格］ 每袋装 0.3 g。

［贮藏］ 密封。

（106）三宝胶囊（《中国药典》2010 年版）。

［处方］ 人参 20 g，鹿茸 20 g，当归 40 g，山药 60 g，醋龟甲 20 g，砂仁（炒）10 g，山茱萸 20 g，灵芝 20 g，熟地黄 60 g，丹参 100 g，五味子 20 g，菟丝子（炒）30 g，肉苁蓉 30 g，何首乌 40 g，菊花 20 g，牡丹皮 20 g，赤芍 20 g，杜仲 40 g，麦冬 10 g，泽泻 20 g，玄参 20 g。

［制法］ 以上 21 味，人参、鹿茸、山药、醋龟甲、当归、砂仁和山茱萸粉碎成细粉，过筛，混匀；其余灵芝等 14 味加水煎煮 2 次，每次 1.5 h，合并煎液，滤过，滤液浓缩至相对密度为 1.20~1.23（85 ℃），加入上述细粉，混匀，在 60 ℃以下干燥，粉碎成细粉，装入胶囊，制成 1 000 粒，即得。

［功能与主治］ 益肾填精，养心安神，用于肾精亏虚，心血不足所致的腰痛腿软，阳痿遗精，头晕眼花，耳鸣耳聋，心悸失眠，食欲不振。

［用法与用量］ 口服。1 次 3~5 粒，1 日 2 次。

［规格］ 每袋装 0.3 g。

［贮藏］ 密封。

（107）木瓜丸（《中国药典》2010 年版）。

［处方］ 木瓜 80 g，当归 80 g，川芎 80 g，白芷 80 g，威灵仙 80 g，狗脊（制）40 g，牛膝 160 g，鸡血藤 40 g，海风藤 80 g，人参 40 g，制川乌 40 g，制草乌 40 g。

［制法］ 以上 12 味，木瓜、威灵仙、鸡血藤、牛膝、制川乌、制草乌、人参粉碎成细粉，过筛，混匀。其余当归等五味加水煎煮 2 次，合并滤液并浓缩成适量，加入上述粉末制丸，干燥，包糖衣，打光，即得。

［功能与主治］ 祛风散寒，除湿通络。用于风寒湿闭阻所致的痹病，症见关节疼痛、肿胀、屈伸不利、局部畏恶风寒、肢体麻木、腰膝酸软。

［临床应用］ ①四肢疼痛。临床主要表现为四肢关节疼痛，而以腕、肘、膝、踝等处为多，关节屈伸不便，或伴形寒肢冷，局部皮肤颜色不红，遇阴寒或天气变化加重，得温疼痛可减轻，舌苔薄白，脉弦紧。西医诊断为风湿性关节炎，见上述表现者可服用。②腰痛。临床表现为腰痛且多伴有尻尾及下肢疼痛，疼痛时轻时重，得暖则舒，遇寒冷或阴雨天气以及秋冬季节则加重，疼痛性质多为钝痛或隐痛，且常伴僵硬，日久不愈，往往伴有腰骶或下肢麻木，甚至下肢肌肉萎缩，步履艰难，舌苔薄白，脉沉缓。西医诊断为腰肌劳损、坐骨神经痛、风湿性关节炎，见上述表现者可服用。

［用法与用量］ 口服，1 次 30 丸，1 日 2 次。

［注意］ 孕妇禁用。

［贮藏］ 密封。

（108）半夏天麻丸（《中国药典》2010 年版）。

［处方］法半夏 360 g，天麻 180 g，炙黄芪 360 g，人参 30 g，苍术（米泔炙）36 g，炒白术 80 g，茯苓 126 g，陈皮 360 g，泽泻 36 g，六神曲（麸炒）69 g，炒麦芽 39 g，黄柏 54 g。

［制法］以上 12 味，粉碎成细粉，过筛，混匀。取生姜，榨汁（每 100 g 粉末用生姜 3 g），药渣加水煎煮，煎液滤过，与汁合并，泛丸，干燥，即得。

［功能与主治］健脾祛湿，化痰熄风。用于脾虚湿盛、痰浊内阻所致的眩晕、头痛、如蒙如裹、胸脘满闷。

［用法与用量］口服，1 次 6 g，1 日 2~3 次。

［注意］忌食生冷油腻。

［规格］每 100 丸重 6 g。

［贮藏］密封。

（109）产复康颗粒（《中国药典》2010 年版）。

［处方］益母草，当归，人参，黄芪，何首乌，桃仁，蒲黄，熟地黄，醋香附，昆布，白术，黑木耳。

［制法］以上 12 味，加水煎煮 2 次，每次 2 h，合并煎煮液，滤过，滤液浓缩至适量，加入适量的红糖和糊精，制成颗粒，干燥，制成 1 000 g；或加入适量的糊精和甜菊素，制成颗粒干燥，制成 250 g，即得。

［功能与主治］补气养血，祛瘀生新。用于气虚血瘀所致的产后恶露不绝，症见产后出血过多，淋漓不断、神疲乏力，腰腿酸软。

［用法与用量］开水冲服。一次 20 g［规格①②］或 5 g［规格③］，1 日 3 次；5~7 日为 1 个疗程；产褥期可长期服用。

［规格］①每袋装 20 g。②每袋装 10 g。③每袋装 5 g（无蔗糖）。

［贮藏］密封。

（110）灯盏生脉胶囊（《中国药典》2010 年版）。

［处方］灯盏细辛 3 000 g，人参 600 g，五味子 600 g，麦冬 1 100 g。

［制法］以上 4 味，取灯盏细辛，加 80%~90% 乙醇回流提取 3 次，滤过，合并滤液，减压浓缩成浸膏；浸膏加 3 倍量水溶解，搅拌加入 10% 氢氧化钠助溶，调节 pH 至 8，滤过，加 10% 硫酸调 pH 至 3，放置 2 h，滤过，收集沉淀，水洗至中性，备用。其余人参等 3 味，加 80%~90% 乙醇回流提取 3 次，合并提取液，减压回收正丁醇并浓缩成稠膏状，稠膏与上述沉淀合并，加 2 倍量水溶解，加稀氢氧化钠调节 pH 至 7，滤过，滤液喷雾干燥，加入淀粉、硬脂酸镁适量，混匀，装入胶囊，制成 1 000 粒，即得。

［功能与主治］益气养阴，活血健脑。用于气阴两虚、瘀阻脑络引起的胸痹心痛，中风后遗症，症见痴呆、健忘、手足麻木症；冠心病心绞痛，缺血性心脑血管疾病，高脂血症见上述证候者。

［用法与用量］口服。1次2粒，1日3次。饭后30分钟服用。2个月为1个疗程，疗程可连续。巩固疗效或预防复发，1次1粒，1日3次。

［注意］脑出血急性期禁用。

［规格］每粒装0.18 g。

［贮藏］密封。

（111）芪冬颐心口服液（《中国药典》2010年版）。

［处方］黄芪，麦冬，人参，茯苓，地黄，龟甲（烫），紫石英（煅），桂枝，淫羊藿，金银花，丹参，郁金，枳壳（炒）。

［制法］以上13味，金银花加水煎煮2次，煎液滤过，滤液合并，备用；龟甲、紫石英和人参加水煎煮1次，滤过，滤液合并；药渣与其余黄芪等九味加水煎煮3次，煎液滤过，滤液合并，再与上述滤液合并，浓缩至适量，放冷，加入乙醇使含醇量达到65%，冷藏48 h，滤过，回收乙醇，冷藏7天，滤过，滤液加入适量聚山梨酯80、山梨酸钾及甜菊素，加水至1 000 mL，混匀，灌装，灭菌，即得。

［功能与主治］益气养阴，安神止悸。用于气阴两虚所致的心悸、胸闷、胸痛、气短乏力、失眠多梦、自汗、盗汗、心烦；病毒性心肌炎、冠心病心绞痛见上述证候者。

［用法与用量］口服。1次20 mL，1日3次，饭后服用，或遵医嘱。28d为1个疗程。

［注意］孕妇禁用；偶见服药后胃部不适，宜饭后服用。

［规格］每支装10 mL。

［贮藏］密封。

（112）启脾丸（《中国药典》2010年版）。

［处方］人参100 g，炒白术100 g，茯苓100 g，甘草50 g，陈皮50 g，山药100 g，莲子（炒）100 g，炒山楂50 g，六神曲（炒）80 g，炒麦芽50 g，泽泻50 g。

［制法］以上11味，粉碎成细粉，过筛，混匀，每100 g粉末加炼蜜120~140 g，制成大蜜丸，即得。

［功能与主治］健脾和胃，用于脾胃虚弱，消化不良，腹胀便溏。

［用法与用量］口服。1次1丸，1日2~3次；3岁以内小儿酌减。

［规格］每丸重3 g。

［贮藏］密封。

（113）补心气口服液（《中国药典》2010年版）。

［处方］黄芪，人参，石菖蒲，薤白。

［制法］以上4味，取人参用75%乙醇回流提取3次，合并提取液，滤过，滤液回收乙醇，滤液备用；药渣加水煎煮2次，煎液滤过，滤液合并，滤液浓缩至相对密度为1.06（20 ℃），加乙醇使含醇量为65%，静置24 h，滤过，滤液回收乙醇，药液备用。薤白粉碎成粗粉，用75%乙醇作溶剂，浸渍24 h，滤过，滤液备用。黄芪、石菖蒲加水

煎煮 3 次，第一、第二次各 2 h，第三次加入薤白药渣，煎煮 1 h，合并煎液，滤过，滤液浓缩至相对密度为 1.06（20 ℃），加乙醇使含醇量达到 70%，静置 24 h，滤过，滤液回收乙醇，与上述药液合并，并浓缩至适量，冷藏 24 h，滤过，滤液加入聚山梨酯 8 g，甘油 20 g，糖精钠 2 g，山梨酸 2 g，用 1% 氢氧化钠溶液调节 pH，加水至 1 000 mL，搅匀，煮沸，放冷，滤过，灌封，灭菌，即得。

［功能与主治］补益心气，理气止痛。用于气短、心悸、乏力。头晕心气虚损型胸痹心痛。

［用法与用量］口服。一次 10 mL，1 日 3 次。

［规格］每支装 10 mL。

［贮藏］密封，置阴凉处。

（114）软脉灵口服液（《中国药典》2010 年版）。

［处方］熟地黄，五味子，枸杞子，牛膝，茯苓，制何首乌，白芍，柏子仁，远志，炙黄芪，陈皮，淫羊藿，当归，川芎，丹参，人参。

［制法］以上 16 味，取当归、川芎、人参、陈皮、白芍、五味子、柏子仁 7 味加适量水，水蒸气蒸馏，收集馏液，备用；药渣与其余熟地黄等九味加水煎煮 2 次，煎液滤过，滤液合并，浓缩至适量，备用。浓缩液加蔗糖 200 g 加热煮沸，再加入苯甲酸钠 3 g，羟苯乙酯 0.5 g 使溶解，滤过，放冷，加入蒸馏液和水至 1 000 mL，搅匀，灌封，灭菌，即得；或浓缩液加热煮沸，再加入苯甲酸钠 3 g，羟苯乙酯 0.5 g 和阿斯帕坦 1.1 g 使溶解，滤过，放冷，加入蒸馏液和水至 1 000 mL，搅匀，灌封，灭菌，即得（无蔗糖）。

［功能与主治］滋补肝肾，益气活血，用于肝肾阴虚、气虚血瘀所致的头晕、失眠、胸闷、胸痛、心悸、气短、乏力；早期脑动脉硬化，冠心病，心肌炎，中风后遗症见上述证候者。

［用法与用量］口服。一次 10 mL，1 日 3 次，40 d 为 1 个疗程。

［规格］每支装 10 mL。

［贮藏］密封。

（115）肾炎舒片（《中国药典》2010 年版）。

［处方］苍术，茯苓，白茅根，防己，人参（去芦），黄精，菟丝子，枸杞子，金银花，蒲公英。

［制法］以上 10 味，取人参及部分苍术粉碎成细粉；剩余苍术与其余茯苓等 8 味加水煎煮 2 次，煎液滤过，滤液合并，浓缩至适量，干燥，粉碎，与上述细粉混匀，用乙醇制粒，干燥，加硬脂酸镁适量，混匀，制成颗粒，制成 1 000 片，包糖衣或薄膜衣，即得。

［功能与主治］益肾健脾，利水消肿。用于脾肾阳虚、水湿内停所致的水肿，症见水肿，腰痛，乏力，怕冷，夜尿多；慢性肾炎见上述证候者。

［用法与用量］口服。1 次 6 片，1 日 3 次。小儿酌减。

[规格] ①薄膜衣片。每片重 0.27 g。②糖衣片。片芯重 0.25 g。

[贮藏] 密封。

(116) 参乌健脑胶囊（抗脑衰胶囊）（《中国药典》2010 年版）。

[处方] 人参，制何首乌，党参，黄芪，熟地黄，山药，丹参，枸杞子，白芍，远志，茯神，石菖蒲，黄芪，葛根，粉葛，酸枣仁，麦冬，龙骨（粉），香附，菊花，卵磷脂，维生素 E。

[制法] 以上 22 味，人参粉碎成细粉，备用。丹参、党参、黄芪、石菖蒲、制何首乌、熟地黄、白芍、枸杞子、香附、远志、酸枣仁、黄芪粉碎成粗粉，加 75% 乙醇浸泡 16 h 后，加热回流 3 次，滤过，滤液合并，回收乙醇，并减压浓缩成稠膏，山药、茯神、麦冬、葛根、粉葛、龙骨、菊花加水煎煮 2 次，滤过，滤液合并，滤液减压浓缩至适量，加乙醇使含醇量达 50%，放置，滤过，滤液减压浓缩成稠膏，与上述稠膏合并，加入人参细粉、卵磷脂，搅拌均匀，置 60 ℃以下干燥，粉碎，过筛，喷入用适量 95% 乙醇溶解的维生素 E，混匀，低温干燥，装入胶囊，制成 1 000 粒，即得。

[功能与主治] 补肾填精，益气养血，强身健脑。用于肾精不足，肝气血亏所致的精神疲怠，失眠多梦，头晕目眩，体乏无力，记忆力减退。

[用法与用量] 口服。1 次 5~6 粒，1 日 3 次；儿童酌减或遵医嘱。

[规格] 每袋装 0.3 g。

[贮藏] 密封。

(117) 参芪消渴胶囊（《中国药典》2010 年版）。

[处方] 天花粉，乌梅肉，枇杷叶，麦冬，五味子，瓜蒌，人参，黄芪，葛粉，檀香。

[制法] 以上 10 味，取天花粉适量与人参粉碎成细粉，备用；五味子用 90% 乙醇加热回流提取 2 次，提取液回收乙醇，浓缩液备用；檀香提取挥发油，备用，蒸馏后的水溶液另收集，将剩余天花粉与其余瓜蒌等 6 味加水煎煮 2 次，煎液滤过，滤液合并，浓缩至适量，加乙醇使含醇量达 60%，搅匀，静置，滤过，滤液减压回收乙醇，与上述五味子浓缩液、檀香水溶液合并，浓缩至适量，与人参等细粉混合制成颗粒，干燥，粉碎成细粉，制成颗粒，过筛，干燥，喷入檀香挥发油，混匀，密封放置，装入胶囊，制成 1 000 粒，即得。

[功能与主治] 益气养阴，生津止渴。用于消渴病气阴两虚证，症见口渴喜饮、自汗盗汗、神倦乏力、五心烦热；2 型糖尿病见上述证候者。

[用法与用量] 口服。1 次 6 粒，1 日 3 次。

[规格] 每袋装 0.44 g。

[贮藏] 密封。

(118) 参茸白凤丸（《中国药典》2010 年版）。

[处方] 人参 8.2 g，鹿茸（酒炙）9.4 g，党参（炙）40 g，酒当归 39 g，熟地黄

77.5 g，黄芪（酒炙）39 g，酒白芍 39 g，川芎（酒制）30 g，延胡索（制）23 g，胡卢巴（盐炙）30 g，酒续断 30 g，白术（制）30 g，香附（制）31 g，砂仁 23 g，益母草（酒炙）39 g，酒黄芩 30 g，桑寄生（蒸）21 g，炙甘草 30 g。

［制法］ 以上 18 味，鹿茸粉碎成细粉；其余黄芪等 17 味粉碎成细粉，与鹿茸细粉混匀。每 100 g 粉末用炼蜜（或果糖浆）35~45 g 加适量的水泛丸，干燥，制成水蜜丸；或加炼蜜（或果葡糖浆）85~105 g 制成大蜜丸，即得。

［功能与主治］ 益气补血，调经安胎。用于气血不足，月经不调，经期腹痛，经漏早产。

［临床应用］ ①胎动不安。凡妇女在妊娠期中，腰部酸胀，小腹下坠；或有阴道流血，头晕耳鸣，两腿无力，精神萎靡；甚或流血增多，面色㿠白，其胎欲坠，或小便频数，甚至失禁；或曾数次滑胎；舌淡苔薄，脉浮滑无力或尺脉沉弱。西医诊断之习惯性流产、功能性子宫出血等，见上述症状者均可使用。②月经不调。妇女经来或先或后，量少色淡质清稀，面色晦暗无华，头晕耳鸣，腰酸如折，小腹空坠，夜则溲多，大便不实，舌淡苔薄，脉沉弱。西医诊断的不孕症、月经紊乱等，具有上述症状者可选用。③虚劳。无论男女面黄肌瘦，神疲乏力，腰酸腿软，失眠盗汗，健忘怔忡，须发早白；男子阳痿滑精，不育；女子带下清冷，不孕，脉沉滑或弱而无力，舌质淡、苔薄。西医诊断的性神经衰弱、精子发育不良、再生障碍性贫血、慢性肾炎等，见上述症状者皆可服用。

［用法与用量］ 口服。水蜜丸 1 次 6 g，大蜜丸 1 次 1 丸，1 日 1 次。

［注意事项］ 感冒发热，食滞时忌服。孕妇需遵医嘱。

［规格］ 大蜜丸每丸重 9.4 g。

［贮藏］ 密封。

（119）养心氏片（《中国药典》2010 年版）。

［处方］ 黄芪，党参，丹参，葛根，淫羊藿，山楂，地黄，当归，黄连，醋延胡索，灵芝，人参，炙甘草。

［制法］ 以上 13 味，人参、黄连、醋延胡索、山楂与黄芪 60 g 粉碎成细粉。其余党参等 8 味与剩余黄芪加水煎煮 2 次，第一次 2 h，第二次 1.5 h，滤过，合并滤液，滤液浓缩至相对密度为 1.06~1.12（92 ℃），放冷，加 1 倍量乙醇使沉淀，静置，滤过，滤液回收乙醇，浓缩至相对密度为 1.20~1.22（90 ℃）的清膏，与上述药粉混合，制成颗粒、干燥，压制成 1 000 片（小片），包糖衣或薄膜衣，或压制成 500 片（大片），包薄膜衣，即得。

［功能与主治］ 益气活血，化瘀止痛。用于气虚血瘀所致的胸痹，症见心悸气短、胸闷、心前区刺痛；冠心病心绞痛见上述证候者。

［用法与用量］ 口服。规格①③1 次 4~6 片。规格②④1 次 2~3 片，1 日 3 次。

［注意］ 孕妇慎用。

[规格] ①薄膜衣片。每片重0.3 g。②薄膜衣片。每片重0.6 g。③糖衣片。片芯重0.3 g。④糖衣片。片芯重0.6 g。

[贮藏] 密封。

（120）养正消积胶囊（《中国药典》2010年版）。

[处方] 黄芪，女贞子，人参，莪术，灵芝，绞股蓝，炒白术，半枝莲，白花蛇舌草，茯苓，土鳖虫，鸡内金，蛇莓，白英，茵陈（绵茵陈），徐长卿。

[制法] 以上16味，女贞子、人参加70%乙醇提取2次，第一次3 h，第二次2 h，滤过，合并滤液，滤液回收乙醇至清膏，药渣备用；莪术、炒白术、徐长卿提取挥发油，水溶液及药渣备用；茯苓、土鳖虫、鸡内金粉碎成细粉备用；其余黄芪等8味与女贞子、莪术等的水溶液合并，浓缩至适宜的稠膏，与茯苓等细粉混匀，减压干燥成干膏，粉碎成细粉，喷入上述挥发油，混匀，密闭，装入胶囊，制成1 000粒，即得。

[功能与主治] 健脾益肾、化瘀解毒。适用于不宜手术的脾肾两虚、瘀毒内阻型原发性肝癌辅助治疗，与肝内动脉介入灌注加栓塞化疗合用，有助于提高介入化疗疗效，减轻对白细胞、肝功能、血红蛋白的毒性作用，改善患者生存质量，改善脘腹胀满，纳呆食少，神疲乏力，腰膝酸软，溲赤便溏，疼痛。

[用法与用量] 口服。1次4粒，1日3次。

[规格] 每粒装0.39 g。

[贮藏] 密封。

（121）活血通脉片（《中国药典》2010年版）。

[处方] 鸡血藤91 g，桃仁18 g，丹参91 g，赤芍45 g，红花36 g，降香36 g，郁金45 g，三七91 g，川芎27 g，陈皮91 g，木香36 g，石菖蒲45 g，枸杞子91 g，酒黄精182 g，人参45 g，麦冬91 g，冰片9 g。

[制法] 以上17味，丹参、赤芍、石菖蒲、郁金、人参、三七粉碎成细粉；冰片研细；鸡血藤、麦冬、桃仁加水煎煮2次，第一次3 h，第二次2 h，滤过，滤液合并。酒黄精、川芎、枸杞子、红花用70%乙醇回流提取2次，第一次3 h，第二次2 h，滤液合并，回收乙醇，陈皮、木香、降香提取挥发油至油尽，并滤取药液，合并以上各药液，减压浓缩至相对密度为1.35~1.40（50 ℃）的稠膏。加入丹参、赤芍、石菖蒲、郁金、人参、三七等细粉，混匀，干燥，粉碎成细粉，制粒，干燥，加陈皮、木香、降香挥发油与冰片细粉，混匀，压制成1 000片（大片）或1 600（小片），或包糖衣，包薄膜衣，即得。

[功能与主治] 行气活血，通脉止痛，用于冠心病心绞痛气滞血瘀症。

[用法与用量] 口服。1次5片（大片）或1次8片（小片），1日3~4次；或遵医嘱。

[注意] 孕妇禁用。

[贮藏] 密封。

（122）冠心生脉口服液（《中国药典》2010 年版）。

［处方］ 人参，麦冬，醋五味子，丹参，赤芍，郁金，三七。

［制法］ 以上七味，粉碎成细粉，人参用 65% 乙醇 50 mL 浸渍 24 h，与其余 6 味药混匀，用 65% 乙醇 300 mL 作溶剂，浸渍 24 h 后进行渗漉，收集渗漉液，减压回收乙醇并浓缩至相对密度为 1.08~1.12（50~55 ℃），加煮沸过的水调节至 700 mL，冷藏 24 h，滤过，加入 85% 单糖浆 300 mL、山梨酸钾 2 g 与 10 mL 聚山梨酯 80，加水至 1 000 mL。搅匀。静置 12 h，滤过，灌装，灭菌，即得。

［功能与主治］ 益气生津，活血通脉。用于气阴不足，心脉瘀阻所致的心悸气短，胸闷作痛，自汗乏力，脉微结代。

［用法与用量］ 口服。1 次 10~20 mL，1 日 2 次。

［注意］ 孕妇慎用。

［规格］ 每支装 10 mL。

（123）蚕蛾公补片（《中国药典》2010 年版）。

［处方］ 雄蚕蛾（制）156.3 g，人参 15.6 g，熟地黄 75 g，炒白术 75 g，当归 56.3 g，盐菟丝子 37.5 g，蛇床子 37.5 g，仙茅 37.5 g，肉苁蓉 37.5 g，淫羊藿 37.5 g。

［制法］ 以上 12 味，人参、白术粉碎成细粉；其余雄蚕蛾等 10 味用 50% 乙醇回流提取 3 次，提取液滤过，合并滤液，可回收乙醇，浓缩成稠膏，加入上述细粉和适量的淀粉，混匀，制成颗粒，干燥，压制成 1 000 片，包糖衣，即得。

［功能与主治］ 补肾壮阳，养血，填精。用于肾阳虚损，阳痿早泄，性功能衰退。

［用法与用量］ 口服。1 次 3~6 片，1 日 3 次。

［贮藏］ 密封。

（124）脑安胶囊（《中国药典》2010 年版）。

［处方］ 川芎，当归，红花，人参，冰片。

［制法］ 以上 5 味，将人参粉碎成细粉，川芎、当归加入 90% 乙醇回流提取 2 次，滤过，合并滤液，回收乙醇后加入人参细粉，拌匀，70 ℃ 干燥，粉碎成细粉，药渣加水煎煮 2 次，滤过，合并滤液；红花加水煮沸后 70~80 ℃ 热浸 2 次，滤过，合并滤液与上述川芎、当归煎液合并，浓缩至适量，冷却，加乙醇至含醇量为 60%，放置过夜，滤过，滤液回收乙醇，浓缩成稠膏，干燥，粉碎成细粉，冰片研细，与上述两种干膏粉混匀，装入胶囊，制成 1 000 粒，即得。

［功能与主治］ 活血化瘀，益气通络。用于脑血栓形成急性期、恢复期属气虚血瘀证候者。症见急性起病，半身不遂，口舌㖞斜，舌强语謇，偏身麻木，气短乏力，口角流涎，手足肿胀，舌暗或有瘀斑，苔薄白。

［用法与用量］ 口服。1 次 2 粒，1 日 2 次，疗程 4 周，或遵医嘱。

［注意］ 出血性中风慎用。

［规格］ 每粒装 0.4 g。

［贮藏］密封。

（125）益心通脉颗粒（《中国药典》2010年版）。

［处方］黄芪，人参，北沙参，玄参，丹参，川芎，郁金，炙甘草。

［制法］以上8味，丹参、人参加75%乙醇，加热回流4 h，滤过，滤液减压回收乙醇，并浓缩至适量；药渣与其余川芎等6味加水煎煮2次，每次1.5 h，合并煎液，滤过，滤液减压浓缩至适量；与丹参和人参的提取物合并，减压干燥，粉碎成细粉，与适量糊精混匀，制成颗粒，干燥，制成1 000 g，即得。

［功能与主治］益气养阴，活血通络。用于气阴两虚、瘀血阻络所致的胸痹，症见胸闷心痛，心悸气短，倦怠汗出，咽喉干燥；冠心病心绞痛见上述证候者。

［用法与用量］温开水冲服。1次1袋，1日3次，4周为1个疗程，或遵医嘱。

［规格］每袋装10 g。

［贮藏］密封。

（126）益心舒胶囊（《中国药典》2010年版）。

［处方］人参200 g，麦冬200 g，五味子133 g，黄芪200 g，丹参267 g，川芎133 g，山楂200 g。

［制法］以上7味，人参粉碎成细粉；五味子、丹参用85%乙醇回流提取2次，第一次3 h，第二次1.5 h，滤过，合并滤液，减压回收乙醇并浓缩至相对密度为1.25~1.30（80℃）；其余麦冬等6味加水煎煮2次，第一次2.5 h，第二次1.5 h，滤过，合并滤液；浓缩至相对密度为1.10~1.15（80℃），加入1倍量的85%乙醇，混匀，静置，滤过，滤液回收乙醇并浓缩至适量与上述五味子和丹参的提取物合并，加入人参细粉及适量淀粉，混匀，干燥，粉碎成细粉，装胶囊，制成1 000粒，即得。

［功能与主治］益气复脉，活血化瘀，养阴生津。用于气阴两虚，瘀血阻络所致的胸痹，症见胸痛胸闷、心悸气短、脉结代；冠心病心绞痛见上述症候者。

［用法与用量］口服。1次3粒，1日3次。

［规格］每袋装0.4 g。

［贮藏］密封。

（127）消渴平片（《中国药典》2010年版）。

［处方］人参15 g，黄连15 g，天花粉375 g，天冬38 g，黄芪375 g，丹参112 g，枸杞子90 g，沙苑子112 g，葛根112 g，知母75 g，五倍子38 g，五味子38 g。

［制法］以上12味，取天花粉120 g、人参、黄连粉碎成细粉；剩余天花粉与黄芪、天冬、枸杞子、沙苑子加水煎煮3次，第一次1.5 h，第二次45 min，第三次30 min，合并煎液，滤过，滤液浓缩至适量；其余丹参等五味粉碎成粗粉，用60%乙醇回流提取2次，每次2 h，合并提取液，滤过，滤液回收乙醇后与上述浓缩液合并，继续浓缩至适量，干燥，粉碎，与天花粉等细粉混匀或加入适量淀粉和羟丙基纤维素或糊精，制粒，干燥，压制成1 000片，包薄膜衣，即得。

［功能与主治］益气养阴，清热泻火。用于阴虚燥热，气阴两虚所致的消渴病，症见口渴喜饮，多食，多尿，消瘦，气短，乏力，手足心热；2 型糖尿病见上述证候者。

［用法与用量］口服。1 次 6~8 片，1 日 3 次，或遵医嘱。

［注意］孕妇慎用。

［规格］①每片重 0.34 g。②每片重 0.55 g。

［贮藏］密封。

（128）熊胆救心丸（《中国药典》2010 年版）。

［处方］熊胆粉 0.2 g，蟾酥 1.7 g，冰片 2 g，人工麝香 0.2 g，人参 6.7 g，珍珠 3.4 g，人工牛黄 0.5 g，猪胆粉 1.5 g，水牛角浓缩粉 1.7 g。

［制法］以上 9 味，除熊胆粉，蟾酥、冰片、人工麝香、人工牛黄分别研成极细粉外，其余珍珠等 4 味粉碎成细粉，熊胆粉等 5 味极细粉与珍珠等四味的极细粉等辅料配研，过筛，混匀，以水泛丸，低温干燥，制成 1 000 粒，用百草霜包衣，即得。

［功能与主治］强心益气，芳香开窍。用于心气不足所致的胸痹，症见胸闷，心痛，气短，心悸。

［用法与用量］口服。1 次 2 粒，1 日 3 次。

［注意］小儿及孕妇禁用。

［规格］每 10 粒重 0.25 g。

［贮藏］密封。

（129）癫痫康胶囊（《中国药典》2010 年版）。

［处方］天麻，石菖蒲，僵蚕，胆南星，川贝母，丹参，远志，全蝎，麦冬，淡竹叶，生姜，琥珀，人参，冰片，人工牛黄。

［制法］以上 15 味，除人工牛黄、冰片外，琥珀、全蝎、人参、僵蚕粉碎成细粉；其余天麻等 9 味加水煎煮 2 次，煎液滤过，滤液合并，浓缩至适量，加入上述细粉，混匀，干燥，粉碎成细粉，过筛，再与人工牛黄、冰片配研，混匀，过筛，装入胶囊，即得。

［功能与主治］镇惊熄风，化瘀开窍。用于癫痫风痰闭阻，痰火扰心，神昏抽搐，口吐痰沫者。

［用法与用量］口服。1 次 3 粒，1 日 3 次。

［规格］每粒装 0.3 g。

［贮藏］密封。

3. 现代制剂及其应用

（1）远东灵药（人参茎叶皂苷散剂）。

［处方］人参茎叶皂苷，分装于铝袋内，每袋 100 mg。

［功能与主治］本品对于冠心病，心绞痛有效率 90%以上，具有降血脂，改善血液循环，抗心律失常作用。并可用于癌症的治疗。

（2）人参皂苷注射液。

［处方］人参茎叶皂苷 25 g，苯甲醇 20 mL，吐温-80 ℃ 20 mL，注射用水加至 2 000 mL，制成 2 000 mL 注射液。

［功能与主治］滋补强壮。

（3）人参片。

［处方］红参粉 2500 g（红参 70%、红参须 30%），加蔗糖粉，制成 1 万片。

［功能与主治］大补元气，复脉固脱，补脾益肺，生津，安神。用于体虚欲脱，肢冷脉微，脾虚食少，肺虚喘咳，津伤口渴，内热消渴，久病虚羸，惊悸失眠，阳痿宫冷，心力衰竭，心源性休克。

［临床应用］①元气不足。眩晕，气短，倦怠，心悸，面白，舌淡，脉弱。西医诊断为低血压、神经官能症等而见上述表现者均可服用。②消渴。轻度口渴，食欲一般，小便略多，轻度疲乏无力，易汗出。西医诊断为糖尿病轻症而见上述表现者。③脱症。表现为于日晒、劳累、久立后突然晕厥，不省人事，面色苍白，气息微弱，汗出肢冷，醒后疲软乏力。西医诊断为低血压、低血糖症、神经衰弱症、无明显原因的虚脱症等，有上述表现者，均可用之。

［用法与用量］口服。1 次 4 片，1 日 2 次。

［规格］每片重 0.3 g。

（4）人参精。

［处方］红参或生晒参，参须，苯甲酸钠，乙醇，水。

［功能与主治］补气生津，安神益智。用于神经衰弱，食欲不振，失眠，体虚欲脱，脾虚，肺虚，伤津。

［临床应用］①治重病、久病或大出血的虚脱。②肺虚气短喘促，脾虚食少，倦怠，反胃，久泻，尿频，脱肛。③病后津伤口渴，多汗。④心悸怔忡，失眠健忘，崩漏。

［用法与用量］口服。1 次 10 mL，1 日 3 次，饭前温开水冲服。

［规格］每支 10 mL。

（5）补元益智口服液。

［处方］人参茎叶皂苷 100 g，橘皮 500 g，制成口服液 2 万 mL。

［功能与主治］补元气，健脑益智。用于解除工作、学习及房事过度引起的疲劳。

（6）生发灵。

［处方］人参茎叶皂苷 4.0 g，何首乌 2.0 g，当归 8.0 g，川芎 2.0 g，薄荷脑 0.4 g，侧柏叶 4.0 g，敏乐定 5.0 g，苯甲酸雌二醇 0.5 g，甘油 25 mL，90%药用乙醇适量。

［功能与主治］本品具有活血化瘀，养血生发的功能，并具有预防白发及脱发的作用。

（7）醒酒灵。

［处方］人参茎叶皂苷 50 g，沙棘果 460 g，甘草 40 g，橘皮 90 g，柠檬酸 100 g，甜菊精 10 g，蔗糖适量，制成酒醒灵 1 000 袋，每袋重 7 g。

［功能与主治］保健作用。

（8）人参茶。

［处方］人参茎叶皂苷 30 g，糊精 2 970 g，制成颗粒 3 000 g。

［功能与主治］具有抗疲劳、抗肿瘤、抗心律失常、降血脂、降血糖等作用。用于肿瘤病的治疗，并有降低西药抗癌药副作用的功能。用于冠心病，高血脂及糖尿病的治疗。

（9）人参啤酒。

［处方］以 1000 瓶，每瓶 640 mL 计算。人参茎叶皂苷 30 g，50% 药用乙醇 600 mL，啤酒加至 640 mL。共制备 1 000 瓶×640 mL 人参啤酒。

［功能与主治］人参啤酒与一般啤酒相比有下述特点：①保护大脑及小脑，预防饮酒造成的记忆力下降及运动失调。②具有保肝作用，预防饮酒造成的脂肪肝及肝硬化。

（10）其他人参皂苷制品。

以人参皂苷为原料尚可制成下列保健药品、保健食品、保健饮品、美容化妆品。①人参皂苷香皂：具有护肤作用，促进皮肤 RNA 及 DNA 的合成，使皮肤洁白、柔润。②人参皂苷香波：增加香波的护发作用。③人参皂苷浴液：可使皮肤细腻，并预防皮肤病。④人参皂苷雪花膏：使肌肤洁白，并有抗辐射（日光中紫外线）预防皮肤癌作用。⑤人参皂苷糖：具有抗疲劳作用。⑥人参白兰地：作用特点同人参啤酒，可用人参配制。用人参皂苷效果更好，且无土腥味。⑦润肤露：人参皂苷与凡士林等配成特效润肤露具有很好的滋润皮肤作用。防止皮肤干燥。⑧人参皂苷润发剂等。

（二）西洋参及三七方剂及应用

由于西洋参及三七在传统中医药中应用较晚，与人参相比其传统方剂积累较少，本部分对其一些方剂进行综述。除方剂旁标明的出处外，其余方剂均为《部颁标准》所收载的方剂。

1. 西洋参的方剂及应用

（1）三焦降龙丹（《白喉条辨》，清·陈葆善撰，刊于 1887 年）。

［处方］西洋参，生石膏，海浮石，牡蛎（生用），阿胶（或用燕窝），白芍药，生地黄，败龟板，珍珠母，麦门冬（去心），犀角。

［制法］为末和丸。

［功能主治］治太阴燥火炽盛，白喉初起，咽燥无痰，七八日后忽痰声辘辘，甚则喘促心烦。如痰涎壅盛，或药不得下，加苏子另煎冲入。

［用法用量］以旋覆花、荆竹茹先煎代水煎药，服时冲入荆竹沥鲜莱菔汁。

［临床应用］白喉：余长女曾病此，咽干音哑，喘促心烦，痰声辘辘如潮，大便泄，张氏所列不治之候已居其八，竟以此方日服三剂获效。一剂而大便止，喘促稍安，再剂而痰声如失。

（2）消胀化臌丸（《北京市中药成方选集》）。

［处方］西洋参2两，巴豆霜1两5钱，甘遂（炙）3两，豆豉3两，玄胡（炙）4两，大黄5两，牙皂8两，大戟（炙）8两，杏仁（炒）3两，芫花（炙）6两，葶苈子4两，干姜4两，抽葫芦8两。

［制法］上为细末，用冷开水泛为小丸，每16两用滑石细粉4两为衣。

［功能主治］扶脾和中，利水消胀。气臌、水臌、中满腹胀，四肢水肿，水道不利。

［用法用量］每服5分。

［注意事项与禁忌］孕妇忌服。

（3）参茸三肾粉（《北京市中药成方选集》）。

［处方］黄毛鹿茸（去毛）5钱，西洋参1两，鹿肾2两，驴肾3两，狗肾3钱。

［制法］上为细末，过箩，瓶装，重1钱。

［功能主治］滋肾补髓，助阳益气。精神衰弱，用脑过度，腰膝酸痛，肾囊湿冷。

［用法用量］春、夏季每瓶分4次服，冬、秋季分2次服，温开水冲服。

（4）参麦地黄丸（《成方便读》，清·张秉成撰，刊于1904年）。

［处方］北沙参、熟地黄、麦冬、牡丹皮、山药、山茱萸（蒸）、茯苓、泽泻。辅料为蜂蜜。

［功能主治］养阴润肺。用于肺肾两虚，咳嗽气喘，咽干口燥。

［用法用量］口服，1次9g，1日2次。

［规格］每40粒重3g。

（5）理脾和肝化湿膏（《慈禧光绪医方选议》）。

［处方］西洋参3钱（研），苍术2钱，杭芍5钱，玄参5钱，化橘红3钱，猪苓5钱，泽泻3钱，云苓5钱，旋覆花3钱（包煎），枳壳3钱（炒），川贝3钱（研），蒌皮3钱，菟丝饼5钱，玉竹3钱，菊花3钱，桑皮3钱，莱菔子3钱（研），竹茹3钱，鸡内金4钱，三仙饮3钱。

［功能主治］理脾化湿。

［用法用量］上药以水煎透，去滓，再熬浓汁，兑蜜5两。每服3匙，白开水送下。

（6）益气清肺缓肝丸（《慈禧光绪医方选议》）。

［处方］茯神6钱，枣仁2钱（焦），远志肉4钱，广红4钱，玉竹5钱，当归6钱，大生地8钱，杭芍5钱（炒），香附6钱（炙），桔梗4钱，桑枝4钱，厚朴花4钱，郁金4钱，川贝4钱，鸡血藤膏5钱，薏米5钱（炒）。

［功能主治］养心解郁。

［制法］上为极细末，炼蜜为丸，如绿豆粒大，朱砂为衣。

［用法用量］每服3钱，白开水送下。

（7）益气平胃健脾饮（《慈禧光绪医方选议》）。

［处方］西洋参3钱（研），苍术2钱，山药4钱，扁豆4钱，朱茯神4钱，远志1钱半（肉），杭芍3钱，炒栀子2钱，净蝉衣2钱，厚朴1钱，陈皮1钱半，生草1钱，鲜荷叶半张。

［功能主治］益气健脾和胃，宁心安神，清热除烦。

（8）参麦茯神汤（方出《温热经纬·薛生白湿热病》，名见《湿温时疫治疗法》）。

［处方］人参，麦冬，石斛，木瓜，生甘草，生谷芽，莲子。

［功能主治］湿热证，曾开泄下夺，恶候皆平，独神思不清，倦语不思食，溺数，唇齿干，胃气不输，肺气不布，元神大亏。

［用法用量］《湿温时疫治疗法》人参改用西洋参；加辰茯神。

（9）清暑益气汤（《温热经纬》卷四，清·王孟英撰于1852年）。

［处方］西洋参5 g，石斛15 g，麦冬9 g，黄连3 g，竹叶6 g，荷梗6 g，知母6 g，甘草3 g，粳米15 g，西瓜翠衣30 g。

［功能主治］清暑益气，养阴生津。暑热气津两伤证。身热多汗，口渴心烦，小便短赤，体倦少气，精神不振，脉虚数。

［用法用量］上药㕮咀。用水300 mL，煎至150 mL，去滓，空腹时温服。

（10）玉露饮（《感证辑要》卷四，严鸿志辑于1920年）。

［处方］人参3 g，茯苓10 g，甘草3 g，芍药6 g，川芎3g，当归6 g，枳壳6 g，桔梗4.5 g。

［功能主治］补气活血，通络下乳。主气血虚弱。

［用法用量］水煎服，每日1剂，日服2次。

（11）参乌汤（《喉科家训》卷四）。

［处方］西洋参、制首乌。

［功能主治］烂喉丹痧愈后，肝胃之阴不复者。

［用法用量］煎服。

（12）培本丸（《鸡鸣录》，清·王孟英撰）。

［处方］西洋参（龙眼肉同蒸透）2两，沙蒺藜（盐水炒）2两，山萸肉（酒炒）2两，茯苓（人乳拌药）2两，直生地4两，直熟地（砂仁末拌炒）4两，白术（土炒）4两，枸杞子（酒蒸5次）1两5钱，肉苁蓉（焙）5两，血余1两2钱，虎胫骨（酥炙）1对。

［制法］上为末，用羖羊肉4斤，剔净油膜取纯精者，酒、水炙取浓汁为丸，如梧桐子大。

［功能主治］下元虚弱，腰足软，神疲色瘁，劳怯损伤诸证。

［用法用量］每服4钱，淡盐汤送下。

（13）加味解毒生脉散（《千家妙方》卷上引关幼波方）。

［处方］西洋参15 g（另煎对服），五味子10 g，玄参15 g，生地15 g，丹皮15 g，天花粉15 g，知母10 g，黄柏10 g，金银花30 g，麦冬30 g，赤芍15 g，远志15 g，鲜茅根60 g，川贝12 g，犀角1.5 g（对服），羚羊粉1.5 g（对服）。

［功能主治］强心护阴，清营解毒。大肠杆菌败血症并中毒性休克。

［用法用量］水煎服。每日 1 剂。

（14）八珍汤（《青囊全集》卷上）。

［处方］西洋参 1 钱 5 分（腹痛用丹参），漂苍术 1 钱 5 分，茯苓 2 钱，甘草 8 分，归尾 3 钱，川芎 1 钱 5 分，赤芍 1 钱 5 分，生地 3 钱，苏木 1 钱，红花 1 钱。

［功能主治］益气补血。气血两虚证。面色苍白或萎黄，头晕目眩，四肢倦怠，气短懒言，心悸怔忡，饮食减少，舌淡苔薄白，脉细弱或虚大无力。

［用法用量］上咬咀，每服 9 g，水一盏半，加生姜 5 片，大枣 1 枚，煎至 7 分，去滓，不拘时候，通口服。现代用法：或作汤剂，加生姜 3 片，大枣 5 枚，水煎服，用量根据病情酌定。

（15）洋参保肺丸（《全国中药成药处方集》（兰州方））。

［处方］生地 2 两，酒地 2 两，玄参 2 两，百合 2 两，白芍 2 两，杏仁 2 两，冬花 2 两，桔梗 2 两，粉草 2 两，寸冬 3 两，当归 3 两，荷梗 1 两，贡胶 1 两，西洋参 3 钱。

［功能主治］滋阴补肺，止嗽定喘。用于阴虚肺热，咳嗽痰喘，胸闷气短，口燥咽干，睡卧不安。

［用法用量］口服。1 次 2 丸，1 日 2~3 次。

［规格］每丸重 6 g。

（16）阿胶鳖甲汤（《温热经解》）。

［处方］生鳖甲 5 钱，阿胶 1 钱，白芍 1 钱，炙草 1 钱，小草 8 分，淡菜 2 枚，西洋参 1 钱。

［功能主治］血虚不足养肝，致动肝风者。

（17）三参冬燕汤（《温热时疫治疗法》引樊开周方）。

［处方］太子参 1 钱，西洋参 1 钱，北沙参 4 钱，麦冬 2 钱，光燕条 8 分，青蔗浆 1 酒杯，建兰叶 3 片。

［功能主治］补肺。血分温毒，与积滞相并，内攻胃肠，劫夺血液下趋，而致肠澼下血，身热口渴，脐腹大痛，里急后重，经急救后，尚有积热未净者；夹血伤寒，呕血吐血后。

（18）复脉汤（《医门补要》卷中，清·赵濂撰于 1883 年）。

［处方］炙甘草，西洋参，火麻仁，生地，麦冬。

［功能主治］滋阴养血，益气温阳，复脉定悸。主治阴血不足，阳气虚弱。表现为脉结代，心动不安，舌光少苔，舌质干且瘦小。虚劳肺痿。表现为咳嗽，形体消瘦，气短，虚烦不眠，自汗盗汗，咽干舌燥，大便干结，脉虚数。

［现代应用］现常用于治疗心律不齐，冠心病，风湿性心脏病，病毒性心肌炎，甲亢等有上述证候者。

[用法用量] 水煎服。

(19) 生脉散 (《医门补要》卷中)。

[处方] 西洋参、生地、麦冬、五味。

[功能主治] 益气生津，敛阴止汗。主治温热、暑热、耗气伤阴证。汗多神疲，体倦乏力，气短懒言，咽干口渴，舌干红少苔，脉虚数。久咳伤肺，气阴两虚证。干咳少痰，短气自汗，口干舌燥，脉虚数。

[用法用量] 长流水煎，不拘时服。现代用法：水煎服。

(20) 解毒养阴汤 (《赵炳南临床经验集》，1975年由其徒弟和助手整理而成)。

[处方] 西洋参1~3钱 (另煎，兑服)，南北沙参5钱至1两，耳环石斛5钱至1两，黑元参5钱至1两，佛手参5钱至1两，生黄芪3~5钱，干生地5钱至1两，紫丹参3~5钱，金银花5钱至1两，蒲公英5钱至1两，二冬3~6钱，玉竹3~5钱。

[功能主治] 益气养阴，清热解毒。治皮肤科、外科感染性疾病，毒热伤气伤阴，正气已伤而毒热未尽阶段。相当于败血症的后期。

[用法用量] 水煎服。

(21) 加减玉竹饮子 (《重订通俗伤寒论》，清·俞根初撰)。

[处方] 生玉竹3钱，川贝母3钱，西洋参2钱，浙苓2钱，紫菀2钱，蜜炙橘红8分，桔梗8分，炙草8分。

[功能主治] 气液双补，兼理余痰。主治秋燥状暑，津气两伤，液郁为痰，经治痰少咳减者。

(22) 人参白虎汤 (《重订通俗伤寒论》)。

[处方] 西洋参3钱，生石膏4钱，知母4钱，生甘草1钱，生粳米3钱 (荷叶包)。

[功能主治] 清热，益气，生津。主治气短肢软，脉大无力，汗出，背微恶寒。

[现代应用] 有报道本方合黄连阿胶汤治疗糖尿病有较好疗效。本方治疗口咽干燥症有良效，并对乙型脑炎、大叶性肺炎、小儿急性吐泻、带状疱疹等见气阴虚而发热者都有较好疗效。

(23) 噙化丸 (《重订通俗伤寒论》)。

[处方] 米炒西洋参6钱，醋制香附4钱，广橘红4钱，川贝3钱，桔梗3钱，松罗茶2钱 (蒸烂)。

[制法] 上为末，冰糖为丸。

[功能主治] 生津液，清肺热。主治真阴亏，少火旺，灼金，咳嗽气逆，口干咽燥。

[用法用量] 每服1丸，开水送下。

(24) 西洋参胶囊。

[处方] 西洋参500 g。

[制法] 取西洋参，粉碎成细粉，装入胶囊，即得。

[功能主治] 补气养阴，清热生津。用于气虚阴亏，内热，咳喘痰血，虚热烦倦，

消渴，口燥咽干。

[用法用量] 口服，1次3粒，1日2次。

[注意事项与禁忌] 不宜与藜芦同用。

[规格] 每粒装0.5 g。

（25）西洋参颗粒。

[处方] 西洋参350 g，蔗糖970 g。

[制法] 将西洋参粉碎成粗粉，加水煎煮3次，每次1 h，合并煎液，滤过，滤液浓缩至相对密度为1.10~1.15（60 ℃）的清膏，冷却至室温，加入乙醇使含醇量达70%，搅拌均匀，静置24 h，取上清液，减压回收乙醇并浓缩至相对密度1.20~1.30（60~70 ℃）的清膏，加蔗糖及乙醇制成颗粒，60 ℃以下干燥，整粒，即得。

[功能主治] 补气养阴，清热生津。用于气虚阴亏，内热，咳喘痰血，虚热烦倦，消渴，口咽干燥。

[用法用量] 温水冲服，1次8 g，1日3次。

[注意事项与禁忌] 不宜与藜芦同用。

[规格] 每袋装4 g。

（26）西洋参金钱龟合剂。

[处方] 西洋参1.14 g，乌龟1.43 g，制何首乌42.86 g，金樱子21.43 g，黄芪42.86 g，黄精21.43 g，茯苓28.57 g，蛤蚧3.57 g，枸杞子21.43 g，杜仲21.43 g，龙眼肉28.57 g，山药28.57 g，乌鸡500 g，蔗糖50 g，味精0.4 g或蔗糖34 g，糊精0.172 g（小瓶）。

[制法] 以上13味药材，乌鸡加水煎煮3次，第一次2 h，第二、三次各1.5 h，合并煎液，滤过，备用；西洋参粉碎成粗粉，照流浸膏剂与浸膏剂项下的渗漉法，用70%乙醇作溶剂，浸渍24 h后进行渗漉，收集漉液100 mL，回收乙醇，备用；药渣与其余金钱龟等11味药材加水煎煮3次，第一次2 h，第二、第三次各1.5 h，合并煎液，滤过，与上述煎液合并，浓缩至相对密度为1.01~1.03（60 ℃）的清膏，滤过，滤液加蛋清（或黄豆粉）适量加热吸附，滤过，滤液经离子交换树脂处理，加入上述西洋参漉液及蔗糖、味精，加水至规定量，搅匀，滤过，灌封，灭菌，即得。

[功能主治] 补益肾气，用于肾气不足所致体虚气弱，精神疲倦，四肢无力，气短懒言，头昏眼花，病后体虚等症。

[用法用量] 口服，1次1瓶，1日1~2次。

[规格] 每瓶装①30 mL。②270 mL。

2. 三七方剂及应用

（1）断血汤（《辨证录》卷八，清·陈士铎述（托名岐伯、张仲景所传），成书约1687年）。

[处方] 黄芪1两，当归5钱，三七根末3钱，茯苓3钱，丹皮3钱。

［功能主治］气虚血壅，小便流赤浊，似血非血，似溺非溺，溺管疼痛。

［用法用量］水煎服。

（2）肺肾两益汤（《辨证录》卷三）。

［处方］熟地2两，人参1两，麦冬1两，三七根（末）3钱。

［功能主治］肺肾两经之亏火乘隙而外越，皮毛中出血，或标出如1线，或渗出如1钱，或出于头上，或出于身中，或出于两胫之间。

［用法用量］水煎服。

（3）壮水汤（《辨证录》卷三）。

［处方］熟地2两，生地1两，荆芥（炒黑）2钱，三七根末3钱。

［功能主治］血犯浊道，久吐血，百计止之而不效者。

［用法用量］水煎，调服。

（4）治虎汤（《辨证录》卷十三）。

［处方］当归3两，地榆1两，生地3两，黄芪3钱，三七根末1两，麦冬3两。

［功能主治］人为虎牙爪所伤。

［用法用量］水10碗，煎数碗。恣其畅饮。服完必安然而卧，明日伤处大痒，又服1剂，又卧，如是5日，疮口生合而愈。

（5）完肤续命汤（《辨证录》卷十三）。

［处方］生地3两，当归3两，麦冬3两，玄参3两，人参2两，生甘草3钱，三七根末5钱，续断5钱，地榆1两，乳香末3钱，没药末3钱，刘寄奴3钱，花蕊石2钱，白术5钱。

［功能主治］杀伤而气未绝，或皮破而血大流，或肉绽而肠已出，或箭头入肤，或刀断背指。

［用法用量］水煎服。

（6）闭血汤（《辨证录》卷十一）。

［处方］人参1两，白术1两，三七根末3钱，北五味子2钱。

［功能主治］补气生血，止血同冲。主老妇因虚，不慎房帏，以致血崩，目暗晕地，愈止愈多。

［用法用量］水煎服。1剂后减人参5钱，加熟地1两，山茱萸5钱，麦冬5钱，再服4剂。

（7）消毒止血散（《慈禧光绪医方选议》）。

［处方］京牛黄5分，珍珠5分，血竭5分，云连1钱，旱三七5分，乳香7分，没药7分，冰片2分。

［制法］上为极细末。

［功能主治］清热解毒，散结止血。主痈疡流注。

（8）再造丸（《慈禧光绪医方选议》）。

［处方］蕲蛇1两（净肉），檀香2钱5分，细辛5钱，京牛黄1钱5分，地龙2钱5

分，香附5钱，旱三七2钱5分，青皮5钱，红曲2钱5分，防风1两，犀角3钱6分，山羊血5钱，大熟地1两，丁香5钱，天竺黄5钱，玄参1两，片姜黄1钱5分，乳香5钱，豆蔻仁5钱，首乌1两（炙），川芎1两，甘草1两（炙），赤芍5钱，两头尖1两，桑寄生1两，葛根7钱5分，骨碎补5钱，辰砂5钱，虎胫5钱，川草薢1两，龟板5钱（炙），冰片1钱1分，黄芪1两（炙），茯苓5钱，川连1两，生军1两，藿香1两，麻黄1两，全蝎7钱5分（去钩），川附子5钱，僵蚕5钱（炒），山甲5钱（炙），沉香5钱，天麻1两，当归5钱，白术5钱，草蔻1两，桂心1两，麝香2钱5分，人参1两，没药1两（炙），威灵仙7钱5分（炙），羌活1两，白芷1两，血竭2钱6分，白芍1两，乌药1两。

［功能主治］祛风化痰、活血通络。用于风痰阻络所致的中风，症见半身不遂，口舌歪斜，手足麻木，疼痛拘挛，言语謇涩。

［用法用量］口服。1次1丸，1日2次。

［注意事项与禁忌］孕妇禁用。

［规格］每丸重9 g。

［贮藏］密封。

(9) 定痛净脓生肌膏（《洞天奥旨》卷十五，清·陈士铎撰）。

［处方］当归1两，黄芪1两，生甘草5钱，熟地1两，玄参1两，金银花4两，锦地罗2两，麦冬1两，人参1两，蒲公英3两，白芷3钱，白芍5钱，花粉5钱，黄柏5钱，白蔹2钱，生地3钱，牛膝2钱，连翘3钱，丹皮3钱，沙参3钱，柴胡3钱，防己1钱，苍耳子4钱，黄连1钱，葛根3钱，苍术5钱，大黄3钱，红花5钱，桃仁2钱，地榆3钱，夏枯草5钱，白术5钱，麻油6斤。

［制法］熬数沸，去滓再熬，滴水成珠，入黄丹2斤收之。另加细末药：麝香1钱，冰片2钱，人参5钱，雄黄3钱，轻粉2钱，儿茶3钱，象皮3钱，海螵蛸3钱，乳香3钱，没药3钱，血竭3钱，三七根5钱，龙骨3钱，赤石脂5钱，各为极细末，掺膏内。

［功能主治］疮疽痈毒。

［用法用量］贴之。

(10) 固气填精汤（《傅青主女科》卷下，清·傅山撰，约成书于17世纪）。

［处方］人参1两，黄芪1两（生用），白术5钱（土炒），大熟地1两（9蒸），当归5钱（酒洗），三七3钱（研末，冲），芥穗2钱（炒黑）。

［功能主治］急固其气，大补其精，健脾益气，养血填精。妊妇因行房气脱，水亏火盛，以致小产，血崩不止。水煎服。

［用法用量］服1剂而血止，2剂而身安，4剂则全愈。

［注意事项与禁忌］若年逾40，参、芪宜倍用，熟地宜减半用，以其气虚火衰。否则，每令气脱不救。

(11) 复方丹参片《古今名方》。

［处方］丹参750 g，三七225 g，冰片25 g。

［功能主治］活血化瘀，理气止痛。用于气滞血瘀所致的胸痹，症见胸闷、心前区刺痛；冠心病心绞痛见上述证候者。

［用法用量］口服。1 次 3 片，1 日 3 次。

［规格］糖衣片（相当于饮片 0.6 g）。

（12）三七花冲剂。

［处方］本品为三七花制成的冲剂。

［制法］取三七花 1 000 g，加水煎煮 3 次，每次 1 h，合并煎液，滤过，滤液浓缩成稠膏状，加蔗糖粉，制成颗粒或压块，干燥，即得。

［功能与主治］清热平肝，利咽。用于肝阳偏亢，风热痰盛引起的咽喉肿痛，头晕目眩，耳鸣，高血压。

［用法与用量］开水冲服，1 次 1 袋（块），1 日 3 次。

［规格］每袋（块）重 13 g（相当于总药材 1 g）。

［贮藏］密封。

（13）参三七伤药片。

［处方］三七 100 g，乳香（制）100 g，没药（制）100 g，白芷 50 g，山柰 50 g，制川乌 25 g，制草乌 25 g，木香 100 g，冰片 2.5 g，甘松 50 g，红花 25 g，儿茶 15 g，当归 100 g，香附（制）100 g，朱砂 10 g，自然铜（煅）15 g，血竭 100 g，积雪草 100 g，陈皮 50 g，土鳖虫 50 g，细辛 25 g。

［制法］以上 21 味，除冰片外，朱砂水飞或粉碎成极细粉，其余三七等 19 味粉碎成细粉；将冰片研细，与上述粉末配研，过筛，混匀，制成颗粒，低温干燥，压制成片，即得。

［功能与主治］活血祛瘀，通经活络。用于跌打损伤，胁背拘紧作痛，肢体酸软。

［用法与用量］温开水或陈酒送服，1 次 3~6 片，1 日 1~2 次，小儿酌减。

［注意事项与禁忌］孕妇忌服。

［规格］每片重 0.5 g。

［贮藏］密封。

（14）景天三七糖浆。

［处方］本品为景气三七制成的糖浆。

［制法］取景天三七 2 000 g，加水煎煮 2 次，第一次 2 h，第二次 1 h，合并煎液，滤过，滤液浓缩至相对密度为 1.20 的清膏，加乙醇使含醇量达 60%，静置，取上清液，回收乙醇并浓缩至适量。另取蔗糖 350 g，加水煎煮，溶解后滤过，与上述滤液合并，煮沸，加入苯甲酸钠适量，并加水稀释至 1 000 mL，搅匀，即得。

［功能与主治］止血。用于各种出血病症。

［用法与用量］口服，1 次 15~25 mL，1 日 3 次。

（15）三七补血丸。

［处方］乌鸡（去毛爪肠）480 g，熟地黄 90 g，当归 30 g，三七（香油炸黄）30 g，

党参 60 g，女贞子（酒炙）30 g，白术（麸炒）30 g，山药 30 g，黑旱莲 30 g。

[制法] 以上 10 味，白术、山药、黑旱莲粉碎成粗粉，其余乌鸡等七味加黄酒 270 g 装罐蒸透，取出。与上述粗粉拌匀，干燥，粉碎成细粉，过滤，混匀，每 100 g 粉末加炼蜜 50~90 g 制成小蜜丸或大蜜丸，即得。

[功能与主治] 补肾益精，益气养血，用于气血不住引起的面色苍白，心悸，气短，精神疲倦，体虚，潮热，腰酸腿软，妇女产后失血过多。

[用法与用量] 口服，水蜜丸 1 次 45 丸，1 日 3 次；大蜜丸 1 次 2 丸，1 日 2 次。

[注意事项与禁忌] 血热引起的失血禁用。

[规格] 小蜜丸每 100 丸重 21 g，大蜜丸每丸重 9 g。

[贮藏] 密封。

（16）三七蜜精（口服液）。

[处方] 三七提取液 200 mL，三七蒸馏液 200 mL。

[功能与主治] 清热平肝，养心润肺。用于心悸，烦躁，眩晕。

[用法与用量] 口服，1 次 10 mL，早晚各 1 次，服时摇匀。

（17）参三七伤药（散）。

[处方] 三七 100 g，乳香（制）100 g，没药（制）100 g，白芷 50 g，山奈 50 g，制川乌 25 g，制草乌 25 g，木香 100 g，冰片 2.5 g，甘松 50 g，红花 25 g，儿茶 15 g，当归 100 g，香附（制）100 g，朱砂 10 g 自然铜（煅）15 g，血竭 100 g，积雪草 100 g，陈皮 50 g，土鳖虫 50 g，细辛 25 g

[制法] 以上 21 味，除冰片外，朱砂水飞或粉碎成极细粉，其余三七等 19 味粉碎成细粉；将冰片研细，与上述粉末配研，过筛，混匀，制成颗粒，低温干燥，压制成片，即得。

[功能与主治] 活血祛瘀，通经活络。用于跌打损伤，胁背拘紧作痛，肢体酸软。

[用法与用量] 温开水或陈酒送服，1 次 3~6 粒，1 日 1~2 次，小儿酌减。

[注意事项与禁忌] 孕妇忌服。

[规格] 每袋装 3 g。

[贮藏] 密封。

（18）三七药酒。

[处方] 三七 50 g，莪术 40 g，金蝎 10 g，土鳖虫 30 g，补骨脂 50 g，淫羊藿 50 g，四块瓦 60 g，叶下花 80 g，当归 60 g，牛膝 50 g，五加皮 60 g，制川乌 20 g，苏木 40 g，大血藤 60 g，川芎 30 g，血竭 10 g，红花 20 g，乳香（醋制）30 g，没药（醋制）30 g，延胡索（醋制）40 g，香附（醋制）40 g。

[制法] 以上 21 味，三七、全蝎、土鳖虫、血竭粉碎成粗粉，其余补骨脂等 17 味粉碎成最粗粉，与三七等 4 味药粉混合，照流浸膏剂与浸膏剂项下的渗漉法，用 50°以上白酒作溶剂，密闭浸泡 15 d 后，换渗漉，收集漉液 8 400 mL，静置，滤过，即得。

[功能与主治] 舒筋活络，散瘀止痛，祛风除湿，强筋壮骨。用于跌打损伤，风湿

骨痛，四肢麻木。

［用法与用量］口服，1次10~15 mL，1日2次。

［注意事项与禁忌］孕妇忌服。

［贮藏］密封，置阴凉处。

（19）三七止血片。

［处方］地锦草1 250 g，三七62 g。

［制法］以上两味，三七粉碎成细粉，地锦草加水煎煮2次，第一次2 h，第二次1 h，合并煎液，滤过，滤液浓缩成膏，加入三七粉及辅料适量，混匀，制成颗粒，60 ℃以下干燥，压制成1 000片，包糖衣，即得。

［功能与主治］行瘀止血，消肿，定痛，用于吐血，衄血，血痢，血崩，产后流血不止，月经过多，外伤出血。

［用法与用量］口服，1次3片，1日3次；儿童酌减。

［贮藏］密封。

（20）参茸三七补血片。

［处方］人参11 g，鹿茸4.3 g，鹿角胶17.2 g，龟甲胶20 g，三七（蒸）49.8 g，黄芪（炙）73.9 g，党参73.9 g，熟地黄73.9 g，枸杞子30 g，五味子73.9 g，当归73.9 g，茯苓49.8 g，白术49.8 g，山药30 g，白芍（酒炙）49.8 g，肉桂30 g，砂仁49.8 g，香附（醋盐炙）49.8 g，远志（炙）39.8 g，大枣99.8 g，陈皮30 g，甘草（炙）39.6 g。

［制法］以上22味，人参、鹿茸、三七、鹿角胶、砂仁、陈皮、肉桂、白芍、香附、白术、甘草、茯苓、山药粉碎成细粉，其余黄芪等9味加水煎煮3次，合并煎液，滤过，滤液浓缩成稠膏，加入上述细粉，制成颗粒，干燥，压制成1 000片，包糖衣，即得。

［功能与主治］滋阴补肾，添精补血，强身健脾。用于身体虚弱，心脏衰弱，头晕，耳鸣，心悸，失眠，阴虚盗汗，月经不调。

［用法与用量］口服，1次5~8片，1日3次。

［注意事项与禁忌］感冒发热时忌用。

［贮藏］密封。

（21）熟三七片。

［处方］本品为熟三七经适宜的加工制成的片剂。

［制法］取熟三七粉500 g，加入辅料适量，制成颗粒，压制成1 000片，即得。

［功能与主治］补血和血。用于贫血，失血虚弱，月经不调，产后恶血不尽。

［用法与用量］口服，1次6~10片，1日3次。儿童酌减，可与鸡、肉炖食，或用肉汤，牛奶送服。

［注意事项与禁忌］感冒发热时忌用。

［贮藏］密封。

（22）三七丹参颗粒。

［处方］三七100 g，丹参150 g。

［制法］以上两味，加水煎煮4次，煎液合并，滤过，滤液浓缩至100 mL加入白糖适量，制成颗粒，干燥，制成1 000 g，分装，即得。

［功能与主治］活血化瘀，理气止痛。长期服用有预防和治疗冠心病、心绞痛作用。

（23）三七冠心宁片。

［处方］本品为三七浸膏片。

［制法］取三七的干燥绒根，粉碎成粗粉，加90%以上的乙醇4倍量，浸泡12 h，每隔2 h，循环1次，时间30 min；同法提取3次，第一次72 h，第二次48 h，第三次24 h，提取液滤过，减压浓缩成浸膏，喷雾干燥，加辅料适量，制成颗粒，压片，包糖衣，即得。

［功能与主治］活血益气，宣畅心阳，疏通心脉，蠲除瘀阻。用于胸痹或心脉瘀阻所致之胸闷，心悸，心痛，气短等。

（24）三七伤科散。

［处方］人参8.8 g，雪上一枝蒿（去皮）4.4 g，九股牛（去皮）4.4 g，对节蓝7 g，黑骨头（去皮）8.8 g，浙贝母18.3 g，金丝矮陀陀（酒拌）35.3 g，制草乌26 g，萝白矮陀陀4.4 g，天花粉18.3 g。

［制法］以上11味，粉碎成细粉，过筛，混匀，即得。

［功能与主治］活血祛瘀，止血止痛，用于跌打刀伤，远年瘀患，劳积内伤，咳血，吐血，筋骨肿痛，风湿麻木。

［用法与用量］口服，1次0.54 g，1日2次，外用，用白酒调敷患处。

［注意事项与禁忌］孕妇禁用。

（25）三七血伤宁散。

［处方］三七，重楼，生草乌，大叶紫珠及提取物，山药，黑紫藜芦，冰片，朱砂。

［制法］以上8味，除朱砂外，取部分黑紫藜芦及其余三七等6味，粉碎成细粉，过筛，混匀，装入胶囊，即得。保险子：取朱砂和剩余的黑紫藜芦，分别粉碎成细粉，用水泛丸，用朱砂包衣，制成规定量，即得。

［功能与主治］止血镇痛，祛瘀生新。用于瘀血阻滞，血不归经之各种血症及瘀血肿痛，如胃及十二指肠球部溃疡出血，支气管扩张出血，肺结核咯血，功能性子宫出血，外伤及痔疮出血，妇女月经不调，痛经，经闭及月经量过多，产后瘀血，胃病，胁间神经痛。

［用法与用量］用温开水送服，1次0.3~0.5 g（重症者0.8 g），1日3次，每隔4 h服1次，初服者若无副作用，可如法连服多次；小儿2~5岁1次0.03~0.05 g，5岁以上1次0.05~0.08 g。跌打损伤较重者，可先用酒送服1粒保险子。瘀血肿痛者，用酒调和药粉，外擦患处。

（26）参茸三七酒。

［处方］人参15 g，鹿茸15 g，三七（熟）150 g，白术（麸炒）90 g，茯苓（蒸）60 g，五味子（蒸）90 g，枸杞子60 g，肉苁蓉90 g，补骨脂（盐炙）90 g，麦冬90 g，

巴戟天（盐炙）60 g，怀牛膝（酒炙）30 g。

［制法］以上 12 味，人参、鹿茸、三七粗粉用白酒 2500 g 渗漉，其余白术等 9 味粉碎成粗粉，用白酒 7500 g 渗漉，合并 2 种漉液，加入蔗糖 45 g 搅拌使溶化，静置，取上清液，灌装，即得。

［功能与主治］益气补血，养心安神。用于气血不足，病后虚弱，阳痿，遗精失眠，健忘。

［用法与用量］口服，1 次 10 mL，1 日 2~3 次。

［注意事项与禁忌］高血压及感冒热症忌用；孕妇慎用。

［规格］每瓶装：①250 mL。②500 mL。

［贮藏］密封，置阴凉处。

（27）生三七片。

［处方］生三七片 833 g，蜂蜜（炼）375 g，活性炭极细粉 20 g。

［制法］取生三七，粉碎成细粉，用蜂蜜及适量水泛丸，制成水蜜丸，用活性炭极细粉包衣，70 ℃以下干燥，打光，即得。注：三七的制备：取三七（剪口）583 g，三七（筋条）250 g 混合，即得。

［功能与主治］散瘀止血，消肿止痛。用于咯血、吐血、衄血、便血、崩漏、外伤出血、胸腹刺痛、跌仆肿痛。

［用法与用量］口服，1 次 1.2~3.6 g，1 日 3 次。

［注意事项与禁忌］孕妇慎用。

［规格］每 10 丸重 1 g。

［贮藏］密封，置阴凉处。

（28）三七片。

［处方］三七 500 g，淀粉 25 g，硬脂酸镁 2.5 g。

［制法］取三七，粉碎成细粉，加淀粉、硬脂酸镁、混匀，制成颗粒、干燥、压片或压片后包衣，即得。

［功能与主治］散瘀止血，消肿止痛。用于咯血、吐血、衄血、便血、崩漏、外伤出血、胸腹刺痛、跌仆肿痛。

［用法与用量］口服，1 次 2~3 片或 3~5 片（糖衣片），1 日 1~2 次。

［注意事项与禁忌］孕妇忌用。

［规格］每片重 0.53 g，基片重 0.32 g（糖衣片）。

［贮藏］密封。

（29）三七养血胶囊。

［处方］熟三七 255 g，党参 21 g，当归 15 g，黄芪 9 g。

［制法］以上 4 味，粉碎成细粉，混匀，装入胶囊，即得。

［功能与主治］补气养血。用于气血两虚所致的虚劳。

［用法与用量］口服，1 次 3 粒，1 日 2~3 次。

［规格］ 每粒装 0.3 g。

［贮藏］ 密封。

（30）熟三七丸。

［处方］ 熟三七 714 g，蜂蜜（炼）286 g。

［功能与主治］ 补血和血。用于贫血，失血虚弱，产后恶血不尽。

［用法与用量］ 口服，1 次 3~7 g，1 日 3 次；儿童酌减。

［注意事项与禁忌］ 感冒热症忌用；孕妇慎用。

［规格］ 每 10 丸重 0.8 g。

［贮藏］ 密封。

（31）三七胶囊。

［处方］ 三七 300 g。

［制法］ 取三七，粉碎成细粉，装入胶囊，即得。

［功能与主治］ 散瘀止痛，消肿定痛，用于气虚血瘀的胸痹，胸胁刺痛，出血性病症及跌仆肿痛。

［用法与用量］ 口服，1 次 3~5 粒，1 日 1~2 次。

［注意事项与禁忌］ 孕妇慎用。

［规格］ 每粒装 0.3 g。

［贮藏］ 密封。

（32）三七脂肝丸。

［处方］ 三七 250 g，莪术 250 g，菟丝子 250 g，菊花 250 g，白术 250 g，泽泻 200 g，白芍 175 g，荷叶 250 g，青皮 150 g，赤芍 250 g，云山楂 375 g，蜂蜜（炼）200 g。

［制法］ 以上 11 味药材，三七、泽泻、白芍粉碎成细粉，过筛，混匀；其余莪术等 8 味加水煎煮 3 次，每次 1 h，合并煎液，滤过，滤液浓缩至相对密度为 1.10（80~85 ℃）的清膏，加入炼蜜，混匀，与上述粉末泛丸，干燥，打光，即得。

［功能与主治］ 健脾化浊，祛痰软坚。用于脂肪肝，高血脂属肝郁气虚者。

［用法与用量］ 口服，1 次 5 g，1 日 3 次；或遵医嘱。

［注意事项与禁忌］ 孕妇禁用。

（33）三七冠心宁合剂。

［处方］ 三七 300 g，人参香精 1.6 mL。

［制法］ 取三七，粉碎成粗粉，加 65% 的乙醇，浸渍提取 3 次，每次 72 h，合并浸提液，滤过，滤液回收乙醇，备用；药渣加水煎煮 3 次，每次 1 h，滤过合并滤液，低温浓缩至 600 mL，加乙醇 1 200 mL，搅匀，静置 24 h，滤过，滤液回收乙醇，与上述药液合并，加水至规定量，加入人参香精，搅匀，静置过夜，滤过，即得。

［功能与主治］ 活血益气，宣畅心阳，疏通心脉，蠲除瘀阻。用于胸痹或心脉瘀阻所致之胸闷，心悸，心痛，气短等。

［用法与用量］ 口服，1 次 10 mL，1 日 3 次。

［注意事项与禁忌］本品不适用于心绞痛急性发作。

［规格］每瓶装：①10 mL。②50 mL。③100 mL。

［贮藏］密封，置阴凉处。

（34）熟三七散。

［处方］熟三七 1 000 g。

［制法］取三七，洗净，用蒸气蒸 3 h，干燥，粉碎成细粉，过筛，即得。

［功能与主治］补血和血。用于贫血，失血虚弱，月经不调，产后恶血不尽。

［用法与用量］口服，1 次 3~5 g，1 日 3 次；儿童酌减。

［注意事项与禁忌］感冒发热忌用。

［规格］每瓶装：①3 g。②10 g。③40 g。

［贮藏］密封。

（35）复方三七补血片。

［处方］三七 250 g，当归 250 g，淀粉 70 g，硬脂酸镁 3 g，硫酸钙 15 g。

［制法］以上两味药材，三七加 75%乙醇，加热回流 2 次，每次 3 h，分次滤过，合并滤液，回收乙醇并浓缩至相对密度为 1.35~1.40（50 ℃）的稠膏，用淀粉混匀，干燥，粉碎成干浸膏粉，备用；当归同法制成干浸膏粉，与上述干浸膏粉混匀，加入硫酸钙，硬脂酸镁适量，制成颗粒，干燥，压片，或包薄膜衣，即得。

［功能与主治］养血活血，调经止痛，用于血虚证，月经量少，月经后期，经行腹痛。

［用法与用量］口服，1 次 3 片，1 日 2 次，饭后服。

［注意事项与禁忌］孕妇忌用。

［规格］薄膜衣每片重 0.27 g。

［贮藏］密封。

（36）三七伤药胶囊。

［处方］三七 52.5 g，草乌（蒸）52.5 g，雪上一枝蒿 23.0 g，冰片 1.05 g，骨碎补 492.2 g，红花 157.5 g，接骨木 787.5 g，赤芍 87.5 g，糊精 270 g。

［制法］以上 8 味药材，除冰片外，草乌、三七、雪上一枝蒿 3 味粉碎成细粉；其余骨碎补等 4 味加水煎煮 2 次，第一次 2 h，第二次 1 h，合并煎液，滤过，滤液浓缩至相对密度为 1.05（80 ℃）的清膏。加入上述细粉及糊精，混匀，减压干燥，粉碎成细粉，制成颗粒，干燥，加入冰片细粉，混匀，装入胶囊，即得。

［功能与主治］舒筋活血，散瘀止痛，用于急慢性挫伤，扭伤，关节痛，神经痛，跌打损伤等。

［用法与用量］口服，1 次 3 粒，1 日 3 次；或遵医嘱。

［注意事项与禁忌］孕妇忌用，心血管疾病患者慎用。

［规格］每粒装 0.25 g。

［贮藏］密封。

（37）复方三七胶囊。

［处方］三七 100 g，土鳖虫 23 g，白芷 23 g，川芎 23 g，当归 23 g，乳香 23 g，红花 23 g，没药（制）23 g。

［制法］以上 8 味，粉碎成细粉，过筛，混匀，装入胶囊，即得。

［功能与主治］化瘀止血，消肿止痛，用于跌打损伤，瘀血肿痛，外伤出血，挫伤，扭伤，骨外伤等。

［用法与用量］口服，1 次 4~6 粒，1 日 2 次。

［注意事项与禁忌］孕妇忌用。

［规格］每粒装 0.25 g。

［贮藏］密封。

（38）羊藿三七片。

［处方］淫羊藿 1500 g，三七 500 g，淀粉 15 g，硬脂酸镁 0.75 g。

［制法］以上 2 味药材，淫羊藿加水煎煮 2 次，第一次 2 h，第二次 1 h，合并煎液，滤过，三七粉碎成粗粉，加水煎煮 3 次，第一次 3 h，第二次 2 h，第三次 1 h，合并滤液，滤过，滤液与上述滤液合并，减压浓缩至相对密度为 1.30~1.35（80~85 ℃）的稠膏，干燥，粉碎成细粉，加淀粉，混匀，用 80% 乙醇，制成颗粒，干燥，加硬脂酸镁，压片，包糖衣或薄膜衣，即得。

［功能与主治］温阳通脉，化瘀止痛。用于阳虚血瘀所致的胸痹。症见胸痛，胸闷，心悸，乏力，气短等；冠心病，心绞痛属上述证候者。

［用法与用量］口服，1 次 3~4 片，1 日 2 次。

［规格］薄膜衣每片重 0.31 g。

［贮藏］密封。

（39）金银三七胶囊。

［处方］银杏叶提取物 40 g，金不换 100 g，三七 100 g，丹参 100 g，川芎 100 g，乳香 50 g，人工麝香 10 g，冰片 25 g，淀粉 30 g，硬脂酸镁 2.5 g。

［制法］以上 8 味药材，取冰片研细，乳香粉碎成细粉；金不换、三七、丹参、川芎，粉碎成粗粉，照浸膏剂与流浸膏剂项下的渗漉法，用稀乙醇作溶剂，浸渍 24 h 进行渗漉，收集渗漉液 2 500 mL。回收乙醇，减压浓缩，干燥成干膏，粉碎成细粉，加入上述细粉及人工麝香，银杏叶提取物，再加硬脂酸镁，淀粉，混匀，过筛，装入胶囊，即得。

［功能与主治］理气活血，祛瘀止痛。用于瘀血闭阻所致胸痹，症见胸闷，胸痛，心悸等，以及冠心病，心绞痛属上述证候者。

［用法与用量］口服，1 次 3 粒，1 日 3 次，或遵医嘱。

［规格］每粒装 0.25 g。

［贮藏］密封。

（40）血塞通胶囊。

［处方］本品为五加科植物三七 Panax noto ginsen g（Burk.）F. H. Chen 的根中提取

的总皂苷加适量赋形剂，制成的胶囊剂。

［性状］本品为胶囊剂，内容物为浅黄色的粉末。

［功能与主治］活血化瘀，通脉活络，抑制血小板聚集和增加脑血流量。用于脑路瘀阻、中风偏瘫、心脉瘀阻、胸痹心痛；脑血管病后遗症，冠心病心绞痛属上述证候者。

［用法与用量］口服，1 次 100 mg，1 日 3 次。

［规格］①150 mg。②100 mg。

［贮藏］密封。

（41）血塞通注射液。

［处方］本品为三七总皂苷制成的灭菌水溶液。

［性状］本品为淡黄色或黄色的澄明液体。

［功能与主治］活血祛瘀，通脉活络。用于中风偏瘫、瘀血阻络及脑血管疾病后遗症、视网膜中央静脉阻塞属瘀血阻滞证者。

［用法与用量］肌内注射：1 次 100m g，1 日 1~2 次；静脉滴注：1 次 200~400 mg，以 5%~10% 葡萄糖注射液 250~500mL 稀释后缓缓滴注，1 日 1 次。

［规格］①2 mL，100 mg。②2 mL，200 mg。③5 mL，250 mg。④10 mL，250 mg。

［贮藏］密封，避光，置阴凉干燥处。

（42）血栓通注射液。

［处方］本品为五加科植物三七 *Panaxnoto ginseng*（Burk）F. H. Chen 主根提取的三七总皂苷的灭菌水溶液。

［制法］取三七总皂苷适量（相当于人参皂苷 Rg<［1］>35 g）、氯化钠 8.5 g，加注射用水 500 mL，煮沸使溶解，放冷，静置过夜，加注射用水至 1 000 mL，加适量活性炭，搅匀，静置 30 分钟，滤过，用 0.5 mol/L 氢氧化钠溶液或 0.5 mol/L 盐酸溶液调 pH5.5~7.0，灌封，灭菌，即得。

［性状］本品为淡黄色至黄色的澄明液体。

［功能与主治］活血祛瘀；扩张血管，改善血液循环。用于视网膜中央静脉阻塞，脑血管病后遗症，内眼病，眼前房出血等。

［用法与用量］静脉注射 1 次 2~5 mL，以氯化钠注射液 20~40 mL 稀释后使用，1 日 1~2 次。静脉滴注：1 次 2~5 mL，用 10% 葡萄糖注射液 250~500 mL 稀释后使用，1 日 1~2 次。肌内注射：1 次 2~5 mL，1 日 1~2 次。理疗：1 次 2 mL，加注射用水 3mL，从负极导入。

［规格］①2 mL，70 mg（三七总皂苷）。②5 mL，175 mg（三七总皂苷）。

［贮藏］密封，避光。

（三）人参方剂现代临床研究

人参具有大补元气，补脾益肺，生津，安神的功效。临床主要用于：①气虚欲脱证，代表方剂有独参汤、参附汤、生脉散。②脾肺气虚证，代表方剂有四君子汤、归脾汤、八珍汤、补肺汤、人参胡桃汤。③气虚津伤口渴，消渴证，代表方剂有白虎加人参汤、二冬汤。④心悸，失眠，健忘证，代表方剂有天王补心丹等。随着现代医药学研究的发展，对人参的主要成分人参皂苷的开发应用也逐步加深。

1. 人参皂苷的临床应用研究

（1）抗衰老作用。抗衰老包括两重含义：一是延长寿命；另一是改善衰老症状，使老年人精力充沛，智力和体力不衰。衰老症状发生有两种情况：其一是生理性衰退；其二是老年病所致的非特异性症状，或称病后衰弱症状。霍玉书等对人参果皂苷进行的抗衰老作用临床研究发现，人参皂苷对上述两种原因所导致的衰老症状都有防治作用。他们选择434例50~70岁无急性病的中、老年人，随机分为治疗组327例（其中男性222例，女性105例）和双盲对照组107例。治疗组平均年龄61.8岁，其中包括动脉硬化者150例，Ⅱ型高血压患者35例，隐形冠心病患者60例，Ⅱ型糖尿病患者37例，基本健康者45例。对照组包括动脉硬化者45例，高血压患者15例，冠心病患者20例，Ⅱ型糖尿病患者16例，基本健康者11例。每天给治疗组人员口服150 mg人参果总皂苷，分3次口服，连续2个月。对照组服用安慰剂。结果表明服用人参果皂苷对抗衰老症状有明显的效果，尤其对消除疲劳、提高耐力和改善记忆力等方面呈现良好作用，某些患有老年病者，如高血压、心律不齐型冠心病和Ⅱ型糖尿病等，在一般症状和体力改善的同时，原发性疾病的一些症状也得到改善。瞬时记忆、记忆广度、复杂动作反应时间3项智力指标和单脚闭目直立实验的测定结果显示，治疗组老年人的近记忆功能得到明显改善，疗效显著。如前所述，衰老过程实质上是机体整体的相关变化的结果。应用多元逐步回归分析测算15项指标所得的函数年龄显示，治疗组有34.2%于治疗后下降，与双盲对照组有显著差异，可见，人参果皂苷确有良好的抗衰老作用。赵熙灼等对人参芦头提取的皂苷（以下称人参芦皂苷）抗衰老的作用临床研究发现人参芦皂苷也有抗衰老作用。他们给治疗组358例，平均年龄为62岁的老年人口服人参芦皂苷片，每天3次，每次1片（50 mg），连续2个月，以观察人参芦皂苷对生理性衰退所形成的老化症状的改善和对老年易发疾病的防治效果。结果显示，人参芦皂苷对减轻老化症状、调节机体代谢、改善生理功能有显著疗效。如可使老化症状减轻、记忆力增强、白细胞增多、免疫功能改善，有促进垂体—性腺轴和肾上腺皮质功能的作用等。对治疗组中患冠心病心绞痛的案例有明显疗效，对伴发的房性和室性早搏有一定疗效。人参芦皂苷显示了良好的抗衰老效应。

（2）对恶性肿瘤的预防和治疗作用。动物实验证明人参皂苷具有直接杀伤癌细胞及使癌细胞逆转的作用，人参皂苷尚能提高机体免疫功能，诱生干扰素。人参及其制剂可配合化疗、放疗，以提高其杀伤癌细胞的作用，并减轻对机体的损害作用。宋安全报道了人参针剂或片剂对化疗或放疗引起的癌症患者的白细胞减少的治疗作用。该临床报道指出，人参制剂确能增强癌症患者的免疫功能，提高其抵抗力而抑制癌细胞的生长。全部病例无一例副作用。认为人参至少是一种对治疗癌症有良好作用的辅助药。周际昌等报道，用人参皂苷治疗肿瘤病人化疗所致白细胞减少38例，总有效率为82%（显效率为48%），而一般生白药如沙肝醇、胱氨酸、复方氨基嘌呤和维生素 B_4 等的总效率为44%

（显效率 10%），两者之间有显著差异。每天剂量 300 mg 者的疗效高于 150 mg 者。王静懿选择 20 例肺癌、鼻咽癌、宫颈癌和淋巴癌和淋巴瘤患者，给其中 10 例服用人参皂苷制成的片剂，每天 3 次，每次 3 片。共服用 4 周作为治疗组，另 10 例对照组，不服人参皂苷片。对两患者均给予常规抗癌药和放射治疗。治疗结果表明，服药组患者症状改善 16 例次，恶化 1 例次；对照组改善 6 例次，恶化 7 例次，服药组自觉症状改善的频度较对照组明显增多，恶化例次显著减少，组间差异非常显著（$P < 0.001$）。客观检查显示，服用人参总皂苷患者在血压、体重均有明显改善的同时，尚可促进白细胞、血小板的增长，对肿瘤的增长也有一定的抑制作用。细胞免疫的体内法所示，服药组患者的免疫力有明显的增强。而对照组则有所下降，可见，人参总皂苷确有提高机体免疫力，使癌症的发展受到控制，从而延长生命。刘秀丽等对 46 例老年恶性肿瘤患者（其中肺癌 19 例，胃癌 7 例，乳腺癌 2 例，肝癌 9 例，恶性淋巴瘤 5 例，直肠癌 3 例，肾癌 1 例）给药口服人参皂苷-Rg_3，25 mg/次，2 次/日，共服 2 个月。结果完全缓解 0 例，部分缓解 9 例，总有效率为 19%。生存质量明显改善，生存质量及体重明显高于用药前，提高率分别为 68% 和 54%。迄今为止已经证实，人参皂苷对胃癌、直肠癌、乳腺癌、子宫癌、口腔癌、食道癌、胆管癌、胰腺癌、前列腺癌、肺癌、脑肿瘤、肝癌、皮肤癌等均有一定的治疗效果。给药可视病情而异，可内服，也可制成针剂、点滴剂。外用还有敷着剂、栓剂、散剂、涂布剂、灌肠剂和乳剂等。人参皂苷适用范围广，是有用的抗癌药物或抗癌的辅助治疗药物。

（3）对心血管疾病的辅助治疗。汪善定等应用人参皂苷治疗冠心病取得较好疗效。50 个病例的病史在 1~15 a，均为先后采用过中、西药治疗，疗效反复，症状改善不明显。其中典型冠心病 22 例，隐匿型 3 例，心律紊乱型 7 例，病窦 6 例，可疑冠心病 6 例。全部病人口服人参皂苷片，每天 3 次，每次 2 片，片含人参皂苷 50 mg。其中有 10 例为每次 3 片。2 个月为 1 个疗程，个别者为 3 个月。每月访问症状改善，记录心率、血压、血脂肝功和心电图 1 次。治疗结果表明，25 例在治疗期间临床症状消失，心电图转为正常或改善，早搏消失或病窦型心率即增快为每分钟 60 次以上，或低压上升、高压下降到正常临界限；20 例病症消失、心电图略有改善或无变化，心律、血压略有好转但均未达到正常值。无效者 5 例。赵熙灼等应用人参芦皂苷片治疗 294 例中老年冠心病患者的临床结果显示，口服人参芦皂苷对冠心病心绞痛症状有缓解作用，能提高窦性心律，对伴发的多种心律失常有一定疗效，以尤其对房性早搏和室性早搏的疗效较为显著。对心功能有增强作用，并能提高男性睾酮水平，降低雌二醇（E_2）及 E_2/T 比值，对高密度脂蛋白—胆固醇水平有提高作用。临床应用未发现毒副作用和不良反应。为研究人参皂苷对心肌的作用，詹樾等对二尖瓣病变形开心手术的患者进行了人参皂苷防治心肌缺血再灌注损伤的研究。确诊为二尖瓣病变的 30 例患者（男 7 例，女 23 例）被随机分为三组，分别使心停搏液 G1 组、心停搏液加人参皂苷 G1 组和心停搏液加人参皂苷 RhG1 组进行手术。手术中进行食管超声监测心功能，示加人参总皂苷和 Rb 两组术后心功能改善优于只用心停搏液组。在阻断主动脉前（缺血前期），解除主动脉前即刻（缺血期）及再灌 45 min 后（再灌期）分别对每组 6 位患者取心肌做电镜检查的结果显示，只用心停搏液组患者心肌线粒体的损害程度明显重于用人参皂苷组。上述研究结果表明，人参皂苷加于心停搏液中较只用心停搏液者对心肌缺血再灌注损伤有明显保护作用，且人参皂苷优于人参皂苷 Rb。

（4）对肝炎的治疗作用。动物实验证明，人参皂苷能促进肝细胞核酸和蛋白质的合成，刺激肝微粒体药酶系统的活性，对各种化学毒物引起的肝损害有一定的保护作用。临床应用也证实，人参皂苷对肝炎与治疗作用。据报道，人参皂苷可使慢性肝炎和迁延性肝炎患者的症状得到改善。使病人食欲增加，睡眠得到改善，谷丙转氨酶复常和蛋白电泳比例增高。人参和柴胡均有保肝作用，且两者的作用原理不完全相同，王雨梅等将人参皂苷以 10∶1 组成肝康复，治疗 360 例慢性乙型肝炎的临床观察证明其近有效率为 88.6%，优于对照组。HBsAG 阴转率为 30%，优于左旋咪唑转移因子和真菌多糖等。总降锌率 97.6%，复常率 77.9%。此外还具有明显的改善自觉症状（肝区痛、纳呆、乏力、腹胀痛）和肝脾回缩作用，对改善肝炎病人的症状、回复肝脏功能有良好的疗效。

（5）对消化性溃疡的治疗作用。王玉等将人参茎叶皂苷和蜂胶以 2∶1 比列组成复方制剂胃康灵，用其治疗 465 例消化性溃疡的临床观察显示，消化性溃疡的主要症状及便潜血、胃肠钡餐透视等在治疗前后均有非常显著差异（$P<0.01$），总有效率为 92.48%。通过皂苷组与甲氰咪胍组各 70 例的双盲对照，组间比较无显著差异，但皂苷组无甲氰咪胍组的头痛、晕眩、倦怠、抑郁和药疹等副作用，也无停药后胃酸增加和复发的倾向，显示出较好的治疗效果。

（6）对神经系统的作用。据报道，人参茎叶皂苷可使植物神经功能紊乱患者的症状获得改善，乃至消失。对神经衰弱、血管性头痛、短暂性脑缺血发作、高血压动脉硬化伴心肌缺血、脑动脉供血不足症候均有一定的疗效。人参皂苷可使神经衰弱病人的睡眠得到改善，食欲增进，体重增加，精神活动增强。

（7）对泌尿系统的作用。张书相用大剂量人参果皂苷（每片含皂苷 0.25 g）治疗遗尿症 79 例，其中无明显病的原发性遗尿 70 例，遗尿并伴有精神症状者 6 例，脑外伤致遗尿 3 例。治疗的总有效率为 91%，其中特效者（3~6d 治愈，3 个月未复发）占 75%，显效者（6d 治愈，3 个月内复发，再治仍有效果）占 25%。治疗中未见毒副作用。并随访半年到 1 年，效果较满意。

（8）抗病毒作用。李静波等利用细米面胞培养技术观察了人参茎叶皂苷对病毒感染细胞的保护作用。结果表明，人参茎叶皂苷有显著的抑制单纯疱疹病毒I型、II型（HVS-I、HVS-II）、腺病毒III（ADV-III）及水疱性口炎病毒（VSV）在细胞内复制的作用。在上述研究基础上，他们选择临床确诊为 HSV-1 感染的口唇疱疹和口腔溃疡患者 31 例，用含人参茎叶皂苷的霜剂治疗唇疱疹和口腔溃疡的临床试验。在每患者部分患病部涂敷霜剂，每天 1 次，而另一部分患部涂敷不含人参茎叶皂苷的霜剂做对照。3~5 d 后，涂含人参茎叶皂苷霜剂的患部长出新生黏膜或皮肤，而对照部位在此期间无明显改变。31 例中有 27 例痊愈，有效率为 87.1%。陈保鸿等用人参茎叶皂苷治疗口腔单纯疱疹病毒感染 31 例的总有效率为 93.55%，以早期局部用药效果最佳。实验表明，适量的人参茎叶皂苷有阻止病毒吸附、穿入细胞和抑制病毒在细胞内复制的作用。

（9）对病理状态下免疫功能的影响。杨虎天等对 41 例系统性红斑狼疮（SLE）及其有关疾病患者应用人参果皂苷，每天 3 次，每次 50 mg，连用 3 个月，进行治疗。结果见总玫瑰花环试验（EtRFCT）及活性 E 玫瑰花环试验结果增强（$P<0.01$ 及 $P<0.05$）。结核菌素试验皮试阳性者增多。IgA，IgG 含量均增高。总补体（CH_{50}）下降。循环免疫复合物明显升高，免疫荧光体抗核抗体、抗双链 DNA 抗体阳性率上升。人参果皂苷对 SLE 患者的细胞免疫和体液免疫均有增强作用，对 SLE 患者的免疫紊乱可能有利有弊，临床用于自身免疫性疾病时应慎重。赫国志等报道，36 例平均年龄 61.5 岁的肺心病患者，每人每天口服人参皂苷胶囊 3 次，每次 3 粒，含总苷 0.225 g，平均用人参皂苷时间为 28 天。治疗组在服用人参总苷的同时，与对照组的 30 例患者同时接受常规治疗。观察结果显示，人参皂苷具有促进淋转和增强淋巴细胞对 IL-2 反应性的作用，可通过多种途径从整体水平上增强和调节肺心病病人免疫功能的作用。何维等报道，人参皂苷-Re 在一定浓度范围内可明显增强肿瘤病人的 NK 及 LAK 细胞活性。人参皂苷-Re 对肿瘤病人 NK 细胞活性的增强效应表现为随剂量增加，NK 活性明显增强。马路等报道，给慢性肾功能衰竭患者口服人参茎叶总皂苷，6~8 周后患者红细胞免疫功能较治疗前明显增强，并且与贫血状态和尿素氮水平高低无显著相关关系。还可以明显提高患者 IL-2 的活性和受体的表达，但与患者血肌酐浓度无关。上述结果表明，人参皂苷可以调整患者机体细胞免疫的作用，是治疗慢性肾功能衰竭患者的有效支持药物之一，对提高机体整体防御能力、延长患者寿命有重要的意义。

2. 人参单味制剂的临床研究

（1）治疗低血压的临床研究。李海龙根据人参大补元气，治诸虚不足，救危治急的功效特点，将红参、白参或参须、生晒参粉碎制成人参散，用于低血压的治疗，对 96 例患者的临床疗效进行观察，治疗短者 1 个月，治疗长者 3 年，临床有效率 98.50%，好转率 19.50%，治愈率 79.00%。与 40 例口服生脉饮对照组相比，统计无显著差异。

（2）治疗糖尿病的临床研究。郑颖以 64 例糖尿病患者为研究对象，予以人参进补或进行辅助治疗，将人参研制成细末，每次取 1 g，采用温水送服，1~2 次/d，连续治疗 1 个月（即 1 个疗程）后观察临床疗效。①显效：餐后 2 h 血糖<8.3 mmol /L，空腹血糖<7.0 mmol /L，糖化血红蛋白<6.0%，临床主要症状或体征明显好转，病情得到有效控制。②好转：餐后 2 h 血糖<10 mmol /L，空腹血糖<8.3 mmol /L，糖化血红蛋白<7.0%，临床主要症状或体征稍微好转。③无效：以上指标均未达标，临床症状或体征无明显变化。结果选取的糖尿病 64 例患者中 36 例（56.25%）显效，27 例（42.19%）好转，1 例（1.56%）无效，总有效率为 98.44%，充分提示人参治疗糖尿病可取得良好成效。

（3）治疗勃起功能障碍的临床研究。迄今为止，已有一些临床试验证明人参对勃起功能障碍（ED）治疗具有一定疗效。国内已有用人参皂苷单体配伍提高性功能的发明专利，临床应用于 4 位患者，均取得一定疗效，且无副作用。Choi 等的实验证明在 ED 治疗中，人参的效果优于安慰剂。90 位患者被分为 3 组，分别口服人参、安慰剂、曲唑酮。人参治疗组患者的勃起参数得到显著改善，如阴茎硬度、围长、勃起持续时间、患者性欲或满意度。人参组的 ED 治疗总有效率为 60%，曲唑酮组与安慰剂组的总有效率均为 30%。另外一个由安慰剂对照、双盲、交叉临床试验得到的结果也证明人参是治疗 ED 的有效选择。将 45 位 ED 患者随机分组，并分别给予 900 mg 人参或安慰剂（人参味道的淀粉胶囊），每天 3 次，持续 8 周。8 周后，人参组国际勃起功能指数（IIEF）平均分显著高于安慰剂组。阴茎硬度扫描指标显示，与对照组相比，经人参治疗 8 周后的患者阴茎尖硬度显著改善。还有人进行了另外 5 个平行组设计临床试验 。患者的 ED 病程均在 1 ~ 30a，治疗期在 4 ~ 12 周。在其中 3 个临床试验里，红参的剂量为 600 mg，每日 3 次。其余 2 个临床试验中红参剂量分别为 900 mg 和 1 000 mg，该 2 项试验采用人参味淀粉作为安慰剂。试验中的患者分别为心理性 ED 患者、血管性阳痿患者和混合型 ED 患者。试验客观结果量度为 IIEF、沃茨性功能问卷（Wat ts sex ual function quest ionnaire）、整体疗效询问（主要针对普通满意度的勃起）和自制的与勃起功能相关的结构式访谈问卷。5 个临床试验中，有 2 个试验结果显示人参疗效优于安慰剂，有统计意义。需要指出的是，虽然其他组的结果无统计意义，但仍然可以看出人参对 ED 具有改善的趋势。

3. 人参注射液的临床研究

（1）治疗心气虚证的临床研究。韩明向等对 301 例心气虚患者（西医诊断属心血管系统疾病者 262 例，属其他系统疾病者 39 例。在心血管病 262 例中，诊断为冠心病 116 例，心肌炎 75 例，风心病 10 例，高血压病 2 例，原发性心肌病 10 例，肺心病 25 例，心包炎 5 例）采用自制人参注射液治疗，每支 2 mL，含生药 200 mg，取 6 ~ 7 mg 加入 10% ~ 15% 葡萄糖液 20 ~ 40 mL 中，每日静脉慢注 1 次，10d 为一个疗程。与 25 例未使用该法治疗的患者进行对照，结果表明，人参治疗后不仅症状、体征显著好转，同时低左心泵力、低心排出量、血液流变学、微循环等方面也较治疗前有明显改善。

（2）治疗心力衰竭的临床研究。汪艳将心力衰竭病人 30 例随机分为 2 组，治疗组 16 例，在常规疗法的基础上加用人参注射液，对照组 14 例，仅采用常规疗法，并且进行治疗前后的调查研究。结果两组患者治疗后症状症候积分比较，治疗组显著低于对照组（$P < 0.05$），疗效评价治疗组显著优于对照组（$P < 0.05$）。证明在常规治疗的基础上辅以人参注射液能显著提高对心力衰竭患者的疗效。戴小华等以 117 例充血性心力衰竭患者为研究对象，分为治疗组 69 例，对照组 48 例。治疗组在常规疗法基础上加用人参注射液治疗，对照组采用单纯常规疗法。结果表明治疗组在总的临床疗效和平均疗程上均明显优于对照组（总有效率分别为 91.3% 和 77.1%，$P_{均} < 0.05$）。同时，治疗组对心悸、气急、腹胀、水肿和紫绀等症状改善率及心功能指标的改善作用方面显著优于对照组（$P < 0.01 ~ 0.05$）。实验室检查表明，治疗组全血比黏度、血浆比黏度、血浆凝血因子 I 显著下降，而红细胞电泳率显著增快（$P < 0.01 ~ 0.05$），疗效明显优于对照组（$P < 0.01 ~ 0.05$），治疗组红细胞超氧化物歧化酶显著升高，脂质过氧化物显著下降（$P < 0.01$），而对照组无明显变化。证明人参注射液有明显的纠正心力衰竭，改善心功能作

用，其疗效较单纯常规疗法高，可能与改善血液流变学及减轻脂质过氧化损伤有关。李克卉等将 60 例充血性心力衰竭（CHF）患者随机分为观察组 32 例和对照组 28 例，两组均予 CHF 常规治疗（包括休息、限盐、吸氧、强心、利尿、扩血管等），观察组在此基础上予人参注射液 10 mL+10% 葡萄糖注射液 40 mL 缓慢静注，每日 1~2 次，两组均以 15 d 为 1 个疗程。观察两组治疗前后症候积分变化、不良反应及疗效。结果表明两组治疗后症候积分均显著低于治疗前，尤以观察组为著（$P_{均} < 0.05$）；观察组总有效率显著高于对照组（$P < 0.05$）；两组均无明显不良反应。证明人参注射液辅助治疗 CHF 效果确切，且安全性高。

（3）治疗冠心病的临床研究。韩明向等通过对人参注射液治疗冠心病心气虚、心阴虚证 57 例临床疗效观察。结果表明，人参能显著改善冠心病心气虚证患者心绞痛、心电图异常，显著改善血液流变性、体外血栓、微循环状态异常。而人参对冠心病心阴虚证患者的心绞痛、心电图疗效远比心气虚证差，并且使证候表现加重，使血液流变性体外血栓、微循环异常显著加重或呈加重趋势。提示人参治疗冠心病亦须辨证使用。张念志等以 60 例患者为研究对象，观察、探讨人参注射液对冠心病心绞痛心气虚证的疗效及作用机理。对照组 30 例，给予硝酸甘油针剂，治疗组 30 例，给予人参注射液，观察其对心绞痛发作频率、心电图、一氧化氮（NO）及内皮素（ET）的影响。结果人参注射液可明显缓解心绞痛症状，减少心绞痛发作次数，改善心电图结果，升高 NO 浓度，降低 ET 水平。两组比较无显著性差异（$P > 0.05$），证明人参注射液对冠心病心绞痛心气虚证患者具有与硝酸甘油针剂基本相同的疗效。

（4）治疗肿瘤放疗和化疗引起骨髓抑制的临床研究。杜力群等对 32 例恶性肿瘤患者给予人参注射液治疗，常用量为 1 次 2 mL，肌注，每日 2 次；另选 30 例同期病理类型相同患者，不用人参，而只给利血生、沙酐醇和 VitB4 升白细胞作为对照组。给药 15~30d，每周复查白细胞。结果表明，人参组总有效率为 87.5%，对照组 83.3%，经统计学处理没有显著性差异（$P > 0.05$）。临床单独使用人参注射液治疗骨髓抑制的疗效显著，本文统计，32 例治疗后较治疗前提升白细胞数平均上升 1 978 个$/mm^2$，$t = 9.4$，$P < 0.01$ 有非常显著意义。人参作用快，最快为 3 d，10 d 左右。5 d 内白细胞回升正常的人参组为 51.8%（14/27），而对照组为 25.9%（7/27）。又无毒副作用。因此人参注射液成为一种新的有效的生血药，在肿瘤治疗中能起到积极辅助作用，从而使肿瘤的化疗和放疗能顺利进行。林丽珠观察人参注射液在 110 例中晚期恶性肿瘤患者化疗中的协同作用，其中治疗组 66 例，化疗的基础上给予人参注射液，44 例仅进行单纯化疗。于用药开始第一天检查患者外周血象、体重、OKT4 项（T 淋巴细胞表面 OKT 抗原）、LBT（淋巴细胞转化率）、ECOG（患者的活动状况，即 PS 计分）及临床症状。疗程的第 7、第 10、第 14、第 21 天各复查 1 次。结果表明人参注射液有明显减轻骨髓抑制作用，用药组与对照组相比，前者使绝大部分患者能按时进行第 2 疗程化疗（$P<0.01$），中性粒细胞（ANC）项，血红蛋白（Hb）项 $P<0.01$，血小板（PLT）项 $P<0.05$，体重增加。在改善临床症状方面，除发热外，余项均有明显作用（$P<0.01$）。生活质量也有明显改善（PS

计分，$P<0.01$）。在免疫功能的调节方面，能明显提高效应 T 细胞（T3）（$P<0.01$），辅助性 T 细胞（T4）（$P<0.01$）水平，对抑制性 T 细胞（T8），用药组治疗前后无明显变化（$P>0.05$），对照组治疗后有所下降，但两组的 T8 水平均较低，虽然统计学结果有意义（$P<0.05$），但实际意义不大。对于 T4/T8 比例，两组治疗前后统计结果均无意义（$P>0.05$），但用药组比值略有上升，对照组比值却有所下降，说明人参注射液还是略有调节 T4/T8 比值的作用。对提高 B 细胞水平、LBT 转化率，也有明显效果（$P<0.05$，$P<0.01$）。另外，本研究还观察到，人参注射液有改善心功能、肝功能（降低 GPT 等）作用，但在缩小肿瘤方面，两组统计学处理无意义（$P>0.05$）。以上结果说明，人参注射液对化疗中的癌症患者的作用是综合的，多方面的，主要作用表现在延长生存期，提高生活质量，改善临床症状，达到带瘤生存的目的。

4. 参附汤及参附注射液的临床研究

（1）治疗心力衰竭的临床研究。高琳琳等选取临床符合条件的慢性充血性心力衰竭（CHF）患者 60 例，随机分成试验组与对照组，每组 30 例，两组均给予常规西药治疗，试验组在常规西药治疗的基础上加用参附汤合苓桂术甘汤加减方，于治疗前后观察两组患者 NT-proBNP 变化，分别进行两组治疗后与治疗前 NT-proBNP 的变化比较及两组间 NT-proBNP 变化比较。结果两组患者 NT-proBNP 均明显降低，且试验组优于对照组，有显著性统计学差异意义（$P<0.05$）。证明参附汤合苓桂术甘汤加减可显著降低 CHF 患者的 NT-proBNP，由此也证实了参附汤合苓桂术甘汤加减方可明显改善患者的心功能。张军霞将 60 例病例随机分为两组，每组 30 例。两组病例均给予休息、吸氧、限制钠盐摄入，并对于不同的基础心脏病，积极针对病因及诱因予以相应治疗。对照组口服血管紧张素转换酶抑制剂卡托普利片、洋地黄制剂地高辛片、利尿剂氢氯噻嗪片、螺内酯片及对症治疗。治疗组在对照组治疗的基础上，根据中医辨证加用参附汤合生脉散加减治疗。结果对照组治疗后总有效率为 73.33%，治疗组治疗后总有效率为 93.33%，两组病例治疗后总有效率比较差异有统计学意义（$P<0.05$）。治疗组治疗 3 个月后与治疗前比较，LVEDd、LVEF、6 min 步行距离结果及 B 型尿钠肽（BNP）均有所改善，与对照组治疗 3 个月后比较，治疗组治疗 3 个月后 LVEDd、LVEF、6 min 步行距离结果及 BNP 明显改善（$P<0.05$）。证明参附汤合生脉散加减治疗慢性心力衰竭疗效显著，值得在临床上推广应用。杨予等将 116 例慢性充血性心力衰竭患者随机分为治疗组 60 例和对照组 56 例，2 组均采用最佳西医治疗方案，并在此基础上分别加用参附汤（人参、制附片、丹参、桂枝、白术、云苓、麦冬、炙麻黄、葶苈子、杏仁、炙甘草、细辛等）和安慰剂汤，12 周为 1 个疗程，共治疗 2 个疗程。分别于治疗前、治疗第 1 个疗程、治疗第 2 个疗程计算中医证候评分、心力衰竭积分及临床疗效。结果治疗组总有效率为 83.33%，对照组为 69.64%，2 组比较差异有显著性（$P<0.01$）；治疗组心力衰竭评分与对照组比较，差异有显著性（$P<0.01$）；且治疗组临床症状积分改善情况优于对照组（$P<0.01$）。证明参附汤能明显改善慢性充血性心力衰竭患者的临床症状、体征及心功能，值得推广。黄海燕将 42 例慢性充血性心力衰竭（CHF）患者，随机分为治疗组和对照组各 21 例，治

疗组在常规治疗基础上采用自拟参附汤（人参、附子、桂枝、黄芪、红景天、丹参、川芎、葶苈子、白术、茯苓、甘草）治疗，分别治疗 2 周，观察治疗前后症状、体征、心功能的改变。结果自拟参附汤治疗组总有效率高于常规治疗组，其差异有显著性（$P<0.05$）。证明在常规抗心衰治疗的基础上，加用自拟参附汤能显著改善慢性心力衰竭患者的心功能、提高患者的生活质量。申学永将慢性心力衰竭（心肾阳虚型）80 例，按照随机数字表法分为观察组和对照组各 40 例。对照组给予西医常规抗心力衰竭治疗，观察组在对照组的基础上加用自拟参附汤（红参、附子、当归、川芎、黄芪、白术、甘草）治疗，疗程均为 14 d。观察指标包括：治疗前后 Lee 心衰积分、中医证候评分、生活质量评分、6 min 步行试验。结果治疗前，各项观察指标比较差异无统计学意义（$P>0.05$）；治疗后两组的治疗后 Lee 心衰积分、中医证候评分、生活质量评分、6 min 步行试验水平均较治疗前明显改善，观察组改善情况明显优于对照组，差异具有统计学意义（$P<0.05$）。证明自拟参附汤治疗心肾阳虚型慢性心力衰竭临床疗效显著。黄天新等选择经西医治疗效果不明显的难治性心力衰竭患者 32 例，在原治疗基础上加用加味参附汤（人参、制附子、黄芪、桂枝、丹参、三七粉、炮穿山甲、制南星、白芥子、葶苈子）水煎内服，每日 1 剂，10 d 后评定疗效。结果显效 10 例（31.25%），有效 15 例（46.88%），总有效率 78.13%，证明加味参附汤治疗难治性心衰疗效较为显著。覃桂革将 80 例老年慢性肺源性心脏痛心力衰竭患者随机分为观察组和对照组各 40 例，对照组行内科抗炎、平喘、祛炎、吸氧等常规治疗，观察组在此基础上加用参附汤（人参、茯苓、制附子、丹参、黄芪）加味并联合单硝酸异山梨酯注射液治疗，比较 2 组临床效果。结果观察组显效 32 例（80%），有效 6 例（15%），无效 2 例（5%），总有效率 95%；对照组显效 15 例（38%），有效 12 例（30%），无效 13 例（32%），总有效率 68%。观察组总有效率显著高于对照组（$P<0.05$）。观察组在治疗过程中，颜面潮红 1 例，头痛、头涨 3 例，均可耐受，无明显肝肾功能异常、低血压、心率加快等不良反应。证明参附汤加味联合单硝酸异山梨酯注射液治疗老年心力衰竭临床效果显著，明显提高了患者生存质量。

（2）治疗心力衰竭的临床研究。骆明光等将 100 例急性心肌梗死（AMI）患者随机分为两组，观察组 51 例，用参附汤（人参、附子）联合西药治疗；对照组 49 例，安慰剂联合西药治疗 AMI，观察两组治疗后临床疗效和对 CRP 水平的影响。结果在改善患者症状和 CRP 水平的下降指标上，观察组疗效明显优于对照组，观察组总有效率 94.12%，总有变化率 98.03%，对照组总有效率 83.67%，总有变化率 91.84%；两组在疗效及 CRP 水平的影响上差异有统计学意义（$P<0.05$）。证明参附汤联合西药治疗 AMI 起效快、作用强、效果好，对 CRP 水平的影响显著。刘小阳等将 57 例急性前壁心肌梗死患者随机分为参附注射液+常规治疗组（治疗组 $n=30$）和常规治疗组（对照组 $n=27$）。记录每例患者入院即刻和 d_7、d_{14}、d_{21} 12 导联心电图，用 QRS 记分法进行 QRS 记分，预测梗死面积，于治疗 21 d 后行超声心动图检查测定心功能，并测定全部患者治疗前后的血清肿瘤坏死因子-α（TNF-α）、C-反应蛋白（CRP）。结果治疗组治疗后 14 d QRS 记分较对照组降低，21 d QRS 记分较对照组显著降低，梗死面积缩小（$P<0.01$），左室射血分数

（LVEF）明显增高（$P<0.01$），而且治疗组 TNF-α、CRP 显著降低（$P<0.01$）。证明参附注射液对防止急性心肌梗死的梗死延展，对保护缺血心肌的损伤及心功能的恢复有一定的作用。

（3）治疗病态窦房结综合征的临床研究。莫成荣等将 30 例心悸病人均给予参附注射液，观察患者药后一般反应外，另着重观察了血尿常规、心电图、肝肾功能等指标。结果参附注射液治疗心悸总有效率为 86.67%，用药 1d 后症状即可明显改善；本药对病情轻的患者疗效更加显著，但病程对疗效未见明显影响。毒副反应观察表明，本药静脉给药后未见明显毒副作用，本药对 SGPT、BUN、Cr 等指标治疗前后无明显差异；对血、尿常规也均无明显影响。

（4）辅助治疗新生儿呼吸窘迫综合征的临床研究。杨桂染等将 42 例呼吸窘迫综合征患儿随机分为两组，对照组 21 例采用经鼻持续气道正压通气（CPAP）给氧、保暖、保湿、升压、抗菌等综合治疗法；治疗组 21 例在采用 CPAP 给氧、保暖、保湿、升压、抗菌治疗的同时，用参附汤煎剂内服加复方丹参注射液静点。治疗 7 d 后，比较治愈率。结果治疗组存活率 95.23%，治愈率 71.4%；对照组存活率 80.95%，治愈率 47.62%。治疗组在临床症状、体征、血气分析及 X 线检查结果等情况明显优于对照组（$P<0.05$）。实验证明参附汤内服加复方丹参注射液静点可以帮助改善新生儿呼吸窘迫综合征临床症状和体征，使患者度过肺泡表面活性物质缺乏期。

（5）治疗失血性休克的临床研究。刘羽等将 45 例不完全流产、葡萄胎、产后大出血、功能性子宫出血等与妊娠和分娩有关的疾病引起的失血性休克患者分为两组，治疗组 30 例，给予参附汤（人参、附子、五味子、麦冬、桃仁、甘草）随症加减，水煎内服；对照组 15 例，除不用中药外，进行常规治疗。结果中药组治愈 15 例，显效 10 例，有效 2 例，无效 3 例；西药组治愈 5 例，显效 5 例，有效 3 例，无效 2 例。两组总有效率分别为 90.0% 和 86.7%。休克患者多以气虚、阳虚多见，故治宜参附汤益气固脱；若以血虚、阴虚为主者，则将人参改为西洋参，另加麦冬、五味子，即为生脉散，可生津复脉，能迅速使休克症状缓解，使病情明显好转。

（6）治疗海洛因瘾的临床研究。文磊采用开放式随机分组对照试验，评价加味参附汤（MSFD）对海洛因依赖的脱毒效应、不良反应及安全度。按照 10d 疗程给药方案量化评定了 68 例海洛因成瘾者的每日戒断症状分值、Hamilton 焦虑量表分值、不良反应分值等，并将其作用与洛非西丁（Lof）进行了比较。结果治疗第 1~3d MSFD 组自发戒断症状评分分别为 77.68±15.06、63.73±12.36、49.55±9.04，分别低于 Lof 组的 84.16±8.33、70.98±10.05、54.02±8.74（$P<0.05$）；两组对 Hamilton 焦虑量表分值的影响无统计学差异（$P>0.05$）；MSFD 组出现了口干、视物模糊等不良反应，出现率及程度低于 Lof 组；MSFD 对血压、心率无明显影响。证明 MSFD 在阿片类成瘾戒断急性期的疗效优于 Lof，且不良反应轻微。

5. 参麦注射液的临床研究

（1）治疗肺心病的临床研究。赵旅等将 60 例肺心病呼吸衰竭患者分为治疗组 30 例，采用参麦注射液治疗；对照组 30 例，用氨茶碱治疗。结果两组治疗后 PaO_2、SaO_2 比治疗前均有显著提高（$P<0.01$），$PaCO_2$ 均有显著降低（$P<0.01$），pH 均有显著改善，但两组间比较无显著性差异；参麦注射液可以改善肺心病患者的左心功能，尤其是左心收缩功能。孙娥将 38 例肺心病失偿期患者随机分为两组，参麦治疗组和对照组各 19 例，治疗前、后分别用彩色多普勒超声心动描记术测定左心室射血分数（LV EF）、心排血量、舒张早期流速峰（E）、舒张晚期流速峰（A）、每搏量，并与健康对照组比较。结果慢性肺心病失代偿期患者 LV EF、心排血量、E／A、每搏量较健康对照组明显降低，应用参麦注射液治疗 15d 后，患者的 LV EF、心排血量、每搏量较治疗前明显增加，有统计学差异（$P< 0.05$）。孙平等对 40 例肺心病急性发作期患者在常规治疗基础上应用参麦注射液配伍蝮蛇抗栓酶治疗，并与同期 40 例肺心病患者常规治疗作对照，治疗前后观察临床疗效、血气分析、血液流变学。结果治疗组 40 例中，显效 18 例，好转 18 例，PO_2 明显升高，PCO_2 明显降低，且血浆黏度、全血黏度比、红细胞压积明显降低，与对照组比较，有显著性差异（$P<0.01$），证明参麦注射液配伍蝮蛇抗栓酶在常规治疗基础上可提高疗效。

（2）治疗心肌病的临床研究。张荣江等将 52 例扩张型心肌病分为治疗组 32 例（男性 20 例，女性 12 例，年龄 46 a±13 a）与对照组 20 例（男性 11 例，女性 9 例，年龄 47 a±14 a）。两组在常规治疗的基础上，治疗组用参麦注射液 30 mL，加入 5% 葡萄糖注射液 100 mL，静滴，1 次／d；对照组用维生素 C 注射液 5. 0 g，加入 5% 葡萄糖注射液 100 mL，静滴，1 次／d。两组疗程均为 2 周。结果参麦注射液组总有效率 84%，维生素 C 注射液组总有效率 65%（$P>0.05$）；参麦注射液和黄芪注射液均可作为急性病毒性心肌炎常规治疗药，两组疗效无显著差异，但抗病毒作用后者较强。戴秋霞等应用随机单盲、前瞻性比较急性病毒性心肌炎病人 60 例，其中 30 例（男性 6 例，女性 24 例，年龄 38 a±7 a）用黄芪注射液 20 g 加入 5% 葡萄糖注射液 250 mL 中，静脉滴注，1 次／d，共 3 周；另 30 例（男性 10 例，女性 20 例，年龄 40 a±7 a）用参麦注射液 40 mL 加入 5% 葡萄糖注射液 250 mL 中，静滴，1 次／d，共 3 周；两组均同时用极化液和大量维生素 C 静滴。结果两组均可改善左室射血分数、心搏量和心排量，黄芪组对血中病毒核糖核酸清除率优于参麦注射液（$P< 0.01$）；参麦注射液与牛磺酸合用对治疗急性病毒性心肌炎有协同作用，效果明显。马洪滨等对 68 例小儿病毒性心肌炎患儿给予常规抗病毒药物、能量合剂、大剂量维生素 C 等药物进行对症治疗，并在上述治疗基础上给予参麦注射液进行治疗，按体重给药，体重<30 kg，10 mL，体重>30 kg，20 mL，用 5% 葡萄糖注射液 250 mL 稀释后应用，每日 1 次，2 周为 1 个疗程。结果 68 例患儿，治愈 63 例（92.6%），有效 3 例（4.4%），无效 2 例（2.9%），总有效率为 97%。2 例无效患儿又经过 1 个疗程治疗后为有效。

（3）治疗心肌梗死的临床研究。水心富等选择具有溶栓指征的急性心肌梗死（AM I）患者 85 例，随机分为治疗组和对照组（分别为 43 例和 42 例）。二组均进行用尿激酶静脉溶栓治疗。治疗组在用尿激酶前 30 min 内或同时给予参麦注射液 30~50 mL，

1 次/d，连用 10~14 d，以探讨 AMI 再灌注损伤的防治。结果治疗组发生再灌注性心律失常、严重心功能不全、住院期间死亡率均明显低于对照组（$P< 0.05$ 或 $P< 0.01$）。同时，治疗组在减少心肌耗氧量、缩小梗死面积、减少心肌酶释放和提高左室射血功能等方面均显著优于对照组（$P< 0.05$）。证明参麦注射液可以防治 AMI 溶栓后再灌注性损伤，能降低心律失常、心功能不全的发生，并能降低住院期间的死亡率。韩广明等将 39 例急性心肌梗死（AMI）患者随机分为治疗组和对照组，两组均应用常规溶栓疗法，治疗组加用参麦注射液治疗。结果两组经治疗后，治疗组总有效率为 90.5%，较对照组的 72.2% 明显提高，而不良反应发生率为 9.25%，较对照组的 27.8% 明显降低。

（4）治疗心力衰竭的临床研究。姚季红等将 29 例慢性充血性心衰患者随机分为治疗组和对照组，治疗组在基础治疗同时加用参麦注射液，观察两组治疗前后心功能和临床症状改善情况。结果治疗组有效率为 93.75%，对照组为 75.17%，两组比较有统计学意义。表明参麦注射液对慢性充血性心力衰竭治疗有效，且症状改善优于单用西药治疗组。汤东强对住院治疗的 40 例慢性充血性心力衰竭患者，按照随机原则平均分为试验组和对照组，其中对照组患者采用洋地黄、利尿剂、硝酸酯类及 β 受体阻滞剂治疗，试验组患者在此基础上加用参麦注射液治疗，对比两组患者治疗效果。结果表明试验组患者总有效率 90%（18/20），对照组患者总有效率是 70%（14/20），两组比较差异有统计学意义（$P<0.05$）。在治疗 1 个疗程后，试验组血氧饱和度改善情况明显好于对照组（$P< 0.05$）。参麦注射液治疗慢性充血性心力衰竭的临床疗效令人满意，且用药相对安全，无明显不良反应，可显著改善患者心功能，提高其生活质量。刘炼庆将慢性心衰患者 62 例随机分为对照组 30 例，治疗组 32 例，对照组给予洋地黄、利尿药、硝酸酯及卡托普利常规治疗，治疗组在上述治疗的基础上静脉滴注参麦注射液及硫酸镁，以 14 d 为 1 个疗程进行疗效比较。结果对照组的总有效率为 73%，治疗组为 97%，两组比较，差异有统计学意义（$P< 0.05$）；治疗组治疗后心率、左心室射血分数（LVEF）较对照组改善明显，两组比较差异也有统计学意义（$P< 0.05$）。

（5）治疗缓慢性心律失常的临床研究。蒋家祥等将 140 例缓慢性心律失常病人随机分为观察组和对照组，观察组 72 例采用参麦注射液 30~50 mL 静脉滴注；对照组 68 例给予宁心宝胶囊口服，均以 7~10 d 为 1 个疗程。两组其他用药基本相同。结果观察组总有效率 86%，对照组 53%，两组相比差异有显著性（$P< 0.01$）。两组均未见明显副作用。董云飞将 48 例缓慢性心律失常患者分为 2 组，治疗组 26 例，年龄在 65~89 岁，平均年龄为 77 ± 12 岁；对照组 22 例，年龄在 64~90 岁，平均年龄为 77 ± 13 岁。对照组以每日 16 mL 丹参注射液静滴，治疗组以每日 20~50 mL 参麦加入 5% 葡萄糖 250 mL 中静滴，两组均 10 d 为 1 个疗程，随访 1 个月，判断疗效。结果治疗组好转率 88.46%，对照组好转率 54.54%，前者疗效优于后者（$P<0.05$）。1 个月内死亡治疗组 1 例，对照组 3 例，但差异无统计学意义。舒华等将 30 例老年缓慢性心律失常患者使用参麦注射液静点 14 d。结果经参麦注射液治疗后患者心率较治疗前明显增加，治疗前后比较有统计学意义（$P< 0.01$）。表明参麦注射液治疗老年人缓慢心律失常，疗效明显，副作用少，方法简便，值

得临床推广。

（6）治疗不稳定型心绞痛的临床研究。曹忠良等为观察参麦注射液治疗不稳定型心绞痛的临床疗效，将 40 例不稳定型心绞痛患者随机分成治疗组（20 例）和对照组（20 例），治疗组用参麦注射液 40 mL 静脉滴注，1 次/d；对照组用丹参注射液 20 mL 静脉滴注，1 次/d，疗程 15 d。观察心绞痛发作次数、血压、心率、硝酸甘油含服数量、静息心电图变化。结果治疗组的总有效率为 60%，对照组为 25%（P< 0.05）。治疗组的心绞痛发作次数、硝酸甘油含服量、心肌耗氧指数、静息心电图有明显的改善（P< 0.05～0.01）。参麦注射液能明显缓解心绞痛，改善缺血心电图，同时能提高冠心病患者血清 NO 水平，对不稳定型心绞痛有较好疗效。王智慧将 40 例正常对照组及 58 例 CHD 心绞痛组均测血清 NO，心绞痛组患者给予参麦注射液 40 mL 加入 5% 葡萄糖注射液 500 mL 静滴，1 次/d，共 2 周，于第 2 周重复做心电图及血清 NO 测定，同组治疗前后配对资料用 t 检验。心绞痛组在治疗后症状改善的总有效率为 96.5%；心电图改善的总有效率为 77.4%；与对照组比较，心绞痛组治疗前血清 NO 水平显著减低（P<0.01）；与治疗前比较，心绞痛组治疗后血清 NO 水平显著升高（P< 0.01）。

（7）治疗冠心病的临床研究。万年青通过临床观察治疗无症状性冠心病 26 例，表明参麦注射液能明显改善无症状性冠心病的 ST-T 改变，其作用优于对照药物消心痛，诊疗期间未见毒副作用。林莉等将冠心病患者 150 例，分为对照组及治疗组。对照组常规用药，治疗组在对照组的基础上予参麦注射液 50 mL，0.9%氯化钠注射液 250 mL，1 日 1 次，静点。10 d 为 1 个疗程，共计两个疗程。观察治疗前后两组患者临床症状及心电图的改变。结果治疗组的显效例数明显高于对照组，且具有统计学意义（P<0.05）。治疗组的无效例数明显低于对照组，且具有统计学意义（P<0.05）。治疗组总有效率明显高于对照组，且具有统计学意义（P<0.05）。可见在冠心病常规治疗方案基础上增加参麦注射液可以有效地改善患者的临床症状，值得临床推广。

（8）治疗脑病的临床研究。于艳秋将急性脑梗死 80 例老年患者，分为两组。参麦组 42 例，予参麦注射液 60 mL，抗栓酶组 38 例予蝮蛇抗栓酶 0.5 U，均溶于 0.9% 氯化钠注射液 250 mL，静滴，1 次/d，共 10 d。结果：参麦组有效率 78%，抗栓酶组 71%，差异无显著意义（P> 0.05）。但参麦组开始用药时间< 1 d，1～3 d 和> 4～7 d 组间比较，差异有显著意义（P< 0.05）；红细胞膜腺苷三磷酸酶活力上升，两组比较，差异有非常显著意义（P<0.01）。两组均无严重不良反应。朱永玉将 63 例新生儿缺氧缺血性脑病（HIE）合并心肌损害患者分为治疗组和对照组，其中治疗组 30 例在常规治疗基础上，用参麦注射液 2 mL/（kg·d）加入 10% 葡萄糖注射液 50 mL 中静滴，1 次/d，疗程 7～10 d。对照组 33 例，仅用常规治疗。结果治疗组的显效率 53%（16 /30）和总有效率 80%（24 /30）均明显高于对照组的 21%（7 /33）和 55%（18 /33）（P<0.01 和 P<0.05）；治疗组心率、心电图、心肌酶学恢复时间较对照组显著缩短（P<0.01）；治疗组神经系统主要症状和体征消失时间较对照组显著缩短（P< 0.01）。

（9）治疗慢性阻塞性肺炎的临床研究。王建娜将 62 例缓解期患者随机分为治疗组和对照组，两组在抗感染、氧疗、祛痰等常规治疗的基础上，分别加用参麦注射液、氨茶碱或单用茶碱。结果除用力肺活量外，治疗组在治疗前后各项指标均显著优于对照组（$P<0.05$），亦优于治疗组治疗前水平（$P<0.05$）。参麦注射液较单用氨茶碱能明显改善患者肺功能。

（10）治疗糖尿病的临床研究。侯铁虎将 80 例糖尿病周围神经病变患者随机分为治疗组和对照组，对照组用胰岛素治疗，治疗组在胰岛素治疗的基础上，加用参麦注射液并丹参注射液治疗 15 d。结果治疗组神经病变总有效率为 90%，明显高于对照组（40%），未见不良反应；应用益气养阴、活血化瘀中药治疗糖尿病，可调节阴阳平衡，效果甚佳。在胰岛素治疗的基础上合并参麦注射治疗，可有效缓解糖尿病周围神经病变（DPN）的临床症状及体征，从而有助于防止 DPN 的发生与发展。何明坤等将 64 例糖尿病周围神经病变（DPN）患者分为观察组和对照组，每组 32 例。对照组予甲钴胺 0.5 mg 肌注，每天 1 次并予控制血糖、血脂治疗。观察组在上述基础上加用参麦注射液 100 mL 静滴，每天 1 次。疗程均为 28 d。疗程结束前后抽血化验生化指标并行神经传导速度测定。结果观察组疗效和一些血黏度参数改善均优于对照组，差异有统计学意义（$P<0.05$）。参麦注射液可降低血 FIB、D-Dimmer、HSCRP 水平，从而降低血液黏稠度，改善神经滋养血管的缺血和神经细胞营养障碍，提高外周神经传导速度，这可能是它能有效治疗糖尿病周围神经病变的原因之一。黄萍等对 56 例 2 型糖尿病并周围神经病变患者给予参麦注射液静脉滴注治疗 4 周，观察治疗前后临床症状、体征、周围神经功能测定的改善情况。结果治疗前后比较临床症状改善率达 80% 左右，周围神经功能测定改变显著（$P<0.05$）。证明参麦注射液是治疗 2 型糖尿病周围神经病变的一种有效安全的药物。

（11）治疗膈肌疲劳的临床研究。严纯雪将 35 例具有呼吸衰竭及膈肌疲劳的儿童住院患者随机分为参麦注射液组（A 组）和对照组（B 组）。B 组采用抗感染、吸氧和静脉营养等综合治疗；A 组在 B 组治疗基础上加用参麦注射液静脉注射。运用电阻抗呼吸图作为疗效标准，观察药物使用后 30 min 有效例数、膈肌疲劳消失所需的时间及治疗前后动脉血气分析有关指标的变化。结果在 30 min 内，A 组有效例数明显高于对照组（$P<0.01$）；两种治疗方法均能提高血 pH，降低 $PaCO_2$。在降低 $PaCO_2$ 时，A 组同 B 组比较差异有显著性（$P<0.05$）。另外，A 组患儿膈肌疲劳消失所需时间比 B 组患儿短（$P<0.01$）。证明参麦注射液是一种治疗儿童膈肌疲劳和煤工尘肺患者有效的药物，且副作用小，值得临床推广。顾俊将患者 40 例随机分成 2 组，常规治疗为对照组，加用参麦注射液治疗为观察组，治疗前后查血流变和血气分析。结果观察组治疗前后比较及与对照组治疗后的比较，血流变各项指标明显下降，差异有显著性（$P<0.05$），pH 值和 PCO_2 下降，PO_2 和 SaO_2 上升，差异有显著性（$P<0.05$），而对照组治疗前后上述各项指标差异无显著性（$P<0.05$）。证明参麦注射液可改善疲劳膈肌的舒张性，还可抵消氨茶碱损伤膈肌舒张功能的副作用，该药可改善 COPD 患者膈肌疲劳，降低血黏度，改善心功能，从而提高患者的生存率。李广宗等对 14 例有膈肌疲劳的煤工尘肺患者，参麦治疗前后的膈肌阻抗血流图进行测量，结果显示，经参麦治疗 10 d 后，10 例病人阻抗血流图中原来

的胸腹反常呼吸变为胸腹同步呼吸，呼吸肌疲劳改善，有效率为 71.42%。

（12）治疗粒细胞减少症的临床研究。彭万军等选取癌症病人 200 例，随机分为两组，治疗组 107 例于化疗后 1 周静脉注射参麦注射液 7 d，对照组于化疗后 7 d 开始服用维生素 B4 与利血生，连服 14 d。比较两组外周血象回升情况。结果治疗组的血象（白细胞、血红蛋白、血小板）回升作用明显优于对照组（$P<0.05$）。参麦注射液有一定的保护骨髓造血功能及明显的升血小板功能，能改善全身状况，增强疗效，有利于恢复机体免疫功能，使患者定时、顺利地进行化疗。崔永飞等采用参麦注射液治疗肿瘤患者白细胞减少症 78 例，并设对照组用强力升白片和利血生治疗 50 例，两组总有效率分别为 92.31% 和 62%，有显著性差异。结果提示参麦注射液对化疗病人的白细胞下降有确切的疗效。江劲波将白血病化疗患者 46 例随机分为两组，参麦组 30 例，静滴参麦注射液治疗，对照组 16 例，以格拉诺赛特、枢复宁等治疗。结果两组化疗后所致白细胞减少相近，参麦组对化疗引起的消化道反应及心肌酶谱变化的影响均低于对照组。表明参麦注射液能减轻白血病蒽环类药物的化疗毒性。

（13）治疗血小板减少性紫癜的临床研究。邓素莲等对极重型原发性血小板减少性紫癜（ITP）45 例随机分为治疗组及对照组，治疗组 25 例，对照组 20 例，治疗组加用参麦注射液（2 岁 10 mL，2~5 岁 20 mL，5~9 岁 20~40 mL）溶解于 10% 葡萄糖注射液 100~250 mL 中静滴，每日 1 次，10 d 为 1 个疗程，并同时应用人血丙种球蛋白每天 400 mg/kg 冲击治疗 5 d，以及地塞米松每天 1.5~2.0 mg/kg，对照组除未用参麦注射液静滴外，余同治疗组，结果两组间疗效有明显差异（$P<0.05$）。提示参麦注射液有一定的保护骨髓造血功能及明显的升血小板功能，能改善全身状况，增强疗效。

（14）治疗乳腺癌的临床研究。刘鹏选取女性乳腺癌治疗性手术患者 80 例，随机分为两组，治疗组术后静脉注射参麦注射液治疗 7 d，与对照组对比伤口愈合时间、引流量、手术并发症、血象及手术前后的 NK 细胞、T 细胞亚群（CD_3，CD_4，CD_8）。结果治疗组的伤口愈合时间、手术并发症均少于对照组，血红蛋白恢复明显优于对照组（$P<0.05$），NK 细胞，CD_4，CD_4/CD_8 比值治疗组术后比对照组有显著性升高（$P<0.05$）。提示参麦注射液有利于乳腺癌患者治疗性手术的恢复，减少手术并发症的发生，可以使患者尽早顺利进行化疗。

（15）治疗肾综合征出血热的临床研究。鞠婉微等随机选取对照组 60 例采用常规方法治疗肾综合征出血热，治疗组 60 例在常规方法治疗的基础上，加用参麦注射液治疗。结果表明，加用参麦注射液治疗肾综合征出血热，具有退热快，提高越期率，肾功能损害轻且恢复快，尿蛋白消失早，并发症少，能促进疾病的痊愈。两组比较，经统计学处理，有显著意义（$P<0.05$）。

（16）治疗休克的临床研究。严首春等在现代医学常规治疗过敏性休克的基础上，辅以静注参麦注射液治疗过敏性休克患者 60 例（治疗组），观察治疗前后血液流变学变化、意识状态、生命体征、血压、尿量及无创血氧饱和度，并与常规治疗过敏性休克患者 36 例（对照组）进行比较。结果治疗后 4 h 血压回升率治疗组 68.3%，对照组

22.2%；治疗后 6 h 血压回升率治疗组 93.3%，对照组 44.4%（*P*<0.01）；治疗组治疗后 2，3，4，5，6 h 尿量平均值明显高于对照组（*P* 值除治疗后 5 h<0.05 外，其余均<0.01）；治疗组治疗后血液流变学指标较对照组明显改善（*P*<0.01）。苏青和等将 34 例烧伤休克患者随机分为治疗组 18 例和对照组 16 例，两组患者常规治疗相同，治疗组加用参麦注射液。观察两组患者治疗后血乳酸值、尿量、心率、意识复常时间以及肢厥、出汗、紫绀、指压复常时间，并比较疗效。结果治疗组有迅速升压和稳压的效应，随着血压的回升，主证很快消失，临床总有效率治疗组（94.44%）明显优于对照组（75.00%）；血乳酸、尿量、心率及主要症状、体征的复常时间，治疗组明显短于对照组（*P*<0.01）。参麦注射液治疗烧伤休克能明显提高疗效，缩短病程，逆转烧伤休克的发展。

6. 生脉饮的临床研究

（1）治疗慢性心力衰竭的临床研究。王艳芬等将确诊为慢性心力衰竭的患者 78 例，随机分为两组，治疗组采用生脉饮（黄芪、麦冬、人参、五味子、丹参、茯苓、白术、车前子、葶苈子、红花、附子、甘草）配合西药治疗，对照组单用西药治疗，两组治疗 4 周后，比较两组患者的治疗效果、症状改善情况、血压、心率变化及心功能变化等。结果治疗组有效率 2.31%，对照组为 76.92%，差异有统计学意义（*P*<0.05）；治疗组呼吸困难、乏力、下肢水肿等症状明显较对照组改善时间短，差异有统计学意义（*P*<0.05）；两组治疗后血压及心率均较治疗前改善，差异有统计学意义（*P*<0.05）；治疗组左室射血分数（LVEF）、左室舒张内径（LVDd）、左室收缩期内径（LVDs）较对照组明显改善，差异有统计学意义（*P*<0.05）。证明生脉饮治疗慢性心衰疗效确切，有效改善心功能，提高左心室舒张能力，减缓心室重塑，有积极的临床意义。陈朝金将难治性心力衰竭患者 60 例随机分为对照组和治疗组；治疗组在常规治疗的基础上加用生脉饮，4 周后，观察治疗前后两组患者临床症状、体征、心功能改善情况。结果加用生脉饮后患者症状、体征和心功能改善更明显，总有效率升高，有显著性差异（*P*<0.05）。生脉饮治疗难治性心衰患者心功能改善明显，疗效确切，不良反应少，病死率降低。陈向东等将慢性心衰患者 80 例随机分为观察组和对照组，观察组在常规抗心衰治疗基础上给予黄芪生脉饮（黄芪、党参、麦冬、五味子）联合倍他乐克，对照组在常规抗心衰同时给予倍他乐克，并进行 3 个月的随访观察，评估两组临床治疗效果。结果观察组患者总有效率 97.50%，明显高于对照组患者总有效率 77.50%，差异有统计学意义（*P*<0.05）；两组患者治疗后 BNP，RDW 值显著下降，但观察组 BNP，RDW 值下降程度明显高于对照组，差异有统计学意义（*P*<0.05）；治疗后 LVEF、LVD、LVESD、LVFS 值改变明显。但观察组 LVEF、LVFS 升高较对照组更为显著，观察组 LVD、LVESD 下降较对照组更为明显，差异有统计学意义（*P*<0.05）。

（2）治疗心肌炎的临床研究。陈宝玉等对收治的 120 例病毒性心肌炎患者进行研究，随机分成观察组和对照组各 60 例，对照组采用常规的药物治疗，观察组在常规治疗的基础上加入黄芪生脉饮，观察两组患者的疗效、心肌酶指标降低情况及并发症。结果两组患者通过治疗，观察组的总有效率明显高于对照组，差异具有统计学意义（$P<0.05$）；心肌酶指标降低情况，观察组明显低于对照组，差异具有统计学意义（$P<0.05$）。证明在常规治疗的基础上加入黄芪生脉饮辅助治疗病毒性心肌炎，具有明显的疗效，有临床意义，值得推广应用。周冬将 56 例病毒性心肌炎伴快速心律失常患者随机分为对照组和观察组，均为 28 例，对照组给予常规西药治疗，观察组在对照组的基础上给予生脉饮加味治疗。连续治疗 4 周后，对比两组的临床疗效。结果两组治疗后，观察组总有效率为 89.29%，对照组总有效率为 67.86%，两组比较差异有统计学意义（$P<0.05$）。证明生脉饮加味联合西药治疗病毒性心肌炎伴快速心律失常能明显的改善患者临床症状，值得推广。韩丽华等采用生脉饮合血府逐瘀汤加减治疗病毒性心肌炎 30 例，水煎，每日 1 剂，1 个月后判定疗效。结果治愈 25 例，显效 2 例，有效 1 例，无效 2 例，有效率占 93.3%。

（3）治疗心律失常的临床研究。黄光锐治疗早搏性心律失常 21 例，所有患者均经常规心电图检查，早搏每分钟在 5 次以上。均选用抗心律失常药物（利多卡因、普萘洛尔、阿替洛尔、乙胺碘呋酮、普罗帕酮、慢心律等）治疗 1 周以上，而未能取得满意疗效。在原治疗的基础上，同时服用加味生脉散。连服 1 周。经治疗后，患者自觉症状缓解或明显改善。复查常规心电图及长Ⅱ导联，其中 9 例早搏消失或每分钟在 3 次以下，4 例由原来的二联律、三联律转为每分钟早搏在 10 次以下，5 例每分钟早搏 2~5 次，3 例无变化。中西药结合治疗，总有效率为 85.7%。陈盛鹏等观察生脉散加味联合慢心律治疗频发性室性早搏的临床疗效，并初步探讨其作用饥制。将经过 24 h 长程心电图确诊为频发性室性早搏的 51 例患者，随机分为治疗组和对照组，对照组口服慢心律，治疗组在服用慢心律的基础上，以生脉散为基本方，随证加味用药。1 周为 1 个疗程。结果治疗组显效率 33.3%，总有效率 88.9%，无加重病例；对照组显效率 16.7%，总有效率 62.5%，加重 3 例。治疗组优于对照组，有显著性差异（$P<0.05$）。证明生脉散加味联合慢心律对频发室性早搏临床症状的改善和降低频发室性早搏的频率均优于单独使用慢心律。郭亚平将 140 例缓慢性心律失常患者随机分为生脉饮（人参、麦冬、五味子）合淫羊藿加减治疗组 70 例和心宝丸对照组 70 例，两组患者疗程均为 4 周，观察两组治疗后，心率的变化，比较疗效。结果在临床疗效方面，生脉饮合淫羊藿组疗效明显优于心宝丸组（$\alpha=0.05$）；治疗后生脉饮合淫羊藿组在提高心率方面明显优于心宝丸组（$P<0.05$）。证明生脉饮合淫羊藿治疗缓慢性心律失常有较好的临床疗效。

（4）治疗冠心病的临床研究。蓝寿煌将 36 例冠心病患者采取随机分组的方式分为治疗组和对照组，每组 18 例。分别给予两组患者扩血管以及抗血小板聚集等常规西药治疗，治疗组患者则在西药治疗的基础上，再给予其生脉散加味（麦冬、黄芪、人参、三七、制附子、益母草、五味子）治疗，每日早晚服用 2 次。两组患者均以 4 周为 1 个疗程，且连续服用 1 个疗程药物。两组相比，治疗前后血脂各项数据（TG，TC，HDL-C，LDL-C）均明显优于对照组（$P<0.05$）；中医症候效果对比，对照组 18 例患者中，3 例显效，9 例有效，6 例无效，总有效率为 66.67%。治疗组 18 例患者中，5 例显效，10 例

有效，3 例无效，总有效率为 83.33%（$P<0.05$），具有统计学意义。高桂龙选择冠心病患者 87 人，随机分为治疗组（43 例）和对照组（44 例）。对照组单纯给予西药常规抗血小板聚集、调血脂、利尿、强心、扩张血管治疗，治疗组给予中药生脉散加味（人参、麦冬、五味子、制附子、黄芪、三七、益母草），结合西药常规治疗，4 周为 1 个疗程，治疗 1 个疗程后观察两组血脂、中医证候疗效的变化。结果治疗组患者血脂、中医证候疗效均优于对照组（$P<0.05$）。证明生脉散加味结合常规西药治疗冠心病的疗效明显优于单纯应用西药治疗的疗效。任乐易抽取 82 例冠心病患者，随机分为对照组和治疗组各 41 例。对照组采用常规西药治疗；治疗组采用西药与加味生脉散（益母草、麦冬、黄芪、人参、五味子、制附子、三七）联合治疗。治疗组患者病情控制效果明显优于对照组；冠心病症状稳定时间和实际接受治疗时间明显短于对照组；两组患者治疗期间未出现药物不良反应。应用西药与加味生脉散联合治疗冠心病患者的临床效果显著。王峰回顾性分析入院治疗的 72 例冠心病心绞痛老年患者的临床资料，按治疗方法分为治疗组和对照组各 36 例，对照组采用常规西药进行治疗，治疗组在此基础上加用生脉注射液，比较两组患者的临床疗效。结果治疗组患者的总有效率为 75.00%，显著高于对照组总有效率 63.89%，治疗组显效率 25.00%，显著高于对照组 19.44%，$P<0.05$，治疗组有效率 50.00%，高于对照组 44.45%，但无显著性差异，$P>0.05$。研究结果证明生脉注射液治疗老年冠心病心绞痛患者起效较快，持续时间长，临床疗效明显。

（5）治疗肺炎的临床研究。放射性肺炎是胸部肿瘤放疗中最常见的并发症之一，是正常肺组织因放射性损伤而出现的炎性反应。任双平将 64 例放射性肺炎患者随机分为治疗组 32 例，对照组 32 例。治疗组口服加味生脉饮（人参、麦冬、五味子、沙参、黄芩、银花、桑白皮、鱼腥草、全瓜蒌等）；对照组采用地塞米松静脉点滴，同时配合抗生素、解痉、化痰、平喘等对症治疗。结果治疗组疗效及患者生存质量明显优于对照组（$P<0.05$）。证明加味生脉饮可有效治疗放射性肺炎，提高患者生存质量。王信乐将 94 例患儿随机分为两组，对照组 54 例给予常规治疗，治疗组 40 例在此基础上加用生脉注射液（红参、麦冬、五味子）10~15 mL 静脉滴注。5 d 后观察两组疗效。结果治疗组总有效率 95.00%，高于对照组 88.89%，且主要临床症状或体征改善的平均时间缩短，转住院治疗例数亦减少。肺炎是急性卒中最常见的并发症之一，也是卒中患者病情加重和死亡的主要原因之一。罗家祺等将 277 例急性脑梗死患者随机分为生脉预防组和对照组，对照组采用常规西医治疗方法，生脉预防组在此基础上使用生脉注射液治疗，并对两组治疗前后 CD_4，CD_8，HSCRP 水平进行检测。结果观察 20 d 后，对照组卒中相关性肺炎发生率为 26.32%，生脉预防组为 14.16%（$P<0.05$）。并且对照组 CD_4 水平明显低于生脉预防组（$P<0.05$）。结果证明急性脑梗死患者应用生脉注射可以降低卒中相关性肺炎的发生率，改善机体炎症反应，与调节 CD_4 水平的下降有关。周永瑞等将 200 例老年人肺炎患者随机分为治疗组和对照组各 100 例，治疗组应用甲磺酸帕珠沙星合用生脉注射液（红参、麦冬、五味子）静脉滴注，对照组单用甲磺酸帕珠沙星静脉滴注，疗程均为 7~14 d，观察两组的疗效及安全性。结果治疗组治疗疗程短于对照组，显效时间分别为（7

±1.8）d 和（11±1.5）d，总有效率分别为 95% 和 86%，差异有统计学意义（$P<0.05$）。结果表明中西医结合治疗老年肺炎能提高疗效，缩短病程。

（6）其他临床研究。刘莊萍将 70 例老年肺部感染咳痰无力的患者随机分成两组，每组均 35 例。对照组采用主动呼吸循环技术（ACBT）护理干预，实验组采用生脉饮口服结合 ACBT 进行护理干预。结果经护理干预后与对照组比较，实验组患者咳痰能力锻炼依从性明显提高，且能在较短时间内进行自主有效的咳嗽，首次咳痰量明显增多，SpO_2 明显改善，患者呼吸音及胸部 X 线等肺部感染情况明显改善，两组间比较差异有统计学意义（$P<0.01$）。结果表明采用生脉饮口服结合 ACBT 护理干预模式，有助于提高老年肺部感染咳痰无力患者咳痰锻炼依从性，对快速恢复咳痰能力临床效果非常明显。李建杰等采用随机对照试验方法，将 60 例行急诊介入诊疗的急性 ST 段抬高心肌梗死患者随机分为 3 组，每组均在常规治疗基础上加用中药汤剂口服治疗，血府逐瘀汤组加用血府逐瘀汤口服，生脉饮组加用生脉饮（生晒参、麦冬、五味子）口服，治疗组加用血府逐瘀汤合生脉饮（生晒参、麦冬、五味子）口服，疗程 7 d。观察 3 组再灌注损伤事件（血管无再流或慢再流、再灌注心律失常、心功能不全及严重的心血管事件）发生情况及临床疗效。与对照组相比，治疗组术后 12 h 内心律失常的发生率明显低于其他两组（$P<0.05$），左室射血分数较其他两组显著升高（$P<0.05$）。3 组间严重心血管事件发生情况无显著性差异。3 组均未见严重不良反应。证明血府逐瘀汤合生脉饮防治急性心肌梗死介入术后再灌注损伤效果优于单用血府逐瘀汤或生脉饮。谢中华将鼻咽癌门诊及住院患者 78 例采用完全随机法分成两组：第一组 39 例在放疗前 5 d 开始服用中药；第二组 39 例在放疗开始后 14 d 才服用中药。两组都用银翘马勃散合生脉饮（白人参、麦冬、五味子）加味，1 剂/2d，水煎 1 000 mL 分次频服，直到放疗结束后 1 周为止。结果第一组：放疗完成率 94.87%（37/39），显效 30 例，有效 7 例，无效 2 例；第二组：放疗完成率 89.74%（35/39），显效 21 例，有效 14 例，无效 4 例。表明银翘马勃散合生脉饮防治鼻咽癌放疗副反应效果良好，越早配合中药副反应越小，治疗效果越好，值得临床推广。郭建军选取诊断为呼吸道感染的患儿 144 例，随机分为两组，每组 112 例。实验组在抗感染及对症治疗的基础上给予生脉注射液进行治疗，对照组仅采用抗感染和对症治疗。治疗后对比两组患者的临床有效率、症状消失时间及患者满意度的情况。结果实验组的临床有效率高于对照组，临床症状好转的时间较对照组短，患者满意度高，且各项结果的差异具有统计学意义（$P<0.05$）。

7. 四逆加人参汤的临床研究

（1）治疗冠心病的临床研究。邹蓉等将 108 例冠心病合并心功能不全的患者随机分为 2 组，2 组均按心功能不全常规治疗，其中 1 组 58 例加服四逆加人参汤（黑附子、干姜、炙甘草、红参），每日 1 剂，疗程 4 周。观察其治疗前后 2 组临床症状、心电图改变及生活质量的变化。结果表明，四逆加人参汤组心功能改善明显优于对照组，对患者生活质量的影响亦明显优于对照组，且无明显副作用。邹蓉等将 155 例冠心病心肌缺血患者随机分为 2 组，102 例服用四逆加人参汤（黑附子、干姜、炙甘草、红参），每日 1

剂，疗程4周。53例服用单硝酸异山梨酯20 mg，每日2次，疗程4周。观察其治疗前后2组临床症状、心电图改变及生活质量的变化。结果四逆加人参汤与抗心绞痛的西药单硝酸异山梨酯有相似的临床效果，对患者生活质量的影响则明显优于单硝酸异山梨酯，且无明显副作用。秦鉴等运用四逆加人参汤（黑附子、干姜、甘草、红参）煎剂治疗冠心病心绞痛60例，心绞痛发作缓解显效33.3%，改善46.7%，总有效率80%；心电图显效20%，改善46.7%，总有效率66.7%。12导联心电图ST段下总导联数（NST）和ST段下降总和均有明显下降（$P<0.05$）。平均每周心绞痛发作次数，每次疼痛持续时间及每周硝酸甘油用量均显著减少（$P<0.05$，0.01）。说明四逆加人参汤对心肌缺血和微循环障碍有较好的疗效。

（2）治疗心肌梗死后无症状性心肌缺血。苏海芳等研究四逆加人参汤治疗心肌梗死后无症状性心肌缺血（SMI）的临床效果，将43例心肌梗死后无症状性心肌缺血患者按收治先后随机法分为予以四逆加人参汤（黑附子、干姜、炙甘草、红参）治疗组21例，予单硝酸异山梨酯治疗对照组22例。观察其治疗前后血压、心率和24 h动态心电图改变，并随访3个月，了解无症状性心肌缺血复发情况。结果表明，治疗组用药后SMI总持续时间较对照组明显降低（$P<0.05$），治疗组用药后的心肌缺血总负荷亦较对照组明显降低（$P<0.01$）；随访3个月后，对照组的SMI发作次数及总持续时间、心肌缺血总负荷和RPP均比用药后升高（均$P<0.01$），但治疗组与用药后比较均无明显升高（均$P>0.05$），且治疗组无明显不良反应。

（3）调治肝癌术后阳衰证。叶映月将60例肝癌术后阳衰症患者随机分为治疗组32例，对照组28例，两组均每日静脉滴注复方苦参注射用20 mL和注射用水溶性维生素7 mL，治疗组加服四逆加人参汤（熟附片、干姜、生甘草、人参），按症状加减。连续治疗15 d对两组病例分别进行积分，查肝功能、AFP、TNF。结果表明四逆加人参汤可明显改善阳衰症状，降低TNF的含量，加速AFP的下降，促进肝功能的恢复，加快损伤组织器官的修复，从而起到整合机能，促进康复的作用。

（4）4治疗重度烧伤低温败血症。吴正球将重度烧伤患者36例分为两组，每组18例。对照组为常规治疗，包括补液、吸氧、清创等，观察组在此基础上加用四逆人参汤（熟附子、干姜、炙甘草、红参）。观察并记录两组在治疗期间创面涂阳率、干痂时间、愈合时间、败血症与死亡情况，以及患者术前术后丙氨酸氨基转移酶、总胆红素、尿素氮、肌酐水平及治疗后出现全身炎症反应综合征（SIRS）及多器官功能障碍综合征（MODS）的情况。结果观察组在创面涂阳率、干痂时间、愈合时间、败血症及死亡率方面显著低于对照组（$P<0.05$）；与治疗前比较，两组治疗后丙氨酸氨基转移酶、总胆红素、尿素氮、肌酐水平均显著降低（$P<0.05$或$P<0.01$），观察组更明显（$P<0.05$）；观察组SIRS及MODS发生率低于对照组（$P<0.05$）。证明四逆人参汤与西医常规疗法联合治疗重度烧伤低温败血症，疗效确切。

8. 四君子汤的临床研究

（1）治疗慢性胃炎的临床研究。陈萍将102例慢性胃炎患者随机分为对照组和观察组，为观察组患者使用四君子汤（人参、茯苓、白术、炙甘草、肉桂各 5 g，柴胡 15 g，白芍 18 g，神曲 25 g）进行治疗，为对照组患者使用常规药物进行治疗，在进行 4 个月的治疗后分析其胃镜检查结果及病情改善的情况。结果观察组患者进行胃镜检查的积分明显优于对照组患者，差异显著（$P<0.05$），有统计学意义。在进行 4 周的治疗后，对照组患者治疗的总有效率为 76.5%，观察组患者治疗的总有效率为 92.2%，观察组患者治疗的总有效率明显优于对照组患者，差异显著（$P<0.05$），有统计学意义。在对照组患者中，有 2 例患者出现恶心的症状；观察组患者均未出现不良反应。证明用四君子汤治疗慢性胃炎的疗效确切，安全性高，较少引起不良反应。

（2）治疗慢性非特异性溃疡性结肠炎的临床研究。张茹等将 200 例慢性非特异性溃疡性结肠炎患者 200 例，随机均分成两组。治疗组采用四君子汤加味（人参、白术、茯苓、甘草、黄芪、乌贼骨、五倍子、三七粉）内服法，对照组采用单纯美沙拉嗪栓纳肛法，判定治疗效果。结果两组比较，治疗组明显优于对照组。

（3）治疗小儿腹泻的临床研究。李玉山等将 91 例小儿腹泻患者随机分为治疗组 45 例、对照组 46 例，两组患儿均给予西医常规治疗，治疗组在对照组治疗基础上加用四君子汤加减（人参、炒白术、茯苓、炙甘草、煨肉豆蔻、煨诃子、车前子）治疗。结果总有效率为：治疗组 95.6%；对照组 80.4%。两组总有效率比较，差异具有统计学意义（$P<0.05$）。

（4）治疗脾胃气虚证的临床研究。王晓红将 80 例符合中医内科疾病脾胃气虚证临床诊断标准的患者随机分成两组，对照组采用常规方法治疗，根据患者临床症状等对症治疗，连续治疗两周。实验组则在常规治疗基础上采用四君子汤（人参、白术、茯苓、甘草）进行治疗，患者每天 1 剂，连续使用 15 d，并且根据患者情况适当的增减药物。结果实验组 93.3%，治疗效果理想，高于对照组（80%）（$P<0.05$）。

（5）治疗老年慢性结肠炎的临床研究。穆新民将 112 例老年结肠炎患者，给予四君子汤合四神丸（人参、白术、白茯苓、补骨脂、吴茱萸、肉豆蔻、炙甘草等）加味治疗，观察治疗效果，并随访患者治愈后有无复发的情况。结果本组患者 112 例，疗程最短为 15 d，最长为 40 d，治愈 76 例，显效 20 例，有效 10 例，无效 6 例，治疗总有效率为 94.65%。证明四君子汤合四神丸加味治疗老年慢性结肠炎能取得良好的治疗效果。

（6）治疗喂养不耐受早产儿贫血的临床研究。李朝晖将喂养不耐受早产儿 90 例随机分为空白组、对照组、治疗组各 30 例。空白组：每次喂奶前予非营养性吸吮 10 min；对照组：非营养性吸吮加小剂量红霉素；治疗组：在对照组的基础上加用加味四君子汤（人参、白术、茯苓、炙甘草、枳实、厚朴、神曲、麦芽）。治疗 2 周后比较各组血红蛋白、红细胞压积、红细胞数及贫血发生率，并评估药物不良反应。结果疗程结束后，对照组及治疗组血红蛋白、红细胞压积和红细胞数均较空白组高（$P<0.05$）。与对照组、空白组比较，治疗组治疗后贫血发生率降低（$P<0.05$）。治疗组喂服中药未见明显不良反应。

9. 人参归脾汤的临床研究

（1）治疗颤证的临床研究。吕登俊等选择气血亏虚型老年颤症患者 98 例，随机分为治疗组和对照组，对照组给予美多巴片治疗，治疗组在对照组基础上予以人参归脾汤（人参叶、白术、黄芪、当归等）治疗，连用 1 个月。治疗前、治疗后分别对患者进行帕金森病生活质量 39 项问卷（PDQ39）、爱泼沃斯嗜睡量表（ESS）、帕金森病非运动症状问卷（NMS Quest）、非运动症状评价量表（NMSS）调查和帕金森病睡眠量表（PDSS）调查，并参照《中医老年颤证诊断和疗效评定标准》进行疗效评定。结果治疗 1 个月后，治疗组中医疗效评定总有效率 60%，高于对照组的 33.3%（$P<0.01$）；治疗组患者 PDQ39、ESS 和 PDSS 评分均低于治疗前及对照组（$P<0.01$），治疗组在治疗后，患者睡眠障碍、情绪和认知、心血管症状、胃肠道症状方面较治疗前均明显改善，差异具有统计学意义（$P<0.05$）。结果证明人参归脾汤能改善气血亏虚型老年颤症患者睡眠障碍，提高患者生活质量。

（2）治疗疲劳综合征的临床研究。曹艳杰等对 30 例慢性疲劳综合征患者采用人参归脾汤加减（人参、白术、茯苓、黄芪、当归等）进行治疗，每日 1 剂，6 剂为 1 个疗程，休息 1 d 再行第 2 个疗程。结果治疗 3 个疗程后，显效 13 例，有效 15 例，无效 2 例。证明人参归脾汤可健运脾胃，培补气血，使气血生化有源，精充气足，心神健旺，体力增强。张丽梅等对 26 例疲劳综合征患者采用人参归脾丸进行治疗，1 丸/次，3 次/d，30 d 为 1 疗程，结果 26 例中，治愈 16 例（61.54%），好转 10 例（38.46%），有效率 100%。治疗期间未发现任何不适及不良反应。

（3）治疗失眠的临床研究。冯章巧等对 68 例心悸、失眠患者以益气补血、健脾养心的人参归脾汤（人参、白术、炙黄芪、当归、茯苓、远志等）进行治疗，水煎服，1 日 1 剂，分 2 次服用。观察心悸、失眠、多梦易醒、时有惊悸、盗汗虚热、食少体倦等症状发生情况。结果 68 例患者经治疗全部有效，其中治愈 52 例，显效 7 例，好转 9 例。在临床应用中，只要属心脾两虚的，随症加减，治疗每获良效，证明人参归脾汤实为治疗心悸失眠之良方。高鹏等采用针药并举治疗心脾两虚型失眠，治疗组 62 例，采用归脾汤（人参、白术、黄芪、甘草、远志、枣仁、龙眼肉、当归、木香）配合针刺穴位（脾俞、心俞、神门、三阴交），并设立对照组，对照组 62 例，采用口服安定、维生素 B_1、谷维素治疗。结果治疗组总有效率为 96.77%；对照组总有效率为 38.71%，两组总有效率比较差异有显著性意义（$P<0.05$），治疗组疗效优于对照组。归脾汤配合针灸治疗心脾两虚型失眠能收到良好的临床效果。孟祥月等采用归脾汤加减（人参、白术、当归、黄芪、茯神、远志、酸枣仁、木香、夜交藤、五味子等），配合脑功能治疗仪治疗心脾两虚型不寐。结果 32 例患者，治疗后临床治愈 12 例，显效 18 例，未愈 2 例，总有效率为 93.75%。通过中医辨证，对心脾两虚型不寐病人采用归脾汤加减配合脑功能治疗仪治疗，补益心脾，宁心安神，能消除病人恐惧焦虑心理，提高睡觉质量。

（4）治疗妇科疾病的临床研究。武双虎等根据辨证施治的原则，用归脾汤（人参、白术、茯神、黄芪、龙眼肉、枣仁、木香、当归、远志、炙甘草）加减治疗气虚型月经量多32例。结果总有效率可达93.75%，证明归脾汤加减治疗气虚型月经量多疗效可靠。朱冬梅运用归脾汤（人参、白术、茯苓、黄芪、龙眼肉、炒枣仁、木香、远志、当归、炙甘草）对45例更年期综合征妇女进行治疗，1剂/d，2周为1个疗程。治疗3个疗程后，治愈16例，有效26例，无效3例，总有效率93.3%。临床实践以该方为基本方随证加减治疗属心脾两虚型的更年期综合征疗效肯定。龚清荣将110例患者随机分为2组，治疗组60例用人参归脾汤（人参、白术、黄芪、当归、甘草、茯神、枣仁、木香等）加减治疗，对照组50例用安宫黄体酮按人工周期调经治疗。连续治疗3月后观察疗效。结果治疗组60例，治愈31例，显效21例，有效5例，无效3例，总有效率95%；对照组50例，治愈17例，显效18例，有效4例，无效11例，总有效率78%。2组比较，差异有显著性意义（$P<0.05$）。证明人参归脾汤加减治疗更年期崩漏气虚型疗效显著。谭红刚运用归脾汤（人参、白术、茯苓、黄芪、当归、肉桂等）治疗中医诊断为心脾气血两虚，脾不摄血的崩漏患者，共服28剂，出血停止，患者面黄肢软、倦怠纳差诸症好转，随诊半年月经规律，症状未再复发。方晓英对西医诊断为功能性子宫出血的患者使用归脾汤加减（红参、白术、茯苓、黄芪、当归、木香等）治疗，每日1剂，服至6剂，出血完全停止，头晕神疲、心悸气短等症状明显减轻。李珍用归脾汤加味治疗功能性子宫出血50例。年龄均在20~45岁，结果显效41例，有效8例，无效1例，总有效率为98.0%。

（5）治疗溃疡性疾病的临床研究。王芬将100例患者随机分为治疗组、对照组各50例，治疗组给予归脾汤与维生素联合治疗。对照组单用维生素治疗。结果治疗组痊愈12例，显效15例，有效15例，无效8例，有效率为84.0%。对照组痊愈6例，显效8例，有效15例，无效21例，有效率为58.0%。证明归脾汤联合西药治疗复发性口腔溃疡有较好疗效。傅佑鼎将76例消化道溃疡患者分为两组，对照组27例，采用阿莫西林胶囊、埃索美拉唑片、克拉霉素片。治疗组49例，在西医组的基础上辨证为气虚不摄证采用归脾汤（人参、茯神、龙眼肉、酸枣仁、乌贼骨、当归、白术），辨证为胃中积热证采用泻心汤和十灰散（生大黄、黄连、石斛、白茅根、黄芩、茜草根、竹茹、侧柏叶）加减。结果治疗组的临床治愈、有效率与对照组差异显著（$P<0.05$）；两组患者治疗后的中医临床症状总积分差异显著（$P<0.05$）；治疗组12个月复发率、Hp感染根治率与对照组差异显著（$P<0.05$）。中西药联合治疗消化道溃疡的临床疗效好，溃疡治愈率、Hp感染根治率高，不良反应小。张湘玲将75例幽门螺杆菌（Hp）阳性十二指肠溃疡患者随机分成两组，两组患者均先口服奥美拉唑、阿莫西林及克拉霉素治疗7 d，之后予以奥美拉唑治疗35 d，其中，治疗组加用归脾汤加减治疗，疗程结束后4周复查胃镜，行Hp检测并评价临床疗效。结果两组临床疗效比较，差异有统计学意义（$P<0.05$）；两组Hp转阴率比较，差异有统计学意义（$P<0.05$）。证明归脾汤加减联合奥美拉唑、阿莫西林及克拉霉素标准三联疗法治疗Hp阳性十二指肠溃疡疗效显著，Hp转阴率较高，临床不良反应少，患者耐受性好，在临床应用具有较高价值。

（6）治疗贫血症的临床研究。刘春霞对14例再生障碍性贫血患儿采用人参归脾汤加减（人参粉、白术、当归、茯神、炒枣仁等）进行治疗，治疗 1~3 个月痊愈 4 例，4~6 个月痊愈 6 例，7~9 个月痊愈 3 例，10~12 个月痊愈 1 例；愈后 2 年半复发 1 例，7 a 复发 1 例，其余 12 例正常。李瑾等将 60 例患者随机分为治疗组 30 例给予归脾汤加减（人参、白术、茯神、龙眼肉、炙黄芪、山药、木香等）结合西药治疗；对照组 30 例给予西药治疗。观察两组患者治疗前后的疗效。两组患者经过治疗后，总有效率均为100%。但治疗组在缓解临床症状方面明显优于对照组，两组之间比较有显著性差异（$P<0.01$）。

（7）治疗紫癜的临床研究。曹亮等采用随机对照临床研究将 84 例患者分为两组，治疗组及对照组各 42 例。治疗组采用归脾汤（红参、白术、黄芪、茯神、酸枣仁、木香、薏苡仁、当归、甘草、远志）加减内服治疗，每日 1 剂，早晚温服；对照组采用钙剂、维生素 C、抗组胺制剂联合治疗方案。两组疗程均为 1 个月。结果治疗组总有效率92.9%，对照组 80.9%，治疗组明显优于对照组（$P<0.05$），可见归脾汤加减内服是治疗过敏性紫癜的优选方案；副作用少，有较好的治疗效果。赵继康分析 59 例慢性型特发性血小板减少性紫癜患者的临床资料，总结其临床特征，并全部用归脾汤加减（人参、炙黄芪、龙眼肉、白术、茯神等）治疗。结果慢性型特发性血小板减少性紫癜临床特征是起病隐袭，一般无前驱症状，多表现为皮肤黏膜瘀点、瘀斑及外伤后出血不止、鼻出血及牙龈出血等，多见于 40 岁以下青年女性。用归脾汤加减治疗，临床控制 50 例，显效 6 例，无效 3 例，总有效率94.9%。

10. 人参养荣汤的临床研究

（1）治疗老年性痴呆的临床研究。曹利民等将 85 例老年性痴呆患者随机分为两组，治疗组 45 例用人参养荣汤（黄芪、当归、桂心、炙甘草、橘皮、白术、红参、白芍、熟地黄、五味子、茯苓、远志）治疗，对照组 40 例用石杉碱甲治疗。结果治疗组认知功能MMSE 评分较对照组有明显提高（$P<0.01$），痴呆程度 CDR 评分、日常生活自理能力ADL 评分较对照组显著降低（$P<0.05$）。

（2）治疗颤证的临床研究。温秀新将 135 颤证（气血亏虚型）患者，随机分组，观察组（人参养荣汤治疗组）68 例，对照组（单纯西药治疗组）67 例，观察并比较两组治疗效果。结果观察组治疗总有效率为 70.6%，显著高于对照组，差异具有统计学意义，$P<0.05$。结果表明在治疗气血亏虚型颤证（帕金森综合征及帕金森病）时加入人参养荣汤能够很好地改善临床症状。

（3）治疗慢性肾功能衰竭的临床研究。杨永铭等将 80 例慢性肾功能衰竭（CRF）腹膜透析（PD）患者随机分为中西医结合治疗组和对照组，各 40 例。对照组给予单纯常规治疗，治疗组加用人参养荣汤加减（人参、黄芪、熟地、茯苓、淮山药、白术、当归、五味子、白芍、陈皮、甘草、肉桂），每日 1 剂，分 2 次煎服。用药 2 个月，观察 2组血肌酐（SCr）、尿素氮（BUN）、血清总蛋白、血红蛋白及临床症状改善情况。结果治疗组的血清总蛋白、白蛋白和血红蛋白与对照组比较均有显著提高（$P<0.05$）。证明人参养荣汤能改善 CRF-PD 患者的营养状况，提高其生活质量。

（4）治疗急性病毒性心肌炎的临床研究

赵洪运等将 66 例心肌炎患者平均分为 2 组，每组 33 例。两组患者均予卧床休息、控制感染、营养心肌、消除自由基等常规治疗。治疗组另予人参养荣汤（人参、黄芪、当归、白芍、陈皮、白术、炙甘草等），2 周为 1 个疗程。观察治疗前后 2 周、4 周时临床症状和心电图心肌酶谱，以判定疗效。两组疗效分别为：治疗组 33 例，治疗 2 周后显效 21 例（63.64%），有效 9 例（27.27%），无效 3 例（9.09%），总有效率 90.91%；对照组 33 例，治疗组 2 周后显效 17 例（51.52%），有效 5 例（15.15%），无效 11 例（33.33%）。治疗组疗效优于对照组（$P<0.05$）。两组症状消失时间及治疗 4 周后心电图、心肌酶谱恢复率比较结果为：治疗组症状消失时间为（5.15 ± 2.25）d、对照组为（6.85 ± 2.75）d；治疗组治疗 4 周后心电图、心肌酶谱恢复 29 例（87.88%），对照组为 24 例（72.73%），两组比较，治疗组优于对照组（$P<0.05$）。

（5）治疗席汉氏综合征的临床研究。时长忠等对 30 例符合 Sheehan 综合征诊断标准的患者给予人参养荣汤（人参、熟地、紫河车、黄芪、茯苓等），1 日 1 剂，水煎 2 次，混合得药汁约 400 mL，早、晚分服。3 个月为 1 个疗程，治疗 2 个疗程观察疗效。结果显效 20 例（66.7%），有效 8 例（26.6%），无效 2 例（6.7%），总有效率 93.3%。治疗前症状总积分为（28.52 ± 9.47）分，治疗后为（11.08 ± 3.26）分，治疗前后比较有显著性差异（$P<0.01$）。结果证明人参养荣汤加减治疗席汉氏综合征具有较好的临床疗效。

（6）治疗原发性低血压的临床研究。张志伟等对 60 例原发性低血压患者给予人参养荣汤加减（人参、当归、白芍、地黄、茯苓、白术、黄芪等）进行治疗，每日 1 剂，分两次早晚温服，10 剂为 1 个疗程。经 1~3 个疗程治疗，并通过 3 个月随访。收缩压平均升高（15 ± 5）mmHg，舒张压平均升高（10 ± 5）mmHg。治愈 38 例，占 63.3%；有效 18 例，占 30%，无效 4 例，占 6.7%。

（7）治疗胃癌的临床研究。曾姣飞将 34 例胃癌患者随机分为两组，治疗组与对照组，治疗组给予人参养荣汤（人参、白术、茯苓、甘草、陈皮、黄芪等）联合化疗；比较两组的疗效及毒性反应。结果治疗组的总有效率为 88.24%，明显高于对照组的 58.82%，其差异具有统计学意义（$P<0.05$）；治疗组的化疗毒性明显低于对照组。证明人参养荣汤联合化疗治疗胃癌的效果较好。

（8）治疗脱发的临床研究。赵加兵将 78 例脱发患者随机分为治疗组和对照组，各 39 例，对照组采取常规治疗，治疗组在此基础上服用人参养荣汤，比较两组疗效。结果治疗组脱发问题得到较好改善，两组差异有统计学意义（$P<0.05$）。证明人参养荣汤对减少脱发患者的疾病困扰、提高患者生活质量方面有良好的效用。

（9）防治癌症放疗和化疗副作用的临床研究。大川智彦通过 126 例胸、腹部恶性肿瘤的对比研究，结果表明人参养荣汤对恶性肿瘤放疗后白细胞减少和自觉小良症状治疗后有全面改善效果。竹川佳宏研究人参养荣汤对癌症放疗副作用的治疗，结果该方对放疗而产生的放射病，以及造血功能障碍出现的白细胞减少，特别是对中性白细胞和血小板减少有明显的抑制效果，并且使血小板很快恢复正常。

（10）治疗贫血的临床研究。安东规雄等给因副作用等原因不能服用铁剂的缺铁性贫血患者于餐前服用人参养荣汤，结果单独使用人参养荣汤的补血效果与并用铁剂比较疗效缓慢，服药 8 周后可出现补血的倾向，部分患者 12 周后恢复正常，贫血所伴有的食欲不振、四肢冷腰痛等症状在早期即得到改善。

名越温古他等对 7 例贫血患者，其中再生障碍性贫血 5 例、难治性贫血 2 例，用人参养荣汤（黄芪、人参、白术、茯苓、甘草）浸膏剂，每日 5~7.5 g，分 2~3 次口服，连服 3~6 个月。治疗结果可见，再生障碍性贫血 5 例中 3 例有效；难治性贫血 2 例中 1 例有效。红细胞改善率为 43%，血小板增加了 7%。

（11）治疗骨质疏松的临床研究。林天明等将骨质疏松并伴有贫血倾向的患者共 39 例，分为服用人参养荣汤组（23 例）和对照组（16 例）。治疗前两组间平均红细胞数、血红蛋白无差异。两组均给予 Vit K_2、活性型 Vit D_3、降钙素等制剂作为基础治疗。人参养荣汤组加用人参养荣汤颗粒剂 2.5 g/次，3 次/d。观察治疗 12 个月，比较治疗前后红细胞数、血红蛋白、骨密度及 YAM 比值。结果对照组治疗前后红细胞数分别为（356.9±27.4）×10^8/L 和（360.7±28.6）×10^8/L 未见明显变化，人参养荣汤组治疗前后红细胞数分别为（353.5±31.2）×10^8/L 和（369.2±37.4）×10^8/L，明显升高；对照组治疗前后血红蛋白分别为（110.0±7）g/L 和（111±5）g/L，人参养荣汤组治疗前后分别为（110.0±8）g/L 和（113±9）g/L，未见明显变化；对照组的骨密度治疗前后分别为（1.90±0.18）mmA/L 和（1.82±0.23）mmA/L，呈明显降低趋势；人参养荣汤组治疗前后分别为（1.88±0.19）mmA/L 和（1.89±0.24）mmA/L，变化不明显。人参养荣汤组在服药期间未出现任何副作用。根据上述结果认为，人参养荣汤通过改善贫血等症，抑制骨质疏松的进展。

11. 白虎加人参汤的临床研究

（1）治疗发热的临床研究。宾湘义选择颅脑外伤引起的中枢性高热 29 例，用白虎加人参汤，每日 1 剂，水煎 3 次取药液 450 mL，分早中晚 3 次服，意识障碍者鼻饲。5 d 为 1 个疗程。结果以服药后每日体温维持在 36.0~37.5 ℃之间为显效，本组显效 21 例，有效 7 例，无效 1 例，总有效率 96.55%。黄智芬将 60 例肿瘤性发热患者随机分成治疗组和对照组，各 30 例，治疗组以白虎加人参汤加花粉、太子参、地骨皮等煎服。对照组应用消炎痛栓治疗。结果以服药后 24 h 内体温恢复正常，3 d 内症状消失为治愈，治疗组治愈 14 例，显效 7 例，有效 4 例，无效 5 例，总有效率 83.3%；对照组治愈 6 例，显效 8 例，有效 5 例，无效 11 例，总有效率 63.4%（$P<0.01$）。退热时间治疗组与对照组平均起效时间分别为 1.5 d 和 3.5 d（$P<0.01$）。范先基等探讨了白虎加人参汤加味在肿瘤发热患者中的治疗效果，对 58 例肿瘤性发热患者随机分为观察组和对照组，分别实施白虎加人参汤加味加减治疗和吲哚美辛（消炎痛）治疗，观察两组治疗效果、平均退热时间及毒副作用。结果观察组 29 例患者中 13 例治愈、7 例显效、4 例有效、5 例无效，治愈率为 44.83%，总有效率为 82.76%；对照组 29 例患者中 6 例治愈、8 例显效、5 例有效、10 例无效，治愈率为 20.69%，总有效率为 65.52%。两组疗效间差异有统计学意义

（$P < 0.05$）。观察组患者平均体温由 38.5 ℃ 降至 36.5 ℃，平均退热时间为 （1.5 ± 0.2）d，对照组患者平均体温则由 38.4 ℃ 降至 37.1 ℃，平均退热时间为 （3.5 ± 0.3）d，两组平均退热时间比较差异有统计学意义（$P<0.05$）。疗程结束后对照组 2 例患者白细胞计数下降明显，观察组无一例白细胞计数下降。李凌云等选择风湿热、肺结核、老年性肺炎、产后、伤寒、病毒性脑炎、无名性发热共 18 例，体温在 37.6 ~ 39.8 ℃，病程最短者 15 d，最长者 4.5 个月。除针对西医不同病种采用相应的病因治疗外，均以白虎加人参汤煎服，并随证加减。若体温持续在 39 ℃ 以上者，日服 2 剂。结果以体温降至正常，症状消失，1 个月后随访无复发者为痊愈，本组痊愈 14 例，好转 4 例，总有效率 100%。黄献钟选择中晚期肝癌患者 25 例，随机分为观察组 14 例和对照组 11 例。在应用导管经皮行肝动脉插管介入灌注化疗药物和栓塞术后，2 组均给予常规预防感染 3 d，并进行补液、保肝、保护胃黏膜治疗。其中观察组在介入术后 5 h 即予白虎加人参汤为主煎服，对照组给予对症治疗。结果 2 组发热程度数据分析，$P< 0.05$；发热持续天数数据分析，$P<0.01$。

（2）治疗糖尿病的临床研究。杨珺选择 2 型糖尿病患者 68 例，随机分为对照组和治疗组各 34 例。对照组单纯用西药罗格列酮治疗，治疗组在此基础上以白虎加人参汤煎剂口服，2 组均连续用药 12 周。结果 2 组空腹血糖（FBG）、餐后 2h 血糖（2hBG）和糖化血红蛋白（HbA1c）与治疗前相比差异有显著性（$P<0.05$）；治疗组与对照组各项指标比较，差异亦有显著性（$P<0.05$）。游龙等选择发病 6~10 a 的 2 型糖尿病患者为观察对象，其中治疗组 40 例以格列吡嗪片加白虎加人参汤治疗，对照组 40 例仅口服格列吡嗪片。2 组疗程均为 4 周。结果 2 组患者血糖水平与治疗前比较，$P<0.01$，与对照组比较，$P<0.05$；C 肽与治疗前比较，$P<0.01$，与对照组比较，$P<0.05$；胰岛素与治疗前比较，$P<0.01$，与对照组比较，$P<0.01$。刘保忠等探讨了白虎加人参汤在初发 2 型糖尿病患者中的临床治疗效果，以 70 例患者进行对比研究，30 例实行常规基础治疗，40 例在常规治疗的条件下施加白虎加人参汤治疗。结果白虎加人参汤组取得 90.0% 的临床疗效，较常规组 73.3% 突出，且有明显差异（$P<0.05$）。韩辅等选取 2 型糖尿病患者 158 例，随机分成两组。其中观察组 79 例，采用白虎人参汤合增液汤化裁治疗 2 型糖尿病；对照组 79 例，采用中成药消渴丸治疗 2 型糖尿病。观察对比两组的临床疗效，分析白虎人参汤合增液汤化裁治疗 2 型糖尿病的临床疗效。结果治疗组总有效率为 89.87%（71 例），其中显效 48 例（60.76%）；对照组总有效率为 70.89%（56 例），显效 32 例（40.51%）。治疗组与对照组的疗效相比有显著性差异（$P<0.05$），表明白虎人参汤合增液汤化裁治疗 2 型糖尿病的疗效明显优于服用中成药消渴丸。

（3）治疗脓毒症的临床研究。张怡等将 60 例脓毒症患者随机分为治疗组和对照组，疗程 7 d，比较两组患者的总体疗效，中医症状积分，APACHEⅡ 评分，PCT，CRP。结果两组总有效率相当（$P>0.05$），治疗组的愈显率 63.33%，优于对照组 36.67%（$P<0.05$）；治疗后两组中医症状积分及 APACHEⅡ评分，PCT，CRP 均较治疗前下降（$P<0.05$），治疗组优于对照组（$P<0.05$）。白虎加人参汤能提高脓毒症患者的临床疗效，改

善患者的主要临床症状，抑制过度的炎症反应。曹立纳等选择典型案例1则，症见发热、咳嗽、咳痰10 d，加重伴喘息、气促3 d，最高体温达40.5 ℃，西医诊断为重症肺炎、脓毒症，中医四诊合参诊断为"温病"。治疗以扶正祛邪为主，采用白虎加人参汤（生晒参、石膏、炒米、知母、甘草）水煎服，每日1剂，服3剂后，体温降至38.0 ℃，诸症减轻，可少量进食。继用上方，加玄参，服7剂后，体温降至37.5 ℃，诸症明显减轻，可在床边活动，饮食明显增加，大便通畅，后继用上方，共治疗17天而愈。

（4）治疗严重饥饿症的临床研究。陈定生等选择14例经血、尿、粪、空腹血糖、尿糖、脑电图、颅底X光等检查均无异常之严重饥饿症患者，予以白虎加人参汤加红参煎服。结果服6剂治愈3例，9剂治愈6例，12剂治愈3例，平均服药11.14剂。所有患者用药后食量减少，身体质量下降，气虚症状改善，1个月内均恢复正常生活和劳动。

（5）治疗小儿腺样体肥大的临床研究。周文瑾等选取腺样体肥大患儿60例，随机分为治疗组和对照组各30例，2组一般资料差异无统计学意义（$P>0.05$），具有可比性。对照组口服克拉霉素或罗红霉素等抗生素，并予布地奈德鼻喷剂，每日2次，疗程为2周。治疗组予中药白虎加人参汤（生石膏、党参、玄参、薄荷、连翘、浙贝母、赤芍、地龙、山药）加减，每日1剂，用药3周。以鼾症严重程度和睡眠质量为评价指标，结果治疗组显效15例，有效8例，无效7例，总有效率76.7%；对照组显效5例，有效9例，无效16例，总有效率46.7%，两组间具有显著性差异（$P<0.05$）。

（6）治疗药物所致口渴症的临床研究。金航选择因应用精神疾病治疗药物所致口渴患者60例，其中精神分裂症状31例，抑郁症17例，神经症6例，其他病症6例，均给予白虎加人参汤4周以上。结果自觉症状口渴显著改善13例，改善20例，稍改善15例，不变12例，其中9例患者唾液分泌实验显示，显著改善4例，改善2例，稍改善1例，不变2例，给药前和给药后的唾液分泌量有显著差异（$P<0.05$）。

（7）控制血液透析者体重的临床研究。崔昕选择每周透析3次，反复进行营养指导，适当限盐后仍有口渴、透析期间体质量增加过多的患者8例，给予白虎加人参汤提取物片剂10周。结果4例口渴改善，其中2例明显改善，4例无变化。口渴症状改善者体质量增加得到明显控制，停止给药后疗效仍可持续。口渴未改善者的体质量也未得到控制。所有患者在给药前、给药期间、给药后均未出现血压升高、消化系统症状、血清K^+升高等副作用。

（8）治疗皮炎、脓疱病、皮肤瘙痒的临床研究。林琳选择特应性皮炎15例、触染性脓疱病17例、特应性皮炎合并触染性脓疱病6例、单纯皮肤瘙痒22例，用3 g白虎加人参汤提取物粉末加30 g凡士林的比例，制成10%的软膏涂抹。经治疗后，特应性皮炎有效率为61.9%，触染性脓疱病有效率为73.7%，单纯皮肤瘙痒有效率为13.6%。表明白虎加人参汤对炎症明显的特应性皮炎有效，对触染性脓疱病有止痒作用。

12. 人参方剂防治骨质疏松研究

谢雁鸣等采用补骨生髓胶囊（补骨脂、田七、人参等）治疗80例阳虚证原发性骨质疏松症患者，临床显效率及总有效率分别为46%和82%，其疗效明显高于对照组（维生素 D 加钙剂）。经双能 X 线骨密度证实，补骨生髓胶囊能明显提高原发性骨质疏松患者的骨密度。

胡冰等采用补肾健脾活血方（人参、鹿角霜、骨碎补、淫羊藿等）治疗 76 例原发性骨质疏松症患者，发现补肾健脾活血方能改善骨密度、血清骨钙素，以及临床症状，而且效果明显优于中成药仙灵骨葆胶囊。

钟紫茹等研究中药骨疏汤（主要由骨碎补、续断、人参、白术、熟地、何首乌等中药组成）治疗 106 例患者，均为绝经后妇女，骨密度测定符合骨量减少或骨质疏松。治疗组 68 例，给药中药骨疏汤，每日 2 次，连服 6 个月；对照组 38 例予龙牡壮骨冲剂，每日 3 次，连服 6 个月。结果发现，治疗 6 个月后，治疗组显效率为 76.47%，总有效率为 97.06%；对照组显效率为 13.16%，总有效率为 73.68%，两组疗效比较，差异有显著性意义（$P<0.01$）。因此认为骨疏汤有增加腰椎、股骨颈和股骨大粗隆骨密度的作用，能有效治疗绝经后妇女骨质疏松症。

罗小玲等探讨了健脾补肾方（主要有人参、黄芪、白术、炙甘草、淫羊藿等）治疗绝经后妇女骨质疏松症疗效及机理，选择骨密度（BMD）低于同性别峰值骨密度 1~2.0SD 以上，主要症状为腰背痛和骨痛且不伴合并症，未经治疗的骨量减少及骨质疏松症患者 108 例，随机分为治疗组和对照组；其中治疗组 69 例，予健脾补肾方药煎剂口服，每日 2 次，连服 6 个月；对照组 39 例，予龙牡壮骨冲剂口服，每次 2 包（10 g），每日 3 次，连服 6 个月。治疗 6 个月后，治疗组显效率为 78.47%，总有效率为 97.11%；对照组显效率为 14.12%，总有效率为 76.58%；两组比较有显著性差异（$P<0.01$）。发现健脾补肾方有增加腰椎、股骨颈和股骨大粗隆 BMD 的作用，能有效治疗绝经后妇女骨质疏松症。

（四）西洋参和三七方剂现代临床研究

1. 西洋参的复方现代临床研究

西洋参既能益气，又能养阴，治疗气阴两伤，气短息促，神疲乏力；并具有良好的清热生津之效，治疗暑热气津两伤，身热汗多，心烦口渴。现代药理研究表明，本品具有促进造血、增强免疫功能、抗肿瘤、降血脂等作用。常用方剂如清暑益气汤、生津益气散、皂矾丸等。

（1）清暑益气汤的临床研究。

①治疗夏季热的临床研究。夏季热又称暑热症，是婴幼儿在暑天发生的一种特有性季节性疾病。以长期发热、口渴多饮、多尿、少汗或汗闭为特征。吴冬芳以本方（西洋参、石斛、麦冬、竹叶、荷叶、知母等）治疗小儿暑热证 72 例，显效 43 例，占 59.7%；有效（治疗 1~2 周，体温下降，症状减轻）21 例，占 29.2%；无效 8 例，占 11.1%，有效率为 88.9%，治疗效果良好。

②治疗中暑合并多器官功能障碍综合征的临床研究。朱荣长选择 31 例符合重症中暑并发多器官功能障碍综合征（MODS）诊断标准的住院患者，随机分为两组，对照组常规西医治疗，治疗组常规治疗加清暑益气汤（西洋参、石斛、麦冬、甘草、粳米、西

瓜翠衣等）治疗。治疗 1，3，7 d 分别抽取外周血检测血内毒素（鲎试剂法），血浆 HSP70 水平（Wstern blot 法）。结果对照组死亡 2 例，治疗组无死亡，且治疗组血内毒素水平明显低于对照组，血浆 HSP70 水平明显高于对照组。实验证明常规西医治疗基础加用清暑益气汤治疗可以有效降低患者血 ET 水平，提高患者 HSP70 水平，并改善其预后。

③治疗夏季哮喘、暑热咳嗽的临床研究。单秀华运用清暑益气汤（西洋参、地龙、石斛、麦冬、竹叶、知母等）加减，治疗夏季哮喘 76 例，其中男 32 例，女 44 例；年龄 18~69 岁；病史 5 a 以上者 21 例，1~4 a 31 例，1 a 以下 24 例。治疗效果为临床控制 22 例，显效 34 例，有效 15 例，无效 5 例。总有效率 93.4%。

④治疗干燥综合征的临床研究。陈晓梅等以清暑益气汤（西洋参、生地、竹叶、石斛、知母等）加减，治疗一干燥综合征患者，服药 7 剂后，口干有所减轻，饮水稍少，口唇、舌面干燥略转润，疼痛好转。此方药物略有增减后续服 1 个月，口唇转润，脱屑极少，舌面斑马状剥裂处黏膜开始新生，精神转佳，面色转红润，食欲正常，二便通调。以此方法收膏服用 3 个月后，病告痊愈。

（2）益气生津散治疗干燥综合征的临床研究。陈爱萍选确诊的干燥综合征患者 52 例，随机分为 2 组，治疗组 27 例，应用益气生津散（西洋参、黄芪、麦冬、枸杞子、佛手）治疗；对照组 25 例，应用人工泪液滴眼并口服沐舒坦促进唾液腺分泌。治疗 4 周。观察血沉、免疫球蛋白及患者症状缓解情况，并根据检测结果进行计分。结果治疗组临床缓解 1 例，显效 18 例，有效 3 例，无效 5 例，总有效率 81.5%；对照组临床缓解 0 例，显效 11 例，有效 1 例，无效 13 例，总有效率 48.0%。两组比较有显著差异（$P<0.05$）。治疗组 ESR，IgA，IgG 等免疫指标及口干、眼干、关节痛、乏力等症状均有明显改善，较对照组疗效更为明显。证明益气生津散治疗干燥综合征有较好疗效。王北将 72 例干燥综合征患者分为治疗组 38 例和对照组 34 例，治疗组采用益气生津散（西洋参、麦冬、玉竹、石斛、元参、枸杞子、砂仁）治疗，对照组服用羟氯喹（HCQ）作对照研究。结果治疗 2 周后益气生津散治疗组患者口干、眼干症状即有改善，治疗 4 周后口眼干症状较前有显著改善（$P<0.05$）；益气生津散治疗组总有效率高于对照组。证明益气生津散治疗可以较快改善气阴两虚型干燥综合征患者口眼干症状。

（3）皂矾丸的临床研究。

①治疗慢性再生障碍性贫血的临床研究。杨方方等将 76 例确诊的再生障碍性贫血（CAA）患者随机分为 2 组，治疗组 1 采用环孢素、雄激素；治疗组 2 在组 1 的基础上加用复方皂矾丸（皂矾、西洋参、海马、肉桂、大枣、核桃仁等），两治疗组于治疗前及治疗后半年检测骨髓 MVD 和 VEGF 水平。以 20 例正常骨髓蜡块作对照组。结果 CAA 患者治疗前骨髓 MVD，VEGF 表达较正常对照组明显下降（$P<0.05$），治疗后两者均较治疗前升高（$P<0.01$）；治疗组 2 治愈率、缓解率（44.7%）较治疗组 1（15.8%）升高，差异有统计学意义（$P<0.05$）；两治疗组治疗前骨髓 MVD，VEGF 阳性细胞百分率无差异，治疗组 2 治疗后骨髓 MVD，VEGF 表达均较治疗前增高，且较治疗组 1 治疗后进一步升高。证明复方皂矾丸联合环孢素加雄激素治疗 CAA 能进一步提高骨髓 MVD，VEGF 水平，获得较好临床疗效。李玉巧等将 48 例慢性再障患者随机分为两组，治疗组给予复

方皂矾丸（西洋参、海马、肉桂、大枣、核桃仁、皂矾等）、环孢素 A、达那唑联合用药，对照组仅应用环孢素 A、达那唑，治疗疗程均为连续治疗6~10 个月，观察疗效。结果治疗组有效率 76%，对照组 47.8%，两组存在显著统计学差异。证明复方皂矾丸联合方案在治疗慢性再障疗效明显。

②治疗恶性肿瘤化疗副作用的临床研究。张印等将 39 例患者随机分为治疗组 20 例及对照组 19 例，两组均采取吉西他滨加顺铂方案化疗 1 个周期（吉西他滨 1.0 g/m²，静脉滴注，d1，d8；顺铂 25 mg/m²，静脉滴注，d1~3）。治疗组化疗的同时口服复方皂矾丸（西洋参、海马、肉桂、大枣、核桃仁、皂矾等）1.6 g（每日 3 次，连续服用 8 d）至化疗结束，对照组单纯使用化疗方案。化疗 14 d 后比较两组患者血小板抑制程度及血小板总数的变化。结果化疗 14 d 后，治疗组血小板抑制程度低于对照组、血小板总数高于对照组，两组间比较差异具有统计学意义（$P<0.05$）。证明复方皂矾丸能减轻吉西他滨加顺铂方案化疗所致血小板下降。彭敏等将 58 例晚期结肠癌患者随机分为治疗组和对照组，两组均采用 mFOLFOX6 方案化疗，治疗组化疗的同时服用复方皂矾丸（皂矾、西洋参、海马、肉桂、大枣、核桃仁等）至化疗结束后 1 周，对照组单纯使用化疗，化疗后比较两组患者白细胞、血红蛋白、血小板抑制程度及白细胞、血红蛋白、血小板总数的变化。结果治疗组化疗后白细胞、血红蛋白、血小板抑制程度低于对照组，白细胞、血红蛋白、血小板总数高于对照组，两组比较差异均有统计学意义。证明复方皂矾丸能减轻晚期结肠癌行 mFOLFOX6 方案化疗所致白细胞、血红蛋白及血小板下降。曹科等将 46 例小细胞肺癌患者随机分为治疗组和对照组，两组均采取卡铂加依托泊苷方案化疗，治疗组化疗的同时服用复方皂矾丸（西洋参、海马、肉桂、大枣、核桃仁、皂矾等）至化疗第 14 d 结束，对照组单纯使用化疗，化疗后比较两组患者白细胞、血小板抑制程度及白细胞、血小板总数的变化。结果治疗组化疗后白细胞、血小板抑制程度低于对照组，白细胞、血小板总数高于对照组，两组比较差异均有统计学意义。证明复方皂矾丸能减轻小细胞肺癌行卡铂加依托泊苷方案化疗所致白细胞、血小板下降。刘艳虹等将肿瘤科化疗后出现血小板减少的 76 例患者，随机分为治疗组 41 例，予复方皂矾丸（皂矾、西洋参、大枣、肉桂、海马）和对照组 35 例，予益血生胶囊两组，观察两组患者治疗前、治疗后 4，8，12 d 血小板计数和不良反应。结果与治疗前相比，治疗组和对照组治疗后患者血小板计数均有不同程度的增加（$P<0.05$）；与对照组比较，治疗组患者治疗前、治疗后 4 d 血小板计数均无差异性（$P>0.05$），而治疗后的第 8 天、第 12 天后，治疗组患者血小板均有增加（$P<0.05$）；两组患者腹胀、腹泻不良反应发生率无差异（$P>0.05$）。证明复方皂矾丸对治疗化疗后的血小板减少疗效好于益血生胶囊，且不良反应较少，值得临床推广应用。王凯等将 60 例晚期食管癌同放化疗患者随机分 2 组，两组均接受同步放化疗（化疗方案：CF，放疗方案：三维适形调强），治疗组在此基础上加用复方皂矾丸（皂矾、西洋参、海马、肉桂、去核大枣、核桃仁）治疗，观察两组患者对化疗后骨髓抑制的影响和两组治疗前后血常规变化情况。结果治疗组治疗后白细胞、血小板、血红蛋白Ⅰ、Ⅱ度的骨髓抑制明显少于对照组（$P<0.05$）；治疗组治疗后白细胞、血

小板、血红蛋白较化疗前有所下降，但下降幅度明显低于对照组（$P<0.05$）。

③治疗血小板减少性紫癜的临床研究。杨玮等将 60 例原发性紫癜患者随机分为 3 组，每组 20 例，治疗Ⅰ组单用复方皂矾丸治疗，治疗Ⅱ组用复方皂矾丸加皮质激素常规剂量治疗，对照组单用皮质激素治疗，皮质激素用量方法同治疗Ⅱ组。复方皂矾丸服用方法为每次 7~9 粒，每日 3 次。结果治疗组 40 例中显效 8 例，良效 10 例，进步 15 例，无效 7 例，总有效率 82.5%。对照组总有效率 40%。两组疗效比较具有显著差异（$P<0.05$）。治疗组在服用初期有胃部不适、恶心症状 18 例，减量后能耐受，各组之间差异不明显。长期服用复方皂矾丸者未发生肝肾功能损害等不良反应。诸孟娟将 60 例特发性紫癜患者随机分为 2 组，每组 30 例，对照组予泼尼松，1 mg/kg，每日 1 次，连续使用4~6 周，待血小板恢复正常或能达到 8×10^9/L，每周泼尼松逐渐减量 5~10 mg，直至维持泼尼松 10 mg，每日 1 次。治疗组在对照组治疗基础上予复方皂矾丸（西洋参、海马、皂矾、大枣、核桃仁、肉桂等）8~9 粒，每日 3 次。结果治疗组 30 例中显效 23 例，良效 4 例，进步 2 例，无效 1 例，总有效率 96.67%。对照组 30 例中显效 20 例，良效 3 例，进步 3 例，无效 4 例，总有效率 86.67%。2 组总有效率比较差异有统计学意义（$P<0.05$）。治疗组疗效优于对照组。

④治疗慢性系统病贫血的临床研究。薛育新收集 86 例慢性系统病贫血患者，其中慢性肝病贫血 22 例，慢性肾炎贫血 28 例，甲状腺功能低下贫血 6 例，慢性胃肠病性贫血 30 例。在治疗原发病的同时加服复方皂矾丸（西洋参、海马、皂矾等）7~9 粒，每日 3 次，持续服药4~6 周，不进行输血，不加用造血因子。检测血红蛋白水平变化，以判断疗效。结果基本治愈 50 例（58.1%），其中对慢性胃肠病性贫血效果最好，对慢性肝病贫血、慢性肾炎贫血也取得了比较满意的效果，观察发现疗效与原发病病程呈负相关，不良反应很少，可作为治疗慢性系统病贫血选用药物。

⑤治疗骨髓增生异常综合征的临床研究。徐才刚等用前瞻性设置对照的研究方法将纳入研究的 31 例病例分为治疗组与对照组，分别用复方皂矾丸和用全反式维甲酸、维生素 B_6 或/和小剂量阿糖胞苷治疗，随访观察疗效。结果治疗组基本缓解 1 例、部分缓解及进步 9 例、无效 4 例，总有效率 71.4%，明显高于对照组的 23.5%（两组比较有统计学意义，$P<0.001$）。复方皂矾丸为纯中药制剂，治疗骨髓增生异常综合征疗效较好；无明显毒副作用，价格较低廉，是目前治疗骨髓增生异常综合征较满意的药物。高鹏等将 28 例分为治疗组与对照组，分别用复方皂矾丸（西洋参、海马、皂矾、大枣、核桃仁、肉桂等）和用全反式维甲酸、维生素 B_6 或/和小剂量阿糖胞苷治疗，随访观察疗效。结果治疗组基本缓解 1 例，部分缓解及进步 9 例，无效 4 例，总有效率 71.4%，明显高于对照组的 23.5%。两组比较差异有显著性（$P<0.05$）。复方皂矾丸为纯中药制剂，治疗骨髓增生异常综合征疗效较好，无明显毒副作用，值得临床推广。

2. 三七的复方临床现代研究

三七既善止血，又能化瘀生新，有止血不留瘀，化瘀不伤正的特点，为止血良药，现代研究报道，本品能缩短出、凝血时间及凝血酶原时间，用药各种出血证，如吐血、衄血、崩漏等；此外本品善活血化瘀、消肿定痛，为治瘀血诸证之佳品，尤为伤科要药。凡跌打损伤、筋断骨折、瘀血肿痛者，常为首选药物。临床上常用的三七方剂有三七片、三七血伤宁、化血丹、七宝散、黎峒丸、血塞通（三七总皂苷）注射液等。

（1）三七片的临床研究。

①治疗骨折的临床研究。李朝旭等将40例腰椎压缩性骨折患者随机分为治疗组和对照组，各20例，所有患者基础治疗均采取卧硬板床休息保守疗法，治疗组口服复方三七片（三七、白及），1次7片，1日2次口服。对照组予以钙力奇片，1日6片，1日2次口服，用药时间6~8周，直到骨折愈合。两组疗效比较，治疗组临床治愈10例，显效6例，有效4例，无效0例；对照组分别为8例、6例、6例、5例，两组有效率分别为80%和60%（$P<0.05$）。患者用药同时，治疗组肿胀情况明显好转，至第2周时局部肿胀已消失，对照组肿胀消失于第3周。治疗组第1周疼痛已明显好转，于第3周疼痛完全消失。对照组疼痛完全消失于第4周。复方三七片有三七、白及两味中药，白及味苦、甘、涩，有收敛止血，消肿生肌之功效，佐以三七化瘀止血、活血止痛，三七具有止血不留瘀的特点，对出血兼有瘀滞者尤为适宜，可以促进骨折早期愈合。庞键对老年人的骨质疏松性骨折复住后，用不同的治疗方法进行临床观察，探讨三七片治疗骨质疏松性骨折效果。将86例患者随机分成二组：第一组（42例），口服阿法骨化醇（法能胶囊）；第二组为治疗组（46例），在口服三七片的基础上，加服阿法骨化醇。应用 Ridit 法统计处理治疗结果，第一、二组间比较 $U=1.99$，$P<0.05$，有显著差异。中成药三七片治疗跌打损伤，可活血化瘀、消肿定痛，加用阿法骨化醇（法能胶囊）后，加速骨质疏松性骨折的痊愈，改善骨质质量。

②治疗再灌注心律失常的临床研究。秦林等探讨大剂量三七片治疗再灌注心律失常的疗效。将356例再灌注心律失常患者分为三七治疗组（118例）、常规治疗组（120例）、三七加常规治疗组（118例）；三七治疗组每日服大剂量的三七片（12片）；常规治疗组应用常规进行治疗；三七加常规治疗组是在常规治疗的基础上，加服大剂量三七片；2周后统计分析治疗效果。结果三七治疗组临床痊愈90例（76.3%），有效26例（22.0%），总有效116例（98.3%）；常规治疗组临床痊愈71例（59.2%），有效27例（22.5%），总有效98例（81.7%）；三七加常规治疗组临床痊愈88例（74.6%），有效22例（18.6%），总有效110例（93.2%）。

③治疗钝挫伤所致前房积血的临床研究。钝器损伤眼球后致前房出血的病例并非少见，陈维华用三七片治疗钝挫伤致前房出血，共观察了48例患者，同时设对照组48例，比较的结果，在治愈时间上有明显的差异，特别是对Ⅲ级前房出血，治疗时间比对照组有明显缩短，因此可以说用三七片治疗前房出血是值得推广的方法。

④治疗亚急性脑出血的临床研究。陈丽萍等将亚急性期脑出血患者160例，分为两组，对照组80例，常规给予脱水降颅压，控制高血压及伴发病，营养神经，防止并发症及患肢适度功能锻炼。治疗组80例，在对照组基础上于入院第15 d口服三七片，每次3片，疗程14 d。口服14 d后与对照组比较疗效。结果治疗组显效率（58.75%）及总有效

率（93.75%）均高于对照组（分别为 38.75% 及 78.75%），均差异有显著性（$P<0.05$），且观察期间脑出血再发危险性并未增加。可见对于脑出血亚急性期患者口服三七片可增加疗效，并不增加脑出血再发危险性。

⑤治疗肋软骨炎的临床研究。杨芳等将 37 例单侧单肋软骨炎患者随机分为 A、B 两组，A 组（治疗组）19 例，B 组（对照组）18 例。A 组每次取三七片 2 g，研细末用 75% 酒精调成糊状敷患处，并用医用胶布固定，每 2 天换药 1 次，3 次为 1 个疗程，同时口服三七片，每次 0.9 g，1 日 3 次；B 组予布洛芬片剂口服，每次 0.2 g，1 日 3 次，1 周为 1 个疗程。结果 A 组 1 个疗程后，痊愈 16 例，好转 3 例，痊愈率 84%，总有效率 100%；B 组 1 个疗程后痊愈 4 例，好转 5 例，无效 9 例，痊愈率约 22.2%，总有效率 50%。随访 1 a，A 组有 2 例复发，复发率 10.5%；B 组有 2 例复发，复发率 11.1%。A、B 两组间治愈率及总有效率有非常显著性差异（$P<0.01$）。

⑥治疗脑络瘀阻型中风的临床研究。柏正平等将 150 例符合脑络瘀阻证辨证标准和中风病中医诊断标准的患者采用随机数字表法按 2∶1 的比例分为 2 组，其中治疗组 100 例，对照组 50 例。治疗组给予复方三七片（三七、地龙、制首乌、黄花倒水莲、冰片），5 片/次，3 次/d，口服。对照组给予心脑舒通胶囊，3 粒/次，3 次/d，饭后口服。均以 30 d 为 1 个疗程。结果治疗组总显效率为 58%，总有效率为 90%；对照组总显效率为 34%，总有效率为 72%，两组比较，差异具有显著性意义（$P<0.01$）。提示复方三七片对脑络瘀阻型中风有较好疗效。

（2）三七血伤宁的临床研究。

①治疗 Colles 骨折的临床研究。潘永苗将 Colles 骨折患者 152 例随机分为 3 组，三七血伤宁组 76 例，口服三七血伤宁胶囊，1 次 2 粒（18 岁以下 1 次 1 粒），1 日 3 次；甘露醇治疗组 58 例，静脉滴注 20% 甘露醇 250 mL，每日 2 次；物理治疗组 18 例，不再使用任何其他药物。结果各组肿胀消退天数分别为三七血伤宁组平均 5.38 d，甘露醇组平均 5.83 天，物理治疗组平均 10.8 d。三七血伤宁组和甘露醇组相对于物理治疗组均有显著差别（$P<0.05$），前 2 组联系明显好于第三组。三七血伤宁组与甘露醇组对比差别无显著意义（$P>0.05$），但是甘露醇组消退肿胀后，有 64.8% 的患者仍感到患肢困胀沉重、酸痛，常须用镇痛药物处理，因此认为三七血伤宁胶囊是比较适合的对症治疗药物。

②治疗少儿胫骨结节骨骺炎的临床研究。李志军用三七血伤宁胶囊（三七、重楼、草乌、紫珠、搜山虎等）治疗少儿胫骨结节骨骺炎 76 例，取胶囊倾倒药粉于汤勺中，用双虎肿痛宁溶液调和药粉成糊膏状，现用现配，同时将药膏摊于肿胀患处，外用伤湿止痛膏覆盖，外用弹力绷带包扎，每 2 天换药 1 次，嘱患儿适当休息，避免剧烈体育运动。结果本组 76 例，治愈 70 例，好转 6 例，一般用药 7 d 后疼痛逐渐减轻，最少用药 3 次，最多 10 次，疼痛基本消失，患儿恢复原来活动，有效率 100%。

③用药肛周脓肿术后换药的临床研究。吕灵仪将三七血伤宁散用于肛周脓肿术后护理，将 130 例患者分为 2 组，对照组 60 例，试验组 70 例。患者均行肛周脓肿根治术，术后次日予中药洗液坐浴 10 min，前 5 d 用双氧水冲洗脓腔，生理盐水清洁创口，去除分

泌物及坏死组织至新鲜创面。试验组将三七血伤宁散（三七、重楼、黑紫藜芦、大叶紫珠、冰片、朱砂）外敷于纱条上，填入脓腔，由内口处向外引流，无菌纱布覆盖固定；对照组将凡士林纱条引流。两组患者均每日换药 1~2 次，术后静滴抗生素 5~8 d。结果试验组创口甲、乙级愈合分别为 68 例（97.1%）和 2 例（2.9%），复发率为 0；对照组创口甲、乙级愈合分别为 55 例（91.6%）和 5 例（8.4%），复发率为 0。创口愈合时间和创口疼痛及渗血持续时间差异有统计学意义（$P<0.01$）。

（3）化血丹的临床研究。

①治疗上消化道出血的临床研究。赵文学将化血丹（三七、花蕊石、血余炭）加大黄用于上消化道出血的治疗，对 100 例患者进行疗效观察，结果 89 例临床症状及体征消失，5 d 内多次大便潜血试验检查转阴，为止血成功，其中轻度 49 例，中度 30 例，重度 10 例，大便潜血试验转阴时间平均 3.1 d，总有效率为 89%。

②治疗支气管扩张咯血的临床研究。张恩树将化血丹（三七、花蕊石、血余炭）和泻白散（桑白皮、甘草、地骨皮、粳米）综合，用于治疗支气管扩张咯血，并对 106 例患者的治疗效果进行总结，结果本组 106 例，经治疗后咯血等症状消失者 102 例，其中服药最少 5 剂，最多 15 剂。

③治疗肾性尿血的临床研究。赵雪娇等以化血丹（三七、花蕊石、血余炭）加减，治疗肾性尿血，每获良效，举验案 2 例。其一，慢性肾小球肾炎患者，尿中有红细胞，隐血（++），以化血丹合猪苓汤加味，7 剂后，尿检红细胞显著减少，加苎麻根，再服 14 剂，尿常规检，隐血（-）。其二，肾功能不全患者，尿常规检查隐血（++），蛋白（+），白细胞（+），满视野红细胞。以化血丹合猪苓汤治疗，1 周后复诊，肉眼血尿已消失，尿常规检查隐血（+），蛋白（+）。张锡纯论：盖三七和花蕊石同为止血之圣药，又同为化血之圣药，且又化瘀血而不伤新血，以治吐衄，愈后必无他患。此愚从屡次经验中得来，故敢确实言之。

（4）血塞通（三七总皂苷）的临床研究。

①治疗脑缺血的临床研究。陈新广对血塞通注射液联合巴曲酶治疗短暂性脑缺血发作（TIA）进行临床疗效观察。将住院患者 68 例，随机分为治疗组及对照组，两组均常规应用抗血小板聚集药物，他汀类调节血脂药物，扩张血管、营养神经药物，同时积极治疗合并症，适当应用改善心肌供血，纠正心衰以及降压、降糖等药物，其中治疗组在此基础上应用血塞通注射液（三七总皂苷）联合巴曲酶治疗，10 d 1 疗程。观察两组TIA 终止时间及相对例数，分别计算出两组的有效率和无效率进行统计学对比分析，并观察两组用药不良反应情况。结果治疗组有效率（97.1%）高于对照组（76.4%），差异有统计学意义（$P<0.05$）。治疗组无效率（2.9%）低于对照组（23.5%），差异有统计学意义（$P<0.05$）。两组均无明显严重不良反应。血塞通注射液联合巴曲酶能较好地终止 TIA 发作及防止进一步进展为脑梗死，用药亦安全。所以在临床 TIA 治疗过程中可首选此组药物。

②治疗脑出血的临床研究。李昊等对血塞通注射液治疗脑出血进行临床疗效观察。

将 60 例住院的脑出血患者随机分为两组治疗。治疗组 29 例在西药常规治疗基础上静脉滴注血塞通；对照组 31 例则只给予脱水剂、神经营养剂、脑细胞活化剂及对症处理。评价两组患者的临床症状改善情况及影像学改变。结果治疗组用药 4 d 以后临床症状改善明显高于对照组（$P<0.05$），治疗 14 d 时的血肿变化率及血肿周边水肿变化率治疗组均明显高于对照组（$P<0.05$ 和 $P<0.01$）。14 d 的总有效率治疗组（89.6%）明显好于对照组（77.4%）（$P<0.05$）。血塞通可促进血肿吸收，减轻血肿周边水肿，对脑出血有显著的疗效。

③治疗脑梗死的临床研究。王启章等研究银杏达莫联合血塞通注射液对急性脑梗死的治疗效果。将 120 例患者分成 3 组，分别为银杏达莫组、血塞通组、银杏达莫联合血塞通治疗组，每组 40 例。3 组给予不同治疗后分别对治疗前及治疗后 14，21d 对神经功能缺损及疗效进行评定。结果银杏达莫组及血塞通组相比，在治疗后第 14 天、第 21 天，银杏达莫联合血塞通组神经功能缺损明显减轻（$P< 0.05$），且疗效更明显（$P<0.05$），并能提高疗效，出血副作用无增加。王成章等探讨纤溶酶联合血塞通治疗急性脑梗死的临床疗效。将 80 例急性脑梗死患者随机分为对照组和治疗组，每组 40 人。对照组给予血塞通治疗 14 d，治疗组给予纤溶酶联合血塞通治疗 14 d，评定两组临床效果。结果两组总有效率比较差异有统计学意义（均 $P<0.05$）。纤溶酶联合血塞通治疗急性脑梗死的疗效优于单用血塞通。

④治疗冠心病的临床研究。梁荣寿将 150 例冠心病患者随机分为试验组和对照组各 75 例。对照组给予丹参注射液治疗，试验组给予注射用血塞通治疗，对 2 组临床症状和静息心电图的治疗总有效率进行比较。结果试验组临床治疗的总有效率为 85.33%，明显高于对照组的 61.33%，静息心电图的总有效率为 74.67%，明显高于对照组的 46.67%，差异均有统计学意义（$P<0.05$）。试验组出现少量皮疹 1 例，给予口服赛庚啶治疗后皮疹消失，未影响治疗，未出现肝肾功能损害；对照组未出现不良反应。证明注射用血塞通治疗冠心病效果明显，且未显著增加不良反应发生率，可在临床推广应用。

⑤治疗冠心病心绞痛的临床研究。宗芳等观察血塞通注射液治疗冠心病心绞痛的临床疗效。将患者 80 例随机分为两组，对照组 40 例予消心痛、阿斯匹林口服，治疗组在此基础上加用血塞通注射液。结果治疗组心绞痛症状及心电图改善总有效率为 90.00%，82.50%，对照组分别为 65.00%，55.00%，两组差异显著；两组血黏度、血脂、TXA_2、血小板聚集率均降低，而治疗组降低优于对照组。王其柱观察血塞通注射液治疗冠心病心绞痛的临床疗效。将 72 例冠心病心绞痛的住院患者随机分为两组，治疗组 36 例用血塞通注射液，对照组 36 例用丹参注射液，15 d 为 1 疗程。观察两组治疗前后临床症状及心电图改善。结果治疗组患者的心绞痛总有效率为 91.67%，心电图改善总有效率为 80.56%，治疗组的显效率及总有效率均高于对照组，且差异有统计学意义（$P<0.05$）。魏艳阳观察血塞通软胶囊对冠心病不稳定型心绞痛的临床疗效。采用随机单盲对照的方法，将 180 例患者分为对照组和治疗组。治疗组 90 例，常规西药加血塞通软胶囊；对照组 90 例，单用常规西药治疗。观察治疗前后临床症状、心电图的变化。结果治疗后总有

效率治疗组 93.33%，对照组 83.33%；心电图改善率分别为 83.33%，67.78%，且无不良反应发生。

⑥治疗冠心病充血性心力衰竭的临床研究。邝国坚探讨冠心病充血性心力衰竭在综合治疗基础上加用血塞通注射液治疗对心功能的影响。采用双盲对照随机分组方法，治疗组（常规综合治疗基础上加用血塞通注射液）60 例与对照组（常规综合疗法）60 例进行比较，观察两组患者治疗前后症状、血液流变学、血脂、心功能的情况。结果治疗组较对照组明显改善患者的心功能，其有效率分别为 95%，88.3%，具有显著性差异（$P<0.05$）。并能明显降低高血黏度及高血脂。实践证明血塞通注射液治疗冠心充血性心力衰竭疗效明显，并且安全无毒副作用。

⑦治疗视网膜病变的临床研究。巴景斌等观察血塞通片联合光凝术治疗糖尿病视网膜病变的临床疗效。将 153 例（265 只眼）糖尿病视网膜病变患者随机分为对照组（76 例，132 只眼）和观察组（77 例，133 只眼）。两组均采用激光光凝术治疗，观察组同时加服血塞通片。两组疗程均为 1 个月，观察视力、眼底以及视网膜中央血管动脉参数变化情况。结果观察组视力及眼底总有效率分别为 95.5%、94.0%，对照组分别为 84.1%、83.3%，观察组视力疗效和眼底疗效均明显优于对照组（$P<0.05$）。与本组治疗前比较，观察组视网膜中央血管动脉收缩期峰值流速、舒张末期流速、搏动指数均有明显改善（$P<0.05$），对照组各指标治疗前后差异无统计学意义（$P>0.05$）；组间治疗后比较，收缩期峰值流速、舒张末期流速指标差异有统计学意义（$P<0.05$）。可见血塞通片联合光凝术治疗糖尿病视网膜病变疗效确切。林艳珍观察血塞通软胶囊治疗高血压性视网膜病的临床疗效。将 6 例 132 眼高血压性视网膜病患者按照就诊顺序分为治疗组 33 例（58 只眼）和对照组 33 例（61 只眼），两组均给予降血压药物口服，治疗组加用血塞通软胶囊口服，2 粒/次，2 次/d。对照组加用阿司匹林肠溶片口服，1 粒/次，1 次/d。连用 6 周。观察两组治疗前后的血压、眼底变化和视力变化。结果治疗组对视网膜病变有显著疗效，能减少出血，提高视力，总有效率明显高于对照组，差异有统计学意义。两组在治疗后血压均较治疗前下降（$P<0.05$），治疗组血压控制更好，基本上收缩压保持在 140 mmH g 以内，舒张压保持在 90 mmH g 以内。可见血塞通软胶囊疗效显著，无不良反应，且有一定的协同降压作用，是一种较好的治疗高血压性视网膜病的药物。牛社旗等观察血塞通治疗视网膜静脉阻塞的疗效。将 76 例（76 只眼）视网膜静脉阻塞患者随机分为 2 组，其中血塞通治疗组 43 例（43 只眼），对照组采用西药治疗 33 例（33 只眼），观察患者疗效。结果治疗组视力增进较对照组好，视网膜水肿、出血及渗出物吸收的时间较短，治疗组总有效率达 81.40%，对照组总有效率 54.55%，两组比较，差异有显著性（$P<0.05$）。证明活血化瘀中药血塞通治疗视网膜静脉阻塞疗效显著。

⑧治疗挫伤性前房出血的临床研究。张美观察和血明目片联合血塞通注射液治疗挫伤性前房出血的临床疗效。将 113 例患者随机分为两组，治疗组 56 例（56 只眼）予以服用和血明目片的同时联合血塞通注射液静滴，对照组 57 例（57 只眼）用西药常规治疗，用统一标准评定治疗效果。结果治疗组治愈率 80.4%，总有效率 96.4%；对照组治

愈率66.7%，总有效率89.5%，统计学处理有显著性差异。可见和血明目片联合血塞通注射液治疗挫伤性前房出血效果满意，病程短、副作用少，值得临床推广应用。岑璐莎探讨血塞通片联合地塞米松治疗眼外伤性前房积血临床疗效。将符合标准的外伤性前房积血患者71例随机分成观察组（37例）和对照组（34例），2组均进行常规治疗，对照组给予单纯西药（地塞米松）治疗，观察组在对照组基础上加用中药血塞通片辅助治疗。结果治疗后观察组中不同程度的积血平均吸收时间分别为3.7、5.6和8.9 d，明显短于对照组（$P<0.05$）；3个疗程后，观察组治愈率为75.68%，总有效率为97.30%，均显著高于对照组（$P<0.05$），无效率仅为2.70%，显著低于对照组（$P<0.05$）。证明血塞通片配合地塞米松治疗本病较单纯西药治疗积血吸收快，疗程短，预后较好。

⑨金贵玉等观察血塞通注射液治疗糖尿病性眼肌麻痹的临床疗效。选取35例糖尿病性眼肌麻痹患者，应用血塞通注射液16 mL加入0.9%生理盐水250 mL静滴，1个疗程为15 d，同时口服B族维生素，肌注弥可保针。结果35例中，33例痊愈，2例好转，经综合治疗糖尿病，血糖得到有效控制，症状12~20 d内缓解。实践证明血塞通与弥可保合用，疗效显著，缩短疗程，是治疗该病的有效药物，值得推广。张庆应用血塞通注射液结合临床综合疗法治疗糖尿病性眼肌麻痹，选取患者43例，分为2组，对照组21例，治疗22例。采用临床综合治疗方法，控制血糖、血压，口服B族维生素，口服强的松15 mg（1次/d），肌注弥可保针，给予神经能药物，并根据病情进行局部治疗，对伴有眼球疼痛者适当给予镇痛剂；治疗组应用血塞通注射液16 mL加入0.9%生理盐水250 mL静滴，15 d为1个疗程。结果观察治疗10周后疗效，治疗组22例中治愈21例，有效1例；对照组21例中治愈13例，有效7例，无缓解1例。两组治疗效果存在显著性差异（$P<0.05$）。

⑩治疗玻璃体积血的临床研究。罗兴中等采用注射用血塞通对不同程度玻璃体积血患者进行保守治疗。选取60例患者，随机分为2组，每组30例。对照组治疗方法为半坐卧位，双眼遮盖，口服及肌注止血药物，肌注胎盘组织液，口服维生素C、三磷酸腺苷、复方芦丁片等。治疗组在对照组治疗方法基础上，加用络泰（注射用血塞通）400 mg静脉点滴，每日1次，10次为1疗程，同时加用血塞通片口服的冲击疗法，中、重度玻璃体积血用3个疗程；轻度者用1~2个疗程。维持期口服血塞通片即可，时间为3个月至半年。结果治疗组30例中治愈12例，好转18例，有效率100%；对照组30例中治愈3例，好转15例，无效12例，有效率60%。两组治疗效果存在极显著差异（$P<0.01$）。实践证明注射用血塞通治疗不同程度的玻璃体积血效果良好。

⑪治疗眼底出血的临床研究。黄建良观察血塞通注射液对眼底出血的治疗效果。将88例患者分为治疗组44（56只眼）例和对照组44（56只眼）例。治疗组采用血塞通注射液，每次300~400 mg加入10%葡萄糖或0.9%生理盐水250 mL中静脉滴注，每日1次，10次为1疗程，治疗2个疗程；对照组采用丹参注射液，每次10~20 mg加入10%葡萄糖或0.9%生理盐水250 mL中静脉滴注，每日1次，10次为1疗程，治疗2个疗程。结果治疗组56只眼，治愈15只，显效20只，有效17只，无效4只，总有效率92.85%；

对照组 56 只眼，治愈 9 只，显效 15 只，有效 20 只，无效 12 只，总有效率 78.57%，两组比较，有效率具有显著差异（$P<0.05$）。血塞通注射液活血祛瘀，通脉活络，改善血液循环，故疗效较好。

参考文献

[1] 郭进都. 人参性味初探 [J]. 中医学报 2010, 25（5）：926-927.

[2] 李毅. 人参寒热属性及功用分析 [J]. 山西中医，2010, 26（10）：51.

[3] 余惠旻, 刘塔斯, 肖小河, 等. 中药四性的生物热动力学研究 [J]. 中国中医基础医学杂志，2001, 7（11）：60-64.

[4] 张胜, 王萍韬, 秦竹, 等. 人参药性的寒温之争 [J]. 中医药信息，2012, 29（6）：118-120.

[5] 刘敏. 人参药性及功效探析 [J]. 山东中医药大学学报，2012, 36（2）：110-112.

[6] 王丽娜. 蜜制平性人参炮制工艺研究 [D]. 沈阳：辽宁中医药大学，2006.

[7] 冉懋雄, 郭建民. 现代中药炮制手册 [M]. 北京：中国中医药出版社，2002：234-236.

[8] 刘树云, 王延铭, 毛治军, 等. 不正确加工人参方法对人参质量的影响 [J]. 人参研究，2001, 13（2）：40-42.

[9] 赵晋红. 人参的加工炮制及药理研究进展 [J]. 山西中医，2012, 28（3）：54-55.

[10] 张颖, 郝颖, 杨立曼, 等. 不同蒸制工艺对红参中人参皂苷类成分的影响 [J]. 中国实验方剂学杂志，2013, 19（21）：16-19.

[11] 孙媛媛. 栀制人参炮制原理研究 [D]. 沈阳：辽宁中医药大学，2010.

[12] 乔雪. 黑参中化学成分的研究及与生晒参和红参的比较 [D]. 长春：吉林农业大学，2012.

[13] 卢颖. 人参家族的"全家福"[J]. 医药常识，2009（12）：18-19.

[14] 高爱珠. 谈人参的正确应用 [J]. 中国药业，2000, 9（12）：41.

[15] 国家药典委员会. 中华人民共和国药典 2010 版（一部）[S]. 北京：化学工业出版社，2010：8.

[16] 国家药典委员会. 中华人民共和国药典 2010 版（一部）[S]. 北京：化学工业出版社，2010：143.

[17] 国家药典委员会. 中华人民共和国药典 2010 版（一部）[S]. 北京：化学工业出版社，2010：122.

[18] 丁葆珍. 人参与洋参药性差别大 [N]. 医药养生保健报，2009-09-07, 第005版.

[19] 孙继和. 西洋参与人参 [J]. 养生月刊，2008, 29（6）：0527-0529.

[20] 张国喜. 人参的兄弟——西洋参 [J]. 药物与人·相约健康，2003（12）：40-41.

[21] 常怡勇. 平补宜选西洋参 [J]. 快乐养生，2011（9）：46-47.

[22] 国家药典委员会. 中华人民共和国药典 2010 版（一部）[S]. 北京：化学工业出版社，2010：11.

[23] 徐冬英. 三七补益功效考 [J]. 中药材 2002, 25（12）：906-907.

[24] 董汉良, 薛誓红. 人参三七似人参 [J]. 长春中医学院学报，1995, 11（47）：56.

[25] 王若光, 尤昭玲, 李克湘. 人参三七相似之性探析 [J]. 辽宁中医杂志，1996, 28（1）：39-40.

[26] 高学敏. 中药学 [M]. 北京：中国中医药出版社，2002.

[27] 陈蔚文. 中药学 [M]. 北京：中国中医药出版社，2008.

[28] 范文宇. 浅谈中药人参的药理作用与应用研究 [J]. 新疆中医药，2010, 28（4）：89-92.

[29] 张国玺. 人参的品种及合理应用 [J]. 保健医苑，2005（7）：34-37.

[30] 曹继荣. 人参不同炮制品的药性与临床 [J]. 河南中医药学刊，1994, 9（5）：17-18.

[31] 元新华. 人参合理用药简述 [J]. 疾病监测与控制杂志，2010, 4（2）：76-77.

[32] 张伟伟, 王康胜, 项华美. 浅谈人参的规格、保管及加工 [J]. 黑龙江中医药，2004,（4）：53.

[33] 金子丹, 张慧卿. 浅议人参的配伍禁忌 [J]. 甘肃中医, 2008, 21 (10): 33-34.

[34] 孟莉, 向绍杰, 乔敏, 等. 均匀设计法考察藜芦对人参的耐缺氧及抗疲劳作用的影响 [J]. 实用中医内科杂志, 2010, 24 (2): 20-21.

[35] 盛伟, 张语迟, 王淑敏. 人参与藜芦配伍后人参皂苷类成分煎出量变化研究 [J]. 中国药房报, 2010, 7 (15): 1417-1418.

[36] 刘芬娣, 李德全. 人参配伍五灵脂人参总皂苷的含量变化规律研究 [J]. 首都医药, 2010, (11): 40-41.

[37] 黎莲珺, 高铭坚, 梁爱玲, 等. 人参、五灵脂配伍的现代研究进展 [J]. 中华中医药杂志, 2010, 25 (9): 1448-1451.

[38] 张啸环, 张语迟, 王淑敏. 人参畏五灵脂的化学物质基础研究 [J]. 时珍国医国药, 2010, 21 (1): 229-230.

[39] 张旭, 王丽娜, 宋凤瑞, 等. 液质联用测定人参与五灵脂、莱菔子配伍的人参皂苷 [J]. 分析化学研究简报, 2007, 35 (4): 559-563.

[40] 吴嘉瑞, 张冰, 常章富, 等. 人参与莱菔子配伍后人参皂苷 Rg_1 含量变化研究 [J]. 中国中药杂志 2006, 31 (1): 79-80.

[41] 吴嘉瑞, 常章富, 张冰, 等. 人参与莱菔子配伍后人参皂苷 Re 煎出量变化研究 [J]. 美中医学, 2006, 3 (4): 42-44.

[42] 贺鹏, 高素强, 傅得兴. 人参的不良反应及其合理应用 [J]. 首都医药, 2006 (9): 50-51.

[43] 张小飞. 论中药毒副作用及预防对策 [J]. 中国中医药现代远程教育, 2012, 10 (11): 65-66.

[44] 杨铭, 于德伟, 林贺, 等. 四年生鲜人参遗传毒性 [J]. 中国医药导报, 2013, 10 (9): 15-20.

[45] 于德伟, 陈文学, 林贺, 等. 五年生鲜人参毒理学研究 [J]. 中国热带医学, 2012, 12 (12): 1443-1445.

[46] 杨晓峰, 陈文学, 张凤霞, 等. 六年生鲜人参毒理学实验研究 [J]. 中国中医药现代远程教育, 2013, 11 (16): 157-158.

[47] 范明, 高峰, 张琨, 等. 吉林生晒参慢性毒性试验的初步比较研究 [J]. 中国实用医药, 2012, 7 (32): 6-8.

[48] 孙兰, 邹梅, 宋忻恬, 等. 人参粉致畸试验研究 [J]. 中国实用医药, 2011, 6 (18): 149-151.

[49] 柴程芝. 人参药证研究 [D]. 南京: 南京中医药大学, 2007: 82-87.

[50] 高学敏, 钟赣生. 中药学 [M]. 北京: 人民卫生出版社, 2000.

[51] 刘敏. 基于古今药方纵横的人参应用配伍及研究 [D]. 济南: 山东中医药大学, 2009: 82-87.

[52] 王鸿燕. 人参药对功用探析 [J]. 中华中医药学刊, 2009, 27 (3): 649-651.

[53] 张丰强. 临床大本草 [M]. 北京: 华夏出版社, 2000.

[54] 陈潮祖. 中医治法与方剂 [M]. 4 版. 北京: 人民卫生出版社, 2003.

[55] 李时珍. 本草纲目 [M]. 北京: 中国中医药出版社, 1999.

[56] 熊曼琪. 伤寒论 [M]. 2 版. 北京: 人民卫生出版社, 2011.

[57] 王铁生. 中国人参 [M]. 沈阳: 辽宁科学技术出版社, 2001.

[58] 李海龙. 人参散辨证治疗低血压 96 例临床观察 [J]. 中国医药指南, 2013, 11 (22): 265-266.

[59] 郑颖. 人参治疗糖尿病有效成分分析 [J]. 大家健康, 2014, 8 (15): 85.

[60] Hong B, Ji Y H, Hong J H, et al. A double-blind cross over stu dy evaluat ing the eff icacy of Korean red ginseng in pat ients with erectile dysfunction: a preliminary report [J]. J Urol, 2002, 168 (5): 2070- 2073.

[61] Choi H, Choi Y, Kim J. Penile blood change af ter oral medication of Korean red ginseng in erectile dysfunction patients [J]. J Gin seng Res, 2003, 27 (4): 165-170.

［62］Choi H, Ch oi Y. Evaluat ion of clinical eff icacy of Korea red ginseng for erectile dysfunction by int ernat ion-al index of erectile function ［J］. J Gins eng Res, 2001, 25: 112-117.

［63］De Andrade E, De Mesquit a A A, Claro Jde A, et al . Study of the efficacy of Korean Red Ginseng in the treatment of erectile dysfunction ［J］. As ian J An drol, 2007, 9（2）: 241-244.

［64］汪艳. 人参注射液治疗心力衰竭30例临床疗效观察 ［J］. 杭州师范学院学报: 医学版, 2008, 28（1）: 27-29.

［65］李克卉, 周建辉. 人参注射液辅助治疗充血性心力衰竭32例疗效观察 ［J］. 山东医药, 2009, 49（23）: 62-63.

［66］张念志, 韩明向, 周宜轩, 等. 人参注射液对冠心病心绞痛心气虚证作用的临床研究 ［J］. 中国中医急症, 2000, 9（4）: 141-142.

［67］高琳琳, 李坤, 李华, 等. 参附汤合苓桂术甘汤加减对慢性心力衰竭患者心功能及NT-proBNP的影响 ［J］. 世界中西医结合杂志, 2013, 8（12）: 1269-1270, 1287.

［68］张军霞. 参附汤合生脉散加减治疗慢性心力衰竭30例 ［J］. 山西中医学院学报, 2011, 12（2）: 57-58.

［69］杨予, 曾向东, 田儒进, 等. 参附汤治疗慢性充血性心力衰竭的随机对照临床研究 ［J］. 基层医学论坛, 2013, 17（20）: 2671-2673.

［70］黄海燕. 自拟参附汤治疗充血性心力衰竭临床观察 ［J］. 吉林中医药, 2011, 31（12）: 1185-1186.

［71］申学永. 自拟参附汤治疗心肾阳虚型慢性心力衰竭的临床观察 ［J］. 医学美学美容, 2014,（8）: 94-95.

［72］黄天新, 晏桂华, 黄力言. 加味参附汤治疗难治性心力衰竭疗效观察 ［J］. 中国中医急症, 2003, 12（2）: 109-110.

［73］覃桂革. 参附汤加味联合硝酸异山梨酯注射液治疗老年心力衰竭疗效观察 ［J］. 现代中西医结合杂志, 2013, 22（17）: 1890-1891.

［74］骆明光, 林秋波. 参附汤联合西药治疗急性心肌梗死的临床疗效及对CRP水平的影响 ［J］. 国际医药卫生导报, 2012, 18（5）: 686-687.

［75］刘小阳, 杜万红, 杨浩军, 等. 参附注射液对急性心肌梗死面积及心功能的影响 ［J］. 医学临床研究 2006, 23（4）: 476-478.

［76］莫成荣, 郝莉, 吴建国. 参附注射液治疗心悸的临床验证 ［J］. 中药药理与临床, 2005, 21（2）: 58-59.

［77］杨桂染, 李淑贞, 闫瑞霞, 等. 参附汤加复方丹参注射液辅助治疗新生儿呼吸窘迫综合征 ［J］. 浙江中医药大学学报, 2010, 34（5）: 733-734.

［78］刘羽, 靳琳. 中药治疗失血性休克的体会 ［J］. 北京中医药大学学报, 2003, 26（2）: 70.

［79］文磊, 郑有顺, 余林中, 等. 加味参附汤治疗68例海洛因瘾的临床疗效观察 ［J］. 中药药理与临床, 2000, 16（4）: 40-42.

［80］赵旅, 蔡琴, 朱小鹏, 等. 参麦注射液与氨茶碱对30例慢性肺心病呼吸衰竭患者肺功能影响的比较研究 ［J］. 陕西中医, 2003, 24（2）: 116-117, 126.

［81］孙娥. 参麦注射液对慢性肺心病患者左心功能的影响 ［J］. 实用医技杂志, 2010, 17（10）: 964-965.

［82］孙平, 马世红. 参麦注射液配伍蝮蛇抗栓酶治疗肺心病急性发作40例疗效观察 ［J］. 陕西医学杂志, 2003, 32（10）: 919-920.

［83］张荣江, 安立敏, 张连娟, 等. 参麦注射液与维生素C注射液辅助治疗扩张型心肌病的疗效比较 ［J］. 中国新药与临床杂志, 2001, 20（3）: 190-192.

[84] 马洪滨，杨春平，张萃玉. 参麦注射液治疗 68 例小儿病毒性心肌炎的临床疗效观察 [J]. 中国医学创新，2010，7（25）：48.

[85] 水心富，常清康，叶天舟，等. 参麦注射液对急性心肌梗死溶栓后再灌注性损伤的防治 [J]. 时珍国医国药，2000，11（5）：435-436.

[86] 韩广明，韩希英，孟怡红. 中西医结合治疗急性心肌梗死 21 例临床观察 [J]. 山东中医杂志，2003，22（8）：485-487.

[87] 姚季红，田应选，徐利. 参麦注射液对慢性充血性心力衰竭疗效观察 [J]. 社区医学杂志，2007，5（21）：9.

[88] 汤东强. 参麦注射液治疗慢性充血性心力衰竭临床观察 [J]. 中外医学研究，2013，11（33）：186-187.

[89] 刘炼庆. 参麦注射液和硫酸镁佐治老年人慢性充血性心力衰竭的临床研究 [J]. 新医学，2003，34（7）：427-428.

[90] 蒋家祥，陈朝俊. 参麦注射液治疗缓慢性心律失常 72 例 [J]. 广东药学，2004，14（1）：41-42.

[91] 董云飞. 参麦注射液治疗老年人缓慢性心律失常效果的临床观察 [J]. 中国医药指南，2012，10（34）：277-278.

[92] 舒华，舒依. 参麦注射液治疗老年人缓慢性心律失常 30 例 [J]. 中医药学刊，2004，22（11）：2141.

[93] 曹忠良，华金福，吴士延. 参麦注射液治疗不稳定型心绞痛 20 例 [J]. 上海中医药杂志，2001，35（8）：16-17.

[94] 林莉，郑彩娇. 冠心病采用参麦注射液治疗的疗效观察 [J]. 海峡药学，2015，27（4）：101-102.

[95] 于艳秋. 参麦注射液治疗老年急性脑梗死 [J]. 中国新药与临床杂志，2000，19（2）：96-98.

[96] 朱永玉，邱契祥. 参麦注射液治疗新生儿缺氧缺血性脑病合并心肌损害 30 例的疗效观察 [J]. 健康大视野·医学分册，2006，14（6）：1-2.

[97] 王建娜，乔华. 参麦注射液伍用氨茶碱治疗慢性阻塞性肺炎 31 例 [J]. 陕西中医，2003，24（10）：872-873.

[98] 侯铁虎，田新峰，张少瑜，等. 参麦并丹参静滴治疗糖尿病周围神经病变 40 例 [J]. 陕西中医，2002，23（12）：1059-1060.

[99] 何明坤，黄萍，付明捷. 参麦注射液对糖尿病周围神经病变的疗效及机理探讨 [J]. 广州医药 2013，44（1）：21-23.

[100] 黄萍，何明坤，苏常春，等. 参麦注射液治疗糖尿病周围神经病变的临床研究 [J]. 中国中医药科技，2007，14（3）：152-153.

[101] 严纯雪，杨运刚，张正霞. 参麦注射液治疗儿童膈肌疲劳的疗效观察 [J]. 浙江中西医结合杂志，2002，12（1）：12-13，28.

[102] 顾俊，朱正明. 参麦注射液和氨茶碱治疗慢阻肺膈肌疲劳 22 例效果分析 [J]. 南通大学学报：医学版，2005，25（4）：280-282.

[103] 李广宗，杨艳，桂雪，等. 参麦治疗煤工尘肺患者呼吸肌疲劳的观察 [J]. 中国工业医学杂志，2001，14（5）：278.

[104] 彭万军，刘伯学，王春，等. 参麦注射液治疗恶性肿瘤化疗后骨髓抑制临床观察 [J]. 浙江中医学院学报，2001，25（6）：24.

[105] 崔永飞，蔡忠仁. 参麦注射液治疗肿瘤患者白细胞减少症 78 例 [J]. 陕西中医，2000，21（3）：103.

[106] 江劲波，何俊辉，吴华堂，等. 参麦注射液对白血病蒽环类药物化疗减毒作用的临床观察 [J]. 新中医，2000，32（5）：19.

[107] 邓素莲，车彦玲，王改京，等. 参麦注射液佐治极重型原发性血小板减少性紫癜的临床观察 [J]. 陕西医学杂志，2000，29（3）：161–162.

[108] 刘鹏，曹迎明，乔新民，等. 参麦注射液促进乳腺癌患者术后恢复的临床观察 [J]. 中国中西医结合杂志，2000，20（5）：328–329.

[109] 严首春，闫凌，宋祖军，等. 参麦注射液救治过敏性休克的临床研究 [J]. 第三军医大学学报，2003，25（13）：1197–1198.

[110] 苏青和，杨敏杰，顾在秋，等. 参麦注射液治疗烧伤休克的临床观察 [J]. 中国中西医结合急救杂志，2004，11（1）：57–59.

[111] 王艳芬，于晓红. 生脉饮治疗慢性心力衰竭疗效观察 [J]. 陕西中医，2014，35（8）：982–984.

[112] 陈朝金. 生脉饮治疗难治性心力衰竭 30 例临床观察 [J]. 中医临床研究，2012，4（3）：95–96.

[113] 陈向东，陈建良. 黄芪生脉饮联合倍他乐克治疗慢性心力衰竭临床观察 [J]. 中国现代医生，2015，53（1）：25–27，31.

[114] 陈宝玉. 黄芪生脉饮辅助治疗病毒性心肌炎的临床疗效观察 [J]. 中西医结合心血管病杂志，2014，2（12）：110–111.

[115] 周冬. 生脉饮联合西药治疗病毒性心肌炎快速心律失常 28 例 [J]. 中国中医药现代远程教育，2014，12（11）：60，155.

[116] 韩丽华，莫晓飞，范红玲. 生脉饮合血府逐瘀汤加减治疗病毒性心肌炎 30 例 [J]. 中医研究，2012，25（2）：21–23.

[117] 黄光锐. 加味生脉散治疗早搏性心律失常 21 例体会 [J]. 基层医学论坛，2006，10（2）：179.

[118] 陈盛鹏，陈冰雪，王玲玲，等. 生脉散加味联合慢心律治疗频发室性早搏 27 例 [J]. 白求恩军医学院学报，2004，2（1）：11–13.

[119] 郭亚平，吕本强. 生脉饮合淫羊藿治疗缓慢性心律失常的临床研究 [J]. 时珍国医国药，2007，18（3）：686–687.

[120] 蓝寿煌. 生脉散加味治疗冠心病的疗效观察 [J]. 中医临床研究，2013，5（18）：34–35.

[121] 高桂龙. 生脉散加味治疗冠心病的疗效观察 [J]. 山东医学高等专科学校学报，2012，34（6）：433–436.

[122] 任乐易. 加味生脉散联合西医治疗冠心病的临床效果研究 [J]. 现代诊断与治疗，2013，24（11）：2457.

[123] 王峰. 生脉注射液在老年冠心病心绞痛患者中的疗效观察 [J]. 内蒙古中医药，2013，（4）：108–109.

[124] 任双平. 加味生脉饮治疗放射性肺炎 64 例疗效观察 [J]. 中医临床研究，2013，5（6）：72–73.

[125] 王信乐，叶纪沟. 生脉注射液治疗小儿肺炎 40 例 [J]. 中国药业，2012，21（20）：100.

[126] 罗家祺，胡慧菁，范华昌，等. 生脉注射液预防卒中相关性肺炎的临床研究 [J]. 中成药，2008，30（8）：1102–1104.

[127] 周永瑞，谭永福. 中西医结合治疗老年人肺炎临床观察 [J]. 西部医学，2011，23（7）：1329–1330.

[128] 刘庄萍. 生脉饮结合 ACBT 对老年肺部感染咳痰无力患者咳痰能力恢复的干预效果 [J]. 中国中医药现代远程教育，2015，13（2）：57–58.

[129] 李建杰，尚树忠，顾旭，等. 血府逐瘀汤合生脉饮对急性心肌梗死介入术后再灌注损伤的防治 [J]. 中医临床研究，2013，5（18）：10–12.

[130] 谢中华. 银翘马勃散合生脉饮防治鼻咽癌放疗副反应 78 例临床观察 [J]. 内蒙古中医药，2014，（8）：24–25.

[131] 郭建军. 应用生脉注射液治疗 56 例小儿呼吸道感染的疗效观察 [J]. 医学信息，2013，26（7）：353.

[132] 邹蓉，苏海芳，秦鉴. 四逆加人参汤对冠心病心功能的影响［J］. 中医药学刊，2005，23（8）：1405-1406.

[133] 邹蓉，秦鉴，黄荣华. 四逆加人参汤治疗冠心病心肌缺血的临床研究［J］. 中医药学刊，2003，21（5）：665，667.

[134] 苏海芳，邹蓉，刘彦，等. 四逆加人参汤治疗心肌梗死后无症状性心肌缺血（附21例临床分析）［J］. 中医药学刊，2005，23（8）：1415-1417.

[135] 叶映月. 四逆加人参汤调治肝癌术后阳衰证32例［J］. 中国实验方剂学杂志，2009，15（9）：109.

[136] 吴正球. 四逆加人参汤治疗重度烧伤低温败血症18例［J］. 中国药业，2013，22（8）：113-114.

[137] 陈萍. 用四君子汤治疗慢性胃炎的临床疗效研究［J］. 当代医药论丛，2014，12（14）：29.

[138] 张茹，余海平，李春耕，等. 四君子汤加味治疗慢性非特异性溃疡性结肠炎100例［J］. 医学美学美容，2014，（6）：541-542.

[139] 李玉山. 四君子汤加减治疗小儿腹泻临床研究［J］. 中国实用乡村医生杂志，2014，21（7）：42-43.

[140] 王晓红. 中医内科疾病脾胃气虚证患者中采用四君子汤治疗的疗效分析［J］. 中国卫生标准管理，2014，5（22）：121-123.

[141] 穆新民. 四君子汤合四神丸加味治疗老年慢性结肠炎［J］. 医学信息，2014，27（11）：359.

[142] 李朝晖. 加味四君子汤对喂养不耐受早产儿贫血的治疗作用［J］. 山东医药，2014，54（17）：85-86.

[143] 呙登俊，王浩，陈紫君，等. 人参归脾汤对气血亏虚型老年颤证患者睡眠障碍的影响［J］. 浙江中西医结合杂志，2012，22（2）：92-93，131.

[144] 呙登俊，王浩，胡智伟，等. 人参归脾汤对气血亏虚型老年颤证非运动症状50例观察［J］. 浙江中医杂志，2012，47（3）：175-176.

[145] 曹艳杰，王福波，曹彦英. 人参归脾汤加减治疗慢性疲劳综合征［J］. 中国临床康复，2004，8（9）：1657.

[146] 张丽梅，高学功. 人参归脾丸治疗慢性疲劳综合征26例［J］. 时珍国医国药，2002，13（7）：423.

[147] 冯章巧，吴红霞. 归脾汤治疗心悸失眠68例［J］. 中国民间疗法，2006，14（10）：33-34.

[148] 高鹏，熊哲峰，党娟娜. 归脾汤针灸并用治疗心脾两虚型失眠62例［J］. 实用中医内科杂志，2010，24（2）：69-70.

[149] 孟祥月，牛垚飞，史宇航，等. 归脾汤加减配合脑功能治疗仪治疗心脾两虚型不寐32例［J］. 吉林中医药，2013，33（11）：1133-1134.

[150] 武双虎，黄海平. 归脾汤加减治疗月经量多32例［J］. 现代中医药，2007，27（4）：36.

[151] 朱冬梅. 加减归脾汤治疗妇女更年期综合征45例临床报告［J］. 中国实用医药，2009，4（12）：164.

[152] 龚清荣. 人参归脾汤加减治疗更年期崩漏气虚型60例疗效观察［J］. 中国保健营养，2012（10）：4127-4128.

[153] 谭红刚. 归脾汤的临床运用［J］. 光明中医，2013，28（7）：1443-1444.

[154] 方晓英. 归脾汤临床运用举隅［J］. 光明中医，2013，28（7）：1445-1446.

[155] 李珍. 归脾汤加味治疗功能性子宫出血临床体会［J］. 中国社区医师，2006，8（148）：61.

[156] 王芬，李丽. 归脾汤联合西药治疗复发性口腔溃疡50例［J］. 河南中医，2009，29（9）：908.

[157] 傅佑鼎. 归脾汤泻心汤联合西药治疗消化道溃疡49例［J］. 陕西中医，2013，34（6）：687-689.

[158] 张湘玲. 中西药联合治疗Hp阳性十二指肠溃疡40例临床观察［J］. 中国当代医药，2010，17（18）：96-97.

[159] 刘春霞，罗普树，王黎君. 辨证治疗小儿再生障碍性贫血14例［J］. 吉林中医药，2001（6）：29-30.

[160] 李瑾，蔡亚丽. 归脾汤联合西药治疗巨幼细胞贫血30例［J］. 陕西中医，2010，31（10）：1347-1348.

[161] 曹亮, 刘瑛, 韩海军, 等. 归脾汤加减内服治疗过敏性紫癜42例疗效观察 [J]. 中医临床研究, 2014, 6 (24): 26-27.

[162] 赵继康. 归脾汤治疗特发性血小板减少性紫癜59例临床分析 [J]. 中国疗养医学, 2010, 19 (9): 827-828.

[163] 曹利民, 胡志诚. 人参养荣汤治疗老年性痴呆临床分析 [J]. 实用中医药杂志, 2008, 24 (4): 207.

[164] 温秀新. 人参养荣汤治疗气血亏虚型颤证68例 [J]. 中医临床研究, 2013, 5 (3): 67, 69.

[165] 杨永铭, 刘冠贤, 钟伟强. 人参养荣汤对慢性肾功能衰竭腹膜透析患者生活质量提高的观察 [J]. 中国中西医结合急救杂志, 2002, 9 (3): 148-149.

[166] 赵洪运, 何明清. 人参养荣汤加减治疗急性病毒性心肌炎33例 [J]. 中国中西医结合急救杂志, 2002, 9 (3): 148-149.

[167] 时长忠, 翟瑞庆. 人参养荣汤加减治疗席汉氏综合征30例 [J]. 实用中医药杂志, 2013, 29 (8): 642-643.

[168] 张志伟, 张志忠. 人参养荣汤加减治疗原发性低血压60例 [J]. 河南中医, 2008, 28 (5): 62.

[169] 曾姣飞. 人参养荣汤联合化疗治疗胃癌的临床观察 [J]. 求医问药, 2011, 9 (12): 631.

[170] 赵加兵. 人参养荣汤治疗脱发 [J]. 医药前沿, 2014, (9): 318-319.

[171] 林天明. 人参养荣汤对伴有贫血倾向的骨质疏松的有用性 [J]. 国外医学中医中药分册, 2004, 26 (6): 345.

[172] 黄智芬. 白虎加人参汤加味治疗肿瘤性发热30例疗效观察 [J]. 四川中医, 2005, 23 (6): 41-42.

[173] 范先基, 张定进, 李俊, 等. 白虎加人参汤加味治疗肿瘤性发热疗效观察 [J]. 中国全科医学, 2012, 15 (3): 1058-1060.

[174] 黄献钟. 白虎加人参汤在缓解肝癌介入栓塞术后发热症状疗效观察 [J]. 福建中医药, 2005, 36 (6): 6-7.

[175] 杨珺. 罗格列酮联合白虎降糖汤治疗2型糖尿病的临床研究 [J]. 亚太传统医药, 2010, 6 (6): 60-61.

[176] 游龙, 白会玲, 谷艳丽. 白虎加人参汤联合降糖药治疗2型糖尿病疗效观察 [J]. 现代中西医结合杂志, 2009, 18 (19): 2286-2287.

[177] 刘保忠, 马来虎, 景龙. 白虎加人参汤治疗初发2型糖尿病的效果观察 [J]. 转化医学电子杂志, 2014, 1 (6): 26-28.

[178] 韩辅, 王秀阁, 包扬. 白虎人参汤合增液汤化裁治疗2型糖尿病79例 [J]. 中国中医药现代远程教育, 2014, 12 (10): 15-16.

[179] 张怡, 张晓云, 褚铮. 白虎加人参汤治疗脓毒症的临床观察 [J]. 中国中医急症, 2014, 23 (9): 1724-1726.

[180] 曹立纳, 黎江, 于白莉. 白虎加人参汤治疗脓毒症临床分析 [J]. 中国保健营养, 2014, (5): 2951.

[181] 周文瑾, 覃冠锻, 彭清华, 等. 白虎加人参汤加减治疗小儿腺样体肥大30例临床观察 [J]. 江苏中医药, 2012, 44 (7): 46-47.

[182] 崔昕. 白虎加人参汤对长期血液透析患者体重增加的作用 [J]. 国外医学中医中药分册, 2003, 25 (4): 160-161.

[183] 林琳. 外用白虎加人参汤治疗皮肤瘙痒 [J]. 国际中医中药杂志, 2006, 28 (4): 234-235.

[184] 胡冰, 傅炳国. 补肾健脾活血方治疗原发性骨质疏松症临床观察 [J]. 湖北中医杂志, 2003, 25 (8): 13-14.

[185] 钟紫茹，王耀邦，郭棱棱，等. 骨疏汤治疗绝经后妇女骨质疏松症 68 例临床观察 [J]. 湖南中医药导报，2004，10（7）：31-32.

[186] 罗小玲，钟紫茹，江波，等. 健脾、补肾方药对绝经后妇女骨质疏松症 69 例临床观察 [J]. 医学理论与实践，2008，21（1）：64-65.

[187] 吴冬芳. 王氏清暑益气汤治疗小儿暑热证 72 例 [J]. 安徽中医临床杂志，2003，15（5）：369.

[188] 朱荣长. 清暑益气汤治疗中暑合并多器官功能障碍临床研究 [J]. 临床和实验医学杂志，2006，10（5）：1620-1621.

[189] 陈晓梅，熊周富. 王氏清暑益气汤治疗难治性疾病举隅 [J]. 湖北中医杂志，2012，34（1）：53-54.

[190] 陈爱萍. 益气生津散治疗干燥综合征疗效观察 [J]. 山西中医，2008，24（5）：13-14.

[191] 王北，马丛，王玉明，等. 益气生津散治疗干燥综合征临床研究 [J]. 北京中医药，2012，31（4）：263-265.

[192] 杨方方，王康玮，向琪，等. 复方皂矾丸对慢性再生障碍性贫血骨髓 MVD、VEGF 的影响 [J]. 中国实验血液学杂志，2015，23（2）：477-480.

[193] 李玉巧，梁志伟. 复方皂矾丸联合方案治疗慢性再生障碍性贫血临床观察 [J]. 医药前沿，2013，（6）：35-36.

[194] 张印，曹科，冯宇，等. 复方皂矾丸防治吉西他滨加顺铂方案化疗所致血小板下降的临床观察 [J]. 中国药物应用与监测，2010，7（2）：80-81.

[195] 彭敏，谢国明. 复方皂矾丸防治晚期结肠癌化疗后骨髓抑制疗效观察 [J]. 浙江临床医学，2014，16（11）：1786-1787.

[196] 曹科，张印，冯宇，等. 复方皂矾丸防治小细胞肺癌化疗骨髓抑制临床观察 [J]. 中国中医急症，2010，19（4）：600-601，641.

[197] 刘艳虹，关明媚，方建志，等. 复方皂矾丸治疗肿瘤患者化疗后血小板减少 [J]. 广州医药，2014，45（2）：45-46.

[198] 王凯，张百红，陈龙，等. 复方皂矾丸治疗局部晚期食道癌患者顺铂联合氟尿嘧啶方案同步放化疗后骨髓抑制 30 例 [J]. 陕西中医，2013，34（9）：9-10.

[199] 杨玮，张学进，邓旻，等. 复方皂矾丸治疗原发性血小板减少性紫癜 [J]. 浙江中西医结合杂志，2003，13（11）：698.

[200] 诸孟娟. 复方皂矾丸联合泼尼松治疗特发性血小板减少性紫癜 30 例临床观察 [J]. 河北中医，2009，31（12）：1868-1869.

[201] 薛育新. 复方皂矾丸治疗慢性系统病贫血疗效观察 [J]. 临床医药实践杂志，2003，12（11）：869.

[202] 徐才刚，吴侯，朱焕玲，等. 复方皂矾丸治疗骨髓增生异常综合征的临床对照研究 [J]. 华西医学，2003，18（2）：193-194.

[203] 高鹏，王雪野，唐利民. 复方皂矾丸治疗骨髓增生异常综合征的临床疗效观察 [J]. 中国误诊学杂志，2007，7（25）：6016-6017.

[204] 李朝旭，白元涛. 复方三七片治疗腰椎压缩性骨折 40 例临床观察 [J]. 辽宁中医杂志，2004，31（8）：670.

[205] 庞键. 三七片治疗骨质疏松性骨折的临床观察 [J]. 医学信息，2010，23（4）：412-413.

[206] 秦林，姜云，孙燕，等. 大剂量三七片治疗再灌注心律失常疗效观察 [J]. 第四军医大学吉林军医学院学报，2002，24（1）：39-41.

[207] 陈丽萍，周斌，龙振寅. 三七片治疗亚急性期脑出血 80 例 [J]. 医药导报，2003，22（11）：775.

[208] 杨芳，彭兆文. 三七片治疗肋软骨炎疗效分析 [J]. 中国厂矿医学，2001，14（6）：506-507.

[209] 柏正平，朱克俭，李路驰. 复方三七片治疗脑络瘀阻型中风临床观察 [J]. 湖南中医学院学报，2000，20（2）：40-41.

[210] 潘永苗. 三七血伤宁胶囊治疗 Colles 骨折 76 例 [J]. 浙江中医杂志，2004，16（11）：463.

[211] 李志军. 三七血伤宁膏外敷治疗少儿胫骨结节骨骺炎 76 例 [J]. 河南中医学院学报，2008，23（138）：77-78.

[212] 吕灵仪. 三七血伤宁散纱条应用于肛周脓肿术后换药疗效观察 [J]. 四川中医，2011，29（7）：112-113.

[213] 赵文学. 张锡纯的化血丹加大黄治疗上消化道出血 100 例 [J]. 中国中西医结合急救杂志，2003，10（6）：345.

[214] 张恩树. 任氏泻白化血汤治疗支气管扩张咯血 106 例 [J]. 安徽中医临床杂志，2000，12（2）：95.

[215] 赵雪娇，王耀光. 黄文政教授化血丹治疗肾性尿血 [J]. 实用中医内科杂志，2012，26（11）：6-7.

[216] 陈新广. 血塞通注射液联合巴曲酶治疗短暂性脑缺血发作临床疗效观察 [J]. 中国社区医师，2014，30（18）：86-87.

[217] 李昊，孙鸿辉. 血塞通注射液治疗脑出血的临床观察 [J]. 中国中西医结合急救杂志，2004，11（1）：50-52.

[218] 王启章，韩利民，李秀丽，等. 银杏达莫联合血塞通治疗脑梗死的临床研究 [J]. 华西医学，2010，25（1）：1-2.

[219] 王成章，王胜，吴平，等. 纤溶酶联合血塞通治疗急性脑梗死临床观察 [J]. 当代医学，2011，17（11）：58-59.

[220] 梁荣寿. 注射用血塞通治疗冠心病疗效观察 [J]. 临床合理用药，2015，8（1A）：7-8.

[221] 宗芳，王全权，陈海林，等. 血塞通注射液治疗冠心病心绞痛疗效观察 [J]. 中国中医急症，2009，18（3）：379-380.

[222] 王其柱. 血塞通注射液治疗冠心病心绞痛的临床分析 [J]. 中国医药指南，2011，9（7）：24-25.

[223] 魏艳阳. 血塞通软胶囊治疗冠心病不稳定型心绞痛 90 例疗效观察 [J]. 中国现代药物应用，2010，4（23）：20-21.

[224] 邝国坚. 血塞通注射液治疗冠心病充血性心力衰竭临床观察 [J]. 中药材，2004，27（4）：311-312.

[225] 巴景斌，王晓航. 血塞通片联合光凝术治疗糖尿病视网膜病变临床观察 [J]. 上海中医药杂志，2013，47（11）：49-51.

[226] 林艳珍. 血塞通软胶囊治疗高血压性视网膜病的疗效观察 [J]. 中医临床研究，2013，5（19）：90-91.

[227] 牛社旗，莫云芳. 血塞通治疗视网膜静脉阻塞的临床观察 [J]. 中国医药，2006，1（7）：426-427.

[228] 张美. 和血明目片联合血塞通治疗挫伤性前房出血的临床疗效观察 [J]. 海峡药学，2009，21（5）：140-141.

[229] 岑璐莎. 血塞通片联合地塞米松治疗眼外伤性前房积血疗效观察 [J]. 河北医科大学学报，2011，32（12）：1459-1460.

[230] 金贵玉，付莉萍，田君焕. 血塞通治疗糖尿病性眼肌麻痹临床观察 [J]. 中国煤炭工业医学杂志，2006，9（12）：1309-1310.

[231] 张庆. 血塞通注射液治疗糖尿病性眼肌麻痹效果分析 [J]. 医药论坛杂志，2010，31（19）：148-149.

[232] 罗兴中，杨莉华，戴汉生. 注射用血塞通治疗玻璃体积血 [J]. 中国中医眼科杂志，2004，14（2）：111.

[233] 黄建良. 血塞通注射用治疗眼底出血 44 例 [J]. 湖南中医杂志，2000，16（5）：40.

【第七章】

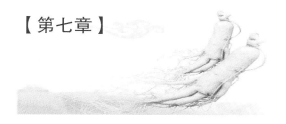

『人参的保健及食品』

一、食品的研究概况

（一）人参食用及食品概况

人参是我国珍贵的传统中药材，也是具有滋补保健作用的传统食品。人参在我国具有两千多年的应用历史，素有"国宝"之美誉。随着临床医学从消极被动的救治医学（生物医学模式）为主发展到以积极主动预防为主的社会心理医学模式，从维持生命现象到提高生存质量为主的临床防治思维的转变。因此，我国医药市场迫切需要一批针对亚健康，提高防病能力，达到预防效果的保健产品，特别是行之有效，经过历史验证，有雄厚的现代研究成果的医疗保健食品。人参就是顺应这个大趋势而占据医药市场的最佳产品，体现"上医治未病，上品多滋补"的中医药理论和思维。中国的人参药膳和保健食品行业是既体现古老又包含新兴的一个行业。人参自古就有"医食同源""药膳同功"之说。1996 年，国家颁布了《保健食品管理办法》，才使保健食品有了法律依据，人参作为保健食品的生产、销售等环节才走上规范的道路。

2002 年，卫生部为进一步规范保健食品原料的管理发布了《关于进一步规范管理的通知》（卫法监发［2002］51 号），该文件包括《既是食品又是药品的物品名单》《可用于保健食品的物品名单》《保健食品禁用物品名单》。其中，人参被列入了《可用于保健食品的物品名单》。这标志着人参被局限于保健品使用范围，还不能作为食品原料。目前，在国家药品食品监督管理总局网站可搜索到国产参类保健食品 1 022 种，进口参类保健食品 68 种。保健功能主要集中在抗疲劳、免疫调节、延缓衰老、耐缺氧等方面。

2010 年，卫生部批准在吉林省进行人工种植人参进入食品的试点。在进行大量的安全性实验等基础上，吉林省制定一整套人参进入食品的有关法规。2012 年，卫生部颁布了《关于批准人参（人工种植）为新资源食品》的公告，标志着人参可以作为食品原料进入食品领域。在此契机下，我国人参产业步入了发展快车道，已实现了人参从药品到食品、从药房到厨房、从治疗到保健的历史性跨越。目前，我国已经形成了比较完整的人参种植、加工、营销、科研、教学等产业体系，200 多个人参食品企业通过备案。各企业针对不同人群的不同需求推出了多款新食品，有些产品在大型超市内就能买得到。多样化的人参食品吸引了更大的消费群体。吉林省作为人参食品的试点地区，对于人参食品品种和安全控制都做了相关规定。截至 2013 年 10 月底，仅吉林省共有 38 户企业申请了人参食品生产许可认证，已有七大类共 50 个人参食品获准生产。

据初步统计，在人参食品的国际专利申请量方面，中国仅占 21%，我国人参食品专利数量要比韩国少许多，约为韩国的一半。韩国的人参食品产业现已形成以人参米系列、饮料系列、糕点系列等十二大系列 600 多个品种为代表的食品产业，这些品种多数都有独立的知识产权。从人参专利来看，人参食品主要分为：人参米（Ginseng rice）、人参饮料（Ginseng drinks）、人参茶（Ginseng tea）、人参果冻（Ginseng jelly）、人参糕点（Ginseng pastries）、人参冰点（Ginseng coldpastry）、人参咸菜（Ginseng Pickle）、人参含片（Ginseng Lozen ge）、人参口服液（Ginseng Oral Liquid）、人参蜜片（Ginseng Honey-chip）、人参酒（Ginseng wine）、人参甜味（Ginseng sweet）、人参冲剂（Ginseng Granules）、人参食品（Ginseng food）、人参补酒（Ginseng tonic wine）、人参粥（Ginseng porrid ge）、人参肉（Ginseng meat）、人参面（Ginsen gpasta）、人参蜜饯（Ginseng preserves）、人参糖渍（Ginseng candied）、人参羹汤（Ginseng soup）、人参菜肴（Ginseng dishes）等，同时也包括生产技术、工艺和包装与机械等方面。我国借助人参进入食品的契机，大力发展具有自主知识产权的以人参为原料的普通食品，加大专利申报数量，加大国际专利的申请，扩大人参食品产业在国际上的影响力。

我国从古至今主要食用人参根，但人参茎叶、人参花、人参果等部位也有食用记载。如《本草纲目拾遗》记载：人参叶"其气清香而味甘，善于生津又不耗气，故贩参者干之，带以上饷遗，代茶叶饮用，不计入药用，人亦无用之者。近因辽参日贵，医辄以之代参，凡病需参而无方用者，辄市叶以代之。故今大行于市……"可见清代已开始用参叶入药。目前，人参茎叶、花等药用部位虽尚未列入食品原料及新资源食品，但由于其也具有补气强身，延缓衰老的作用，具有较高的食用价值及药用价值，一直被开发及利用。假以时日，在相关政策法规的支持下，人参茎叶等部位也将成为人参资源的有利补充，走进人们的生活中。

目前，美国、加拿大、日本等很多发达国家把人参作为食品应用，特别是韩国，90%以上的人参通过食品形式消费，其产品多达 600 余种，人参产品也被宣传为一种老少皆宜的大众食品。韩国是目前世界上唯一实行人参专卖的国家，人参生产一直处于严格的计划控制下。长期以来，有官方背景、拥有韩国最大的市场份额的韩国人参公社全力打造名为"正官庄"的高丽参品牌。目前，韩国人参公社每年加工人参产量高达 2 800 t，其中出口占 30%。人参茶、人参饮料在韩国随处可见，其效益远超人参药品和保健品。韩国人喜爱将人参入菜烹饪，人参与海参炖汤最为滋补；将人参与肉类一起烹饪，可以促进人体对肉类的消化，降低胆固醇；另外人参和凉果一起榨汁，早晨饮用有益健康。有别于中国人只看重原支参的习惯，韩国人更青睐方便易服的红参浓缩产品。如可以直接嚼食的红参片、胶囊状的红参精、红参浓缩液配置的糖果等，不仅方便服用，也让大众更容易接受红参的口味。

在日本，推出了加入人参的"长寿面"，将人参粉按规定量与面粉混合制成面条，特点是具有人参香味及相应的保健功能。人参除了具有帮助肌肉消除疲劳功能以外，还有提高肝脏功能和抵御寒冷等效果，因此添加在面条中便成为这种新产品的卖点，在日本市场上以珍贵药膳拉面的形象出现，深受消费者青睐。

在美国，人参亦属于药食两用产品。人参在美国保健植物销售榜上排名前 10 位。近几年，美国加强了对各类人参保健食品的开发，除传统的人参含片和人参粉外，鲜人参汁、能量饮料、植物强壮剂、人参果提取物等新产品被不断推出，去年美国各种能量饮料产品共消耗了总价值 6 800 多万美元的人参原料。

美国保健食品市场上另一类颇受消费者欢迎的人参食品为"人参果提取物"。据介绍，人参果具有很好的安眠作用。现在美国市场上已有多种含人参果提取物的植物助眠产品正在销售，其市场销路还不错。

（二）西洋参和三七的食用及食品概况

目前，在国家药品食品监督管理总局网站可搜索到三七类保健食品信息 58 条，进口西洋参类保健食品信息 8 条，国产西洋参类保健食品信息 350 条。

近来市场上见到的西洋参产品多是应用现代科学技术精制制成的便于服用的产品，为了增加疗效有些与其他中草药及维生素类配和制成，常见的种类主要有切片、含片、胶囊、膏、泡袋茶、口服液等。

美国是世界第三大人参生产国（主要种植西洋参，即花旗参）。美国农民种植花旗参已有几百年历史。从前美国人不大服用西洋参，所种西洋参基本上都出口至我国及日本等亚洲国家市场。但受"东风西渐"影响，20 世纪 80 年代，美国人慢慢开始消费西洋参制品。据了解，美国市场上现已有数百种西洋参类食品，除常见的西洋参粉、西洋参片、西洋参含片、西洋参蜂王浆口服液和西洋参胶囊等传统产品外，近年来美国厂商还在大力开发西洋参的新食品。据报道，不久前美国花旗参种植者协会下属的一个科研机构利用加工出口西洋参后剩余的西洋参开发的各种"能量饮料"是第二大类人参食品。能量饮料起源于 80 年代澳大利亚商人开发的"红牛饮料"，系指一种能提高人的精力和减少疲劳感的饮料食品。由于红牛饮料上市后颇受年轻消费者的欢迎，美国饮料厂商受此启发陆续开发出数十种能量饮料。据了解，美国市场上的能量饮料的主要活性成分为花旗参提取物、瓜拉那果、牛磺酸、咖啡因等。去年，美国各种能量饮料产品即消耗掉总价值 6 800 多万美元的人参原料。由此可见美国食品工业界对人参的巨大需求。据报道，美国厂商现在又开发出一系列的人参保健食品新产品。如：可用于改善阳痿症状的"植物强壮剂"类新型食品（主要成分为西洋参提取物、达纳草、玛咖、育亨宾、杜松树皮提取物、巴西晃晃木提取物等）。这类植物壮阳产品在美国市场上颇受欢迎。

三七与人参齐名，是我国特有的名贵药材之一。云南省文山的三七品质第一，其产量占全国的 98% 以上。在云南地区，三七的药用和食用历史悠久。目前，以三七为原料的产品，从行业看，已经在制药、保健品、食品、化妆品与日用品等行业得到广泛应用；从药品剂型看，有注射剂、滴丸剂、片剂、胶囊剂、散剂、颗粒剂、膏剂等，同时，依据"药食同源"的理论，利用现代高新技术在规模化、集约化、规范化、产业化发展三七人工种植的基础上，进行了三七系列保健食品的开发和研究。如三七唐旨康胶囊是用三七粉配伍何首乌提取物、桑叶提取物、吡啶甲酸铬制成的保健食品；三七力康片是用三七提取物配伍灵芝孢子粉、羟丙甲纤维素、硬脂酸镁制成的保健食品。这两种保健食品的功能为降糖和抗疲劳。超细三七粉胶囊是选用云南文山优质三七为原料，运用目前国际最流行的超细粉碎技术，将三七加工成 10 μm 以下的超细粉，比传统的三七粉细 10 倍至百倍。服用普通粉人体只能吸收较少的有效成分，而加工成超细三七粉，人体能大部分吸收，疗效更好。还有三七睡亦香胶囊，是综合利用三七茎叶苷资源，提取三七叶苷，并以其为主要生物活性成分，配伍酸枣仁、五味子等中药，用以改善睡眠的保健食品。以三七为主要原料开发的保健食品还有三七速溶粉、三七怡眠胶囊、金不换袋泡茶、七花保健茶、七叶浸膏、七叶清酒、三七菊茶、青清含片、三七速溶咖啡、螺旋藻胶囊等，另外，云南文山七丹药业股份有限公司正在开发三七总苷软胶囊、三七叶苷软胶囊。开发三七保健食品，对于满足市场需求、提高三七的深加工水平、拓展其应用途径具有重要意义。

二、食品的传统与现代研究

（一）人参食用的中医药理论

1. 人参的传统功效

人参自古以来在我国民间作为一种营养保健的滋补佳品，其作为具有保健功能的食品与中药使用的历史大致相同，只是由于我国独特的中医药理论体系的发展，人们一直崇尚其作为中药使用，所以其功效或保健作用主要见于诸中医药学典籍。我国最早的药学典籍《神农本草经》将其列为上品，言其"味甘，微寒。主补五脏，安精神，定魂魄，止惊悸，除邪气，明目，开心，益智。久服轻身延年之功效"。意思是说，人参的主要作用，是辅助五脏的功能、安定精神、镇定魂魄、扼止惊悸、消除邪气，使人耳聪目明、心情开朗、增加智慧，长期连续服用，可以一身轻舒而却病延年。这是 2 000 a 前，中国医家对人参研究的结论。人参"除邪气"，邪气是中医学上指一切致病的环境和因素。《急就》卷四："灸刺和药逐者邪。"指六淫以及疫疠之气等外邪。湿热病的"湿"为"阴邪"，热为"阳邪"，湿热为"阴中阳"之邪，在六淫中是由"湿邪"和"暑邪"相合的产物。邪气和邪的含义，有所不同，邪气一般是指外戚病邪，而邪则既包括外部，又泛指一切致病因素。生活的富裕，大量食用营养丰富的食物，饮酒，不步行，多乘车，也不运动，只是动脑思考一些问题，坐在房间里边吃点心边看电视，这样的人几乎都属于"湿热"体质，久郁化热，湿热之邪便会积聚体内，常常患有慢性病。

《内经》：百病皆生于气。气在人体中沿经络血脉运行不息，循环往复，若有一毫壅塞，则气机不畅，脏腑失和，气血不调，必百病丛生。气又分正、邪。人体的防病能力和肌体生存的物质基础及正常活动为正气，一切致病因素及病理产物为邪气。邪气之所凑，正气必虚。正气存内，邪不可干。

历代本草均把人参作为补气药应用，具有"大补元气，补脾益肺，生津，安神益智"的功效，临床用于元气虚脱证、肺脾心肾气虚证和热病气虚津伤口渴及消渴证。由此人参可用于多种气虚证。中医认为气虚是指人体的元气耗损，功能失调，脏腑功能减退，抗病能力下降的病理变化。其与现代科学中免疫增强、提高学习记忆、调节物质代谢及内分泌功能、延缓衰老、抗肿瘤等作用相关。下面以人参在中药书中四首歌诀来概括人参使用特点。

（1）人参甘温归肺脾，开心益智补元气；虚劳内伤吐泻淋，神衰烦渴梦惊悸。

（2）人参须根苦甘干，补益气血生津液，胃虚呕逆口干渴，咳嗽吐血效妙绝。

（3）鸡肉参味甘淡温，滋补强壮功妙绝。久病虚弱头昏晕，产后乳少贫血液。

（4）人参有十八反歌诀："诸参芍反藜芦。"人参也有十八畏歌诀："人参最怕五灵脂。"

2. 人参的合理应用

人参作为补气药，不仅可作为身体机能全面衰退的老年人理想保健食品，也可作为目前处于亚健康状态下人们的理想食品，能通过其"适应原样"的双向调节作用，促进人体机能恢复。但如何选用不同种类人参及人参适宜的食用人群也是大家感兴趣的问题。

（1）不同种类人参的选择。我国民间素有"吃人参上火，流鼻血"的看法，什么叫上火？中医称"上火"的概念非常宽泛，诸如大便干燥，鼻腔黏膜、眼角膜充血，嘴角起疱等许多发炎的症状都叫上火，西医没有准确的对应的词语。为什么有的人吃人参"流鼻血"？鼻出血中医称为"鼻衄"，隋代巢元方《诸病源候论》"鼻衄候"："肺开窍于鼻，热乘于血，则气亦热也。血气俱热，血随气发出于鼻为鼻衄。"中医学认为，血为气之母，气为血之帅，因为气血并行，所以气行则血行。血中有热，气必热之，气热则气运动性增强，推动血液运行，易造成离经之血。肺中有热，外在表现为鼻中有火热，引起鼻中热灼，津气行快，即引发鼻出血。人参是补血补气的草药，服用后血气俱热，血随气发出于鼻，即"破血妄行"，出现流鼻血现象。但不是普遍现象而是个别现象，大多出现在血气方刚的青年人的身上。服用数量比较大而流鼻血的，中老年人的个案没有见过。

对"人参上火，不可轻用"之说，明代杰出的医学家李时珍在《本草纲目》一书中称上述那类医生为"庸医"。他说："庸医每谓人参不可轻用，诚哉庸也。""谓人参补火，谬哉。夫火与元气不两立，元气胜则邪火退。人参既补元气而又补邪火，是反复之小人矣，何以与甘草、苓、术谓之四君子耶？"（言闻语）清代医学家张璐在《本草逢原》一书中尖锐指出那些庸医听信"市井愚夫"的瞎说的严重后果。他说："市井愚夫，乃交口劝病人不宜服参，医者又避嫌远谤，一切可生之机，悉置之不理。殊失本经除邪气之旨矣。古今诸方，表汗用参苏饮败毒散，和解用小柴胡，解热用白虎加人参汤、竹叶石膏汤，攻下用黄龙汤，领人参深入驱邪，即热退神清。从仲景至今，明贤方书，无不用人参，何为今日医家，摒绝不用，以阿谀求容，全失一脉相传宗旨。"

由此，只有合理地选择人参才能真正发挥其疗效。选择哪一种人参制品服用为好，要视个人的体质状况而定。不妨以下列诸症对号入座。①对于那些体质虚弱，气短喘促，走路气急，自汗肢冷，久病虚弱，神经衰弱，失眠多梦，食欲不佳，腰膝酸软和慢性肾炎、心肌炎、冠心病等患者，选用各档生晒参为宜，因为生晒参，药性比较平和，能增补元气，强心安神，生津益智。②对于那些肺阴不足，虚热喘咳，咳嗽咯血，热病伤阴，虚火牙痛、术后体虚，以及放射治疗后白细胞减少等患者，则宜用西洋参。因为西洋参能补肺降火，养胃生津。③对于那些畏寒怕冷，手脚不暖，头晕体倦，阳气衰弱，四肢乏力，关节酸楚和气血不和，体质虚弱的老年人，可以选用红参。因为红参的药性带一些热性。④对于高血压及肝炎、肝肿瘤患者不宜选用红参，而应该选用白参。因为白参（即生晒参）偏于凉性。要知道，红参与白参不只是颜色上的区别，其药性和适应对象都不相同。《本草正义》：红参与白参，虽然同是补虚，但不能把它们单单看成是一字之差，其药性就像水和火、冰和炭一样大相径庭。如果用红参去补虚热，就像抱薪救火，不但治不好病，还要加重病情；如果用白参补虚寒，无异于落井下石，乘人之危而加以陷害。所以，用人参进补时，一定要根据自己的身体状况，经医生检查后，确定选用某种参类，否则那便是"蛮补"，不但无益，反遭祸害。针对上文提到的"虚热"与"虚寒"二词，略作解释。所谓虚热，即阴、阳、气、血不足引起的发热。"阴虚则内热"（《素问·生气通天论》）。虚证的发热，必兼见其他虚性的症、脉、舌，从其他虚证中鉴别其属气虚、血虚、阴虚、阳虚而施治。肢体倦怠，食欲不振，口干舌燥，脉虚数，舌尖红，皆属虚证也。所谓虚寒，指正气虚兼寒（多以内寒为主）的证候。主要表现为面黄少华，食欲不振，口泛清涎，形寒怕冷，得热则舒，妇女带下清稀，腰背酸重，小便清长，大便稀薄，舌苔淡白，脉沉迟缓弱。治当以温阳补虚为主。《本草正》："人参，气虚血虚俱能补，阳气虚竭者，此能回之于无何有之乡；阴血崩溃者，此能障之于已决裂之后。惟其气壮而不辛，所以能固气；惟其味甘而纯正，所以能补血。故凡虚而发热，虚而自汗，虚而眩晕，虚而惊惧，虚而短气，虚而遗泄，虚而泻利，虚而头疼，虚而腹痛，虚而欲食不运，虚而痰涎壅滞，虚而咳血吐血，虚而淋沥便闭，虚而呕逆躁烦，虚而下血失气等症，是皆必不可缺者。"这里罗列了那么多病症，但是值得强调的是：只有气虚的人用了人参才补，真正起到强壮身体作用，也会看到明显的效果。

现在市场上出售的人参，除了包装讲究些的以外，多是一捆一捆的生晒参、红参和参须（直须、弯须）。三者比，似乎服用参须最好，其价格也比较便宜。为什么中国古代药书中用的都是主根而不是须根？国内外研究的结论是：人参有 30 多种皂苷，其中二醇型皂苷和三醇型皂苷的比例在根须中的含量虽然比较高，但比例失调。至于一些人服用人参须子效果好也不难理解，是那些人的体质用参须最宜，不必为此忧虑。

人参皂苷为人参的主要有效成分之一，人参各个部位均含有人参皂苷，其全草均可食用。现将人参各个部位的皂苷含量的百分比列出：①花蕾 26.4%。②果肉 21.8%。③须根 11.5%。④参叶 10.2%。⑤生晒参根 5.2%。⑥红参根 3.2%~4.0%。⑦茎秆 3.5%。⑧种子 2.3%。⑨芦头即根茎的皂苷高于根部 2 倍以上。古人用人参都"去芦"，今人已证明是不对的，但现代人仍不用芦头的，如果嚼服芦头，味同嚼木头。

一般认为，人参的生长年限越长功效越显著，所以日常保健选择低龄人参即可。在卫生部发布的《关于批准人参（人工种植）为新资源食品》的公告中亦规定，食品人参为生长年限在 5 a 及 5 a 以下的。吉林省食品安全地方标准中，也限定食品用原料人参的生长年限在 5 a 及 5 a 以下，以确保食用安全。

另外，高丽参和中国人参的选择也是一个古老问题。《本草正义》："高丽参之功用，本与辽参无甚差池，皆以养津滋液见长，补正固有奇功，去病亦有实效。涸溪'长于补虚，短于攻疾'八字，可为定论。"我国人参基本还是沿用山地栽参，而高丽参目前以田地栽参为主。目前研究表明中国人参中人参皂苷的含量普遍高于高丽参，具有更好的保健价值。现在上海人以服用长白山人参为主，外国人参为次。

（2）人参不适宜人群。

关于人参食用的适宜人群有不同的看法。《重订本草征要》："人参，亦有不宜用者，世之录其长者，遂忘其短，摘其瑕者，并弃其瑜。或当用而后时，或非宜而妄设。不蒙其利，只见其害，遂使良药见疑于世，粗工互腾其口，良可憾也。"而日韩学者认为人参对于婴儿及老年人均适用，而中国学者有不同看法，现综合如下：

①新生儿不宜服用人参。有人让新生儿口服人参，据称可促进孩子生长发育，实践证明，其效果是很不好的。有人给自己的新生儿口服 0.5~1.5 g 红参后数小时，便出现烦躁不安、哭闹拒乳、抽搐惊厥、心率减慢、心音低钝等现象。

②正常儿童不宜用人参或人参滋补品。一些独生子女家长把自己的宝贝儿子看成"小皇帝"，因此服用人参或含人参的滋补品。结果使"小皇帝"提前长出胡子，阴茎增大等，令其父母啼笑皆非。另据报道，上海第二医大硕士生对 16 名服用人参蜂皇浆、蜂乳、花粉、人参粉等滋补品的儿童进行检查发现，有 13 例女孩属单纯乳房增大，1 例女孩和 2 例男孩属青春发育提前。其导师、儿科专家俞善昌教授告诫城乡居民，尤其独生子女家长，对健康儿童正常饮食外，不必增添滋补品。民间有"少不服参"的说法，是很有道理的，因为人参含有达玛烷二醇糖苷和三醇糖苷等成分，连续大剂量服用，容易使人兴奋、激动、失眠、食欲不振、神经衰弱等，小儿如果服用过量，对大脑皮层、神经中枢可引起麻痹，造成心脏收缩减弱、血压下降、血糖降低，甚至危及小儿生命。但是对"少不服参"之说也要一分为二。中医认为小儿龟背、鸡胸、五迟（立迟、行迟、发迟、齿迟、语迟）、五软（头软、项软、手脚软、肌肉软、口软）基本都因为虚弱所致。治疗这些病，中医使用人参的情况是比较常见的。诸如：龟背使用的补中益气汤、五软使用的扶气散、尿床使用的桑螵蛸散等，都有人参在里边发挥作用。

③青壮年人不宜饮用人参汤。血气方刚的青年人服用人参汤，容易弄得口干舌燥，鼻窍出血。要知道，出血往往是服用人参中毒的典型症状，不仅表现为鼻窍出血，还表现为齿龈出血、胃肠出血，甚至脑出血。据报道，有个身强力壮的青年人喝了人参汤后，发生血热现象，头发过早地脱落，变成一个秃子。

④舌苔厚而腻（呈白色或黄色）的人，不宜服用人参。这是一个最简单易行的观察宜用不宜用人参的方法。舌苔厚而腻的人有湿热。所谓湿热，是温病中的一种。症见发

热、头痛、身重而痛、腹满食少、小便短而黄赤、舌苔黄腻、脉濡数等。

⑤中老年人一般也不宜长期多服人参。服用人参一定要适量，不能过量，更不能认为多多益善。因为过量会引起胸满腹胀、胃呆头眩，达不到预期的效果，一般要从小剂量开始，逐步增加。《中药学》："一般中药的常用内服剂量（即有效剂量）为 5~10 g。"单味服用人参，每日 3~5 g 为宜（卫生部《关于批准人参（人工种植）为新资源食品》的公告中规定食品人参每日用量≤3 g），10 d 为 1 个周期，1 周期后停服 3~7 d，再继续服用。英国人的内服剂量为 0.4~9.8 g，都没有超过《中药学》里的一般剂量。《神农本草经》曰："久服轻身延年。"《本草纲目》曰："人参无毒。"清代统治者叶赫那拉氏（慈禧太后）遵照"久服人参，轻身祛病，益寿延年"的医旨，为祈长命，"每日含服人参 1 钱（折合 3.125 g），持续数十载而未见中毒。可见人参确实无毒。""久服"是个模糊概念，服用 5 年是"久服"，服用 10 年也是"久服"。某女士她从二十几岁生头一个孩子开始，一年到头服用人参，达 40 余年之久，至今也没中过毒，从外表看来，她比同龄的女人还年轻。日本人参专家认为，"人过 40 岁可每日服人参""人参是一种罕见的安全药""对于体质虚弱，体力日渐衰退的患者，人参确是一味良药。长期服用，也无任何妨碍。"任何药物都不能违忌使用或过量使用，否则会引起不良反应，都属于滥用的表现。笔者不建议长期大量服用人参，从中医症候上讲，下列症状病人不宜用人参：咳嗽忌用人参；疼痛忌用人参；感冒忌用人参；发热忌用人参；正在失血忌用人参，失血后可用人参。

（3）因时制宜选人参。我国民间一般都有冬季进补的习惯。古语有云："春生、夏长、秋收、冬藏。"冬季是精气内藏的时节，适当进补，不但能提高人体的抗病能力，还有利于蓄积精气为第二年春天的气机生发打好基础。冬季的天气寒冷，我们一般可以选用性温的红参进补。夏季气候炎热，人们一般都易出汗，可以选用性凉、擅长补益气阴的西洋参进补。春秋两季，可选用性平的白参、生晒参等。

（4）关于"服人参不宜喝茶和吃萝卜"的问题。作为人参保健，目前"服人参不宜喝茶和吃萝卜"的经验有不同的看法。人参的补益作用是多方面的，人参本身也具有生津止渴作用，人参被人体吸收后，饮茶对其影响不大。一些现代方剂也有人参与茶同用减轻人参的燥性。刘强编著的《茶的保健功能与药用便方》一书中有"滋肾明目汤治血少眼痛"处方：当归、川芎、白芍各 10 g，生地、熟地各 15 g，桔梗 6 g，人参 10 g，山栀、黄连、白芷各 6 g，蔓荆子、菊花各 15 g，甘草 6 g，细茶 10 g，灯心草 3 g。"

一些中医师认为，吃人参后再吃萝卜，会将人参的补益功能消解，因为人参补气、而萝卜破气。但他们不明白，中医学上的"气"有多种。元气是由三种气合到一起产生的：一是先天之肾气（生命能量），二是水谷之气（以营养物质所得到的能量），三是从肺吸入清气（空气）。简而言之，元气指人的精神，生命力的本原。用现代医学术语解释，是指人体生理活动的基本功能。元气，即藏于肾脏，周流全身的元阳（气）元阴（血津液等）之气，能推动五脏六腑一切组织器官的功能，也是气血运行和营养全身的动力。通常说伤了元气，这元气即来源于肾气，受到脾气和肺气的滋养、补充，才能发挥其推动、温煦、固摄、防御功能。元气的盛衰，往往被中医学作为衡量人的健康状态的尺度，元气充沛则健康状态好，元气不足则健康状态不良。人参能大补元气，能"回元气于无何有之乡"，而萝卜所破的气是胃肠消化不良所产生的胃肠胀气。《本草纲目》对人参补气、萝卜理气、二者合用的中医理论有叙述，说明人参和萝卜相反相成不见相忌。《本草纲目》曰：萝卜"生吃升气，熟吃降气"，"生吃可止渴清胀气，熟吃可化瘀助消化"。近代营养学家也研究证实，萝卜含有丰富的淀粉酶，能助消化而消除胃肠胀气。有的人服用人参后出现胸腹胀闷不舒等症状，往往与消化不良有一定关系。吃萝卜可以增强消化功能，所以服人参同时吃萝卜，不仅能解除服人参引起的不适感，而且有利于充分吸收人参的补益成分，并不会将人参的补气功能消除。因此，有人提出在炖人参汤时，不妨加一些萝卜子（中医称莱服子），其比例是 10∶1，以期收到更好的补益效果。因为莱服子的作用同萝卜的作用一样，也是行气。人体气机的升降出入，对生命至关重要。正常的气机应是一升一降，一出一入，血周流不息，则生命绵亘不止，进服人参以补气，配以少量莱服子以行气，则能导气于正常的运行，使周身的气血调和通畅，血荣气顺，则祛病强身，壮身延年。如果服人参超过了量，身体不适，吃萝卜即可化解。民间确有"萝卜化人参"之说。吃鲜萝卜煮汁服也可。如果二者都找不到，去买萝卜子（莱服子）作煎剂用也可以。萝卜，全株均可入药，各部之药效，大体相等。萝卜根含腺嘌呤、胆碱、胡卢巴碱、酶、果胶、异硫化氰酸盐等；萝卜子所含却是芥子酸甘油脂、甲硫醇和乙醛之类的化合物。尽管二者并无相同物质，但在化解人参的副作用上又有相同的作用。究竟用多少萝卜可以化解服食人参的副作用，至今未见确切的数据。据报道，上海医生陈健民，曾遇到两位患者因服人参量过大而引起心跳加快，气急烦躁，失眠不安等兴奋症状，陈大夫用 1 千克萝卜汤代茶，患者饮用后，症状完全消失。

从表面看来，好像是萝卜消解了人参的药性。其实不然，因为人参药理作用很广，对人体神经系统、内分泌系统、循环系统、血液系统、免疫系统、物质代谢和机体反应性等，均有良好的调节作用。但是短期内大量服用人参，会增加甲状腺功能。上述两位患者的症状，正是甲状腺功能亢进的表现，是服用人参过量的副反应。而萝卜能干扰甲状腺素的合成，所以它不仅不会影响人参的作用，而且还能消除人参的副反应，加上萝卜汤能下气宽中，消除积滞，帮助人体消化吸收人参，因此，应该说人参与萝卜是相得益彰，而不是相互禁忌的。

以上所述之禁忌并非绝对，人世间例外的事所在多有，过分的谨慎就是保守。为医者之贵，全在于对个体病情具体分析，因为"病无常形，医无常方，药无常品"。

（二）人参食品的现代研究

中国古代的《神农本草经》《名医别录》《药性论》《本草汇言》等著作中，都曾记载过人参具有主补五脏、安精神、定魂魄、提高免疫功能、延年益寿、抗衰老等功效。随着医疗科技的发展，对人参的功效及其作用机制也有了更深入的研究和探索，为人参的食用提供了更多的科学依据。

1. 人参功效的现代研究

人参为中华民族乃至人类的健康提供了预防疾病、强身健体的保障，为世人所瞩目，因而潜心研究人参的科研人员越来越多，对于人参的功效主要是从医学角度阐明了人参的药用价值。

（1）药用人参的功效研究。

①神经系统。人参有兴奋中枢神经系统、保护缺血脑细胞、对周围神经具有保护神经元作用。人参对中枢神经功能有双向调节作用：人参皂苷-Rg类有兴奋作用，-Rb类有抑制作用，通过调节，使兴奋与抑制得到平衡。人参皂苷-Rb_1和-Rg_1有增强学习记忆的作用，延缓大脑皮层的老化，促进大脑皮层组织新生，提高人的记忆能力，能提高脑力劳动与体力劳动的能力，提高工作效率，并有抗疲劳的作用。

②心血管系统。主要与人参总皂苷、单体人参皂苷-Rb_1和-Re等有关。人参的强心活性成分是人参皂苷，而人参三醇型皂苷明显强于人参二醇型，人参皂苷中-Re，-Rg_1，-Rg，-Ro对多种原因引起的各种心律失常如早搏、心动过速、心室颤动有明显的保护作用，具有抗休克与抗应激作用；人参皂苷-Re，-Rg_1，-Rb_1，-Rg有扩张血管、调节血压作用，并对血压呈现双向调节，既可使高血压患者血压降低，又可使低血压或休克患者血压回升；人参能增加心肌收缩力，减慢心率，增加心输出量与冠脉血流量，可抗心肌缺血和心律失常，对缺血引起的心肌损伤具有良好的保护作用；人参有明显的耐缺氧作用，其制剂可有效地对抗窦性心律失常。

③内分泌系统。在一般情况下，人参皂苷对垂体肾上腺皮质系统有兴奋作用，但在强烈应激条件下，又可保护肾上腺皮质免于发生功能衰竭。人参多糖和人参皂苷-Rb_1，-Rb_2，-Re，-Rg_1均有降血脂和降血糖作用，以-Rb_2最为突出。主要通过激活脂蛋白酸酶和脂质代谢，促进脂质代谢。经动物实验，人参二醇皂苷对肾上腺素和链尿菌素所致的大鼠血糖均有降低作用，人参对糖代谢有双向调节作用。

④免疫系统。人参皂苷和人参多糖对正常动物内皮系统的吞噬功能有刺激作用，人参茎叶皂苷能明显提高抗感染能力；人参皂苷是免疫增强剂，也是免疫调节剂；人参皂苷能提高小鼠T，B淋巴细胞对相应分裂原的反应性；人参皂苷能对抗辐射和冷水游泳引起的免疫功能下降。人参多糖是人参中提纯的高分子酸性多糖，是一种免疫增强剂。经过动物实验和人体临床实验观察，证实能显著增强人体免疫力，有明显升高白细胞的作用，与放化疗同时应用，能够减小放疗的毒副作用，预防白细胞减少使患者能够顺利地完成治疗。

⑤消化系统。人参皂苷能增强消化、吸收功能，提高胃蛋白酶活力，保护胃肠细胞，改善脾虚症状；人参有较好的保肝降酶作用，同时人参对肝损伤后的骨丢失有一定的防治作用。

⑥抗肿瘤。主要成分为人参皂苷和人参多糖。比如红参中的人参皂苷能使癌细胞再分化诱导逆转为非癌细胞，人参的上部分挥发油可使体外培养的胃癌细胞生长受抑制，人参皂苷-Rg_3具有抑制肿瘤生长、抗肿瘤转移和浸润的作用等。人参抗肿瘤的作用是多

方面的，每种单体皂苷抗肿瘤的作用往往不是单一的，而是通过多个环节共同起作用。人参对肺癌、肠癌、胃癌、甲状腺癌等多种顽疾癌症均有一定治疗功效，在改善患者症状的同时，更起到了延长患者寿命的作用，与其他治疗药物并用，能起到事半功倍的治疗效果，减少患者的不良反应。

⑦抗衰老。大量的实验资料证明，人参皂苷-Rg_1是人参促智、抗衰老作用的主要有效成分。人参皂苷人参多糖显著抑制大鼠大脑皮质和肝脏中脂褐色素的合成，对休克所致的大鼠记忆障碍，可使其单胺递质增加，记忆得以改善；红参中麦芽醇可与体内自由基结合，抑制小鼠肝内脂类的过氧化反应，减少脂褐质等的堆积，表现出抗衰老作用。

⑧生殖系统。人参本身无性激素样作用，但有促性激素样作用。大多数学者认为人参可能通过某种神经—体液调节机制，使垂体前叶的促性激素释放增加，此推论主要是根据垂体切除术可以取消人参的促性激素样作用试验，人参可刺激睾丸组织中 DNA 和蛋白质生物合成。

（2）食用人参的功效研究。随着人参进入新资源食品，近年来对于食用人参（即 5 a 以下人工种植人参）的功效和安全性进行了多方面的研究，尤其是对人参作为食品使用的植物原粉和粗提物进行相关作用研究，以诠释人参作为食品对机体生理功能的真正调节作用，从而指导人们科学地食用人参。

①中枢神经系统。睡眠为机体重要的生理功能，药物、保健品等对睡眠的影响越来越引起广泛的重视。研究文献显示人参皂苷可改善正常睡眠及病理性睡眠：如人参皂苷可时间和剂量依赖性地调节正常大鼠自发睡眠结构，显著增加非快动眼睡眠时间、总睡眠时间，减少觉醒；人参皂苷可改善电激痉挛所致小鼠戊巴比妥钠诱发的睡眠网；人参根皂苷能改善孤独饲养小鼠的睡眠时间。另有研究小鼠口服 5 年生种植人参 3 个月，通过戊巴比妥钠催眠、戊巴比妥钠阈下催眠、水合氯醛阈下催眠实验，初步证实 5 年生种植人参原粉、水提物及醇提物各小、中、大剂量组（0.25，0.5，1.0 g 生药/kg）长期应用对正常幼年鼠、成年鼠的睡眠均无明显影响（表 7-1），为人参的食用安全提供了依据。

表 7-1　5 年生种植人参对小鼠睡眠作用的影响

组别	正常幼鼠			正常成鼠		
	n	睡眠的潜伏 /min	睡眠时间 /min	n	睡眠的潜伏 /min	睡眠时间 /min
正常组	11	5.727 2±2.053 8	18.909 0±11.058 5	12	5.583 3±2.020 7	20.666 6±11.243 8
原粉小剂量组	10	6.700 0±1.828 7	17.000 0±6.411 7	9	6.222 2±2.862 5	14.444 4±8.516 3
原粉中剂量组	10	5.400 0±1.264 9	21.400 0±8.113 1	8	4.625 0±2.199 8	23.000 0±15.748 0
原粉大剂量组	10	5.900 0±1.149 1	18.900 0±8.099 1	9	6.000 0±1.500 0	20.111 1±13.860 4
水提物小剂量组	11	6.181 8±1.136 2	17.363 6±12.043 8	9	6.111 1±3.855 0	15.222 2±14.948 0
水提物中剂量组	11	5.909 0±1.136 2	18.909 1±9.637 9	12	5.750 0±1.215 4	19.272 7±10.198 9
水提物大剂量组	11	6.272 7±2.284 3	19.181 8±14.218 4	12	5.727 2±2.969 5	18.363 6±15.094 8

续表

组别	正常幼鼠			正常成鼠		
	n	睡眠的潜伏/min	睡眠时间/min	n	睡眠的潜伏/min	睡眠时间/min
醇提物小剂量组	11	6.454 5±1.293 3	18.818 2±10.694 1	11	6.636 3±1.747 7	19.000 0±13.505 5
醇提物中剂量组	11	5.909 1±1.700 3	18.272 7±8.112 8	13	6.000 0±1.732 0	27.307 6±17.551 7
醇提物大剂量组	11	5.818 2±1.078 7	20.272 7±11.287 9	13	5.923 0±1.037 7	25.461 5±18.998 3

②内分泌系统。由于现代人生活环境、生活习惯、饮食习惯（包括长期摄入高升糖食物和反式脂肪酸油脂）的改变，能量的摄入超过人体的消耗，多余的能量转化为脂肪，大多数人出现内分泌紊乱的症状。大鼠口服 5 年生种植人参 3 个月，研究结果表明 5 年生种植人参原粉、醇提物各小、中、大剂量组（0.25，0.50，1.0 g 生药/kg）均可使正常成年大鼠血浆 CRH、ACTH 含量降低，提示人参原粉及醇提物对正常成年大鼠下丘脑—垂体—肾上腺轴具有一定的调节作用；5 年生种植人参醇提物可使正常成年大鼠血糖及 TG 均明显降低并维持在正常范围内，提示其对正常成年大鼠具有明显糖脂代谢调节作用，但对下丘脑—垂体—甲状腺轴无明显调节作用；5 年生种植人参原粉、水提物及醇提物均可使正常成年大鼠血清 FSH 的含量降低，人参原粉可以使正常大鼠前列腺、睾丸+附睾脏器系数升高，提示人参原粉、水提物及醇提物对正常成年大鼠下丘脑—垂体—性腺轴具有一定的调节作用（表 7-2）。

表 7-2　5 年生种植人参对正常大鼠内分泌系统的影响

组别	CRH/（pg·mL^{-1}）	ACTH/（pg·mL^{-1}）	血糖/（mmol·L^{-1}）	TG/（mmol·L^{-1}）	FSH/（mmol·mL^{-1}）
正常组	23.678±4.749	25.036±5.531	14.48±2.02	0.911 1±0.429 7	1.891 2±0.565 3
原粉小剂量组	24.908±11.804	22.983±8.302	15.77±2.49	0.682 0±0.403 5	1.759 1±0.601 6
原粉中剂量组	18.468±5.025	22.792±7.606	14.34±3.09	0.505 8±0.253 6	0.963 1±0.435 1
原粉大剂量组	19.489±3.341	19.646±4.326	15.01±1.86	0.473 4±0.203 0	0.827 6±0.298 5
水提物小剂量组	21.164±4.813	20.624±7.100	14.34±2.61	0.858 4±0.674 4	1.473 1±0.854 5
水提物中剂量组	23.277±5.210	25.690±8.552	13.66±2.74	0.802 2±0.740 7	1.113 9±0.650 8
水提物大剂量组	24.431±9.068	22.078±2.726	14.38±1.53	0.524 7±0.442 6	0.860 8±0.442 0
醇提物小剂量组	24.117±6.422	20.265±5.232	13.46±1.81	0.607 2±0.355 9	1.148 3±0.978 9
醇提物中剂量组	22.587±5.996	19.019±5.413	10.9±2.96	0.464 1±0.249 6	0.790 7±0.291 0
醇提物大剂量组	18.739±3.493	19.267±4.416	11.87±2.68	0.376 3±0.251 8	1.094 7±0.418 6

③心血管系统。口服 5 年生种植人参原粉和人参醇提物各小、中、大剂量（0.25，0.5，1.0 g 生药/kg）3 个月，可使正常成年大鼠 SBP、LVSP 及±dp/dt$_{max}$均明显增高，提示其对正常成年大鼠具有明显的正性肌力（强心）作用，说明 5 年生人工种植人参具有改善心脏泵血功能的作用（表 7-3）。人参醇提物可使正常幼年大鼠动脉收缩压、舒张

压、平均动脉压、左室收缩压、左心室内压最大上升和下降速率均明显增高，提示其对正常幼年大鼠具有明显的正性肌力（强心）作用；人参水提物高剂量组（1.0 g 生药/kg）可使幼年大鼠±dp/dt$_{max}$明显增高，提示其对正常幼年大鼠心脏心收缩和舒张功能有一定的增强作用（表7-4）。

表7-3　5年生种植人参对正常成年大鼠血压及血流动力学的影响

组别	SBP /mmHg	LVSP /mmHg	+dp/dt$_{max}$ /mmHg/s	-dp/dt$_{max}$ /mmHg/s
正常组	118.6±27.5	150.3±36.2	4 540±1 320.30	3 840±1 508.50
原粉小剂量组	121.6±15.1	151.7±15.4	4 860±975.80	3 872±1 074.70
原粉中剂量组	143.0±21.6	177.7±32.1	5 675±727.01	5 110±1 037.60
原粉大剂量组	147.6±17.3	188.2±39.3	5 605±604.80	5 065±841.30
水提物小剂量组	130.6±17.8	151.4±18.3	5 300±1 098.00	4 500±920.40
水提物中剂量组	133.3±8.4	161.4±14.3	5 145±924.5	4 610±796.50
水提物大剂量组	135.7±6.8	163.3±18.5	5 100±1 533.0	4 802±1 382.2
醇提物小剂量组	133.0±18.3	169.2±19.4	5 925±972.20	5 000±666.67
醇提物中剂量组	144.7±19.2	171.6±37.6	5 695±883.30	5 257±1 108.90
醇提物大剂量组	144.3±11.4	181.6±23.1	6 300±948.70	5 850±914.40

表7-4　5年生种植人参对正常幼年大鼠血压及血流动力学的影响

组别	SBP /mmHg	DBP /mmHg	MAP /mmHg	LVSP /mmHg	+dp/dt$_{max}$ / (mmHg·$^{-1}$s)	-dp/dt$_{max}$ / (mmHg·$^{-1}$s)
正常组	128.4±15.7	104.1±14.30	112.2±12.80	151.9±32.7	4 600±1 293.8	3 600±960.0
原粉小剂量组	127.6±10.7	103.1±7.86	110.9±8.20	153.2±14.9	5 375±1 750.6	3 715±954.4
原粉中剂量组	138.2±16.6	107.4±7.56	117.7±7.38	169.9±18.8	5 860±1 154.2	4 600±567.6
原粉大剂量组	148.5±16.5	116.6±9.34	127.2±9.54	179.5±14.9	6 055±1 237.0	4 975±837.1
水提物小剂量组	126.3±12.3	111.5±10.80	116.1±9.38	150.2±15.9	5 205±1 153.8	4 300±848.2
水提物中剂量组	127.9±13.5	113.4±10.70	118.2±8.20	160.4±12.4	5 560±1 305.9	4 400±936.9
水提物大剂量组	132.7±18.9	110.8±10.60	118.1±9.33	164.5±17.1	6 060±1 385,4	4 750±1 027.4
醇提物小剂量组	132.8±23.9	110.2±15.50	117.7±12.30	164.0±17.2	5 525±1 016.9	4 450±1 065.8
醇提物中剂量组	143.8±14.7	113.0±9.65	122.6±7.82	161.6±21.0	5 925±1 027.7	4 980±972.5
醇提物大剂量组	146.1±15.1	117.7±12.80	127.2±5.33	177.1±15.9	6600±1 286.7	5 150±973.3

④免疫系统。口服5年生种植人参原粉、人参水提物和人参醇提物各小、中、大剂量（0.25、0.5、1.0 g 生药/kg）3个月，对 LPS 及 CoA 刺激下的淋巴细胞增殖率显示了增加的趋势，与对照组比较，人参水提物和人参醇提物大剂量组均可使正常成年小鼠脾细胞 IL-2、IFN-γ 的分泌增加（$P<0.05$），人参原粉、人参水提物和人参醇提物各剂量组具有增加血清 IgG 含量的趋势（表7-5），提示人参原粉及提取物可影响正常成年小鼠

的体液免疫和细胞免疫功能，具有一定的免疫功能增强作用（表7-5）。

表7-5　5年生种植人参对正常成年小鼠细胞因子及 IgG 水平的影响

组别	细胞因子 IL-2（μg）		细胞因子 IFN-γ（μg）		IgG（mg/mL）	
	30 d	60 d	30 d	60 d	30 d	60 d
正常组	46.15±2.49	48.23±3.12	522.18±15.85	522.18±15.85	7.12±1.13	7.53±0.93
原粉大剂量组	51.21±3.45	49.13±3.56	551.21±16.37	551.21±16.37	7.83±0.83	7.93±0.89
原粉中剂量组	47.21±4.54	48.21±4.33	543.27±15.33	543.27±15.33	7.63±0.81	7.68±0.95
原粉小剂量组	47.33±3.89	47.98±3.78	532.34±20.14	532.34±20.14	6.58±0.90	7.66±1.23
水提物大剂量组	54.97±5.29	56.27±4.66	580.58±21.07	580.58±21.07	8.98±0.78	8.56±0.79
水提物中剂量组	50.21±4.98	50.22±4.77	550.36±21.88	550.36±21.88	7.58±1.18	8.77±1.66
水提物小剂量组	50.41±3.33	50.41±3.33	520.77±26.22	520.77±26.22	7.98±0.78	7.98±0.78
醇提物大剂量组	57.12±6.07	60.16±6.05	580.47±25.58	580.47±25.58	9.48±0.99	9.11±0.78
醇提物中剂量组	54.80±3.25	52.70±2.78	560.51±25.53	560.51±25.53	8.98±0.78	9.98±0.98
醇提物小剂量组	54.27±2.27	53.67±2.52	560.60±27.87	560.60±27.87	8.61±1.21	8.61±1.21

2. 人参的安全性研究

人参作为食品应用，它的安全性备受人们关注。历代本草均记载人参"无毒"，对于一切虚证患者，医者都喜欢使用人参。人参作为良好的保健食品被世界广泛的认可和使用，但是人参并不是完全没有不良反应，有关于使用人参产生不良反应的病例时有报道。国外曾有 1 例内服人参酊 500 mL 而致死亡的报道；长期服用人参可发生人参滥用综合征。张正康等总结了 1974—1995 年的 34 例关于人参不良反应的报道，归类分析结果表明，不良反应类别为神经系统 18 例（52.9%），休克及死亡 3 例（8.8%），消化系统 3 例（8.8%），其他 6 例（17.7%）中，皮肤过敏 2 例，咯血、多汗、水肿、糖尿病加重各 1 例。不良反应发生时间在用药后数分钟至连续用药 30 天。上述人参不良反应经确诊后立即停服人参，并给予对症治疗，除死亡的 2 例外，不良反应症状均消失。

根据韩国人参公司发表的人参毒性及安全性研究报告内容，长期服用红参（3~6 g/d）的高血压患者 74 例中有 51%血压下降，43%血压不变，5%血压上升，虽然是极少数，但血压也有上升例子；还有极少数人观察到皮肤发疹、心悸亢进等症状，停止服用后恢复正常；在人参对人体胃肠运动的研究中发现，1 次性服人参组中 2 例出现眩晕、3 例出现恶心症状；连续服人参组中 4 例有短暂性便秘，4 例有轻度腹泻；其他有 2 例出现头痛及眩晕和 2 例下腹部疼痛及胀满等症状。

自从人参不良反应被广泛报道后，人们对人参的食用产生了一定的畏惧感，那么是不是人参吃了就会有不良反应呢？我国、韩国及欧美的学者对人参的急、慢性毒性、致突变、致畸和致癌性进行了试验研究。据人参毒性的研究文献，人参茎叶皂苷的亚急性毒性试验结果，均未见任何异常；一般药理试验表明，人参多肽对中枢神经系统、呼吸系统及心血管系统均无明显影响。服用人工种植人参（5.0，6.5，8.0 g/kg）181d 对大鼠外观体征、行为活动、血液学、血生化指标、脏器重量、病理学变化等方面均无异常，提示人工种植人参对大鼠无慢性毒性作用。杜迎刚等在人参安全性研究中表明，人参在高剂量20.0 g/kg时具有一定的遗传毒性，但毒性和阳性对照相比显得非常小。无论骨髓微核试验还是精子畸变试验都表明低剂量的人参能减少小鼠的骨髓微核数和畸形精子数，说明适量浓度的人参对小鼠有保健作用。Hess 等，进行了 G115 的生殖毒性试验。结果显示，F0 和 F1 代母鼠的受孕率、正常妊娠率、出生存活率和哺育存活率及幼鼠在 0，14 和 21 d 的平均体重均无与服药有关的明显变化。Althau 等按照美国环境保护局出版的药物毒性评价中对致突变性和致癌性方法的指南和肝细胞 DNA 修复试验对人参皂苷和 G115 进行了致癌性观察，未见致癌阳性结果。杨铭等采用大鼠经口急性毒性试验、遗传毒性试验证明 4 年生鲜人参属于实际无毒物，未见遗传毒性，长期服用是安全的。

（三）西洋参食品的传统与现代研究

　　康熙年间西洋参流入中国以后，清朝太医院的御医们便按照中医的传统理论详细厘定了西洋参的性味、归经以及主要功能。认为西洋参虽然外表与人参看似无异，但是主要性味和功能与中国人参还是有明显区别的，以后的许多本草书籍对此均有详细叙述。《本草便读》："人参性禀甘平，功资脾肺，气纯味厚。补真元而益血生津，助卫充营，安五脏而宁神益智。须则横行支络，补而下行，芦堪呕吐虚痰，苦能上达。党参则出于西潞，甘平赖以培中。别直乃产自高丽，温热宜分种野，如补虚而清肺。西洋参甘苦性寒，欲益气以培脾。东洋参甘温力厚。"由此各种参类中药自古就发现其功效不同。曹炳章《增订伪药条辨》称：西洋参滋阴降火，东参提气助火，效用相反，凡是阴虚火旺劳嗽之人，每用真西参则气平火敛、咳嗽渐平……

　　西洋参味甘、微苦而性凉，归心、肺、肾经。《本草从新》言其"补肺降火，生津液，除烦倦，虚而有火者相宜"。其味甘而厚可以补虚，味苦却微弱可清火而坚阴，其性凉而薄可敌热邪而不伤阳气。因而共奏补气养阴、清热生津之功效。西洋参性凉而清补，正如近代名医张锡纯著《医学衷中参西录》所说"西洋参性凉而能补气分，又能补益血分。凡预服用人参而不能受人参之温补者皆可代之"，故补而不燥、凉而不温是西洋参的特别之处。日常生活中感觉有虚烦燥火，喉疼失音，纳呆倦怠，特别是夏季调理虚热烦躁、食欲不振，西洋参最合适。

　　服用西洋参可治疗：

　　（1）气阴两伤证。本品亦能补益元气，但作用弱于人参；其药性偏凉，兼能清火养阴生津。适用于热病或大汗、大泻、大失血、耗伤元气及阴津所致神疲乏力，气短息促，自汗热黏、心烦口渴，尿短赤涩，大便干结，舌燥，脉细数无力等证。常与麦冬、五味子等养阴生津，敛汗之品同用。

　　（2）肺气虚及肺阴虚证。本品能补肺气，兼能养肺阴、清肺火，适用于火热耗伤肺脏气阴所致短气喘促，咳嗽痰少，或痰中带血等症。可与养阴润肺的玉竹、麦冬，清热化痰止咳之川贝母等品同用。此外，本品还能补心气，益脾气，并兼能养心阴，滋脾阴。治疗气阴两虚之心悸心痛，失眠多梦。可与补心气之甘草，养心阴、清心热之麦冬、生地等品同用。治疗脾气阴两虚之纳呆食滞，口渴思饮。可与健脾消食之太子参、山药、神曲、谷芽等品同用。肾阴不足之证亦可选用。

（3）热病气虚津伤口渴及消渴。本品不仅能补气、养阴生津，还能清热，适用于热伤气津所致身热汗多，口渴心烦，体倦少气，脉虚数者。常与西瓜翠衣、竹叶、麦冬等品同用，如清暑益气汤（《温热经纬》）。临床亦常配伍养阴、生津之品用于消渴病气阴两伤之证。

人参和西洋参相比较，两药性味同中有异：人参性温，味微苦，适用于寒证。温能补阳散寒，苦能燥湿，湿能伤阳。因此燥湿也有助阳作用。其中生晒参为清补之品，主要用于气阴两虚。高血压、癌症、肝炎、肾炎患者等宜选用生晒人参。红参为温补之药，主要用于气虚兼有寒象的病症。四肢寒冷、老人早衰、心血管疾病、妇女产后体虚、大病后的恢复期等宜选用红参。切记感冒发热、失眠烦躁、身热便秘、高血压患者等实热证患者不宜服用人参。西洋参性凉味甘，适用于热证。凉能清热，甘凉结合，既能清热养阴，又能生津止渴。高血压、冠心病、贫血、便秘、肺虚咳嗽宜选西洋参。切记畏寒怕冷、心跳缓慢、脾胃虚寒、慢性乙肝患者等不宜服用西洋参。人参补气，偏于助阳；西洋参补气，偏于养阴。人参补气之力胜于西洋参，而西洋参清热生津之力又胜于人参。现代研究表明，西洋参具有多种生物活性，主要表现在：

（1）增强中枢神经系统功能。西洋参皂苷可以有效增强中枢神经，达到静心凝神、消除疲劳、增强记忆力等作用，能调节中枢神经系统的兴奋与抑制，以抑制较为突出，能抗疲劳、抗缺氧、增强机体适应能力；有镇静及解酒作用，可适用于失眠、烦躁、记忆力衰退及老年痴呆等症状。高南南等给小鼠连续 7 d 灌胃给予西洋参茎叶总皂苷 500，100 mg/kg，实验的结果表明：西洋参茎叶总皂苷可拮抗樟柳碱和戊巴比妥钠引起的记忆障碍，给药组动物在跳台法实验中可使训练期跳台错误次数显著减少，错误率由 81.82% 降低至 27.27%，避暗法反应潜伏期延长 59.27%，错误率由 75% 下降至 18.1%。西洋参皂苷促进记忆的作用机制认为是其主要成分人参皂苷-Rb$_1$增加海马回中的神经递质乙酰胆碱（Ach）的释放、增强动物神经因子、促进轴突生长和延长神经细胞存活期的结果。郑友兰等对西洋参进行化学成分研究，结果从西洋参根中分离得到 4-羟基-3-甲氧基苯甲醛，其为镇静抗惊厥药物。Wu C F 等证明西洋参皂苷 P-F$_{11}$能够预防自去氧麻黄碱引起的神经障碍。Lian X Y 等证明部分西洋参皂苷有神经保护作用，人参皂苷-Rb 混合物是最有效的抗惊厥剂，人参皂苷同时还具有神经保护作用。

（2）保护心血管系统。常服可以抗心律失常、抗心肌缺血、抗心肌氧化，强化心肌收缩能力。冠心病患者症状表现为气阴两虚、心慌气短可长期服用西洋参，疗效显著。可以调节血压，可有效降低暂时性和持久性高血压，抑制动脉硬化，有助于高血压、心律失常、冠心病、急性心肌梗死、脑血栓等疾病的恢复。关利新等应用钙离子荧光指示剂 Fura-2/AM 检测西洋参茎叶皂苷对大鼠心肌细胞 Ca^{2+} 内流的影响，结果显示西洋参茎叶皂苷（1.5 mg/mL）使心肌细胞内 Ca^{2+} 浓度有下降趋势，可明显抑制高钾（50 mmo/L）引起的心肌细胞内 Ca^{2+} 浓度升高，表明西洋参茎叶皂苷对心肌细胞的电压依赖性钙通道有阻断作用。西洋参茎叶总皂苷 50~100 mg/kg，能显著减少应激状态下坏死心肌面积，降低血清磷酸激酶（CK）、乳酸脱氢酶（LDH）的活性，表明它对心肌坏死有保护作用。孙莉通过实验观察西洋参茎叶皂苷（PQS）对大鼠心肌缺血再灌注损伤的保护作用，给药组灌胃给予 PQS（100，300 mg/kg）和尼莫地平（21.6 mg/kg），每日1 次，连续给药 15 d 后，除假手术组外，手术结扎冠脉建立心肌缺血再灌注模型。结果显示模型组左室收缩压（LVSP）降低，左室舒张末压（LVEDP）升高，心肌梗死面积增加，血清中 CPK，LDH 活性及 MDA，TNF-α 和 IL-6 含量升高，SOD 和 GSH-Px 活性降低，与假手术组比较均具有显著统计学差异（$P<0.01$）；与模型组比较，PQS 和尼莫地平均可以使 LVSP 升高，LVEDP 降低，减少心肌梗死面积，降低血清中 CPK，LDH 活性及 MDA，TNF-α 和 IL-6 含量，升高 SOD 和 GSH-Px 活性，均具有统计学差异（$P<0.01$，$P<0.05$）。结果提示 PQS 预处理能够有效地减弱心肌缺血再灌注引起的损伤，该作用与抑制心肌缺血再灌注引起的活性氧增加及减少炎症反应的发生有关。

（3）提高免疫力系统功能。作为补气保健首选药材，有促进组织中超氧化物歧化酶（SOD）的作用，可以促进血清蛋白合成、骨髓蛋白合成、器官蛋白合成等，提高机体免疫力，抑制癌细胞生长，有效抵抗癌症。用西洋参文火煎煮的浓度为 10 g/mL 的水煎液按每天 7.5 g/kg 的剂量连续灌胃 7 d，发现可以增加小鼠抗体滴度，使其脾重和淋巴细胞转化率增加，从而增强机体免疫力。许力军等观察西洋参茎叶皂苷对慢性肺原性心脏病（CPHD）患者细胞免疫功能的影响。采用流式细胞术检测 20 例 CPHD 患者外周血 T 淋巴细胞亚群和 NK 细胞；RT-PCR 方法检测 IL-2。结果：CPHD 患者 CD_3^+，CD_4^+ 和 CD_4/CD_8 比值明显低于对照组，而 CD_8^+ 细胞高于对照组，差异有显著性（$P<0.01$），表明CPHD 患者免疫功能低下。经西洋参茎叶皂苷治疗后，CD_3^+ 细胞、CD_4^+ 细胞和 CD_4/CD_8比值明显升高，CD_8^+ 细胞明显降低，与治疗前比较差异显著（$P<0.05$），且西洋参茎叶皂苷能促进 T 细胞分泌细胞因子 IL-2 和促进 IFN-γmRNA 表达，表明西洋参茎叶皂苷能提高机体细胞的免疫功能。

（4）抗疲劳、抗缺氧、抗衰老。张树臣等发现灌胃给予西洋参水煎液 5 g/kg，能使小鼠在多种缺氧环境中明显延长存活时间，利用游泳法观察西洋参抗疲劳作用，能明显延长小鼠游泳时间，说明西洋参具有抗疲劳作用。小鼠灌胃给药西洋参液 0.325 g/kg 和0.650 g/kg 剂量组明显延长负重游泳时间，小鼠运动后血乳酸量、肝糖原消耗量和血清尿素氮与对照组相比均明显减少，表明西洋参有明显增强运动耐力和解除疲劳的作用。西洋参茎叶皂苷 100 mg/kg 能明显提高老年大鼠的组织和红细胞 SOD 活性。西洋参不同粒径粉末按剂量 1 g/kg 灌胃给药，超微粉和粗粉组都有明显的耐缺氧作用和抗疲劳作用，超微粉（1~2 μm）组存活时间延长百分率为 79.64%（$P<0.001$），超微粉组延长百分率为 38.62%（$P<0.01$），粗粉组延长百分率为 35.67%（$P<0.01$）。超微粉的粒径为1~2 μm 时，其活性成分提高，耐缺氧能力和抗疲劳能力增加。

（5）促进血液活力。长服西洋参可以降低血液凝固性，抑制血小板凝聚，抗动脉粥样硬化并促进红细胞生长，增加血色素的分量；还有止血作用。西洋参水煎液（1~5

g/kg）灌胃给药，能提高营养性贫血模型大鼠血红蛋白浓度，降低红细胞内游离原卟啉含量。

（6）调节内分泌系统。殷惠军等用四氧嘧啶制作高血糖大鼠模型，并用降糖西药达美康作对照，观察西洋参总皂苷对四氧嘧啶高血糖大鼠血糖、血脂和血清胰岛素水平的影响。结果：西洋参总皂苷 54，27mg/kg 和 13.5 mg/kg 的 3 级剂量及达美康 4.0 mg/kg 均能明显降低高血糖大鼠血糖、血清总胆固醇（TC）和甘油三酯（TG）的水平，且提高血清高密度脂蛋白（HDL-C）和胰岛素含量。美国研究者 Vuksan 等于 2002 年进行了西洋参影响正常人和 2 型糖尿病患者饭后血糖水平的单盲及安慰剂对照的小规模（10 名健康人和 9 名患者）临床试验。结果：健康人同时口服西洋参和葡萄糖对血糖水平有影响；如服葡萄糖前 40 min 服西洋参可使血糖水平明显降低，而安慰剂组的血糖水平一直较高，该研究表明饭前 40 min 服西洋参可降低健康人和糖尿病患者的饭后血糖水平。因此，Vuksan 指出，西洋参与饭同吃以避免低血糖反应是很重要的。

西洋参在抗脂质过氧化、抗缺氧、抗低温应激反应方面的作用或优于人参，这些作用是评价药物延缓衰老的重要机制；人参在抗疲劳及提高正常机体免疫力方面作用强于西洋参。西洋参中以人参二醇型皂苷为主，人参皂苷-Rb_1 含量最高；-Rb 类皂苷具有中枢镇静作用，故西洋参多表现为对神经中枢的抑制作用。西洋参除了具有与人参相同的皂苷所发挥的作用外，含有的特征性成分伪人参皂苷-F_{11} 对心功能具有正性肌力作用，表现为心脏的保护作用，同时还具有神经保护作用。西洋参中含量较高的单体皂苷-Rb_1，-Rg_2，-Rc，-Re 都有较强的降血脂作用，故西洋参表现出降血脂的作用，且作用强于人参。西洋参中含量较高的-Re 还具有抗氧化和抑制呕吐的作用。

目前在保健品市场上的国产西洋参与进口西洋参同质不同价，大多数商家不敢理直气壮地宣传和经销国产西洋参；一些消费者也认为，只有北美出产的西洋参才是"正宗""地道"的，因此非"进口"西洋参不买；一些商人也推波助澜，鼓吹进口西洋参而贬低国产西洋参。实际上如同人参中"正宗"的是已濒于绝迹的野山参一样，真正"正宗"的西洋参是野生西洋参，它原产于北美洲五大湖沿岸的原始丛林中。17 世纪初以来，由于长期掠夺式的采挖，野生西洋参资源日趋减少，现已成为受保护的濒危植物。如今，无论在美国和加拿大，还是从山区到平原、从林地到农耕地，西洋参都是人工种植。因此，真正"正宗"的西洋参在市场上已很少能见到了，目前市售的西洋参，无论是进口的还是国产的，都是人工种植的，没有本质上的区别。评价西洋参质量的好坏，应视其主要的药用和保健成分是否改变，含量是否达标。事实上，国产西洋参与进口参相比质量相同甚至更好，但价格相对低得多。国人可以放心使用国货，不必一味崇拜、迷信进口西洋参。

（四）三七食品的传统与现代研究

三七又名田七，是中药宝库中的一颗明珠，中国特有的名贵药材，李时珍称其为"金不换"。三七味甘微苦性温，入肝经血分，功善止血，又能祛瘀，有止血不留瘀，化瘀不伤正的特点，对人体内外各种出血均可应用，单味内服外用均有良效。同时三七活血消肿，止痛力强，为伤科要药。《本草纲目拾遗》中记载："三七大如拳者治打伤，有起死回生之功，价与黄金等……人参补气第一，三七补血第一，味同而功亦等，故称'人参三七'，为中药中之最珍贵者。"《医学衷中参西录》介绍更为详细："三七诸家言性温，然单服其药数钱，未有觉温者。善化瘀血，又善止血妄行，为吐衄要药。三七能代腐生新，是以治之。为其善化瘀血，化瘀血而不伤新血。允为理血之妙品。"《临症指南》对三七亦有经典性总结之言："血病五脏六腑皆有，三七治一切血症。"《中国医药大辞典》认为："三七功用补血，去瘀损，止血衄，能通能补，功效最良。三七生吃去瘀生新，消肿定痛，并有止血不留瘀，行血不伤新的优点，熟服可补益健体。"服用三七可用于治疗：①出血证。本品味甘微苦性温，入肝经血分，功善止血，又能化瘀生新，有止血不留瘀，化瘀不伤正的特点，对人体内外各种出血，无论有无瘀滞，均可应用，尤以有瘀滞者为宜。单味内服外用均有良效。如《濒湖集简方》治吐血、衄血、崩漏，单用本品，米汤调服；若治咳血、吐血、衄血及二便下血，可与花蕊石、血余炭合用，如化血丹（《医学衷中参西录》）；治各种外伤出血，可单用本品研末外掺，或配龙骨、血竭、象皮等同用，如七宝散（《本草纲目拾遗》）。②跌打损伤，瘀血肿痛。本品活血化瘀而消肿定痛，为治瘀血诸证之佳品，为伤科之要药。凡跌打损伤，或筋骨折伤，瘀血肿痛等，本品皆为首选药物。可单味应用，以三七为末，黄酒或白开水送服；若皮破者，亦可用三七粉外敷。若配伍活血行气药同用，则活血定痛之功更著。本品散瘀止痛，活血消肿之功，对痈疽肿痛也有良效。如《本草纲目》治无名痈肿，疼痛不已，以本品研末，米醋调涂；治痈疽破烂，常与乳香、没药、儿茶等同用，如腐尽生肌散（《医宗金鉴》）。此外，本品具有补虚强壮的作用，民间用治虚损劳伤，常与猪肉炖服。三七与人参、西洋参功效有一定差别，主要差异体现在对血液系统的作用，现代药理学研究表明三七不但具有良好的止血、活血化瘀双向药理作用，能止血而不留瘀，还具有明显的补血作用，能促进血液中红细胞、白细胞、血小板等各类血液细胞分裂增长，增加数目，并保持正常水平。三七止血（促凝）和活血化瘀（抗凝）双向调节功效是其含有多种活性成分综合作用的结果。三七中的营养成分绝对不少于人参和西洋参，但是三七服用不当也会导致上火，故在使用三七的时候，需要搭配一些收敛性的药。血虚或血热者禁用。云南民间有把三七当作补药应用的实践经验和习惯：一般情况下，身体虚弱，气血不足，面色苍白，头晕眼花，四肢乏力，食欲不振，人们就喜欢用三七炖鸡或用熟三七粉吞服。服后往往使人精神好转，四肢有力，饮食增进，面色好转，睡眠改善。现代医学研究发现，三七的保健功能非常强悍，适宜人群：a. 心脑血管疾病患者。b. 高血脂及贫血人群。c. 各类血症患者（吐血、呕血、咯血、便血、尿血、淤血）。d. 体质虚弱、免疫力低下人群；e. 妇女经期及产后。f. 应酬多、经常饮酒的人士。但孕妇和儿童禁用。

1. 对血液系统的影响

（1）止血作用。三七为伤科要药，有"止血神药"之称，具有较强的止血作用，其止血有效成分为三七素（三七氨酸），是一种特殊的水溶性氨基酸，能明显缩短小鼠的凝血时间，并使血小板数量显著增加，它主要是通过机体代谢，诱导血小板释放凝血物质产生止血作用，故认为其凝血作用与药物在肝脏内的代谢有关，三七氨酸不稳定，加热处理易被破坏，故止血宜生用。刘正君采用肝脏局部创伤的方法复制小鼠肝脏局部创伤出血模型，灌胃给予大鼠三七粉，连续 8 d 后，测定出血量及活化部分凝血酶时间（APTT）、凝血酶原时间（PT）、凝血酶时间（TT）。结果三七粉局部给药能减少小鼠肝脏局部创伤出血模型的出血量（$P<0.05$），提示三七粉局部给药能减少出血量的作用，可能与其细粉状态有关，属非特异性止血。三七粉灌胃能减少肝素化大鼠肝脏局部创伤模型的出血量（$P<0.05$），抑制率为 16.1%，表明止血作用较弱。三七粉灌胃能缩短肝素化大鼠 APTT、TT（$P<0.05$），抑制率分别为 25.7%、18.8%，对 PT 无影响。提示三七有止血作用，可能与干预内源性凝血途径，促纤维蛋白形成有关。结论三七粉体内外均有止血作用，其中体外止血可能是物理性、非特异性的，体内止血可能与其部分对抗肝素的抗凝作用有关。

（2）抗血小板聚集作用。三七能抑制血小板聚集，降低血液黏度，具有活血作用。其作用机理是：三七能提高血小板内 CAMP 的含量，减少血栓素 A（TXA）的生成，从而抑制 Ca^{2+}，5-HT 等促血小板聚集的活性物质释放，发挥抗血小板聚集作用。临床研究口服三七总苷（血塞通软胶囊）与阿斯匹林作对照，观察血塞通胶囊对高黏血症患者血小板活化分子表达和血小板聚集的影响。治疗 28 d 后检测结果表明，PNS 组总有效率 86.67%，ASP 组为 56.67%，两组比较，差异有显著性（$P<0.05$）。两组治疗后血小板聚集率、血小板黏附、内皮素、前列环素、血栓素与治疗前比较，差异有显著性（$P<0.01$，$P<0.05$）。PNS 组 CD62P、CD41 治疗前后比较，差异亦有显著性（$P<0.01$），但 ASP 组差异无显著性。两组甘油三酯（TG）、胆固醇（TC）、极低密度脂蛋白胆固醇（VLDL-C）治疗前后比较，差异均无显著性，表明 PNS 抑制血小板活化的途径可能是多组分通过多环节实现的，这与仅通过抑制花生四烯酸（AA）代谢而抑制血小板聚集的 ASP 相比较，应有所不同。PNS 具有显著降低血小板表面活性、抑制血小板黏附和聚集、抗血栓形成、改善微循环等作用，临床证候疗效亦优于阿斯匹林。

2. 对心脑血管系统的影响

（1）抗心肌缺血。口服三七皂苷在 50~400 mg/kg 剂量范围内能显著降低心肌缺血大鼠的心肌梗死面积，提高左心室舒张和收缩功能，明显抑制急性心肌缺血大鼠心肌酶的释放，具有改善心肌缺血的作用。陈社带灌胃给予三七总皂苷（50，100 mg/kg）ISO 致心肌缺血模型大鼠，结果三七总皂苷组比较模型组，大鼠血清 SOD 含量明显升高（$P<0.05$），血清 MDA，LDH，ET 含量则明显降低（$P<0.05$ 或 $P<0.01$），心肌组织中 Na^+-K^+-ATP 酶、Ca^{2+}-Mg^{2+}-ATP 酶以及总 ATP 酶明显升高（$P<0.05$ 或 $P<0.01$）。提示三七总皂苷具有缺血心肌保护作用，其机制可能与其抗氧化作用及 LDH、ET、ATP 酶改变有关。三七总皂苷可显著改善冠脉结扎致家兔急性心肌缺血心电图，缩小心肌梗死面积。对大鼠的心肌缺血—再灌注损伤有很强的保护作用，它能抑制内核因子的活化，减少 I-

CAM-1 表达及中性粒细胞浸润从而起到心肌保护作用。

（2）降血压作用。三七总皂苷能扩张血管产生降压作用，尤以降低舒张压作用明显。目前认为其作用机制为：PNS 为钙通道阻滞剂，具有阻断去甲肾上腺素所致的钙离子内流作用。自发性高血压大鼠口服三七花总皂苷（15，60 mg/（kg·d））4 周后测定血压，30 min 左右出现降压效果，90~180 min 达高峰，240 min 血压开始出现回升，对心率无影响。显示三七花总皂苷具有降低血压作用。

（3）抗心律失常作用。三七对多种实验性心律失常有对抗作用。三七二醇苷（PDS），三七三醇苷（PTS），PNS 对乌头碱、Bacl2 等诱发的大鼠心律失常，对结扎大鼠冠脉诱发的心率失常均有明显的对抗作用。PNS，PTS，PDS 抗心律失常作用机理包括：降低自律性，减慢传导，延长动作电位时程（APD）和有效不应期（ERP），防折返激动，阻滞慢钙通道，使慢内向电流（Isi）峰值显著降低。

3. 对中枢神经系统的作用

（1）镇静作用。PNS 具有明显的中枢抑制作用，能显著减少小鼠的自发活动，延长硫贲妥钠的睡眠时间，与戊巴比妥钠有协同作用，能对抗咖啡因、苯丙胺引起的中枢兴奋作用。

（2）镇痛作用。三七为治疗跌打损伤的常用药，有确切的镇痛作用，对小鼠扭体法、热板法及大鼠光辐射甩尾法等多种疼痛模型有镇痛作用，PNS 是一种阿片肽样受体激动剂，不具成瘾的副作用。镇痛有效成分为人参二醇皂苷。三七饮片颗粒（0.60 g/kg）和超细三七粉（1.52 g/kg）有显著的镇痛作用。

4. 保肝作用

三七具有抗肝损伤作用。CCl_4 致肝损伤大鼠口服三七速溶粉后显著降低大鼠升高的 ALT、AST 水平，且血清甘油三酯（TG）水平较阴性对照组和模型对照组均显著降低，病理检查结果显示，三七速溶粉能显著减轻肝小叶中心性肝细胞的气球样变、脂肪变性、胞浆凝聚和坏死。据报道，三七能明显改善酒精引起的肝组织的脂肪变和炎症程度，减轻肝组织损伤。三七也具有抗肝纤维化作用，使二甲基亚硝胺中毒大鼠肝细胞变性坏死减少，肝细胞间胶原纤维减少。

5. 降血脂、抗动脉粥样硬化作用

研究证明：口服 116.5，233.0，466.0 mg/kg 剂量的三七总皂苷软胶囊给予高脂模型大鼠，连续 30 d，采血，测定血清指标，结果三七总皂苷软胶囊能明显降低高脂血症模型大鼠的血清总胆固醇（TC）、甘油三酯（TG）的含量，提高模型大鼠血清中高密度脂蛋白胆固醇（HDL-C）的含量。三七粉能使动脉粥样硬化（AS）的主动脉内膜的脂质斑块显著减少，动脉壁受损轻，同时血清甘油三酯（TG）、总胆固醇（TC）明显下降，主要机制是三七对血管平滑肌细胞增殖有抑制作用。

6. 调节血糖的作用

三七对糖代谢有双向调节作用。试验结果表明，在给药 30 min 时，低血糖给药组（三七粉 230 mg/kg）血糖浓度明显升高，与未给药组比较差异有显著性（$P<0.05$）；而

高血糖给药组（三七粉 230 mg/kg）在给药 60 min 后血糖浓度明显下降，而未给药组血糖浓度继续上升，两组比较差异有高度显著性（$P<0.01$）；而正常血糖组给三七粉后对血糖无影响。说明三七具有降低血糖和升高血糖的作用。三七皂苷-c_1 能降低四氧嘧啶糖尿病小鼠血糖，作用呈量效关系，并能拮抗胰高血糖素的升血糖作用，而 PNS 则有协同胰高血糖素的升血糖作用，具有自动双向调节血糖的功能。

7. 其他作用

三七的主要成分三七皂苷同人参皂苷相似，因此三七亦具有类似人参的滋补强壮作用，并能增强小鼠耐缺氧、抗疲劳、耐寒热的能力，延长果蝇的生存时间，增强飞行能力，具有明显的抗衰老作用。对环磷酰胺皮下注射所致的免疫力低下小鼠，经三七皂苷-Rg_1 治疗可明显增强免疫力，促进 Coun 诱导的小鼠脾淋巴细胞体外增殖，具有免疫调节作用。

近年来，三七因其止血和心血管性能被广泛应用于外伤出血、胸腹刺痛、跌打肿痛及心脑血管系统疾病的临床预防和治疗，在药膳、保健食品、化妆品等行业被广泛应用。三七中人参皂苷-Rg_1 和人参皂苷-Rb_1 含量都很高，其中人参皂苷-Rg_1 含量最高，-Rg_1 具有溶血作用，故有将三七应用于临床预防和治疗血栓病的报道。三七中几乎不含能致精神恍惚的人参皂苷-Ro，所以服用后精力充沛而无精神恍惚的副作用。三七中含有独相的皂苷类成分三七皂苷-R_1、-R_2、-R_4、-R_5、-R_6、-Fa、-Fc、-Fe 等，三七总皂苷亦具与人参总皂苷相似的抗疲劳、耐缺氧、降血糖和提高机体免疫功能等多方面的滋补强壮作用。三七总皂苷具有改善血管内皮功能、抑制血小板聚集从而具有抗血栓形成的作用。三七根总皂苷中主要有效成分为三七皂苷-Rg_1 及其他原人参三醇型皂苷，可能通过提高血小板 cAMP 含量而抑制其聚集功能。苏雅等通过观察三七三醇皂苷对动物血小板功能和血栓形成的影响，发现三七三醇苷能明显抑制胶原、花生四烯酸（AA）、二磷酸腺苷（ADP）诱导的大鼠及家兔血小板聚集，抑制大鼠试验性血栓形成。以上这些研究均为三七应用于抗心绞痛、治疗血栓提供了有力依据。三七中止血活性成分主要为三七素，是一种水溶性非蛋白氨基酸。赵国强等发现三七素能显著增加血小板数量。刘贺之等在对三七素止血作用机制的探讨中发现，10%三七注射液能诱导血小板释放腺苷二磷酸（ADP）、血小板因子III和钙离子等止血活性物质而发挥止血的功效。张玉萍等进行了三七素的神经毒性试验及其止血作用的研究，发现三七素能明显缩短凝血时间、凝血酶原时间和凝血酶时间，提高血小板数和聚集率，具有较好的止血作用，且在安全剂量下不会出现神经毒性作用。

三七临床应用研究表明：用生三七粉 1 g，每日 2~3 次冲服。治疗高脂血症 76 例，结果：降胆固醇的有效率为 78%，降甘油三酯的有效率为 57.5%，降 β 脂蛋白的有效率为 53%；用三七粉 3 g，早晚各 1 次空腹冲服，7 d 为 1 疗程。治疗脑震荡后遗症 60 例，总有效率为 86.1%；用三七粉、西洋参各 15 g，每日 1 g 冲服，15 d 为 1 疗程，治疗前列腺肥大 26 例，总有效率为 88.5%。近年来应用三七还能治疗老年病如阿尔茨海默病、冠心病、糖尿病等，尤其对冠心病心绞痛的总有效率为 89%。随着三七治疗多种疾病的良好药效和保健效果越来越受到人们的重视，人们对三七饮片的需求量也不断增多，除生三七粉和熟三七粉外，目前市场上还开发了超细三七粉、活性三七、三七配方颗粒、红三七片、红三七粉等一批新剂型饮片，方便人们食用。用精选不同等级的三七头打磨而成的三七粉，亦可将三七用水闷润后切薄片。三七有生吃和熟吃的功效区别：①生吃主治跌打瘀血、外伤出血、产后血晕、吐血等血症，并可防治冠心病、高血脂、高血压等。口服每次 1.0~1.5 g；外用适量敷患处。②熟吃主要用于补血、活血，适于身体虚弱、食欲不振、神经衰弱、过度疲劳、失血、贫血等，每次 3~5 g。国外甚至有将三七粉加至汤中炖焖及咖喱食品中，有促进味觉，兼有降低胆固醇、止血和抗炎的作用。

三、功能性成分研究

（一）人参功能性成分研究

随着科学的不断发展，现在已分析出人参中各种成分达 300 余种。其中主要为人参皂苷、氨基酸、活性多肽、挥发性成分、维生素、微量元素、有机酸、活性酶、甾醇和糖类等物质，其中大部分均有不同的营养价值和药用价值。

1. 糖类

人参所含糖类主要有 3 种：单糖、低聚糖和多糖。单糖主要有葡萄糖、果糖和鼠李糖等。低聚糖有蔗糖、麦芽糖、乳糖等。其多糖类型在不同部位之间存在差异，如人参根中主要含有酸性杂多糖和葡聚糖，人参叶中主要含有酸性杂多糖，人参果中水溶性粗多糖中大多含有蛋白质。从人参根中提取的人参多糖主要由半乳糖醛酸、半乳糖、阿拉伯糖残基组成，还有少量鼠李糖残基；人参茎叶提取的人参茎叶总多糖是由半乳糖醛酸、葡萄糖、阿拉伯糖、木糖、鼠李糖等组成；从人参果多糖提取的酸性杂多糖主要由阿拉伯糖、鼠李糖、木糖、葡萄糖及半乳糖组成。这些糖类是人参植物生长的能量和碳骨架的来源，也是人参免疫调节、抗肿瘤等活性的物质基础之一。研究表明，5 年生人参总糖含量可达 60.23%，还原性糖含量 10.65%，可溶性多糖 11.31%。红参是人参经过蒸制后得到的炮制品，红参中糖的含量与人参基本相当，总糖含量 58.01%，还原性糖含量 11.62%，可溶性多糖 12.62%。人参中总糖、还原糖和可溶性多糖含量在人参不同生育期均有其各自的变化规律，与人参的形态建成及物质代谢密不可分，同时，不同产地人参中总糖、还原糖和可溶性多糖的含量存在差异，且差异性的大小与产地的地理位置存在一定的关系。

多糖是生命四大物质基础之一，它能控制细胞的分裂和分化，调节细胞的生长与抗衰老；它带有作为抗原的特殊免疫信息，是一种无细胞毒的免疫促进剂，是防止肿瘤、心血管和肝炎等疾病的良好药物。人参多糖也是人参中非常重要的活性成分，人参根中约 40% 为多糖成分，包括酸性多糖和中性多糖，以人参淀粉和人参果胶两种形式存在，药理活性多糖主要是人参果胶。人参多糖与其他常见多糖（如灵芝多糖、黄芪多糖、香菇多糖等）相比，具有淀粉含量高、果胶成分结构复杂等特点。人参多糖具有多样的生物活性，如调节免疫力、抗肿瘤、调控血细胞生成，有明显升高白细胞的作用，与放化疗同时应用，能够减小放疗的毒副作用，预防白细胞减少使病人能够顺利完成治疗；还可以明显降低糖尿病人的血糖，可以帮助生物体有效抵抗 X 线等放射线产生的放射性损伤。人参多糖的含量高于西洋参（表 7-6），这可能是人参补脾益肺、大补元气的作用强于西洋参的原因之一。

表 7-6　人参、西洋参、三七和糖类含量比较　　　　　　　　　　　　　%

样品	人参	西洋参	三七
总糖	79.67	65.99	78.7
还原糖	6.72	2.75	2.04
低聚糖	16.52	15.64	30.68
多糖	56.43	47.6	45.98

2. 氨基酸与蛋白质

人参还含有多肽及精氨酸、赖氨酸、甘氨酸、苏氨酸、谷氨酸、天门冬氨酸等 20 多种氨基酸，其中包括 8 种必需氨基酸。氨基酸作为重要的营养物质，它的含量已作为衡量人参产品质量的指标之一。陈再杰等通过柱前衍生 RP-HPLC 法测定人参中 17 种氨基酸含量（表 7-7、表 7-8）。

表 7-7　人参中游离氨基酸含量测定结果　　　　　　　　　　　　　mg/g

氨基酸	生晒参		大力参		红参		鲜参			人参花	人参茎叶
	4 a	5 a	4 a	5 a	4 a	5 a	4 a	5 a	6 a		
天门冬氨酸	0.651	0	0	0	0	0	0	0	0	0	0
谷氨酸	0.100	0	0	0	0	0	0	0	0	0	0
丝氨酸	0.302	0.410	0.100	0.128	0.146	0.150	0.023	0.006	0.137	0.915	0.651
甘氨酸	0.147	0.122	0.696	0.067	0.097	0.066	0.006	0.010	0.099	0.137	0.028
组氨酸	0.157	0.143	0.085	0.078	0.058	0.054	0.008	0.018	0.081	0.093	0.058
精氨酸	15.79	13.59	12.05	9.168	8.899	7.654	0.829	0.596	5.468	6.016	0.345
苏氨酸	0.300	0.257	0.046	0.043	0.030	0.024	0.016	0.024	0.066	0.233	0.432
丙氨酸	0.500	0.683	0.369	0.313	0.475	0.381	0.050	0.050	0.333	0.769	0.231
脯氨酸	0.482	0.580	0.124	0.038	0.063	0.021	0.070	0.160	0.788	0.882	0.359
胱氨酸	1.25	2.252	1.560	1.144	1.460	1.348	0.199	0.285	0.294	0.958	2.347
缬氨酸	0.323	0.268	0.111	0.104	0.067	0.090	0.017	0.010	0.107	0.238	0.028
蛋氨酸	0.248	0.224	0.020	0.014	0.029	0.048	0.029	0.031	0.207	0.406	0.475
异亮氨酸	0.047	0.029	0.023	0.019	0.019	0.028	0	0	0.006	0.098	0
亮氨酸	0.475	0.535	1.099	1.059	1.101	1.177	0.155	0.030	0.119	0.372	0
酪氨酸	0.579	0.482	0.214	0.195	0.024	0.215	0.035	0.056	0.162	0.360	0
苯丙氨酸	0.172	0.191	0.029	0.016	0.025	0.019	0.019	0.018	0.121	0.157	0
赖氨酸	0.028	0.213	0.049	0.028	0.023	0.020	0.005	0.002	0.005	0.241	0.275
总量/（%）	21.55	19.98	15.95	12.41	12.52	11.29	1.46	1.30	7.99	11.87	5.230

表 7-8　人参中总氨基酸含量测定结果　　　　　　　　　　　mg/g

氨基酸	生晒参		大力参		红参		鲜参			人参花	人参茎叶
	4 a	5 a	4 a	5 a	4 a	5 a	4 a	5 a	6 a		
天门冬氨酸	8.627	8.241	7.196	7.338	9.828	8.208	1.830	4.105	3.058	19.580	7.344
谷氨酸	10.67	10.89	6.398	6.489	6.829	6.829	2.281	2.949	2.602	16.280	7.992
丝氨酸	4.051	3.766	3.151	3.269	3.621	3.621	1.340	1.521	1.283	14.100	3.439
甘氨酸	2.717	2.414	2.016	2.075	2.424	2.424	1.060	1.219	1.131	9.975	2.273
组氨酸	1.948	1.890	1.679	1.562	1.621	1.621	0.635	0.643	2.092	3.792	1.632
精氨酸	25.93	25.27	27.05	24.05	22.19	22.19	4.809	6.943	1.207	21.870	22.42
苏氨酸	3.305	3.187	2.696	2.758	2.787	2.787	0.964	1.115	1.294	8.018	2.700
丙氨酸	3.586	3.542	2.933	3.058	3.303	3.303	1.065	1.208	0.654	10.063	3.422
脯氨酸	3.331	3.023	2.431	2.510	2.520	2.520	0.884	1.139	9.600	9.083	2.432
胱氨酸	15.29	14.49	10.27	12.52	10.68	10.68	6.802	7.342	0.638	24.360	10.84
缬氨酸	2.763	2.708	2.26	2.310	2.401	2.401	0.856	1.068	1.324	6.529	2.347
蛋氨酸	3.023	2.832	2.358	2.464	2.614	2.614	0.984	1.120	0.219	9.460	2.489
异亮氨酸	0	0	0	0	0	0	0	0	0.928	0	0
亮氨酸	3.060	2.882	2.355	2.542	2.656	2.656	0.966	1.188	1.376	9.510	2.538
酪氨酸	5.415	5.075	4.409	4.459	4.698	4.698	1.631	1.924	0.681	15.010	4.464
苯丙氨酸	3.222	3.178	2.686	2.689	2.775	2.775	0.992	1.040	0.568	7.814	2.654
赖氨酸	4.887	4.263	3.453	3.466	3.748	3.748	1.482	1.874	1.185	12.100	3.767
总量/（%）	101.8	97.65	83.34	83.56	83.07	83.07	28.58	36.47	29.84	198.10	82.75

　　蛋白质是一类重要的高分子化合物，存在于所有动物和植物的各种组织、细胞，是生命存在的主要物质基础。近年来的研究发现植物中的某些蛋白质也具有较好的药理活性，同时一些蛋白也是中药的一类重要有效成分。对人参蛋白及多肽的药理研究表明其在人参的生长、发育及生物功能表达等方面都起着重要的作用，主要具有抗脂质分解、抗血红细胞聚积、抗真菌、抗病毒、精氨酸酶活性等。人参蛋白活性研究表明，人参蛋白安全无毒，具有增强机体免疫力，抗疲劳、抗辐射、耐缺氧、抗炎镇痛、抗氧化、调节血脂等功能。据研究，5 年生人参中粗蛋白含量平均可达 10% 左右，可溶性蛋白含量 4.37~10.88 mg/g，不同地区、不同土壤环境、不同海拔、不同年限的人参蛋白含量均有差异。应用二维电泳技术现已发现人参中共有蛋白 300 多种，其中仅有不足 1/5 的蛋白被报道，其中包括：①类 RNA 酶蛋白。类 RNA 酶蛋白是人参的主要蛋白（GMP），该酶相对分子质量为 $2.8×10^4$，其氨基酸序列与植物的 RNA 酶具有高度同源性。二维电泳分析显示 GMP 的量随季节的变化而变化，因此这一蛋白也被认为是人参的储存蛋白。该酶具有抗真菌、抗病毒和转录抑制活性。②核糖核酸酶。Lam 等从人参根中分离得到 1 种由 2 个相对分子质量为 $2.7×10^4$ 和 $2.9×10^4$ 的亚基组成的非耐热核糖核酸酶，其具有抗真菌、抗病毒和抑制增殖的活性。③皂苷合成相关酶。从人参中分离的皂苷 β-葡萄糖苷酶相对分子质量为 $5.9×10^4$，能水解人参皂苷-Rg₃，得到抗癌物质人参皂苷-Rh₂。④几丁质样蛋白。该蛋白相对分子质量为 $1.5×10^4$，具有抗真菌功能。⑤木聚糖酶。从人参根

部提取的木聚糖酶相对分子质量只有 $1.5×10^4$，具有人工型免疫缺陷病毒转录抑制活性。

人参多肽对 Hep-2（人喉癌上皮细胞）增殖具有抑制作用，说明人参多肽可能具有抑制上皮细胞癌生长作用，这进一步表明了人参具有抗肿瘤作用。人参多肽对 3T3（正常小鼠成纤维细胞）其增殖具有一定的促进作用，表明人参多肽可能具有促进成纤维细胞生长作用。人参糖肽注射液就是主要利用人参提取人参糖肽得到注射液制剂，具有抑制体外糖基化，是一种新型降血糖药物，已上市多年，疗效确切。

3. 维生素

维生素是我们人体所必需的一类小分子有机化合物，在体内不能合成，必须由食物供给。人参中含有维生素 B_1，B_2，B_{12}，C 及烟酸、泛酸、叶酸等多种维生素类成分。长期服用人参对保证我们摄入各种维生素有一定作用，正所谓"有病治病，无病强身"。

4. 无机元素

人体中的微量元素在核酸、激素、酶和维生素的合成或代谢中起着十分重要的作用。一些中药特别是滋补药可以补充微量元素，达到调节人体功能的目的。与人类健康密切相关的人体必需微量元素 14 种，人参含有其中的 13 种（除碘外），同时人参还含有众多常量元素，它们对人体的生长发育、营养、代谢、内分泌、免疫等过程均有着极为重要的作用。有研究应用电感耦合等离子体质谱法（AES-IS），以 In 为内标物质，同时测定吉林 3 个地区 4 年生人参、5 年生人参中 Fe，Mn，Cu，Zn，Ba，Co，Fe 等 6 种微量元素，结果表明：①4 年生人参中 Mn 的平均值含量为 77.27 mg/kg；Cu 的平均值含量为 5.36 mg/kg；Zn 的平均值含量为 21.17 mg/kg；Ba 的平均值含量为 54.4 mg/kg；Co 的平均值含量为 0.22 mg/kg；Fe 的平均值含量为 227.8 mg/kg；5 年生人参中 Mn 的平均值含量为 90.20 mg/kg；Cu 的平均值含量为 5.84 mg/kg；Zn 的平均值含量为 25.13 mg/kg；Ba 的平均值含量为 57.00 mg/kg；Co 的平均值含量为 0.277 mg/kg；Fe 的平均值含量为 283.10 mg/kg。此外，人参中锗元素含量也是很高的，现代研究表明，有机锗具有抗肿瘤、消炎与免疫调节、抗病毒、镇痛、抗衰老等广泛药理作用，可以促进细胞新生，增加细胞分裂次数，延缓衰老，无怪乎古籍中称人参为"神草"，谓其"久服轻身延年"。硒素有"微量元素中抗癌之王"之称，具有抗肿瘤等多方面的药理作用。吉林人参各部位硒含量在 $(0.013~0.047)×10^4$ 之间，部位总平均为富硒抗癌药物黄芪的 1.2 倍。

5. 其他类成分

植物化学物指植物中存在一类不属于已知营养素的物质，它们有调节植物生长、代谢、防御病虫害等作用，对人体也有促进生长发育、调节代谢、抵御危害，改善保健功能的物质。人参中的人参皂苷等主要活性成分即属于植物化学物，对人体起着重要的保健治疗作用。人参皂苷是人参生物活性的主要物质基础。人参含人参皂苷量约 4%。目前已分离的有 $-Ra_1$，$-Ra_2$，$-Ra_3$，$-Ra_4$，$-Ra_5$，$-Ra_6$，$-Rb_1$，$-Rb_2$，$-Rb_3$，$-Rd$，$-Re_1$，$-Rf_1$，$-Rg_1$，$-Rg_2$，$-Rg_3$，$-Rh_1$，$-Rh_2$，$-Ro$ 和 $-F4$ 等，已确定结构的皂苷有 20 余种。根据产物的不同，其可分为 A，B，C3 种类型：A 型有 $-Rb_1$，$-Rb_2$，$-Rb_3$，$-Re$，$-Rd$；次苷元为人参二醇。其中，人参皂苷 $-Rb_1$，$-Rb_2$ 表现为中枢神经抑制、降低细胞内钙、抗氧化、清除自由基和改善心肌缺血在灌注损伤等作用，原人参二醇组皂苷无溶血活性。B 型有 -Re、-Rf、-Rg$_1$、-Rg$_3$；次苷元为人参三醇。原人参三醇组皂苷有溶血活性，-Rg$_1$ 表现为中枢神经兴奋、促智、促进蛋白质 DNA、RNA 的合成等作用。-Re 是抗心律失常的有效成分，可抑制吗啡诱发小鼠产生的耐药性等。-Rg$_2$ 可抑制血小板释放反应等。C 型 -Ro 的次苷元为齐墩果酸，如人参皂苷 -Ro，其主要有抗炎、抗血小板释放作用。

人参作为有名的滋补强壮佳品，主要表现在提高人体免疫力，增强机体的适应性和抗衰老等方面。服用人参后，可以增进食欲，使体重增加，更妙的是，人参皂苷可以降低血脂，治疗动脉硬化，同时人参皂苷还可以降低升高的血压，这对高血压、动脉硬化的患者的好处是显而易见的。人参皂苷能安神益智。小剂量服用时，可以兴奋大脑皮质，促进和加强人的记忆和学习能力。大剂量服用时，又表现为对大脑皮质的抑制，《神农本草经》所谓"安精神……止惊悸"。人们可根据需要选择不同剂量，以充分发挥人参的滋补作用。人参皂苷 -Rg$_1$ 类有兴奋和抗疲劳作用，故可增强体力，消除疲劳，提高工作效率；-Rg$_1$ 等对大脑中枢则起兴奋作用；-Rb 类具有中枢抑制作用，能改善睡眠及情绪；-Rb$_1$ 对中枢神经有抑制作用，可以镇痛、解热、镇静和解痉；西洋参的 -Rb$_1$ 量为人参的 2.3 倍，药理作用比较明显，如服后睡眠好；-Re 具有降血脂和降胆固醇作用，西洋参为人参的 3.7 倍，对高血压冠心病有特殊的疗效；-Rh$_2$ 可以治疗癌症。另外，人参总皂苷还可有效地清除超氧阴离子自由基，恢复老年机体自由基代谢的平衡，从而表现出明显的抗衰老作用。

人参还含有挥发油（如人参炔醇、β-榄香烯）、多种有机酸（如延胡素酸、琥珀酸）、人参酸（为硬脂酸、软脂酸和亚油酸的混合物）等。炔醇类化合物有抗癌止痛、消炎作用；酚类化合物如香草酸、麦芽酚等具有抗氧化作用。人参腺嘌呤等成分可抑制脂肪分解，促进脂肪合成，并能促进血液循环，特别是末梢循环，改善肩痛、手足腰部发凉等症状。

（二）西洋参和三七功能性成分研究

三七中成分较为丰富，含有多种的氨基酸，又富含人体所需的多种微量元素，皂苷能改善血液循环，促进新陈代谢，发挥类似人参的补气益气的功能。西洋参含有丰富的糖类成分，总糖含量占西洋参的 70% 左右，主要包括淀粉、果胶、低聚糖和单糖。单糖类有葡萄糖、果糖和山梨糖；低聚糖类有人参三糖、麦芽糖和蔗糖，总含量为 22.9%～34.7%；多糖含量为 5%～10%，主要由阿拉伯糖、半乳糖、葡萄糖、糖醛酸组成。日本学者已经从西洋参中得到 5 种具有降血糖活性的多糖。相比于人参多糖，关于西洋参多糖的研究还不全面，目前西洋参多糖的结构研究主要集中在相对分子质量、单糖组成等方面。马秀俐等利用分步醇沉得到两种西洋参粗多糖 PPQI 和 PPQII，其中 PPQI 总糖含量约 80%，PPQII 总糖含量约 50%，水解后进行 GC 分析，PPQI 的单糖组成为葡萄糖：阿拉伯糖：甘露糖（29：3.6：1），PPQII 的组成为葡萄糖：阿拉伯糖：甘露糖（23：6：1），两者组成相近；马秀俐等之后从西洋参根中分得 4 种纯多糖（PPQI-1~4），均为含有糖醛酸的杂多糖，相对分子质量范围为 $2 \times 10^4 \sim 7 \times 10^4$，主要由阿拉伯糖和半乳糖组成，有的含有少量葡萄糖。刘宗林从西洋参茎叶中提取水溶性多糖，其分子结构是以 β-（1，4）-糖苷键连接的葡萄糖为主链，半乳糖、木糖、阿拉伯糖多位于侧链的杂多糖，葡萄糖、半乳糖、木糖、阿拉伯糖的物质的量比为 33：4：6：3，主链上的分枝率为 25%，分子的分枝率为 47.8%。Assinewe 等分析西洋参粗多糖单糖组成，发现西洋参多糖主要是由葡萄糖、半乳糖、阿拉伯糖、鼠李糖组成，物质的量比大约为 85：8：6：1，此外，还含有少量的果糖和甘露糖。Zhu Wenjing 等分离纯化出的一种西洋参多糖组分，用苯酚硫酸法检测多糖含量为 96.3%，不含蛋白质，高效凝胶渗透色谱检测相对分子质量为 5.4×10^4，由葡萄糖和半乳糖组成，物质的量比为 2.1：1。Edmund 等分离纯化的西洋参多糖相对分子质量为 7.3×10^4，主要由葡萄糖（77%~86%）、半乳糖（6.8%~7.5%）、阿拉伯糖（4.5%~5.9%）和半乳糖醛酸（8.7%~9.5%）组成。西洋参多糖具有免疫调节、抗肿瘤、降血糖、抗辐射、预防流行性感冒和上呼吸道感染等作用，是西洋参中重要的活性成分之一，具有重要的研究和开发应用价值，其中最具代表性的西洋参多糖保健品是加拿大研发的 Cold-fX，是加拿大最畅销的抗流感、感冒病毒产品，已获得专利，并成功完成美国医药管理局和加拿大卫生部批准的临床实验。

西洋参中含有丰富的氨基酸成分，包括 6 种必需氨基酸和 12 种非必需氨基酸：天冬氨酸、苏氨酸、丝氨酸、谷氨酸、甘氨酸、丙氨酸、胱氨酸、缬氨酸、蛋氨酸、异亮氨酸、亮氨酸、酪氨酸、苯丙氨酸、赖氨酸、组氨酸、精氨酸、脯氨酸。李向高对西洋参不同部位、年龄的根、茎、叶、花蕾、种子中氨基酸成分进行了分析，结果表明：①相同年龄的 4 年生西洋参各药用部位中总氨基酸含量不同，含量由高到低的次序为：花蕾（13.92%）＞叶（11.72%）＞须根（7.737%）＞主根（5.932%）＞种子（5.006%）＞茎（3.372%）。②西洋参随年龄增长，其总氨基酸有下降的趋势，不仅根是如此，茎叶亦有此种倾向。③不同生境的西洋参比较，人工栽培的西洋园参中总氨基酸含量高于野生的西洋山参。④从分类氨基酸来看，中性氨基酸在西洋参地上部分高于地下部分的含量，且须根高于主根，酸性氨基酸亦有类似趋势，碱性氨基酸相反，其含量地下部分高于地上部分，且随年龄增长而减少，1 年生（2.739%）＞2 年生（2.431%）＞4 年生（1.635%）＞7 年生（0.75%）。⑤西洋参所含必需氨基酸，地上部分的含量高于地下部分的含量，且以叶中的含量为最高，同样须根高于主根。⑥西洋参地下部分以精氨酸含量最高，且随年龄的增长而减少，1 年生（2.29%）＞2 年生（2.03%）＞4 年生（1.32%）＞7 年生（0.43%），但地上部分中的谷氨酸与天冬氨酸的含量却明显高于地下部分。

人参、西洋参和三七等五加科人参属植物都含有人参皂苷类成分，所含人参皂苷的种类大体相同，如都含有人参皂苷（ginsenoside）-Rg₁、-Rg₂、-Re、-Rb₁等，但有些皂苷类成分又是它们所独有的，如三七中含有三七皂苷（noto ginsenoside）-R₁、-R₂、-R₄、-R₆、-Fa 等，且不含有齐墩果酸型皂苷，如人参皂苷-Ro，这与同属植物人参和西洋参有着明显的区别。西洋参中含有一定量奥克梯隆醇型伪人参皂苷（pseudo ginsenoside）20（R）-F_{11}和人参皂苷-RAo。人参中含有人参皂苷 Rf 和人参皂苷-RS_1，西洋参中则不含有这两种人参皂苷。同时人参皂苷的含量存在差异（表7-9、表7-10）。西洋参中人参二醇型皂苷占主导地位，而人参及三七中则是人参三醇型皂苷占据优势。与人参相比，西洋参中总皂苷含量更高，人参皂苷-Rb_1和-Re 的含量相对较高，占总皂苷含量50%以上，而人参皂苷-Rg_1的含量相对较低，这是西洋参的特性之一。西洋参中人参皂苷-Rg_1与-Rb_1的比率为0.13，而人参中-Rg_1与-Rb_1的比率为0.77。这些成分上的差异造成西洋参与人参功效的不同。

表7-9　人参类3种药用植物中皂苷含量的比较　　　　　　　　　　　　　　　%

部位	人参			西洋参			三七		
	分组皂苷		总皂苷	分组皂苷		总皂苷	分组皂苷		总皂苷
	三醇型	二醇型		三醇型	二醇型		三醇型	二醇型	
主根	1.23	2.57	3.80	1.61	3.04	4.05	4.08	1.56	6.24
根茎	1.88	5.38	7.26	2.15	6.22	3.37	6.88	3.44	10.32
侧根	1.15	3.61	4.76	1.88	2.90	4.86	5.02	1.79	6.81
须根	2.20	6.76	8.96	2.14	6.25	8.37	7.25	2.73	9.98
茎	1.55	0.75	2.30	0.93	1.27	2.38	—	—	—
叶	7.16	2.94	10.10	1.35	6.68	11.03	4.24	4.16	8.41
花蕾	7.78	3.56	11.24	5.22	7.99	13.21	4.75	8.89	13.64
果实	4.91	3.95	8.80	2.81	6.19	8.14	5.90	4.84	10.74
种子	0.46	0.26	1.72	—	—	—	—	—	—

表7-10　三七、人参和西洋参中人参皂苷的含量　　　　　　　　　　　　　%

样品	-Rb_1	-Rb_2	-Re	-Rd	-Re	-Rg_1	-Rg_2
三七	2.1626	—	0.1309	0.4163	0.4869	2.6326	0.2902
人参	0.3400	0.1815	0.1360	0.0710	0.1509	0.2122	0.0591
西洋参	2.2129	0.1122	0.1444	0.2965	0.9188	0.0904	0.1375

到目前为止，从三七中分离得到的化学成分主要有皂苷、黄酮、挥发油、氨基酸、多糖、淀粉、蛋白质等以及部分无机化学成分如氮、磷、钾等大量元素和钴、钼、铯等微量元素。所有植物的多糖物质具有不同程度的免疫促进活性作用。三七多糖物质同样可促进巨细胞及抗体分泌细胞的活性，从而提高人体免疫功能。陈新霞等，分别以100，200，600 mg/（kg·d）剂量的三七多糖给小鼠连续灌胃30 d，从细胞免疫、体液免疫、单核—巨噬细胞吞噬功能和 NK 细胞活性等4个方面，对三七多糖的免疫功能的调节作用进行了研究。结果表明：三七多糖剂量在200 mg/（kg·d）时具有增强小鼠淋巴细胞增殖能力；在200，600 mg/（kg·d）时，可增强小鼠 NK 细胞活性的作用；在100，200

和 600 mg/(kg·d) 时可增强 DNFB 引起的小鼠迟发性变态反应及增强小鼠产生抗体生成细胞的能力。依据卫生部《保健食品检验与评价技术规范》(2003 年版) 评价标准,三七多糖具有增强免疫力的功能。三七多糖主要由阿拉伯糖、葡萄糖和半乳糖等组成,其含量与产地、规格和采收期有密切关系。1986 年国外研究人员从三七的水提物中分离出含有 Ara,Gal,Glc 等的多糖成分,并报道其抗肿瘤活性。其后,有学者从三七中分离出 Sanchinan-A,并第一次报道了 Sanchinan-A 的结构。也有研究者报道,三七中含有一组分子量在 700~5 000 的糖肽,该糖肽的糖基部分由 Fac,Ara,Xyl,Gal,Glc 以及 N-乙酰氨基糖组成,糖基与肽链部分以-O-连接。然而对于分子量的报道多不一致,有报道称三七多糖分子量为 12 000 左右。盛卸晃提取并纯化了 2 种三七多糖组分 (PNPSⅠ,PNPSⅡ),测得样品 PNPSⅡa 含相对分子质量为 $9.98×10^5$ 和 $2.83×10^4$ 的混合物,PNPS Ⅱb 的相对分子质量为 $2.07×10^4$,并对单一组分 PNPS Ⅱb 结构进行了初步解析。三七多糖 PNPS Ⅱb 经酸水解后,薄层色谱结果表明:PNPSⅡb 主要由葡萄糖、半乳糖、阿拉伯糖组成。纯化的三七多糖 PNPSⅡa,Ⅱb 体外对小鼠淋巴细胞的增殖功能具有双向调节作用,即在低浓度时能单独促进正常小鼠脾淋巴细胞的增殖,而在高浓度时呈现抑制作用。

三七地上部分茎叶和花含有较高的蛋白质、粗纤维、较低的脂肪含量以及大量的矿质元素,其中以锌 (Zn)、铁 (Fe)、锰 (Mn)、钙 (Ca)、镁 (Mg) 的含量较高。人参和三七中均含有多种氨基酸成分以精氨酸含量最高,但总氨基酸含量人参要高于三七,且存在明显差异。人参中碱性氨基酸含量最高,中性氨基酸次之,酸性氨基酸最少。而三七中中性氨基酸含量最高,碱性氨基酸次之,酸性氨基酸最少。三七中含 19 种氨基酸 (天冬氨酸、苏氨酸、丝氨酸、谷氨酸、甘氨酸、丙氨酸、胱氨酸、缬氨酸、蛋氨酸、异亮氨酸、亮氨酸、酪氨酸、苯丙氨酸、赖氨酸、组氨酸、精氨酸、脯氨酸、鸟氨酸等),有 8 种为人体必需。三七各部位功能不同,其氨基酸组成也各不相同:含量最高为三七花,总氨基酸含量达 11.27%,但花中未检出精氨酸。侧根总氨基酸 4.41%,主根 3.61%。陈中坚测定不同产地三七的氨基酸含量,结果三七含有 19 种以上的氨基酸,其中精氨酸、天门冬氨酸、谷氨酸 3 种含量最高,且排列次序不随产地的变化而变化。三七氨基酸中有一种特殊氨基酸称为三七素 (dencichine),具有非常好的止血作用。三七素能显著增加血小板的数量而发挥良好的止血作用。与止血芳酸相比,100 mg 缩短出血时间 30 s,而三七止血素 1 mg 缩短时间 5 min,效果显著。三七止血素以 1 mg 止血效果最强,效果随剂量减低而减小。口服、注射均有效,与半数致死量相差 1 000 倍以上,所以使用安全。人参属的几种名贵中药均含有止血成分三七素,但以三七含量最高 (0.90%),人参次之 (0.50%),西洋参最低 (0.31%)。另外,三七中的钙离子和槲皮素等亦是止血活性物质。三七中含有 26 种无机元素,而其中含量较高的分别是 K,Na,P,Ca。与人参及西洋参比较,三七中微量元素除铁之外均比人参及西洋参低。它们与人体的抗肿瘤、抗菌、抗风湿作用相关,而且在人体内产生更强的活性作用及协同的抗病意义。三七中 Ca 的含量是无机元素中最高的,其钙离子与三七的止血功能相关联。而 P 则与三七中止血活性 ADP 的合成相关。因此,三七的止血活性最好。三七中黄酮类物质的研究证明：三七皂苷抗缺氧作用显著，而黄酮部分增加冠脉流量作用显著，二者合用则生理活性最强，若与三萜类合用有比单独使用槲皮素更明显的抗动脉粥样硬化作用。同时槲皮素还有抗肿瘤发生的抑瘤作用。除此之外，还有一定的抗炎、抗过敏、增强肾上腺素、祛痰、镇咳平喘、降压的作用，所以黄酮类的成分是三七中很重要的活性成分之一。

三七中总皂苷的含量比人参高，分别为 6.20%～10.32% 和 4.84%。三七中的皂苷类成分主要为达玛烷型的 20（S）-原人参二醇型和 20（S）原人参三醇型，未发现含有齐墩果酸型。三七地下部分所含的皂苷类成分主要为原人参三醇型，而人参地下部分主要为原人参二醇型。此外，三七中还含有一些人参所不具有的皂苷类成分，如三七皂苷 $-R_1$、$-R_2$、$-R_4$、$-R_6$、$-Fa$、$-Fc$、$-Fe$ 等。王海波对人参和三七的抗凝血活性进行了对比研究，结果表明，抗凝血和抗血小板活性人参高于三七，而抗血栓活性三七高于人参。人参皂苷-Rg_1 和-Rg_2 是其主要活性成分。抗血小板和抗血栓活性人参皂苷-Rg_1 高于-Rg_2，而抗凝血活性人参皂苷-Rg_2 高于-Rg_1，二者在人参和三七中含量的不同可能是导致其活性差异的主要原因。三七具有补血作用，可促进人造血祖细胞增殖。三七总皂苷对粒系和红系祖细胞增殖具有促进作用，促进粒系祖细胞增殖的有效单体是-Rg_1，而对红系祖细胞具有促增殖作用的有效单体是-Rb_1。人参与三七都具有抗肿瘤作用，但其作用物质基础及机制存在差异。人参抗肿瘤活性成分为人参皂苷、人参多糖、β-榄香烯和炔醇。三七发挥抗肿瘤作用的活性成分主要为三七皂苷和黄酮。人参降血糖活性成分为人参皂苷、人参多糖、多肽等。人参降血糖机理可能与增加胰岛素敏感性，增强肝糖原合成糖原，抑制基础脂解有关。三七皂苷对血糖具有双向调节的作用，取决于动物机体状态及机体血糖水平，其作用机制可能与影响组织对葡萄糖的摄取和氧化、影响糖原合成和拮抗胰高血糖素作用有关。

四、保健特点

（一）人参保健特点

国家对保健食品的功能规定有 27 种，包括：①增强免疫力功能。②辅助降血脂功能。③辅助降血糖功能。④抗氧化功能。⑤辅助改善记忆功能。⑥缓解视疲劳功能。⑦促进排铅功能。⑧清咽功能。⑨辅助降血压功能。⑩改善睡眠功能。⑪促进泌乳功能。⑫缓解体力疲劳功能。⑬提高缺氧耐受力功能。⑭对辐射危害有辅助保护功能。⑮减肥功能。⑯改善生长发育功能。⑰增加骨密度功能。⑱改善营养性贫血功能。⑲对化学肝损伤有辅助保护功能。⑳祛痤疮功能。㉑祛黄褐斑功能。㉒改善皮肤水分功能。㉓改善皮肤油分功能。㉔调节肠道菌群功能。㉕促进消化功能。㉖通便功能。㉗对胃黏膜损伤有辅助保护功能。人参具有其中的 15 种保健作用，人参保健食品以增强免疫、抗氧化、改善记忆、缓解疲劳等作用为主。

人参作为全方位调节生理功能的草本营养补充品，最大特点就是可改变机体的反应性，具有"适应原样"作用，即能增强机体对各种有害刺激的反应能力，加强机体适应性。内服适量人参有助于体能的提高和疲劳后的恢复。作为机体功能的调节剂，人参皂苷对物理性的（寒冷、过热、剧烈活动、放射线）、生物学性的（异体血清、细菌、移植肿瘤）、化学性的（毒物、麻醉药、激素、抗癌药等）种种刺激引起的应激反应均有保护作用，能使紊乱的机能恢复正常，故称其为适应原性物质（一种增强人体非特异性抵抗能力的物质）。

例如，人参既能增强中枢神经系统的兴奋过程，促进和加强人的记忆和学习能力，也能增强抑制过程，从而镇静安神；一般情况下，人参使麻醉动物的血压降低，但对因失血休克等因素引起的血压下降却有明显的升高作用；人参对正常血糖无明显影响，但对血糖高者有降低作用；而血糖过低时人参却可表现出升高血糖的作用。人参对正常饮食者可降低肝糖原，而对饥饿者却可促进糖原合成。

人参作用的这一特点，使得人参在我们身体一切正常时，只表现出强壮作用，而不影响正常的行为（与兴奋剂完全不同）。一旦机体受到损害或受到影响，人参马上就表现出巨大的增强人体对不良因素的耐受性和恢复能力的作用，真是平凡之中见神奇！

那么，人参的这种作用是如何表现出来的呢？经研究发现，在正常情况下，人体对人参中的各种成分敏感性基本相同，此时人参的不同作用在相互拮抗，其中一部分作用不会明显地表现出来。而当机体受到外界条件的影响时，体内的酶会对人参中不同成分的敏感性发生变化，这种拮抗的平衡就会被打破，人参就表现出对抗不良因素对人体影响的作用。

理解和认识人参的这种作用特点，可以让我们认识到人参作用庞多复杂且非常优良的原因，也可以让我们认识到服食人参不一定要在患病时进行，日常应用合理服食可能更有利于我们的身体。

然而，参类尽管是极好的补品，食用的时候同样大有讲究，如果不能对症滋补，可能就无法起到滋补作用，甚至会适得其反，给人的身体造成伤害。人参具有大补元气、止咳生津、安神增智和益肺补脾的良好功效。能够促进人的气血运行，增强多种器官的功能，对久病体虚，元气亏损的人很有帮助，然而，人参性温热，如果不能对症使用，就无法发挥功效，甚至加重人的病情。譬如正处在生长期的青少年，他们生命力非常旺盛，一般在饮食上都能提供足够的营养，满足发育需要，就完全没有必要食用人参滋补。如果盲目食用，就如同揠苗助长一样，只会导致青少年发育不良。

同时，人参对体虚的人很有益处，但对病中或大病初愈的人并不适合食用人参。因为这些人身体虚弱，正需要休息和平稳的调理，如果服用人参大补，就会对人体产生刺激作用，使得人的中枢神经处于兴奋状态，容易造成失眠、心神不宁等不利于身体恢复的反应，对疾病治疗以及身体康复造成障碍。此外，刚刚分娩不久的产妇如果服用人参，会导致血液流动加快，影响血管愈合，严重者甚至导致流血不止乃至大出血等，给身体造成严重伤害。患有月经不调的女性、高血压患者以及患有中医上诊断为热证的患者，都不适宜服用人参，因为人参会导致病情加重，或引发其他症状。

（二）西洋参和三七的保健特点

西洋参跟人参一样，同样需要对症食用。中医认为，西洋参性寒、味甘，具有补气养阴、清火除烦、养胃生津的作用，对于肺虚久咳、口咽干燥、心烦失眠、失血气短的患者，具有良好的滋补效果。然而，西洋参服用也有不少禁忌。例如，中医上诊断为阳气不足、胃有湿寒病症的人，就不适宜服用西洋参。男子阳痿、早泄、滑精等，女性痛经、闭经也应忌用西洋参。因为西洋参会导致病情加重。此外，西洋参也会产生一些导致不良反应的副作用，如果服用西洋参出现胃寒、腹痛、腹泻、食欲不振、皮肤过敏、瘙痒等症状，或者女性出现痛经、闭经等，应当立即停止食用，以免给人体造成进一步的伤害。夏天，人们常会感到虚烦火燥、食欲不振。西洋参性凉味甘，具有补气养阴、清火除烦、养胃生津的功效，是春夏之季进补的常用之品。

中医认为，三七是具有化瘀作用的止血药，主要用于心脑血管疾病的治疗及保健应用。李时珍认为三七"甘微苦温"与人参相似，味甘能补味苦能泄，与三七能补又能化瘀相关。但现代人多认为三七性平，长服者均不见温热反应，热者用之不加重热象，可止血热妄行者。寒者服之不加重寒象，寒瘀者可化行，故应属性平，双向调节。三七的双向调节功能在诸种药理功效中均反映出这一特点。三七十分重要的认识，从古至今对三七的功效也是逐渐深入认识的，首先是止血列为首位，认识最早的，应用最先的。现代研究也从其三七止血素单体的提取证明了三七的显著止血功能是有科学依据与物质基础的，不愧称为"止血之神药"。其二是散瘀，三七能畅旺血行，故称活血，又能促进离经而停于组织之间的瘀血消散，故称散瘀，所以三七能活血化瘀。近代逐渐将三七的活血化瘀功能用活、用广，并在其理论上认为是三七的首要功效，甚至称所有三七之功效皆生于活血、化瘀。

其实，从现代对三七的研究来看：①由于现代心脑血管疾病已成发病率最高的疾病，而三七对心、脑、血管、血黏度、血脂、动脉粥样硬化，甚至血压均有一定的影响。因此三七对心脑血管病的影响才使现代医学认定三七的首功应是活血化瘀。②三七的化学成分中的主体是三七皂苷，它的主要功能就是对心脑血管的作用，并能降低血黏度、影响血脂、血糖，消散已凝结的瘀血（如血栓）。因此，三七的活血化瘀功效，从其所含的化学成分来看也应是主要功效。而且除皂苷之外，还有黄酮成分也证明是对心脑血管有效的重要活性成分。③近代有人将三七的所有功能，诸如止血、止痛、消肿等几乎所有都用血瘀论而加以解释，则脱离了现代三七研究的科学实现。从对三七的化学成分研究证明，三七的止血功能是独立于皂苷之外的单体成分所具备的，而且活血与止血的说法从中医理论上是相反方向功能的，何况止血是立止，化瘀则是渐近之功。另外同样的活血化瘀代表药如红花、桃仁并不具备止血的功能，所以三七的止血功能并非也符合三七是一种多功效的药材的实际。

消肿是三七用于外伤中的重要功效，在临床实践中也是早已被肯定的，活血散瘀与消肿之间有着密切的联系，但这只是消肿的原因之一。其实三七的化学成分中还有许多成分是消炎，增强人体免疫功能。促进与加强网状内皮系统功能，吞噬细胞活性；改善血液循环，改变血管壁通透性的活性物质，从而综合有利于消炎，消除组织肿胀的功能，这些功能也是三七的独立功效的一部分，并不完全是活血散瘀的结果。临床上不仅在外伤、骨外伤，而且还应用于治疗眩晕、突发性耳聋等疾病的治疗，同样证明了三七的多功效特点，也用以解释现代临床实践中三七被应用于多科室，多疾病症状的适应证都产生一定治疗效果，并被许多医生所认同。

　　三七的止痛效果，长期以来也被临床医生所肯定，而且同样应该确认，它的止痛效果是独立功效之一。因是在三七的化学成分中如挥发油，具有对中枢神经系统镇静、抑制的作用，不仅用于止痛也有安神之效。云南白药的保险子就是例证，当然它并非仅是单独的三七成分。同样，许多活血散瘀的药材，并不同时具备止痛功效，进一步证明三七独特的多功效性。当然，三七除上述 4 种主要的功效之外，还具有加强免疫功能，抑制肿瘤、强壮、生肌等多种功效，这些功效应当是三七的多种化学成分所产生的不同独立功效，但作为三七的整体，诸功效之间又是相辅相成的，在不同的治疗症候中，又发挥着以某一功效为主体的作用，最终形成了三七复杂多功效综合效果的独特结果。医学家在数百年临床应用中，将三七认定为"外伤科的圣药"，"治一切血证"，"止血之神药，理血之妙品"，给予了极高评价。

　　用现代医学的观点认识三七的补益作用，三七的化学成分中含有人体必需的氨基酸，成分较为丰富，又富含人体所需的多种微量元素，皂苷能改善血液循环，促进新陈代谢，发挥类似人参的补气益气的功能。但三七的滋补功能又有两个特点，首先它是微温性药材，既能补益又不致燥热，寒者补时不加重寒象，对热症补之不加重热象，呈现双向补益调节，该特点似人参又不同于人参，十分可贵。第二，它的补益功能并非化瘀而来，没有血瘀时，单纯用补也很有效，"参茸三七补血片"用治气血虚之诸症，即是无血瘀用之，并借三七双向补益功能，弥补参茸的大补大温特性，再次说明三七的多功效中，还有一种独立的补益之功。

五、食用方法及食品开发

（一）人参的食用方法

　　作为日常保健使用时，人参的服用方法有多种，可以直接将人参切成薄片嚼服；可将人参干燥研成细粉，装入胶囊，用温开水吞服；亦可将人参加工成蜜饯类食品嚼化服，与其他中药一起泡茶服、浸酒服，或加工为药膳服用等。主要方法如下：

　　1. 嚼化服

　　取人参切成薄片，分数次放入口中，缓缓嚼化，待无参味时嚼服，咽下。由于人参在煎汤剂或加工成膏丸的过程中，总免不了要丢失一部分有效成分。如在煎煮加热时，人参中的挥发油就会被挥发掉；此外，人参中的转化酶、酯、麦芽糖酶及一部分黄酮类活性物质也会遭受到不同程度的破坏。而嚼化服用时入口抿含，然后再慢慢咀嚼吞咽，可避免以上弊端，因此，嚼化服是最能发挥人参的最佳药力、尽其效能、无浪费的服用方法。嚼化服用适用于久病虚弱、肺虚喘促、脾虚倦怠、心悸怔忡、津亏消渴患者。老年人适宜于嚼化人参（每天服 1 g 左右），有延年抗衰老功效。此方法亦为清代宫廷服用人参的常用方法，如乾隆皇帝经常嚼化人参，寿臻 89 岁，是中国历史上最长寿的皇帝。用于嚼化服时，亦可将人参做成蜜饯类的食品，口感更好。人参蜜饯是以人参为主要原料，加蜂蜜制成。经常食用，有较大的滋补作用。但糖尿病人或肥胖人慎食。主要嚼化食品如下。

（1）人参蜜饯（白片）。

配方：鲜人参 90%，椴树蜜 10%。

功效：促进新陈代谢，调节生理机能，大补元气，益智，安神。

应用：适用于体、气两虚，神经衰弱者。

制作方法：将鲜人参洗净，切成 1~2 mm 薄片，放入椴树蜜中浸入 3 h。蜂蜜均匀浸入后，捞出人参片，放在沙网上，稍干后装入塑料袋备用。

服法：1 袋 3 g，1 d1~2 袋，直接服用。

说明：本品是在民间验方基础上改进制成的，便于携带和食用，保持鲜人参的鲜嫩和人参香味，加椴树蜜后，适口性强，并加强人参功效，对体虚，神经衰弱，心悸及老年综合征有奇效。

（2）人参蜜饯（红片）。

配方：鲜人参 88%，椴树蜜 12%，花粉少许。

功效：促进新陈代谢，调节生理机能，大补元气，益智，安神。

应用：适用于体、气两虚，神经衰弱者。

制作方法：将鲜人参切成片，稍晾，水分减少 10% 后，放入包含花粉末的椴树蜜中，加温微沸，变色，浸泡均匀。取出后，烘去多余水分，鲜片变红，即可装袋备用。

服法：1 袋 3 g，1 d1~2 袋，随时服用。

说明：本品较好地保持鲜人参味，入口性强，久服可增强体质，延缓衰老，减少疾病，直接服用。

（3）人参糖片。

配方：鲜人参片 80%，白糖 20%。

功效：促进新陈代谢，调节生理机能，补元气，益智，安神，保肝。

应用：适于体、气两虚，精神不振者。

制作方法：将鲜人参洗净，切片，放入熬开的糖中，浸泡至透，然后取出晾干，备用。

服法：1 d 3~5 g，服不拘时。

说明：人参糖片适合于中老年人，直接服用。

2. 饮服

人参饮料为含有人参成分的，具有一定色、香、味而不含酒精的液体食品，主要有人参茶、人参可乐等。有补益、抗衰、防病的功效。

（1）人参茶。

配方：人参 5 g。

功效：大补元气，补脾益肺，宁神益智。

应用：用于体弱羸瘦，面色萎黄的人饮用。

制作方法：将人参切成薄片，放入保温杯中，用沸水冲泡，盖闷 30 min 即可。

服法：代茶频饮。

说明：茶是世界三大饮料之一，我国是茶的故乡，素有饮茶习惯，主要目的是用来消食、提神、解渴。用人参代茶，既可达到此目的，又可以发挥人参的补五脏、安精神、定魂魄、止惊悸、明目开心益智作用，久服轻身延年。

（2）人参核桃饮。

配方：人参 3 g，核桃肉 3 个。

功效：益气固肾，丰肌悦色。

应用：适于气虚而致的面色黄白，形体羸瘦等症。

制作方法：将人参浸润切片，每个核桃肉都掰成 2 块，放入铝锅内加水适量。将铝锅置武火上烧沸，用文火熬煮 1 h 即成。

服法：早晚服用，吃人参、核桃仁，饮药液。

说明：人参、核桃均为美容健脑佳品。二味相合，益气补肾相得益彰，故其应用于气虚而致的面色黄白，形体羸瘦等症。长期服之可使面色红润，肌肤泽，须发乌黑，返老还童。并对气短喘息、自汗、倦怠等症也有治疗作用。此为老年人营养保健的理想饮料。

（3）人参红景天茶。

配方：人参 50%，高山红景天 50%。

功效：补气安神，调解生理机能。

应用：适用于体弱、疲劳、气虚等人饮用。

制作方法：将人参、红景天等粉碎，研细，过筛，包装，每袋 3 g。

服法：1 次 1 袋。

说明：人参和高山红景天，都是具有双向调节的适应原性植物药。饮用人参红景天茶，对过度疲劳的体力和脑力劳动者可迅速恢复体力，可使久病体虚者迅速恢复健康，精力旺盛，提高智力和工作效率。

（4）人参可乐。

配方：人参提取液、糖、柠檬酸、可乐香精、CO_2 等。

功效：解渴，解除疲劳，安神。

应用：男女老弱，均可食用。

制作方法：将人参提取液与糖、柠檬酸、香精等其他原料按一定比例配成人参糖浆原料，然后上生产线灌装成瓶。

服法：服不拘时。

说明：由于人参的大补作用，经常饮用人参可乐饮料，能够轻身延年。

（5）人参蜂蜜饮。

配方：人参 3 g，蜂蜜 15 g。

功效：补气提神，壮阳兴性，延年益寿。

应用：适用于精神萎顿、短气懒言、体虚易感冒者；性欲减退、阳痿、早泄者。

制作方法：先将人参文火煎煮半小时，煎液 150~200 mL。将人参煎液加入蜂蜜混匀即成。

服法：每日分数次，空腹时饮用。人参渣嚼服。

说明：感冒发烧忌服。

3. 浸酒服

由于人参有大补元气和调节神经及内分泌等作用，故人参、酒及人参与其他药物配伍，对强身健体、祛病延寿作用明显，故得到广泛应用。

（1）人参酒。

配方：人参 30 g，白酒 500 mL。

功效：补中益气，温通血脉，悦色。

应用：适用于气血不足而面色无华，目昏。

制作方法：人参（整支或切片）放入广口瓶中，加入白酒，封固 20 d 以后，即可饮用。

用法：1 d2 次，每次饮 5~10 mL。

说明：人参大补元气，是古今著名的滋补强壮剂。人参酒通过人参的补五脏、益气、温通血脉的功力，酒助通血脉之势，将气血津液施布周身，上行于面色红润，明目。对喜暖畏寒，自汗乏力，动则气喘，心悸怔忡，神经衰弱，心衰气短，久病体虚等一切虚劳内伤者皆宜。但需防其太热助火，一切火郁内实症者均忌服，且不宜与萝卜及茶同服。本酒可酒尽再添，喂薄后取参食之。

（2）人参枸杞酒。

配方：人参 20 g，枸杞子 350 g，熟地黄 50 g，冰糖 4 000 g，白酒 5 000 mL。

功效：气血双补，丰肌悦色，乌发，明目。

应用：适用于气血不足而导致面色黄白或萎黄，消瘦，须发早白，视力减退。

制作方法：人参、熟地黄切片，白酒装入酒坛内，将枸杞子冰糖也装入坛内，加盖密封，封固 1 个月即可饮用。

服法：1 d2 次，每次 5~10 mL。

说明：本品以枸杞子为主，施其补精气益肝肾的功效，人参补中气；熟地黄生精血，补五脏；冰糖补脾阴调味，并缓和酒之热性。四药相交达气血双补，酒助药力施于头面则奏补虚赢，悦色，乌发，明目的效果。另疗体虚劳损而导致的食少乏力，自汗，失眠，晕眩，腰痛，营养不良等症。无病者，常饮能强身益寿。

（3）参杞酒。

配方：枸杞子100 g，生地黄100 g，麦门冬60 g，杏仁30 g，人参20 g，白茯苓30 g，酒1 500 mL。

功效：益精固髓，滋阴聪耳目，悦色，乌发，丰肌。

应用：用于体虚形瘦，面色萎黄，不华，肌肤不仁，耳聋，视物不明，须发早白。

制作方法：枸杞子、熟地取汁各100 g。麦门冬取汁60 g备用。杏仁烫去皮尖，与人参、白茯苓捣碎，同前3味共贮于瓶中，用酒浸之，封口，经7 d后，开封，去渣备用。

服法：每天早晚各1次，饭前温饮10 mL。

说明：参杞酒，用以美容当以枸杞为主药，滋肾，润肺，补肝，其美容功效甚佳。生地黄又为补肾养血的要药；麦门冬强阴益精，消谷调中；杏仁润肺气；人参补元阳之气；茯苓健脾利湿。入酒诸药各有所偏，各施所长，其作用亦各有所主。同在一方中相得益彰，以酒行药势，其具有补肝肾，健脾益气，润肺美容的功效。久饮可令早白之须转黑润泽，消瘦的形体健美，聋耳转聪，目暗为明，面色红润，皮肤光滑细腻等，其功效难以尽之。

（4）灵芝人参酒。

配方：灵芝75 g，人参25 g，冰糖500 g，白酒1 500 mL。

功效：益肺气，利口鼻，强志壮胆。

应用：适用于肺劳久咳，痰盛，肺虚气喘。

制作方法：①将灵芝洗净，切薄片，人参切斜片。②将灵芝片、人参片装入酒坛内，加白酒500 mL，加入冰糖1/3，浸泡5 d，每天搅动1次，滤出浸液，再加入白酒500 mL，冰糖1/3，同上法浸泡，第3次同上法。③合并3次滤液，静置3 d，滤取上清液即成。

服法：每早晚服10~15 mL。

（5）参术酒。

配方：人参20 g，白茯苓40 g，白术（炒）40 g，生姜20 g，甘草（炙）40 g，大红枣30 g，黄酒1 000 mL。

功效：益气健脾，悦色丰肌。

应用：适用于脾气虚而致的面黄肌瘦。

制作方法：上6味，捣碎，用酒浸于净瓶中，封口经3 d后开封，去渣备用。

服法：每早晚空心温饮10~20 mL。

说明：脾胃气虚，失其运化水谷之功能，不能容润于面必面色黄萎；水谷运化不利，不能滋养全身肌肉则肌肤消瘦。酒中人参健脾；茯苓健脾补中；白术补脾益血；甘草益气补中；大枣补脾益胃；生姜温中健脾。所用药味，均为健脾之良药，合为一剂，共奏健脾益气丰肌之效，且宜于脾胃气虚而气短无力，食少便溏的人。

（6）人参天麻酒。

配方：人参 100 g，天麻 30 g，白酒 1 000 g，冰糖 500 g。

功效：理气，平喘，强身，活血。

应用：适用于体虚、气喘、风湿等症。

制作方法：①将人参、天麻洗净，切片。②将冰糖放入锅内用适量水溶化。③将酒及人参、天麻装入桶中，密封 1 周可服用。

服法：每晚饭前温服 1 小杯。

（7）养荣酒。

配方：白茯苓 50 g，甘菊花 50 g，石菖蒲 50 g，天门冬 50 g，白术 50 g，生黄精 50 g，生地黄 50 g，人参 30 g，肉桂 30 g，牛膝 30 g，白酒 1 500 mL。

功效：补虚损，润肌肤，乌发，益寿。

应用：体质衰弱，面容憔悴，须发早白。

制作方法：上 10 味捣细，用白布包贮，置于净器中，用酒浸之，春夏 5 d，秋冬 7 d 开取，去渣备用。

服法：每早晚空心温饮 10~15 mL。

说明：本酒中茯苓健脾；菊花明目；石菖蒲开心窍、补五脏、聪耳目；天门冬益气润肤；白术补脾益气；黄精补中益气润肤乌发；生地黄填精髓；人参补元气；肉桂温补脾肾；牛膝补中益阴而止白发，10 药合为 1 剂，是一很好美容保健药酒。

（8）固本地黄酒。

配方：生地黄 30 g，熟地黄 30 g，天门冬 30 g，麦门冬 30 g，白茯苓 30 g，人参 30 g，白酒 1 000 mL。

功效：补虚乌发，悦容颜。

应用：适用于气血两虚，须发早白，面容憔悴，早衰，形瘦。

制作方法：将以上药物捣碎，共置坛内，加酒密封，浸泡 3 d，再以文武火煮 2 h，以酒变黑色为度。

服法：1 d 2 次，空腹每次 1 杯。

说明：本药酒的配制，意在补益肺、脾、肾三脏，调节机体气血阴阳平衡，以固人身之根本。故曰固本酒。方中生地黄、熟地黄滋阴补血，益肾填精；天门冬、麦门冬养阴润肺而清虚热；人参、茯苓健脾补气。如此则肺、脾、肾三脏功能正常，气血充盛，借酒力而畅行周身，补虚羸治劳疾。气血行于头面，毛发得以滋养而乌黑润泽，面得颐养而面红细腻，一改憔悴衰老之形，饮用本酒，忌食萝卜、葱、蒜。

（9）参归补虚酒。

配方：全当归（酒洗）26 g，生地黄（酒洗）15 g，川芎 10 g，炒白芍 18 g，人参 15 g，白术 20 g，甘草 15 g，茯苓去皮 20 g，五加皮 25 g，大枣去核 36 g，胡桃肉 36 g，白酒 1 500 mL。

功效：补气和血，调脾胃，乌发，悦颜色，丰肌。

应用：适用于气血不足而面黄肌瘦，须发早白。

制作方法：上 11 味药，共碎细，纱布包贮，置于坛中，用酒浸之，煮 1 h 后取下，待冷，埋净土中 5 d，取出过 3~7 d 开封去渣。

服法：早晚空心服 10 mL。

说明：本酒中药物合而为酒，施补气养血，健胃，益精气之功，借酒力行于头面四体达美容的目的。本酒亦适用于气虚引起的劳累倦怠，精神萎靡不振，食欲不佳等。

（10）参椒酒。

配方：丹砂 20 g，白茯苓 30 g，人参 30 g，蜀椒 120 g，醇酒 1 000 mL。

功效：温补脾胃，聪耳明目，悦色。

应用：用于脾胃阳虚所致的耳目昏花，面容苍白。

制作方法：丹砂细研后用水飞过单包。白茯苓去黑皮。蜀椒炒出汗。将白茯苓、人参、蜀椒共捣为粗末，与丹砂同置于干净器中，用醇酒浸之，春夏 5 d，秋冬 7 d 后开取，去渣备用。

服法：每天饭前，空心温服 1 小盅。

说明：方中丹砂镇静清火，定惊安神；蜀椒和中暖胃，开腠理，行血脉，通上焦君火之阳，达下焦命门之气；白茯苓、人参补气健脾，宁神益智。四药相合，补气和中，温肾宁心，可谓相得益彰。用以治疗脾胃阳虚，下元虚冷，耳目昏花，面色苍白，不失为良方。

（11）却老酒。

配方：甘菊花 60 g，麦门冬（去心）焙 60 g，枸杞子 60 g，焦白术 60 g，石菖蒲 60 g，远志（去心）60 g，熟地黄 60 g，白茯苓（去里皮）70 g，人参 30 g，肉桂 25 g，何首乌 50 g，白酒 2 000 mL。

功效：补五脏，充精髓，乌须发，润肤，延年。

应用：适用于精血不足，身体衰弱而容颜无华，毛发憔悴。

制作方法：上 11 味药，共捣为粗末，用醇酒浸之，春夏 5 d，秋冬 7 d 后开取，去渣备用。

服法：每天饭前温饮 1 盅。

说明：酒中 11 味，合为 1 剂，具有补肝宁心，温脾，润肺益肾，益精血的功效，可使五脏气血充盛，通过经络将阳气、阴血、津液运送和散布于头面四肢，无疑可达到健身与美容的目的。

（12）千口一杯酒。

配方：人参 25 g，熟地黄 25 g，枸杞子 25 g，淫羊藿 15 g，沙苑子 15 g，母丁香 15 g，沉香 5 g，远志 5 g，荔枝肉 7 枚，白酒 1 000 mL。

功效：滋补肝肾，生精养血，明目，乌发，驻颜。

应用：适用于须发早白，目暗，面色无华。

制作方法：上 9 味药，以 60°高粱白酒 1 000 mL 浸 3 d，封固不可泄气，熏汤煮

50 min左右，取起埋土1宿出火气。

服法：每天1小杯，徐徐而饮。

说明：本方药以阴寒辛温之品配伍，凉而不腻，温而不燥，互相制约，阴阳协调，能生精养血，益气宁神，乌须明目，广嗣延年。著名中医吴棹仙先生1935年前后曾开药馆卖药酒，因自己体弱多病，40岁左右开始每天饮1小杯，身体一天天强壮起来，年至80多仍童颜鹤发，耳目聪明行不扶杖。他给此酒起名"精神药酒"。与本方不同的是，他用干地黄和荔枝核。据说饮用此酒时"每饮一口舌上略觉有酒味便住，再饮再住，口数越多越好，一杯饮得千口饮尽，故得此名，不如法则不效矣"。虽不尽在理，但饮之精神焕发，驻颜延年之功确切，"屡试验妙不可言"。

（13）固本遐龄酒。

配方：当归36 g，巴戟天（酒浸去心）36 g，肉苁蓉（酒洗）36 g，杜仲（酒炒去丝）36 g，人参36 g，沉香36 g，小茴香（酒炒）36 g，补骨脂（酒炒）36 g，石菖蒲36 g，木通36 g，山茱萸（酒炒去核）36 g，石斛36 g，天门冬（去心）36 g，熟地黄36 g，陈皮36 g，狗脊36 g，菟丝子（酒浸蒸）36 g，牛膝36 g，酸枣仁（炒）36 g，覆盆子（炒）36 g，枸杞子40 g，川椒（去子）20 g，神曲（炒）40 g，白豆蔻12 g，木香12 g，砂仁15 g，大茴香15 g，益智仁15 g，乳香15 g，虎胫骨（酥炙）40 g，淫羊藿（鲜者）60 g，糯米500 g，大枣500 g，生姜（捣汁）40 g，远志（甘草水泡去心）36 g，新山药（捣汁）30 g，青盐36 g，白酒5 kg。

功效：大补气血，温肾壮阳，强身体，驻颜色。

应用：气血俱虚，精神不振，语声无力，小腹冷痛，腰膝酸痛，四肢麻木不仁，步履艰难，阳痿，心慌心跳，面色萎黄，便溏，不思饮食，肌肤粗糙。

制作方法：上37味，将糯米蒸熟，同枣肉、姜汁、山药汁、炼蜜60 g和成块，分成4块，用布包，放入酒坛内，其余各药共研碎，包住放入坛内，用白酒5 kg浸入，经21 d后开封饮之。

服法：每天早晚各热饮1~2盅，数天后见效。

（14）参茸药酒。

配方：生黄芪620 g，熟地黄300 g，木通60 g，广木香90 g，菟丝子和淫羊藿（羊油炒）各120 g，紫梢花60 g，灯心12 g，巴戟天（甘草水制）和蛇床子各120 g，煅龙骨和车前子（盐炒）各60 g，肉苁蓉（酒蒸）120 g，马蔺子和荜澄茄各30 g，韭菜子60 g，煅干漆和补骨脂（盐炒）各90 g，桑螵蛸和沙参各60 g，大茴香120 g，煅牡蛎60 g，全蝎60 g，山茱萸（酒制）120 g，海马15 g，当归240 g，海龙30 g，茯苓（去皮）120 g，核桃仁150 g，青风藤和海风藤各120 g，川芎、木瓜和威灵仙各120 g，白术（麸炒）、白芷各180 g，怀牛膝、红花和菊花各240 g，五加皮和广皮各500 g，姜黄740 g，独活60 g，制川乌和制草乌各60 g，肉豆蔻（滑石煨）90 g，马兰花30 g，玉竹2 000 g，党参（去芦）2 240 g，人参（去芦）1 500 g，远志肉（甘草水制）81 g，白酒200 kg。

功效：滋补强壮。

应用：身体衰弱，筋骨痿弱，腰膝疼痛。胸腹胀满、腹泻痞积，男子遗精阳痿，妇女经血不调。

制作方法：先将白酒 200 kg 放入缸内，用栀子 1 500 g 泡色适合为度去渣。以上各药用水熬汁去渣滤净，炼成稀膏状，化白蜜 10 kg，阿胶 6 kg，对入酒内，冰糖 20 kg 水化开对入酒内。另对：鹿茸面 500 g，沉香面 36 g，母丁香面 90 g，檀香面 120 g，豆蔻仁面 90 g，公丁香面、砂仁面和肉桂面各 60 g。

服法：一次温服 15 mL，1 d 服 3 次。青壮年气盛血燥者忌服。

4. 药膳服

（1）主食类。包括药粥、米面类。药粥的特点是食药结合，相须相使，补偏就弊，无刺激性，收谷物与药物的双重作用。《本草求真》中说，"米虽常食之物，服之不甚有益，而一参以药投，则其力甚巨"。药粥通常以补胃护脾为原则，以防病为宗旨，制法简单，多为单方，且米烂粥稠，易于消化，特别适于中老年及幼儿，青壮年食之同样受益。故食用药粥多用来养生，防止衰老，滋补强壮，增加身体抵抗力，加快病后身体康复。根据中医学"辨证论治"的特点，要根据不同的人、时间、地点，因地适宜的选用药粥种类。米面类，以稻米、小米、糯米、小麦面粉为主，而以补益性温和药物配成主食。由于人参的大补作用，故人参粥及米面食品被广泛采用。

①人参粥。

配方：人参末 3 g，冰糖少量，粳米 60 g。

功效：益元体，补五脏，抗衰老。

应用：年老体弱，五脏虚衰，久病赢瘦，劳伤亏损，食欲不振，慢性腹泻，心慌气短，失眠健忘，性机能减退等一切气血津液不足的病症。

制作方法：三者同入砂锅煮粥。

服法：服不拘时。

说明：人参是一种很好的强壮剂，为补虚扶正，抗老防衰要药。《神农本草经》将其列为上品，并说："人参主补五脏，明目益智，久服轻身延年。"近年来研究发现，人参有促性腺激素样作用，能促进男女性腺机能，对中老年性机能减退症也有好处。参、粥相伍，相得益彰，大大增强了人参补益强壮，延年益寿的效果。此粥服用宜秋冬季节早餐空腹食用，服食期间，不可同时食萝卜和茶叶。凡属阴虚火旺体质或身体壮实的中老年人以及炎热的夏季，不宜服食。

②小米人参粥。

配方：人参 10 g，山药 50 g，大枣 10 枚，瘦猪肉 50 g，小米 50 g。

功效：益气养血，悦色，丰肌。

应用：适用于脾虚血弱，元气不足所致面色萎黄，形体消瘦。

制作方法：将瘦肉切片，与山药、大枣及小米共煮粥，粥熟，另煎人参水对入。

服法：每早空腹食入。

说明：人参味甘微苦，湿而不燥，性秉中和，是一很好的强壮剂，为补虚扶正，抗老防衰的要药。人参同米煮粥，古医书多有记载，配方虽有不同，但功效相近，皆通过粳米或小米益气健脾之功与人参相得益彰，增强人参补益强壮，延年益寿的效果，山药既能补气健脾，丰肌润肤，用能养阴；大枣甘温质柔，补脾和胃，并能益血安神，悦色。三药相合，与小米为粥，益气养血，使气血充盛，上荣于面，可见面色红润光泽。加上瘦猪肉更添滑肌肤，丰肌之功。使形瘦的人体变得丰腴健美。本方还可用以治疗气虚血弱所致的神疲乏力、自汗、泄泻等病，是老年人平素进补的良方。

③参苓粥。

配方：人参 10 g，白茯苓 10 g，生姜 10 g。

功效：健脾益气、养血润容，丰肌。

应用：气血不佳，形体消瘦。

制作方法：将人参锉细，茯苓去黑皮锉细，与生姜同煎，去榨取汁，下粳米煮粥。临熟时加少许食盐，搅和匀，烧开即成。

服法：每早空腹服下。

说明：人参为大补元气之品，善补脾肺之气。茯苓甘淡而平，既能补脾益心，又能利水渗湿。其用于美容之功效，意在益气健脾，利窍养肌。脾为天之本，脾虚则生化不足。脾胃不和，而不思饮食，则肌肤不仁，日渐消瘦。参苓粥则通过补气健脾，利湿，而使湿困的脾胃健运，气血得以化生，上荣于面，而滋润悦泽，行于四肢可使肌肉丰满健美。本粥阴虚、无湿者，不宜服用。

④人参汤圆。

配方：人参 5 g，玫瑰蜜 15 g，樱桃蜜 15 g，黑芝麻 30 g，白糖 150 g，鸡油 30 g，面粉 15 g，糯米粉 500 g。

功效：补中益气，安神强心。

应用：适用于脾虚泄泻，心悸自汗，倦怠乏力等症。

制作方法：①将人参加水润软切片，再微火烘脆，研成细粉；鸡油熬熟，滤渣晾凉；面粉放入锅内炒黄，黑芝麻炒香，捣碎待用。②将玫瑰蜜、樱桃蜜用擀面杖在桌子上压成泥状，加入白糖，撒入人参粉和匀，点入鸡油调和，再加炒面揉至滋润成馅备用。③将糯米粉和匀，渗水淋湿，成滋润的粉团，搓成长条，分成小团（每个重 12 g），然后捏成小酒杯形，包上心子，做成汤圆。④待锅内清水烧沸时，将汤圆下锅，文火煮至汤圆浮在水面后 2~3 min 即成。

服法：主食、佐餐。

⑤人参菠饺。

配方：人参粉 5 g，猪肉 500 g，菠菜 750 g，面粉 300 g，生姜、葱、胡椒面、酱油、香油和食盐各适量。

功效：补气养神。

应用：适用于气虚神衰，四肢无力，心悸，怔忡等症。

制作方法：①将菠菜清洗干净后，去茎留叶，在木瓢内搓成菜泥，加入适量清水搅匀，用纱布包好挤出绿色菜汁待用；人参研成细末，过 0.25 mm 筛待用。②将猪肉用清水洗净，剁碎，加食盐、酱油、胡椒面、生姜末搅匀，加适量的水搅拌成糊状，再放入葱花、人参粉、香油，搅匀成馅。③将面粉用菠菜汁和均搅匀，使表面光滑为止。然后按常规做成饺子。④待锅内水烧开后，将饺子下锅煮熟后即成。

服法：作为主食服。

⑥参枣米饭。

配方：人参 25 g，大枣 50 g，江米 250 g，白糖 100 g。

功效：健脾益气、丰肌、悦色。

应用：适用于气虚、乏力，气色不佳。

制作方法：人参切片，与大枣 25 g 同煮，取缩液约 50 mL。将余 25 g 大枣放大瓷碗底，江米倒在上面，加水适量，上屉蒸熟，扣入盘中。将人参大枣浓缩汁，加白糖 100 g 溶化成浓汁，倒在枣饭上即可。

服法：作为主食服。

说明：人们日常喜用江米放些大枣做成米饭食，鲜知其还具有美容之功效，再放入人参更添加健脾益气之功，会使体虚所致的不华面色尽早转悦，使体虚气弱而致的乏力疲怠、心悸失眠、食欲不振、便溏水肿者病疾早除。

⑦人参鸡丝馄饨。

配方：人参 40 g，鸡丝 50 g，各种馅的馄饨 500 g，调料适量。

功效：补气、补血、健脾胃、强筋骨。

制作方法：将人参洗好，斜切成片，再切成丝，与鸡丝及调料放入锅中煮汤，待汤好后再放入包好的混沌，即可食用。

服法：佐餐，主食。

说明：本品气血双补，对体弱无力，特别是病后瘦羸，食欲不振者，可促进新陈代谢，迅速恢复健康。

⑧人参寿糕。

配方：人参粉 10 g，蛋糕料 500 g，奶油适量。

功效：大补元气。

应用：老年诸多虚证。

制作方法：将人参粉、鸡蛋、精面按比例调配，上炉烤成糕，然后在表面上再以各色奶油悦色，或在表面加几条细蜜饯人参。

服法：服不拘时。

说明：蛋糕性温，软食。宜老年食用，与人参相配，大补，促进代谢和调节功能，延年益寿。外表放置一蜜饯人参及配色奶油，增加食欲与高贵感。

⑨人参麦乳精。

配方：人参 40 g，奶粉 300 g，麦粉 100 g，奶乳，白糖，葡萄糖。

功效：气血双补。

应用：气血两亏，四肢无力，病后衰弱。

制作方法：人参洗净、磨碎，过 0.3 mm 筛，烘干，奶粉、麦粉短时高温加热，加上各种配料即可。

服法：每次 2~3 勺，开水冲服。

（2）羹汤类。选用适当中药配以肉、蛋、果、蔬、海味等食物及适当佐料而成。制法简单，食用方便，既可作正食，也可作佐餐之用。由于人参可以直接食用，且滋补作用强，故人参药膳汤类受到广泛喜爱。

①人参莲肉汤。

配方：人参 10 g，莲子去心 10 枚，冰糖 30 g。

功效：大补元气，补脾养心，丰肌健体。

应用：适用于脾虚而形体消瘦。

制作方法：将人参和去心莲子放入碗中，加入适量的清水泡涨，再加冰糖，放锅内蒸 1h 即成。

服法：喝汤吃莲肉，剩余人参，次日再加同量莲子，按上述方法制作，人参可连续服用 3 次，最后一并吃掉。

说明：人参味甘，补气生津，安神益智；莲子健脾益气，养心益肾，强筋骨。两药相合，食少无力的人，服此汤可增进食欲，健体魄。且对脾虚而腹泻、心悸气短、便溏、遗精、白带等症均宜。大便秘结者慎用。

②人参鹿尾汤。

配方：人参 3 g，陈皮 3 g，鹿尾 1 只，母鸡 1 只，瘦火腿 50 g，瘦猪肉 50 g，水发蘑菇 50 g，骨头汤 1 000 g，绍酒 30 g，食盐 6 g，白糖 3 g，生姜 50 g，葱 50 g，二汤 300 mL。

功效：补肺益脾，暖腰益肾。

应用：适用于肾虚腰痛，阳痿遗精，头昏耳鸣，倦怠乏力等症。

制作方法：①将鹿尾用开水稍泡一下取出，洗净污秽，再下沸水锅内滚烫 10 min，捞出后，除去毛，如毛未除净，可反复再烫，直至除净。②将锅中放少量油，八成热时，下生姜、葱，煸香后烹入料酒，加入水适量，将鹿尾下沸水锅内滚炖 10 min 捞出。再重起油锅，煸生姜、葱，烹入料酒，加入陈皮、鹿尾、二汤滚烧 10 min 后，捞去生姜、葱，再用文火煨 10 min 后，捞出鹿尾。③将母鸡宰杀洗净后，剁去爪，除去内脏，剖成两半，放入沸水锅内余熟捞出，剔去大骨，待用。瘦肉和火腿各切成 3 cm 的块，瘦肉放入沸水锅内略余捞起，洗净后，与火腿、蘑菇、鸡肉放入罐子内，待用。④将人参洗净，上笼蒸软，切成薄片，与陈皮一起放入罐子内，然后再把鹿尾切成两半，放在鸡肉的两侧。⑤将骨头汤倒入锅内，加入白糖，用火烧沸后，再倒入罐子内，加盖后用棉纸粘贴密封，上笼蒸 1.5 h 取出，即可启封，食用时备 1 小碟食盐。

服法：佐餐。

③琼玉膏。

配方：人参 1 200 g，生地黄汁 8 000 g，白茯苓 2 450 g，白沙蜜 5 000 g。

功效：补气补血，填精补髓。

应用：中老年人平时的保健食品。

制作方法：①将人参、白茯苓（去黑皮）粉碎成细末；白沙蜜用生绢滤过，生地黄取自然汁（捣时不用铜铁器），然后将四味中药合并一处拌匀，装入瓷瓶罐中，用净纸二三十层封闭。②用大铝锅一口，盛装净水，再将药瓷罐放入铝锅内，隔水煮熬，先用武火，后用文火。经 3 天 3 夜炖熬后取出，用蜡纸数层包瓷瓶口，入水中浸过，然后取出，再放入原铝锅内炖熬 1 天 1 夜即可。

服法：每天早晚空腹服，1 次 1 汤匙即可。

④人参全鹿汤。

配方：鹿肉 7 500 g，人参 30 g，黄芪 30 g，白术 15 g，杜仲 6 g，芡实 10 g，枸杞子 15 g，茯苓 12 g，熟地黄 12 g，肉苁蓉 10 g，肉桂 3 g，白芍 15 g，益智仁 10 g，仙茅 6 g，补骨脂 6 g，泽泻 6 g，酸枣仁 10 g，山药 15 g，远志 6 g，当归 12 g，菟丝子 15 g，牛膝 9 g，淫羊藿 6 g，生姜 100 g，葱白 250 g，胡椒 6 g，食盐 100 g。

功效：此汤是由"全鹿大补丸"减味而成。包括补益气血、温补肾阳及健脾宁心等多种药物，但主要作用是补肾助阳。

应用：适用于肾阳不足，腰膝酸软，怕冷，阳痿，遗精等症，对心脾两虚及气血不足的神疲体倦，面色萎黄，心悸失眠，崩漏，白带等亦有治疗作用。

制作方法：①将鹿肉清水洗净，剔下骨头，除去筋膜，入沸水锅内焯下捞出切成约 2cm 见方的块，骨头打破。②将以上药物按方配齐之后，用洁净的纱布袋装上扎口，用清水浸泡后同鹿肉、鹿骨一起置入锅中，注入适量清水，姜、葱洗净拍破下锅，胡椒研粉和食盐调匀装在小碗内待用。③先用武火将汤烧沸，撇净浮沫，改用文火略用胡椒、食盐调味即成。

服法：每早晚空腹服，1 次 1 汤匙即可。

⑤人参燕窝汤。

配方：人参 5 g，燕窝 20 g，作料适量。

功效：温脾胃，补气血，丰肌肤。

应用：适用于气短、体虚、精神不佳等症。

制作方法：将人参洗净切片，放入调好的调料的汤里煮沸，然后放入燕窝和其他作料，温火至熟。

服法：单独食用或佐餐。

说明：此汤对病后体弱，劳神过度，经血失调，萎靡不振等有显著的改善作用。

⑥人参银耳汤。

配方：人参须 5 g，银耳 20 g，山楂 20 g，橘子 20 g，冰糖 50 g。

功效：补气血，调脾胃，丰肌。

应用：气血两亏，食少虚衰。

制作方法：将人参须洗净，银耳洗净分成小块，山楂、橘子去皮，一起放入锅中炖熟即可食用。

服法：佐餐或单独食用。

说明：人参银耳汤适合中老年人食用，对于气血两亏引起的倦怠、萎靡不振、食欲不佳等有显著的作用。

⑦人参猪脾羹。

配方：人参、化橘红各 3 g，猪脾 7 具，调味品适量。

功效：健脾益气。

应用：适用于脾胃亏虚之消化不良，食纳欠佳者。

制作方法：将猪脾洗净，切片，化橘红切丝，人参切片，加淘米水适量同煮为羹，调入葱花、姜末、食盐、味精、猪脂适量。

服法：服食，每日 1 剂。

⑧猪蹄乌龟人参汤。

配方：猪蹄 250 g，乌龟 500 g，人参 10 g，生姜 3 片，食盐适量。

功效：温肾健脾。

应用：适用于腹部冷痛，大便溏泄，便中带血或黏液或失禁等慢性结肠炎、肠癌患者的食疗。

制作方法：将猪蹄洗净，剁块；乌龟杀宰后切块，同放锅中加清水适量，文火炖煮至熟，加食盐调味。

服法：服食。

⑨猪蹄参芪汤。

配方：猪蹄 1 只，人参 3 g，黄芪 10 g，当归 15 g，麦冬 12 g，木通 9 g，桔梗 6 g。

功效：补益气血，增奶通乳。

应用：适用于产后缺乳。

制作方法：将猪蹄去毛桩，洗净，先炖半小时，而后将人参等诸药布包同炖至蹄烂汤浓为止。

服法：食肉饮汤。

⑩人参汤剂调料。

配方：人参加其他调料可配成 人参鸡味调料、人参海味调料、人参辣味调料等。

功效：补气安神。

应用：体虚。

制作方法：将人参研成粉，过 0.4 mm 筛，再按一定比例与其他方法配制的调料混在一起，即可做成各种风味的汤剂调料。

服法：汤剂调料。

说明：这种汤剂食用方便，将水烧开，放入一袋人参汤剂调料，即可做成一种美味而又补益作用的汤。

（3）菜肴类。人参药膳菜肴，是以蔬菜、肉类、鱼、虾、蛋等为主要原料，配一定比例的人参，加适当作料，经特殊烹调加工而成，具色、香、味、形的特殊菜肴。

①参芪红烧熊掌。

配方：人参 5 g，黄芪 100 g，熊掌 1 对（约 1500 g），肥母鸡肉 500 g，猪肉 100 g，葱 100 g，化猪油 100 g，酱油 50 g，味精 20 g，绍酒 500 g，生姜 80 g，食盐 10 g，胡椒粉 2 g，二汤 1 000 mL。

功效：补气血，除风湿，益气力。

应用：适用于诸虚百损，风寒湿痹，脾胃虚弱，续绝除伤等症。

制作方法：①将锅内加清水 7.5 kg，放入熊掌，用武火煮 1.5 h，捞出后去尽茧巴，煅尽茸毛，洗刷干净待用。②将黄芪润洗干净，切成斜薄片；人参润后，切成薄片，干燥后研成细粉，分别盛着备用。③将肥母鸡肉切成长 2 cm，宽 1 cm 的条。取连皮猪瘦肉 1 000 g，切成长 4 cm、厚 0.5 cm 的长方条子；大葱切下葱白，葱叶分成 3 份待用；姜分切成 4 块，拍破。④将锅置于旺火烧热，倒入猪油，再放入姜、葱各 1 份，稍炒后，随即加入二汤、绍酒和熊掌，煮沸约 30 min，倒去锅中调料，按上法反复煮 3 次，捞出熊掌，把骨剔净。⑤将锅置于火上，加猪油 20 g，放入黄芪片、猪油、鸡块煸炒，再加入熊掌、酱油、生姜、食盐、二汤 1 000 g、胡椒汤、味精、绍酒、葱白等，置文火上烧，然后取大圆盘 1 个，先将锅中葱白拣入，再将熊掌掌心向上盖在葱白上。将锅中黄芪、鸡肉等捞去，用武火将原汁熬浓，加入人参粉搅匀，淋在熊掌面上即成。

服法：佐餐。

说明：人参、黄芪，补气养血。熊掌亦健脾胃，益气力，滋补气血，鸡肉补虚羸。4 味药食共同入膳，意在大补气血。本膳可为宴席大菜以滋补众人。当然，肥胖人勿贪嘴，免再生肥胖。

②参麦团鱼。

配方：人参 5 g，浮小麦 20 g，茯苓 10 g，活团鱼 1 条（500~1 000 g），瘦火腿 100 g，鸡蛋 1 只，生板油 25 g，葱节 20 g，生姜片 10 g，食盐 6 g，鸡汤 500 g，绍酒 15 g，味精 0.5 g。

功效：本品有滋阴、益气、补虚的作用。

应用：对于阴虚潮热、骨蒸盗汗、神疲短气等虚弱病人，有辅助治疗作用。

制作方法：①将活团鱼剁去头颈，沥净血水，放在钵内加入开水烫 3 min 后取出，用小刀刮去背部和裙边上的黑膜，再剥去四角上的白衣，剁去爪和尾，放在砧板上用刀砍开腹壳，取出内脏，洗净待用。②将锅置火上，放入清水和团鱼，烧沸后，用文火烧半小时捞出，放在温水内，撕去黄油，剔去背壳和腹甲以及四肢的粗骨，然后洗净切成约 3cm 见方的块，摆入碗内。③将火腿切成小片，生板油切成丁，盖在团鱼上面，另将所用调料的一半（味精暂不用），兑入适量的清汤注入碗中。④将浮小麦、茯苓用纱布包后投入汤中，人参打成细粉撒在面上，湿棉纸封口上笼蒸至熟烂，时间 2~3 h。⑤团鱼出笼后，拣去葱，倒出原汤，把团鱼扣入碗中，原汤倒在手勺里，用剩下的一半调料及味精，烧开后撇去浮沫，再打一只鸡蛋在汤内，略煮后浇在团鱼上面即成。

服法：佐餐。

③砂锅人参鸡。

配方：嫩母鸡1只（重约1 250 g），人参3 g，奶油15 g，猪油75 g，精盐3 g，料酒5 g，味精1 g，葱段20 g，姜片10 g。

功效：温中益气，补五脏，明目，悦色。

应用：脾胃虚弱而致的形体消瘦、面黄、目暗。

操作方法：人参洗净，切成薄片，母鸡去除内脏，剁去爪，放入开水锅中汆透，捞出控干水分。锅放猪油炒熟，投入葱姜煸出香味，倒入料酒，加入奶油、精盐、味精。汤开数次，拣去葱姜，倒入砂锅内，再把母鸡及人参放入锅内，用文火炖至肉烂（用筷子可扎动），撇去浮油即成。

服法：佐餐食用。

说明：母鸡是民间常见的滋补药膳，有补虚养血之功能。鸡肉味甘性微温。在本方中温中益气，补精填髓，入少许人参，可增强其滋补保健作用，对体虚而致的形瘦面黄、目暗等均有较好的美容保健作用。也适宜于劳伤虚损、身倦体乏、健忘、失眠等症。对于食少、泄泻、消渴、惊悸、小便频数、崩漏带下、产后少乳等一切气血津液不足之症，均有保健食疗作用。

④爆人参鸡片。

配方：鲜人参15 g，鸡脯肉200 g，冬笋25 g，黄瓜26 g，蛋清1个，精盐、绍酒、水豆粉、葱、生姜、香菜梗、鸡汤、猪油、芝麻油各适量。

功效：大补元气。

应用：适用于气虚，身体衰弱等症。

制作方法：①将鸡脯片切成长4.5 cm，宽1.5 cm，厚0.15 cm的片；人参洗净，斜切成0.6 cm厚的小片；冬笋、黄瓜切骨排片；葱、姜切丝；香菜梗切长段。将鸡片上加盐、味精后搅匀。下入蛋清、水豆粉拌匀。②将勺内放猪油，油五成热时，下入鸡片，用铁筷子划开，熟时捞出，控净油。用精盐、味精、鸡汤、绍酒兑成汁水。③将勺内放底油，油六成热时，下入葱丝、生姜丝、笋片、人参片煸炒，再下黄瓜片、香菜梗、鸡片，烹上汁水，颠翻几下，淋上明油即成。

服法：食用时，可分餐佐食。感冒者禁用。

⑤清蒸人参鸡。

配方：人参15 g，母鸡1只，火腿10 g，水发玉兰片10 g，水发香菇15 g，精盐、料酒、味精、葱、生姜、鸡汤各适量。

功效：大补元气，固脱生津，安神。

应用：适用于劳伤虚损、食少、倦怠、健忘、眩晕头痛、阳痿、尿频、气血津液不足等症。

制作方法：①将母鸡宰后，煺净毛、除去内脏，放入开水锅里烫一下，用凉水洗净；将火腿、玉兰片、香菇、葱、生姜均切片。②将人参用开水泡开，上笼蒸 30 min，取出。③将母鸡洗净，放在盆内，放入人参、火腿、玉兰片、香菇、葱、生姜、精盐、料酒、味精，添入鸡汤（淹没过鸡），上笼，在武火上蒸烂熟。④将蒸烂熟的鸡放在大碗内，将人参（切碎）、火腿、玉兰片、香菇摆在鸡肉上（除去葱、姜不用），将蒸鸡的汤倒在勺里，置火烧开，撇去沫子，调好口味，浇在鸡肉上即成。

服法：食用时，可分餐佐食。感冒者禁食。

⑥清炖老母鸡。

配方：老母鸡 1 只，人参（红参）20 g，料酒、葱、姜、大料、花椒适量。

功效：大补元气。

应用：气血两亏，劳伤虚损。

制作方法：将老母鸡去内脏洗净，用开水煮过，再放入清水及各种作料清炖。将人参洗净，切成片放入锅内一起炖，至母鸡肉烂。

服法：佐食，吃肉，喝汤。

说明：老母鸡性温，补气，加人参增强功效，味清淡，补气补血作用强。

⑦人参水晶鸡。

配方：仔鸡 1 只，人参丁、须 10 g，作料适量。

功效：补气生津。

应用：气血不足，体神两虚。

制作方法：将仔鸡除去内脏洗净，纵向一切两半，轻度过油后，连同作料及人参一起放入锅内清炖烂为止，放入适量淀粉勾芡，取出分放两个大碗中。将人参放入碗底部，然后反放半只鸡，待凉后，汤成冻，反扣入盘内，成半圆形，人参在上面。

服法：佐餐。

说明：温补阴阳，健身强体。用类似的方法可加工人参汽锅鸡、人参山鸡、人参铁雀等名菜。

⑧参茸熊掌。

配方：人参 15 g，鹿茸 1 g，净熊掌 1 000 g，猪肉 250 g，鸡肉 250 g，猪油 50 g，鸡汤 1 000 g，香菜、葱、生姜、精盐、味精、蜂蜜、酱油、料酒、水豆粉、花椒水各适量。

功效：补气血，健脾胃，壮元阳，益精髓，强筋骨。

应用：适用于气血不足所出现的各种证候。

制作方法：①将净熊掌放入盆内，加入鸡汤，以淹没过熊掌为度，加入葱、生姜，上笼蒸 30 min 取出。将蜂蜜抹在熊掌面上，在 8 成热油内炸成金黄色捞出，先掌面向上，顶刀切成厚 0.6 cm 的片，然后掌面向下，整齐地码在碗内。②将人参用水泡软，切成长 4.5 cm 的细丝，同鹿茸片一起放在熊掌上。把猪肉和鸡肉切成 1.5 cm 的方块备用。③将勺内放底油，油熟时，放葱、生姜，炸成金黄色，把鸡肉、猪肉块下入手勺内，煸炒 2 min，加入酱油、料酒、精盐、味精、花椒水、鸡汤，烧开倒在熊掌碗内，上笼蒸烂取出，拣去鸡肉块、葱、生姜，将熊掌和原汁（掌面向下）倒入手勺内，用文火煨

5 min，再上中火勾豆粉芡，淋上明油翻出手勺，倒在盘中，放上香菜即成。

服法：佐餐。

⑨人参炖马鬃蛇。

配方：马鬃蛇2只，人参10 g。

功效：益气养阴，补肾强身。

应用：治疗肾虚腰膝酸痛，阳痿，风湿筋骨痹痛等症。

制作方法：将马鬃蛇剥去皮并去内脏，加入人参，放炖盅内，加清水适量，隔水炖熟服食。

服法：佐餐。

说明：马鬃蛇，又称树蜥蝎、雷公蛇，为鬣蜥科动物，性味甘、温。功能滋阴补肾。《陆川本草》记载它有"滋养强壮，祛风湿。治风湿骨痛，小儿疳积"的功用。

⑩拔丝人参。

配方：鲜人参500 g，白糖100 g，油、调料适量。

功效：大补元气，补五脏。

应用：胃弱体虚，精神不振。

制作方法：将人参主根洗净，切成滚刀块或长条，放在7成开的油中炸成金黄色，捞出，控净油。净勺中放入白糖和少量水，待糖融化冒出大气泡时，放入人参，不断翻动，糖浆挂匀后，出勺装盘，并可放入适量调料。

服法：佐餐。

说明：这是一道以人参为主的菜肴，通过拔丝工艺加工，使具有大补作用的人参具有色、香、脆、甜的特点，增加食欲。增强滋补作用，并可解酒。

⑪油炸人参面条鱼。

配方：鲜人参须100 g，面条鱼100 g，面、油、调料适量。

功效：大补元气。

应用：适用于诸虚症。

制作方法：将鲜人参须、面条鱼洗净，放在具有适量调料稀面糊中搅拌均匀，然后放入油中炸，待外层面金黄后捞出，即可食用。

服法：佐餐。

说明：鲜人参须含有较多有效成分，价格低，补益效果佳。面条鱼是水产佳品，味道鲜美。二者配伍成肴，是一道补益佐食美食。

⑫人参笋片。

配方：鲜人参20 g，笋100 g，精肉100 g，调料适量。

功效：补气，补神，补五脏。

应用：气血两亏，四肢无力。

制作方法：鲜人参洗净切片，笋切片，精肉切片，一起放入勺中炒熟，放入调料，出勺装盘。

服法：佐餐。

说明：鲜嫩可口，食中有补。

⑬人参地三鲜。

配方：鲜人参 20 g，马铃薯 100 g，青椒 100 g，茄子 100 g。

功效：理气，补五脏。

应用：面黄肌瘦，五脏虚损。

制作方法：鲜人参主根洗净，切成 1~2 mm 厚薄片，土豆、青椒、茄子切片。先将人参片、土豆片和茄片过油捞出，然后坐勺化油，将人参片、土豆片、茄片、青椒放入勺中炒，再放入调料，出勺装盘。

服法：佐餐。

说明：熘炒地三鲜，是人们喜爱的一道素菜。加入人参后，增加滋补作用，变成适于中老年的素菜肴。

⑭人参炝拌菜。

配方：鲜人参 30 g，黄瓜 200 g，芹菜 100 g，花生 100 g，调料适量。

功效：健脾，益气。

应用：气血不足，各种虚证。

制作方法：将鲜人参洗净切成色块，黄瓜洗净切块，芹菜切段水煮，花生煮熟，用调料凉拌。

服法：佐餐。

说明：人参大补，凉菜可口，食之理气强身健体。

⑮人参沙拉。

配方：鲜人参 20 g，鲜嫩玉米 100 g，黄瓜 100 g，马铃薯 100 g，香肠 50 g，色拉油调料适量。

功效：补气，提神，丰肌。

应用：体弱神虚。

制作方法：土豆煮熟，剥皮切块，玉米煮熟，黄瓜、香肠、人参洗净切块，放入盘中，加入色拉油及其他调料搅匀即可。

服法：佐餐。

说明：这是一道具有西欧风味，又有人参大补作用的滋补凉菜。食之清爽，增加机体活力。

⑯人参咸菜。

配方：鲜人参，盐，味精。

功效：补气，补神。

应用：体弱，气虚。

制作方法：人参洗净切块，放入罐中。加入盐、味精等调料，封罐，约 10 d 后即可食用。

服法：佐餐。

说明：人参大补，早餐食 3~5 g 人参咸菜，配以米粥或正餐作为佐食，可强身健体。

⑰人参香肠。

配方：人参 5 g，精肉 400 g，粉面 100 g，调料适量。

功效：补气血，壮元阳。

应用：气血两亏，四肢无力，未老先衰。

制作方法：将鲜人参洗净，与肉一起切碎，用粉面及调料配好，装进肠衣，熟即可食用。

服法：佐餐。

说明：人参补气益神，精肉补虚羸，二味同食，意在提神、壮力、轻身延寿。

⑱参归腰子。

配方：人参 25 g，当归 20 g，猪腰 2 只，调味品适量。

功效：养心益肾。

应用：适用于心肾亏虚，心悸不眠，动则心慌及慢性肾衰、心衰。

制作方法：将人参洗净，切片，当归洗净，切节，猪肾洗净，切粒，三者同放入砂锅内，加葱、姜、盐、清水适量，用武火烧沸后，转文火炖熬 1 h，取出人参，将药汁过滤取汁，再放食盐少许。

服法：吃人参，饮药汁。

⑲红参蒸猪肺。

配方：石柱红参 10 g，猪肺 1 具。

功效：健脾益气，升清止泻。

应用：适用于脾胃虚弱，运化失职所致的大便溏泄和痢久不愈等。

制作方法：将红参切片，猪肺洗净，切块，同拌匀后放碗中蒸熟频食。

服法：吃人参，饮药汁，每日 1 剂。

⑳参脾蒸猪肚。

配方：人参、陈皮各 15 g，猪脾 2 个，猪肚 1 个，调味品适量。

功效：健脾益气，开胃消食。

应用：适用于脾胃气虚，健运失职所致的胃脘疼痛，胀满，纳差，乏力等。

制作方法：将人参、陈皮研末；猪脾洗净，剁碎，加葱、姜、蒜、泡花椒水、料酒、酱油、味精等拌馅，同药末共纳入猪肚中，扎紧肚口，蒸至猪肚酥烂即可。

服法：服食。

㉑人参猪肚。

配方：人参 10 g，莲米、白扁豆各 30 g，猪肚 1 个。

功效：益气养血。

应用：适用于气血亏虚，血不养心所致的贫血，心悸，产后血晕等。

制作方法：将猪肚洗净，人参切片，同莲米、扁豆共置入猪肚中，扎紧肚口，加清水适量置锅中，文火煮至猪肚烂熟即可。

服法：饮汤食肚嚼食诸药，每日1剂。

㉒人参炖乌鸡。

配方：人参10 g，乌鸡1只，五花猪肉250 g，调味品适量。

功效：可补益气血，安神定魄，止惊明目，开心益智，益寿延年。

制作方法：将人参切片，乌鸡去毛杂，剔去全部骨头，洗净，切块；鸡骨同五花肉和鸡肉放锅内加清水、姜，文火煨3 h，至汤清味浓时，过萝后再倒入砂锅内，下鸡块和人参，加精盐、胡椒粉、味精和少量的上等白酒，烧沸，去浮沫，转文火慢慢煨炖，待鸡肉熟烂，人参松软即可。

服法：服食。

（二）人参的食品开发

随着对人参的深加工、人参食品新产品进行研发，目前已上报了人参饼干、人参饮料等140个人参食品品种。获批准产品种类主要有：人参茶、人参咖啡、人参蜜片、人参酒、人参糖、人参米、人参面（糕点等）、人参脯、人参菜、人参饮品（固体、液体）等，种类繁多，常见的人参食品如表7-11所示。

表7-11　常见的人参食品种类

人参茶类	人参茶、人参干姜茶、人参蓝莓茶、人参陈皮茶、人参普洱茶、人参绿茶、红参玫瑰茶、红参桑叶茶（袋泡茶）、红参红枣茶（固体饮料）、红参绿茶（速溶茶）、人参菊花速溶茶、红参绿茶（袋泡茶）、红参菊明袋泡茶、红参蜂蜜绿茶（袋泡茶）、人参菊花袋泡茶、人参枸杞速溶茶
人参饮品类	人参枸杞饮品、人参饮品、人参金银花饮品、红参苹果饮品、人参枸杞醋饮品、人参枸杞苹果饮、人参果蔬酵素（口服液）、人参可乐
人参糖类	人参软糖、人参木糖醇口香糖、人参薄荷含片、红参糖、人参糖、红参软糖、人参蓝莓口嚼片
人参酒类	红参枣酒、人参酒、红参枸杞酒、人参枣酒、人参枸杞酒
人参面类	人参薏米糊、红参枣麻糊、红参纤维油茶面、人参纤维油茶、人参全脂奶粉
人参糕点类	人参纤维曲奇饼干、红参纤维曲奇饼干、人参纤维桃酥、红参纤维桃酥、人参炉果、人参口酥、人参面包
其他类	人参茯苓膏、人参豆米、人参罐头、人参牛肉脯、人参方便面

（三）西洋参的食用方法

1. 含化法

将无皮西洋参放在饭锅内蒸一下，使其软化，然后用刀将参切成薄片，放在玻璃瓶内，1次口含1片，每天用量2~4 g，早饭前，晚饭后含于口中，细细咀嚼。特点是有效成分可通过口腔黏膜中的毛细血管直接吸收，减少消化液对有效成分的破坏，利用率高，见效快。适用于老年人或胃肠消化功能不好的人，以及体虚疲劳，工作紧张者。

2. 冲服法

将西洋参研成细粉状，每次 5 g，用纱布或滤纸包好，置杯中，冲入沸水，加盖后约 5 min 即可饮用，可重复冲服几次至无味止。适用于易疲劳、强体力和脑力劳动者，尤其适用于公务外出、旅游及办公室工作人员。

3. 炖服法

将原皮西洋参切片，每天 2~5 g 放入瓷碗内，加适量水浸泡 3~5 h。密封碗口，再置锅内隔水蒸炖 20~30 min，早饭前半小时服用。

4. 蒸服法

将西洋参研成粉状，每次用 1 个鸡蛋拌入西洋参细粉 5 g，蒸熟后服用。

5. 做汤法

将原皮西洋参切成薄片，做菜汤时每次放入 5 g 共煮。菜汤、药同食，每日 1 次。

6. 煮粥法

取大米 50 g，淘洗后加水煮粥，粥开后加入西洋参细粉 5 g，直至粥成，宜每日早餐服用。

7. 泡酒法

取西洋参 30 g 置于净器中，用米酒 500 g 浸泡，密封 7 d 后取用。每日 2 次，每次空腹饮 20 mL。酒尽再添，味薄取参食之。有补气养阴、清火生津的作用。

8. 西洋参食用方例

（1）西洋参麦冬茶。西洋参 3 g，麦冬 10 g。沸水浸泡，代茶饮。具有益气养阴除烦功效。用于妊娠烦闷，少气无力等症。

（2）西洋参川贝梨汤。雪梨 1 个，西洋参、川贝各 3 g 炖服。具有养阴润肺止咳的功效，用于肺阴虚久咳，秋季燥咳等。

（3）西洋参瘦肉粥。西洋参 10 g 切片，瘦肉 250 g，白米 250 g 煮粥。具有益气健脾开胃的作用，用于多种原因导致的脾胃虚弱，气血亏虚和肿瘤放疗化疗后。

（4）西洋参炖鸡。鲜鸡 1 只重约 1 000 g，西洋参 10 g，姜蓉 1 茶匙，盐、糖、姜汁、酒、胡椒粉少许。有益气健脾作用，用于多种原因导致的脾胃虚弱、气血亏虚和肿瘤放疗化疗后，提高免疫力。

（5）西洋参羊肉汤。羊肉 500 g，西洋参 10 g 切片，姜一大片，陈皮 1 角，绍酒 1 汤匙。有益气壮阳作用，用于气血虚弱，女子宫寒不孕，男子阳痿遗精早泄。

（6）西洋参乳鸽煲。西洋参 10 g，乳鸽 2 只，火腿 10 g，生姜 1 片，米酒 1 汤匙，盐少量。有益气健脾作用，用于多种原因导致的脾胃虚弱，气血亏虚，和肿瘤放疗化疗后，有提高免疫力的作用，还有益智作用。

（7）西洋参鲫鱼汤。鲫鱼 1 条约 250 g，西洋参 10 g 切片，姜、盐少许。有清热消肿、生津止渴、降低血糖作用，可用于糖尿病的辅助治疗和低蛋白血症的患者。

（8）西洋参四物汤。西洋参约 10 g，四物 1 包（川芎、熟地、白芍、当归）约 50 g，鸡 1 只或排骨 500 g，或牛肉、羊肉（量可酌情增减）。有益气养血健脾的功效。此汤特别适合产后妇女，及一般体弱者。

（9）西洋参红枣汤。取新鲜的西洋参3 g，大枣5枚，加水适量，隔水炖成参枣汤，每天早晨空腹和晚上临睡前服用。具有补中益气、养血安神的作用，临床主要用于脾胃气虚、血虚萎黄、血虚失眠等症。

（10）西洋参益肺酒。西洋参15 g，用烧酒和黄酒各250 mL混合浸泡，容器封闭约10 d后可服用。每次25 mL，每日1~2次。可润肺生津，去虚火，治疗咽喉干燥、口渴、慢性咳嗽、疲劳、倦怠等。

（四）三七的食用方法

三七药膳是依据传统的方剂、食疗、食治、食补和中医理论，将三七等中药材与食物相配伍，应用传统的饮食烹调方法和现代科学技术，制成的色、香、味、形俱佳的食品。三七自被人们所认识和使用后，在民间就成为常用药膳资源。

1. 单味三七的食用

（1）三七粉、三七片或三七胶囊，1次2 g，每日2~3次，温开水或温米汤送服。可治疗各种体内出血，如胃出血、鼻出血、吐血、便血、尿血、子宫功能性出血、皮下出血、眼出血及脑血管出血。

（2）三七粉、三七片或三七胶囊，1次2 g，每日2~3次，温开水或温酒送服。可治疗血瘀而致的月经不调、闭经、痛经及产后恶露不停，小腹瘀滞疼痛等。

（3）三七粉、三七片或三七胶囊，1次2 g，每日3次，温开水或蜂蜜水送服。可治疗支气管扩张症、肺结核和肺脓肿等引起的咯血。具有止血、镇咳、祛痰及镇痛作用。

（4）三七粉、三七片或三七胶囊，1次2 g，每日2~3次，温开水送服。能使心肌耗氧量减少，有助于减轻心脏负担，故能治疗冠心病和心绞痛。

（5）三七粉、三七片或三七胶囊，1次2 g，每日2~3次，温开水送服。能扩张血管、降低血压以及治疗脑动脉硬化，以及因血脂和胆固醇增高而导致的疾病；三七并具有抗肿瘤抗癌症的作用。

（6）饮酒前或饮酒后（饮酒前服用效果更佳）。温开水送服适量三七粉、三七片或三七胶囊，能保护人体肝脏。

2. 三七食用方例

（1）三七炖鸡或炖排骨。

方法：三七主根用冷水浸泡半小时左右，将其敲碎成蚕豆大小，用纱布包好，20 g左右，加鸡肉或排骨（500 g）、盐少许用文火炖1~2 h即可食用。有益气养血、治疗崩漏、产后虚弱、自汗、盗汗、有滋阳强壮作用。也治疗老年人的头风痛、腰肌酸软无力等症。

（2）三七炖螃蟹。

方法：三七粉（10 g左右）与适量螃蟹（清刷干净）用文火炖，待蟹肉炖熟时，药汤与蟹肉同食，极有助于清热散血，舒筋活血，凡跌打损伤，瘀滞肿痛者皆可服食。

（3）三七须根炖鸡或炖排骨。

方法：将三七须根（20 g）放入冷水中浸泡 20 min 左右，加鸡肉或排骨（500 g）、盐少许用文火炖 1~2 h 即可食用。有益气养血、治疗崩漏、产后虚弱、自汗、盗汗、有滋阳强壮作用。也治疗老年人的头风痛、腰肌酸软无力等症。

（4）三七药酒。

方法：三七 100 g（可直接用三七主根泡也可将其敲碎成黄豆大小）、白酒 1 kg（50°左右）。三七和白酒泡 30 d 以上可以服用，每次 10 mL，每日 3 次。具有消肿定痛、活血散瘀、舒筋止痛的功用，用于瘀血滞痛、腰酸背痛、四肢酸软、劳伤疼痛、跌打损伤、无名肿痛等症。

（5）三七汽锅鸡。

原料：土鸡、三七粉、三七花、盐、胡椒粉、葱、姜、鸡精。

方法：将鸡切块用凉水浸泡，再用沸水焯透，捞出放入汽锅中；将泡鸡的水倒入锅中，加入盐、胡椒粉、鸡精稍煮再撇净沫，倒入汽锅中，放入葱段、姜片、三七花；坐锅点火倒水，放入汽锅蒸 30~40 min 后捞出葱段、姜片，汤中加入三七粉即可。汽锅鸡是云南的名吃，三七是云南的特产，三七有活血、止血、强心的作用，常用于冠心病和跌打损伤。土鸡有润五脏、补虚损的功效。

3. 三七茎叶和花的食用

《生草药性备要》称三七茎叶"味辛，入肝、胃二经"。在云南省文山地区，由于是三七的主产区，三七茎叶在当地食用历史已逾 400 多年。当地的壮族、苗族民间有用三七茎叶、花代茶饮用、炒肉食用的习惯，现常多以茶叶、食品、食品添加剂等形式利用，做成药膳来保健、养生、治病。三七花甘、凉。清热、平肝、降压。用于高血压、头昏、目眩、耳鸣、急性咽喉炎。可内服，如开水冲泡茶服等。

三七牙膏是云南的著名品牌。三七茎叶嫩芽炒肉、三七茎叶蒸鸡蛋、三七茎叶木耳汤、三个茎叶花茶、三七汽锅鸡等成为云南人待客的上品。三七汽锅鸡（"汽锅鸡"是云南的名吃，三七是云南的特产。用土鸡、三七粉、三七花等材料加一些作料制作而成，具有活血、止血、强心的作用，常用于治疗冠心病和跌打损伤）；三七花（茎叶）炖鸡、三七花炒田鸡（三七花清香浓郁，田鸡肉细嫩鲜美，是一款造型漂亮，又有营养的佳品）、三七花（茎叶）蒸鸡蛋、三七花（茎叶）炖猪心、三七花煮鹅肝汤（将鹅肝与三七花同烹，其味清鲜滑嫩可口，食之可补肝平肝、清热明目、降压降脂）、三七花（茎叶）木耳汤、三七花（茎叶）红枣炖乌鸡、三七花（茎叶）木耳红枣汤、三七花（茎叶）炖螃蟹、三七花（茎叶）蒸血鸽、三七花（茎叶）煨猪肉、三七花（茎叶）泡酒、三七花（茎叶）醋等；还有用三七茎叶和花开发成各种各样的食品，如茶类：杜仲三七保健茶（用杜仲叶、三七茎叶、绞股蓝、金银花、绿茶等配伍，具降血压、补肝肾、强筋骨、健脑安神、延缓衰老等特点）、三七养生茶（用三七花、三七茎（叶）、野山茶、绞股蓝等配伍，用于治疗高血压、头昏、目眩、耳鸣，急性咽喉、降血脂、降血糖、抗肿瘤、抗衰老、保护肝脏及增强机体免疫功能等作用）、三七叶茶（用三七叶（干品）、绿茶等配伍，具有益气健脾，化痰降脂，主治脾气虚弱型脂肪肝）、三七花茶（三七花 5~10朵直接用开水冲泡当茶饮用，可像泡茶一样多次加开水饮用，直到味淡为止；也可用三七花配伍其他茶叶、花茶而制成不同口感的花茶，同时起到不同效果的治疗作用）、三七花菊茶（用三七花、菊花、绿茶等配伍，适用于脂肪肝患者）、三七花枸杞茶（用三七花、枸杞子等配伍，具有降血脂作用）、三七解毒茶（用三七花、枸杞等配伍，具有清热降压，解毒降脂作用）、三七花冬茶（用三七花、麦冬等配伍，适用于高血压患者）。食品类：三七花茄汁香蕉、三七花糕、三七花藕粉等；三七茎叶（花）饮料类：三七花冰茶、三七花凉茶等产品都是以三七花和三七茎叶为主要原料，制成三七系列饮料，口感好，市场上受到消费者的青睐。

云南地区各企业针对企业发展的需求开展酿酒、制果汁、制茶的工艺研究，开发出三七醋、七叶浸膏、七叶清酒、三七叶苷软胶囊、金不换袋泡茶、眠乐胶囊、三七茎叶精华素胶囊、杜仲三七保健茶、三七养生茶、明珠茶、齐氏三七茶等以三七茎叶为主要原料的食品。以三七叶苷为原料主要开发的保健食品有三七睡亦香胶囊、三七怡眠胶囊、三七眠乐胶囊等产品。一些企业还应用其特殊的皂苷成分开发了各种三七系列牙膏、人羞花三七系列化妆品、三七洗洁精等，相关技术已申报发明专利和外观设计专利。

六、人参食品方面的文件

（一）卫生部关于进一步规范保健食品原料管理的通知（卫法监发〔2002〕51号）

各省、自治区、直辖市卫生厅局、卫生部卫生监督中心：

为进一步规范保健食品原料管理，根据《中华人民共和国食品卫生法》，现印发《既是食品又是药品的物品名单》《可用于保健食品的物品名单》《保健食品禁用物品名单》（见附件），并规定如下：

一、申报保健食品中涉及的物品（或原料）是我国新研制、新发现、新引进的无食用习惯或仅在个别地区有食用习惯的，按照《新资源食品卫生管理办法》的有关规定执行。

二、申报保健食品中涉及食品添加剂的，按照《食品添加剂卫生管理办法》的有关规定执行。

三、申报保健食品中涉及真菌、益生菌等物品（或原料）的，按照我部印发的《卫生部关于印发真菌类和益生菌类保健食品评审规定的通知》（卫法监发〔2001〕84号）执行。

四、申报保健食品中涉及国家保护动植物等物品（或原料）的，按照我部印发的《卫生部关于限制以野生动植物及其产品为原料生产保健食品的通知》（卫法监发〔2001〕160号）、《卫生部关于限制以甘草、麻黄草、苁蓉和雪莲及其产品为原料生产保健食品的通知》（卫法监发〔2001〕188 号）、《卫生部关于不再审批以熊胆粉和肌酸为原料生产的保健食品的通告》（卫法监发〔2001〕267 号）等文件执行。

五、申报保健食品中含有动植物物品（或原料）的，动植物物品（或原料）总个数不得超过 14 个。如使用附件 1 之外的动植物物品（或原料），个数不得超过 4 个；使用附件 1 和附件 2 之外的动植物物品（或原料），个数不得超过 1 个，且该物品（或原料）应参照《食品安全性毒理学评价程序》（GB15193.1—1994）中对食品新资源和新资源食品的有关要求进行安全性毒理学评价。

以普通食品作为原料生产保健食品的，不受本条规定的限制。

六、以往公布的与本通知规定不一致的，以本通知为准。

附件：1. 既是食品又是药品的物品名单
　　　2. 可用于保健食品的物品名单
　　　3. 保健食品禁用物品名单

二〇〇二年二月二十八日

附件1　既是食品又是药品的物品名单（按笔画顺序排列）

丁香、八角茴香、刀豆、小茴香、小蓟、山药、山楂、马齿苋、乌梢蛇、乌梅、木瓜、火麻仁、代代花、玉竹、甘草、白芷、白果、白扁豆、白扁豆花、龙眼肉（桂圆）、决明子、百合、肉豆蔻、肉桂、余甘子、佛手、杏仁（甜、苦）、沙棘、牡蛎、芡实、花椒、赤小豆、阿胶、鸡内金、麦芽、昆布、枣（大枣、酸枣、黑枣）、罗汉果、郁李仁、金银花、青果、鱼腥草、姜（生姜、干姜）、枳椇子、枸杞子、栀子、砂仁、胖大海、茯苓、香橼、香薷、桃仁、桑叶、桑葚、橘红、桔梗、益智仁、荷叶、莱菔子、莲子、高良姜、淡竹叶、淡豆豉、菊花、菊苣、黄芥子、黄精、紫苏、紫苏籽、葛根、黑芝麻、黑胡椒、槐米、槐花、蒲公英、蜂蜜、榧子、酸枣仁、鲜白茅根、鲜芦根、蝮蛇、橘皮、薄荷、薏苡仁、薤白、覆盆子、藿香。

附件2　可用于保健食品的物品名单（按笔画顺序排列）

人参、人参叶、人参果、三七、土茯苓、大蓟、女贞子、山茱萸、川牛膝、川贝母、川芎、马鹿胎、马鹿茸、马鹿骨、丹参、五加皮、五味子、升麻、天门冬、天麻、太子参、巴戟天、木香、木贼、牛蒡子、牛蒡根、车前子、车前草、北沙参、平贝母、玄参、生地黄、生何首乌、白及、白术、白芍、白豆蔻、石决明、石斛（需提供可使用证明）、地骨皮、当归、竹茹、红花、红景天、西洋参、吴茱萸、怀牛膝、杜仲、杜仲叶、沙苑子、牡丹皮、芦荟、苍术、补骨脂、诃子、赤芍、远志、麦门冬、龟甲、佩兰、侧柏叶、制大黄、制何首乌、刺五加、刺玫果、泽兰、泽泻、玫瑰花、玫瑰茄、知母、罗布麻、苦丁茶、金荞麦、金樱子、青皮、厚朴、厚朴花、姜黄、枳壳、枳实、柏子仁、珍珠、绞股蓝、胡卢巴、茜草、荜茇、韭菜子、首乌藤、香附、骨碎补、党参、桑白皮、桑枝、浙贝母、益母草、积雪草、淫羊藿、菟丝子、野菊花、银杏叶、黄芪、湖北贝母、番泻叶、蛤蚧、越橘、槐实、蒲黄、蒺藜、蜂胶、酸角、墨旱莲、熟大黄、熟地黄、鳖甲。

附件3　保健食品禁用物品名单（按笔画顺序排列）

八角莲、八里麻、千金子、土青木香、山莨菪、川乌、广防己、马桑叶、马钱子、六角莲、天仙子、巴豆、水银、长春花、甘遂、生天南星、生半夏、生白附子、生狼毒、白降丹、石蒜、关木通、农吉痢、夹竹桃、朱砂、米壳（罂粟壳）、红升丹、红豆杉、红茴香、红粉、羊角拗、羊踯躅、丽江山慈姑、京大戟、昆明山海棠、河豚、闹羊花、青娘虫、鱼藤、洋地黄、洋金花、牵牛子、砒石（白砒、红砒、砒霜）、草乌、香加皮（杠柳皮）、骆驼蓬、鬼臼、莽草、铁棒槌、铃兰、雪上一枝蒿、黄花夹竹桃、斑蝥、硫黄、雄黄、雷公藤、颠茄、藜芦、蟾酥。

（二）关于批准人参（人工种植）为新资源食品的公告（卫生部公告 2012 年第 17 号）

根据《中华人民共和国食品安全法》和《新资源食品管理办法》的规定，现批准人参（人工种植）为新资源食品。人参（人工种植）的生产经营应当符合有关法律、法规、标准规定。

特此公告。

附件：人参（人工种植）

卫生部

2012 年 8 月 29 日

附件

中文名称	人参（人工种植）
拉丁名称	*Panax Ginseng* C. A. Meyer
基本信息	来源：5 a 及 5 a 以下人工种植的人参 种属：五加科、人参属 食用部位：根及根茎
食用量	≤3 g/d
其他需要说明的情况	1. 卫生安全指标应当符合我国相关标准要求 2. 孕妇、哺乳期妇女及 14 周岁以下儿童不宜食用，标签、说明书中应当标注不适宜人群和食用限量

（三）关于人参食品品种与安全性控制

在《吉林省人工种植人参进入食品试点工作方案（试行）》中规定：

（一）人参食品品种

1. 根据生产工艺的不同，划分为人参切片类食品（人参蜜片、蜜炙人参、人参果脯等）、人参提取物食品（人参速溶茶、人参酒、人参饮料等）、人参粉碎类食品（人参果酥、人参果酱、人参焙烤食品等）。

2. 根据人参在人参食品中的含量，划分为以人参为主要成分食品和人参为添加成分食品。

（二）人参添加量、食用量、食用人群

人参添加量：人参食品要明确添加量，添加量标识物为人参原料（生药量），用 g

表示，并在最小单位包装上予以标识。根据人参添加量来标定食用量。

人参食用量：中国药典上对人参的推荐剂量是 3~9 g/d，是人参药用的剂量。由于目前我国尚未把人参列入食品目录，因此，没有人参作为食品食用量的标准。参照韩国、中国香港等国家和地区对食用量的控制标准，同时结合我国人参保健食品推荐食用量及市场反馈情况，暂时推荐成人每天食用人参量不超过 3 g。

人参食用人群：国内外人参食用情况表明，人参食用人群非常广泛，仅对极少数特殊过敏人群需要禁忌。为确保安全，试点期间人参食品暂时标定不适宜人群为孕妇及 14 周岁以下儿童。试点企业根据人参产品，在具体销售中需要设定目标人群的，在产品标签、说明书上予以明确。

（三）人参食品安全标准

食品标准是企业进行生产经营活动的准则和依据，是确保食品安全和保证食品质量的重要组成部分。按照《食品安全法》的规定，企业在没有国家食品安全标准和地方标准前，需自行制定人参食品企业标准，报卫生部门备案后，方可进行生产。

各试点企业要根据食品的种类、原辅材料、生产工艺等信息，查阅相关资料，依据类似的国际标准、国家现行标准或地方标准，及相应的食品生产许可审查细则，明确产品的相关技术要求（如感官指标、理化指标和卫生指标），尽可能纳入营养指标及食品主要成分指标。要对标准中规定的技术指标进行充分的试验验证，凭检验报告得到相关指标的量化范围。标准编制说明中应阐述标准的编制原则、标准主要内容的确定依据、与现行国标或国内标准的关系等内容。要按照现行的企业标准备案格式认真填报制定，同时按照《吉林省食品安全企业标准备案程序》向卫生部门提出备案申请，提供相应材料。

卫生部门要认真进行审核，对符合标准的，予以备案并出具证明。审核的主要内容包括：企业标准的编写应根据 GB/T1.1—2000《标准化工作导则第 1 部分：标准的结构和编写规则》的要求；应不属于国家规定淘汰的产品，产品名称应反映食品的真实属性；反映产品属性的感官指标、理化指标应科学、合理、齐全，卫生指标和标签标识应符合法律法规和强制性标准要求；应符合相关食品审查细则的要求，包含细则规定的项目。

人参食品企业标准要保证科学、合理、安全、可靠，其中安全性尤其重要，因此人参食品企业标准内容除包括一般要求外，同时要包括人参添加量指标及其他反映人参食品特性的主成分指标，以及相应的检验方法。

（四）生产工艺流程与质量控制点

人参加工工艺包括：挑选、洗参、下须、剥皮、整理、装屉、蒸参、蜜浸、醇提、水提、粉碎、烘干、真空包装、称重分级等。以上加工工艺，根据加工产品的不同，进行选择并明确流程。不同产品的工艺流程及质量控制点由生产企业确定，报监管机构审核并备案。

（五）出厂检验与卫生学安全评价

按照国家规定，实施出厂批次检验制度，同时要保存好每一批次食品的原始检验数据和检验报告记录，并按检验规定保留样品，做好留样记录。企业在产品出厂前必须自检。监管机构要定期或不定期进行采样，送卫生学评价机构进行检验。检验内容与食品企业标准规定的项目相一致。

（四）吉林省食品安全地方标准——食品原料用人参（DBS22/024—2014）

1. 范围

本标准适用于人工种植5 a及5 a以下、用于加工食品的食品原料用人参。

2. 规范性引用文件

下列文件对于本文件的应用是必不可少的。凡是注日期的引用文件，仅所注日期的版本适用于本文件。凡是不注日期的引用文件，其最新版本（包括所有的修改单）适用于本文件。

GB 2760	食品安全国家标准 食品添加剂使用标准
GB 2763	食品安全国家标准 食品中农药最大残留限量
GB 5009.3	食品安全国家标准 食品中水分的测定
GB 5009.3	食品安全国家标准 食品中灰分的测定
GB/T 5009.11	食品中总砷及无机砷的测定
GB 5009.12	食品安全国家标准 食品中铅的测定
GB/T 5009.15	食品中镉的测定
GB/T 5009.17	食品中总汞及有机汞的测定
GB 7718	食品安全国家标准 预包装食品标签通用标准
GB/T 19506—2009	地理标志产品 吉林长白山人参

3. 术语和定义

下列术语和定义适用于本标准。

3.1 食品原料用人参

人工种植5 a及5 a以下的五加科植物人参属的根及根茎。

3.2 鲜园参

从土壤中采挖出来，未经加工的食品原料用人参。

3.3 生晒参

以鲜园参为原料，经过刷洗、晒干或烘干等制成的食品原料用人参。

3.4 红参

以鲜园参为原料，经过刷洗、蒸制、干燥等制成的食品原料用人参。

4. 技术要求

4.1 感官要求

4.1.1 鲜园参感官要求

应符合表1的规定。

表1　鲜园参感官要求

项目	要求	检验方法
根	主根呈圆柱形或纺锤形,肩部偶有疏浅的横纹;须根细长,或有细小疣状突起(珍珠疙瘩)	取一定量的被测样品,于洁净的白瓷盘中,置于自然光明亮处,用肉眼观察其外观、色泽和质地,清洁后嗅其气味,品尝其滋味
根茎(芦头)	顶端具有稀疏的凹窝状茎痕(芦碗),或有不定根(芋)	
色泽	表面呈淡黄白色	
滋味、气味	具有人参特有的香气,味甘,微苦	
质地,外观	浆足、饱满、挺实,无腐烂,参见附录A	

4.1.2 生晒参感官要求

应符合表2的规定。

表2　生晒参感官要求

项目	要求	检验方法
根	主根呈圆柱形或纺锤形,可见疏浅断续的横纹及明显纵沟;或有支根和须根	取一定量的被测样品,于洁净的白瓷盘中,置于自然光明亮处,用肉眼观察其外观、色泽和质地,嗅其气味,品尝其滋味
根茎(芦头)	顶端具有稀疏凹窝状茎痕(芦碗),或有不定根(芋)	
色泽	表面呈黄白色,断面淡黄白色	
滋味、气味	具有人参特有的香气,味甘,微苦	
质地,外观	坚实、较硬,断面呈粉性。无虫蛀、霉变,参见附录A	

4.1.3 红参感官要求

应符合表3的规定。

表3　红参感官要求

项目	要求	检验方法
根	主根呈圆柱形或纺锤形,具纵沟、皱纹,可无支根和须根	取一定量的被测样品,于洁净的白瓷盘中,置于自然光明亮处,用肉眼观察其外观、色泽和质地,嗅其气味,品尝其滋味
根茎(芦头)	顶端具有稀疏凹窝状茎痕(芦碗),或有不定根(芋)	
色泽	棕红色或淡棕色,偶有不透明的暗黄褐色表皮	
滋味、气味	具有人参特有的香气,味甘,微苦	
质地,外观	质硬而脆,断面平坦、角质样。无虫蛀、霉变,参见附录A	

4.2　理化指标

应符合表 4 的规定。

表 4　理化指标

项目		指标			检验方法
		鲜园参	生晒参	红参	
水分/（%）	≤	—	12.00	12.00	GB 5009.3
总灰分/（%）	≤	6.00	6.00	6.00	GB 5009.4
人参总皂苷/（%）	≥	2.0	2.0	1.6	GB/T 19506

注：以上指标均按干品计。

4.3　污染物限量

应符合表 5 的规定。

表 5　污染物限量指标

项目		指标	检验方法
铅(Pb)/（mg·kg^{-1}）	≤	0.50	GB 5009.12
镉(Cd)/（mg·kg^{-1}）	≤	0.50	GB/T 5009.15
总汞(Hg)/（mg·kg^{-1}）	≤	0.06	GB/T 5009.17

注：以上指标均按干品计。

4.4　农药残留限量

应符合 GB 2763 及国家有关规定和公告。

4.5　食品添加剂

4.5.1　食品添加剂的使用应符合 GB2760 的规定。

4.5.2　食品添加剂的质量应符合相应的安全标准和有关规定。

5. 鉴别

人参和西洋参的鉴别方法，参见附录 B。

6. 标签

除了标注 GB 7718 规定的内容外，还应标注：

人参食用量≤3 g/d；孕妇、哺乳期妇女及 14 周岁以下儿童不宜食用。

附录 A　人参对照图片

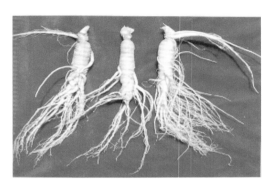

（1）鲜园参

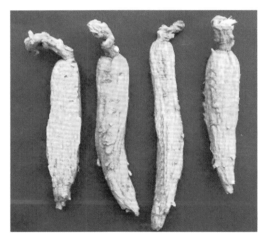

（2）生晒参

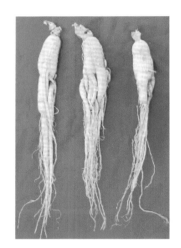

（3）全须生晒参

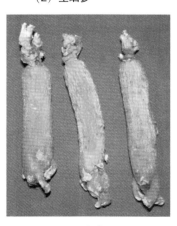

（4）红参

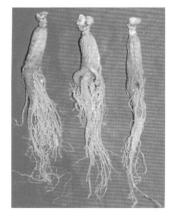

（5）全须红参

附录 B　食品原料用人参薄层定性鉴别

B. 1　范围

本标准规定了食品原料用人参薄层定性鉴别方法。

B. 2　原理

人参与西洋参是同科、同属不同种的植物。人参的学名是 *Panax ginseng* C. A. Meyer；西洋参的学名是 *Panax qrinqrefolius* Linn. 人参和西洋参外形极为相似，西洋参含有特有的拟人参皂苷-F_{11}，人参不含有这个成分；人参含有人参皂苷-Rf，西洋参不含有这个成分。

用薄层层析的检验方法，判断检验样品是否有人参皂苷-F_{11}或人参皂苷-Rf 成分，依此来判断供试品是人参还是西洋参。

B. 3　试剂及试液

乙醚，甲醇，正丁醇，乙酸乙酯，硫酸，三氯甲烷，乙醇，羧甲基纤维素钠、硅胶 G 等，以上试剂均为分析纯试剂。

10%硫酸乙醇溶液：量取 10 mL 硫酸，加入到 90 mL 的乙醇中，摇匀，即得。

展开剂：三氯甲烷—乙酸乙酯—甲醇—水（15∶40∶22∶10）在 5~10 ℃下放置 12 h 后，使用下层溶液作为展开剂。

B. 4　对照品溶液的制备

取拟人参皂苷 F_{11} 对照品、人参皂苷-Rf 对照品、人参皂苷-Rb_1 对照品、人参皂苷-Re对照品、人参皂苷-Rg_1 对照品，加甲醇制成每 1 mL 各含 2 mg 的溶液，作为对照品溶液。

B. 5　样品的制备

取供试品粉末 1 g，加甲醇 25 mL，加热回流 1 h，放冷，滤过，滤液蒸干，残渣加水 20 mL 使溶解，用乙醚振摇提取 2 次，每次 10 mL，弃去乙醚液，水层用水饱和正丁醇振摇提取 3 次，每次 15 mL，合并正丁醇提取液，用水洗涤 2 次，每次 10 mL，分取正丁醇液，蒸干，残渣加甲醇 1 mL 使溶解，作为供试品溶液。

B. 6　层析

B. 6. 1　薄层板的制备

取层析用硅胶 G 加入 0. 5%的羧甲基纤维素钠溶液适量（约 1 份固定相加 3 份溶

液）调成糊状，均匀涂布于玻璃板上，厚约 0.25 mm。将涂好的玻板放于水平面上室温晾干后，在 110 ℃烘箱中烘 30 min，即置有干燥剂的干燥箱中备用。自制薄层板要求表面均匀，光滑，无麻点及破损。

B. 6. 2 层析

取供试品溶液、对照品溶液各 2 μL 点于同一薄层板中，可用吹风机辅助挥干点样液，将点好样品的薄层板放于已经放置展开剂的层析缸，上行法展开。

B. 7 检查

取出展开后的薄层板，晾干，喷以 10%的硫酸乙醇溶液，在 105 ℃加热至斑点显色清晰。供试品色谱中，在与人参皂苷单体对照品色谱相应的位置上应分别显相同颜色斑点。

B. 8 判断

人参中不含拟人参皂苷-F_{11}；西洋参中不含人参皂苷-Rf。

参考文献

[1] 彭军，高小蔷，李琼，等. 卫生部批准的 795 种参类保健食品情况分析 [J]. 中国食品卫生杂志，2006，18（3）：214-220.

[2] 王清博，赵英，赵岩. 吉林省人参食品产业专利战略研究 [J]. 人参研究，2013（3）：6-8.

[3] 仲伟同，迟美丽. 人参产业发展的根本出路在于药食同源 [J]. 人参研究，2009（1）：26-27.

[4] 霍玉书. 人参研究与产品开发概述 [J]. 人参研究，2011（1）：2-5.

[5] 金庆武. 西洋参在保健食品中的应用 [J]. 中国自然医学科学杂志，2002，4（2）：101-103.

[6] 周家明，张文斌，赵爱，等. 文山三七产品加工现状和发展趋势分析 [J]. 中国药业，2010，19（24）：72-73.

[7] 孙文采，王嫣娟. 人参的科学吃法及其功效（1）[J]. 人参研究，2011（1）：240-248.

[8] 安铁生. 话说中草药——中华百草趣笔 [M]. 上海：上海文化出版社，2010.

[9] 袁玉兰. 探讨人参的药效和现代应用 [J]. 内蒙古中医药，2012（5）：67-68.

[10] 洪芬芳，王新，杨树龙，等. 人参皂苷调节大鼠自发睡眠脑电结构的机制 [J]. 基础医学与临床，2011，31（10）：1104-1108.

[11] 倪小虎，于多，孙文虹，等. 人参皂苷对电激痉挛所致小鼠神经失调的改善作用的研究 [J]. 时珍国医国药，2004，15（5）：256-258.

[12] 谢湘林，刘蕾，方圣博，等. 5 年生种植人参对正常成年小鼠睡眠的影响 [J]. 人参研究，2014（1）：23-25.

[13] 谢湘林，刘蕾，方圣博，等. 5 年生种植人参对正常幼年小鼠睡眠的影响 [J]. 人参研究，2014（2）：10-11.

[14] 江一川，张虹，付雯雯，等. 5 年生种植人参对成年大鼠下丘脑—垂体—肾上腺轴功能的影响 [J]. 人参研究，2014（2）：6-9.

[15] 张虹，王帅君，付雯雯，等. 5 年生种植人参对成年大鼠糖脂代谢及下丘脑—垂体—甲状腺轴功能变化的影响 [J]. 人参研究，2014（4）：5-8.

[16] 张虹, 辛颖, 李凤, 等. 5 年生种植人参对成年大鼠糖脂代谢及下丘脑—垂体—性腺轴的调节作用 [J]. 人参研究, 2014 (4): 5-8.

[17] 于晓风, 李茂微, 邹敬韬, 等. 5 年生种植人参对成年大鼠心功能和血流动力学的影响 [J]. 人参研究, 2014 (1): 2-5.

[18] 付雯雯, 于晓风, 曲绍春, 等. 5 年生种植人参对幼年大鼠心脏血流动力学的影响 [J]. 人参研究, 2015 (1): 2-4.

[19] 狄良娇, 刘妹男, 赵晶, 等. 5 年生种植人参对淋巴细胞增殖、细胞因子及 lgG 产生的影响 [J]. 人参研究, 2014 (1): 9-12.

[20] 孟令仪. 中国人参列入普通食品的安全性分析 [J]. 职业与健康, 2011, 27 (23): 2790-2791.

[21] 王正芳, 王艳. 十大名中药丛书·人参 [M]. 天津: 天津科学技术出版社, 2005: 54.

[22] 宋晰甜, 隋百洁, 邹梅, 等. 人工种植人参对 Wistar 大鼠长期毒性研究 [J]. 中国煤炭工业医学杂志, 2011, 14 (10): 520-522.

[23] 侯祥, 高峰, 张琨, 等. 吉林人参慢性毒性毒理学评价 [J]. 中国公共卫生, 2013, 29 (1): 88-89.

[24] 杜迎刚, 苗青. 人参安全食效性研究 [J]. 安徽农业科学, 2008, 36 (25): 10954-10955.

[25] 杨铭, 于德伟, 林贺. 4 年生鲜人参遗传毒性及长期喂养实验 [J]. 中国医药导报, 2013, 10 (9): 15-17, 20.

[26] 高学敏. 中药学 [M]. 2 版. 北京: 中国中医药出版社, 2007.

[27] 胡献国, 胡爱萍, 胡皓, 等. 清热的补药西洋参 [M]. 北京: 人民军医出版社, 2008: 22.

[28] 何倩. 西洋参的一般保健方法 [J]. 常州实用医学, 2010, 26 (1): 37-38.

[29] 马宝兰, 秦绪花, 史载祥. 西洋参临床药理研究进展 [J]. 江西中医学院学报, 2011, 23 (5): 88-92.

[30] 关利新, 衣欣, 杨世杰, 等. 西洋参茎叶皂苷对大鼠心肌细胞 Ca^{2+} 内流的影响 [J]. 中药药理与临床, 2004, 20 (6): 8-9.

[31] 孙莉, 荀平. 西洋参茎叶皂苷抗大鼠心肌缺血再灌注损伤的作用及机制 [J]. 中国实验方剂学杂志, 2014 (24): 176-184.

[32] 许力军, 段秀梅, 钱东华, 等. 西洋参茎叶皂苷对 CPHD 患者细胞免疫功能的影响 [J], 中国药理学通报, 2004, 20 (8): 901.

[33] 何聆, 王明, 陈润, 等. 西洋参对血乳酸、血清尿素氮和肝糖原含量的影响 [J]. 预防医学文献信息, 2002, 8 (3): 293.

[34] 侯集瑞, 张慧珍, 陈芳. 西洋参超微粉对小鼠耐缺氧和抗疲劳作用的研究 [J]. 吉林农业大学学报, 2006. 28 (4): 419-420.

[35] 舒思洁. 西洋参及其活性成分的药理作用研究进展 [J]. 时珍国医国药, 2006, 17 (12): 2603-2604.

[36] 龙朝明. 三七研究综述 [J]. 实用中医药杂志, 2013, 29 (6): 502-503.

[37] 居乃香, 孙静. 三七药理作用的研究进展 [J]. 北方药学, 2014, 11 (11): 90-91.

[38] 刘正君, 吉延慧, 张琪嘉钰, 等. 三七止血作用的实验研究 [J]. 陕西中医学院学报, 2015 (2): 71-73.

[39] 王阶, 许军, 袁敬柏, 等. 三七总皂苷对高黏血症患者血小板活化分子表达和血小板聚集的影响 [J]. 中国中西医结合杂志, 2004 (4): 312-316.

[40] 韩淑燕, 马旭, 李海霞, 等. 三七总皂苷对大鼠心肌缺血的保护作用 [J]. 中国药理学与毒理学杂志, 2012, (4): 499-503.

[41] 陈社带, 陈东波. 三七总皂苷对缺血心肌的保护及抗氧化作用的实验研究 [J]. 齐齐哈尔医学院学报, 2013, 34 (4): 548-549.

[42] 曹敏、王佑华、王福波，等. 三七花总皂苷降压作用研究 [J]. 光明中医，2012，27（7）：1314-1315.

[43] 高明菊、崔明秀、王强，等. 三七饮片的抗炎和镇痛作用比较研究 [J]. 现代中药研究与实践，2007，21（5）：23-26.

[44] 高明菊、赵爱、马妮，等. 三七总皂苷软胶囊辅助降大鼠血脂的实验研究 [J]. 华西药学杂志，2012，（2）：146-147.

[45] 孙兰、刘世成、胡晓鹰，等. 三七保肝作用及其机理研究进展 [J]. 中医药信息，2006，23（1）：17-19.

[46] 黄柳青、易金远、龙春燕，等. 三七对兔血糖双向调节作用的实验观察 [J]. 右江民族医学院学报，2005（5）：603-605.

[47] 武双、崔秀明、郭从亮，等. 三七"生打熟补"物质基础及药理作用研究进展 [J]. 安徽农业科学，2015，43（8）：50—53.

[48] 齐滨、刘莉、赵大庆，等. 人参、西洋参和红参中糖类含量的比较研究 [J]. 中国药房，2013，24（7）：616-618.

[49] 姜先刚、刘海龙、张惠，等. 不同生长时期人参中总糖、还原糖和可溶性多糖含量变化 [J]. 中国实验方剂学杂志，2013，19（16）：142-144.

[50] 白雪媛、赵雨、刘海龙，等. 不同产地人参中总糖、还原糖和可溶性多糖含量的比较研究 [J]. 中国现代应用药学，2012（1）：39-42.

[51] 张彬、林瑞芳、冯芳. 人参多糖的研究概况 [J]. 中国药事，2004，18（9）：566-569.

[52] 吴锦忠、林如辉、叶国维，等. 人参属 4 种植物中糖类含量的比较 [J]. 贵阳医学院学报，1991，16（2）：184-186.

[53] 陈再杰、殷金龙、李坤，等. 柱前衍生 RP-HPLC 法测定人参中 17 种氨基酸的含量 [J]. 中国药房，2012，23（35）：3334-3337.

[54] 幺宝金. 人参蛋白、多肽的提取分离及性质研究 [D]. 长春：长春中医药大学，2009.

[55] 李红艳. 人参蛋白活性研究 [D]. 长春：长春中医药大学，2010.

[56] 霍艺丹、陈文学、郭晓雨，等. 不同海拔对人参蛋白含量的影响 [J]. 中国现代中药，2011，13（5）：16-17，43.

[57] 周颖、樊荣、张建奎. 人参中可溶性蛋白含量测定 [J]. 辽宁中医药大学学报，2014，16（8）：95-96.

[58] 刘哲、陈晓林、张连学. 不同土壤环境人参中蛋白质含量与氮含量对比分析研究 [J]. 北方园艺，2013（18）：151-153.

[59] 王逸、鲍勇刚、贾韦国，等. 人参蛋白研究进展 [J]. 中草药，2013，44（19）：2782-2786.

[60] 南敏伦、赵昱玮、司学玲，等. 人参糖肽分离及性质 [J]. 中国实验方剂学杂志，2015，21（3）：51-54.

[61] 李伟志、郭金芝、边疆. AES-MS 产地人参中的微量元素 [J]. 中国实用医药，2014，8（23）：257.

[62] 崔丽萍、侯艳红、陈晓星，等. 人参活性成分中军事领域的研究价值及研究进展 [J]. 北京中医，2007，26（7）：433-436.

[63] 董小强、董文天、洪霞，等. 三七、人参和西洋参化学成分与药效学之间的关系 [J]. 承德医学院学报，2011. 28（3）：307-309.

[64] 丁之恩. 西洋参中生理活性物质研究的进展 [J]. 经济林研究，2001，19（4）：44-47.

[65] 李冀、付雪艳、郝娴. 西洋参多糖类物质研究进展 [J]. 中医药信息，2006，23（4）：14-15.

[66] 陈军辉、谢明勇、聂少平，等. 西洋参多糖的定量测定 [J]. 食品与生物技术学报，2005，24（5）：72-76.

[67] 王蕾，王英平，许世泉，等. 西洋参化学成分及药理活性研究进展［J］. 特产研究，2007（3）：73-77.

[68] 于晓娜，崔波，任贵兴. 西洋参多糖的研究进展［J］. 食品科学，2014，35（9）：31-35.

[69] 马秀俐，郝春艳. 西洋参多糖 PPQ I-1~4 的分离和表征［J］. 中草药，2000，31（3）：165-167.

[70] 刘宗林. 西洋参茎叶水溶性多糖结构分析及其生理活性的研究［J］. 食品工业科技，2011，22（2）：20-21.

[71] Assinewe V A，Arnason J T，Aubry A，et al. Extractable polysaccharides of Panax quinquefolius L.（North American ginseng）root stimulate TNF-α production by alveolar macropha ges［J］. Phytomedicine，2002，9（5）：398-404.

[72] Zhu Wenjing，Han Bo，Sun Yun，et al. Immunore gulatory effects of a gluco galactan from the root of Panax quinquefolium L.［J］. Carbohydrate Polymers，2012，87（4）：2725-2729.

[73] 陈新霞，顾呈华，杨明晶，等. 三七多糖对小鼠免疫功能调节的研究［J］. 江苏预防医学，2007，18（3）：10-12.

[74] 陈为，吕士杰，三七多糖的研究进展［J］. 吉林医药学院学报，2004，30（4）：106-110.

[75] 盛卸晃，王健，郭建军，等. 三七多糖的分离纯化及理化性质研究［J］. 中草药，2007，38（7）：987.

[76] 崔秀明，徐路珊，王强，等. 三七糖类成分的含量及变化［J］. 现代中药研究与实践，2003，17（增刊）：21.

[77] 盛卸晃，王健，郭建军，等. 三七多糖的分离纯化及理化性质研究［J］. 中草药，2007，38（7）：9872-9879.

[78] 曲媛，刘英，黄璐琦，等. 三七地上部分营养成分分析与评价［J］. 中国中药杂志，2014（4）：601-605.

[79] 陈中坚，孙玉琴，董婷霞，等. 不同产地三七的氨基酸含量比较［J］. 中药材，2003，26（2）：86-88.

[80] 钟晓凤. 三七的药理作用及其临床应用研究［J］. 中医临床研究，2015，7（6）：116-117.

[81] 郑茵红，高瑞兰，朱大元，等. 三七总皂苷及其单体对人骨髓造血祖细胞增殖作用的研究［J］. 中国中西医结合急救杂志，2003，10（3）：135.

[82] 占颖，刘春生，刘洋洋，等. 人参和三七活性成分与药理作用对比研究进展［J］. 中国中医药科技，2014，21（6）：711-712.

[83] 吴柱中. 服用人参对人体体能影响的实验性研究［J］. 亚太传统医药，2005（2）：165.

[84] 匡海学，刘树民. 走进中药——人参［M］. 北京：北京科学技术出版社，2002.

[85] 李冠烈. 三七的现代研究与进展（1）［J］. 世界中西医结合杂志，2008，3（10）：619-623.

[86] 窦德强，黄力强. 中国林下山参研究［M］. 沈阳：辽宁科学技术出版社，2013.

[87] 高明菊，崔秀明，曾江，等. 三七花的研究进展［J］. 人参研究，2009（2）：5-7.

[88] 高明菊，赵爱，朱琳，等. 三七茎叶新资源食品的研究开发［J］. 现代中药研究与实践，2012，26（3）：34-35.

[89] 周家明，崔秀明，张文斌，等. 三七茎叶和花的食用考证［J］. 现代中药研究与实践，2009，29（5）：39-40.

附录1 美国、欧洲、韩国、日本药典人参、西洋参和三七质量标准

（一）《美国药典》中人参和西洋参质量标准

1. 人参

Asian Ginseng

DEFINITION

Asian Ginseng consists of the dried roots of *Panax ginseng* C. A. Mey. (Fam. Araliaceae). It contains NLT 0.2% of ginsenoside Rg_1 and NLT 0.1 % of ginsenoside Rb_1, both calculated on the dried basis.

IDENTIFICATION

• **A. THIN-LAYER CHROMATOGRAPHIC IDENTIFICATION TEST**

Standard solution: 5 mg/mL each of arbutin and escin, in methanol

Sample solution: 1.0 g of finely powdered Asian Ginseng in a 25 mL flask fitted with a reflux condenser. Add 10.0 mL of a mixture of methanol and water (7 : 3), and heat under reflux for 15 min. Cool, filter, and dilute the filtrate with methanol to 10.0 mL.

Adsorbent: 0.25 mm layer of chromato graphic silica gel, typically 20 cm long (TlC plates).

Application volume: 20 μL, as bands.

Developing solvent system: The upper layer of a mixture of butyl alcohol, ethyl acetate, and water (10 : 2.5 : 5) in an unsaturated chamber

Spray reagent: Dissolve 0.5 mL of anisaldehyde in 10 mL of glacial acetic acid, add 85 mL of methanol, mix, and carefully add 5 mL of sulfuric acid, and mix.

Analysis

Samples: *Standard solution* and *Sample solution*

Develop the chromatograms until the solvent front has moved up about three-fourths of the length of the plate. Remove the plate from the chamber, mark the solvent front, and allow the plate to dry. Spray with *Spray reagent*. Heat the plate at 105−110°

for 10 min, and examine the plate.

System suitability: The *Standard solution* chromatogram shows, in the upper third, a brown zone corresponding to arbutin, and in the lower third, a gray zone corresponding to escin.

Acceptance criteria: The *Sample solution* exhibits violet gray zones corresponding to ginsenoside Rg_1 in the upper portion and to ginsenoside Re in the middle and in between the zones corresponding to arbutin and escin in the *Standard solution*. A violet-gray zone corresponding to ginsenoside Rb_1 is located at the same R_F value as the gray zone corresponding to escin in the *Standard solution*. Other, less intense bands may be observed between the zones due to ginsenosides Rb_1 and Re, and the zone closest to the ori gin corresponds to ginsenoside Rc. Other spots may be visible in the lower third of the chromatogram.

• B. The retention times of the peaks for ginsenosides Rg_1 Re, Rf, Rb_1 Rc, and Rd in the *Sample solution* chromato gram correspond to those in the *Standard solution*, as obtained in the test for *Content of Ginsenosides Rb_1 and Rg_1*. The ratio of the peak area for ginsenoside Rb_2 to the peak area for ginsenoside Rb_1 is NLT 0. 4 (differentiation from American Ginseng).

COMPOSITION

• **CONTENT OF GINSENOSIDES RB_1, AND RG_1,**

Solution A: Water

Solution B: Acetonitrile and water (4 : 1)

Mobile phase: SeeTable 5-29

Table 5-29

Time/min	Solution A/ (%)	Solution B/ (%)
0	76	24
12	76	24
28	65	35
51. 5	56. 5	43. 5
52. 5	0	100
64. 5	76	24
77	76	24

Diluent: Alcohol and water (4 : 6)

Standard solution: Transfer a quantity of USP Powdered Asian Ginseng Extract RS, equivalent to 2 mg of ginsenoside Rg_1 to a suitable container, and dissolve in 10. 0 mL of *Diluent*. [NOTE-The concentrations of ginsenoside Rg_1, and ginsenoside Rb_1 in this solution are not expected to be equal and are determined on the basis of the labeled quantities present in USP Powdered Asian Ginseng Extract RS.]

Sample solution: Reduce 100 g of Asian Ginseng to a powder, and transfer about 1. 0 g of the powder, accurately weighed, to a 100 mL, round-bottom flask fitted with a reflux condenser. Add 50 mL of *Diluent* and a few grains of pumice, and boil on a water bath under reflux for 1 h. Cool, and filter. Wash the flask and the residue with 20 mL of *Diluent*, and pass through the same filter. Combine the filtrates, and evaporate in a rotary evaporator at 50° to dryness. Dissolve the residue in 10. 0 mL of *Diluent*.

Chromatographic system

(See *Chromato graphy <621>, System Suitability.*)

Mode: LC

Detector: UV 203 nm

Analytical column: 4. 6 - mm × 15 - cm; 3 - μm packing L_1 Guard column: 4. 6 - mm × 2. 0-cm; packing L 1

Column temperature: 25°

Flow rate: 1. 5 mL/min

Injection size: 10 μL

System suitability

Sample: *Standard solution*

Suitability requirements:

Chromatogram similarity: The chromatogram is similar to the Reference Chromatogram provided with the lot of USP Powdered Asian Ginseng Extract RS being used.

Relative standard deviation: NMT 2. 0%, determined for the sum of the peak areas for the 6 major ginsenosides, in replicate injections

Analysis

Samples: *Standard solution* and *Sample solution* Calculate the percentages of ginsenosides Rb_1 and Rg_1 in the portion of Asian Ginseng taken:

Result = $(r_U/r_S) \times C_S \times (V/W) \times 100$

r_U = peak response of ginsenoside Rg_1 or ginsenoside Rb_1 from the *Sample solution*

r_s = peak response of ginsenoside Rg_1 or ginsenoside Rb_1 from the *Standard solution*

C_S = concentration of ginsenoside Rg_1 or ginsenoside Rb_1 in the *Standard solution* (mg/mL)

V = final volume of the *Sample solution* (mL)

W= weight of Asian Ginseng taken to prepare the *Sample solution* (mg)

Acceptance criteria

Ginsenoside Rg_1: NLT 0. 2% on the dried basis

Ginsenoside Rb_1: NLT 0. 1% on the dried basis

CONTAMINANTS

● **HEAVY METALS**, *Method III* <231>: NMT 20 ppm

• **ARTICLES OF BOTANICAL** ORIGIN, *General Methods for Pesticide Residues Analysis* <561>: Meets the requirements

• **MICROBIAL ENUMERATION TESTS<2021>:** The total aerobic microbial count does not exceed 10^4 cfu/g. The total combined molds and yeasts count does not exceed 100 cfu/g.

• **MICROBIOLOGICAL PROCEDURES FOR ABSENCE OF SPECIFIED MICROORGANISMS** <*2022*>: It meets the requirements of the tests for absence of *Salmonella* species, *Escherichia coli*, and *Staphylococcus aureus*.

SPECIFIC TESTS

• **BOTANIC CHARACTERISTICS**

Macroscopic: Fusiform or cylindrical roots, with distinct aromatic odor, sometimes branched, typically 1−10 cm, sometimes up to 20 cm in length and up to 2.5 cm in diameter at the crown, with one or more stem scars. Externally pale yellow to golden, rough textured in the lower part, with prominent horizontal rings and fine longitudinal ridges as a result of drying. Root scars or fine rootlets are present. Fractures are short, with the fractured surface, white to ivory, exposing a ring of secretory canals present in secondary phloem.

Histology

Transverse section of root: Multiple layers of thinwalled cork cells present. Secondary phloem characterized by conspicuous air lacunae, abundant starch−containing storage parenchyma, few sieve elements, and rings of schizogenous secretory canals. Xylem characterized by abundant starch − containing storage parenchyma, few tracheary elements, and a lack of secretory canals. Druse crystals are sometimes present with vascµlar parenchyma cells.

• ARTICLES OF BOTANICAL ORIGIN, *Foreign O_2 ganic Matter* <*561*>: NMT 2.0%

• ARTICLES OF BOTANICAL ORIGIN, *Alcohol−Soluble Extractives, Method 2* <*561*>: NLT 14.0%

• Loss ON DRYING <*731*>: Dry 1.0 g of finely powdered Asian Ginseng at 105° for 2 h: it loses NMT 12.0% of its wei ght.

• ARTICLES OF BOTANICAL ORIGIN, *Total Ash* <561>: NMT 8.0%, determined on 1.0 g of finely powdered Asian Ginseng

• ARTICLES OF BOTANICAL ORIGIN, *Acid−Insoluble Ash* <*561*>: NMT 1.0%

ADDITIONAL REQUIREMENTS

• PACKAGING AND STORAGE: Preserve in well−closed containers, and store in a cool, dry place.

• LABELING: The label states the Latin binomial and, following the official name, the part of the plant contained in the article.

● USP REFERENCE STANDARDS *< 11>*

USP Powdered Asian Ginseng Extract RS

2. 西洋参

American Ginseng

DEFINITION

American Ginseng consists of the dried roots of*Panax quinquefolius* L. （Fam. *Araliaceae*）. It contains NLT 4. 0% of total ginsenosides, calculated on the dried basis

IDENTIFICATION

● A. THIN-LAYER CHROMATOGRAPHIC IDENTIFICATION TEST

Standard solution A: 20 mg/mL of USP Powdered American Ginseng Extract RS in methanol

Standard solution B: 20 mg/mL of USP Powdered Asian Ginseng Extract RS in methanol

Sample solution: Transfer about 1. 0 g of finely powdered American Ginseng to a 25-mL flask fitted with a reflux condenser. Add 10. 0 mL of a mixture of methanol and water （7 : 13）, and heat under reflux for 15 min. Cool, filter, and dilute the filtrate with methanol to 10. 0 mL.

Adsorbent: 0. 25 mm layer of silica gel, typically 20 cm long （TLC plates）

Application volume: 20 μL,

Developing solvent system A: Chloroform, methanol, and water （13 : 7 : 2）. Use the lower phase.

Developing solvent system B: Butyl alcohol, ethyl acetate, and water （4 : 1 : 5）. Use the upper phase.

Spray reagent: Dissolve 0. 5 mL of anisaldehyde in 10 mL of glacial acetic acid, add 85 mL of methanol, mix, and carefully add 5 mL of sulfuric acid.

Analysis

Samples: *Standard solution A*, *Standard solution B*, and *Sample solution*

Develop in a chamber containing *Developmg solvent system A* until the solvent front has moved 10. 5 cm from the orgin. Remove the plates, and allow to dry. Turn the plates 90°, and develop in a chamber containing *Developing solvent system B* until the solvent front has moved 10. 5 cm from the ori gin. Remove the plates, and allow to dry. Spray with *Spray reagent*. Heat the plates at 105-110° for 10 min, and examine.

Suitability requirements: The order, from to P to bottom, of ginsenosides on the chromato graphic plates is: Rg_2 （on left） and Rg_1 （on right）, Rf, Re, Rd, Rc, Rb_2 （on left） and Rb_1 （on right）, and Ro. Ginsenosides Rg_2, Rg_1, Rf, Re, and Rd are found on the upper half of the plates; the remaining ginsenosides are found on the lower half after chromato graphing with *Developing solvent system B*. *Standard solution A* does not exhibit a spot for ginsenoside Rf. *Standard solution B* exhibits a spot for ginsenoside Rf.

Acceptance criteria: The spots from the *Sample solution* correspond to those from *Standard solution A*.

• B. The retention times of the peaksfor ginsenosides Rg_1, Re, Rb_1, Rb_2, Rc_2, and Rd of the *sample solution* correspond to those of *Standard solution A*, as obtained in the test for *Content* of *Ginsenosides*. The ratio of the peak responses for ginsenosides Rb_2 to Rb_1 is less than 0.4, and the ratio of the peak responses for ginsenosides Rg_1 to Rb_1 is less than 0.3. The chromato gram shows no significant peak at the retention time corresponding to that for ginsenoside Rf of *Standard solution B*, as obtained in the test for *Content* of *Ginsenosides*.

COMPOSITION

• CONTENT OF GINSENOSIDES

Solution A: Water

Solution B: Acetonitrile and water (4 : 1)

Mobile phase: See Table 5-30.

Table　5-30

Time/min	Solution A/(%)	Solution B/(%)
0	76	24
12	76	24
28	65	35
51.5	56.5	43.5
52.5	0	100
64.5	76	24
77	76	24

Diluent: Alcohol and water (4 : 6)

Standard solution A: Transfer a quantity of USP Powdered American Ginseng Extract RS, equivalent to about 2 mg of ginsenoside Rb_1, to a suitable container, and dissolve in 10.0 mL of *Diluent*.

Standard solution B: Transfer a quantity of USP Powdered Asian Ginseng Extract RS, e-quivalent to about 2 mg of ginsenoside Rg_1, to a suitable container, and dissolve in 10.0 mL of *Diluent*.

Sample solution: Reduce 100 g of American Ginseng to a powder, and transfer about 1.0 g of the powder, accurately weighed, to a 100-mL round-bottom flask fitted with a reflux condenser. Add 50 mL of *Diluent* and a few grains of pumice, boil on a water bath under reflux for 1 h, cool, and filter. Wash the flask and the residue with 20 mL of *Diluent*, and pass through the same filter. Combine the filtrates, and evaporate in a rotary evaporator at 50° to dryness. Dissolve the residue in 10.0 mL of *Diluent*.

Chromatographic system

(See *Chromatography <621>*, *System Suitability*.)

Mode: LC

Detector: UV 203 nm

Analytical column: 4.6 mm ×15 cm; 3 μm packing L1

Guard column: 4.6 mm ×2.0 cm; packing L1

Column temperature: 25°

Flow rate: 1.5 mL/min

Injection size: 10 μL,

System suitability

Sample: *Standard solution B*

Suitability requirements:

Chromatogram similarity: The chromatogram is similar to the Reference Chromatogram provided with the lot of USP Powdered Asian Ginseng Extract RS being used.

Relative standard deviation: NMT 2.0%, determined for the sum of the peak areas for the 6 major ginsenosides, in replicate injections

Analysis

Samples: *Standard solution A*, *Standard solution B*, and *Sample solution*

Identify ginsenosides Rg_1, Re, Rb_1, Rc, Rb_2, and Rd in the *Standard solutions* and the *Sample solution* by comparing the chromatograms with the Reference Chromatogram provided with USP Powdered American Ginseng Extract RS and measure the peak responses.

Calculate the percenta ges of individual ginsenosides in the portion of American Ginseng taken:

$$Result = (r_U/r_S) \times C_S \times (V/W) \times 100$$

r_U = peak response of ginsenoside Rg_1, Re, Rb_1, Rc, Rb_2, or Rd from the *Sample solution*

r_S = peak response of ginsenoside Rg_1, Re, Rb_1, Rc, Rb_2, or Rd from the appropriate *Standard solution*

C_S = concentration of ginsenoside Rg_1, Re, Rb_1, Rc, Rb_2, or Rd in the appropriate *Standard solution* (mg/mL)

V = volume of the *Sample solution* (mL)

W = weight of American Ginseng taken to prepare the *Sample solution* (mg)

Calculate the percentage of total ginsenosides in the portion of American Ginseng taken by adding the individual percentages.

Acceptance criteria: NLT 4.0% of total ginsenosides on the dried basis

CONTAMINANTS

 ● HEAVY METALS, *Method III <231>*: NMT 20 ppm

- ARTICLES OF BOTANICAL ORIGIN, *General Method for Pesticide Residues Analysis* <561>: Meets therequirements

- MICROBIAL ENUMERATION TESTS< *2021*>: The total aerobic microbial count does not exceed 10^4 cfu/g. The total combined molds and yeasts count does not exceed 100 cfu/g.

- MICROBIOLOGICAL PROCEDURES FOR ABSENCE OF SPECIFIED MICROORGAN-ISMS<2022>: It meets the requirements of the tests for absence of *Salmonella* species, *Escherichia coli*, and *Staphylococcus aureus*.

SPECIFIC TESTS

- BOTANIC CHARACTERISTICS

Macroscopic: Fusiform or cylindrical roots, sometimes branched, typically 1 – 10cm, sometimes up to 20 cm, in length and up to 2.5 cm in diameter at the crown, with one or more stem scars. Externally pale yellow to golden, rough-textured, with prominent hori zontal rings and fine longitudinal ridges as a result of drying. Root scars or fine rootlets are present. If stem base is present, scars are thin and perishing (differs from *P. ginseng*, In which scales at base of stem are fleshy and persistent). Fracture is short; fractured surface is white to ivory, with distinct aromatic odor and rings of secretory canals present in secondary phloem.

Histology

Transverse section of root: Multiple layers of thinwalled cork cells are present. Secondary phloem is characterized by conspicuous air lacunae; abundant, starch-containing storage parenchyma; few sieve elements, found in small groupings; and rings of schizogenous secretory canals. Each secretory canal is lined with 6-8 epithelial cells that lack starch. Xylem is characterized by abundant starch-containing storage parenchyma and a few tracheary elements, composed of nonlignified tracheids and slightly lignified spiral or reticµlated vessels lacking secretory canals and found in isolation or in small groupings. Druse crystals are sometimes present within vascular parenchyma cells. Diarch or triarch primary xylem is in center of root.

- ARTICLES OF BOTANICAL ORIGIN, *Foreign Or ganic Matter* < *561*>: NMT 2.0%

- Loss ON DRYING<731>: Dry 1g of it, finely powdered, at 105° for 2 h: it loses NMT 10.0% of its weight.

- ARTICLES OF BOTANICAL ORIGIN, *Total Ash* (*561*): NMT 8%

ADDITIONAL REQUIREMENTS

- PACKAGING AND STORAGE: Preserve in tight, light-resistant containers, and store protected from heat.

- LABELING: The label states the Latin binomial and, following the official name, the parts of the plant contained in the article.

- USP REFERENCE STANDARDS<11>

USP Powdered American Ginseng Extract RS

USP Powdered Asian Ginseng Extract RS

（二）《欧洲药典》中人参和三七质量标准

1. 人参

GINSENG

Ginseng radix

DEFINITION

Whole or cut dried root, designated white ginseng; treated with steam and then dried, designated red ginseng, of *Panax ginseng* C. A. Meyer.

Content: minimum 0.40 percent for the sum of ginsenosides Rg_1 ($C_{42}H_{72}O_{14}$, $2H_2O$; *Mr* 837) and Rb_1 ($C_{54}H_{92}O_{23}$, $3H_2O$; *Mr 1163*) (dried drug).

IDENTIFICATION

A. The principal root is fusiform or cylindrical, sometimes branched, up to about 20 cm long and 2.5 cm in diameter, and may be curved or markedly re-curved. The surface is pale yellow to cream in white ginseng, brownish-red in red ginseng and shows lon gitudinal rid ges. Stem scars may be seen at the crown. The fracture is short. The transversely-cut surface shows a wide outer zone with scattered orange-red resin canals and a finely radiate inner region. The rootlets, numerous in the lower part of white ginseng, are normally absent in red ginseng.

B. Reduce to a powder (355) (*2.9.12*). The powder is light yellow. Examine under a microscope using *chloral hydrate solution R*. The powder shows the following diagnostic characters: abundant fragments of thin-walled parenchymatous cells and fragments of large secretory canals containing yellowish-brown resin, non-lignified tracheids and partially-lignified vessels with spiral or reticulate thickening, isolated or in groups; scattered cluster crystals of calcium oxalate. Examine under a microscope using a mixture of equal volumes of *glycerol R* and *water R*. The starch granules are very abundant, simple or 2 or 3 compound, and range from $1\sim10$ µm in diameter. In red ginseng the starch granules are often deformed and destroyed by treating with steam, or may be absent.

C. Thin-layer chromato graphy (*2.2.27*).

Test solution. Boil 1.0 g of the powdered herbal drug (355) (*2.9.12*) under a reflux condenser with 10 mL of a 70 per cent V/V solution of *methanol R* for 15 min. Filter after cooling and dilute to 10.0 mL with *methanol R*.

Reference solution. Dissolve 5.0 mg of *aescin R* and 5.0 mg of *arbutin R* in 1 mL of *methanol R*.

Plate: *TLC silica gel plate R* (5~40 µm) [or TLC silica gel plate R (2~10µm],

Mobile phase: *ethyl acetate R*, water R, butanol R (25: 50: 100 *V/V/V*), allow the mixture to separate for 10 min. Use the upper layer.

Application：20 µL，［or 4 µL as bands.

Development：over 10 cm［or 5 crn］in an unsaturated tank.

Drying：in air.

Detection：spray with *anisaldehyde solution R* and heat at 105 − 110 ℃ for 5 − 10 min. Examine in daylight.

Results：see below the sequence of the zones present in the chromatograms obtained with the reference solution and the test solution.

Top of the plate	
Arbutin：a brown zone	
	A violet zone（ginsenosides Rg_1＋Rg_2）
	A faint violet zone
	（ginsenoside Rf）
	A violet zone（ginsenoside Re）
	A violet zone（ginsenoside Rd）
	A faint violet zone
	A violet zone（ginsenoside Rc）
Aescin：a grey zone	A violet zone（ginsenosides Rb_1＋Rb_2）
Reference solution	Test solution

Figure 5−13　Thin−layer chromatography of Ginseng

TESTS

Panax quinquefolium. Examine the chromatograms obtained in the assay. The chromato gram obtained with the test solution shows a peak due to ginsenoside Rf（see Figure 5−14）. In the case of a substitution by *Panax quinquefolium* no peak due to ginsenoside Rf is present.

Loss on drying（*2.2.32*）：maximum 10. 0 percent，determined on 1. 000 g of the powdered herbal drug（355）（*2.9.12*）by drying in an oven at 105 ℃.

Total ash（*2.4.16*）：maximum 7. 0 percent.

Ash insoluble in hydrochloric acid（*2.8.1*）：maximum 1. 0 percent.

ASSAY

Liquid chromatography（*2.2.29*）.

Test solution. Reduce about 50 g to a powder（355）（*2.9.12*）. Place 1. 00 g of the pow dered herbal drug and 70 mL of a 50 percent *V/V* solution of *methanol R* in a 250 mL round−bot tomed flask. After adding a few grains of pumice，boil on a water−bath under a reflux condenser for 1 h. After cooling，centrifuge and collect the supernatant. Treat the residue as described a bove. Mix the collected liquids and evaporate to dryness under reduced pressure at a temperature not exceeding 60 ℃. Take up the residue with 20. 0 mL of a mixture of 20 volumes of *acetonitrile R* and 80 volumes of *water R*. Dilute 2. 0 mL of the solution to 10. 0 mL with a mixture of 20 volumes of *acetonitrile R* and 80 volumes of *water R*. Filter through a suitable membrane filter (nominal pore size 0. 45 μm) before injection.

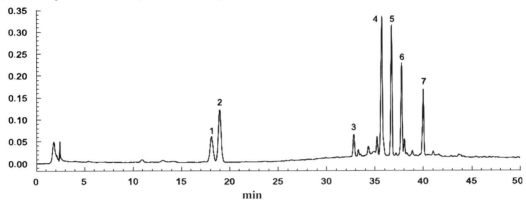

Figure 5—14 *Chromatogram for the assay of ginseng: test solution*

1. ginsenoside Rg_1 2. ginsenoside Re 3. ginsenoside Rf 4. ginsenoside Rb_1 5. ginsenoside Rc 6. ginsenoside Rb_2

7. ginsenoside Rd

Reference solution. Dissolve 3. 0 mg of *ginsenoside Rg_1 R*, 3. 0 mg of *ginsenoside Re R*, 3. 0 mg of *ginsenoside Rf R* and 3. 0 mg of *ginsenoside Rb_1 R* in *methanol R* and dilute to 10. 0 mL with the same solvent.

Column:

— *size*: l = 0. 125 m, Ø = 4. 6 mm;

— *stationary phase*: *octadecylsilyl silica gel for chromatography R* (5 μm);

— *temperature*: 35 ℃.

Mobile phase:

— *mobile phase A*: *water R* adjusted to pH 2 with *phosphoric acid R*;

— *mobile phase B*: *acetonitrile R*;

Table 5—31

Time/min	Mobile phase A (percent *V/V*)	Mobile phase B (percent *V/V*)
0—8	80	20
8—40	80→60	20→40
40—45	60→40	40→60
45—47	40→0	60→100
47—52	0	100
52—55	0→80	100→20

Flow rate: 1. 0 mL/min.

Detection: spectrophotometer at 203 nm.

Equilibration: 20 min.

Injection: 20 μL.

Elution order: order indicated in the composition of the reference solution; record the retention times of these substances.

System suitability: reference solution:

− *resolution*: minimum 1.0 between the peaks due to ginsenoside Rg_1 and ginsenoside Re.

Locate the peaks due to ginsenoside Rb_1 and ginsenoside Rg_1 in the chromatogram obtained with the test solution.

Calculate the percentage content of ginsenosides Rb_1 and Rg_1 using the following expression:

$$\frac{A_1 \times m_2 \times p_1}{A_3 \times m_1 \times 100} + \frac{A_2 \times m_3 \times p_2}{A_4 \times m_1 \times 100}$$

A_1 = area of the peak due to ginsenoside Rb_1 in the chromatogram obtained with the test solution,

A_2 = area of the peak due to ginsenoside Rg_1 in the chromatogram obtained with the test solution,

A_3 = area of the peak due to ginsenoside Rb_1 in the chromatogram obtained with the reference solution,

A_4 = area of the peak due to ginsenoside Rg_1 in the chromatogram obtained with the reference solution,

m_1 = mass of the herbal drug to be examined, in grams,

m_2 = mass of ginsenoside Rb_1 in the reference solution, in milligrams,

m_3 = mass of ginsenoside Rg_1 in the reference solution, in milligrams,

p_1 = percentage content of ginsenoside Rb_1 in the reagent,

p_2 = percentage content of ginsenoside Rg_1 in the reagent.

2. 三七

NOTOGINSENG ROOT
Notoginseng radix

DEFINITION

Whole or fragmented taproot, without secondary roots, of *Panax pseudoginseng* Wall. var. *noto ginseng* (Burk.) Hoo et Tseng P*anax notoginseng* (Burk.) E. H. Chen ex C. Y. Wu et K. M. FengJ treated with steam and dried.

Content: minimum 3.8 percent for the sum of ginsenosides Rg_1 ($C_{42}H_{72}O_{14}$, $2H_2O$; *Mr* 837) and Rb_1 ($C_{54}H_{92}O_{23}$, $3H_2O$; *Mr* 1163) (dried drug).

IDENTIFICATION

A. The primary root is conical, subconical or cylindrical, up to 6 cm long and 4 cm in diameter. The outer surface, showing shallow transverse striations and secondary root scars, is brownishgrey or yellowish- grey. The aerial stem scar is surrounded by warty protuberances at the crown. The texture of the root is compact. The fracture is smooth, shiny, brownish-grey and shows a yellowish-grey ring (cambial zone) and many radial striations.

B. Reduce to a powder (355) (*2.9.12*). The powder is light yellowish-grey. Examine under a microscope using *chloral hydrate solution R*. The powder shows the following diagnostic characters: abundant fragments of thin-walled parenchymatous cells; fragments of secretory canals containing yellowish-brown resin; rare lignified vessels about 30 μm in diameter, reticulate or pitted; rare cork fragments. Examine under a microscope using a 50 percent *V/V* solution of *glycerol R*. The starch granules, often deformed, are very abundant, single or in groups of 2-3, and 1-10 μm in diameter.

C. Examine the chromatogram obtained in the test for *Panax ginseng* or *Panax quinquefolium*. *Results*: see below the sequence of zones present in the chromatograms obtained with the reference solution and the test solution. Furthermore, other faint zones may be present in the chromatogram obtained with the test solution.

Top of the plate	
	A violet zone (at the solvent front)
	A violet zone
Arbutin: a brown zone	
	A violet zone (ginsenosides $Rg_1 + Rg_2$)
	A violet zones
	A faint violet zones
Aescin: a grey zone	A violet zone
	Several violet and greenish zones
Reference solution	Test solution

Figure 5-15　Thin-layer chromatography of notoginsotng

TESTS

Panax ginseng or *Panax quinque folium*. Thin-layer chromatography (*2.2.27*).

Test solution. To 1.0 g of the powdered herbal drug (355) (*2.9.12*) add 10 mL of a 70 percent *V/V* solution of *methanol R* and boil under a reflux condenser for 15 min. Filter after cooling and dilute to 10.0 mL with *methanol R*.

Reference solution. Dissolve 5.0 mg of *aescin R* and 5.0 mg of *arbutin R* in 1 mL of *methanol R*.

Plate: *TLC silica gel plate R* (5~40 μm) [or *TLC silica gel plate R* (2~10 μm],

Mobile phase: *ethyl acetate R*, *water R*, *butanol R* (25 : 50 : 100 *V/V/V*); allow to stand for 10 min and use the upper layer.

Application：20 μL, as bands of 15 mm [or 4 μL, of the test solution and 2 μL of the reference solution, as bands of 8 mm].

Development：in an unsaturated tank, over a path of 10 cm [or 5 cm].

Drying：in air for 30 min.

Detection：spray with *anisaldehyde solution R* and heat at 105−110 ℃ for 5−10 min; examine in daylight.

Results：in the chromatogram obtained with the test solution, the absence of a violet zone immediately above the zone due to arbutin in the chromatogram obtained with the reference solution suggests the presence of *Panax ginseng*; in the chromatogram obtained with the test solution, the presence of a brown zone immediately below the violet zone due to the ginsenosides Rg_1 + Rg_2 suggests the presence of *Panax quinquefolium*.

Loss on drying (*2.2.32*)：maximum 12.0 percent, determined on 1.000 g of the powdered herbal drug (355) (*2.9.12*) by drying in an oven at 105 ℃ for 2 h.

Total ash (*2.4.16*)：maximum 6.0 percent.

Ash insoluble in hydrochloric acid (*2.8.1*)：maximum 1.0 percent.

ASSAY

Liquid chromatography (*2.2.29*)

Test solution. Reduce about 50 g to a powder (355) (*2.9.12*). Place 0.250 g of the powdered herbal drug and 70 mL of a 50 percent *V/V* solution of *methanol R* in a 250 mL round−bottomed flask. After adding a few grains of pumice, boil on a water-bath under a reflux condenser for 1 h. After cooling, centrifuge and collect the supernatant. Treat the residue as described above. Mix the collected liquids and evaporate to dryness under reduced pressure at a temperature not exceeding 60 ℃. Take up the residue with 10.0 mL of a buffer solution, adjusted to pH 4.5, containing 3.5 g of *sodium dihydrogen phosphate R* and 7.2 g of *potassium dihydrogen phosphate R* in 1 000 mL of *water R* (solution A). Wash a cartridge containing about 0.36 g of *octadecylsilyl silica gel for chromatography R* with 5 mL of *methanol R* followed by 20 mL of *water for chromatography R*. Apply 5.0 mL of solution A to the cartridge. Elute with 20 mL of *water for chromatography R*, followed by 15 mL of a 30 percent *V/V* solution of *methanol R*. Discard the eluates after confirming that no ginsenosides are present, otherwise repeat the assay with another type of cartridge. Elute the cartridge with 20 mL of *methanol R* and evaporate the eluate to dryness. Take up the residue with 5.0 mL of *methanol R*.

Reference solution. Dissolve 3.0 mg of *ginsenoside Rb_1 R*, 3.0 mg of *ginsenoside Rg_1 R* and 3.0 mg of *ginsenoside Rf R* in *methanol R* and dilute to 5.0 mL with the same solvent.

Column：

− *size*：*l* = 0.10 m, Ø = 4.6 mm;

− *stationary phase*：*aminopropylsilyl silica gel for chromatography R* (3 μm).

Mobile phase：

－ *mobile phase A*：*acetonitrile R*；

－ *mobile phase B*：*water for chromatography R*；

Table 5-32

Time min	Mobile phase A (percent V/V)	Mobile phase B (percent V/V)
0 -14	90	10
14 - 18	90→80	10→20
18 - 55	80	20

Flow rate：2 mL/min.

Detection：spectrophotometer at 203 nm. *Injection*：20 μL.

System suitability：reference solution：

－*resolution*：minimum 3.0 between the peaks due to ginsenosides Rf and Rg_1.

Calculate the sum of the percentage contents of ginsenosides Rb_1 and Rg_1 using the following expression：

$$\frac{A_1 \times m_2 \times 2 \times p_1}{m_1 \times A_3} + \frac{A_2 \times m_2 \times 2 \times p_2}{m_1 \times A_4}$$

A_1 = area of the peak due to ginsenoside Rb_1 in the chromatogram obtained with the test solution；

A_2 = area of the peak due to ginsenoside Rg_1 in the chromatogram obtained with the test solution；

A_3 = area of the peak due to ginsenoside Rb_1 in the chromatogram obtained with the reference solution；

A_4 = area of the peak due to ginsenoside Rg_1 in the chromatogram obtained with the reference solution；

m_1 = mass of the dried drug to be examined，in grams；

m_2 = mass of *ginsenoside Rb_1 R* in the reference solution，in grams；

m_3 = mass of *ginsenoside Rg_1 R* in the reference solution，in grams；

p_1 = percentage content of ginsenoside Rb_1 in *ginsenoside Rb_1 R*；

p_2 =percentage content of ginsenoside Rg_1 in *ginsenoside Rg_1 R*.

（三）《韩国药典》中人参质量标准

Ginseng

Ginseng Radix

Ginseng is the root of *Panax ginseng* C. A. Meyer（Araliaceae），from which rootlets and cork layer has been removed. Ginseng contains not less than 0.10 % of ginsenoside Rg_1

($C_{42}H_{72}O_{14}$: 801. 01) and not less than 0. 20 % of ginsenoside Rb_1 ($C_{54}H_{92}O_{32}$: 1109. 29), calculated on the dried basis.

Description Ginseng is thin and long cylindrical roots, often branching 2 to 5 lateral roots from the middle. Ginseng is 5 cm to 20 cm in length, main root, 5 mm to 30 mm in diameter: External surface is pale yellow-brown to pale grayish brown, with longitudinal wrinkles and scars of rootlets, sometimes with curved crown and with short remains of rhizome. Fractured surface is practically flat, light yellow-brown, and brown in the neighborhood of the cambium. Under amicroscope, atransverse section reveals thin-walled parenchyma cell containing filled withstarch grains, and cortex is scattered secret vessels filled with yellow to yellow-red secretion. Aggregate crystal of calcium oxalate is observed in parenchyrna cell of phloem. Ginseng has acharacteristic odor and taste, at first slightly sweet, followed by a slight bitterness.

Identification (1) On a section of Ginseng, add dillute iodine TS drop-wise: a dark blue color is produced on the surface.

(2) Weigh 2 g of pulverized Ginseng, add 20 mL of methanol heat under a reflux condenser in awater-bath for 15 minutes, cool, filter, and use the filtrate as the test solution. Separately, weigh 1 mg of Ginsenoside Rg_1 RS, add 1 mL of methanol and use this solution as the standard solution. Perform the test with the test solution and the standard solution as directed under the Thin-layer Chromatography. Spot 10 μL each of the test solution and the standard solution on a plate of silica gel for thin-layer chromatography. Develop the plate with the lower layer of a mixture of ethyl acetate, methanol, and water (14 : 5 : 4) to a distance of about 10. 0 cm, and air-dry the plate. Spray evenly sulfuric acid TS for spray on the plate, and heat at 105 ℃ for 10 minutes: one of the spots from the test solution and the spot from the standard solution show the same color and the same Rf value.

Purity (1) *Foreign matter* The: amount of the stems and other foreign matter contained in Ginseng is not more than 2. 0 %.

(2) Heavy metals- (i) Lead: Not more than 5 ppm.

(ii) Arsenic : Not more than 3 ppm.

(iii) Mercury: Not more than 0. 2 ppm.

(iv) Cadmium: Not more than 0. 3 ppm.

(3) *Residual pesticides*-Proceed with Ginseng as directed in "Dried Ginseng" in [Attachment 5] MRLs for Ginseng in KFDA Notice "Standards and Specifications for Food."

(4) *Sulfur dioxide*-Not more than 30 ppm.

Loss on Drying Not more than 15. 0 % (6 hours)

Ash Not more than 5 %

Extract Content *Diluteethanol-soluble extract-Not less than* 14. 0 %.

Assay (1) *Ginsenoside*; Rg_1-Weigh accurately about 1. 0 g of pulverized Ginseng, put in a glass-stoppered centrifuge tube, add 30 mL of diluted methanol (3 in 5), shake for 15 minutes, centrifuge, and separate the supernatant liquid. Repeat the procedure with the residue using 15 mL of diluted methanol (3 in 5), combine the supernatant liquids, and add diluted methanol (3 in 5) to make exactly 50 mL. Pipet 10mL of this solution, add 3 mL of dilute sodium hydroxide TS, allow to stand for 30 minutes, add 3 mL of 0.1 mol/L hydrochloric acid TS and diluted methanol (3 in 5) to make exactly 20 mL, and use this solution as the sample solution. Separately, weigh accurately about 10 mg of Ginsenoside Rg_1 RS (previously dried in a silica gel desiccator for 24 hours), dissolve in diluted methanol (3 in 5) to make exactly 100 mL. and use this solution as the standard solution. Perform the test with exactly 10 mL each of the sample solution and standard sollution as directed under Liquid Chromatography according to the following conditions, and determine the peak areas, A_T and A_S, of ginsenoside Rg_1.

Amount (mg) of ginsenoide Rg_1 ($C_{42}H_{72}O_{14}$)

$$= \text{amount (mg) of Ginsenoide } Rg_1 \text{ RS} \times \frac{A_T}{As}$$

Operating conditions

Detector: An ultraviolet absorption photometer (wave length: 203 nm).

Column: A stainless steel column 4.6 mm in internal diameter and 15 cm in length, packed with octadecylsilyl silica gel for liquid chromatography (5 μm in particle diameter).

Column temperature: A constant temperature of about 30 ℃

Mobile phase: A mixture of water and acetonitrile (4 : 1).

Flow rate: Adjust the flow rate so that the retention time of ginsenoside Rg_1 is about 25 minutes.

System suitability

System performance: Dissolve 1 mg each of ginsenoside Rg_1 RS and ginsenoside Re in diluted methanol (3 in 5) to make 10 mL. When the procedure is run with 10 mL of this solution under the above operating conditions, ginsenoside Rg_1 and ginsenoside Re are eluted in this order with the resolution between these peaks being not less than 1.5.

System repeatability: When the test is repeated 6 times with 10 mL each of the standard solution under the above operating conditions. the relative standard deviation of the peak area of ginsenoside Rg_1 is not more than. 1.5 %.

(2) *Ginsenoside Rb₁* —Use the sample solution obtained in (1) as the sample solution. Separately. weigh accurately about 10 mg of ginsenoside Rb_1 RS (previously dried in a silica gel desiccator for 24 hours) dissolve in dilmted methanol (3 in 5) to make exactly 100 mL., and use this solution as the standard solution. Perform the test with exactly 10 mL each of the sample solution and standard solution as directed under Liquid Chromatography according to the following conditions, and determine the peak areas, A_T and A_S, of ginsenoside Rb_1

Amount（mg）of ginsenoide Rb_1（$C_{42}H_{72}O_{14}$）

$$= \text{amount（mg）of Ginsenoide } Rb_1 \text{ RS} \times \frac{A_T}{As}$$

Operating conditions：

Detector：An ultraviolet absorption photometer（wavelength：203 nm）.

Column：A stainless steel column 4.6 mm in internal diameter and 15 cm in length, packed with ootadecylsi1yl silica gel for liquid chromatography（5 μm in particle diameter）.

Column temperature：A constant temperature of about 40 ℃.

Mobile phase：A mixture ofwater and acetonitrile（7：3）.

Flow rate：Adjust the flow rate so that the retention time of ginsenoside Rb_1 is about 20 minutes.

System suitability

System performance：Dissolve 1 mg each of ginsenoside Rb_1 RS and ginsenoside Rc in diluted methanol（3 in 5）to make 10 mL., When the procedure is run with 10 mL of this solution under the above operating conditions, ginsenoside Rb_1 and ginsenoside Rc are eluted in this order with the resolution between these peaks：being not less than 3.

System repeatability：When the test is repeated 6 times with 10 mL each of the standard solution under the above operating conditions, the relative standard deviation of the peak area of ginsenoside Rb_1 is not more than 1.5 %

Containers and Storage *Containers-Well-closed* containers.

（四）《日本药典》中人参质量标准

Ginseng

Ginseng Radix

ニンジン

Ginseng is the root of *Panax ginseng* C. A. Meyer（*Panax schinseng* Nees）（*Araliaceae*）, from which rootlets have been removed, or the root that has been quickly passed throu gh hot water.

It contains not less than 0.10% of ginsenoside Rg_1（$C_{42}H_{72}O_{14}$：801.01）and not less than 0.20% of ginsenoside Rb_1（$C_{54}H_{92}O_{23}$：1109.29）, calculated on the basis of dried material.

Description　Thin and long cylindrical to fusiform root, often branching 2 to 5 lateral roots from the middle; 5−20 cm in length, main root 0.5−3 cm in diameter; externally light yellow − brown to light grayish brown, with longitudinal wrinkles and scars of rootlets; sometimes crown somewhat constricted and with short remains of rhizome; fractured surface practically flat, light yellow−brown in color, and brown in the neighborhood of the cambium.

Odor, characteristic; taste, at first slightly sweet, followed by a slight bitterness.

Identification (1) On a section of Ginseng add dilute iodine TS dropwise: a dark blue color is produced on the surface.

(2) To 2. 0 g of pulverized Ginseng add 10 mL of water and 10 mL of 1−butanol, shake for 15 minutes, centrifuge, and use the supernatant liquid as the sample solution. Separately, dissolve 1 mg of ginsenoside Rg₁ for thin−layer chromatography in 1 mL of methanol, and use this solution as the standard solution. Perform the test with these solutions as directed under Thin−layer Chromato graphy <*2. 03*>. Spot 5 µL of the sample solution and 2 µL of the standard solution on a plate of silica gel for thin−layer chromatography. Develop the plate with a mixture of ethyl acetate, methanol and water (14 : 5 : 4) to a distance of about 10 cm, and air−dry the plate. Spray evenly vanillin−sulfuric acid−ehanol TS for spraying on the plate, and heat at 105 ℃ for 10 minutes: one of the spot among the several spots from the sample solution has the same color tone and Rf value with the spot from the standard solution.

Purity (1) Heavy metals <*1. 07*>. Proceed with 1. 0 g of pulverized Ginseng according to Method 4, and perform the test. Prepare the control solution with 1. 5 mL of Standard Lead Solution (not more than 15 ppm).

(2) Arsenic <*1. 11*>. Prepare the test solution with 1. 0 g of pulverized Ginseng according to Method 4, and perform the test (not more than 2 ppm).

(3) Foreign matter <*5. 01*>. The amount of stems and other foreign matter contained in Ginseng does not exceed 2. 0%.

(4) Total BHC's and total DDT's <*5. 01*>. Not more than 0. 2 ppm, respectively.

Loss on drying <*5. 01*> Not more than 14. 0% (6 hours).

Total ash <*5. 01*> Not more than 4. 2%.

Extract content <*5. 01*> Dilute ethanol−soluble extract: not less than 14. 0%.

Assay (1) Ginsenoside Rg₁. Weigh accurately about 1. 0 g of pulverized Ginseng, put in a glass−stoppered centrifuge tube, add 30 mL of diluted methanol (3 in 5), shake for 15 minutes, centrifuge, and separate the supernatant liquid. Repeat the procedure with the residue using 15 mL of diluted methanol (3 in 5), combine the supernatant liquids, and add diluted methanol (3 in 5) to make exactly 50 mL. Pipet 10 mL of this solution, add 3 mL of dilute sodium hydroxide TS, allow to stand for 30 minutes, add 3 mL of 0. 1 mol/L hydrochloric acid TS and diluted methanol (3 in 5) to make exactly 20 mL, and use this solution as the sample solution. Separately, weigh accurately about 10 mg of Ginsenoside Rg₁ RS (previously determine the water), dissolve in diluted methanol (3 in 5) to make exactly 100 mL, and use this solution as the standard solution. Perform the test with exactly 10 mL each of the sample solution and standard solution as directed under Liquid Chromatography < *2. 01* > according to the following conditions, and determine the peak areas, A_T and A_S, of ginsenoside Rg₁.

Amount (mg) of ginsenoside Rg₁ ($C_{42}H_{72}O_{14}$)

$= M_S \times A_T / A_S$

M_S: Amount (mg) of Ginsenoside Rg_1 RS, calculated on the anhydrous basis

Operating conditions—

Detector: An ultraviolet absorption photometer (wavelength: 203 nm).

Column: A stainless steel column 4.6 mm in inside diameter and 15 cm in length, packed with octadecylsilanized silica gel for liquid chromatography (5 μm in particle diameter).

Column temperature: A constant temperature of about 30 ℃.

Mobile phase: A mixture of water and acetonitrile (4 : 1).

Flow rate: Adjust the flow rate so that the retention time of ginsenoside Rg_1 is about 25 minutes.

System suitability: System performance: Dissolve 1 mg each of Ginsenoside Rg_1 RS and ginsenoside Re in diluted methanol (3 in 5) to make 10 mL. When the procedure is run with 10 mL of this solution under the above operating conditions, ginsenoside Rg_1 and ginsenoside Re are eluted in this order with the resolution between these peaks being not less than 1.5.

System repeatability: When the test is repeated 6 times with 10 mL of the standard solution under the above operating conditions, the relative standard deviation of the peak area of ginsenoside Rg_1 is not more than 1.5%.

(2) Ginsenoside Rb_1. Use the sample solution obtained in (1) as the sample solution. Separately, weigh accurately about 10 mg of Ginsenoside Rb_1 RS (previously determine the water), dissolve in diluted methanol (3 in 5) to make exactly 100 mL, and use this solution as the standard solution. Perform the test with exactly 10 mL each of the sample solution and standard solution as directed under Liquid Chromatography <*2.01*> according to the following conditions, and determine the peak areas, A_T and A_S, of ginsenoside Rb_1.

Amount (mg) of ginsenoside Rb_1 ($C_{54}H_{92}O_{23}$)

$= M_S \times A_T / A_S$

M_S: Amount (mg) of Ginsenoside Rb_1 RS, calculated on the anhydrous basis

Operating conditions

Detector: An ultraviolet absorption photometer (wavelength: 203 nm).

Column: A stainless steel column 4.6 mm in insidediameter and 15 cm in length, packed with octadecylsilanized silica gel for liquid chromatography (5 μm in particle diameter).

Column temperature: A constant temperature of about 40 ℃.

Mobile phase: A mixture of water and acetonitrile (7 : 3).

Flow rate: Adjust the flow rate so that the retention time of ginsenoside Rb_1 is about 20 minutes.

System suitability—

System performance: Dissolve 1 mg each of Ginsenoside Rb_1 RS and ginsenoside Rc in diluted methanol (3 in 5) to make 10 mL. When the procedure is run with 10 mL of this solution under the above operating conditions, ginsenoside Rb_1 and ginsenoside Rc are eluted in this order with the resolution between these peaks being not less than 3.

System repeatability: When the test is repeated 6 times with 10 mL of the standard solution under the above operating conditions, the relative standard deviation of the peak area of ginsenoside Rb_1 is not more than 1.5%.

Containers and storage Containers-Well-closed containers.

附录 2　课题组发表的相关论文

1. Yubin Xu, Deqiang Dou＊, Xiaoku Ran, Chunyan Liu, Jing Chen. Inte grative analysis of proteomics and metabolomics of anaphylactoidreaction induced by Xuesaitong injection. Journal of Chromatography A, 2015, 1416, 103-111.

2. 刘春琰, 窦德强. 血塞通注射液对人血清补体系统影响的体外研究. 辽宁中医杂志, 2015, 42（4）：808-810.

3. 徐旭, 于绍成, 窦德强. 园参与林下山参对小鼠免疫功能影响的比较. 人参研究, 2014, 26（4）：2-4.

4. 曲扬, 乔铁, 周志勋, 窦德强. 不同参龄的石柱林下山参外观形态及 7 种主要人参皂苷的含量测定. 中华中医药学刊, 2014, 32（9）：2198-2200.

5. Zhang Jian-Kui, Gao Rui, Dou De-Qiang, Kang Ting-Guo. The ginsenosides and carbohydrate profiles of ginsen gcultivated under mountainous forest. Pharmacognosy Ma gazine, 2013, 9（36）：38-43.

6. 肖航, 项峥, 窦德强. RBL-2H3 细胞评价血塞通注射剂致敏模型的建立. 中成药 2013, 35（11）：2502-2505.

7. Na Guo, Mingtao Liu, Dawei Yang, Ying Huang, Xiaohong Niu, Ruifan Wu, Ying Liu, Guizhi Ma and Deqiang Dou. Quantitative LC-MS/MS analysis of seven ginsenosides and three aconitum alkaloids inShen-Fu decoction. Chemistry Central Journal, 2013, 7：165

8. Zheng Xiang, Tie Qiao, Hang Xiao, Ting-Guo Kang, Deqiang Dou, Haibo Li, Haixue Kuang. The Anaphylactoid Constituents in Xue-Sai-Tong Injection. Planta Med, 2013, 79（12）：1043-1050.

9. 张建逵, 高睿, 康廷国, 窦德强, 王谷强. 西洋参鲜品与干品蛋白质、维生素 C、维生素 E、挥发油成分及超氧化物歧化酶活性的比较. 中国实验方剂学杂志, 2013, 19（8）：102-106.

10. Na Guo, Keyume Ablajan, Bin Fan, Han Yan, Youhua Yu, Deqiang Dou, Simultaneous determination of seven ginsenosides in Du Shen Tang decoction by rapid resolution liquid chromato graphy（RRLC）coupled with tandem mass spectrometry. Food Chem, 2013, 141（4）：4046-4050.

11. Zheng Xiang, Jia Lv, Zhixun Zhou, Yingying Li, Deqiang Dou＊ and Jinming Zhao. Two new dammarane-type saponins from leaves of Panax quinquefolium Natural Product Research, 2013, 27（14）：1271‒1276.

12. Hong-Yan Pan, Yang Qu, Jian-Kui Zhang, Ting-Guo Kang, and De-Qiang Dou＊. Antioxidant activity of ginseng cultivated under mountainous forest with different growing years. Journal of Ginseng Research, 2013, 37（3）：355-360.

13. 张建逵，高睿，窦德强，康廷国. 酶解3，5-二硝基水杨酸（DNS）比色法测定人参中果胶的含量. 中国药学杂志，2013，48（8）：589-592.

14. 肖航，项峥，张剑锋，窦德强. 血塞通注射液致红细胞异常溶血与微量元素相关性研究. 辽宁中医药大学学报，2013，15（6）：59-60.

15. 张建逵，高睿，窦德强，康廷国. 林下山参质量标准研究. 中华中医药学刊，2013，31（5）：1185-1187.

16. 李冀，项峥，窦德强. 一测多评法测定几种人参产品中人参皂苷的含量. 人参研究，2012，98（4）：2-7.

17. 刘霞，项峥，肖航，张剑锋，李德伟，窦德强. 半数溶血量测定在含皂苷类中药复方注射剂致溶血反应预警中的作用. 药物不良反应杂志，2012，14（5）：286-289.

18. 项峥，张剑锋，肖航，窦德强. 血塞通注射液致动物急性过敏反应研究. 中国现代应用药学研究，2012，29（9）：767-771.

19. 张建逵，康廷国，窦德强. 林下山参和园参无机元素的聚类分析和主成分分析. 中草药，2012，43（9）：1835-1840.

20. 张永刚，贾超，张建逵，刘凤云，窦德强. 林下山参、生晒参和池底参中有机氯类农药残留量比较. 辽宁中医药大学学报，2012，14（6）：224-228.

21. Deqiang Dou, Ting guo Kang, Jiankui Zhang. Systematic studies on Panax ginseng. Pharmaceutical Biology，2012，50（2）：551.

22. Ting guo Kang, Deqiang Dou. Systematic studies on arctii fructus. Pharmaceutical Biology，2012，50（2）：566.

23. 项峥，张剑锋，何凡，李德伟，肖航，窦德强. 半数溶血量测定在血塞通注射液所致溶血不良反应预警中的作用. 药物不良反应杂志，2012，14（1）：15-19.

24. 李东薇，窦德强. 原人参三醇组皂苷和人参皂苷-Re对MPP+诱导的SH-SY5Y细胞损伤的保护作用. 神经药理学报，2011，1（5）：1-7.

25. 李东薇，窦德强. 人参防治帕金森病的研究进展，2011，1（4）：55-64.

26. Dou De-Qiang, Xiang Zheng, Yang Guang, Zhang Jian-Feng, Qiu Ying-Kun, Yang Jing-Xian, Kang Ting-Guo. Prediagnostic methods for the hemolysis of herbal medicine injection. Journal of Ethnopharmacology，2011，138（2）：445-450.

27. Zhou Zhi-Xun, Qu Yang, Dou De-Qiang, Liu Feng-Yun, Huo Yu-Shu and Jiao Fu-Bai. The ginsenoside profile of ginseng cultivated under mountainous forest. Journal of Medicinal Plants Research，2011，5（3）：410-419.

28. 王谷强，吴海峰，窦德强，张建逵. 石柱林下山参规范化生产操作规程. 中国现代中药，2011，13（2）：13-19.

29. 张剑峰，项峥，窦德强. 血塞通注射液溶血检测方法研究. 中国现代中药，2011，13（1）：34-38.

30. Dou DQ, Xiang Z, Xu WQ, Chen GR, He F. Ginseng Research. Planta Medica, 2010, 76: 524.

31. 周志勋, 窦德强, 赵河新. 不同季节林下山参人参皂苷的动态累积变化及规律. 人参研究, 2010, 88 (2): 12-18.

32. Ying-Kun Qiu, De-Qiang Dou, Li-Ping Cai, Hai-Ping Jiang, Ting-Guo Kang, Bing-You Yang, Hai-Xue Kuang, Michael ZC Li. Dammarane-type saponins from Panax quinquefolium and their inhibition activity on human breast cancer MCF-7 cells. Fitoterapia, 2009, 80: 219 – 222.

33. 荆淑芹, 姜海平, 刘凤云, 窦德强. 生晒参红参林下参中 7 种人参皂苷含量的比较. 中华中医药学刊, 2009, 27 (1): 207-209.

34. 杨光, 项峥, 康廷国, 窦德强, 程大任. 人参皂苷溶血测定的实验条件研究. 辽宁中医药大学学报, 2008, 10 (6): 190-191.

35. Hai-Ping Jiang, Ying-Kun Qiu, Da-Ren Cheng, Ting-Guo Kang, De-Qiang Dou. Structure elucidation and complete NMR spectral assi gnments of two new dammarane-type tetra glycosides from Panax quinquefolium. Ma gnetic Resonance in Chemistry, 2008, 46: 786-790.

36. 姜海平, 窦德强, 荆淑琴, 刘凤云. 林下山参的人参皂苷含量分析和指纹图谱研究. 中国现代中药, 2008, 10 (4): 12-15.

37. 徐晶, 窦德强. 人参的质量标准研究. 中国现代中药, 2008, 10 (3): 21-24.

38. 姜海平, 刘凤云, 窦德强, 李景辉. 林下山参规范化生产标准操作规程 (试行). 中国现代中药, 2007, 9 (10): 34-38.

39. 程大任, 付锐, 窦德强, 康廷国. 人参皂苷溶血和抗溶血作用研究. 中国现代中药, 2007, 9 (4): 19-23.

40. Xiao-Mian ZHOU, Ying-Lin CAO, and De-Qiang DOU. Protective Effect of Ginsenoside-Re a gainst Cerebral Ischemia/Reperfusion Damage in Rats. Biol. Pharm. Bull, 2006 29 (12) 2502-2505.

41. 江海鹏, 窦德强, 郭娜, 裴玉萍, 陈英杰. 加拿大产西洋参根中的两个 C_{20} 侧链变化的达玛烷型人参皂苷. 中国现代中药, 2006, 8 (7): 12-14.

42. Deqiang DOU, Wei LI, Na GUO, Rui FU, Yuping PEI, Kazuo KOIKE and Tamotsu NIKAIDO, Ginsenoside Rg_8, a new dammarane-type triterpenoid saponin from roots of Panax quinquefolium. Chem. Pharm. Bull., 2006, 54 (5): 751-753.

43. 郭娜, 付锐, 窦德强. 加拿大产西洋参的化学成分研究. 中国药物化学杂志, 2006, 16 (3): 172-174.

44. 于君丽, 窦德强, 陈晓红, 杨红振, 胡晓燕, 程桂芳. 人参皂苷-Ro 促进小鼠脾细胞增殖及调节小鼠脾细胞 Th1/Th2 细胞因子的产生. 药学学报, 2005, 40 (4): 332-336.

45. 窦德强，陶佳颐，付文卫. HSCCC 法从人参总皂苷中分离制备人参皂苷 Re 与 Rg_1. 中药研究与信息，2005，7（2）：15-16.

46. Yu JL, Dou DQ, Chen XH, Yang HZ, Guo N, Cheng GF. Protopanaxatriol-type ginsenosides differentially modulate type 1 and type 2 cytokines production from murine splenocytes. Planta Medica, 2005, 71: 202-207.

47. Jun-li YU, De-qiang DOU, Xiao-hong CHEN, Hong-zhen YANG, Na GUO, Gui-fang CHENG. Immunoenhancing activity of protopanaxatriol-type ginsenosides-F3 in murine spleen cells. Acta Pharmacol Sin, 2004, 25（12）：1671-1676.

48. 窦德强，仁杰，陈颖，裴玉萍，陈英杰. 商品人参根的化学成分研究. 中国中药杂志，2003，28（6）：522-524.

49. 仁杰，窦德强，赵春杰，裴玉萍，陈英杰. 高效液相色谱法测定人参提取物及其胶囊中人参皂苷 Rb_1 的含量. 人参研究，2003，15（3）：5-9.

50. Dou Deqiang, Chen Ying, Ren Jie, Pei Yuping, Chen Yingjie. Octillone-type Ginsenoside from Leaves of Panax ginseng. Journal of Chinese Pharmaceutical Sciences, 2002, 11（4）：119-121.

51. 陈英杰，窦德强，赵春杰，裴玉萍，邱峰，张有为，侯文彬，姚新生. 人参的新成分、新活性和质量规范化研究. 人参研究，2002，14（1）：2-19.

52. Dou DQ, Chen YJ, Liang LH, Pang FG, Shimizu N, Tadahiro T. Six new dammarane-type triterpene saponins from leaves of Panax ginseng. Chem. Pharm. Bull., 2001, 49（4）：442-446.

53. 张有为，窦德强，陈英杰，姚新生. 人参皂苷对人体骨肉瘤细胞 U_2OS 增殖的影响. 中草药，2001，32（3）：232-236.

54. 陈英杰，窦德强，裴玉萍，孙朋悦. 人参及其产品的质量控制. 人参研究（吉林人参研究所振兴参业技术推广研讨会），2001，S1：17-20.

55. Zhang YW, Dou DQ, Zhang L, Chen YJ, Yao XS. Effects of ginsenosides from Panax ginseng on cell-to-cell communication function mediated by gap junctions. Planta Medica, 2001（67）：417-422.

56. Dou DQ, Zhang YW, Zhang L, Chen YJ and Yao XS. The inhibitory effects of ginsenosides on protein tyrosine activation induced by hypoxia/reoxy genation in cultured human umbilical vein endothelial cells. Planta Medica, 2001, 67（1）：19-23.

57. 侯文彬，窦德强，裴玉萍，陈发奎，陈英杰. 薄层扫描法比较人参和西洋参的研究. 中草药，1999，30（7），540-541.

58. Inouc M, Wu CZ, Dou DQ, Chen YJ and Ogihara Y. Lipoprotein lipase activation by red ginseng saponins in hyperlipidemia model animals. Phytomedicine, 1999, 6（4）：257-265.

59. 窦德强，勒玲，陈英杰. 人参的化学成分及药理活性的研究进展和展望. 沈阳药科大学学报，1999，16（2）：151-156.

60. Dou DQ, Hou WB and Chen YJ. Studies on the characteristic constituents of Chinese ginseng and American ginsen g. Planta Medica, 1998, 64：585-586.

61. 窦德强，陈英杰，竹田忠弘. 自人参叶中得到的一对差向异构体的分离与鉴定. 中国药物化学杂志，1997，7（3）：202-205.

62. 窦德强，文晔，裴玉萍 等. 人参叶中减轻醋酸泼尼松副作用的活性成分研究. 中国中药杂志，1997，22（3）：174-176.

63. 窦德强，文晔，裴玉萍，陈英杰. 人参叶中微量成分的研究. 中国中药杂志，1997，22（1）：35-38.

64. De-Qiang Dou, Ying-Jie Chen, Zhi-Yun Meng, Ye Wen, Yu-Ping Pei, Sui-Xu Xu, Xin-Sheng Yao, Hiroyuki Kawai, Hideaki Fukushima, Yasunobu Murakami. Two minor saponins from leaves of Panax ginseng C. A. Meyer. Journal of Chinese Pharmaceutical Sciences (En glish edition), 1996, 5（4）：195-199.

65. 窦德强，陈英杰，马忠泽，翁敏华，文晔，裴玉萍，王志学，徐绥绪，姚新生. 人参叶化学成分研究. 中国药物化学杂志，1996，6（1）：54-55.

66. Dou DQ, Chen YJ, Ma ZZ, et al. A new minor saponin from leaves of Panax ginseng C. A. Meyer. Journal of Chinese Pharmaceutical Sciences (En glish edition), 1996, 5（1）：48-51.

67. Dou DQ, Wen Y, Pei YP. et al. Ginsenoside-Ia, A novel minor saponin from leaves of Panax ginseng. Planta Medica, 1996, 62：179-181.

68. Chen YJ, Wang HY, Xu SU, Zhang SL, Zhang BF, Liu CM, Jin ZQ, PEI YP, Qiu F, Dou DQ, Yao XS. Studies on chemical constituents of Panax ginseng and relationship between the structures of ginsenosides and their anticancer antiarrhythmicactivities. Bulletin of National Natural Science Foundation of China, 1995, 3（1）：34-35.

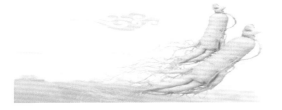

『附 图』

1. 不同生长年限人参叶的形态

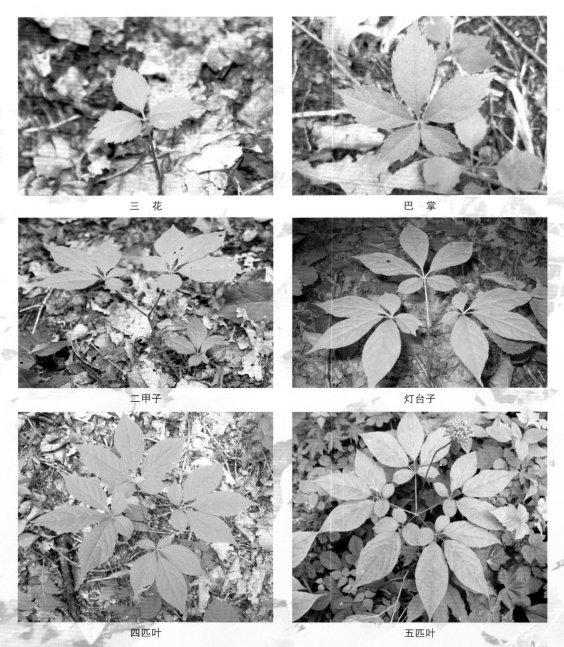

三 花 　　　　　　　　　　　　巴 掌

二甲子 　　　　　　　　　　　　灯台子

四匹叶 　　　　　　　　　　　　五匹叶

2. 形态各异的人参盆景

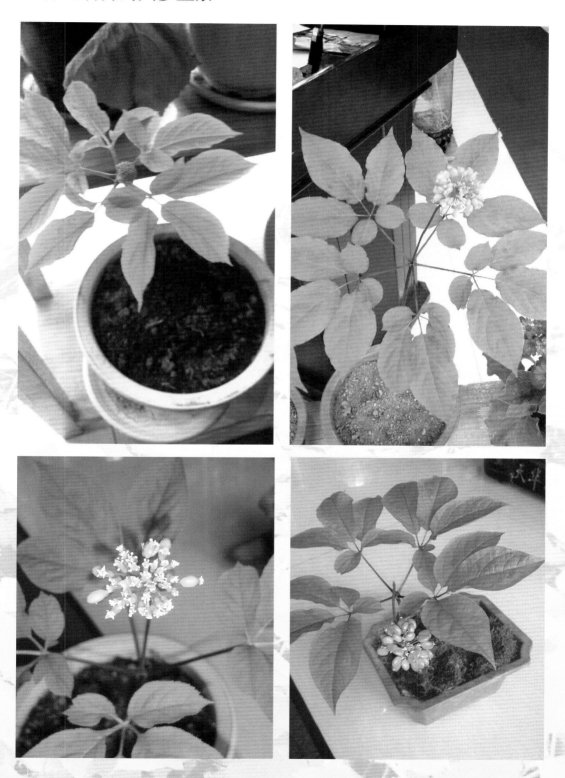

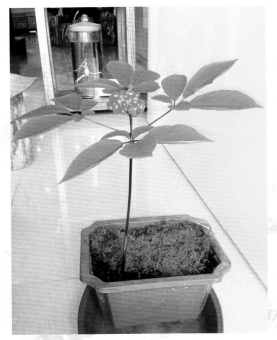

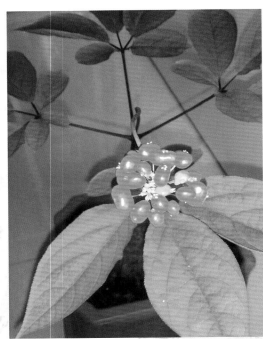

3. 人参的品系

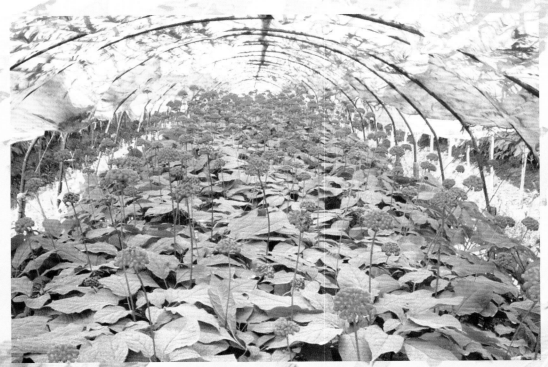

园　参

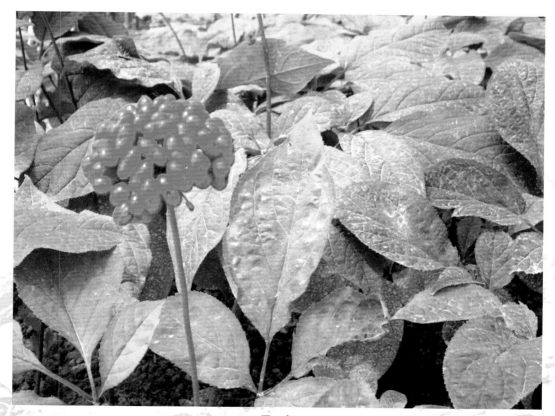

园 参

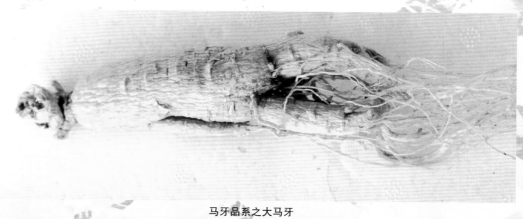

马牙品系之大马牙

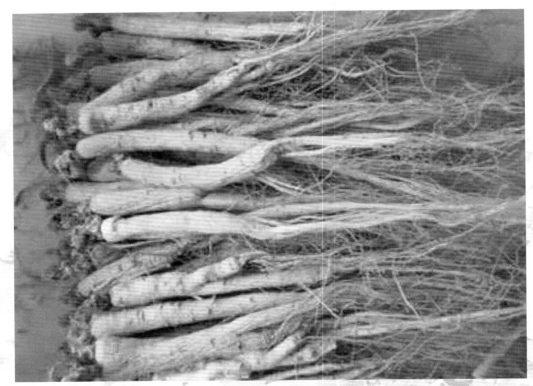

马牙品系之二马牙

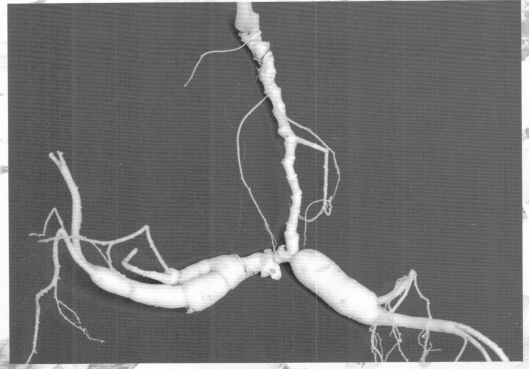

长脖品系之竹节芦

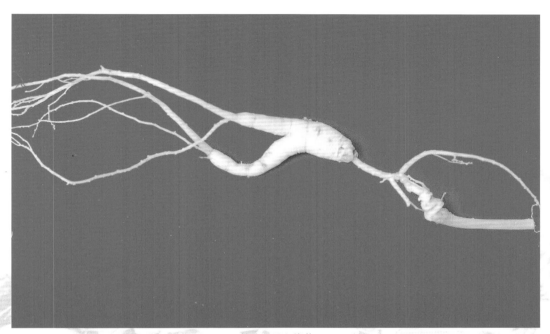

长脖品系之线芦

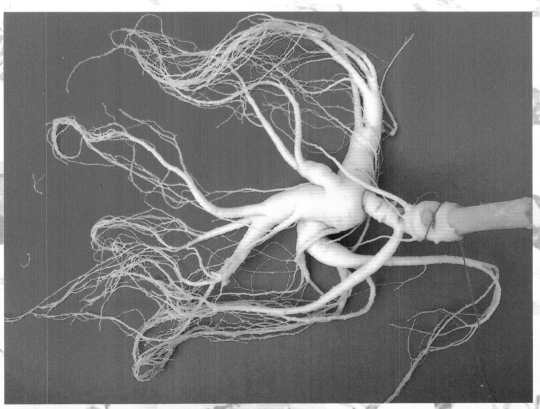

长脖品系之草芦

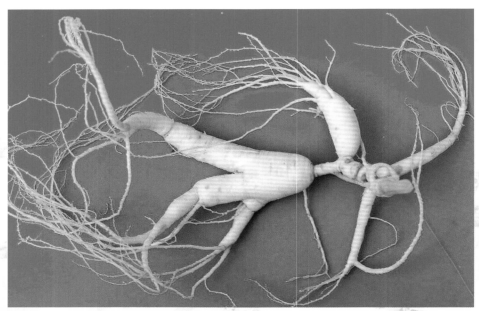

长脖品系之圆膀圆芦

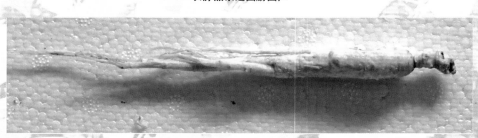

糖 参

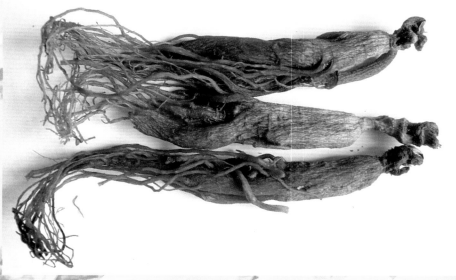

红 参

4. 山参的六体

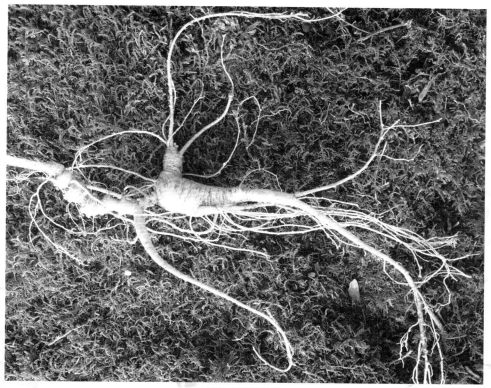

灵体中的菱角体

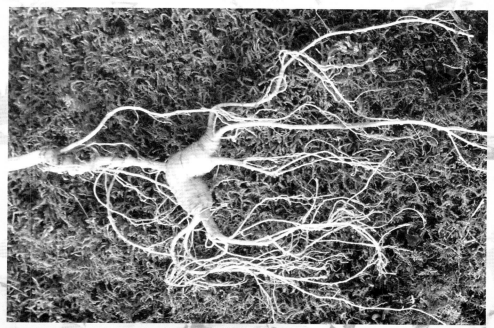

灵体中元宝体

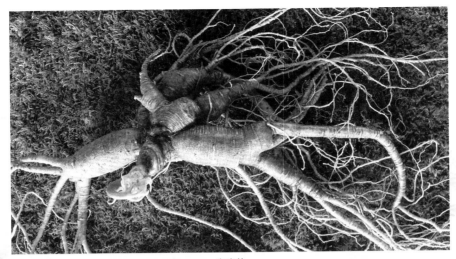

疙瘩体

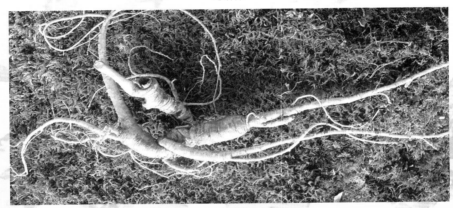

过梁体

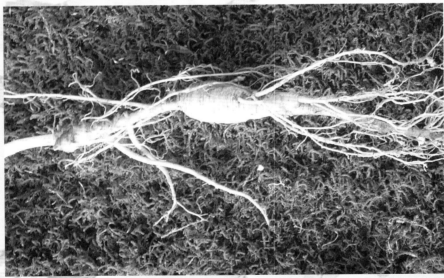

顺 体

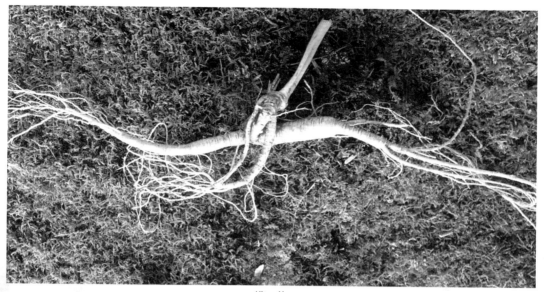

横　体

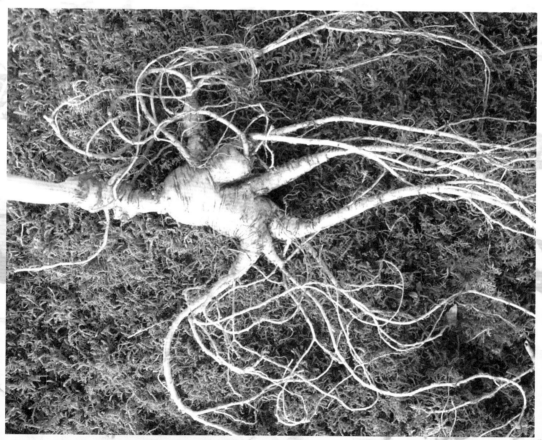

笨　体

5. 林下山参的生产

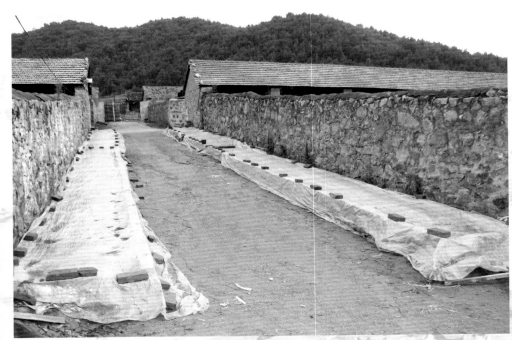

林下山参的育种 I

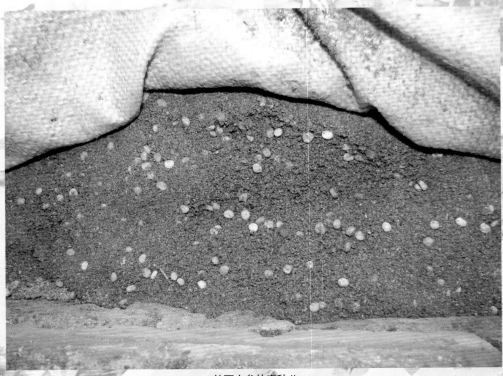

林下山参的育种 II

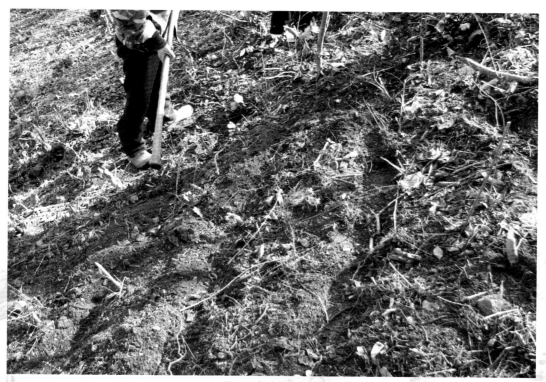

林下山参种植前整地

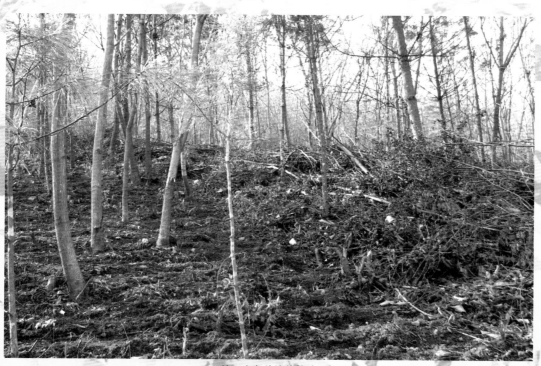

林下山参种植前整地

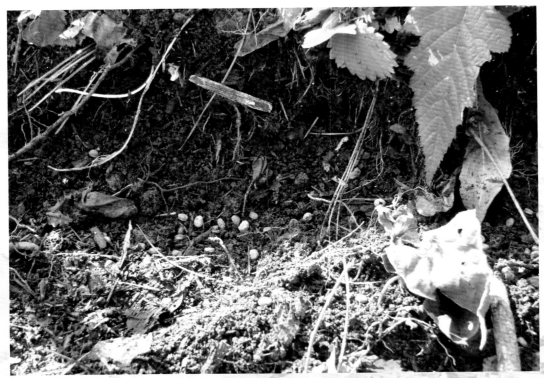

林下山参的播种

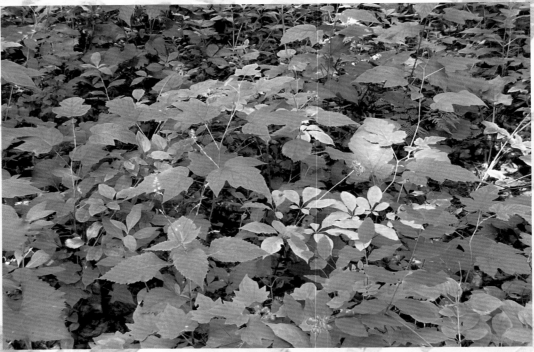

任其自然生长的林下山参

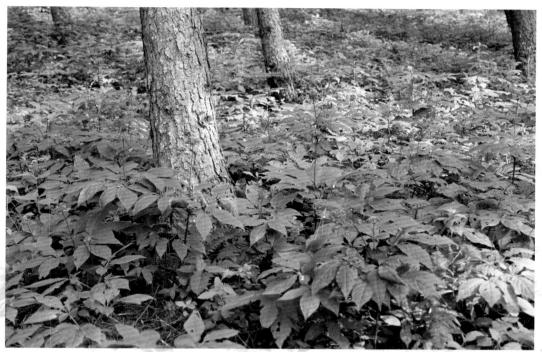

任其自然生长的林下山参

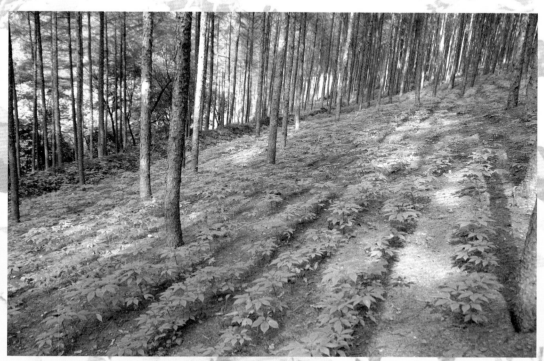

针叶林下栽种人参

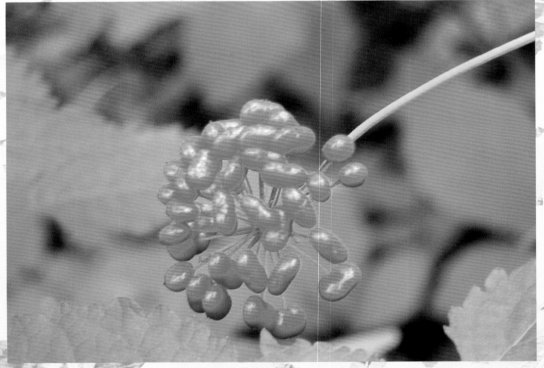

林下山参果实

林下山参果实

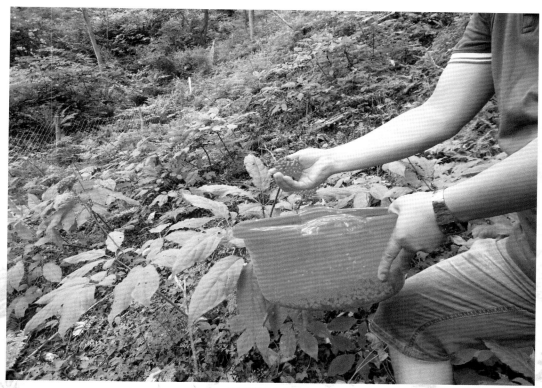

收获林下山参果实

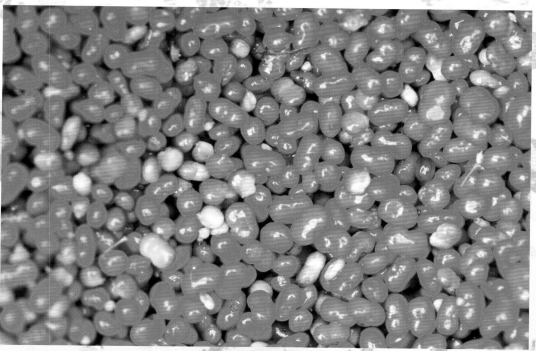

收获的果实

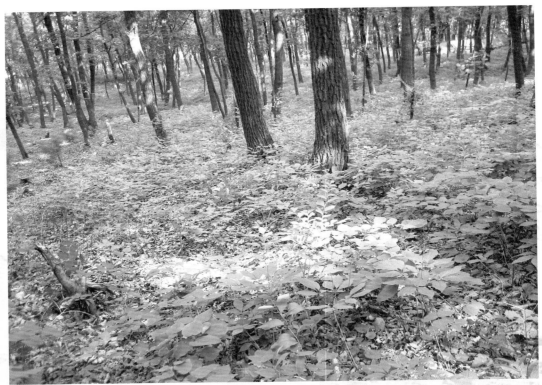

即将收获的林下山参

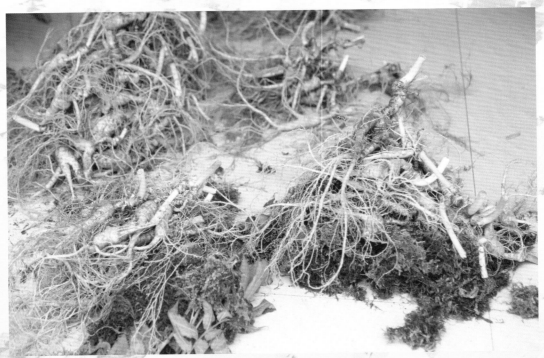

收获的林下山参

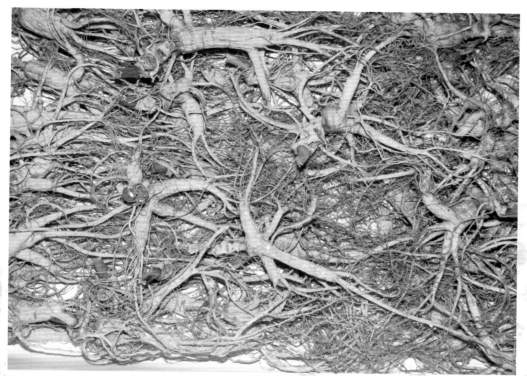

洗净后的林下山参进行干燥

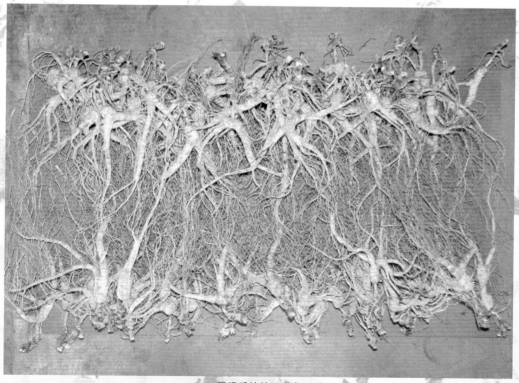

干燥后的林下山参

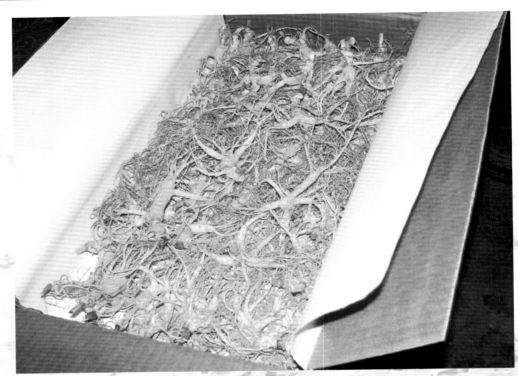

准备销售的林下山参

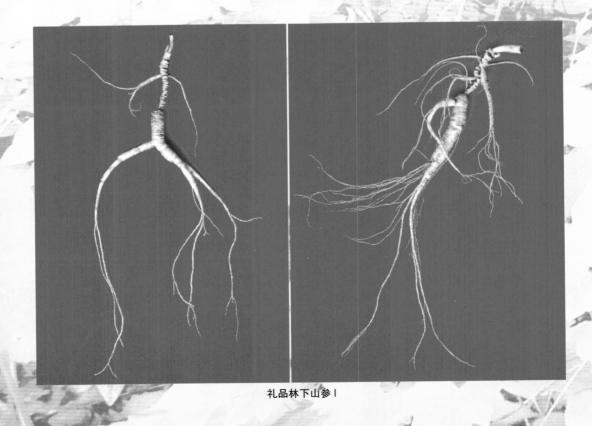

礼品林下山参Ⅰ

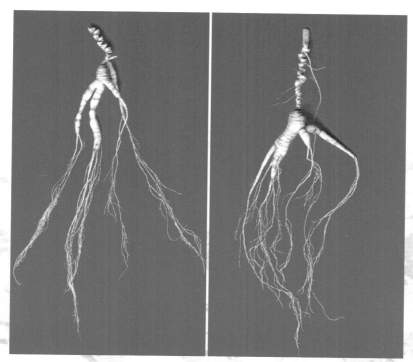

礼品林下山参 II

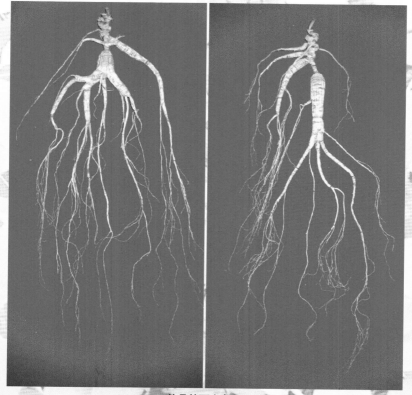

礼品林下山参 III

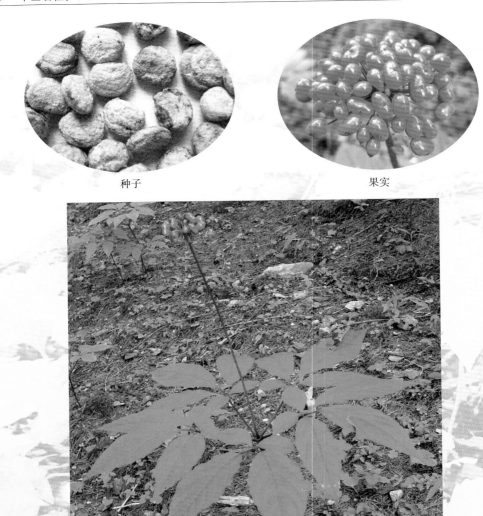

种子　　　　　　　　　　　果实

林下山参植物全株

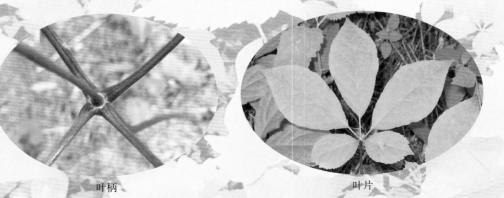

叶柄　　　　　　　　　　　叶片

林下山参植物全株及各器官形态

不同年限的全株林下山参

6. 石柱参

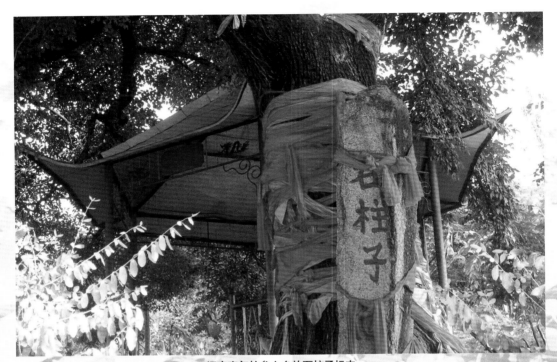

辽宁宽甸柱参之乡的石柱子标志

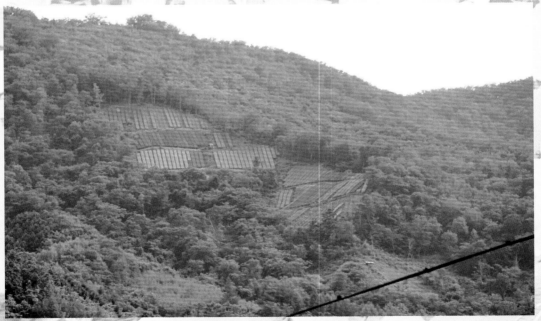

柱参种植

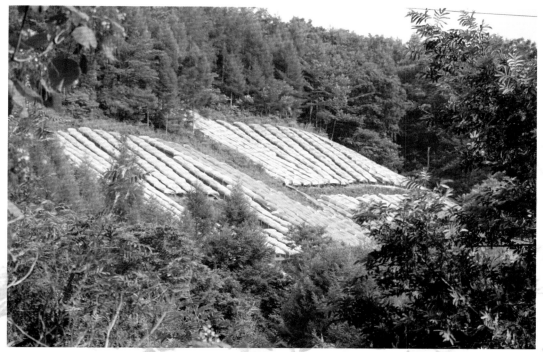

柱参种植

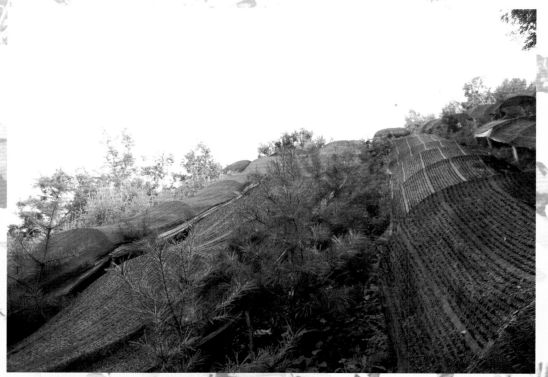

柱参种植

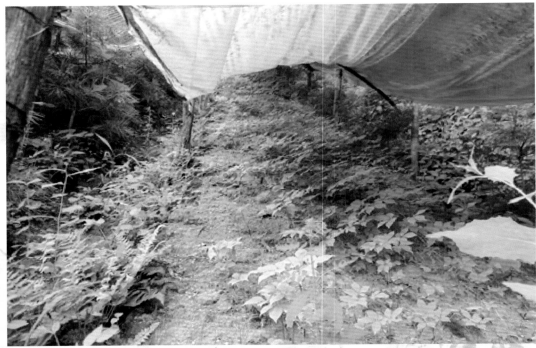

柱参种植

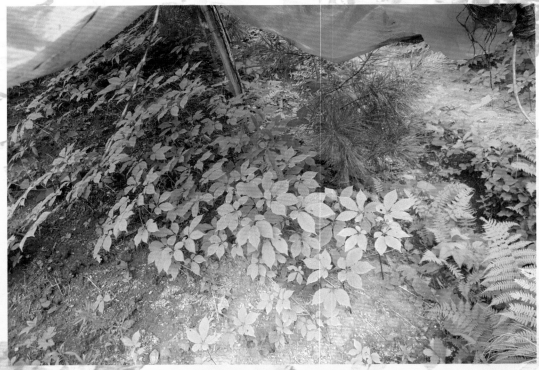

柱参种植

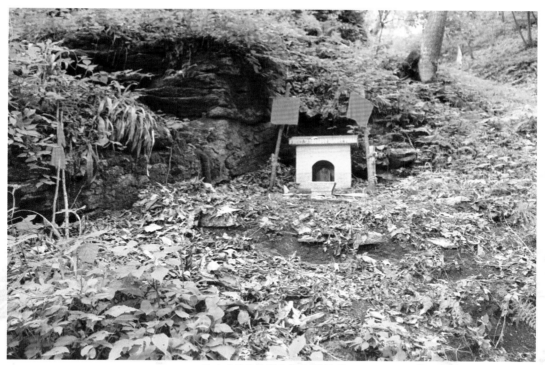

放山或收获前拜山仪式的神坛

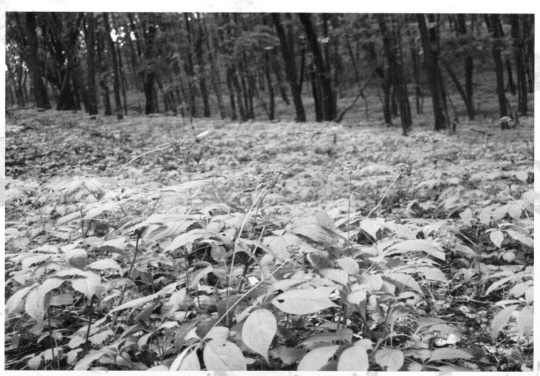

林下柱参

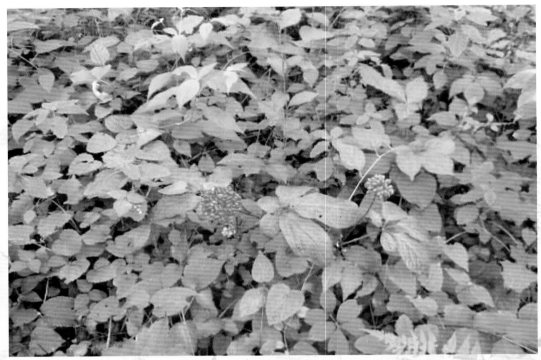

林下柱参

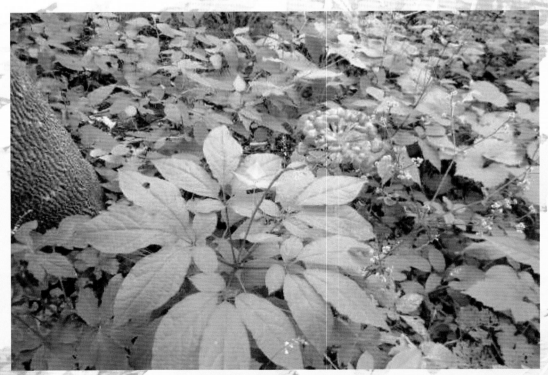

林下柱参

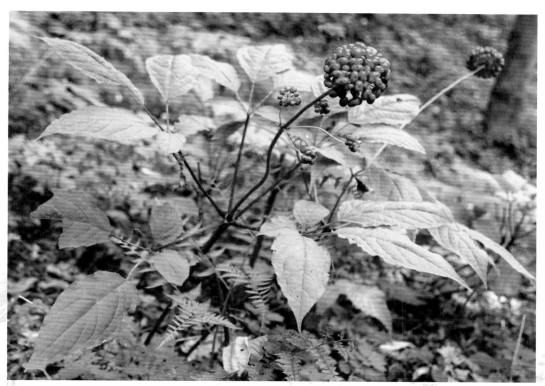

林下柱参

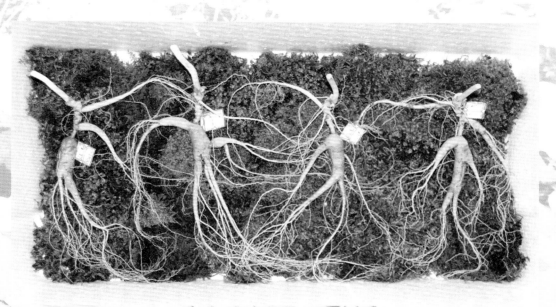

鲜食柱参产品

7. 不同栽种方式的人参

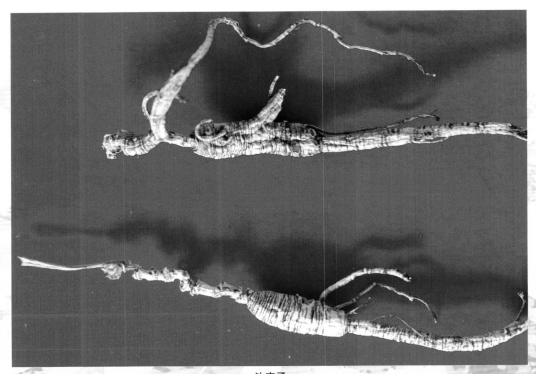

池底子

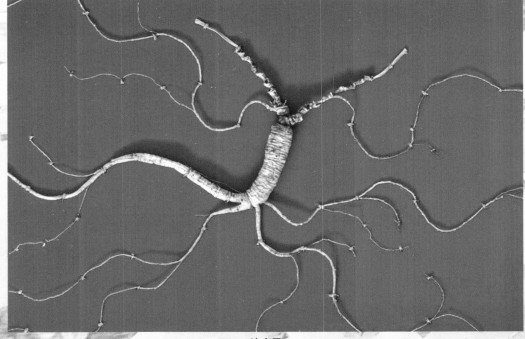

池底子

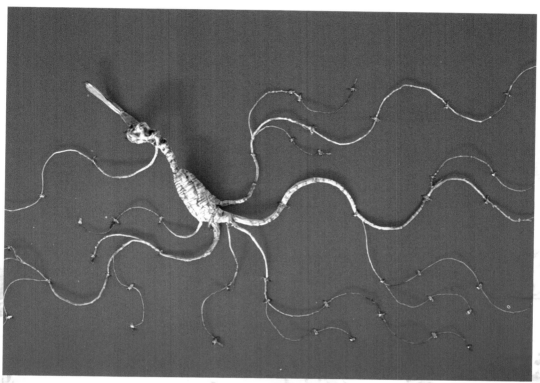

林下山参（籽货）

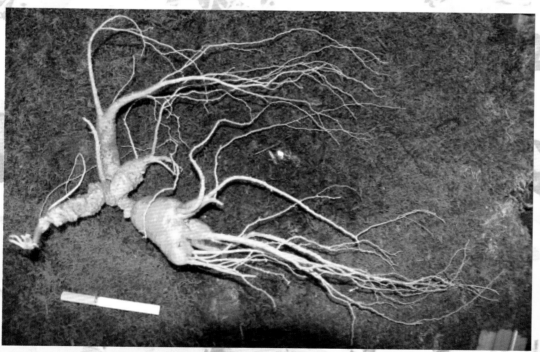

池趴

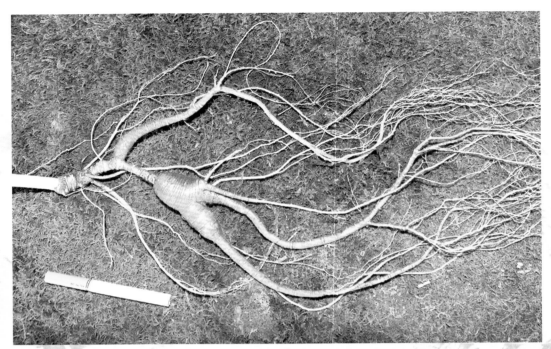

移山参

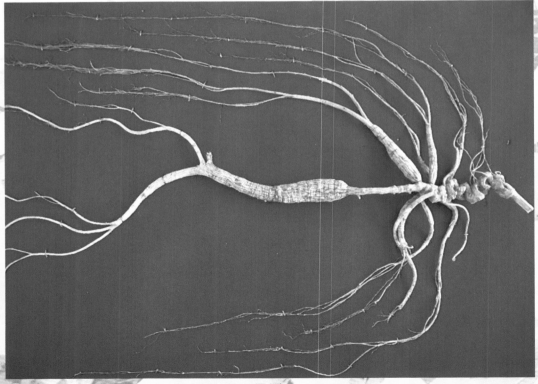

野山参

8. 平地栽种高丽参

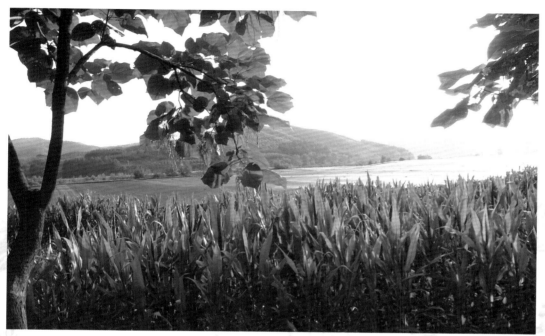

玉米地旁

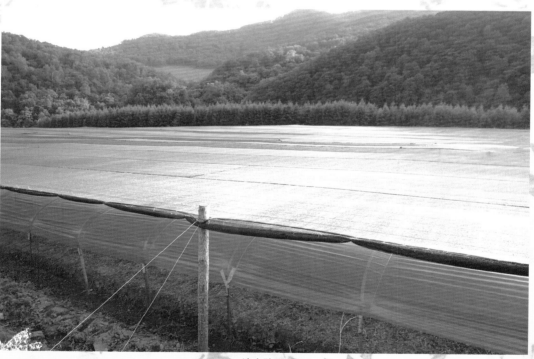

遮光防雨

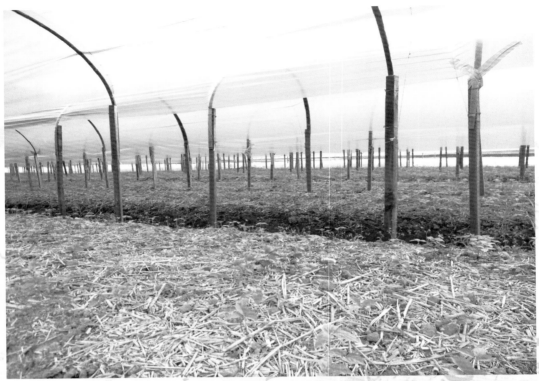

不同年限间隔开

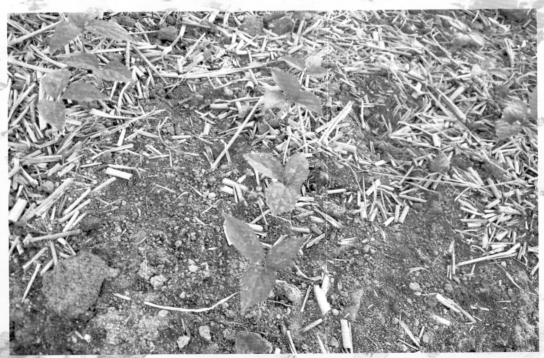

田地栽参

9. 人参食品

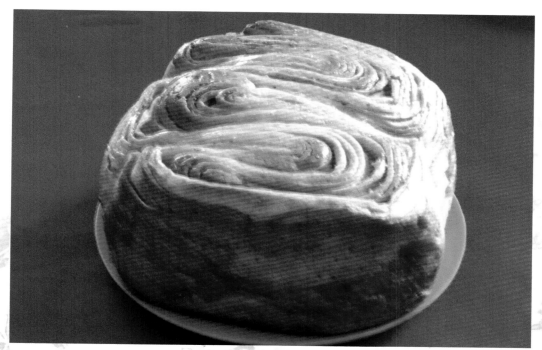

人参面包

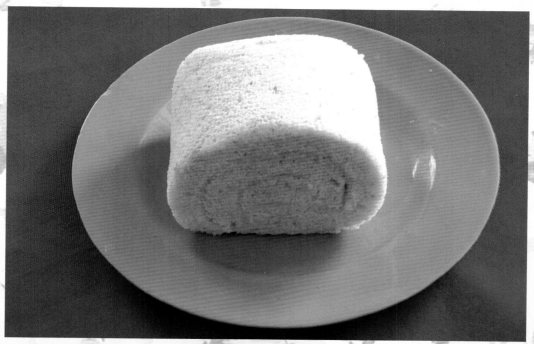

人参蜂蜜膏

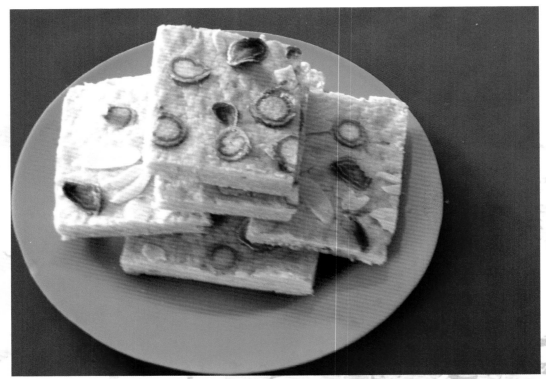

人参饼干

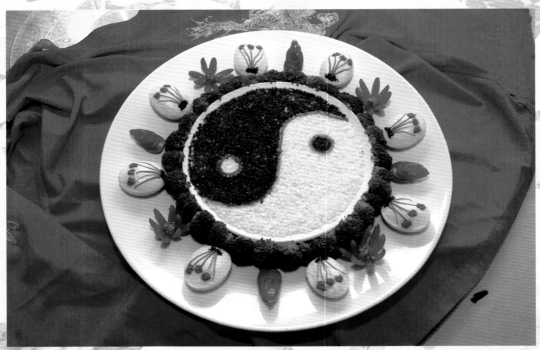

兰花人参糕

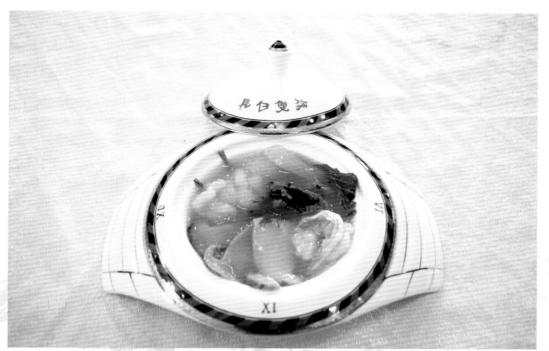

长白双珍

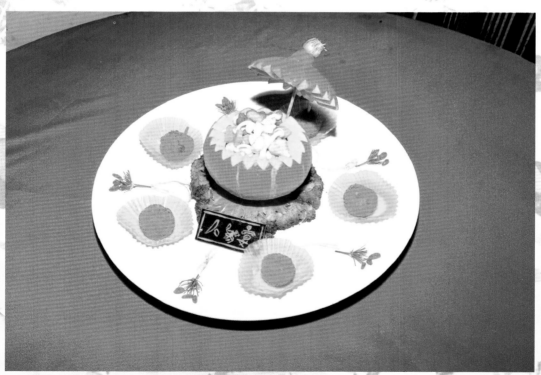

人参金中宝

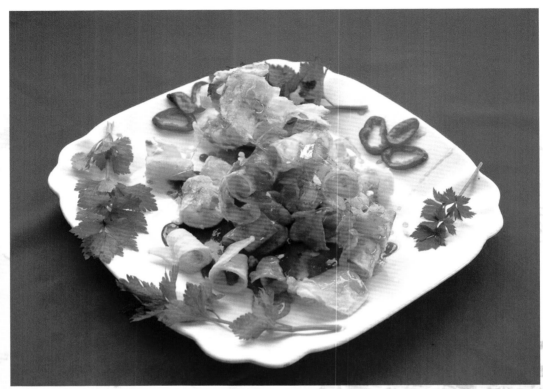

拔丝人参

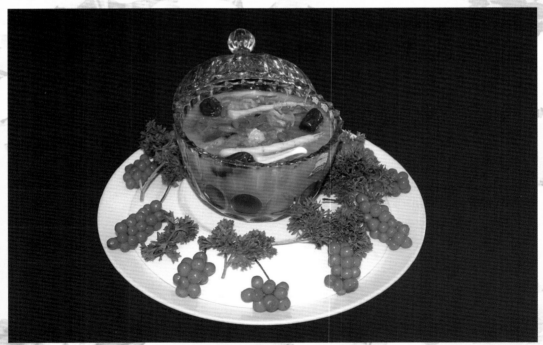

狗鞭炖人参

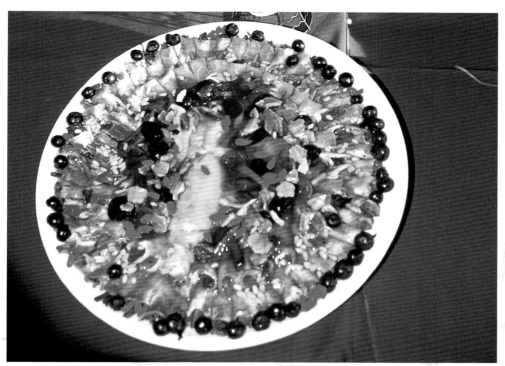

人参山珍

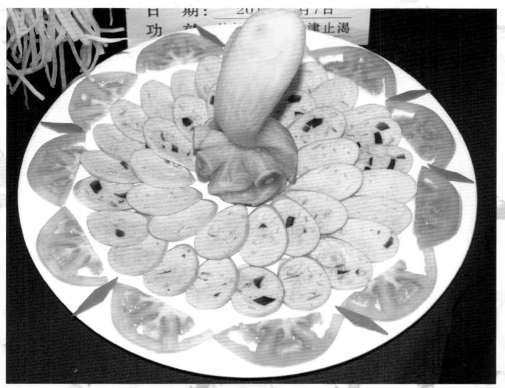

人参鱼子肠

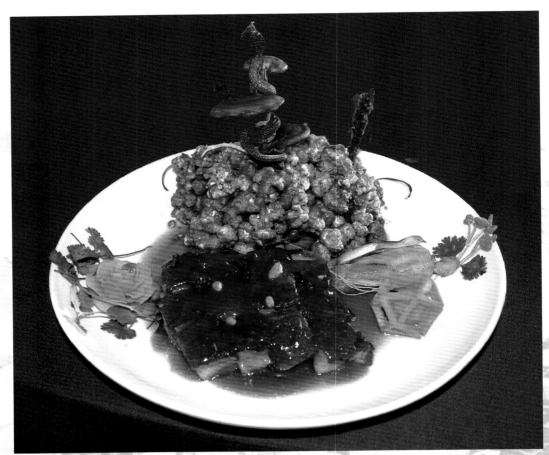

参焖万福肉

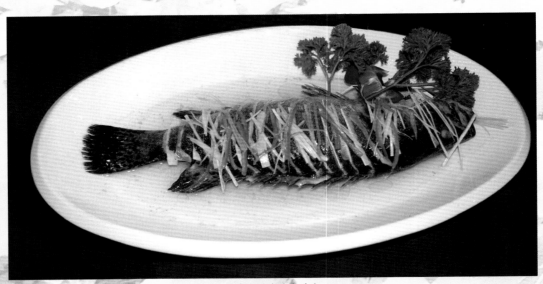

人参鱼（参在鱼腹）

10. 工艺参及伪品

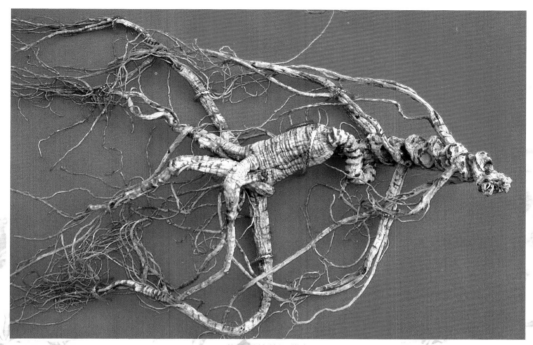

芦头拼接的工艺参

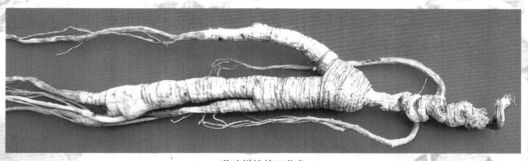

芦头拼接的工艺参

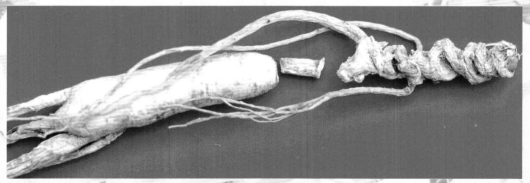

准备拼接的工艺参

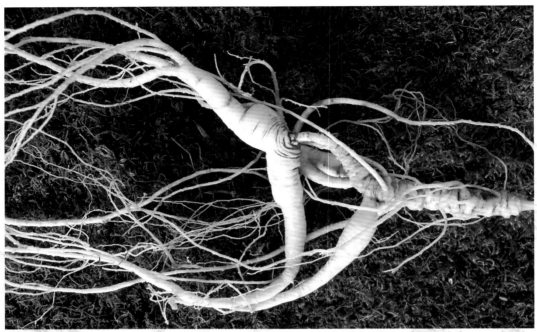

腿和芦均有拼接的工艺参

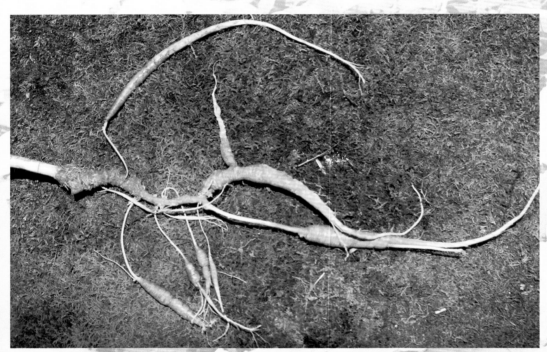

四叶参（非人参）

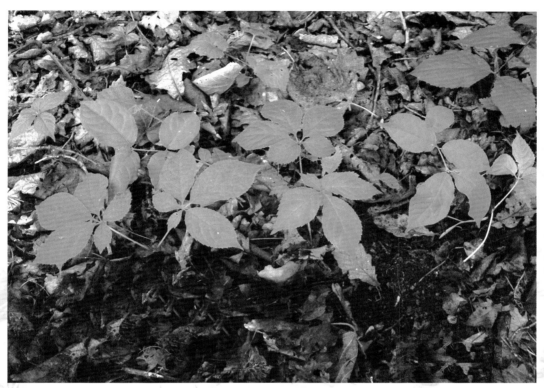

两匹叶

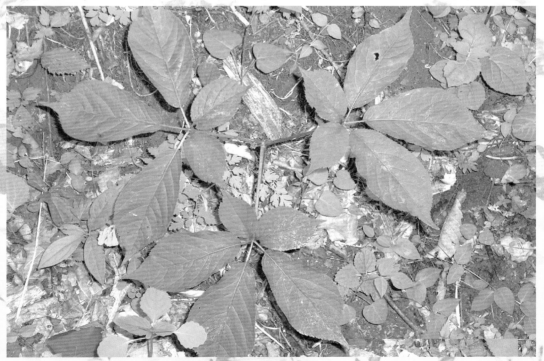

三匹叶

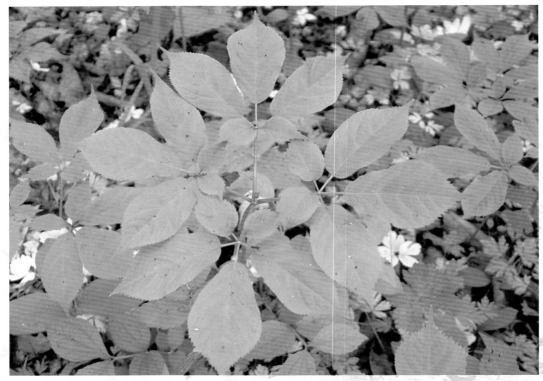

四匹叶

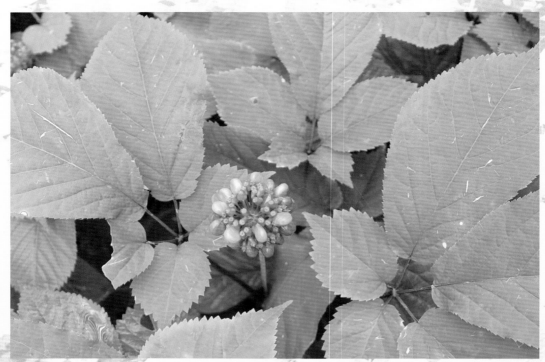

西洋参绿果及叶

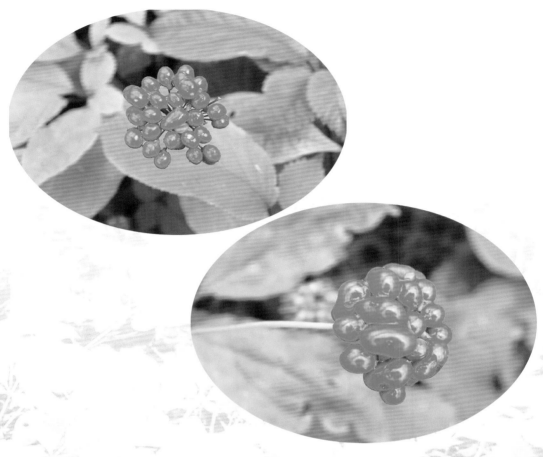

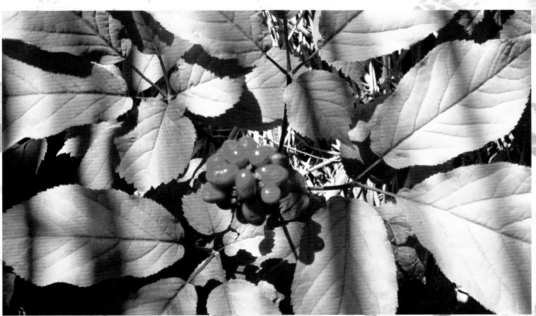

西洋参红果

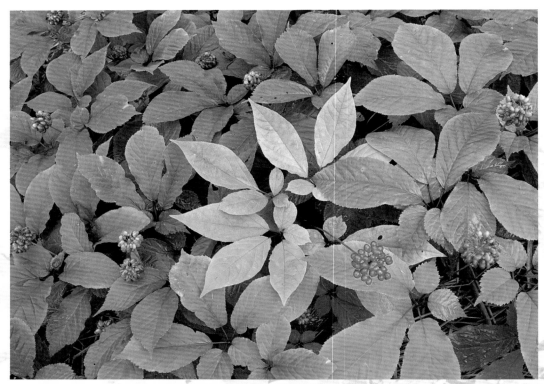

人参红果与西洋参绿果

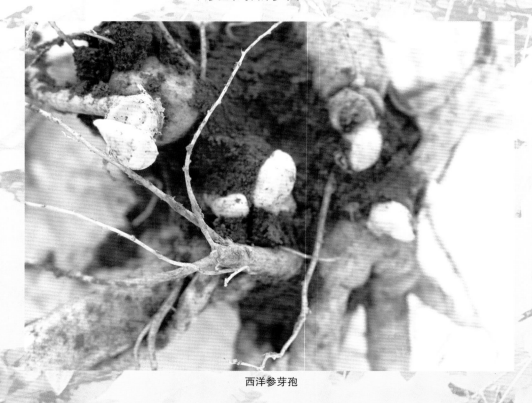

西洋参芽孢

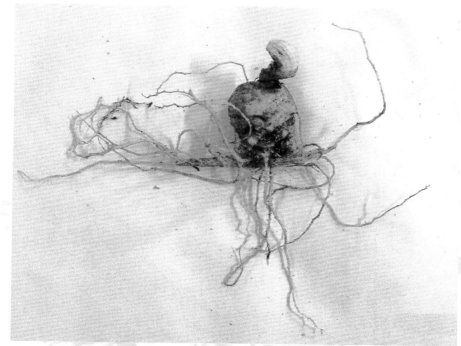

林下鲜西洋参

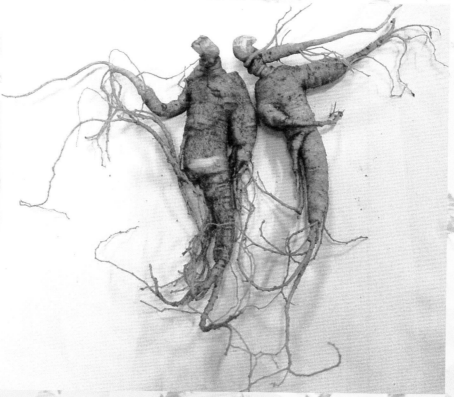

林下鲜西洋参

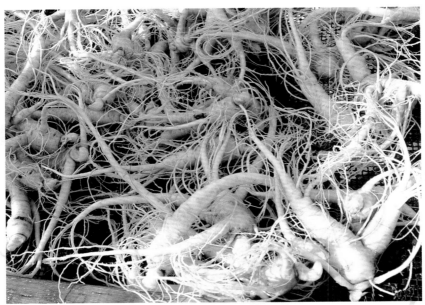

去除泥土后的西洋参

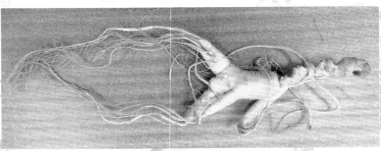

林下西洋参

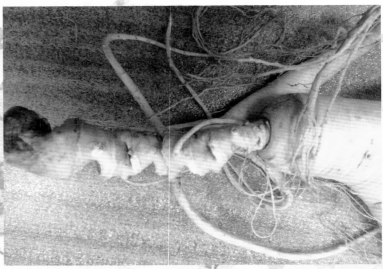

林下西洋参芦

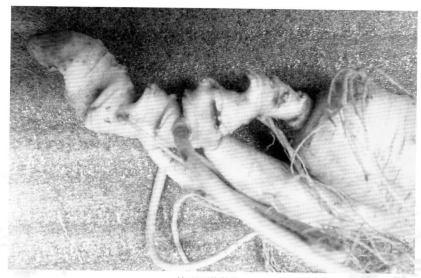

林下西洋参芦

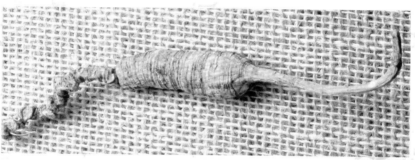

野生西洋参

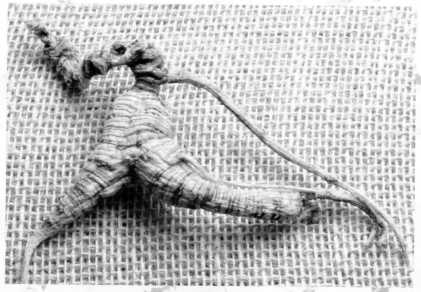

野生西洋参

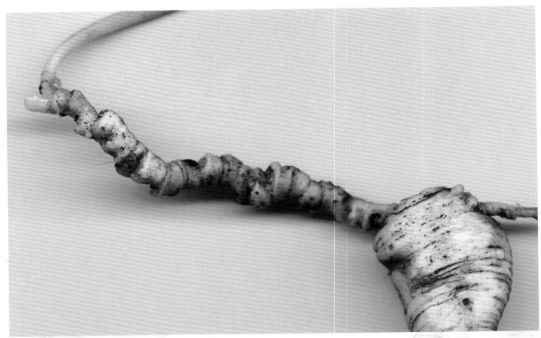

野生西洋参芦

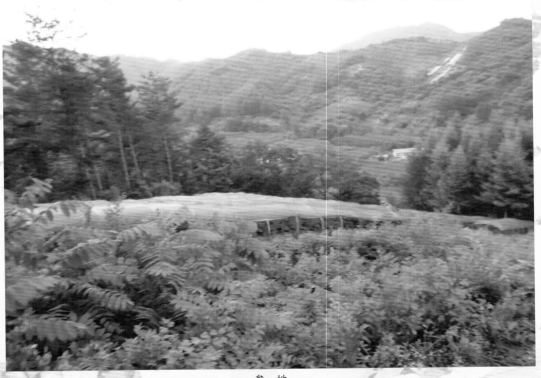

参　地

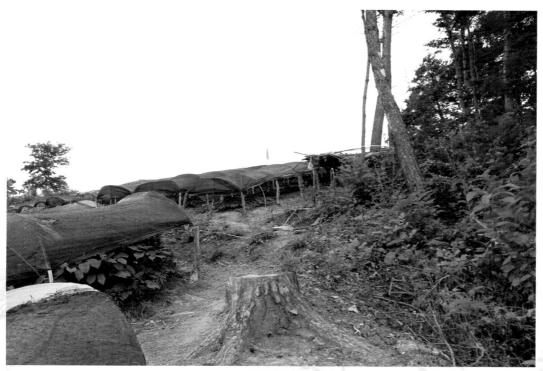

西洋参地

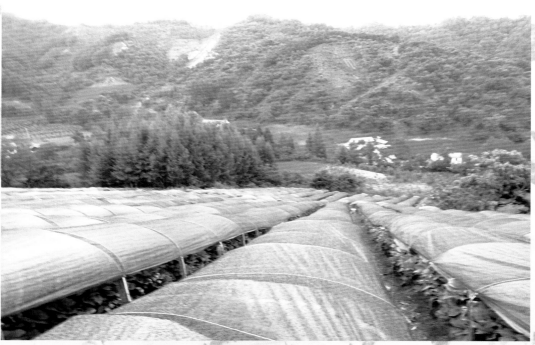

西洋参地

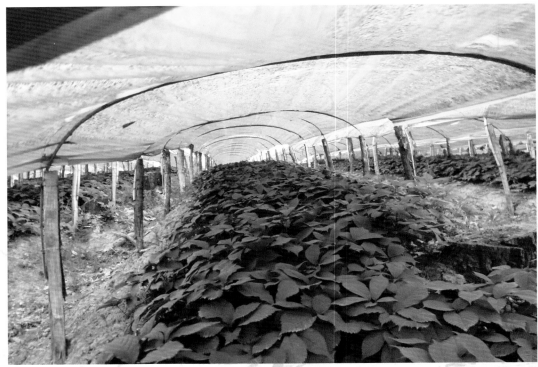

西洋参园参

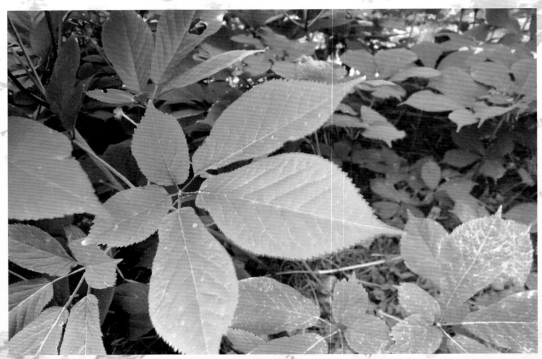

西洋参园参

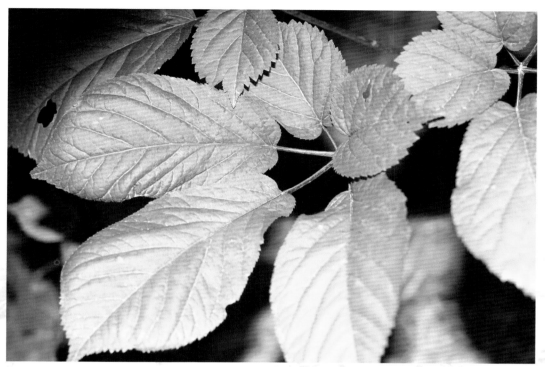

西洋参园参叶

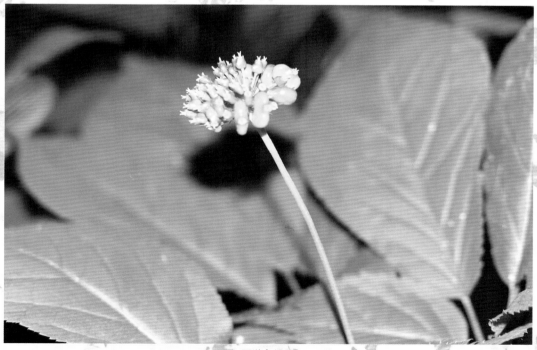

西洋参绿果

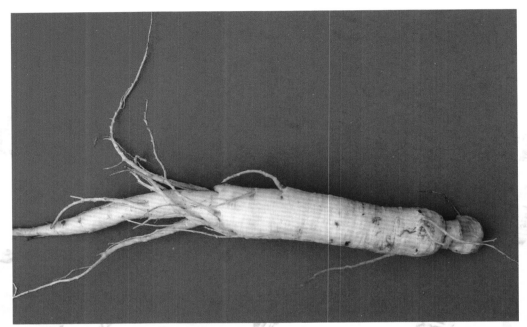

西洋参园参鲜货

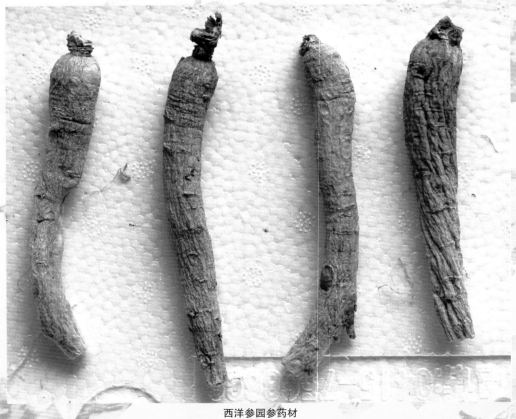

西洋参园参药材

11. 三七

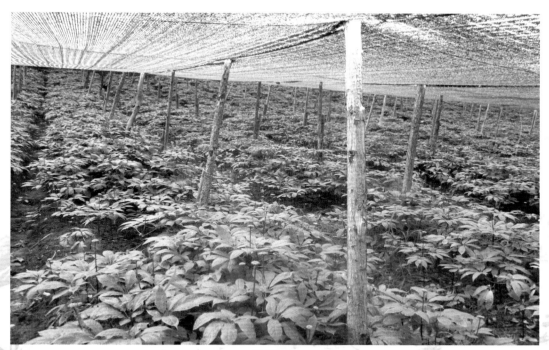

栽培三七

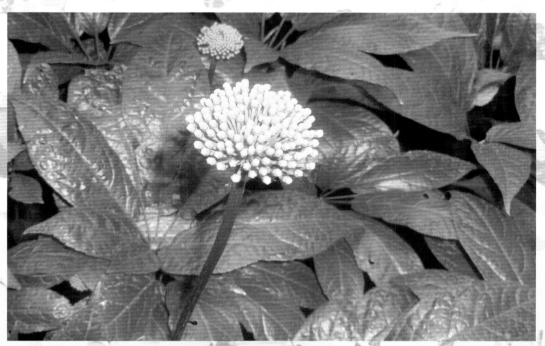

三七花蕾

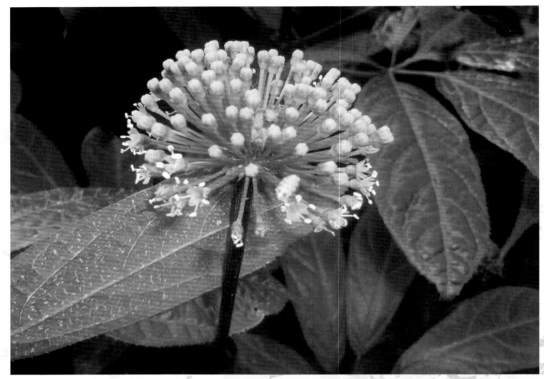

三七花蕾与花

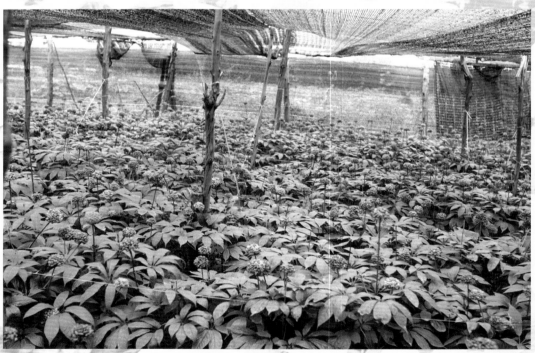

栽培三七

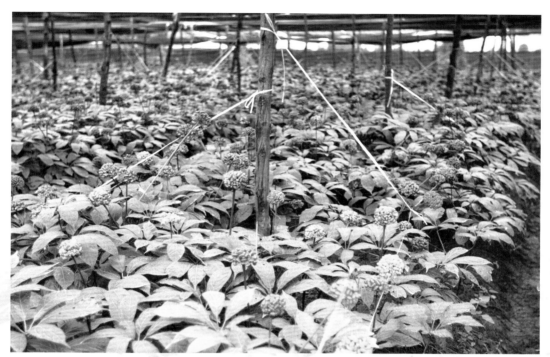

栽培三七

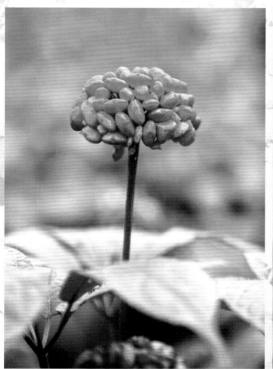

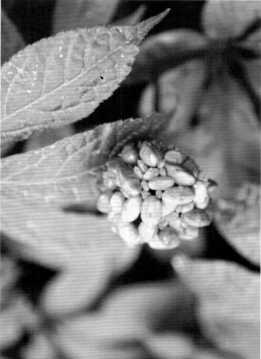

三七果实

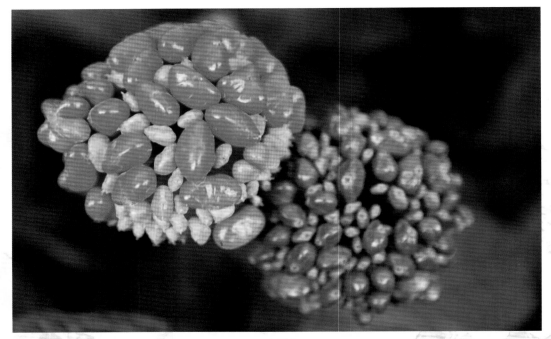

三七果实

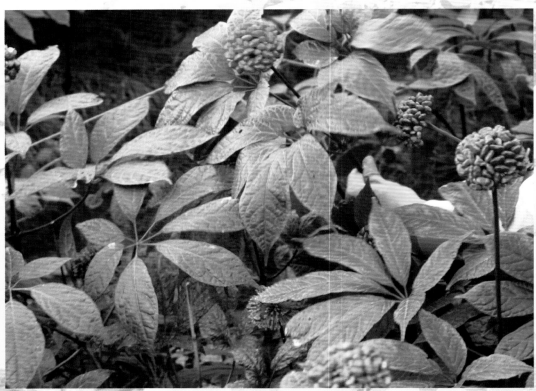

三七掌状复叶

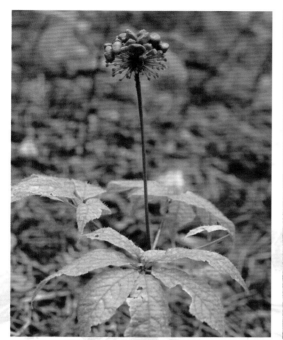
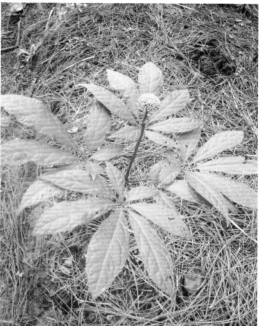

三七植株

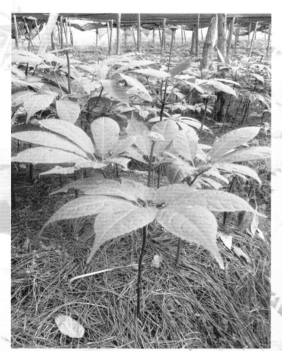
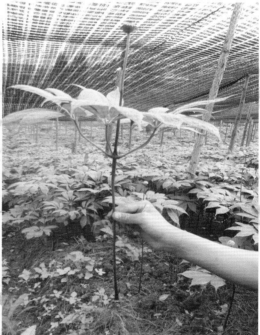

三七植株

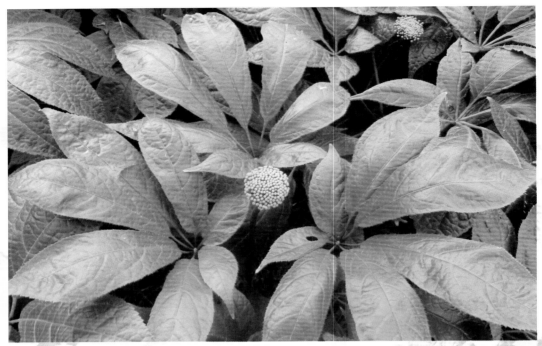

三七叶

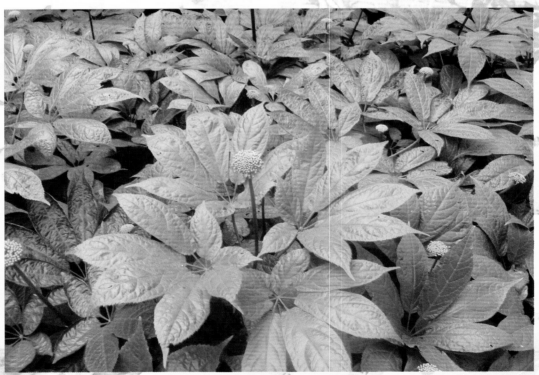

三七叶

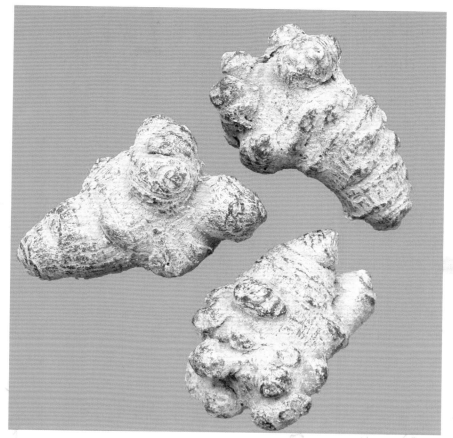

三七药材

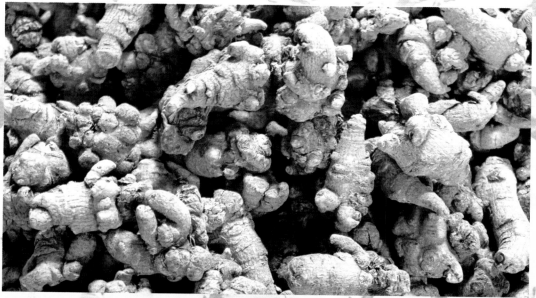

三七药材